U0393517

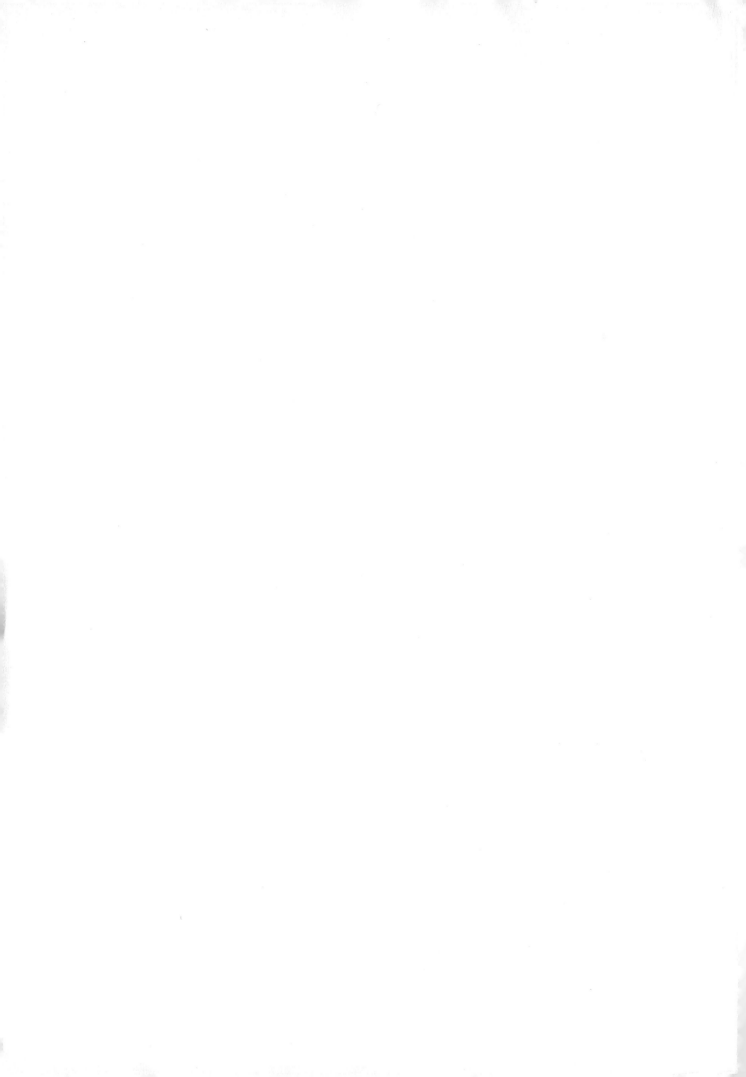

凤凰医学
Phoenix MedPub

ESSENTIALS OF

Osborn Brain

A Fundamental Guide for Residents and Fellows

奥斯本脑部影像
诊断学精要

原 著 者　[美] 安妮・G. 奥斯本（Anne G. Osborn, MD, FACR）

主　　译　张　冰

主　　审　刘士远　陈　敏

副 主 译　张　鑫　陈　玖　王正阁　张庆雷

　　　　　张志强　卢　洁　吕　粟

翻译秘书　陈　玖

江苏凤凰科学技术出版社・南京

图书在版编目（CIP）数据

奥斯本脑部影像诊断学精要 / (美) 安妮·G.奥斯本著; 张冰主译. —南京: 江苏凤凰科学技术出版社, 2023.10
ISBN 978-7-5713-3749-0

Ⅰ.①奥⋯ Ⅱ.①安⋯ ②张⋯ Ⅲ.①脑病—影像诊断 Ⅳ.①R742.04

中国国家版本馆 CIP 数据核字 (2023) 第 160000 号

江苏省版权局著作合同登记号　图字：10-2023-216 号

奥斯本脑部影像诊断学精要

原　著　者	［美］安妮·G. 奥斯本（Anne G. Osborn）
主　　　译	张　冰
策　　　划	傅永红　高爱英
责 任 编 辑	李　鑫　赵晶晶　杨　淮
责 任 校 对	仲　敏
责 任 监 制	刘文洋

出 版 发 行	江苏凤凰科学技术出版社
出版社地址	南京市湖南路 1 号 A 楼，邮编：210009
出版社网址	http://www.pspress.cn
印　　　刷	徐州绪权印刷有限公司

开　　　本	889 mm×1194 mm　1/16
印　　　张	40
插　　　页	4
字　　　数	1 100 000
版　　　次	2023 年 10 月第 1 版
印　　　次	2023 年 10 月第 1 次印刷

标 准 书 号	ISBN 978-7-5713-3749-0
定　　　价	398.00 元（精）

Elsevier (Singapore) Pte Ltd.
3 Killiney Road
#08-01 Winsland House I
Singapore 239519
Tel: (65) 6349-0200
Fax: (65) 6733-1817

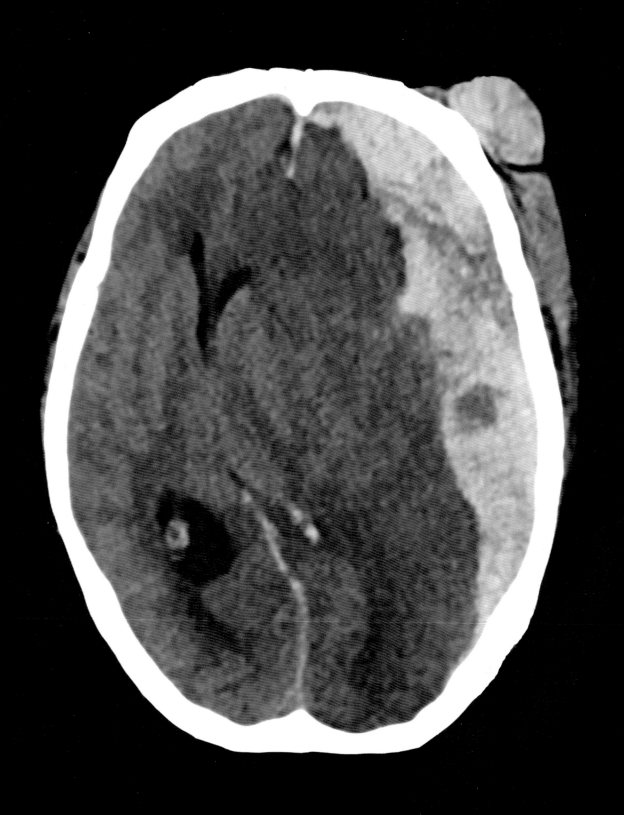

译者名单

主　　译　张　冰

主　　审　刘士远　陈　敏

副 主 译　张　鑫　陈　玖　王正阁　张庆雷　张志强　卢　洁　吕　粟

翻译秘书　陈　玖

译　　者（以姓氏拼音首字母为序）

陈伯柱	陈夫涛	陈　静	陈　玖	陈　钱	陈思璇	陈文萍
程　涵	丁　升	窦　鑫	韩小伟	何雪颖	胡　俊	胡　清
季长风	李丹燕	李　菁	李卫萍	李　欣	梁　静	梁　雪
刘高平	刘任远	刘　松	陆加明	卢　洁	吕　品	吕　粟
麦筱莉	马　义	牡　丹	倪　玲	彭　昕	祈　宇	施　桦
施佳倩	孙双双	唐　敏	王　晨	王皓瑶	王欢欢	王茂雪
王　新	王正阁	魏良鹏	魏晓磊	辛小燕	辛睿静	薛秋苍
严陈晨	杨惠泉	杨　雯	叶梅萍	叶小连	尹克杰	余鸿鸣
张海龙	张艳秋	郑欢欢	周　飞	周　晋	周　楠	周　群
张　冰	张庆雷	张　雯	张　鑫	张志强	朱正阳	祝　丽

原著特邀作者

Gary L. Hedlund, DO
Adjunct Professor of Radiology
University of Utah School of Medicine
Salt Lake City, Utah

Karen L. Salzman, MD
Professor of Radiology and Imaging Sciences
Neuroradiology Section Chief and Fellowship Director
Leslie W. Davis Endowed Chair in Neuroradiology
University of Utah School of Medicine
Salt Lake City, Utah

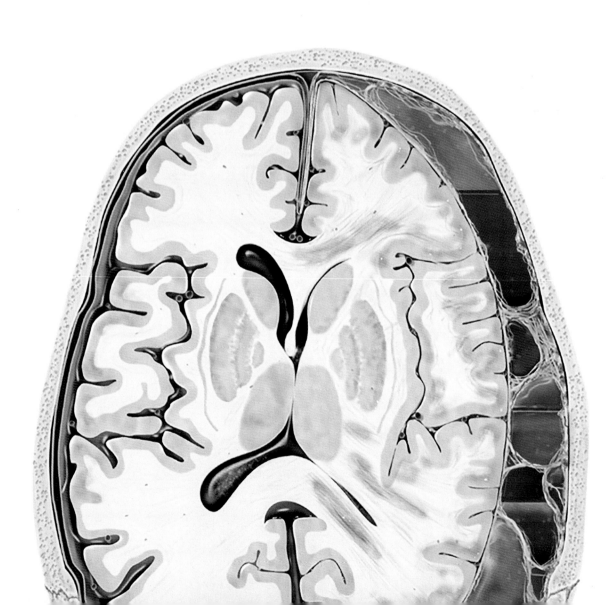

专家序言

　　神经影像学是医学影像学的重要分支，神经影像诊断是一项复杂而具有挑战性的工作。用于神经疾病影像诊断的技术多样，从 CT、MRI 到 PET，从解剖结构成像到介观、微观成像，从结构成像到功能成像，再从功能成像到代谢成像等，最新的各种影像技术都可用于神经疾病诊断和研究，每种技术有其自身的优势和适应证，医生需要选择合适的技术并解释其图像才能使诊断效果最大化；脑部疾病谱复杂，包括脑外伤、脑肿瘤、脑血管疾病、神经变性疾病、感染和炎症等，而且存在很多"同病异影或异病同影"现象，医生需要具备丰富的知识和经验方能准确鉴别；神经系统知识点多样，医生需要将解剖学、放射学、临床医学和医工基础等不同领域的知识综合应用于诊断过程中才能融会贯通；新进展多样，医生需要不断更新自己的知识，尤其是磁共振序列涉及的物理学、化学、数学等知识，才能适应新的诊断工具和方法，最大限度发挥技术的作用。

　　Essentials of Osborn's Brain 是一部脑部影像诊断的经典教材和权威巨著。本书全面系统的涵盖了几乎全部的脑部疾病，用精美、丰富、高分辨率的病理和影像图像，引导大家探索奇妙、迷人的大脑解剖学、病理学和影像学世界，从基本术语、病理、临床、诊断到鉴别诊断，循序渐进，深入浅出，为医学专业人员讲解神经影像学的核心概念和知识。它重点突出，强调神经影像学的关键概念和技术；它实用性强，用大道至简的理念解释和传递丰富的核心知识点；它图像丰富，将理论知识与实际图像相结合。这是一本全面、实用、简洁、逻辑性强的神经影像优秀专著。

　　在张冰教授和所有译者的共同努力下，《奥斯本脑部影像诊断学精要》的译本面世，这为中国放射医师以及相关临床医师提供了一本高质量神经影像诊断参考书，必将对国内同道了解国际同行脑部影像诊断进展，提高国内神经影像临床诊断水平产生积极推进作用。

　　我愿推荐此书，愿张冰教授主译的《奥斯本脑部影像诊断学精要》能成为读者案头的良师益友。

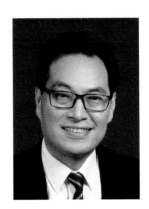

（刘士远）

中华医学会放射学分会主任委员

专家序言

Essentials of Osborn's Brain 由美国犹他大学医学院的安妮 G. 奥斯本 (Anne G.Osborn) 教授编著。奥斯本教授是美国犹他大学的医学影像学特聘教授，William H. 和 Patricia W.Child 总统授衔放射学主席。奥斯本是全球著名的神经影像学家和教育家，撰写了许多具有重要影响力的神经影像学方面教科书，这些权威著作帮助培养了几代放射科医师。尤其是 2013 年出版的 *Osborn's Brain*，被誉为是神经影像学经典巨著。本书原著 *Essentials of Osborn's Brain* 中的 "Essentials" 指的是将 *Osborn's Brain* 中的精华知识点提炼出来，以达到巩固知识点和容易理解的目的。

本书中文版由南京大学医学院附属鼓楼医院医学影像科的张冰教授团队主译，中文译名是《奥斯本脑部影像诊断学精要》，主译团队历时 18 个月，查询了大量国内外文献，使用中文表达习惯和规范医学术语对原著进行阐释，也体现出主译团队扎实的专业知识基本功。本书内容几乎涵盖了全部脑疾病谱的影像诊断特点，而且以创新的影像 - 病理对照形式展现，方便加深理解。

中华医学会放射学分会始终坚持与时俱进，持续开展高水平学术交流和亚专科建设，较早成立了神经影像学组，宗旨是积极推动我国神经影像学的发展。出版翻译国外专业巨著、丛书是神经影像学组加强国际合作、培养国际人才的重要抓手之一。本书的翻译出版将为国内神经影像学事业发展做出重要贡献。除适合医学影像学医师学习之外，也适合于神经病学和神经外科学等相关学科的住院医师和专科医师阅读和学习。

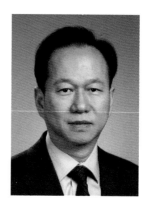

（陈　敏）

北京医院放射科主任兼医学影像中心主任

中华医学会放射学分会候任主委

译者序言

  Essentials of Osborn's Brain（中文译名《奥斯本脑部影像诊断学精要》）是在全世界享有盛誉的脑部影像诊断学的权威巨著。原著图文精美，出版后深受国内外读者喜爱。本书共分为《创伤》《非创伤性出血和血管病变》《感染、炎症和脱髓鞘疾病》《肿瘤、囊肿和肿瘤样病变》《中毒性、代谢性、退行性和脑脊液疾病》《颅骨和脑先天性畸形》等 6 部分，内容几乎涵盖了脑部的全部疾病谱。而且以创新的影像 - 病理对照形式，以精美的解剖图和模式图形式，深刻的解释了影像背后的病理机制，形象的加深了读者对于各种脑部疾病发生、发展的理解。本书不仅为医学影像学学生和各级医师提供了必备的基本诊断知识，还为神经影像学（神经放射学）医师和研究人员提供了开展深入研究的临床问题和科学问题，当之无愧为神经影像亚专科人才的必备参考书和宝典。

  本书中文版由南京大学医学院附属鼓楼医院医学影像科团队主译。科室始终坚持医疗立科和科教强科的理念，在"愿学、勤学、善学"学风建设的文化感召下，主译团队与本书结缘，体现出对于神经影像学的热爱。本书的翻译工作启动于 2022 年 5 月，全书 600 多页，先后经过了初译、一审、二审、三审及终审过程，历时 18 个月，于 2023 年 11 月完成该书的翻译和出版工作。在翻译过程中感谢鼓楼医院医学影像科同事们利用业余时间，废寝忘食、倾尽全力的支持。也要感谢中国放射学界的大咖和领军的大力支持，翻译过程得到了中华医学会放射学分会现任主任委员刘士远教授和侯任主任委员陈敏教授的亲自指导。还要感谢中国放射学界中神经影像学青年翘楚的无私支持，终审校稿在东部战区总医院张志强教授、宣武医院卢洁教授、华西医院吕粟教授的共同努力下完成。翻译过程中我们查询了大量国内外文献，在充分保留和表达原著的基础上，用中文表达习惯和规范医学术语对原著进行阐释，以努力做到"信、达、雅"和满足政治性、科学性、通俗性的翻译原则。

  希望全体译者的努力可以给中国读者呈现出完美的神经影像学经典巨著。

  谨以此书献给即将建科百年的鼓楼医院医学影像科，献给百卌鼓医！

  但由于原著作者众多，写作风格不统一，翻译稿虽经编辑部反复推敲，仍难免出现错漏，恳请各位专家、同道批评指正，以期修正补充。

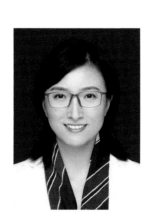

张 冰
医学博士、主任医师、教授、博士生导师
南京大学医学院附属鼓楼医院党委副书记、医学影像中心主任

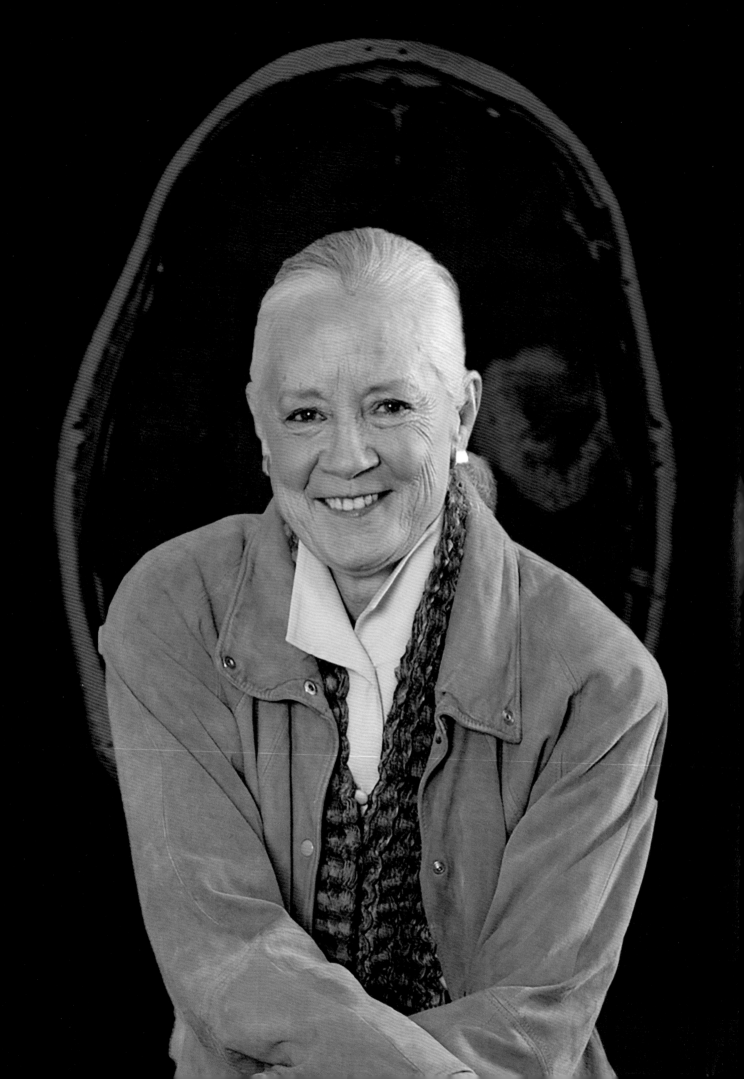

原著前言

　　欢迎来到 *Essentials of Osborn's Brain*（中文名《奥斯本脑部影像诊断学精要》）的世界！2013 年出版的第一版 *Osborn's Brain* 是作为神经影像学课程而编写，内容是"现在必须知道"的有关话题，例如脑外伤、中风和脑出血等必备知识。2018 年更新的第二版中，我们极大地丰富了涵盖内容，增加了大脑病理学和影像学的全面和非常详细的描述，将本书扩充到了将近 1300 页。该版非常适合热爱医学影像学的住院医师和专科医师的学习、参考使用。

　　因此，2020 年，我又产生了将前一版本的精华提炼出来的想法，以达到巩固知识点的目的，因此诞生了《奥斯本脑部影像诊断学精要》。这本书变成了一个更短、更"易于消化"的文本，除适合医学影像学医师学习之外，也适合于神经病学和神经外科学等相关学科的住院医师和专科医师阅读和学习。《奥斯本脑部影像诊断学精要》已经成为美国医师轮转培训的学习指南，可以让学员了解到基本知识。同时，很多培训机构还结合 STATdx 和 RadPrimer 来进一步加深对本书的理解。这些学习资料，都可以在互联网或者学校的图书电子资源上的免费下载。

　　最后，让我来带着大家一起来探索大脑解剖学、病理学和影像学中奇妙和迷人的世界。

Anne G. Osborn, MD, FACR

University Distinguished Professor and Professor of Radiology a nd Imaging Sciences

William H. and Patricia W. Child Presidential Endowed Chair in Radiology

University of Utah School of Medicine

Salt Lake City, Utah

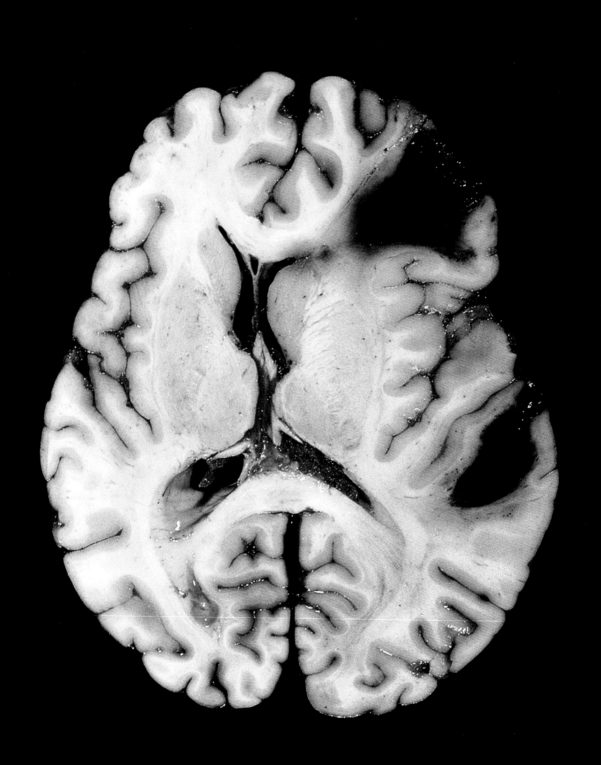

图片提供者

AFIP Archives
D. P. Agamanolis, MD
N. Agarwal, MD
J. Ardyn, MD
M. Ayadi, MD
S. Aydin, MD
D. Bertholdo, MD
S. Blaser, MD
J. Boxerman, MD
M. Brant-Zawadski, MD
P. Burger, MD
S. Candy, MD
M. Castillo, MD
P. Chapman, MD
L. Chimelli, MD
S. Chung, MD
M. Colombo, MD
J. Comstock, MD
J. Curé, MD
B. Czerniak, MD
A. Datir, MD
B. N. Delman, MD
B. K. DeMasters, MD
K. Digre, MD
H. D. Dorfman, MD
M. Edwards-Brown, MD
D. Ellison, MD
H. Els, MD
A. Ersen, MD
W. Fang, MD
N. Foster, MD
C. E. Fuller, MD
S. Galetta, MD
C. Glastonbury, MBBS
S. Harder, MD

H. R. Harnsberger, MD
B. Hart, MD
E. T. Hedley-White, MD
G. Hedlund, DO
R. Hewlett, MD
P. Hildenbrand, MD
C. Y. Ho, MD
B. Horten, MD
C. Hsu, MD
M. Huckman, MD
P. Hudgins, MD
A. Illner, MD
B. Jones, MD
J. A. Junker, MD
E. C. Klatt, MD
D. Kremens, MD
W. Kucharczyk, MD
P. Lasjaunias, MD
S. Lincoff, MD
T. Markel, MD
M. Martin, MD
A. Maydell, MD
S. McNally, MD
T. Mentzel, MD
C. Merrow, MD
M. Michel, MD
K. Moore, MD
S. Nagi, MD
T. P. Naidich, MD
N. Nakase, MD
S. Narendra, MD
K. Nelson, MD
R. Nguyen, MD
G. P. Nielsen, MD
M. Nielsen, MS

K. K. Oguz, MD
J. P. O'Malley, MD
N. Omar, MD
J. Paltan, MD
G. Parker, MD
T. Poussaint, MD
R. Ramakantan, MD
C. Rambaud, MD
M. L. Rivera-Zengotita, MD
C. Robson, MBChB
F. J. Rodriguez, MD
P. Rodriguez, MD
A. Rosenberg, MD
E. Ross, MD
A. Rossi, MD
L. Rourke, MD
Rubinstein Collection, AFIP
Archives
E. Rushing, MD
M. Sage, MD
B. Scheithauer, MD
P. Shannon, MD
A. Sillag, MD
E. T. Tali, MD
M. Thurnher, MD
T. Tihan, MD
K. Tong, MD
J. Townsend, MD
U. of Utah Dept. of Dermatology
S. van der Westhuizen, MD
M. Warmuth-Metz, MD
T. Winters, MD
A. T. Yachnis, MD
S. Yashar, MD

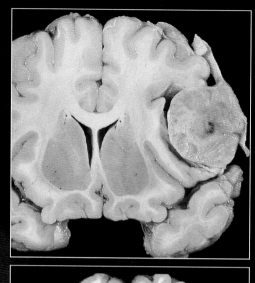
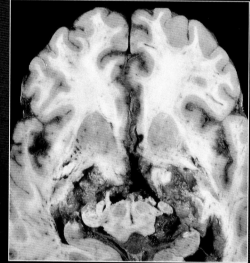
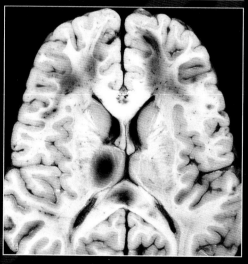

致 谢

总编辑
Rebecca L. Bluth, BA

文本编辑
Arthur G. Gelsinger, MA
Nina I. Bennett, BA
Terry W. Ferrell, MS
Megg Morin, BA

图片编辑
Jeffrey J. Marmorstone, BS
Lisa A. M. Steadman, BS

插图
Richard Coombs, MS
Lane R. Bennion, MS
Laura C. Wissler, MA

艺术指导与设计
Tom M. Olson, BA

生产协调
Emily C. Fassett, BA
John Pecorelli, BS

目　录

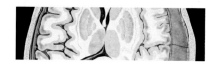

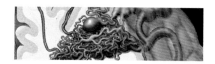

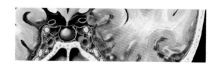

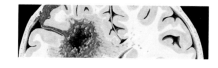

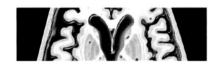

第五部分
中毒性、代谢性、退行性和脑脊液疾病

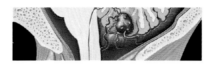

第六部分
先天性颅骨和脑畸形

ESSENTIALS OF

Osborn's Brain

A Fundamental Guide for Residents and Fellows

奥斯本脑部影像
诊断学精要

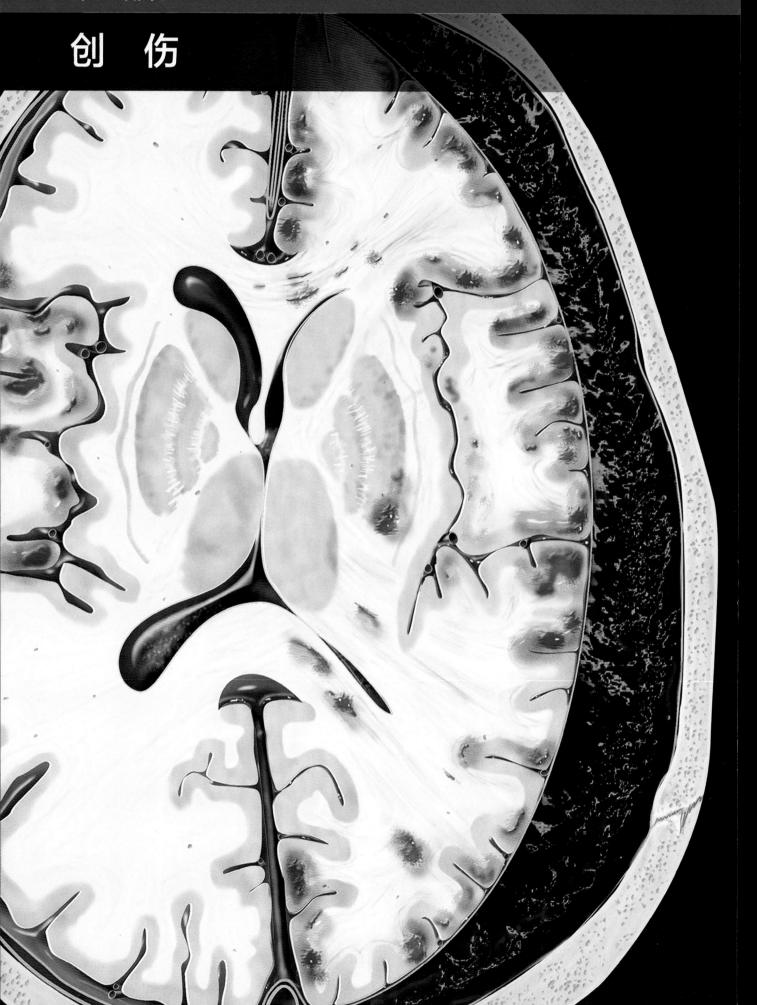

第 1 章

创伤概述

创伤是急诊神经影像学检查最常见的指征之一。影像学在患者分诊和处理中起着关键的作用。我们从讨论颅骨和脑外伤开始本书的内容。

本章从对流行病学的简要概述开始。创伤性脑损伤是全世界关键性的公共卫生和社会经济问题，护理急性创伤患者的直接医疗成本是巨大的，而创伤性脑损伤幸存者生产力丧失和长期护理产生的间接成本甚至大于短期直接成本。

然后简要讨论头部创伤的病因和机制。了解颅骨和大脑不同的损伤方式，为理解颅脑外伤中可被识别的影像表征提供基础。

引言

头部创伤的流行病学

全球每年至少有 1000 万人患有创伤性脑损伤。约 10% 的患者发生致死性脑损伤，存活者常见终身残疾。5%~10% 的创伤性脑损伤幸存者遗留严重的永久性神经功能缺损，另外 20%~40% 有中度残疾。更多的人则有不明确的脑缺损（"轻微脑创伤"）。

损伤的病因和机制

创伤可由枪弹伤或非枪弹伤引起。相比于枪弹伤，非枪弹闭合性脑损伤是神经创伤更常见的原因。目前摔伤已经超越道路交通事故成为创伤性脑损伤的主要原因。

所谓的"跌倒"是幼儿和老年人神经影像学检查的常见指征。在这种情况下，脑损伤可以是显著的。跌倒时，一个 6 英尺（1 英尺 ≈ 0.3 米）高的成年人的头部以每小时 32 千米的速度撞击地面。抗凝治疗的老年人即使是轻微的头部创伤，也存在颅内出血的风险。

机动车高速碰撞会施加显著的加速 / 减速力，导致大脑在颅骨内突然位移。大脑撞击不易形变的颅骨和坚硬、锐利的硬脑膜容易导致脑挫伤。旋转和突然变化的角动量可能使长而脆弱的轴突变形、伸展和破坏，导致轴突损伤。

头部创伤的分类

临床使用最广泛的脑外伤分类是格拉斯哥昏迷量表（Glasgow Coma Scale, GCS），该评分基于对睁眼、语言和运动反应三个特征进行评估。随着 GCS 的使用，创伤性脑损伤可以被分为轻度、中度或重度损伤。

创伤性脑损伤也可按时间和病理病因分为原发性和继发性损伤，即本文中使用的分类系统。

原发性损伤发生在初始创伤时，颅骨骨折、硬膜外和硬膜下血肿、挫伤、轴突损伤和脑撕裂伤都是原发性损伤。

继发性损伤发生较晚，包括脑水肿、灌注改变、脑疝和脑脊液漏。尽管血管损伤可以是即刻性的（钝性撞击）或继发性的（骨折引起的血管撕裂、脑疝继发的闭塞等），但为了方便讨论，将其纳入继发性损伤章节中。

头部创伤的分类

原发性损伤
- 头皮和颅骨损伤
- 轴外出血 / 血肿
- 脑实质损伤
- 其他损伤

继发性损伤
- 脑疝综合征
- 脑水肿
- 大脑缺血
- 血管损伤（可为原发性或继发性）

急性头部创伤成像

影像学对急性创伤性脑损伤患者的诊断和治疗是关键的。急诊神经影像学检查的目的有两个：① 确定可治疗的损伤，尤其是紧急的损伤；② 检查和描述是否存在继发性损伤，如脑疝综合征和血管损伤。

成像方法

平扫 CT

CT 现在被认为是急性头部创伤成像的"主力"筛查工具。原因很简单：CT 可同时显示骨和软组织损伤，也是快速、有效、相对便宜且容易获取的检查手段。

平扫 CT 范围应从枕骨大孔下方至顶点（层厚 4～5 mm），并获得两组图像：脑和骨重建的图像。脑的图像应在 PACS 上使用更宽窗宽（150～200 HU，即所谓的"硬膜下窗"）查看，且定位图应始终作为诊断的一部分进行显示。

多排螺旋 CT 现在是创伤分诊筛查的常规。利用轴位原始图像进行冠状位和矢状位重建，提高了急性外伤性硬膜下血肿的检出率。

三维表面遮盖显示技术有助于显示颅骨和面部骨折。如果还要进行面骨 CT，一次多排螺旋 CT 成像即可在不重复辐射暴露眼睛和下 1/2 脑的情况下完成采集。

与 CT 头部未见损伤的患者相比，CT 显示急性颅内损伤的头部外伤患者发生颈椎骨折的风险更高。由于 GCS 确定的中重度颅脑损伤患者中高达 1/3 同时伴有脊柱损伤，颈椎多排螺旋 CT 常与颅脑扫描一起进行。需获得软组织和骨算法重建的颈椎多平面重组图像。

CTA

CT 血管造影（CT angiography，CTA）通常作为全身创伤 CT 扫描方案的一部分。在以下情况时尤其需要考虑头颈 CTA：① 在颈部穿透性损伤的情况下；② 在颈椎 CT 上发现横突孔骨折或关节突半脱位；③ 颅底骨折穿过颈动脉管或硬脑膜静脉窦。在高分辨率 CTA 上，可以很好地显示动脉撕裂或夹层、创伤性假性动脉瘤、颈动脉海绵窦瘘或硬脑膜静脉窦损伤。

MR

虽然 MR 可以在没有辐射的情况下诊断脑外伤并发症，尤其对如挫伤和轴突损伤等异常敏感，但普遍认为平扫 CT 是脑外伤初步评价的首选检查。磁共振成像的局限性包括采集时间长、普及性有限、患者需监测及病情不稳定性、图像的运动伪影和经济成本高。

除非一个重要的例外（疑似虐待儿童），在急性脑外伤的情况下不常规使用 MR 作为筛查手段。标准 MR 结合磁敏感加权成像和 DTI 序列在创伤性脑损伤的亚急性和慢性期检查最有用。其他模态，如功能 MRI，在检测细微异常中发挥着越来越重要的作用，尤其是在轻微创伤性脑损伤后轻度认知缺陷的患者中。

患者选择和成像时机

给什么样的患者成像及何时成像，既有指征明确的地方，也有存在争议的地方。GCS 提示中度（GCS = 9~12）或重度（GCS ≤ 8）神经功能缺损的患者通常会进行成像。真正存有争论的是如何最好地管理 GCS 为 13~15 分的患者。许多急诊科医师无论 GCS 或临床体征如何，均常规对每例头部创伤患者进行平扫 CT 检查。

格拉斯哥昏迷量表

睁眼反应（最大值 = 4）
- 1 = 无睁眼
- 2 = 眼睛因疼痛睁开
- 3 = 眼睛因言语指令睁开
- 4 = 眼睛自发睁开

语言反应（最大值 = 5）
- 1 = 无反应
- 2 = 无语义的声音
- 3 = 无法对答的单词
- 4 = 对答存在定向障碍
- 5 = 正常对答

运动反应（最大值 = 6）
- 1 = 无反应
- 2 = 肢体因疼痛伸直
- 3 = 肢体因疼痛屈曲
- 4 = 肢体因疼痛回缩
- 5 = 可定位疼痛
- 6 = 可依指令运动

总分 = "昏迷评分"和临床分级
- 13~15 = 轻度脑损伤
- 9~12 = 中度脑损伤
- ≤ 8 = 重度脑损伤

创伤成像分析要点

准确解读头部损伤患者的 CT 扫描有四个部分至关重要：平扫 CT 数据集的定位图像、脑窗、骨窗和硬膜下窗。关键信息可能仅存在于这四组图像中的一个。

以下为如何分析急性颅脑损伤患者的平扫 CT 图像的建议。

定位图像

在看平扫 CT 图像之前，先查看数字定位图像！检查是否存在颈椎异常，如骨折或脱位、下颌和（或）面部创伤以及是否存在异物（图 1-1A）。如果提示颈椎骨折或对线不良，应在患者离开扫描仪前进行颈椎多排螺旋 CT（图 1-1B）。

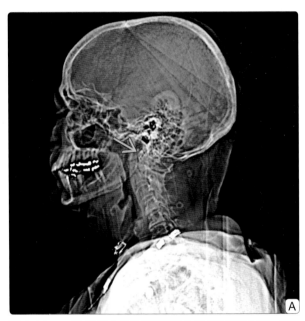

图 1-1A　一例 66 岁女性跌倒在地后头部 CT 的定位图，显示有一个向后成角的 C1 - 齿状突复合体（➡）

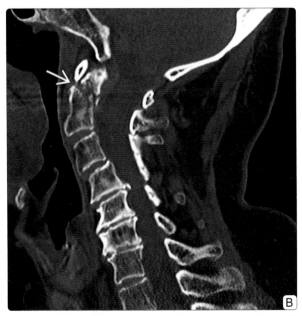

图 1-1B　同一病例的头部 CT 正常（未展示）。随后进行颈椎 CT 检查，根据轴位扫描数据重建的矢状位图像显示粉碎性、向后成角齿状突骨折（➡）

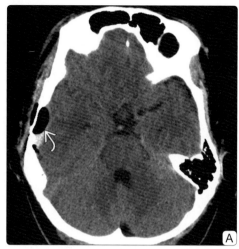

图 1-2A　一例 18 岁男性从滑板上跌落的轴位平扫 CT 显示含气的右侧小硬膜外血肿（➱）

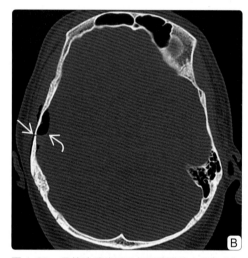

图 1-2B　骨算法重建显示邻近硬膜外出血和空气（➱）的非移位线性骨折（➡）

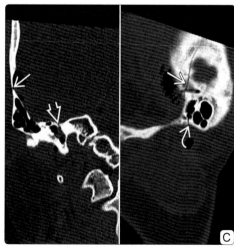

图 1-2C　重建冠状位（左）和矢状位（右）骨CT 显示粉碎性骨折（➡）并穿过乳突（➡）和中耳（↪）

脑窗

　　系统而仔细地由外及内分析。首先，评估软组织图像，从头皮开始。寻找头皮肿胀，这通常表示撞击点。仔细检查眶周软组织情况。

　　接下来，寻找轴外出血。最常见的轴外出血是创伤性蛛网膜下腔出血，其次是硬膜下和硬膜外血肿。创伤性蛛网膜下腔出血在中重度创伤性脑损伤中的发生率接近 100%，通常见于邻近皮层挫伤的脑沟，沿外侧裂、前下额叶和颞叶周围。寻找细微创伤性蛛网膜下腔出血的最佳位置是脚间池，当患者仰卧时血液在此处聚集。轴外聚集的任何低密度影均应引起对快速出血伴未凝血块积聚或（尤其是酗酒者或老年患者）基础凝血病的怀疑。这是一项要求立即通知负责的临床医师的急症指征。

　　寻找颅内积气（"气颅"）。颅内积气总是异常的，提示存在横贯鼻窦或乳突的骨折。

　　开始检查脑组织。仔细检查皮层，尤其是皮层挫伤的高发区域（前下额叶和颞叶）。如果由于撞击导致头皮血肿（"冲击伤"），则向相反 180° 方向观察，寻找典型的"对冲伤"。高密度出血灶周围的低密度区提示早期水肿及严重挫伤。

　　继续从皮层向内检查皮层下白质及深部灰质。轴索损伤常伴有点状出血，如果在初次平扫 CT 扫描中看到皮层下出血，则只是"冰山一角"。损伤通常比第一次扫描显示的更多。一般原则：病灶越深，损伤越严重。

　　最后，在脑室内观察血液 - 脑脊液平面和脉络丛剪切损伤导致的出血。

硬膜下窗

　　观察窄窗宽（脑窗）和中间窗宽（硬膜下窗）的软组织图像。在标准窄窗宽度（75～100 HU）下，小和细微的硬膜下血肿有时可能被忽略，但当使用更宽的窗宽（150～200 HU）时则很明显。

骨 CT

　　骨 CT 是指在宽（骨）窗下的骨算法重建图像。如果无法通过数据集进行骨算法重建，则应加宽窗宽并采用边缘增强功能锐化图像。三维表面遮盖显示技术在呈现复杂或细微骨折方面特别有用（图 1-2）。

　　即使标准的头部扫描层厚是 4～5 mm，在骨 CT 上也经常可以发现骨折。寻找累及颈动脉管的蝶底骨骨折、颞骨骨折（伴或不伴听小骨脱位）、下颌骨脱位（"空"髁窝）和颅骨骨折。记住：不跨越血管结构（如硬脑膜静脉窦或脑膜中动脉）的无移位线性颅骨骨折本身基本上没有意义。大脑和血管才是关键！

最困难的问题是判断观察到的透亮线是骨折还是正常结构（例如，颅缝或血管通道）。请记住：在没有表面软组织损伤的情况下发生颅骨骨折几乎是闻所未闻的。如果没有头皮"隆起"，透亮区不太可能代表非移位性线性骨折。

骨 CT 图像在区分空气和脂肪低密度时也非常有用。虽然大多数 PACS 系统都有感兴趣区功能可以测量 CT 值，但在骨 CT 上，脂肪低密度不明显，而空气仍表现为极低密度。

CTA

以下情况通常需要进行 CTA 检查：① 穿过颈动脉管或硬脑膜静脉窦的颅底骨折（图 1-3）；② 存在颈椎骨折 - 脱位，尤其是累及横突孔时；③ 患者有卒中样症状或不明原因的临床恶化。颈部和颅内血管应同时进行成像。

尽管同时仔细观察动脉和静脉侧的循环很重要，但一项 CTA 通常便已足够。标准的 CTA 通常能很好地显示动脉和硬脑膜静脉窦，而 CT 静脉造影（CT venogram, CTV）通常会错过动脉期。

观察原始图像以及多平面重组和最大密度投影重组图像。创伤性夹层、血管撕裂、内膜瓣、假性动脉瘤、颈动脉海绵窦瘘和硬脑膜窦闭塞通常可以在 CTA 上诊断。

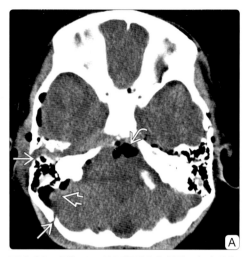

图 1-3A 　平扫 CT 显示颅腔积气➡️、颅底骨折➡️，与空气相邻，似乎勾勒出移位的乙状窦➡️

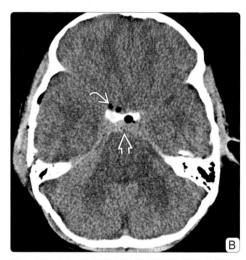

图 1-3B 　同一病例的平扫 CT 显示弥漫性脑肿胀、颅腔积气➡️和创伤性蛛网膜下腔出血➡️

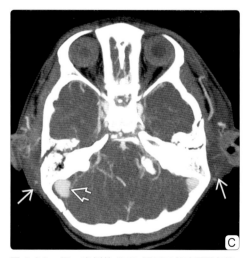

图 1-3C 　同一病例的 CTA 显示乙状窦➡️完整，但向内侧移位。注意迅速扩大的帽状腱膜下血肿➡️

头部创伤：CT 阅片要点

定位图像
- 评估
  - 颈椎骨折 - 脱位
  - 颌骨脱位，面部骨折
  - 异物

脑窗
- 头皮肿胀（冲击点）
- 轴外出血（血块内局灶性低密度表明快速出血）
  - 硬膜外血肿
  - 硬膜下血肿
  - 创伤性蛛网膜下腔出血
- 气颅
- 皮层挫伤
  - 前下额叶、颞叶
  - 对侧头皮裂伤 / 颅骨骨折
- 出血性轴索损伤
- 脑室内出血

硬膜下窗
- 150~200 HU（用于颅骨下的薄硬膜下血肿）

骨 CT
- 骨算法重建优于骨窗
- 是否有骨折穿过血管通道？

第 2 章
中枢神经系统创伤所致直接影响

原发性头部损伤指创伤发生当时所导致的损伤，即使该损伤在初始评估时可能不会立即显现出来。

头部损伤可由直接或间接创伤引起。直接创伤是头部直接遭受撞击、打击所致损伤，通常由交通事故、跌倒摔伤所致，或由锤子、棒球棍等物体击打头部造成。常见损伤类型包括头皮撕裂伤、皮下血肿和颅骨骨折。相关颅内损伤的程度从无至严重不等。

当头部遭受超负荷的加速/减速运动、线性平移、旋转运动时，无需通过直接撞击的方式，即可使得大脑受创。这种间接创伤是基于角运动学原理产生，通常发生在机动车高速碰撞事故中。大脑在此过程中经历了快速变形和扭曲，根据施力的部位和方向不同，可能会对大脑皮层、脑轴索、穿支血管及深部灰质核团造成严重损伤。即使无颅骨骨折或可见的头皮损伤，其依旧可能造成严重脑损伤。

本章节按照颅外至颅内的顺序讲述。首先，我们讨论头皮和颅骨损伤；其次，我们从轴外出血展开，描述颅内损伤疾病谱；最后，我们详细探讨脑实质损伤（如皮层挫伤、弥散性轴索损伤和严重的深部皮层下损伤），并以此结束本章内容。

头皮和颅骨损伤

头皮和颅骨损伤是头颅创伤的常见临床表现。虽然脑损伤通常是创伤患者治疗中最亟待解决的问题，但头皮肿胀和局灶性血肿等浅表病变有助于确定头部直接创伤的位置。有时，这些最初看似非致命的"肿块"可能会危及生命。因此，在将注意力转向颅内创伤性病变前，我们需要简要地回顾头皮和颅骨损伤，描述其典型的影像学表现及临床意义。

头皮损伤

头皮损伤包括裂伤和血肿。穿透性和闭合性头部损伤均可发生头皮裂伤。裂伤可以部分或全部地穿透头皮五层结构（皮肤、皮下纤维脂肪组织、帽状腱膜、疏松的网状结缔组织和骨膜）并延伸至颅骨（图 2-1）。

头皮和颅骨损伤
头皮损伤
颅骨骨折
轴外出血
动脉性硬膜外血肿
静脉性硬膜外血肿
急性硬膜下血肿
亚急性硬膜下血肿
慢性/混合性硬膜下血肿
创伤性蛛网膜下腔出血
脑实质损伤
脑挫裂伤
弥漫性轴索损伤
弥漫性血管损伤
皮层下（深部脑）损伤
其他颅脑损伤
创伤后颅内积气
虐待性头部创伤（儿童虐待伤）

头皮裂伤常见的临床表现有局部组织不连续、软组织肿胀和皮下气体。在头皮裂伤中，我们应仔细评估是否存在任何异物。如果在清创过程中不予及时清除，异物很可能会成为潜在致病源。因此，在最初的影像学检查中识别异物非常重要。木材碎片通常密度低，而含铅玻璃、砾石和金属碎片呈不同程度的高密度（图 2-2）。

头皮裂伤可能与头皮血肿有关，也可能与其无关。头皮血肿有截然不同的两种类型：骨膜下血肿和帽状腱膜下血肿。前者通常无明显临床意义，而后者可引起低血容量和低血压。

骨膜下血肿系指骨膜下出血聚集，其血肿形成于颅骨外表面和颅骨骨膜之间的潜在空隙（图 2-3）。颅骨骨膜一般会延伸至颅缝，在解剖上与硬脑膜的外层（骨膜）相连。

骨膜下血肿发生在颅外，但可被视为相当于颅内硬脑膜外血肿。骨膜下血肿不跨越颅缝，通常发生于单侧。其在解剖上受坚硬的纤维骨膜及其颅缝止点的限制，因此大范围的骨膜下血肿极少出现。

新生儿中头颅血肿发生率为 1%，在器械分娩后更为常见。通常临床上可以诊断，但在临床症状比较重或怀疑颅内损伤时才进行影像检查。平扫 CT 图像显示透镜状软组织肿块覆盖于单块颅骨外侧（通常是顶骨或枕骨）（图 2-4）。如果不止一块颅骨受累，则相邻血肿间有颅缝分隔，血肿不跨越颅缝。

帽状腱膜下血肿系指腱膜下出血聚集，可见于所有年龄段的头部创伤患者中。帽状腱膜下血肿发生在头顶部，位于和枕额肌相连的腱膜（呈"帽状"）下（图 2-5）。由于帽状腱膜下血肿位于头皮肌肉和帽状腱膜深部，但又在颅骨骨膜外侧，因此该血肿在解剖上不受颅缝的限制。

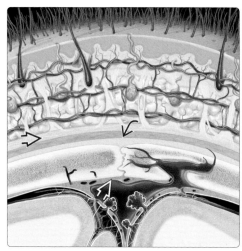

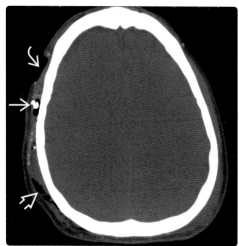

图 2-1　冠状位示意图。正常的头皮解剖层次：皮肤、皮下纤维脂肪组织覆盖在帽状腱膜上⇨、疏松的网状结缔组织和颅骨骨膜⇨通过颅缝进入颅内并与硬脑膜的骨膜层融合⇨

图 2-2　平扫 CT 图像示：头皮裂伤⇨、高密度异物⇨、帽状腱膜下气体⇨

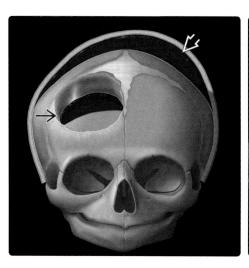

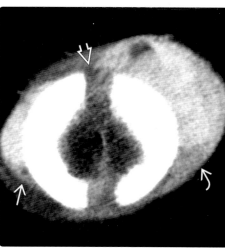

图 2-3　新生儿的头颅示意图示：前囟门、冠状缝、矢状缝。骨膜下血肿⇨位于颅骨外侧骨膜下，受颅缝限制。帽状腱膜下血肿⇨位于头皮腱膜下，不受颅缝限制

图 2-4　平扫 CT 图像示：新生儿较小的右顶部骨膜下血肿⇨与较大的左顶部骨膜下血肿⇨。两者范围均未跨越矢状缝⇨

基于上述原因，帽状腱膜下间隙出血形成的血肿范围可以很广泛，通常累及双侧，常扩散至整个头颅顶部。平扫 CT 图像显示不均匀高密度的帽状头皮下肿块，病变跨越一条或多条颅缝（图 2-6）。与良性的自限性骨膜下血肿不同，婴幼儿广泛的帽状腱膜下血肿可导致大量失血。

颅骨骨折

在头部创伤的初次影像检查中关注有无头皮"肿块"或血肿是非常重要的，因为在没有头颅软组织的肿胀或没有头皮撕裂伤的情况下，很少会发生颅骨骨折。有约 2/3 的中度头颅损伤患者在初次 CT 扫描中发现颅骨骨折，但是有 25%~35% 的重度颅脑损伤患者，即使进行了 CT 薄层骨重建，也没有发现可识别的颅骨骨折。

影像学检查可以鉴别急性颅骨骨折的类型：按照骨折形态分为线形骨折、凹陷骨折和颅缝分离骨折（图 2-7）；按照骨折部位分为颅盖骨折、颅底骨折或两者兼有。

线形颅骨骨折

线形颅骨骨折系指骨折呈一种边缘锐利的线条状骨折线，典型者同时累及颅骨内表面和外表面（图 2-8）。

大多数线形颅骨骨折是由相对小力量的钝性创伤造成的，这种创伤发生在相对宽的表面上。颅骨线形骨折线延伸至颅缝并使其增宽，即为颅缝分离骨折。当存在多处复杂骨折时，三维表面遮盖显示（shaded surface display，SSD）后处理技术在显示骨折解剖结构形态和骨折线与颅缝的关系方面非常有帮助。

孤立性线形非移位性颅骨骨折（nondisplaced skull fracture，NDSF）、无颅内出血或气颅、神经系统检查正常、无其他损伤的患者发生迟发性出血或其他危及生命的并发症的风险非常低。对于许多 NDSF 患儿来说，没有必要住院治疗。

图 2-5　一例头部创伤婴儿的尸检示：头顶部双侧范围广泛的帽状腱膜下血肿➡。帽状腱膜已部分打开⬆以显示跨越矢状缝的广泛的头顶部双侧帽状腱膜下血肿➡

图 2-6　轴位增强 CT 图像示：3 岁儿童累及整个头颅顶部的广泛帽状腱膜下血肿➡。帽状腱膜下血肿跨越颅缝，可能会危及生命，这与在解剖学上具有局限性的骨膜下血肿不同

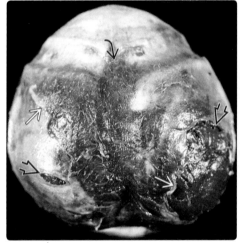

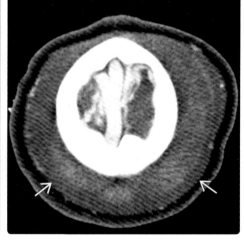

图 2-7　尸检头颅骨示：头颅致命创伤的外观视图（左）和颅内视图（右）。线形骨折➡延伸至上矢状缝⬆，导致颅缝分离和帽状腱膜下血肿➡

图 2-8　骨窗 CT 图像示：头颅顶部的线形颅骨骨折➡延伸至矢状缝并使其增宽，形成颅缝分离骨折➡

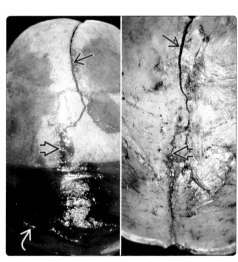

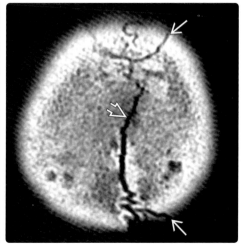

凹陷性颅骨骨折

凹陷性颅骨骨折系指骨折断端碎片向内移位（图 2-9）。骨折碎裂处始于创伤最大受力点，并以此为中心呈离心状向四周蔓延。凹陷性颅骨骨折通常是由钝器（如锤子、棒球棍或金属管）在相对小的表面上以较大力量直接打击引起（图 2-10）。

凹陷性颅骨骨折通常会撕裂颅骨下硬脑膜和蛛网膜，常伴有脑皮层挫伤，可能引起脑脊液（cerebral spinal fluid, CSF）渗漏到硬脑膜下间隙。在 40% 的病例中，延伸至硬膜窦或颈静脉球的骨折与静脉窦血栓形成有关。

颅缝分离骨折

颅缝分离骨折是一种使颅缝或软骨联合变宽（"纵裂"或"裂开"）的骨折。颅缝分离骨折通常发生于线形颅骨骨折延伸累及至邻近颅缝时（图 2-11）。

影像

一般特征　在影像评估头部损伤的患者时，应同时使用骨算法和软组织算法重建。软组织算法重建应通过窄窗（"脑"）和中间窗（"硬膜下"）两种窗技术观察图像。通过多排螺旋 CT 轴位扫描原始数据重建获得的冠状位和矢状位图像是进行影像诊断有效的补充方法。SSD 后处理技术有助于显示复杂性骨折和凹陷骨折。

CT 表现　平扫 CT 图像显示线形颅骨骨折为边缘锐利的透亮骨折线。凹陷骨折通常呈粉碎性，破碎的骨折碎片向内移位（图 2-10）。颅缝分离骨折表现为颅缝增宽或软骨联合增宽（图 2-11）（图 2-13），通常与线形颅骨骨折相关联。

MR 表现　因为 MR 使用成本高、普及性有限、检查扫描时间长的特性，所以 MR 很少用于急性头部创伤的影像检查。与 CT 相比，MR 显示骨结构细节情况的能力较差，但其显示脑实质损伤情况的能力却更有优势。增加 T_2^* 序列扫描，特别是 SWI 序列扫描，尤其有助于出血性病变的识别。

血管造影表现　如果骨折累及重要血管走行的

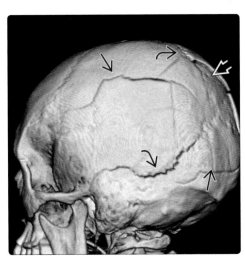

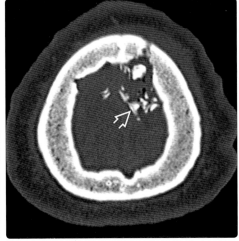

图 2-9　三维 SSD 后处理技术图像示：患者多发线形骨折 ⇨ 和颅缝分离骨折 ⇨，说明了 SSD 后处理技术在显示复杂颅骨骨折的解剖结构形态方面的实用性。注意顶枕部颅骨骨折合并有轻微凹陷 ⇨

图 2-10　轴位骨窗 CT 图像示：患者头部被坠落的梯子击中，导致广泛粉碎性、凹陷性颅骨骨折 ⇨

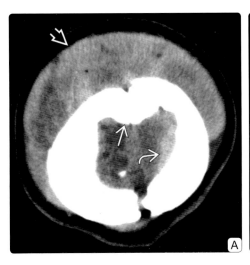

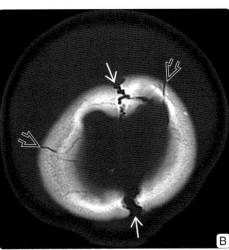

图 2-11A　轴位平扫 CT 图像示：被倒下的树砸伤头部的 20 岁男性患者的巨大帽状腱膜下血肿 ⇨，血肿跨越矢状缝前部。存在小的轴外血肿 ⇨，很可能是静脉型硬膜外血肿

图 2-11B　骨窗 CT 图像示：上述同一病例的矢状缝颅缝分离骨折 ⇨ 与非移位性线形骨折 ⇨

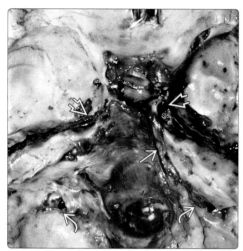

图 2-12　尸检示：多处颅底骨折累及斜坡➡️、颈动脉管➡️和颈静脉孔➡️（图片提供者：E. T. Hedley-White, MD.）

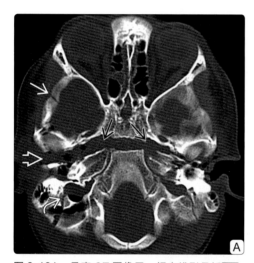

图 2-13A　骨窗 CT 图像示：颅底线形骨折➡️、颅缝分离骨折➡️累及右侧颈静脉孔➡️、双侧颈动脉管➡️

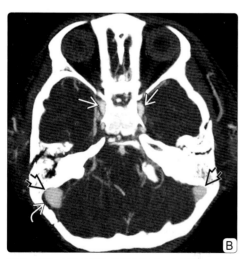

图 2-13B　MIP 重建 CT 图像示：上述同一病例，双侧颈动脉➡️与乙状窦➡️显影。可以看到右侧少量静脉性硬膜外血肿➡️

区域，如颈动脉管或硬膜静脉窦（图 2-12），建议进行 CT 血管造影（CT angiography, CTA）。矢状位、冠状位和最大密度投影（maximum-intensity projection, MIP）重建有助于显示血管损伤的位置和范围。

斜坡骨折和颅底骨折与神经血管损伤密切相关，在这些病例中应常规进行 CTA 检查（图 2-13）。颈椎骨折脱位、牵张性损伤和穿透性颈部创伤也需要进一步检查。颈部不复杂无症状的软组织损伤很少导致明显的血管损伤。

头皮和颅骨损伤小结

头皮损伤
- 撕裂伤伴 / 不伴异物
- 骨膜下血肿
  - 通常是婴儿
  - 颅骨骨膜下
  - 小，单侧 (受限于颅缝)
- 帽状腱膜下血肿
  - 介于帽状腱膜与颅骨骨膜之间
  - 可向四周延伸，不受限于颅缝
  - 可巨大并危及生命

颅骨骨折
- 线形骨折
  - 锐利透亮线
  - 可累及范围很广
- 凹陷骨折
  - 创伤受力点局限
  - 骨折碎片颅内移位
  - 常撕裂硬脑膜 – 蛛网膜
- 颅缝分离骨折
  - 通常发生于严重创伤
  - 通常由线形骨折累及颅缝引起
  - 颅缝或软骨联合变宽、分离

轴外出血

轴外出血和血肿是头部创伤引起的常见临床表现。它们可以发生在颅内脑外任何位置，包括任何间隙（潜在的或正常存在的），包括脑膜的任何层之间。这其中，只有蛛网膜下腔正常存在，所有其他间隙都是潜在的间隙，只有在病理条件下才会存在。

硬膜外血肿发生在颅骨内表面和硬脑膜外层（骨膜）之间。硬膜下血肿位于硬脑膜内层（脑膜）和蛛网膜之间。

创伤性蛛网膜下腔出血发生在蛛网膜和软脑膜之间的脑沟和蛛网膜下腔池内。

我们将以从外到内的顺序对轴外出血进行讨论。因此，本节我们首先讨论硬膜外血肿（包括经典型和变异型），随着解剖层次深入；然后我们讨论更常见的硬膜下血肿；最后，我们以讨论创伤性蛛网膜下腔出血结束本节的内容。

动脉性硬膜外血肿

硬膜外血肿不是头部创伤引发的常见并发症，但可能是致命的。如果硬膜外血肿得到及时诊断和适当治疗，致死率和致病率可以降到最低。

术语

硬膜外血肿是颅骨和硬脑膜外层（骨膜）之间的出血积聚。

病因

大多数硬膜外血肿发生于颅骨直接创伤导致的邻近血管撕裂（图 2-14）。绝大多数（90%）是由动脉损伤引起的，最常见的是脑膜中动脉。大约10% 的硬膜外血肿是静脉性的，通常由累及硬脑膜静脉窦的骨折引起。

病理

位置　超过 90% 的硬膜外血肿位于单侧和幕上。90%~95% 的硬膜外血肿直接与颅骨骨折相邻。颞骨鳞部是最常见的部位。

大体病理特征　硬膜外血肿呈双凸镜形。硬脑膜与颅骨内表面的紧密粘连是导致这种典型形态的原因。硬膜外血肿延伸扩大时，硬脑膜从颅骨内表面剥离，形成典型的透镜状血肿（图 2-14）。由于硬脑膜与颅缝的附着特别紧密，成人的硬膜外血肿很少跨越颅缝（10% 的儿童硬膜外血肿会跨越颅缝，特别是当骨折跨越颅缝或存在颅缝分离时）。

急性硬膜外血肿的典型肉眼观或术中所见为黑紫色（"黑加仑果冻"）双面凸状凝块。

临床问题

流行病学　硬膜外血肿远不如创伤性蛛网膜下腔出血或硬膜下血肿常见。尽管硬膜外血肿在尸检的致命伤比例中占 10%，但是在颅脑创伤患者的影像检查中发现率仅 1%~4%。

人口统计学特征　硬膜外血肿在婴儿和老年人中并不常见。大多数在年龄较大的儿童和年轻人中发现。男：女为 4：1。

临床表现　只有 50% 的硬膜外血肿病例出现典型的"中间清醒期"。头部受创患者最初有短暂的意识丧失，接着是不同时长的无症状期，然后再次出现昏迷和（或）神经功能障碍。常见症状有头痛、恶心、呕吐、颅内占位效应相关症状（如瞳孔受累的动眼神经麻痹），常伴嗜睡和昏迷。

自然病程　硬膜外血肿病程取决于血肿的大小和位置，是动脉性还是静脉性以及是否有活动性出血。在没有创伤相关的其他脑损伤情况下，经过及时诊断和适当治疗的硬膜外血肿死亡率低于 5%。10%~15% 的病例发生迟发型硬膜外血肿或硬膜外血肿再次出血增大，通常发生在创伤后 24~36 小时内。

治疗原则　目前大多数硬膜外血肿都选择保守治疗。大多数创伤性硬膜外血肿的最初临床表现都没有手术指征，并且进展到需要手术治疗的概率很低。大多数静脉性和小的经典高密度硬膜外血肿，在无"漩涡"征、无或极轻度颅内占位效应的情况下，均通过密切的临床观察和影像随访进行保守治疗（图 2-17）。凝血功能障碍和年龄较小是硬膜外血肿进展并需要手术治疗的重要临床预测因素。

影像

一般特征　硬膜外血肿，尤其是成人，范围通常不会跨越颅缝，除非颅骨骨折合并颅缝分离。在儿童中，有 10% 的硬膜外血肿跨越颅缝，通常是跨越冠状缝或蝶鳞缝。

除硬膜外血肿以外，同时还需要关注有无合并其他创伤相关性病变，常见的有"对冲性"损伤、创伤性蛛网膜下腔出血和继发性脑疝。

CT 表现　平扫 CT 是头部损伤患者首选的初次影像检查方法，应同时获取软组织和骨算法重建的图像。多平面重建在诊断头顶部硬膜外血肿时特别有用，如果只获得轴位图像，可能很难发现头顶部硬膜外血肿。

典型（动脉性）硬膜外血肿的影像学表现为轴外双凸镜形高密度（60~90 HU）（图 2-15）。约 1/3 的病例硬膜外血肿内可见低密度区域（"漩涡"征），这提示有活动性、快速出血伴未回缩的血块（图 2-14）（图 2-16）。

硬膜外血肿压迫深层蛛网膜下腔，向内推移脑皮层，使灰-白质界面向内"扣紧"。

约 20% 的硬膜外血肿中发现气体，通常（但不一定）与鼻窦或乳突骨折有关。

相比单纯高密度硬膜外血肿，混合密度硬膜外血肿更早出现，其格拉斯哥昏迷量表（Glasgow Coma Score, GCS）评分更低，血肿体积更大，预后更差。

提示临床预后不良的影像学表现有：血肿厚度大于 1.5 cm，血肿体积大于 30 mL，血肿发生于翼点（颅中窝侧面）位置，中线结构移位大于 5 mm，血肿内见"漩涡"征。

MR 表现　急性硬膜外血肿通常与内侧脑组织呈等信号强度，尤其是 T_1W。移位的硬脑膜在血肿与大脑之间呈移位的"黑线"表现。

血管造影表现　数字减影血管造影（DSA）可显示脑膜中动脉撕裂，伴有对比剂从脑膜中动脉到伴行脑膜中静脉的"电车轨道"瘘形成。可见使皮层动脉和静脉移位的占位效应。

图 2-14　示意图示：硬膜外血肿➡、凹陷性颅骨骨折➡、脑膜中动脉撕裂➡。插入图示：快速出血形成"漩涡"征➡

图 2-15　平扫 CT 图像示：双凸镜形急性硬膜外血肿图➡，伴有少量硬膜下血肿在小脑幕➡、左侧大脑半球➡

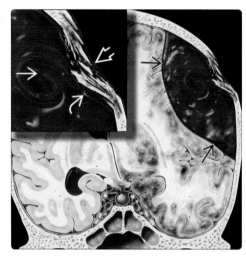
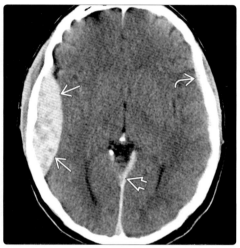

图 2-16　（左）骨窗 CT 图像示：左侧颞骨骨折➡。（右）平扫 CT 图像示：混杂密度硬膜外血肿伴有"漩涡"征➡，提示有快速出血

图 2-17A　系列 CT 图像示：颞部无需手术的硬膜外血肿。初次平扫 CT 图像示高密度双凸镜形硬膜外血肿➡

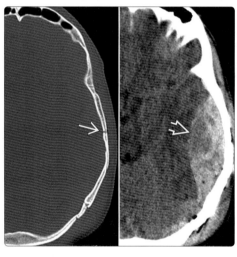
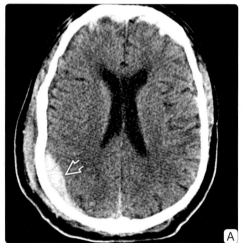

图 2-17B　10 天后复查 CT 图像示：硬膜外血肿密度明显降低➡

图 2-17C　外伤 6 周后复查 CT 图像示：硬膜外血肿完全吸收

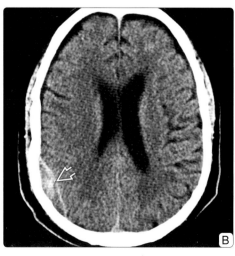
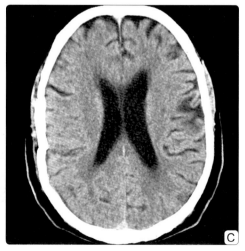

急性动脉性硬膜外血肿小结

术语
- 硬膜外血肿位于颅骨与硬脑膜之间

病因
- 90%~95% 与颅骨骨折有关
- 90% 为动脉性
  - 最常见于脑膜中动脉
- 10% 为静脉性

病理
- 单侧，幕上（超过 90%）
- 硬脑膜从颅骨内表面剥离→双凸镜状血肿
- 通常不跨越颅缝（儿童除外，10%）
- 但可穿过硬脑膜附着部位

临床表现
- 少见（头部创伤中发现率为 1%~4%）
- 大多数发生于年龄较大的儿童和年轻人
- 男：女为 4：1
- 仅 50% 的患者出现典型的"中间清醒期"
- 延迟进展常见
- 如果及时诊断、适当治疗，死亡率较低
- 小硬膜外血肿
  - 如果血肿小、无"漩涡"征，常常选择保守治疗

影像表现
- 高密度，透镜状
- "漩涡"征（低密度）提示快速出血

静脉性硬膜外血肿

　　不是所有的硬膜外血肿都是一样的！静脉性硬膜外血肿通常较小，压力较低，比动脉性硬膜外血肿形成得更慢。大多数静脉性硬膜外血肿是由于颅骨骨折累及硬脑膜静脉窦引起的，因此常常发生在颅后窝（横窦 / 乙状窦）（图 2-18）或大脑顶部（上矢状窦）。与动脉性硬膜外血肿相反，静脉性硬膜外血肿可以"横跨"颅内不同区域，跨越颅缝和硬脑膜附着处（图 2-19），并压迫或阻塞邻近的静脉窦。

　　静脉性硬膜外血肿可以很小，很容易被忽视。冠状位和矢状位重建图像是诊断和发现这些形态不典型硬膜外血肿的关键（图 2-20）。静脉性硬膜外血肿根据解剖部位不同有几种亚型，每一种都有不同的治疗和预后。

头顶部硬膜外血肿

　　"顶部"硬膜外血肿很少见。通常由累及上矢状窦的线形骨折或颅缝分离骨折引起，血肿常常数小时甚至数天后缓慢积聚，症状轻微。"顶部"血肿可以很小，很容易被忽视，需要通过冠状位和矢状位重建图像仔细观察（图 2-21）。

颞前部硬膜外血肿

　　颞前部硬膜外血肿是发生在颅中窝前尖部的硬膜外血肿，

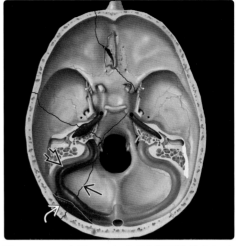

图 2-18　示意图示：颅底骨折 → 伴横窦闭塞 ⇒、颅后窝静脉性硬膜外血肿 →

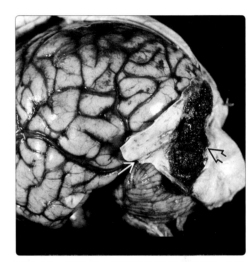

图 2-19　尸检示：横窦损伤引起"横跨"小脑幕 → 的静脉性硬膜外血肿 ⇒（图片提供者：Courtesy R. Hewlett, MD.）

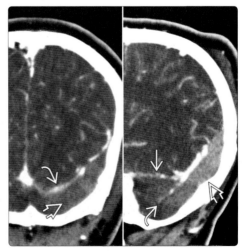

图 2-20　（左）冠状位、（右）矢状位 CT 静脉造影（CT venogram, CTV）图像示：静脉性硬膜外血肿 ⇒ 横跨小脑幕 →，抬高左侧横窦 →

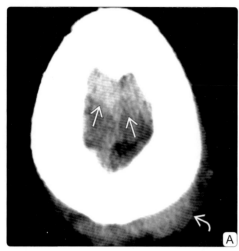

图 2-21A　轴位平扫 CT 图像示：头皮血肿➡️，界限不清的高密度影向前延伸跨过中线➡️

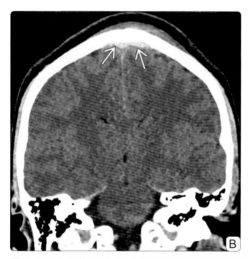

图 2-21B　轴位平扫 CT 原始数据重建冠状位图像示：界限不清的高密度影跨过中线➡️

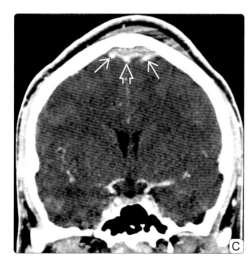

图 2-21C　冠状位 CTV 图像示：小的头顶部静脉性硬膜外血肿推压上矢状窦➡️与皮层静脉➡️向内侧移位

是一个独特的亚型（图 2-22）。颞前部硬膜外血肿是由邻近孤立性蝶骨大翼骨折或由孤立性颧上颌复合体的面部骨折（"三脚架"骨折）引起。沿蝶骨小翼下表面向内侧弯曲的蝶顶硬膜静脉窦损伤，造成血液外渗到硬膜外间隙。解剖上受外侧蝶鳞缝和内侧眶裂的限制，颞前部硬膜外血肿的大小比较稳定，不需要手术清除（图 2-23）。

蝶枕斜坡硬膜外血肿

蝶枕斜坡硬膜外血肿通常发生在颈部过屈或过伸损伤后，可能是由附着斜坡的覆膜剥离引起。在较少见的情况下，它们与颅底骨折相关，骨折导致斜坡硬脑膜静脉丛撕裂。

蝶枕斜坡硬膜外血肿多见于儿童，并伴有多发性脑神经损伤。外展神经是最常受累的脑神经，其次是舌咽神经和舌下神经。由于硬脑膜与蝶骨基底、覆膜附着紧密，血肿大小通常受到限制（图 2-24）。

静脉性硬膜外血肿小结

不是所有的硬膜外血肿都是一样的！
- 不同发病部位的病因不一样
- 治疗、预后也不一样

静脉性硬膜外血肿占所有硬膜外血肿的 10%
- 颅骨骨折跨越硬脑膜静脉窦
  - 可跨越颅缝、硬脑膜附着处
- 常常较小，容易忽略
- 冠状位和矢状位重建图像是诊断的关键
- 通常血肿形成缓慢
- 大小可被限制；常常保守治疗

亚型
- 头顶部硬膜外血肿
  - 颅骨骨折跨越上矢状窦
  - 上矢状窦可撕裂、被压迫、血栓形成
  - 血肿压力小，逐步形成
  - 临床症状出现缓慢
  - 可以变得较大，引起明显占位效应
- 颞前部硬膜外血肿
  - 蝶骨翼或颧上颌复合体骨折
  - 蝶顶静脉窦损伤
  - 发生部位在颅中窝前尖部
  - 受限于解剖结构（外侧蝶鳞缝、中间眶裂）
  - 临床表现不危及生命
- 蝶枕斜坡硬膜外血肿
  - 通常发生于颈部损伤的儿童
  - 可引起多发脑神经损伤（外展神经最常见）
  - 斜坡硬脑膜下高密度影
  - 受限于紧密附着的硬脑膜与蝶骨基底和覆膜
  - 通常不危及生命，可自行吸收

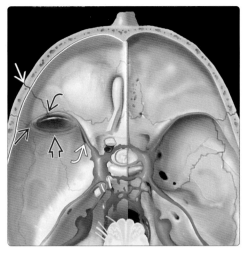

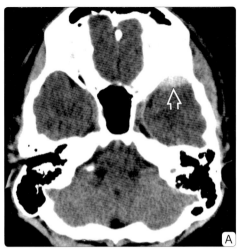

图 2-22　示意图示：小的颞极前硬膜外血肿。骨折 ➡ 累及蝶顶静脉窦 ➡。压力低的静脉性硬膜外血肿 ➡，受限于中间的眶裂 ➡ 和外侧的蝶鳞缝 ➡

图 2-23A　平扫 CT 图像示：左侧小的双凸面形的颅中窝前尖部的硬膜外血肿 ➡

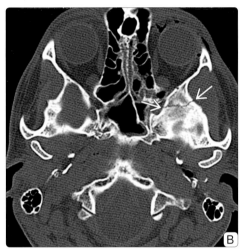

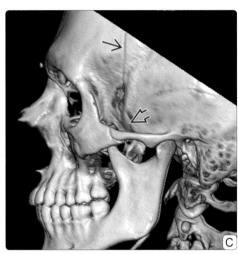

图 2-23B　骨窗 CT 图像示：线形骨折 ➡ 跨越左侧颅中窝底至眶下裂

图 2-23C　3D SSD 图像示：骨折线 ➡ 跨越蝶鳞缝 ➡。颅中窝硬膜外血肿受限于中间的眶裂与外侧的蝶鳞缝

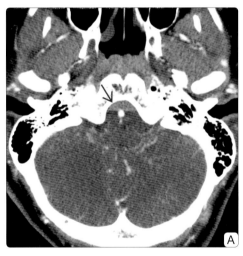

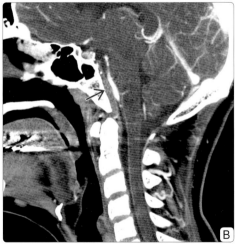

图 2-24A　轴位 CTA 图像示：小的蝶枕斜坡硬膜外血肿 ➡ 发生于颅底 - 颈椎结合部创伤。无血管损伤

图 2-24B　轴位 CTA 原始数据重建的矢状位图像：很好地显示蝶枕斜坡硬膜外血肿 ➡

　　蝶枕斜坡硬膜外血肿的处理原则取决于神经功能缺损的严重程度和进展情况，以及寰枢关节的稳定性。在轻度脑神经受累的患者中，临床过程通常是良性的，标准的治疗方法是颈托固定。

　　蝶枕斜坡硬膜外血肿平扫 CT 显示为斜坡和覆膜之间高密度影。颅颈交界处矢状位 MR 显示血肿掀起抬高斜坡硬脑膜，并在蝶骨基底和覆膜之间、延髓前方向下延伸。

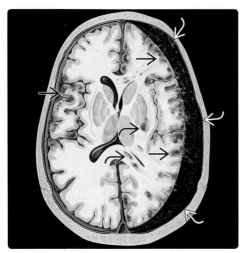

图 2-25 示意图示：新月形急性硬膜下血肿➡️，伴有脑挫伤➡️、对冲伤➡️、弥漫性轴索损伤➡️

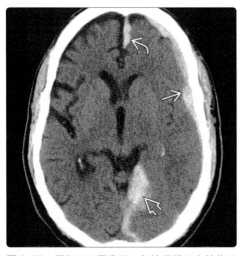

图 2-26 平扫 CT 图像示：急性硬膜下血肿位于左侧大脑半球➡️，沿着小脑幕分布➡️，进入大脑半球间裂➡️，但没有跨越中线

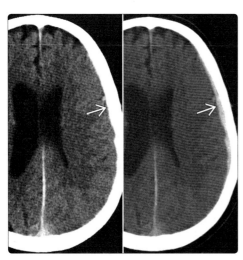

图 2-27 平扫 CT 图像示：少量硬膜下血肿➡️相比于常规脑组织窗宽（左），在较宽的窗宽（右）更容易显示

急性硬膜下血肿

急性硬膜下血肿是严重创伤性脑损伤患者死亡和残疾的主要原因之一。硬膜下血肿比硬膜外血肿更常见，大多数时候硬膜下血肿的发生不是孤立的，绝大多数与创伤性蛛网膜下腔出血以及显著的脑实质损伤同时存在，如脑挫伤、脑撕裂伤和弥漫性轴索损伤。

术语

急性硬膜下血肿是位于硬脑膜内层和蛛网膜之间的急性出血聚集（图 2-25）。

病因

创伤是急性硬膜下血肿最常见的原因，头部的直接撞击和非撞击伤害都可能导致急性硬膜下血肿的形成。穿过硬膜下间隙进入硬脑膜静脉窦（通常为上矢状窦）的桥接皮层静脉撕裂是形成血肿最常见的病因。皮层静脉撕裂可发生于颅骨骨折中，也可发生于非撞击闭合性颅脑损伤中，这种闭合性颅脑损伤是由于头部体位突然迅猛改变和脑部旋转受力产生的。

血液从破裂的血管迅速扩散到硬脑膜和蛛网膜之间的潜在间隙，大的硬膜下血肿可累及整个大脑半球，并可延伸至大脑半球间裂和小脑幕。

颅骨骨折引起皮层动脉撕裂也可能导致急性硬膜下血肿。蛛网膜本身也可能撕裂，形成 CSF 渗漏到硬膜下间隙的通道，导致血液和 CSF 混合。

不常见的急性硬膜下血肿病因有动脉瘤破裂、颅外原发血管源性肿瘤的颅骨/硬脑膜-蛛网膜转移，以及严重凝血障碍患者的自发性出血。

病理

大体病理特征 急性硬膜下血肿的大体外观是紧绷隆起的硬脑膜下有一个软的、紫色的"黑加仑果冻"样凝块，其95%以上为幕上病变。大多数急性硬膜下血肿弥漫性分布于受累大脑半球外表面，因此通常呈月牙状。

临床问题

流行病学 急性硬膜下血肿是第二常见的轴外血肿，仅次于创伤性蛛网膜下腔出血。在 10%～20% 的头部损伤患者中发现急性硬膜下血肿，30% 的致命性损伤尸检中可观察到急性硬膜下血肿。

人口统计学特征 急性硬膜下血肿可以发生在任何年龄，从婴儿到老年人。男女性别无差异。

临床表现 即使是相对较小的头部创伤，也可能导致急性硬膜下血肿，尤其是经常使用抗凝药物的老年患者。在这类患者中，可能缺乏明确的外伤史。

临床表现从无症状到意识丧失和昏迷不等。大多数急性硬膜下血肿患者入院时 GCS 评分较低，迟发性病情进展恶化比较常见，尤其是使用抗凝药物的老年患者。

自然病程　急性硬膜下血肿可以保持稳定，可以缓慢增大，也可以迅速增大，引起占位效应和继发性脑疝。其预后因血肿厚度、中线移位情况和有无脑实质损伤的情况而不同。当急性硬膜下血肿厚度超过 2 cm 时，提示预后不良（35%～90% 的死亡率）。当急性硬膜下血肿占颅内总容量的 10% 以上，通常是致命的。

治疗原则　大多数小的硬膜下血肿患者最初采用保守治疗、密切临床观察和影像检查随访。小的孤立的大脑镰或小脑幕硬膜下血肿通常不会增大，往往不需要短期影像学随访。

较大的硬膜下血肿、病变位于大脑凸面、合并酗酒和反复摔倒，以上几种情况的患者病情恶化的风险最大。建议 CT 随访监测，直到硬膜下血肿消退，或至少外伤后随访 5 周。

影像

一般特征　典型的急性硬膜下血肿位于轴外幕上、呈月牙形，向内侧推压灰质 - 白质界面。硬膜下血肿通常比硬膜外血肿累及范围更广泛，容易沿大脑镰、小脑幕以及颅前窝和颅中窝周围扩散（图 2-26）。硬膜下血肿可以跨越颅缝，但一般不会穿过硬脑膜附着处。15% 的病例发生双侧硬膜下血肿。常伴有"对冲"伤，如对侧半球脑挫伤。

标准软组织窗和中间（"硬膜下"）窗宽以及骨算法重建都应用于所有创伤患者的头部 CT 检查，因为小而细微的急性硬膜下血肿可能被紧邻的颅骨高密度所掩盖（图 2-27）。使用轴位扫描原始数据重建的冠状位和矢状位图像对于显示细小的幕周和镰旁急性硬膜下血肿特别有帮助（图 2-28）（图 2-29）。

CT 表现

平扫 CT 显示：大约 60% 的急性硬膜下血肿在平扫 CT 图像中呈高密度（图 2-26），40% 的病例表现为混合密度。较大的高密度急性硬膜下血肿内可见到低密度影，通常提示血肿内有快速出血（图 2-30）。在硬膜下血肿下方，常常可以见到呈"点"状或"线"状的 CSF 影（图 2-37），局限于受压移位的脑沟中。

占位效应在急性硬膜下血肿中是常见而可预期的。镰下疝的发生率与硬膜下血肿的大小呈正相关；但是，如果中线移位的距离与血肿厚度之间的差异为 3 mm 或更大，则死亡率非常高。这种差异会出现在创伤事件引发的潜在脑水肿时。所以，早期发现和积极治疗潜在的致命性脑水肿是必要的（图 2-31）。

有些其他情况，特别是在反复头部损伤的患者中，可以很快发生严重的脑肿胀和单侧大脑半球血管充血。此时占位效应与硬膜下血肿的大小不成比例，硬膜下血肿可能还相对

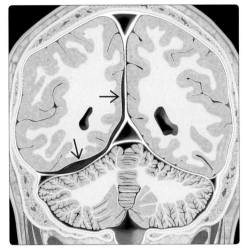

图 2-28　冠状位示意图示：薄层形态的急性硬膜下血肿沿着小脑幕和大脑镰下部分布 ⟶

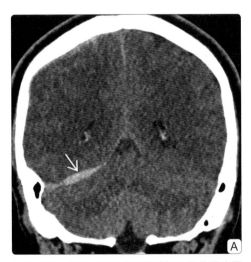

图 2-29A　平扫 CT 轴位原始数据冠状位重建图像示：右侧小脑幕周围少量急性硬膜下血肿 ⟶

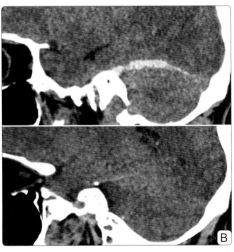

图 2-29B　同一病例矢状位重建图像示：右侧小脑幕周围少量急性硬膜下血肿（上），与正常左侧小脑幕对比（下）

较小。

少数情况下，急性硬膜下血肿与其深面紧邻的脑皮层几乎密度相等。这种不寻常的表现见于极度贫血患者（血红蛋白低于 8～10 g/dL）（图 2-32），也可见于凝血功能障碍患者。在极少数情况下，CSF 通过撕裂的蛛网膜漏出到硬膜下间隙，混合并稀释急性硬膜下血肿。

增强 CT/CTA：增强 CT 扫描有助于发现小的等密度急性硬膜下血肿。正常增强的皮层静脉因轴外血肿而向内移位，CTA 则有助于观察硬膜下腔皮层血管活动性出血。

MR 表现：MR 很少应用于急性脑损伤患者。急性硬膜下血肿在 T_1W 序列上表现为等信号，在 T_2W 序列上表现为低信号；在 FLAIR 序列上通常信号强度与 CSF 相比为等或高信号，而与相邻脑组织相比为低信号。急性硬膜下血肿在 T_2^* 序列上呈低信号。

DWI 序列显示血肿内信号不均匀，该序列可显示急性硬膜下血肿下方脑皮层内弥散受限的斑片状灶。

鉴别诊断

在急性创伤的情况下，主要的鉴别诊断是硬膜外血肿。血肿形状是一个有用的鉴别特征，因为大多数急性硬膜下血肿是新月形的，而硬膜外血肿是双凸镜形的。硬膜外血肿几乎总是与颅骨骨折有关，而硬膜下血肿常发生在无颅骨骨折的情况下；硬膜外血肿可跨越硬脑膜附着部位，而硬膜下血肿不累及大脑镰或小脑幕。

亚急性硬膜下血肿

随着时间的推移，硬膜下血肿发生机化、细胞裂解和包膜的形成，在 2～3 天内，急性硬膜下血肿从最初柔软、组织松散的血块变成硬血块组织。血液中成分的分解和肉芽组织的形成改变了亚急性和慢性硬膜下血肿的影像学表现。

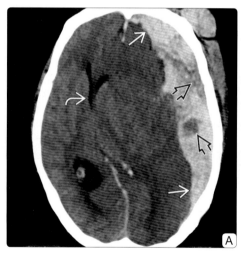
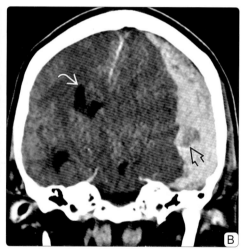

图 2-30A　轴位平扫 CT 图像示：一位 74 岁摔倒的抗凝药物治疗患者，巨大的混合密度急性硬膜下血肿 ➡ 和严重的侧脑室大脑镰下疝 ▸。急性硬膜下血肿内低密度灶 ➡ 表示快速出血、无凝血

图 2-30B　冠状位平扫 CT 图像示：大脑镰下疝 ➡，混合密度急性硬膜下血肿伴低密度灶 ➡。患者在 CT 扫描后不久死亡

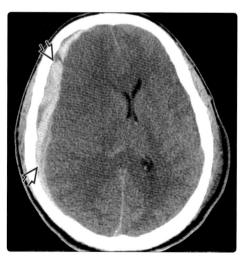
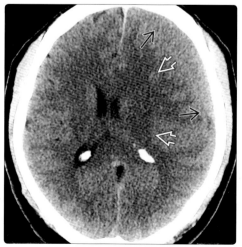

图 2-31　平扫 CT 图像示：12 mm 厚的混合密度急性硬膜下血肿 ➡，与侧脑室大脑镰下移位（17 mm）不成比例，表明存在弥漫性整个大脑半球肿胀。大脑镰下疝超过 3 mm 预示预后不良

图 2-32　平扫 CT 图像示：一个严重贫血的患者，等密度的急性硬膜下血肿 ➡。急性硬膜下血肿与其下方脑皮层的密度几乎完全相同。脑灰 – 白质分界面向内移位 ➡

术语

亚急性硬膜下血肿发生在几天到几周之间。

病理

血肿内有部分液化的血块和吸收的血液成分，其内外侧均被肉芽组织"膜"包围（图 2-33）。最外层的膜黏附在硬脑膜上，通常比内层膜厚，内层膜邻接薄而细腻的蛛网膜（图 2-34）。

在某些病例中，可出现由易碎肉芽组织引起的不同时期的重复性出血。在另一些病例中，随着时间的推移，血肿液化产生微带血色的浆液。

临床问题

流行病学与人口统计学特征 硬膜下血肿是影像学检查和尸检中的常见病变。与急性硬膜下血肿相反，亚急性硬膜下血肿的发病年龄表现出明显的双峰分布，儿童和老年人是最常发病的年龄组。

临床表现 临床症状从无症状到意识丧失和轻度偏瘫不等，意识丧失和轻度偏瘫是由突然再出血导致的。其他常见的症状有头痛和癫痫。

自然病程与治疗原则 许多亚急性硬膜下血肿自发吸收消退。在某些病例中，反复出血可引起血肿突然增大和占位效应。如果亚急性硬膜下血肿增大或出现症状，可能需要手术引流。

影像

一般特征 影像学表现与血肿的时期和包膜的有无有关。未经治疗的、不复杂的硬膜下血肿的 CT 转归演变有着极可预测的模式规律，轴外血肿的密度每天减少 1~2 HU（图 2-35）。因此，在创伤几天后，硬膜下血肿将与下方邻近的大脑皮层几乎呈等密度。

CT 表现 亚急性硬膜下血肿平扫 CT 的典型表现为新月形，与脑皮层相比呈等或略低密度影（图 2-36）。在亚急性硬膜下血肿下方，常常出现灰 - 白质界面向内侧移位（"扣紧"），以及局限于变浅的脑沟中的"点状"CSF 影（图 2-37）（图 2-38），常见混合密度出血。

双侧亚急性硬膜下血肿由于其双侧占位效应所形成的一种"平衡"，可能难以发现（图 2-37）。典型表现为脑沟消失与灰 - 白质界面移位。

增强 CT 扫描显示增强的皮层静脉向内侧移位。血肿包膜可见增强，特别是较厚的外层包膜。

MR 表现 MR 对于发现亚急性硬膜下血肿非常有帮助，尤其是 CT 表现与下方邻近脑组织近似等密度的小血肿。

信号强度随血肿不同时期而变化，这种变化比 CT 更难以预测，因此通过 MR 精准地确定硬膜下积血分期更困难。一般来说，亚急性硬膜下血肿早期在 T_1W 序列上与脑皮层相比

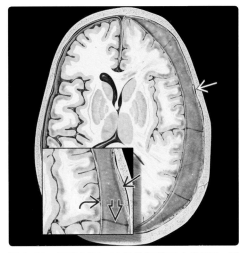

图 2-33 示意图示：亚急性硬膜下血肿➡。插入图示：桥静脉➡，内侧较薄的包膜➡与外侧较厚的包膜➡

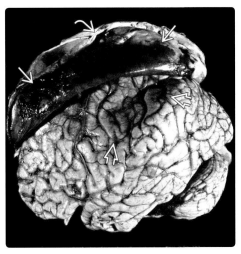

图 2-34 尸检示：亚急性硬膜下血肿的硬血块组织➡、外侧较厚的包膜➡变形的脑组织➡（图片提供者：Courtesy R. Hewlett, MD.）

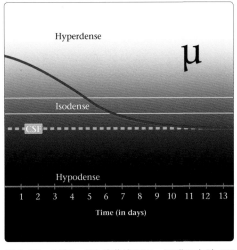

图 2-35 时间 - CT 值曲线图示：硬膜下血肿 CT 值降低约 1.5 HU/d。在 7~10 天，血肿内与脑皮层比较呈等密度；到了第 10 天，就变成低密度

呈等信号，在 T_2W 序列上呈低信号，但随着细胞外高铁血红蛋白的增多信号逐渐升高（图 2-39A）。大多数亚急性硬膜下血肿晚期表现为 T_1/T_2 "亮 / 亮"信号，而硬膜下血肿的包膜有时在 T_2W 序列上呈线形低信号。

FLAIR 序列是发现亚急性硬膜下血肿最敏感的常规序列,因为此序列血肿通常呈高信号(图 2-40)。由于 FLAIR 序列的信号强度差异取决于 T_1 和 T_2 效应的相对贡献，早期亚急性硬膜下血肿可能由于其 T_2 时间的缩短而呈现低信号。

图 2-36　轴位平扫 CT 图像示：右侧亚急性硬膜下血肿➡与下方邻近脑皮层密度相等。相对于正常的左侧➡,右侧灰 – 白质界面移位、向内侧靠近扣紧➡

图 2-37　轴位平扫 CT 图像示：另一个患者双侧 "对称" 的等密度亚急性硬膜下血肿➡，双侧灰 – 白质界面向内移位。一个 CSF "点状" 灶➡位于左侧亚急性硬膜下血肿下方受压的蛛网膜下腔间隙内

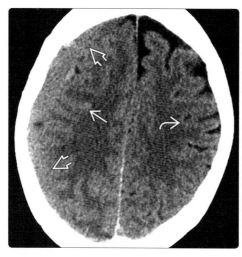
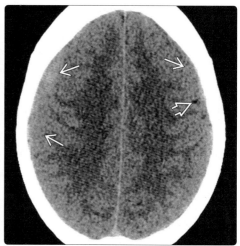

图 2-38　平扫 CT 图像示：老年亚急性硬膜下血肿患者，中等脑萎缩，近似等密度的硬膜下血肿与其下方受压蛛网膜下腔间隙、脑沟之间的 CSF➡的区别

图 2-39A　轴位 T_1W 序列示：一例急性硬膜下血肿后期患者，血肿呈新月形高信号➡累及整个左侧大脑半球表面。与正常对侧相比，左侧大脑半球脑回受压，脑沟几乎消失

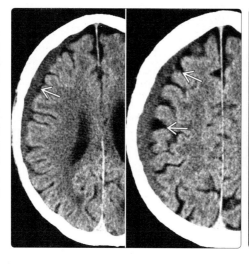
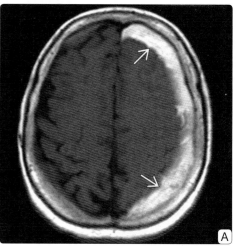

图 2-39B　T_2^* GRE 序列图像示：亚急性硬膜下血肿内的 "晕染" 征➡

图 2-39C　DWI 序列示：亚急性硬膜下血肿典型的双层外观，血块内层为低信号➡，外层为轻度高信号➡

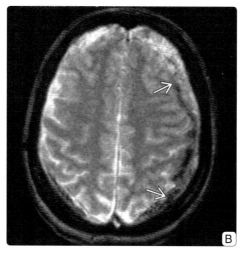
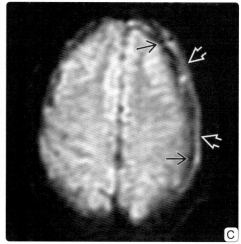

T_2* 序列对于亚急性硬膜下血肿也非常敏感，因为亚急性硬膜下血肿在该序列上呈明显"晕染"征样高信号（图 2-39B）。

DWI 序列中亚急性硬膜下血肿的信号强度也随不同血肿时期而变化。DWI 序列通常表现为新月形高信号区域和靠近脑表面的低信号边缘（双层现象）（图 2-39C）。低信号区对应于溶解的血块和 CSF 的混合物，而高信号区与固体血块相关。

T_1W 增强序列扫描可显示亚急性硬膜下血肿强化、增厚的包膜（图 2-40D），包膜通常在近硬脑膜一侧较厚。延迟扫描可显示亚急性硬膜下血肿呈逐渐"填充"增高的高信号。

鉴别诊断

亚急性硬膜下血肿的主要鉴别诊断是等密度急性硬膜下血肿。这种情况通常只见于极度贫血或抗凝治疗的患者。手术或脑膜炎后硬膜下积液或作为低颅压的一个组成部分的硬膜下积液也需要与亚急性硬膜下血肿相鉴别。硬膜下水瘤典型的表现是与 CSF 比较呈等密度 / 等信号，并且无强化的包膜。

慢性 / 混合性硬膜下血肿

术语

慢性硬膜下血肿是指硬膜下腔内血液或血浆液的聚集包埋。先前存在的慢性硬膜下血肿发生复发性出血，产生不同时期血肿共存的硬膜下血肿或"慢性期急性发作"硬膜下血肿。

病因

随着血肿内血液成分的持续降解，硬膜下血肿逐渐趋向液化，直到大部分转变为含有血液成分的浆液（图 2-41）。再出血发生在 5%~10% 的慢性硬膜下血肿患者中，出血来自含有血管的包膜，或来自穿过扩大的硬膜下间隙被拉伸破裂的皮层静脉，被认为是"慢性期急性发作"硬膜下血肿（图 2-42）。

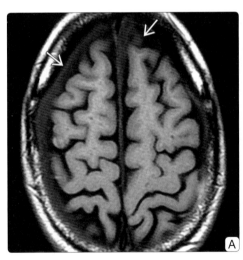

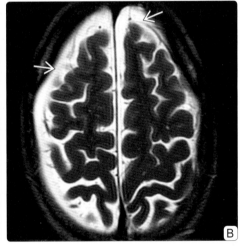

图 2-40A T_1W 序列图像示：59 岁癫痫患者，双侧亚急性硬膜下血肿➡与 CSF 比较呈轻度高信号

图 2-40B T_2W 序列图像示：双侧亚急性硬膜下血肿➡与其下方蛛网膜下腔间隙的 CSF 相比呈等信号

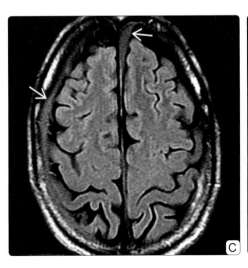

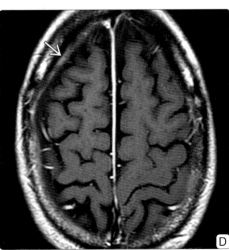

图 2-40C FLAIR 序列图像示：在 T_2W 序列上和 CSF 一样高信号的亚急性硬膜下血肿➡在 FLAIR 序列中信号没有被抑制（CSF 信号被抑制），因此与其下方蛛网膜下腔间隙的 CSF 比较呈高信号

图 2-40D 增强 T_1W 序列图像示：亚急性硬膜下血肿外侧包膜强化➡。血肿影像表现与亚急性晚期 / 慢性早期相符合

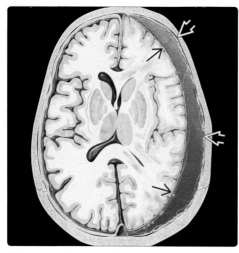

图 2-41　示意图示：单纯的慢性硬膜下血肿为含有血清血液成分的积液，伴有红细胞坠积效应，内层包膜较薄➡️，外侧包膜较厚➡️

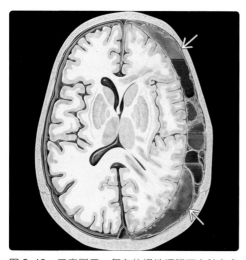

图 2-42　示意图示：复杂的慢性硬膜下血肿有多发囊袋状腔隙，腔隙内有陈旧和新鲜出血，可见液 - 液平面➡️，又称分隔型慢性硬膜下血肿

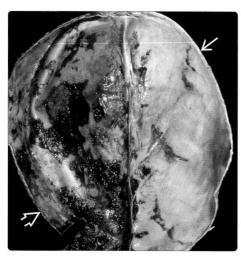

图 2-43　尸检示：慢性硬膜下血肿，一侧可见硬脑膜增厚➡️，另一侧可见混合急性、亚急性、慢性出血➡️（图片来源：医院尸检）

病理

大体病理特征　硬膜下腔内的血液会刺激血肿边缘引起组织反应，使包含在肉芽组织"包膜"内的血肿持续机化和再吸收。这些新形成的包膜有着脆弱的、容易破裂的毛细血管，容易出血形成混合性硬膜下血肿。不同时期的反复性出血在混合性硬膜下血肿中很常见（图 2-43）。

最终，大部分慢性硬膜下血肿内液化血块被吸收，只在增厚的硬脑膜 - 蛛网膜层还剩下一些分散的旧血块局限在内外膜之间。

临床问题

流行病学　未手术的、不复杂的亚急性硬膜下血肿最终演变为慢性硬膜下血肿。5%~10% 的病例会再出血，导致多腔隙的不同时期的硬膜下血肿。

人口统计学特征　慢性硬膜下血肿可发生在任何年龄。混合性硬膜下血肿在老年患者中更为常见。

临床表现　从无 / 轻微症状（如头痛）到突发恶化的神经功能障碍不等，临床表现的恶化是由先前存在的慢性硬膜下血肿发生再出血导致的。

自然病程　在无反复出血的情况下，慢性硬膜下血肿逐渐被吸收并大部分消退，留下增厚的硬脑膜 - 蛛网膜，可持续数月甚至数年。老年患者，特别是脑萎缩患者，容易反复出血。

治疗原则　如果亚急性硬膜下血肿的影像学随访与预期的慢性硬膜下血肿吸收和消退一致，则可能不需要手术。如果有明显的占位效应或反复出血引起神经系统并发症，则需要手术引流清除慢性硬膜下血肿并切除其包膜。

影像

一般特征　慢性硬膜下血肿有一系列的影像学表现。不复杂的慢性硬膜下血肿表现为相对均匀的密度 / 信号，其内容物受重力作用略有分层（"红细胞坠积效应"）。

先前存在的慢性硬膜下血肿发生急性出血，形成混合性硬膜下血肿，影像学可见由于红细胞坠积形成明显的分层现象，上层为陈旧出血而下层为新鲜出血。有时，血肿袋状分隔内形成不同时期的出血影像学表现，在血肿分隔腔内血液成分的分层可能会显得相当奇特。

非常陈旧的、长期存在的、液体内容物几乎完全吸收的慢性硬膜下血肿表现为弥漫性硬脑膜增厚，被视为硬脑膜病。

CT 表现

平扫 CT：慢性硬膜下血肿的典型表现是一侧或双侧大脑半球表面的低密度新月形积液。单纯的慢性硬膜下血肿接近 CSF 密度（图 2-44），由于红细胞坠积效应，血肿内产生了一个轻微的密度梯度，从上到下密度逐渐增加。

多腔隙慢性硬膜下血肿表现为内部存在分隔，常伴有反复出血（图 2-45A）。随着血肿形成时间的增长，环绕慢性硬膜下血肿的包膜变厚，并可能呈中等程度的高密度。最终，一些慢性硬膜下血肿表现为外周边缘钙化并持续多年。在极少数情况下，慢性硬膜下血肿可能表现为密集钙化甚至骨化，这种情况被形象地称为"盔甲大脑"。

增强 CT：环绕慢性硬膜下血肿的包膜含有脆弱的新生毛细血管，缺乏内皮细胞的紧密连接。因此，给予对比剂增强后，包膜呈明显强化。

MR 表现　与所有颅内血肿一样，慢性硬膜下血肿或混合性硬膜下血肿的信号强度变化多样，取决于血液成分所处的不同时期。在 T_1W 序列上，不复杂的慢性硬膜下血肿与 CSF 相比，通常为等至稍高信号。在 T_2W 序列上，根据不同的发展阶段，慢性硬膜下血肿与 CSF 相比，为等至低信号。

大多数慢性硬膜下血肿在 FLAIR 序列上与 CSF 相比表现为高信号，如果亚急性 – 慢性血块仍存在，则在 T_2^* 序列上可能呈"晕染"征样表现（图 2-45B）。在大约 1/4 的病例中，可以在慢性硬膜下血肿下方的脑回浅表发现铁质沉着。

给予对比剂增强后，慢性硬膜下血肿的包膜强化，通常外层包膜比内层厚。

不复杂的慢性硬膜下血肿在 DWI 序列上弥散不受限。对于慢性硬膜下血肿，"双层"效应——新月形高信号与外侧的弥散不受限积液——提示急性再出血。

鉴别诊断

混合性硬膜下血肿很难被误认为是其他病变。在老年患者中，小的不复杂的慢性硬膜下血肿可能与伴有双侧额叶 CSF 间隙增大的单纯性脑萎缩相混淆。但是，慢性硬膜下血肿有占位效应；使得其下方脑回变平，通常延伸到整个大脑半球并可进入半球间裂。而脑萎缩患者轴外间隙增宽绝大多数位于额叶和颞叶。

创伤性硬膜下水瘤是头部损伤后 CSF 在硬膜下间隙的聚集，可能继发于蛛网膜的撕裂。有时硬膜下水瘤在创伤后 24 小时内被发现；然而，其平均发病时间是受伤后 9 天。婴儿或幼儿的硬膜下水瘤或积血 – 积液应高度怀疑虐待性头部创伤（虐待儿童；参见后面讨论的章节）。

典型的不复杂硬脑膜下水瘤是低密度的、CSF 样的、新月形轴外积液，完全由 CSF 组成，无血液成分，无包膜，在对比剂增强后无强化。CSF 漏入硬膜下间隙也存在于绝大多数慢性硬膜下血肿患者。因此，许多（也许不是大多数）慢性硬膜下血肿是含有 CSF 和血液成分的混合物。

硬膜下积液是指透明液体在脑凸面上方或大脑半球间裂内的积聚。硬膜下积液通常是脑膜炎的并发症；典型的有感染病史，而不是外伤病史。

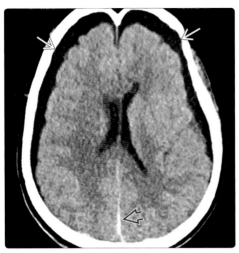

图 2-44　平扫 CT 图像示：双侧慢性硬膜下出血➡️，在大脑表面引起占位效应。在大脑镰旁可见左侧小的急性硬膜下血肿➡️

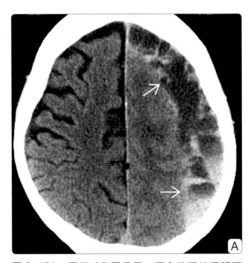

图 2-45A　平扫 CT 图像示：混合性慢性硬膜下出血➡️，见特征性的多发局限性囊袋状腔隙，其内见分层，上层为陈旧出血，下层为新鲜出血

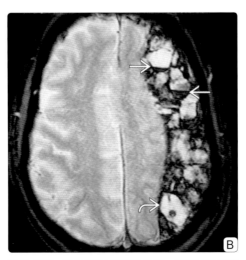

图 2-45B　T_2^* GRE 序列图像示：多发局限性囊袋状腔隙内见不同时期的出血➡️，呈不同强度信号和液 – 液平面➡️

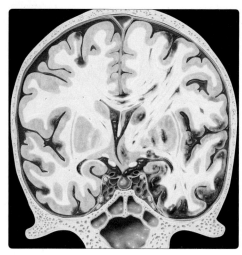

图 2-46　图示创伤性蛛网膜下腔出血。创伤性蛛网膜下腔出血最常见于外侧裂周围和挫伤脑回旁的脑沟

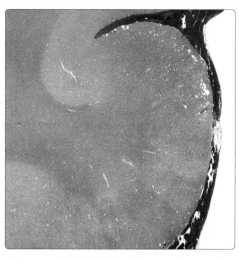

图 2-47　低倍显微镜照片展示了一名被击倒后昏迷并死亡的拳击手尸检大脑。典型的创伤性蛛网膜下腔出血覆盖了脑回并延伸至脑沟（图片提供者: J. Paltan, MD.）

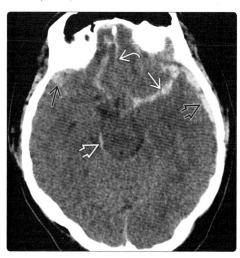

图 2-48　平扫 CT 示外侧裂➡️、额下➡️、中脑周围➡️创伤性蛛网膜下腔出血，挫伤➡️。左侧少量急性硬膜下血肿➡️

硬膜下脓肿是一种在轴外间隙积聚的低密度脓液。大多数硬膜下脓肿继发于鼻窦炎或乳突炎，脑膜明显强化，常与脑膜炎并存。典型的硬膜下脓肿在 DWI 序列上呈明显而均匀的弥散受限，在 FLAIR 序列上可以发现脓肿下的脑沟 / 脑池表面高信号，增强 T_1 序列见强化。

创伤性蛛网膜下腔出血

几乎在所有中度至重度头部外伤病例中都可以发现创伤性蛛网膜下腔出血。实际上，创伤是颅内蛛网膜下腔出血最常见的原因，而不是囊状动脉瘤破裂。

病因

颅骨直接创伤和非撞击性迟发性颅脑损伤均可发生创伤性蛛网膜下腔出血。皮层动静脉撕裂、蛛网膜下腔邻近结构挫裂伤及脉络丛出血合并脑室出血均可导致蛛网膜下腔内的血液聚集。

创伤性蛛网膜下腔出血偶尔单独发生，但通常都伴有脑损伤的其他表现。微量创伤性蛛网膜下腔出血可能是早期影像上唯一的表现，提示可能存在更严重的损伤。

病理

位置　创伤性蛛网膜下腔出血主要出现在额前下部及颞部脑沟、外侧裂区和大脑半球表面（图 2-46）。在严重病例中，创伤性蛛网膜下腔出血会扩散到大脑的大部分区域。在轻度病例中，血液聚集在单个脑沟或脚间窝。

大体病理特征　除了位置和相关的脑实质损伤外，创伤性蛛网膜下腔出血的大体外观与动脉瘤性蛛网膜下腔出血相似。鲜红色的出血灶呈曲线状聚集在脑池和表面脑沟（图 2-47）。创伤性蛛网膜下腔出血通常发生在挫伤皮层附近，也常在急性硬膜外和硬膜下血肿中被发现。

临床问题

流行病学　在大多数中度创伤病例中，创伤性蛛网膜下腔出血都能被发现，在致命性颅脑损伤尸检中，则几乎 100% 能发现创伤性蛛网膜下腔出血。

自然病程　创伤性蛛网膜下腔出血的分解和再吸收是逐渐发生的。单纯性创伤性蛛网膜下腔出血患者的临床或影像学恶化率非常低，通常预后良好。

影像

一般特征　除位置不同外，创伤性蛛网膜下腔出血的一般影像学表现与动脉瘤性蛛网膜下腔出血相似，均为脑沟池高密度 / 高信号影（图 2-48）。与动脉瘤引起的弥漫性蛛网膜下腔出血相比，创伤性蛛网膜下腔出血通常更局限。

CT 表现　急性创伤性蛛网膜下腔出血典型特征为外周性，表现为在挫伤皮层旁脑沟内或硬膜外 / 下血肿下方脑沟内的线形高密度影。偶尔，单纯性创伤性蛛网膜下腔出血会在脚间窝被发现（图 2-51）。

MR 表现　由于急性出血与脑组织信号相等，在 T_1W 上可能很难被识别。通常表现为脑沟"变脏"和外侧裂池"模糊不清"。蛛网膜下腔出血在 T_2W 上表现为高信号，与脑池脑脊液信号相似。FLAIR 扫描显示受累脑沟呈高信号。尤其是在挫伤皮层旁，T_2^* 扫描可见伴低信号的"晕染"征。创伤性蛛网膜下腔出血在 GRE 或 SWI 序列上表现为低信号影，被周围高信号脑脊液影包绕。

血管造影表现　在平扫 CT 上有典型外周创伤性蛛网膜下腔出血的情况下，通常不需要进行急诊 CTA 检查。而鞍上（"中央性"）蛛网膜下腔出血的患者可能存在动脉瘤破裂，无论损伤机制如何，都应进行 CTA 筛查。

鉴别诊断

创伤性蛛网膜下腔出血的主要鉴别诊断是非创伤性蛛网膜下腔出血。80%~90% 的非创伤性蛛网膜下腔出血是动脉瘤破裂引起的。与创伤性蛛网膜下腔出血相反，非创伤性蛛网膜下腔出血集中在基底池。

脑沟池 FLAIR 高信号具有非特异性，可由脑膜炎、肿瘤、伪影（脑脊液抑制不完全）、对比剂漏入蛛网膜下腔（如肾功能衰竭）和全身麻醉时高吸氧引起。

"假性蛛网膜下腔出血"这一术语已被用于描述严重脑水肿的 CT 表现。动脉及静脉里的循环血液在低密度脑组织背景下看起来呈相对高密度。这里所见的高密度是平滑的，符合血管的本来形状，与蛛网膜下腔形状不同，所以这样的高密度不应被误认为是创伤性蛛网膜下腔出血或非创伤性蛛网膜下腔出血。

硬膜下和蛛网膜下腔出血

急性硬膜下血肿

- 第二常见的创伤性轴外出血
  - 急性硬膜下血肿 >> 硬膜外血肿
- 硬脑膜与蛛网膜间新月形积血
  - 幕上（95%）、双侧（15%）
  - 硬膜下血肿跨颅缝
  - 硬膜下血肿不跨硬脑膜附着点
- CT
  - 高密度（60%）
  - 混合密度（40%）
  - 罕见的等密度急性硬膜下血肿（贫血、凝血功能障碍、脑脊液混合）

亚急性硬膜下血肿

- 血块机化、裂解、形成"新膜"
- CT
  - 密度下降 1~2 HU/d

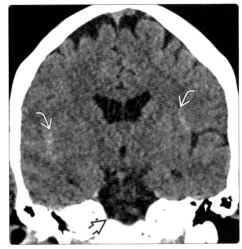

图 2-49　冠状位平扫 CT 示双侧外侧裂出血⤵，而基底池⊃显示正常

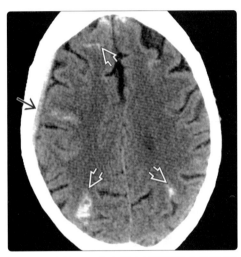

图 2-50　平扫 CT 示右侧少量硬膜下血肿→和凸面脑沟内多发散在灶性创伤性蛛网膜下腔出血→

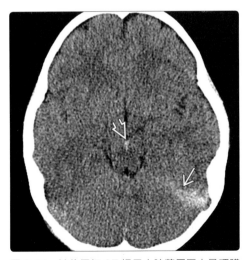

图 2-51　轴位平扫 CT 提示小脑幕周围少量硬膜下血肿→和脚间池少量蛛网膜下腔出血→

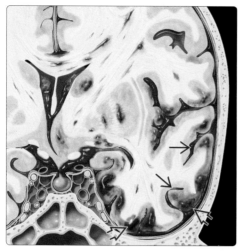

图 2-52 皮层挫伤主要位于脑回嵴部➡、外侧裂周围。创伤性蛛网膜下腔出血常见于邻近脑沟➡

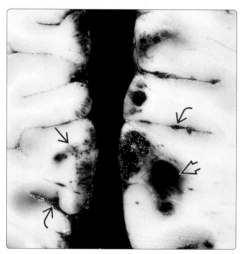

图 2-53 尸检显示瘀点➡和较大的融合性皮层挫伤➡，邻近脑沟内创伤性蛛网膜下腔出血➡（图片提供者：R. Hewlett, MD.）

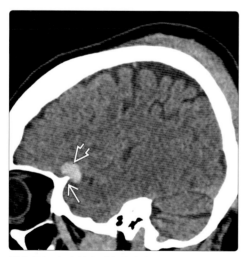

图 2-54 闭合性颅脑损伤矢状位平扫 CT 提示皮层挫伤➡紧邻蝶骨大翼骨脊➡

- ○ 7~10 天后与大脑皮层密度相等
  - ○ 寻找硬膜下血肿下脑脊液移位的"点"
  - ○ 灰白质界面扣紧
  - ○ 平扫 CT 显示皮层静脉移位
- MR
  - ○ 信号随血块时期而变化
  - ○ T_2^*（GRE，SWI）显示"晕染"征
  - ○ T_1 增强显示强化包膜增强膜内的凝块

慢性 / 混合性硬膜下血肿

- 血清浆液
  - ○ 平扫 CT 低密度
  - ○ 再出血（5%~10%）
  - ○ 伴有液 – 液平面的血窦常见，呈"口袋"状
- 无并发症慢性硬膜下血肿的鉴别诊断
  - ○ 硬膜下水瘤（蛛网膜撕裂→硬膜下脑脊液）
  - ○ 硬膜下积液（脑膜炎后积聚透明液体）

创伤性蛛网膜下腔出血

- 最常见的创伤性轴外出血
- 创伤性蛛网膜下腔出血 >> 动脉瘤性蛛网膜下腔出血
- 挫伤皮层旁
- 表面脑沟 > 基底池

脑实质损伤

轴内创伤包括皮层挫裂伤、弥漫性轴索损伤、皮层下损伤和脑室内出血。在本节中，我们再次从最外围的损伤（皮层挫伤）开始，向内展开，以最深的（皮层下）损伤结束。一般情况下，损伤越深情况越严重。

脑挫裂伤

脑挫伤是最常见的轴内损伤。真正的脑撕裂伤是非常罕见的，通常只发生在严重的（通常是致命的）头部外伤。

术语

脑挫伤基本上就是"脑瘀伤"。它们随着时间而变化，通常在延迟扫描时比初始成像时更明显。脑挫伤也被称为脑回"嵴"损伤（图 2-52）。旁矢状位挫伤有时会使用术语"滑动"挫伤进行描述。

病因

大多数脑挫伤是由非枪弹或钝性头部外伤引起的。闭合性颅脑损伤引起角动量和减速度的突然变化。脑组织突然、强行撞击到骨脊或大脑镰及小脑幕坚硬的刀状边缘。凹陷性颅骨骨折会直接损伤大脑，这种比较少见。

病理

位置　挫伤是脑表面的损伤，涉及灰质和相邻的皮层下白质（图 2-52，图 2-53）。发生区域具有一定的特征性和很高

的可预测性。约 1/2 病例涉及颞叶。颞极、侧下方和外侧裂旁脑回最易受损（图 2-55）。额叶的下表面（眶面）也经常受累（图 2-56）。

　　发生在脑回凸面、胼胝体背侧、中脑背外侧和小脑的脑挫伤是较少见的。即使是相对严重的闭合性颅脑损伤，枕极也很少受累。

　　大小和数量　脑挫伤大小不一，小到微量损伤，大到融合性血肿。通常是双侧多发（图 2-56）。挫伤一般发生在直接撞击（"撞击点"）对面 180° 的位置，称为"对冲伤"。

临床问题

　　流行病学和人口统计学特征　脑挫伤约占所有创伤性脑实质损伤患者的 1/2。从婴儿到老年人的所有年龄段都可发生。发病高峰年龄为 15～24 岁，男女比例为 3：1。

影像

　　CT 表现　闭合性颅脑损伤发生后不久进行的初始扫描可能是正常的。最常见的异常是紧邻颅骨的脑回嵴出现局灶性或点状出血。常表现为混合密度的点状出血，周围有边界不清的低密度水肿带环绕（图 2-57，图 2-58）。

　　随着时间的推移，病变常呈现"晕染"征样，出血、水肿和占位效应伴随出现并呈进行性增加（图 2-59）。小的病变可融合成较大的局灶性血肿。初始影像学检查未发现的新病灶也很常见。

　　MR 表现　MR 对脑挫裂伤的诊断比 CT 敏感，但在脑外伤急性期很难获取。T_2 扫描显示低信号出血灶（图 2-60A），周围被斑片状高信号影（水肿）环绕。

　　FLAIR 扫描对发现皮层水肿和相关的创伤性蛛网膜下腔出血最敏感，两者在 FLAIR 上均表现为高信号影。T_2^*（GRE，SWI）序列是对实质出血最敏感的序列。急性病变中典型表现为"晕染"征样（图 2-60B）。

鉴别诊断

　　皮层挫伤的主要鉴别诊断是弥漫性轴索损伤。中重度颅脑损伤患者常伴有脑挫伤和弥漫性轴索损伤。挫伤往往是浅表的，位于脑回嵴。弥漫性轴索损伤最常见于放射冠和致密白质束，如内囊和胼胝体。

　　严重的皮层挫伤合并融合性血肿在影像学上可能难以与脑裂伤区分。当严重的创伤破坏了软脑膜，并将底层的大脑撕裂时，就会发生脑撕裂伤。婴幼儿脑实质撕裂伤通常与虐待性头部创伤有关。

　　"裂叶"是明显的脑裂伤最严重的表现（图 2-61，图 2-62）。图示为受累脑叶被严重破坏，形成大血肿，其旁可见创伤性蛛网膜下腔出血。在某些病例，特别是有颅骨凹陷性骨折的病例中，蛛网膜也被撕裂，撕裂叶出血延伸至硬膜下间隙，同时形成硬膜下血肿。

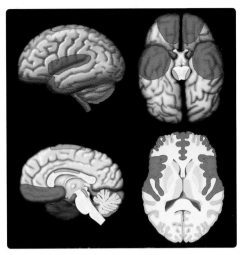

图 2-55　图示红色为脑挫伤最常见的部位，绿色为不常见的部位

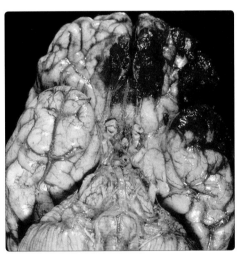

图 2-56　尸检大脑提示挫伤的典型位置为额叶前下部和颞叶前下部（图片提供者：R. Hewlett, MD.）

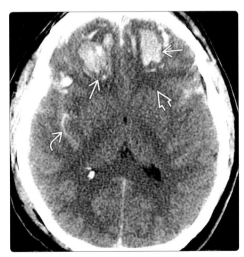

图 2-57　平扫 CT 提示双侧额下融合性挫伤➡、病灶周围水肿➡和创伤性蛛网膜下腔出血➡

图 2-58A 挫伤是一种常
见的"对冲"伤。因此，最
初的损伤是在左侧顶枕区头
皮血肿的位置➡️。右前额
大片挫伤➡️正对撞击部位。
注意小脑幕周围少量急性硬
膜下血肿➡️

图 2-58B 同一病例下一
层面扫描显示头皮血肿➡️
和创伤性蛛网膜下腔出血
➡️，均在撞击点对面

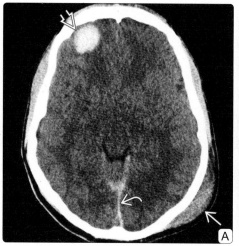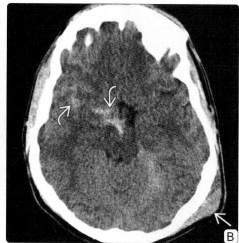

图 2-59A 系列平扫CT
显示了皮层挫伤的预期演变
情况。入院影像显示双侧额
下挫伤➡️和少量创伤性蛛
网膜下腔出血➡️

图 2-59B 6 小 时 后 平 扫
CT 显示挫伤范围扩大➡️，
挫伤周围双额低密度影明显
➡️。注意小脑幕周围少量
急性硬膜下血肿➡️

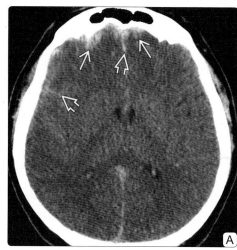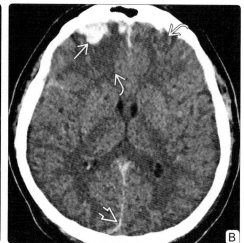

图 2-59C 48 小 时 平 扫
CT 显示出血周围双额低密
度➡️已融合。创伤性蛛网
膜下腔出血和小脑幕周围少
量急性硬膜下血肿明显吸收

图 2-59D 2 个月时平扫
CT 显示双额脑软化灶➡️、
扩大的外侧裂➡️和突出的
第三脑室➡️。这些变化在
中度头部创伤后很常见

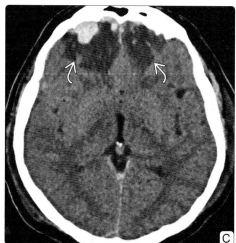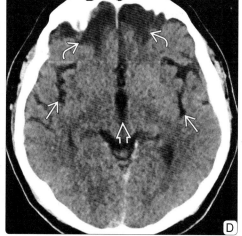

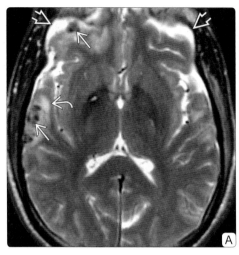

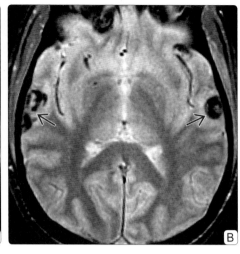

图 2-60A　T₂W 显示挫伤 ➡️ 伴病灶周围水肿 ➡️ 和双侧硬膜下积液 ➡️

图 2-60B　T₂* GRE 在同一病例中显示挫伤"晕染"征样 ➡️

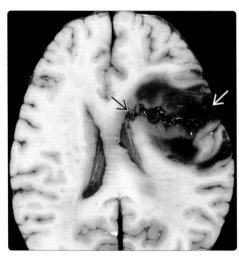

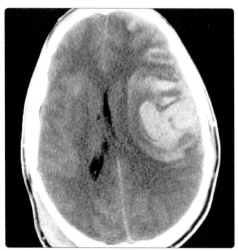

图 2-61　尸检显示为一个"爆裂"的脑叶，全层撕裂伤从脑膜表面 ➡️ 延伸至脑室 ➡️

图 2-62　平扫 CT 显示脑叶"爆裂"，实质快速出血并延伸至脑深部。该患者在完成扫描不久后死亡

弥漫性轴索损伤

弥漫性轴索损伤是创伤性脑损伤中第二常见的脑实质病变，仅次于皮层挫伤。弥漫性轴索损伤患者常常在临床状态（通常是中度至重度损伤）和初始影像结果（通常是正常或轻微异常）之间表现出明显的差异。

病因

大多数弥漫性轴索损伤是由高速车辆碰撞引起的，突然的加 / 减速变化产生的旋转惯力，导致动态的、变形的、非碰撞性的损伤。大脑皮层的运动速度与大脑深部结构（白质、深部灰质核团）有所不同。这导致轴突拉伸，特别是在不同密度的脑组织交界区，即灰 - 白质交界面。

病理

位置　弥漫性轴索损伤发生的位置具有高度可预测性。皮层通常不受累；最常受累的是皮层下和深部白质。致密白质束损伤也是常见的，如胼胝体（尤其是膝部、压部）、穹窿和内囊。发生在中脑和脑桥的弥漫性轴索损伤较少见（图 2-63，图 2-64）。

大体病理特征　绝大多数弥漫性轴索损伤是非出血性的微小病灶。穿支血管撕裂（弥漫性血管损伤）可导致小的圆形至卵圆形或线状出血，有时这些是潜在轴索损伤唯一的阳性指征（图 2-65）。这些可见的病变真的只是"冰山一角"。

临床问题

流行病学和人口统计学特征　弥漫性轴索损伤几乎存在于所有致命性创伤性脑损伤中，见于约 3/4 中度或重度损伤且在急性期后存活的患者。弥漫性轴索损伤可发生于任何年龄，年轻人（15～24 岁）高发。创伤性脑损伤男性患者至少是女性患者的 2 倍。

临床表现　通常弥漫性轴索损伤比脑外血肿和皮层挫伤造成的损伤更严重。弥漫性轴索损伤通常会立即导致意识丧失，可能是短暂的（在轻度创伤性脑损伤的情况下），也可能进展到昏迷（中至重度损伤）。

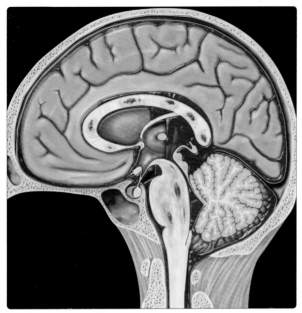

图 2-63 矢状图显示胼胝体和中脑轴索损伤的常见部位。表现出创伤性脑室和蛛网膜下腔出血

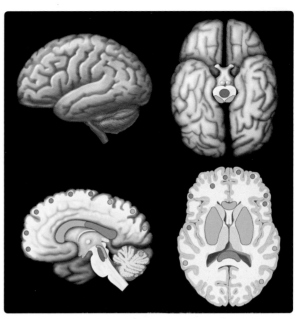

图 2-64 图示以红色表示轴索损伤最常见的部位。绿色表示相对不常见的区域。中脑／上脑桥损伤（紫色）不常见，但往往是致命的

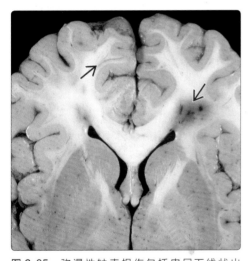

图 2-65 弥漫性轴索损伤包括皮层下线状出血、脑室周围深部白质出血→（图片提供者：R. Hewlett, MD.）

图 2-66A 严重闭合性颅脑损伤患者的平扫 CT 显示在皮层下白质、中脑和左丘脑有点状和线状出血灶→

图 2-66B 同一患者更多层面显示放射冠→和皮层下白质→有额外的出血灶

影像

CT 表现 初始平扫 CT 通常表现为正常或轻度异常。可能出现轻度弥漫性脑肿胀伴脑沟消失。可见少量小的圆形或卵形皮层下出血（图 2-66），但潜在的损害通常比这些相对较小的异常更弥漫和更严重。

MR 表现 MR 在检测弥漫性轴索损伤变化方面更敏感。T_2W 和 FLAIR 可显示皮层下白质和胼胝体的高信号灶。多发灶较为常见，弥漫性轴索损伤合并挫伤或血肿非常多见。T_2^*（GRE，SWI）扫描对弥漫性轴索损伤微出血非常敏感，典型表现为多发卵圆形和线状低信号影。DWI 可显示扩散受限，尤其是在胼胝体。

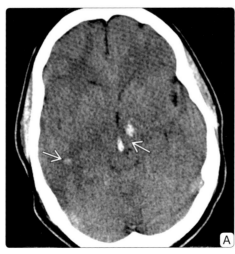

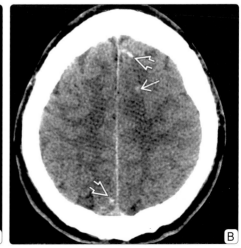

鉴别诊断

中、重度创伤性脑损伤中弥漫性轴索损伤常与皮层挫伤并存。皮层挫伤是典型的浅表性病变，通常位于脑回嵴。

大多数异常（包括弥漫性轴索损伤），T_2^*（GRE，SWI）扫描能显示多灶性出血伴"晕染"征样。

弥漫性血管损伤表现为多灶性脑实质"黑点"。气颅可导致在蛛网膜下腔出现多发性"晕染"征样病灶。脑实质性病变罕见。

弥漫性血管损伤

术语

弥漫性血管损伤可能是弥漫性轴索损伤的终末表现。

病因

弥漫性血管损伤是由高速车辆碰撞产生的极限加速度 / 旋转力引起的。大脑微血管，特别是皮层下的长穿支血管和深部穿支血管，被高拉伸力破坏。这会导致大量小点状和线状脑实质出血。

病理

大体病理特征 对弥漫性血管损伤患者的大脑尸检显示，在皮层下、深部白质及深部灰质核团中有多发小出血灶。在动静脉周围和毛细血管周围间隙可发现血液，且邻近脑实质内有局灶性出血。

临床问题

流行病学 尸检系列表明，在 1%~2% 的致死性车辆碰撞受害者和 15% 的弥漫性脑损伤病例中存在弥漫性血管损伤。弥漫性血管损伤可发生于任何年龄，但多数发生于成人。

临床表现 典型表现是撞击后立即昏迷。初次撞击后存活患者的 GCS 很低（通常低于 6~8 分）。

影像

CT 表现 平扫 CT 可能仅显示弥漫性脑肿胀，伴有浅表脑沟和小脑室的消失。有时在白质和基底节区可发现少量出血灶。

MR 表现 T_1W 仅显示轻度脑肿胀。T_2W 和 FLAIR 扫描脑白质内（图 2-67A）可见少量高信号影。高信号内偶见散在低信号影，提示出血。

T_2^*（GRE/SWI）序列是亮点。点状和线状"晕染"征样低信号垂直于脑室，主要位于皮层下和深部白质，尤其是在胼胝体（图 2-67B）。基底节区、丘脑、脑干和小脑的病灶也常出现。

DWI 可以显示一些扩散受限的病灶（图 2-67C），这与血管损伤引起的缺血区相一致。

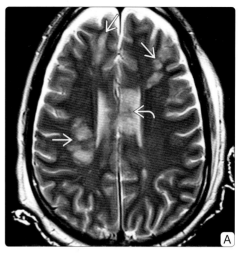

图 2-67A 首次平扫 CT 正常者 2 天后 MR 显示皮层下 / 深部白质➡和胼胝体➡高信号影

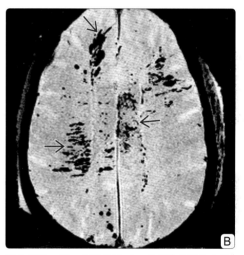

图 2-67B 同一病例 SWI MIP 表现为无数的点状、线状"晕染"征样低信号影➡，与弥漫性轴索损伤表现一致

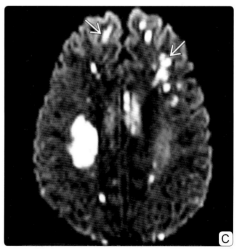

图 2-67C 同一病例 DWI 表现为多发性扩散受限病灶➡

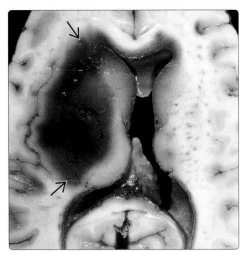

图 2-68 高速车辆撞击表现为大量出血➡️，严重皮层下损伤的特征（图片提供者：R. Hewlett, MD.）

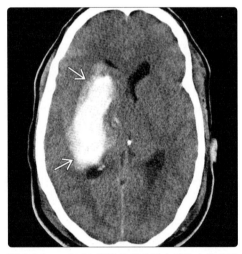

图 2-69 一名 38 岁男性重度微血管性心绞痛患者的平扫 CT 显示基底节区血肿的扩大。他两天后去世了

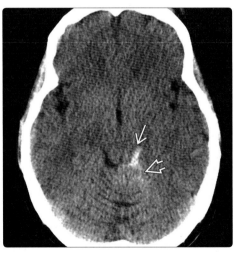

图 2-70 中脑挫裂伤的平扫 CT 显示左侧中脑后外侧高密度区 ➡️ 伴局灶性创伤性蛛网膜下腔出血 ➡️

鉴别诊断

主要的鉴别诊断是弥漫性轴索损伤。弥漫性血管损伤在 T_2^* 成像上表现为无数的点状出血灶。弥漫性血管损伤与弥漫性轴索损伤的区别在于出血的数量、严重程度和范围。

皮层下（深部脑）损伤

术语

皮层下损伤是脑深部结构，如脑干、基底节区、丘脑和脑室的创伤性损伤。多数表现为严重的剪切性损伤，可中断轴索，撕裂穿支血管，并损伤侧脑室脉络丛。

病理

大体病理特征：皮层下损伤的表现包括深部出血性挫伤、非出血性撕裂伤、脑室内出血和创伤性蛛网膜下腔出血（图 2-68）。皮层下损伤常合并其他创伤性病变，如皮层挫伤和弥漫性轴索损伤。

临床问题

流行病学 5%~10% 的中重度脑外伤患者会出现皮层下损伤。皮层下损伤是仅次于皮层挫伤和弥漫性轴索损伤的第三常见脑实质损伤。与大多数创伤性脑损伤一样，皮层下损伤常见于 15~24 岁的男性患者。

自然病程 严重创伤患者预后较差。许多人无法存活；存活下来的患者通常有严重的神经功能障碍和长期残疾。

影像

一般特征 最初的影像可能只有轻微的异常，但在随访扫描中会明显进展。

皮层下损伤通常有多种脑损伤共存。病变范围从轻微的创伤性蛛网膜下腔出血到明显的脑实质出血，都是比较常见的（图 2-69）。可出现脑疝的占位效应和明显的局部血流障碍。

CT 表现 平扫 CT 常表现为深部灰质核团和中脑弥漫性脑肿胀伴点状和（或）明显出血（图 2-70）。脑室内出血和脉络丛出血常见，可形成侧脑室的"铸型"。常见液 - 液平面。

MR 表现 尽管急性出血在 T_1 扫描中与大脑信号相同，但 MR 比 CT 更加敏感。FLAIR 和 T_2^* 是最敏感的序列。DWI 可显示扩散受限病灶。DTI 图显示白质纤维束破坏模式。

鉴别诊断

继发性中脑出血可伴发严重的下行性小脑幕疝。这些出血通常位于中脑中央，而挫伤性皮层下损伤位于背外侧。

脑实质损伤

脑挫伤

- 最常见的轴内损伤
  - 大脑冲撞颅骨和（或）硬脑膜
  - 导致脑回嵴的"脑瘀伤"
  - 通常是多发、双侧
  - 额叶前下部、颞叶前下部最常见
- 影像
  - 浅表点状、局灶性出血
  - 随着时间的推移，水肿和出血会更加明显
  - T_2^*（GRE，SWI）序列最敏感

弥漫性轴索损伤

- 第二常见的轴内损伤
  - 皮层以外，累及皮层下 / 深部白质
- 影像
  - 格拉斯哥昏迷评分低；最初的影像学检查常轻微异常
  - 皮层下及深层白质点状出血（"冰山一角"）
  - T_2^*（GRE，SWI）序列最敏感

弥漫性血管损伤

- 罕见，通常致命
- 高速、高冲击的车辆撞击
- 可能是弥漫性轴索损伤的终末表现
- 影像
  - CT 显示弥漫性脑肿胀
  - T_2、FLAIR 呈散在高信号
  - SWI 呈无数线状低信号

皮层下损伤

- "伤得越深越严重"
- 基底节、丘脑、中脑、脑桥
  - 出血、轴索损伤、脑撕裂

其他颅脑损伤

创伤后颅内积气

鉴别诊断

空气就是空气，不应该被误认为其他任何东西。如果不调节宽窗，皮样囊肿破裂后出现在脑脊液池中的脂肪滴会表现出与蛛网膜下腔空气相似的表现。

术语

正常情况下颅内不存在气体。在气颅中，可以在颅内的任何地方发现气体，包括血管和任何间隔内。虽然颅内气体是异常的，但它是可以被预料到的，也是常规表现（如手术后）。

张力性气颅是指颅内气体在压力下聚集，对大脑产生占位效应并导致神经功能恶化。颅内积气或"气肿"是一个不太常用的术语，特指脑实质内局灶性气体聚集。

临床问题

流行病学　气颅见于 3% 的颅骨骨折和 8% 的鼻窦骨折患者。在接受幕上手术的患者术后 24~28 小时内的影像学检查中，几乎都可发现不同程度的颅内积气。

自然病程和治疗原则　除非处于张力状态，大多数颅内积气在创伤或手术后几天内自行消散。但偶尔也有空气积聚增加的情况，需要通过硬膜成形术进行清除。

影像

一般特征　颅内空气可存在于任何间室（硬膜外、硬膜下、蛛网膜下腔、脑室内或脑实质内），并与该间室或潜在间室的形状一致。硬膜下间隙及额部最常见。

硬膜外气体通常是孤立的，呈现双凸形，可越过中线，不随头部位置的变化而移动（图 2-71）。

硬膜下气体可融合，呈新月形，常为双侧，常包含气 - 液平面，并随头位的变化而移动，包绕穿过硬膜下间隙的皮层静脉（图 2-72）。

蛛网膜下腔气体通常呈多发小"点"状或"液滴"状聚集在脑沟内和脑沟周围（图 2-73）。

脑室内的气体可形成气 - 液平面，最常见于侧脑室的额角。脑实质内气体不常见，这种积气被称为气肿（图 2-74）。血管内空气与其所在的血管形态相同。

CT 表现　空气在 CT 上呈极低密度，测量值约为 -1000 HU。张力性气颅的"富士山"征是双侧硬膜下积气，会导致额叶分离和压缩，半球间裂增宽（图 2-75）。额叶在空气压力作用下向后移位，并被皮层静脉固定在硬脑膜 - 蛛网膜的位置，表现为类似富士山的轮廓。

在 CT 上区分空气和脂肪是极其重要的。在标准的较窄的软组织窗上，两者表现为相似的低密度。增加窗宽或简单地观察骨算法 CT（空气与密度较低的脂肪明显不同），有助于区分脂肪和空气。

MR 表现　空气在所有序列（图 2-76A）上表现为完全没有信号的区域。T_2^*GRE，颅内空气呈"晕染"征样并可见多灶性"黑点"（图 2-76B）。

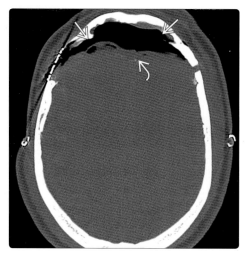

图 2-71　双额开颅术后立即行平扫 CT 提示硬膜外积气。积气 ➡ 贯穿中线，脂肪填塞和硬脑膜 ↷ 向后移位，这些证实了空气位于硬膜外

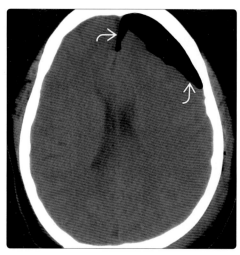

图 2-72　幕上开颅术后出现单侧硬膜下积气是预料之中的。硬膜下积气在半球上方形成新月形，不穿过中线

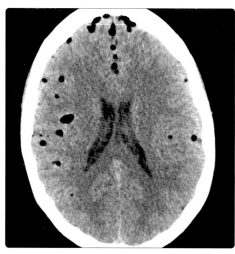

图 2-73　蛛网膜下腔空气表现为散在的、孤立的聚集在脑沟和脑池中的"斑点"和"小点"

气颅

术语
- 严重的脑室内出血常见
- 颅内腔隙有空气
  - 非正常
  - 不一定有临床意义
- 张力性气颅
  - 高压气体→神经功能恶化

病因
- 外科手术 (最常见)
  - 开颅术后的预期表现
- 创伤 (8%~10% 的病例)
- "自发性" (颞骨、鼻窦缺损)

位置
- 硬膜外
  - 单侧、双凸
  - 可越过中线
  - 不随位置变化而移动
- 硬膜下
  - 融合、新月形
  - 常为双侧伴 / 不伴气 – 液平面
  - 皮层静脉穿行
  - 随头部位置而变化
  - 不跨越中线
- 蛛网膜下腔
  - 沟、池中离散的"斑点"和"小点"
- 脑室
  - 通常有气 – 液平面、额角
- 脑实质
  - 融合、轮廓清晰

一般影像学特征
- CT
  - 极低密度 (–1000 HU)
  - 脂肪 vs 空气? 调节窗宽!
- MR
  - 信号缺失
  - GRE 序列中有显著"晕染"征样信号
  - 交替的黑"洞"伴 / 不伴同心圆亮环
  - 相位编码方向的化学位移伪影

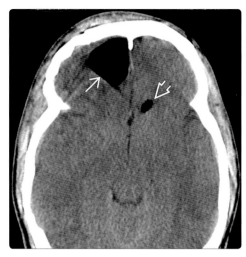
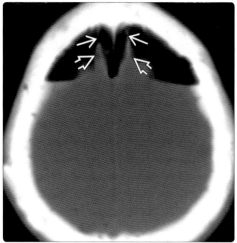

图 2-74　平扫 CT 显示右侧额叶局灶性气肿➡️。左侧脑室额角内也有一些气体➡️

图 2-75　平扫 CT 表现为张力性气颅，"富士山"征是由皮层静脉➡️拴住了额叶➡️引起的

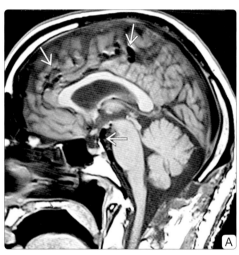
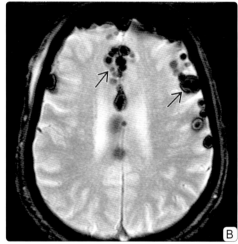

图 2-76A　矢状位 T_1W 显示术后颅内积气，蛛网膜下腔可见"斑点"状和"小点"状空气➡️

图 2-76B　T_2^*GRE 扫描显示多灶性"晕染"征样黑点➡️，表示蛛网膜下腔内有空气

虐待性头部创伤（儿童虐待伤）

放射科医师在疑似虐待儿童的诊断中起着关键作用。影像学检查必须谨慎进行、严格解读和精确描述。儿童虐待的最终诊断通常由带领一个多学科团队（其中放射科医师起重要作用）的儿科医师做出。不要急于做出判断。

术语

非意外创伤，又称非意外伤害或摇晃婴儿综合征，是指故意造成的伤害。美国儿科学会认可虐待性头部创伤（abuse head trauma）这一术语，它包括一系列独立的或协同作用的颅内损伤潜在机制，包括伴或不伴撞击的摇晃、单独撞击、绞窄／窒息和缺氧缺血性损伤。

病因

直接损伤是由于头部受到打击、颅骨撞击物体（如墙壁）或大脑撞击坚硬的内部结构（如翼点、前或颅中窝的粗糙颅板、大脑镰或小脑幕）造成的。

直接撞击可导致颅骨骨折、急性硬膜下出血、蛛网膜下腔出血、脑挫伤、幼小婴儿皮层下白质脑实质撕裂伤和"对冲伤"。重要的是，虐待性头部创伤的患者通常没有皮肤、头皮或颅骨受伤的证据，因此支持仅将摇晃作为虐待性头部创伤颅内出血和脑损伤的基础。

虐待性头部创伤可能涉及有振动和撞击的线性平动力（冲击力）或无撞击的复杂角动力（冲动力）；虐待性头部创伤冲动力通常是具有加速和减速的震荡力，常没有撞击。由此引起的硬膜下和蛛网膜下腔出血、脑水肿、脑梗死以及脑干或颈髓损伤可能导致患者容易发生呼吸停止，可导致不可逆的缺氧缺血性损伤，随之造成死亡。

虐待性头部创伤的间接损伤可导致死亡和严重的神经系统并发症。婴幼儿头部相对于身体较大，颈部肌肉组织相对薄弱，髓鞘不完全的脑白质相对脆弱。脑干和上颈髓单纯的震荡运动（摇晃）和潜在的挥鞭样损伤可能导致死亡。摇晃最常见的结果是弥漫性分布急性硬膜下血肿。虐待性头部创伤是急性硬膜下血肿的常见伴发疾病。这些轴外出血通常代表潜在的脑水肿、早期脑疝、脑梗死、脑实质挫伤、皮层下裂伤和轴突剪切损伤。

病理

2 岁以下的儿童一旦出现硬膜下血肿和硬膜下积液（脑脊液的 CT 密度和 MR 信号强度）则与创伤密切相关。对于婴儿（小于 1 岁）或幼儿的硬膜下血肿应高度怀疑虐待性头部创伤。硬膜下血肿在不同年龄段均能支持多发性创伤，在虐待性头部创伤中同样适用。硬膜下血肿是确诊虐待性头部创伤患者中最常见的颅内影像学表现（图 2-81A）。

影像

一般特征 疑似虐待儿童病例的初始影像学检查应包括完整的骨骼检查，对于有神经症状的婴儿或幼儿还应进行脑部平扫 CT 检查。推荐 2 岁及以下儿童使用 MR。入院后 3～5 天进行头颅 MR 检查有助于完善颅内损伤的全面评估，包括评估硬膜下血肿时期。系列成像（平扫 CT 和 MR）在确诊虐待性头部创伤、轴外出血和确定损伤类型方面起着重要作用。

放射科医师在报告虐待性头部创伤的初始平扫 CT 结果时，必须摒弃含蓄用语。系列成像（平扫 CT 和 MR）可以更精确地评估出血时间和损伤程度。专家强调，虽然脑和骨骼损伤的时间测定并不精确，但更重要的目标是确定是否为"不同时间"的损伤，而不考虑其部位。

在正常发育的婴儿和幼儿的良性蛛网膜下腔扩张（脑积水的一种良性瞬时交通形式）背景下发现硬膜下血肿是罕见的，需要儿童保护服务团队进行仔细的调查。

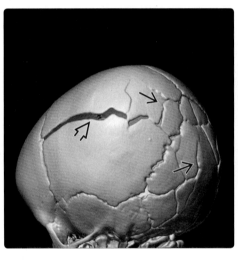
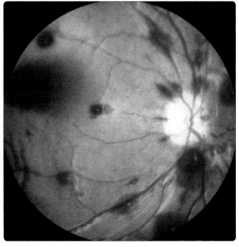

图 2-77 平扫 CT 三维显示一名 6 个月的男婴，有头皮肿胀。既往无头部外伤史。请注意右侧分离性顶骨骨折 ⇨ 和弥漫性的枕骨和顶骨骨折 ⇨。虐待性头部创伤往往没有颅骨骨折

图 2-78 一名虐待性头部创伤（摇晃）婴儿的眼底检查显示多处视网膜出血。视网膜出血常伴随硬膜下血肿（图片提供者：K. Digre, MD.）

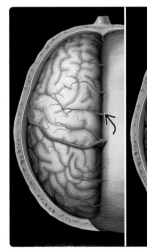
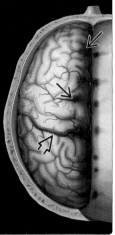
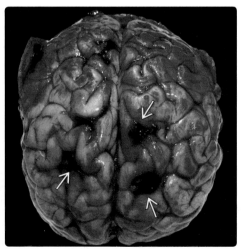

图 2-79 （左）皮层静脉横跨蛛网膜下腔，进入硬脑膜 ⇨。在虐待性头部创伤中（右），存在大量桥静脉撕裂 ⇨ 与 Trolard 静脉血栓形成有关 ⇨。桥静脉在硬脑膜袖套处撕裂，那里是静脉穿过上矢状窦硬脑膜的位置

图 2-80 致命性虐待性头部创伤死亡婴儿尸检照片显示大量创伤性撕裂和凸面桥静脉血栓形成 ⇨（图片提供者：C. Rambaud, MD.）

CT 表现　关键是识别和确定颅内出血的特征以及检测脑水肿和脑疝。近 80% 的虐待性头部创伤病例（图 2-81A）表现为硬膜下血肿。通常是薄的，分布于大脑镰旁、凸面位置。常伴发蛛网膜下腔出血。

混杂密度硬膜下血肿常见于急性症状性虐待性头部创伤患者（图 2-82A）。分层样硬膜下血肿（血水囊瘤和血细胞比容效应）通常表明是单次出血，而不是多次出血（图 2-85）。小于 2 岁的儿童的硬膜下积液（平扫 CT 上脑脊液样密度）应考虑创伤性病因（图 2-86）。硬膜下积液可迅速扩大。硬膜外血肿在虐待性头部创伤中少见。硬膜下血肿和视网膜出血的存在增加了硬膜下血肿作为虐待性头部创伤代表的特异性。

混杂密度硬膜下血肿的病因包括：①急性硬膜下血肿；②超急性 + 急性出血；③积血积液（硬膜下血肿 + 脑脊液）；④新旧硬膜下血肿。当有相关的潜在脑水肿和脑疝时（通常是在手术引流时），

硬膜下积液是首先需要考虑的三个因素之一。慢性硬膜下血肿里无伤害性的再出血很少导致移位和脑水肿。

虐待性头部创伤中硬膜下血肿和蛛网膜下腔出血的共同起源是桥静脉撕裂（图 2-79）。在平扫 CT 中，它们表现为大脑镰旁脑凸面上管状或逗号状的轴外高密度影。T_2W、GRE 及 SWI 均表现为类似形状的低信号影。并且可发现潜在的脑缺血。桥静脉的撕裂和血栓形成是创伤的一种迹象（图 2-80）。

MR 表现　不同时期的硬膜下血肿在 T_1 和 T_2W 图像上表现为高、低及等的混杂信号，高度提示为虐待性头部创伤。FLAIR 有助于区分轴外积液的类型和发现小的轴外积液（硬膜下血肿、硬膜下积液和蛛网膜下腔出血）以及白质损伤。硬膜下血肿 MR 信号的不均匀性使得血肿时期的评估变得复杂。可结合平扫 CT 和 MR 共同进行时期评估（图 2-85）。

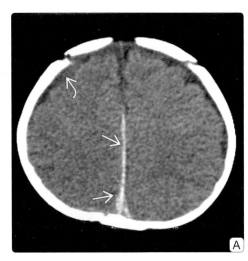

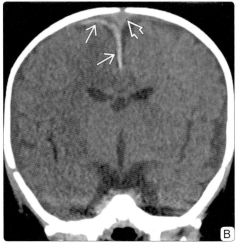

图 2-81A　一名 3 月龄男婴的轴位平扫 CT 显示急性大脑镰旁硬膜下血肿➡。没有证据表明头皮或颅骨有损伤。请注意右额部低密度的硬膜下积液➡，在 MR 表现为慢性硬膜下血肿

图 2-81B　冠状位平扫 CT 表现为急性大脑镰旁凸面硬膜下血肿➡。请注意正常三角形的上矢状窦➡。大脑镰限制了硬膜下血肿向内迁移

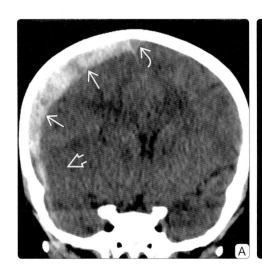

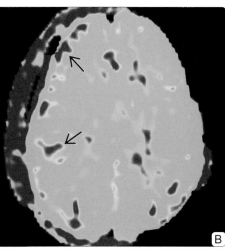

图 2-82A　虐待性头部创伤的冠状位平扫 CT 表现为混杂密度硬膜下血肿➡和脑镰下疝➡。急性血肿被清除。注意灰白质界面的消失➡，提示有脑水肿。随后出现广泛的右半脑软化

图 2-82B　硬膜下血肿清除后的动脉自旋标记 MR 显示右侧大脑半球血流↑➡，表明自动调节功能障碍

在所有 MR 脉冲序列（图 2-86）上，创伤性硬膜下积液与脑脊液信号相同。与此不同的是，影像科医师应在鉴别诊断时考虑慢性硬膜下血肿和血水囊瘤的区别（图 2-85）。2 岁以下儿童硬膜下积液最常见的原因是意外和人为造成的创伤。

T_2^*（GRE，SWI）扫描技术对检测血液成分非常有用，特别是对于急性和亚急性轴外和轴内出血、细微的点状皮层挫伤、脑实质撕裂伤、桥静脉（图 2-84A）撕裂和出血性轴索损伤的检测。慢性凸面硬膜下血肿在 T_2^* 成像上常缺乏磁敏感效应（表现为"单纯液体"）；因此，影像科医师必须寻找硬膜下血肿内部膜结构是否存在。DWI 和 ADC 图对评估缺血性损伤至关重要。

FLAIR、FSE T_2、T_2^* 和增强后 3D T_1W 成像可以检测硬膜下血肿内的膜结构。这是慢性硬膜下血肿的最佳预测指标。硬膜下血肿内形成肉眼可见的硬膜下膜片需要 4~6 周。增强后 3D T_1 成像可以显示创伤性桥静脉破裂和创伤性脑静脉窦血栓（图 2-84B）的存在。

DWI、ADC 图、DTI、FLAIR 和 SWI 可为虐待性头部创伤的脑实质损伤提供更丰富的征象。动脉自旋标记（arterial spin labeling，ASL）可以反映创伤前后脑血流量的变化（图 2-82B）。脑血管调节的改变是潜在的灾难性二次撞击综合征的病理生理基础。

脊柱和脊髓损伤在受摇晃损伤的婴儿和儿童中常见。因为在没有骨折或半脱位的情况下也可能发生严重的损伤，因此 MR 是首选检查方法。在怀疑虐待性头部创伤的情况下，颈椎和胸椎的 MR 也常与颅脑 MR 同时进行。

图 2-83A　虐待性头部创伤的冠状位平扫 CT 显示，在证实有婴儿摇晃病史患者的大脑凸面上，可见管状和逗点状高密度（撕裂和血栓形成）的桥静脉 ➡。注意脑脊液样密度的硬膜下积液。MR 表现为囊性信号（硬膜下积液）

图 2-83B　前面冠状位平扫 CT 显示的损伤的管状高密度桥静脉为相应的 T_2 低信号 ➡ 和相关的硬膜下积液 ➡

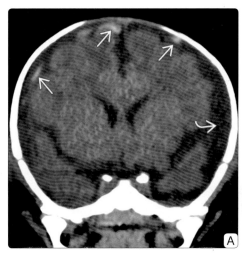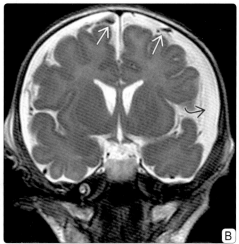

图 2-84A　轴位 SWI 显示一名虐待性头部创伤婴儿的桥静脉损伤，表现为混乱的凸管状和圆形低信号 ➡，尸检显示桥静脉撕裂和血栓形成。正常的桥静脉汇聚进入上矢状窦

图 2-84B　轴位 T_1 增强 MR 显示正常桥静脉缺失（正常为 12~15 个/半球）。顶部桥静脉 ➡ 可见血栓。注意皮层小静脉 ➡

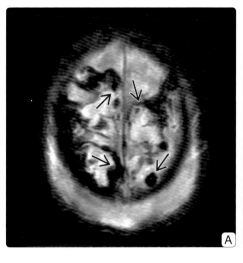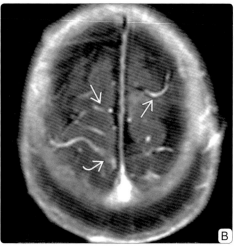

鉴别诊断

意外创伤性颅脑损伤是最常见的鉴别诊断。事故容易被目击，且在儿童开始行走后更常见。在室内从低于 91 cm 处跌落不会导致与虐待性头部创伤相似的影像学表现。意外头部外伤多为撞击力，而不是导致虐待性头部创伤更常见的冲击力。其他不常见的诊断，如先天性代谢缺陷（如戊二酸尿症和门克斯病），可导致视网膜出血和双侧硬膜下血肿。

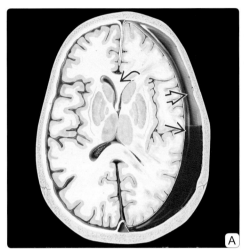

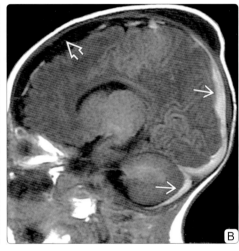

图 2-85A　图示显示血水囊瘤和镰下移位◨。沉积的血液◨与血清和脑脊液➪形成液 – 液平面。要评估出血时间，就要评估沉积物

图 2-85B　矢状窦旁 T₁W 显示一名 4 个月摇晃患儿的血水囊瘤。沉积的高信号为急性出血（沉淀物）➡，上层为脑脊液样的积液➡。在小于 2 岁的儿童中检测到血肿则表示有创伤

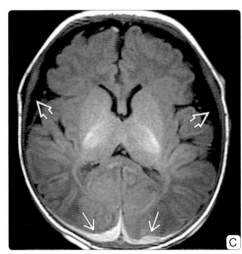

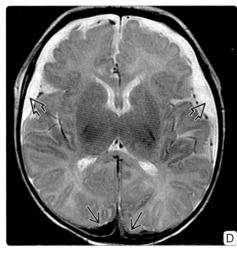

图 2-85C　轴位 T₁W。血水囊瘤的期相评估重点在于沉积物➡。注意双侧积液（上清液）➪。皮质静脉紧贴外侧裂，证实了积液位于硬膜下

图 2-85D　轴位 T₂W 显示急性 SDH 为低信号➡。该血水囊瘤被评估为单一的虐待性头部创伤事件。存在血水囊瘤的情况下，需避免忽略对新鲜和陈旧性硬膜下血肿的诊断。还需注意硬膜下积液➪

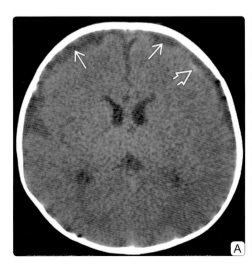

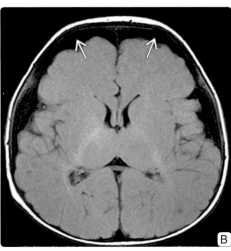

图 2-86A　轴位平扫 CT 显示一名 2 个月大无反应的男婴蛛网膜下腔出血➪以及薄的、前部的、等密度的硬膜下积聚➡（鉴别诊断为慢性硬膜下血肿和血水囊瘤）。大脑镰旁凸面上薄的高密度影（急性）硬膜下血肿也被检测到（未显示）

图 2-86B　平扫 CT 后 12 小时进行的轴位 FLAIR MR 显示硬膜下积液增大➡

图 2-87　图示急性硬膜下血肿⤑、大脑镰下疝和慢性硬膜下血肿⥢伴再出血⤳。注意蛛网膜下腔出血⇨、皮层挫伤⇨和骨折

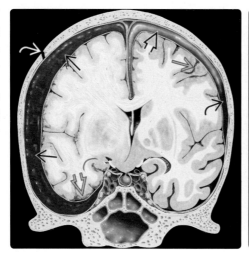

图 2-88　虐待性头部创伤患者的 T$_2$W 显示右侧硬膜下血肿沉积部分的低信号➡，提示血肿的急性成分

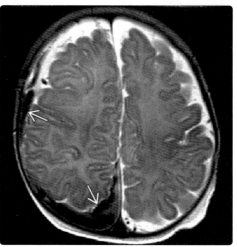

第 3 章

中枢神经系统创伤的继发损伤和后遗症

创伤性脑损伤不是单一的一过性事件。在损伤发生后，一连串不良病理生理事件继续发生。一些事件如进行性出血性损伤一般发生在创伤后 24 小时内，其他（如脑肿胀和脑疝综合征）则可能需要一两天才会进展。

中枢神经系统创伤的继发损伤定义为初次损伤后发生的病理生理损伤。这些继发损伤通常比初始损伤本身更具破坏性，并可能危及生命。在本章中，我们从脑疝综合征开始讨论脑外伤后广泛的继发损伤。

脑疝综合征

当一个或多个脑组织结构从其正常或"原始"腔室移位到相邻空间时，就会发生脑疝。无论何种病因，脑疝是任何不断扩大的颅内肿块最常见的继发性表现。

解剖基础

骨脊和硬脑膜褶皱将颅内腔分成三个部分：两个幕上半脑颅腔（左右各半）和颅后窝（图 3-1）。

大脑镰是一个宽的镰状硬脑膜皱襞，向上附着在中线两侧的颅骨内部，其中包含上矢状窦。

大脑镰的凹面下"游离"缘包裹着下矢状窦，当其向后走行时，大脑镰下缘在胼胝体和扣带回上方形成一个大的开放空间。这种潜在的开放空间允许脑和血管从一侧向另一侧移位（"大脑镰下疝"）。

小脑幕从其与大脑镰的汇合处向下外侧延伸，其与大脑镰的两个融合处的硬脑膜褶皱包含直窦。直窦向后下方走行，与上矢状窦和横窦会合为窦汇。

小脑幕有两个凹形内侧缘，内含一个大的 U 形开口，称为小脑幕切迹。脑结构和伴随的血管从幕上腔室或颅后窝"经小脑幕"移位可通过两个方向——由下向上或由上向下——穿过小脑幕切迹。

生理学基础

一旦颅缝融合，囟门闭合，大脑、脑脊液（cerebral spinal fluid, CSF）和血液都共存在一个坚硬、不易变形的"骨箱"中。在这个封闭的箱子内，脑血容量、脑灌注和 CSF 容

脑疝综合征
  大脑镰下疝
  下行性小脑幕切迹疝
  扁桃体疝
  上行性小脑幕切迹疝
  其他疝
水肿、缺血和血管损伤
  创伤后脑肿胀
  创伤性脑缺血、梗死和灌注异常
  脑死亡

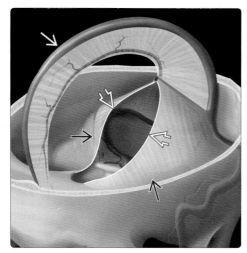

图 3-1 大脑镰 ➡ 将幕上腔室分成两半。小脑幕 ➡ 形成一个 U 形开口 ➡，即小脑幕切迹

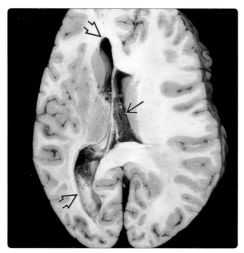

图 3-2 左侧侧脑室 ➡ 受压，跨过中线偏移。室间孔阻塞导致右侧侧脑室增大 ➡（图片提供者: R. Hewlett, MD.）

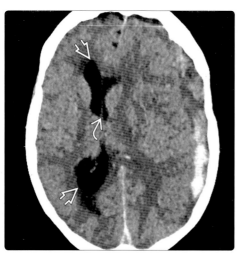

图 3-3 显示硬膜下血肿伴左侧脑室 ➡ 受压、镰下疝。右侧脑室 ➡ 因阻塞而增大

量保持微妙的平衡。在正常情况下，脑实质和颅内 CSF 空间内的压力相等。

当额外的容积（如血液、水肿、肿瘤等）进入颅腔时，脑沟和蛛网膜下池中的 CSF 开始被挤出，同侧脑室受压，体积缩小。随着颅内容积不断增大，占位效应最终超过大脑的代偿能力，颅内压开始升高。

如果肿块变得足够大，脑、CSF 间隙和血管从一个颅内腔室移位到相邻腔室，导致一个或多个脑疝。

其次，脑疝可引起其自身的一连串继发损伤。脑实质、颅神经和（或）血管可被邻近坚硬的骨骼和硬脑膜压迫，可出现继发性缺血性变化、明显的脑梗死、颅神经病变和局灶性神经功能缺损。

大脑镰下疝

术语和病因

大脑镰下疝是最常见的脑疝，也是最容易理解的。在一个单纯、无并发症的大脑镰下疝中，一侧幕上半颅腔内增大的肿块可导致大脑开始向对侧位移。当受影响的半球在大脑镰下"游离"缘下越过中线，延伸至对侧半颅时，就会形成脑疝（图 3-2）。

影像

占位效应使大脑从一侧向另一侧移位，同侧脑室受压并跨中线移位，而对侧脑室扩大（图 3-3）。扣带回和伴随的大脑前动脉也从大脑镰下疝出。

并发症

大脑镰下疝的早期并发症包括单侧脑积水，在轴位平扫 CT 上观察到对侧脑室扩大。随着占位效应的增加，侧脑室跨过中线越发明显。这种位移最初只是变形，然后扭结，最终堵塞室间孔。

大脑镰下疝

病因和病理学
- 单侧大脑半球占位效应
- 大脑镰下脑跨中线移位

流行病学
- 是最常见的脑疝

影像
- 扣带回、大脑前动脉、大脑内静脉跨中线移位
- 室间孔扭结，阻塞
- 同侧脑室变小，对侧扩大

并发症
- 梗阻性脑积水
- 继发性大脑前动脉梗死（严重病例）

如果大脑镰下疝变得越发严重，疝入的大脑前动脉可被固定在大脑镰下的游离缘上，然后闭塞，引起扣带回的继发性梗死。

下行性小脑幕切迹疝

小脑幕切迹疝是脑组织通过小脑幕切迹发生的脑移位。虽然这种移位可发生在两个方向上（自上而下或自下而上），但幕上肿块下行疝远较上行疝多见。

术语和病因

下行性小脑幕切迹疝是颅内疝综合征中第二常见的类型。下行性小脑幕切迹疝是由大脑半球肿块引起的，最初产生脑左右移位（即大脑镰下疝）。随着占位效应的增强，颞叶钩回被推向内侧，开始侵占鞍上池。随着占位效应进一步增强，钩回和海马均经小脑幕切迹向下疝出。

下行性小脑幕切迹疝可为单侧或双侧。当一侧半球占位效应将同侧颞叶的钩回和海马推过小脑幕切迹边缘时，会发生单侧下行性小脑幕切迹疝（图 3-4）。在双侧下行性小脑幕切迹疝中，双侧颞叶均向内侧移位。

当幕上占位效应严重到使下丘脑和视交叉与颅底齐平，两侧颞叶均疝出，并且整个小脑幕切迹被移位组织完全堵塞时，就会发生"完全"或"中心"下行疝（图 3-4）。

影像

早期单侧下行性小脑幕切迹疝的轴位 CT 扫描显示，钩回向内侧移位，同侧鞍上池消失（图 3-5）。随着下行性小脑幕切迹疝加重，海马也从小脑幕边缘向内侧疝出，压迫四叠体池，将中脑推向切迹的对侧。在重度病例中，颞角甚至可几乎移位至中线（图 3-6）。

对于双侧下行性小脑幕切迹疝，双侧颞叶向内侧疝入小脑幕裂孔。存在中心下行疝时，双侧大脑半球肿胀致使整个大脑中央与颅底齐平。当下丘脑和视交叉被压在蝶鞍上时，所有基底池均闭塞，鞍上池和四叠体池完全消失（图 3-7）。

在完全（中心）双侧下行性小脑幕切迹疝中，中脑受到两侧的挤压，矢状位图像显示中脑通过小脑幕切迹向下移动，使脑桥向下移位，中脑与脑桥的夹角从接近 90° 逐渐减小至接近 0°（图 3-8）。在终末中央疝形成时，脑桥最终将小脑扁桃体向下推过枕骨大孔（图 3-9）。

并发症

因为第三颅神经（动眼神经）从脚间窝发出并向前外侧走行至海绵窦，所以即使轻度下行性小脑幕切迹疝也可压迫第三颅神经（动眼神经）。这可导致累及瞳孔的第三颅神经麻痹（图 3-21）。

下行性小脑幕切迹疝可能发生其他更严重的并发症。由于颞叶向内下方移位，将大脑后动脉推向小脑幕切迹下方，

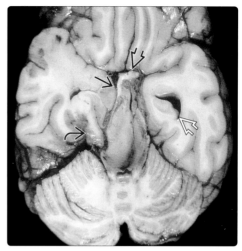

图 3-4　下行性小脑幕切迹疝伴钩回疝➡、海马疝➡。鞍上池➡消失，对侧脑室扩大➡（图片提供者：R.Hewlett, MD.）

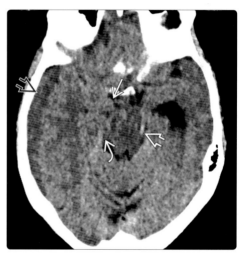

图 3-5　显示亚急性硬膜下血肿➡。累及钩回和海马➡的下行性小脑幕切迹疝➡、Kernohan切迹➡

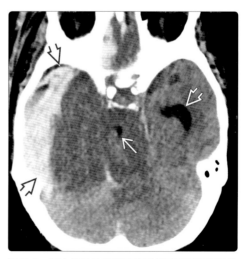

图 3-6　较大的急性硬膜下血肿➡将右侧颞角从小脑幕切迹上移至中线➡。左侧脑室扩大➡

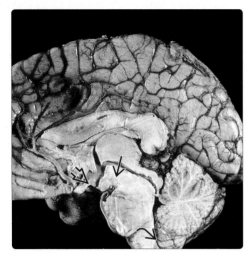

图 3-7 下行性小脑幕切迹疝显示中脑向下扭结 ➡️，下丘脑在鞍背上方被挤压 ➡️，扁桃体疝出 ➡️（图片提供者：R. Hewlett, MD.）

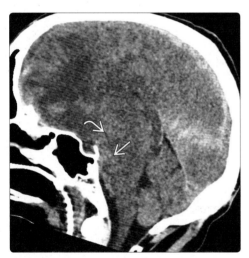

图 3-8 矢状位平扫 CT 显示创伤性脑肿胀伴中脑向下移位 ➡️，中脑-脑桥角 ➡️闭塞

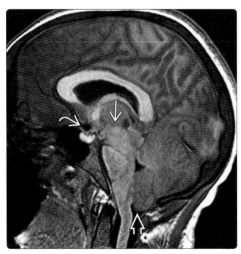

图 3-9 MP-RAGE 显示完全下行性小脑幕切迹疝伴鞍上池闭塞 ➡️、中脑向下移位 ➡️和扁桃体疝 ➡️

大脑后动脉可能发生扭曲，并最终在其通过小脑幕内侧缘时闭塞（图 3-22），导致继发性大脑后动脉（枕叶）梗死（图 3-23）。

重度单侧或双侧下行性小脑幕切迹疝可导致钩回和海马压迫性坏死，引起继发性出血性中脑梗死，称为 Duret 出血（图 3-24）。

对于完全性双侧下行性小脑幕切迹疝，从 Willis 环发出的穿支动脉被压迫到中颅凹底并闭塞，导致下丘脑和基底神经节梗死（图 3-25）。

在恶性循环中，大脑半球水肿加剧，颅内压飙升。如果升高的压力超过动脉内压，则脑灌注急剧减少并最终停止，导致脑死亡。

下行性小脑幕切迹疝

术语和病因

- 单侧下行性小脑幕切迹疝
  - 颞叶（钩回、海马）被推过小脑幕切迹
- 重度双侧下行性小脑幕切迹疝 = "完全性"或"中心"疝
  - 下丘脑、蝶鞍上的视交叉受压变平

流行病学

- 第二常见的脑疝

影像

- 单侧下行性小脑幕切迹疝
  - 最初侵犯鞍上池
  - 随着疝加重，鞍上池逐渐消失
  - 突出的颞叶将中脑推向对侧（可导致"Kernohan 切迹"）
- 双侧下行性小脑幕切迹疝
  - 基底池完全消失
  - 中脑被下推至斜坡后，两侧受压
  - 中脑-脑桥角变得更锐利

并发症

- 第三颅神经压迫
  - 可导致累及瞳孔的第三颅神经麻痹
- 大脑后动脉闭塞
  - 在小脑幕边缘扭结
  - 可发生继发性枕叶（大脑后动脉）梗死
- 完全（中心）下行性小脑幕切迹疝
  - 重度可伴/不伴下丘脑、基底节梗死
- 压迫对侧大脑脚（"Kernohan 切迹"）
- 中脑（"Duret"）出血

扁桃体疝

颅后窝肿块易发生两种类型的疝：扁桃体疝和上行性小脑幕切迹疝。这两种疝中以扁桃体疝为多见。

术语和病因

扁桃体疝表现为小脑扁桃体向下移位并嵌入枕骨大孔（图3-10）。扁桃体疝可以是先天性的（如 Chiari 畸形 1 型），也可以是获得性的。

获得性扁桃体疝发生在两种不同的情况下。最常见的原因是增大的颅后窝肿块将扁桃体向下推入枕骨大孔。

低颅压也可导致扁桃体下部的移位。此时，扁桃体被异常的椎管内 CSF 低压向下牵拉（第 34 章）。

影像

通过平扫 CT 扫描诊断扁桃体疝是存在困难的。枕骨大孔通常含有围绕延髓和小脑扁桃体的 CSF，单侧或双侧扁桃体疝入枕骨大孔可使枕大池中大部分或全部的 CSF 消失（图3-11A）。

而扁桃体疝在 MR 上更容易诊断。在矢状位上，正常呈水平位的扁桃体叶变得垂直，扁桃体下缘变尖。扁桃体低于枕骨大孔 5 mm 以上是异常的，特别是呈钉状或尖状时（而不是圆形）。

在轴位平面，T_2 扫描显示扁桃体被压入枕骨大孔，闭塞枕大池中的 CSF 并使延髓向前移位（图 3-11B）。

并发症

扁桃体下疝的并发症包括阻塞性脑积水和扁桃体坏死。

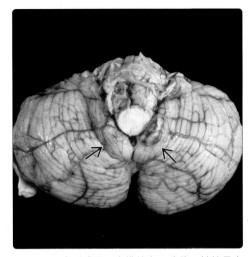

图 3-10　疝形成显示扁桃体向下移位，被枕骨大孔的骨性边缘压出"沟槽"⇥（图片提供者：R. Hewlett, MD.）

扁桃体疝

病因和病理

- 最常见的颅后窝疝
- 可以是先天性（Chiari 1）或获得性
- 获得性
  - 最常见的病因 = 继发于颅后窝占位效应
  - 不太常见病因 = 低颅压
  - 罕见 = 重度完全性下行性小脑幕切迹疝、脑死亡

影像学表现

- 一侧或双侧扁桃体位于枕骨大孔下 >5 mm
- 枕骨大孔周围 CSF 消失
- 枕骨大孔在轴位平扫 CT、T_2W 上出现组织填充
- 矢状位 T_1W 上扁桃体向下呈尖状或钉状

并发症

- 梗阻性脑积水
- 扁桃体坏死

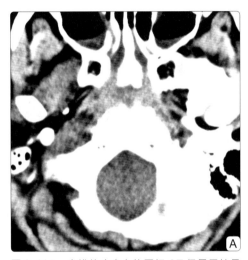

图 3-11A　扁桃体疝患者的平扫 CT 仅显示枕骨大孔内 CSF 消失

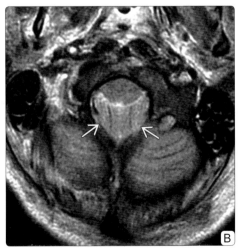

图 3-11B　同一患者的 T_2W 显示扁桃体➡充满枕骨大孔，使延髓向前移位

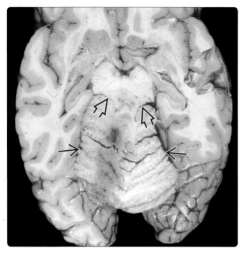

图 3-12 小脑蚓部⇨被向上推至小脑幕切迹并压迫中脑 / 顶盖⇨，上行性小脑幕切迹疝（图片提供者：E. T. Hedley-Whyte, MD.）

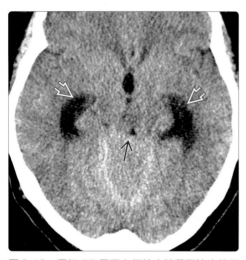

图 3-13 平扫 CT 显示上行性小脑幕切迹疝伴四叠体池闭塞、顶盖受压⇨。注意重度梗阻性脑积水⇨

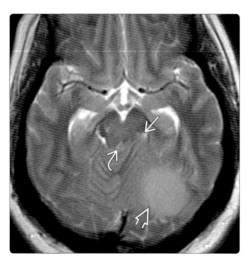

图 3-14 T₂W 显示肿块⇨挤压小脑向上越过小脑幕切迹形成的单侧上行性小脑幕切迹疝⇨，压迫导水管⇨

上行性小脑幕切迹疝

术语和病因

在上行性小脑幕切迹疝中，小脑蚓部和半球通过小脑幕切缘向上（"上行"）被推入幕上腔室。上疝小脑首先被挤压变平并移位，然后压迫四叠体池并挤压中脑（图 3-12）。

影像

轴位平扫 CT 显示蚓状上池和小脑沟的 CSF 消失（图 3-13）。向上疝出的小脑首先压迫四叠体池，进而使其闭塞（图 3-14）。随着疝形成的进展，顶盖板被挤压并压扁（图 3-13）。在危重的情况下，中脑背侧可呈凹形而不是凸形（图 3-12）。上行性小脑幕切迹疝最常见的并发症是中脑导水管压迫引起的急性脑室内梗阻性脑积水（图 3-14）。

上行性小脑幕切迹疝

相对罕见
- 由颅后窝肿块扩大引起
- 多见于肿瘤而非创伤
- 小脑通过切迹被向上推动
- 压迫并使中脑变形

影像学表现
- 切迹被组织填充，CSF 间隙闭塞
- 四叠体池、顶盖板受压 / 变平
  - 最终出现闭塞

并发症
- 脑积水（继发于导水管阻塞）

其他疝

绝大多数脑疝为大脑镰下、下行性 / 上行性小脑幕和扁桃体疝。其他不太常见的脑疝综合征有经蝶骨翼和经硬脑膜 / 经颅疝。

蝶骨嵴疝

蝶骨嵴疝发生在脑跨蝶骨大翼疝出时，既可以是上行（最常见），也可以是下行。

上行性蝶骨嵴疝是由较大的颅中窝肿块引起的（图 3-15），可见大脑中动脉分支和侧裂被抬高，颞上回被推到蝶骨大翼上方（图 3-16）。

下行性蝶骨嵴疝是由较大的颅前窝肿块引起的。此时直回被压迫在蝶骨大翼的后下方，挤压侧裂并使大脑中动脉后移（图 3-17）。

经颅 / 经硬脑膜疝

这种罕见类型的脑疝，有时被神经外科医师称为"脑蕈"，可危及生命。对于经硬脑膜 / 经颅发生的脑疝，硬脑膜一定存在撕裂，并存在颅骨缺损（骨折或开颅手术），且颅内压一定升高。

　　创伤性经硬脑膜 / 经颅疝通常发生在粉碎性颅骨骨折的婴儿或幼儿中，颅骨在撞击时向内变形，撕裂硬脑膜 – 蛛网膜。当颅内压升高时，脑可通过撕裂的硬脑膜疝出，并穿过颅骨骨折进入帽状腱膜下间隙。

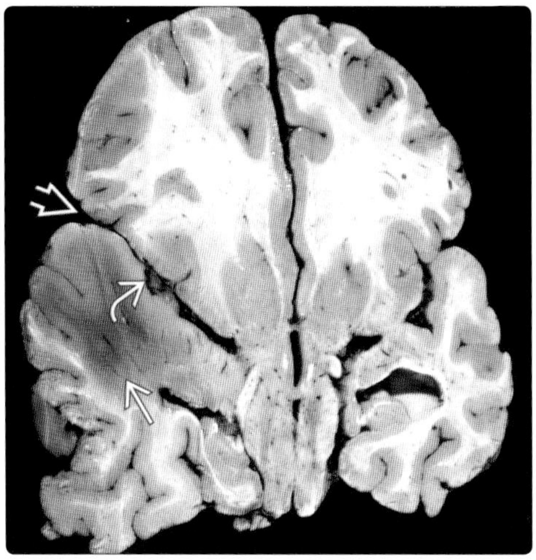

其他疝

上行性蝶骨嵴疝
- 最常见的蝶骨嵴疝
- 由颅中窝肿块引起
- 矢状位成像（在偏离中线的图像上显示最佳）
  - 大脑侧裂、大脑中动脉上移 / 超过蝶骨翼
- 轴位成像
  - 大脑侧裂 / 大脑中动脉向前弯曲
  - 颞叶膨出至颅前窝

下行性蝶骨嵴疝
- 由颅前窝肿块引起
- 矢状位成像
  - 大脑侧裂、大脑中动脉向后下方移位
  - 额叶被向后推至蝶骨大翼
- 轴位成像
  - 直回被向后挤压
  - 大脑中动脉向后弯曲

经颅 / 经硬脑膜疝
- 颅内压升高，颅骨缺损，硬脑膜 – 蛛网膜撕裂
- 起因
  - 粉碎性，通常为凹陷性颅骨骨折
  - 颅骨切除术
- 脑从颅骨挤出，进入头皮腱膜下
- 在轴位 T_2W 上显示最佳

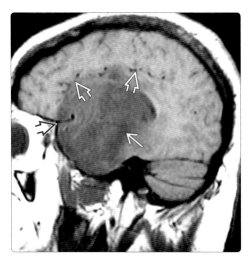

图 3-15　颞叶肿块➡将侧裂和大脑中动脉➡向上挤压超过蝶骨大翼部位⇨（图片提供者：E. T. Hedley-Whyte, MD.）

图 3-16　上行性蝶骨嵴疝显示肿块➡抬高侧裂、大脑中动脉⇨，挤压颞叶向上 / 超过蝶骨翼⇨

水肿、缺血和血管损伤

　　创伤性脑损伤可以导致一系列生理反应，可对大脑产生超过初始创伤的不利影响。这些反应包括弥漫性脑肿胀、由谷氨酸能通路激活引起的兴奋性毒性反应、灌注改变和各种缺血性事件，包括供血区梗死。

创伤后脑肿胀

　　脑水肿是创伤性脑损伤致病的主要原因。大面积脑肿胀伴严重的颅内高压是所有继发性创伤病变中最严重的一种，死亡率接近 50%。因此早期识别和积极治疗并发症势在必行。

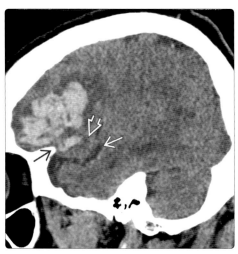

图 3-17　下行性蝶骨嵴疝显示额叶⇨被挤压过蝶骨翼➡，并向后下推移外侧裂➡

病因和流行病学

10%~20% 的创伤性脑损伤患者出现局灶性、区域性或弥漫性的脑肿胀（图 3-18）。这是由于组织液增加（脑水肿）还是继发于血管自动调节障碍的血容量升高（脑充血）目前尚不清楚。在某些情况下，三叉神经系统可能介导与硬膜下出血相关的脑肿胀，提供少量、薄的硬膜下出血与潜在脑肿胀之间的联系。

临床问题

儿童、年轻人和反复脑震荡或亚脑震荡损伤的个体尤其容易发生创伤后脑肿胀，其发生这种并发症的可能性几乎是老年人的 2 倍。虽然偶尔会见到在初次损伤后迅速出现的一侧或双侧大脑半球明显肿胀，但延迟发作更为典型。严重脑水肿一般需 24~48 小时发病。

在某些情况下，积极控制颅内压的措施并不能恢复脑代谢和改善神经系统预后。作为最后手段的去骨瓣减压术在临床经常实施，但缺乏其降低严重创伤性脑损伤患者死亡或医疗依赖风险的证据。

影像

创伤后脑肿胀的表现随着时间的推移而演变。起初，在平扫 CT 扫描中可观察到轻度大脑半球占位效应，伴脑沟 / 脑池压迫（图 3-19）。

在脑肿胀的早期阶段，灰质 – 白质交界仍相对清晰。虽然同侧脑室可轻度受压，但镰下移位一般极为轻微。然而，如果占位效应造成的位移不成比例地大于（≥3 mm）轴外肿块，例如，硬膜下血肿的最大宽度，应怀疑脑实质存在早期和潜在的危重性肿胀，并积极治疗（图 3-20）。

MR 表现为脑回肿胀，T_1W 呈低信号，T_2W 呈高信号。扩散加权扫描显示脑回扩散受限，表观扩散系数（ADC）值降低。

随着脑肿胀的进展，皮层及皮层下白质分界线变得模糊不清，并最终消失。侧脑室容积比正常时小，浅表沟回消失（图 3-29A）。

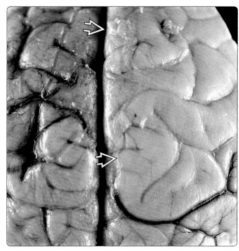
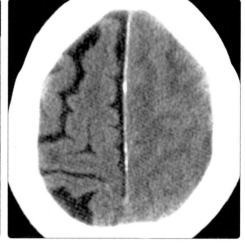

图 3-18　尸检标本显示单侧大脑半球肿胀 ➡️、脑回扩大、脑沟受压和闭塞（图片提供者：E. T. Hedley Whyte, MD.）

图 3-19　轴位平扫 CT 扫描显示右侧脑沟正常，肿胀的左半球表面脑沟闭塞（"消失"）

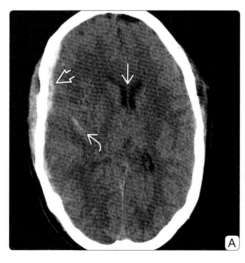
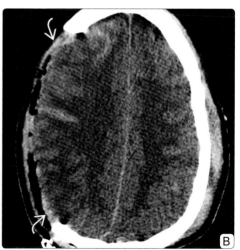

图 3-20A　一例 35 岁男性右侧急性硬膜下血肿患者 ➡️，血肿最大直径仅为 6 mm，而横跨中线的大脑镰下疝测量值为 15 mm ➡️。注意少量的创伤性蛛网膜下腔出血 ➡️，以及保留的灰白质交界面

图 3-20B　由于意识到即将发生脑肿胀，神经外科医师立即清除了较小的急性硬膜下血肿。由于术中脑肿胀严重，进行紧急去骨瓣减压术 ➡️

创伤后脑肿胀

流行病学

- 可见于 10%~20% 的创伤性脑损伤患者
- 可以是局灶性、区域性或弥漫性
- 最常见于儿童、年轻人
- 具有危重性

影像

- 早期表现
  - 大脑镰下疝超过硬膜外或硬膜下血肿宽度 3 mm 以上
- 后续
  - 脑回消失
- 进展
  - 灰白质交界面模糊不清
- 晚期
  - 一侧或双侧大脑半球均匀低密度
  - 所有脑沟、脑池全部闭塞
  - 脑室减小

创伤性脑缺血、梗死和灌注异常

创伤性脑缺血和梗死是创伤性脑损伤不常见但重要的并发症。它们有多种原因，包括直接的血管压迫、全身性低灌注、血管损伤、血管痉挛和静脉淤血等。创伤后脑缺血最常见的原因是继发于脑疝综合征的机械性血管压迫。

创伤后梗死

引起继发性脑梗死最常见的脑疝是下行性小脑幕切迹疝。严重的单侧下行性小脑幕切迹疝使颞叶和伴随的大脑后动脉向下移位进入小脑幕切迹，当疝出的大脑后动脉通过中脑后方时，它向上走行并被迫抵住小脑幕切迹坚硬、刀片样的边缘。大脑后动脉 P3 段闭塞，导致枕叶梗死（图 3-23，图 3-24）。

较少见的继发性梗死，是大脑镰下疝将大脑前动脉的胼胝体缘支压在大脑镰下表面，从而引起扣带回梗死（图 3-26）。

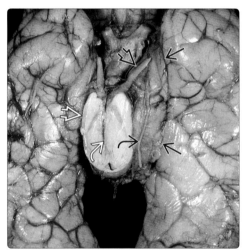

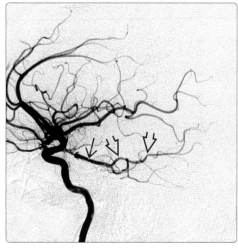

图 3-21　小脑幕颞叶疝压迫 CN Ⅲ ⇨、Ⅳ ⇨，导致中脑 Kernohan 切迹 ⇨ 和 Duret 出血 ⇨

图 3-22　在下行性小脑幕切迹疝中，近端大脑后动脉 ⇨ 通过切迹向下移位，"扭结" ⇨ 并穿过小脑幕边缘（图片提供者：R. Hewlett, MD.）

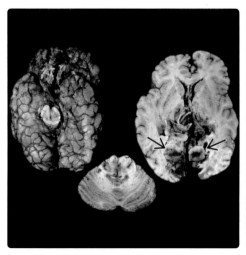

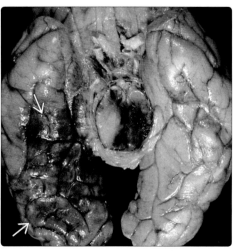

图 3-23　尸检显示双侧中心性下行性小脑幕切迹疝，引起继发性大脑后动脉梗死 ⇨（图片提供者：R. Hewlett, MD.）

图 3-24　下行性小脑幕切迹疝：可压迫小脑幕切迹阻断大脑后动脉，引起继发性区域梗死 ⇨（图片提供者：R. Hewlett, MD.）

在完全性双侧（"中心"）下行性小脑幕切迹疝中，来自 Willis 环的穿支动脉被压向颅底，导致多发性散在的基底神经节和下丘脑梗死（图 3-25）。当疝出的颞叶挤压小脑幕切迹的游离缘时，也可发生钩回和海马的压力性坏死。

创伤性脑缺血

创伤性脑损伤也会引发局灶性、区域性和全身性的灌注改变。轴外血肿对其下方的脑组织产生明显占位效应可导致动脉灌注减少和皮层缺血，也可压迫血肿下皮层静脉引起静脉性缺血。

低灌注、缺氧、膜去极化或细胞膜完整性和离子稳态丧失可导致全脑或广泛的脑缺血。而细胞能量代谢衰竭可诱导谷氨酸介导的急性兴奋性毒性脑损伤。

平扫 CT 扫描显示受累脑实质低密度和灰白质分界消失，而 CT 灌注（CT perfusion, CTP）可显示脑血流量减少，引流时间延长。在兴奋性毒性脑损伤病例中，MR 显示 T_2/FLAIR 上脑回肿胀、呈高信号，且与确定的责任血管区域不对应。

创伤性脑灌注改变

在急性硬膜下血肿患者中，颅内压的升高通常会导致脑灌注压降低和脑血流量受损。相反，混合性或慢性硬膜下血肿患者，其血肿下方皮层的脑血容量和脑血流量可能显著上升（图 3-27），平均通过时间通常升高。

图 3-25　初次创伤后 5 天平扫 CT 显示大脑后动脉→、大脑前动脉→和多发性穿支动脉⇨创伤后梗死

图 3-26　"恶性"大脑中动脉梗死⇨后 5 天平扫 CT 显示左侧扣带回的继发性大脑前动脉梗死→

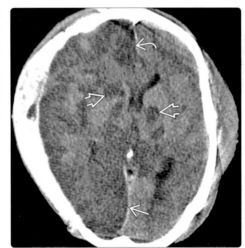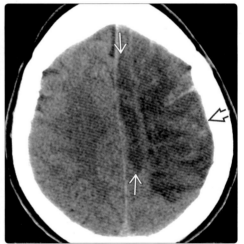

图 3-27A　左侧轻偏瘫患者的平扫 CT 显示不同时期的右侧硬膜下血肿→和血肿下皮层肿胀⇨

图 3-27B　CT 灌注显示硬膜下血肿→下方皮层脑血流量增加→（图片提供者：C. Hsu, MD.）

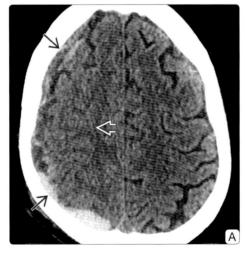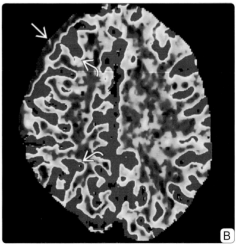

脑死亡

术语

脑死亡的病理生理学定义为脑功能完全、不可逆的停止（图 3-28）。一些研究者会将之区分为"整体脑死亡"（枕骨大孔上方的所有颅内结构）、"脑死亡"（所有幕上结构）和"高位脑死亡"（皮层结构）。

脑死亡的法律定义因国家而异。自《统一死亡判定法案》通过以来，美国所有法院裁决都支持根据州法律使用的神经系统标准来判定死亡的医疗实践。

临床问题

脑死亡主要是一种临床诊断。有三个临床指征是证实整个大脑（包括脑干）所有功能不可逆停止所必需的：①已知原因的昏迷；②脑干反射缺失；③呼吸暂停。

脑死亡患者可能发生复杂的自发性运动和呼吸机触发的假阳性呼吸，因此专家评估至关重要。一旦排除了昏迷的可逆性原因（例如，药物过量、癫痫持续状态），由经验丰富的检查者通过明确的、公认的标准做出决定，则脑死亡的临床诊断一般高度可靠。

使用更新的 1995 年美国神经病学学会（AAN）的实践标准，尚无成人诊断为脑死亡后神经功能恢复的报告。

影像

影像学检查可能有助于确诊脑死亡，但不能取代或替代临床诊断。

CT 表现　脑死亡的平扫 CT 扫描显示弥漫性、重度脑水肿。双侧大脑半球表浅脑沟、侧裂和基底池完全消失（图 3-29），灰质和白质之间的正常衰减关系倒置，灰质相对于相邻白质变为等密度甚至低密度（"逆转"征）。严重水肿、异常低密度的脑组织成像使脑血管相对突出，可能类似于蛛网膜下腔出血（图 3-29B）。

与低密度大脑半球形成鲜明对比的是，小脑的密度似乎相对正常（"白色小脑"征）。最初深部灰质核团和脑干仍可维持相对正常的密度，但所有幕上结构最终均呈无特征、均匀的低密度。

MR 表现　矢状位 T₁W 显示完全下行性中央脑疝，视交叉和下丘脑被压迫至颅底，中脑通过小脑幕切迹向下"扣紧"（图 3-9），大脑半球肿胀，表现为低信号、灰白质分界不清。

T₂ 扫描显示脑回肿胀伴皮层高信号。脑死亡患者的 DWI 通常显示弥散受限，大脑皮层和白质的 ADC 均降低。

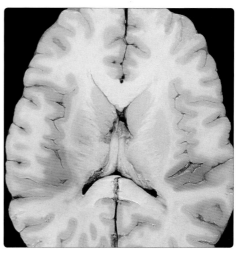

图 3-28　脑死亡显示脑弥漫性肿胀、灰白质分界模糊、脑室缩小和表面脑沟消失（图片提供者：R. Hewlett, MD.）

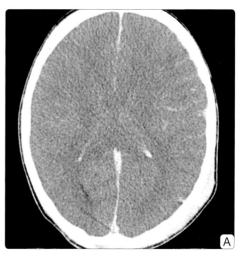

图 3-29A　一例溺水后的增强 CT 显示弥漫性脑肿胀、灰白质分界消失，侧脑室几乎不可见

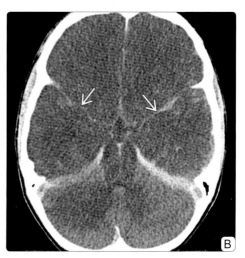

图 3-29B　同一病例的增强 CT 显示大脑中动脉 ➡ 显影浅淡和弥漫性脑密度降低。患者在扫描后不久死亡

血管造影表现　传统数字减影血管造影（conventional digital subtraction angiography, DSA）显示颈内动脉重度、长期对比剂淤滞。虽然大多数脑死亡患者未见颅内血流，但几乎 30% 的病例存在部分颅内动脉的近端模糊不清。在整个检查过程中，深静脉引流保持不可见。

在许多地区，CTA 正在成为 DSA 的可接受、无创性替代方案。在 CTA 中明确大脑中动脉皮层段和大脑内静脉不显影是确认脑死亡的一种有效可靠的方法。

核医学　^{99m}Tc 闪烁扫描显示头皮摄取，但脑活度消失（"灯泡"征）。随着颅外活度增高（"热鼻"征），这些表现对脑死亡高度敏感和特异。

鉴别诊断

临床上必须排除脑死亡的潜在可逆性原因，如药物过量或癫痫持续状态导致的深昏迷。

在 CTA 或核医学的血流成像中可能呈现类脑死亡表现的难点包括"遗漏团注"表现。部分血管病变，如动脉夹层和血管痉挛，也可延缓甚至阻止颅内血管的显影。

伴重度水肿的大面积脑梗死（尤其是"恶性大脑中动脉梗死"）可酷似脑死亡表现，但通常具有区域性，不累及整个大脑。

脑死亡的影像表现也可与其他疾病相混淆。严重创伤或深度缺氧性脑病（例如，心肺骤停后）导致的终末期脑肿胀可使颅动脉、硬脑膜和硬脑膜静脉窦相比弥漫性水肿的低密度脑实质而言呈现相对的高密度。

对于极低密度的大脑，沿基底池、侧裂、小脑幕可见相对高密度的区域，有时甚至在皮层沟内，这种表现有时被称为假性蛛网膜下腔出血（图3-29B）。假性蛛网膜下腔出血不应被误认为"真正的"蛛网膜下腔出血，前者的密度（在 30 HU 和 40 HU 之间）显著低于后者（在 50 HU 和 60 HU 之间）。

脑死亡

术语和定义
- 脑死亡 = 脑功能不可逆停止
- 法律定义因国家、司法管辖区而异

临床问题
- 美国神经病学学会 2010 标准（成人脑死亡）
  - 昏迷（不可逆，已知原因）
  - 昏迷的神经影像学表现
  - 神经系统检查，进行呼吸暂停检测

辅助检测
- 仅需进行 1 次
- 仅当
  - 无法充分进行临床检查，或
  - 呼吸暂停测试不确定 / 被迫中止
- 可选项
  - 脑血管造影（许多地区接受 DSA）
  - HMPAO SPECT
  - 脑电图
  - 经颅多普勒超声

影像表现
- DSA
  - 颈内动脉中严重的长期对比剂淤滞
  - 大多数显示无颅内血流
  - 30% 存在部分颅内动脉近端模糊不清
- CTA、CTP
  - CTA 皮层大脑中动脉和脑内静脉不显影
  - CTP 示淤积填充
- HMPAO SPECT
  - 无颅内血流显影
  - 头皮摄取但无脑活度（"灯泡"征）
  - 颅外摄取（"热鼻"征）

鉴别诊断
- 昏迷的可逆性原因（临床、实验室检查）
  - 药物过量
  - 癫痫持续状态
  - 严重低血糖
- 技术问题
  - "遗漏"对比剂团注
- 其他原因的重度脑肿胀
  - "恶性"大脑中动脉梗死
  - 代谢性脑病（如高氨血症）
  - 缺氧缺血性脑病

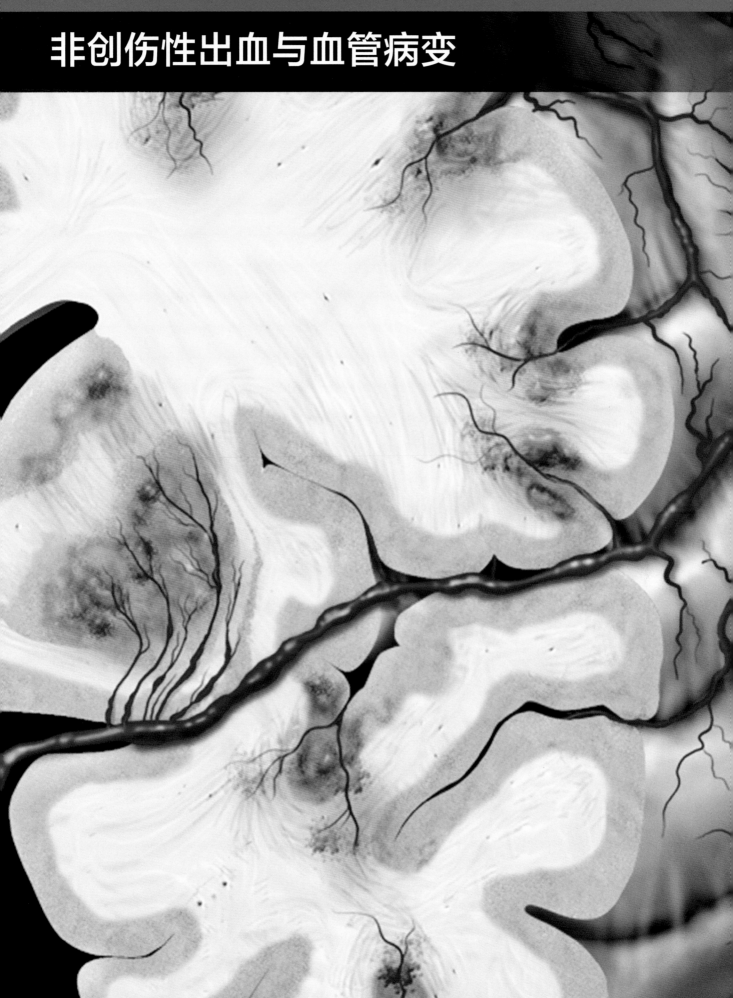

第二部分

非创伤性出血与血管病变

第4章

非创伤性出血及血管病变的探讨

这一部分专门讨论"自发性"（即非创伤性）出血和血管病变，首先对脑出血进行一般性讨论。随后的章节从动脉瘤/蛛网膜下腔出血、血管畸形到脑血管病和脑卒中，描述了广泛的脑血管性疾病。包括其血管解剖学特点和具体疾病的病理生理学。

自发性（即非创伤性）颅内出血和脑血管性疾病是仅次于外伤的导致死亡和残疾的神经系统病因。中风或脑卒中——被定义为神经系统的突发事件——是工业化国家的第三大死亡原因。无论是对其进行诊断还是对患者进行分级以便后续治疗，影像学在脑卒中患者的管理中均起着至关重要的作用。

本章首先概述了非创伤性颅内出血和中枢神经系统血管疾病，首先简要讨论成像的对象、必要性、时间及方法。然后，建立了一种基于解剖学的方法来评估非创伤性颅内出血。在讨论的最后，以病理学为基础，探讨了各种先天性和后天性脑血管性疾病。

出血和血管病变影像学

成像的对象及原因

急诊平扫CT由于普及性广和其成像速度快，通常是突发不明原因的神经功能缺损患者的首选成像方法。

如果初始平扫CT结果呈阴性且无明显神经功能缺损，则通常无需进一步的影像学检查。但如果病史和临床查体提示血栓栓塞性卒中或短暂性脑缺血发作，则需进行进一步影像学检查。

头痛患者也常行急诊平扫CT检查，以筛查疑似蛛网膜下腔出血、脑积水、颅内肿瘤或其他未明确的异常。美国放射学会（ACR）对于头痛患者的最新的适用性标准表明，大多数无并发症的非外伤性原发性头痛患者不需要影像学检查。

慢性头痛，无新发症状，神经系统检查正常
- 平扫 CT（3）、CTA（2）：通常不适用
- MR（4）：可能（最低限度）适用

慢性头痛，新发症状或神经功能缺陷
- 主要问题为肿块病变、脑出血
- 平扫 CT（7）、CTA（4）：可能适用
- MR 平扫 / 增强（8）：通常适用

体位性头痛
- 主要临床问题为颅内压过低
- MR 平扫 / 增强（8）：通常适用
- MR 脊柱 + MR 脊髓造影（7）

　　评估价值：1,2,3= 通常不适用；4,5,6= 可能适用；7,8,9=通常适用

突发严重的头痛（"最严重的""霹雳样"）
- 主要问题为 ICH
- 平扫 CT（9），CTA（8）：非常适用
- MR（7），MRA（7）：通常适用

孕妇的新发头痛
- MR 平扫（8）：通常适用
- 平扫 CT（7）：通常适用

新发头痛，怀疑脑膜炎
- MR 平扫 / 增强（8）：通常适用

新发头痛，免疫抑制或癌症
- MR 平扫 / 增强（9）：非常适用

新发头痛，局灶性神经功能缺损或视乳头水肿
- MR 平扫 / 增强（8）：通常适用
- MR 平扫（7），平扫 CT（7）：通常适用

　　评估价值：1,2,3= 通常不适用；4,5,6= 可能适用；7,8,9=通常适用

成像的时间及方法

　　当平扫 CT 筛查发现脑实质出血时，会出现一些具有挑战性的问题。潜在的原因是什么？是否应该进行进一步的急诊影像学检查？

　　许多实质性"脑出血"具有很高的死亡率和发病率。发病后的最初几个小时内，由于血肿迅速扩大导致的早期病情恶化是很常见的。影像学检查对于进一步评估和管理这些患者至关重要。

　　CTA 适用于病情突然恶化和混合密度血肿（提示快速出血或凝血功能异常）的患者。有时可以识别出由豆纹微动脉瘤（Charcot-Bouchard 动脉瘤）破裂引起的活动性对比剂外渗的"斑点"征。自发

性颅内出血中的对比剂外渗预示着血肿扩大和不良临床结局。

　　CTA 也适用于平扫 CT 筛查中检测到自发性（非外伤性）颅内出血的儿童和年轻 / 中年人的进一步影像学检查。高血压脑出血和淀粉样血管病是老年患者不明原因的自发性颅内出血的两种最常见病因，与老年患者相比，血管畸形是年轻人群中最常见的潜在病因。

　　如果 CTA 结果为阴性，则很少需要急诊 MR 检查。然而，对于不明原因的脑出血患者，无论平扫或增强 MR 随访检查都非常有用。除了标准序列（即 T_1W、T_2W、FLAIR、DWI 和 $T_1 C+$）之外，还应采集 T_2^* 序列——GRE 和（或）磁敏加权成像（SWI）。

　　既往出血病史和 MR 上"微出血"表现有助于缩小鉴别诊断范围。良性的颅内出血 MR 通常表现为有序的、可预测的演变。无序或异常出血的 MR 表现提示肿瘤、潜在动静脉畸形或凝血功能障碍存在可能性的提高。

　　如果 MR 显示不同年龄段的多发性脑实质出血，则潜在的病因随患者年龄不同而异。老年患者的多发性微出血通常与慢性高血压或淀粉样血管病有关。海绵状血管畸形或血液系统疾病则是儿童和年轻人最常见的病因。

非创伤性出血的探讨

　　应注意血肿的位置、时期和数量（孤立或多发）。

轴内出血

临床问题

　　脑实质出血是最严重的卒中类型。尽管最近的研究改善了缺血性卒中的治疗，但很少有基于循证证据的脑出血的治疗方法，很多治疗手段都是支持性的，旨在限制进一步的损伤和预防相关并发症，如血肿扩张、颅内压升高和脑室出血伴脑积水。

影像

　　脑实质血肿在平扫 CT 中很容易通过其高密度识别，或者在快速出血或凝血障碍的情况下，通过混合等 / 高密度识别。在自发性颅内出血患者的初始成像中，实质性血肿向脑室系统的扩张是常见的，并且与远期预后不良相关。

　　血肿通常会使大脑肿胀，大脑皮层向外移位，并对诸如脑室等基础结构产生占位效应。脑沟通常

受压，脑回扩张变平，邻近的脑实质可能会出现严重水肿。

标准 MR 上的血肿信号随血块分期和成像序列而变化。T_2^*（GRE、SWI）扫描在评估脑出血患者中尤其重要。磁敏感加权成像在识别脑微出血存在和位置方面特别有用。

鉴别诊断

脑实质血肿的定位对于病因诊断非常重要。自发性颅内出血的鉴别诊断因解剖位置而异。

如果在中老年患者中发现典型的纹状体或丘脑血肿，高血压出血是目前最常见的病因（图 4-1）（图 4-7）。对于有相似病变的年轻人，应怀疑其滥用药物。动脉瘤破裂很少引起外侧基底节区出血，发生于此部位的出血坏死性肿瘤远不如高血压出血常见。

脑叶出血由于鉴别诊断范围更广，面临着不同的挑战。在老年患者中，淀粉样血管病、高血压和潜在肿瘤（原发性或转移性）是最常见的病因（图 4-2）（图 4-6）。血管畸形（图 4-3）（图 4-7）和血液系统恶性肿瘤（图 4-4）在年轻患者中更常见。硬脑膜窦和（或）皮层静脉血栓形成虽然不常见，但可发生于所有年龄段的患者（图 4-8）。

灰白质交界处的出血通常是由典型的转移瘤（图 4-2）、脓毒性栓塞和真菌感染导致。

局限于白质的多灶性出血是罕见的。但有"危重症相关"的脑微出血被报道，特别是在急性呼吸窘迫综合征或 ECMO 插管患者中。这些可能与缺氧有关，类似于高原脑水肿中的微出血。

当在有发热病史的患者中发现微出血，随后出现神经系统突然恶化时，微出血很可能是继发于出血性急性播散性脑脊髓炎，即急性出血性白质脑病（韦斯顿 – 赫斯特病）。

血块分期同样有助于提示脑出血的病因。老年患者基底神经节或丘脑中的含有含铁血黄素的脑软化灶，通常是由陈旧性高血压出血引起的。皮层 / 皮层下微出血可见于脑淀粉样血管病，尤其是铁沉着症存在时。

图 4-1 一例老年人的尸检显示以纹状体内囊区域为中心的实质性血肿→。外囊 / 壳核区是高血压出血的典型部位（图片提供者：R. Hewlett, MD.）

图 4-2 一例转移性肾细胞癌中年患者的尸检显示，在灰白质交界区（典型位置）有 2 个出血性转移灶→（图片提供者：R. Hewlett, MD.）

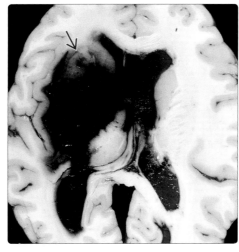

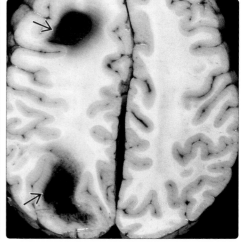

图 4-3 一例年轻患者的尸检病例，显示以大脑半球白质为中心的大面积血肿→，局灶性延伸到皮层→。潜在的动静脉畸形（AVM）是导致这一致命的颅内出血的原因（图片提供者：R. Hewlett, MD.）

图 4-4 一例儿童白血病引起的多灶性脑实质出血→的尸检病例（图片提供者：R. Hewlett, MD.）

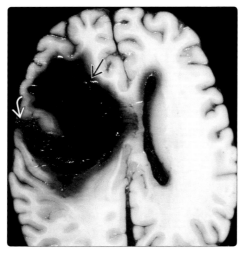

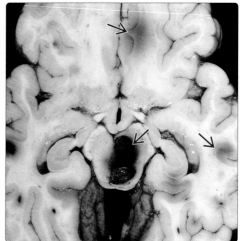

儿童超急性脑实质出血最常见的原因是潜在的动静脉畸形或（不太常见的）海绵状血管瘤。

轴外出血

自发性轴外出血可发生在三个主要解剖分区中的任何一个，即硬膜外腔、硬膜下腔和蛛网膜下腔。到目前为止，最常见的是蛛网膜下腔出血（图 4-9）（图 4-10）。与创伤性出血相反，自发性出血进入硬膜外和硬膜下间隙比较罕见。

蛛网膜下腔出血

临床问题：非创伤性蛛网膜下腔出血患者通常表现为突然发作的剧烈头痛（"一生中最严重的头痛"）。"霹雳"样头痛很常见。

影像　非创伤性蛛网膜下腔出血很容易通过其位置和形态与脑实质血肿区分开来。蛛网膜下腔中的血液充满脑沟裂时，呈现羽毛状、曲线状或蛇形外观（图 4-12）。它覆盖于大脑表面，很少引起局部占位效应。蛛网膜下腔出血在平扫 CT 上呈高密度影。血性脑脊液在 T_1W 上呈浑浊状，在 FLAIR 上呈高信号，在 T_2 序列上呈"晕染"征样。

鉴别诊断　与实质性出血一样，非创伤性蛛网膜下腔出血亚定位有助于鉴别诊断。到目前为止，非创伤性蛛网膜下腔出血最常见的病因是动脉瘤性蛛网膜下腔出血。由于大多数颅内动脉瘤起源于 Willis 环和大脑中动脉分叉处，因此动脉瘤性蛛网膜下腔出血往往扩散至整个基底池，并延伸至侧裂（4-10）。蛛网膜下腔出血的两种特殊的、容易识别的亚型与颅内动脉瘤破裂无关。位于中脑周围和脑桥前方蛛网膜下腔的血液，被称为中脑周围非动脉瘤性蛛网膜下腔出血（图 4-11）。这种类型的蛛网膜下腔出血是自限性的，很少导致血管痉挛，而且可能继发于静脉出血。CTA 是排除基底动脉尖动脉瘤的可靠检查方法。在这些病例中，DSA 和无创随访成像未明显提高诊断率。

大脑半球一个或多个脑沟中的血液被称为凸面蛛网膜下腔出血（图 4-12）。蛛网膜下腔出血的这

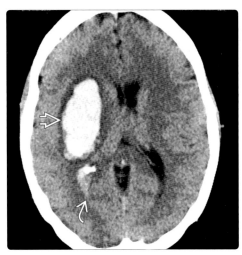

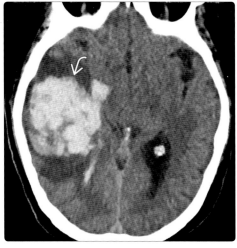

图 4-5　一例 60 岁女性患者，因高血压未得到控制，突然发作左侧肢体无力，平扫 CT 表现为典型的壳核外囊高血压性出血➡。右侧枕角可见少量出血➡

图 4-6　一例 59 岁男性，血压正常，伴有头痛、左侧肢体无力、嗜睡和呕吐，平扫 CT 显示右侧颞叶出血➡，CTA 阴性。手术证实为胶质母细胞瘤

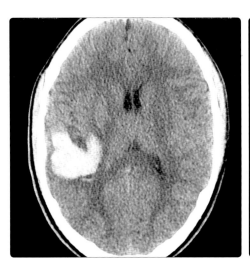

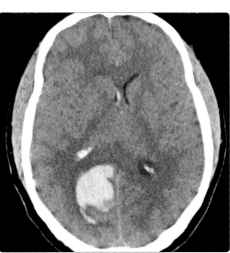

图 4-7　一例 15 岁男性患儿，表现为头痛、左侧肢体轻度乏力，平扫 CT 表现为右侧颞后部血肿。DSA（未展示）显示部分血栓形成的动静脉畸形

图 4-8　一例 43 岁轻度高血压男性患者，表现为严重的枕部头痛，平扫 CT 显示右侧枕叶血肿。CTA 和 DSA（未展示）显示直窦血栓形成

种特殊亚型与多种病因有关，包括老年患者的皮层静脉血栓形成和淀粉样血管病，以及年轻人的可逆性脑血管收缩综合征。

尽管进行了广泛的影像学评估，但仍有10%～20% 的自发性非创伤性蛛网膜下腔出血的起源不明。这些患者很少出现脑积水和迟发性脑缺血，远期神经系统预后通常良好。

硬膜外出血

硬膜外血肿的发病机制大多数是创伤性的，由脑膜动脉撕裂、骨折或硬脑膜静脉窦撕裂引起。

大多数自发性硬膜外出血发生在脊柱而非颅骨硬膜外间隙，是一种可能导致截瘫、四肢瘫痪甚至死亡的急症。老年抗凝患者风险最大。颅内自发性硬膜外出血非常罕见。

大多数报告的病例与出血性疾病、颅面感染（通常为乳突炎或蝶窦炎）、硬脑膜窦血栓形成、骨梗死（如镰状细胞病患者）或颅骨血管病变（如血管瘤、转移瘤或板障表皮样囊肿）有关（图 4-13）。

硬膜下出血

绝大多数硬膜下血肿也是由外伤导致的。非创伤性硬膜下血肿占所有病例的比例不足 5%。

许多非创伤性硬膜下血肿伴随脑脊液容量减少，即脱水或脑脊液低血容量。如果病情严重，这两种情况都可能危及生命。

低颅压可能是创伤性的、医源性的或自发性的（见第 34 章）。大多数创伤性低颅压综合征是继发于脊髓或硬脑膜损伤引起的脑脊液漏。医源性低颅压综合征发生于腰椎穿刺、脊髓造影、脊髓麻醉或颅脑手术后的硬膜撕裂。无论病因如何，硬膜下血肿是一种常见的（但不是一定的）并发症（图 4-14）。

据报道，非创伤性硬膜下血肿与许多其他疾病有关，包括低钠性脱水、遗传性或获得性凝血障碍、硬脑膜静脉窦血栓形成和脑膜炎。

少数自发性硬膜下血肿病例直接发生在脑叶外周出血附近，与潜在的血管病变（如伴有假性动脉瘤形成的脑淀粉样病变）或血管畸形有关。其他病

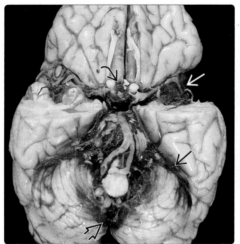
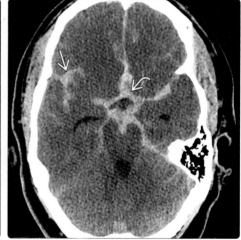

图 4-9　尸检显示基底池弥漫性急性蛛网膜下腔出血（SAH）。血液充满外侧裂➡️、鞍上池➡️和枕大池➡️。出血覆盖脑桥表面并向外侧延伸至脑桥角池➡️

图 4-10　动脉瘤性蛛网膜下腔出血患者的平扫 CT 表现。弥漫性出血充填鞍上池➡️和外侧裂➡️

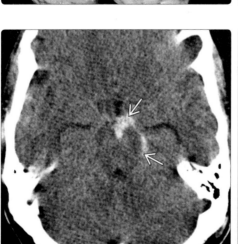
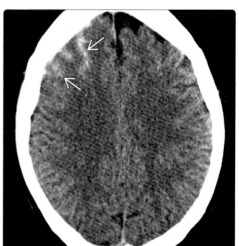

图 4-11　中脑周围非动脉瘤性蛛网膜下腔出血➡️的典型平扫 CT 表现，蛛网膜下腔出血局限于中脑周围、脚间窝和环池。CTA 阴性

图 4-12　一例严重头痛的年轻女性平扫 CT 显示右侧额突沟局灶性蛛网膜下腔出血➡️。基底池（未展示）正常。被证实为可逆性脑血管收缩综合征

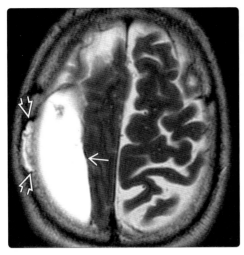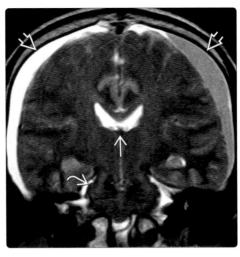

图 4-13　T_2W 显示慢性硬膜外血肿➡️伴颅骨➡️内边界清楚的高信号病灶。术中发现血管瘤

图 4-14　一例严重头痛伴低颅压患者冠状位 T_2W 表现为"脂肪脑桥"➡️及侧脑室因脑下垂向下牵拉➡️。存在不同时期的双侧硬膜下血肿➡️

因则没有可识别的前因或诱发条件。

　　皮层动脉或囊状动脉瘤破裂偶尔可能导致非创伤性颅内硬膜下血肿。硬脑膜血管瘤也被报道为急性非创伤性硬膜下血肿的病因。患有先天性或医源性凝血障碍的老年患者可出现硬膜下血肿，并有轻微或无明确的头部外伤证据。

脑部血管性疾病的探讨

　　在这里，我们讨论脑血管疾病的一般内容方法，并简要介绍这部分的主要章节。有关病理病因学、临床特征、影像学表现和鉴别诊断的详细信息内容在每个单独的章节中进行了描述。

蛛网膜下腔出血和动脉瘤

　　到目前为止，外伤是蛛网膜下腔出血最常见的原因。创伤性蛛网膜下腔出血在致死性严重颅脑损伤患者中 100% 存在，在中度至重度非致死性闭合性颅脑创伤患者中也很常见。

　　第 6 章重点介绍非创伤性的"自发性"蛛网膜下腔出血，它导致了 3%~5% 的急性卒中。其中，近 80% 是由囊状动脉瘤破裂引起的（图 4-15）。创伤性蛛网膜下腔出血通常可以通过其在平扫 CT 上的分布与非动脉瘤性蛛网膜下腔出血区分开来。

　　本章讨论经典的囊状（"浆果状"）动脉瘤，以及不太常见的夹层动脉瘤、假性动脉瘤、梭形动脉瘤和血泡样动脉瘤。

血管畸形

　　脑血管畸形是一组具有独特病理生理学和影像学特征的显著异质性疾病。第 7 章讨论了四种主要类型的血管畸形，根据它们是否在不经过毛细血管床的情况下将血液从循环的动脉侧直接分流到静脉侧来对其进行分组。

　　显示动静脉分流的脑血管畸形包括动静脉畸形（图 4-16）和瘘管。包括在这次讨论中的，被新描述的称为脑增殖性血管病的病例。

　　脑增殖性血管病在影像学检查中类似于动静脉畸形，但具有可能影响治疗决策的独特特征。除了少数例外，大多数缺乏动静脉分流的脑血管畸形，即发育性静脉异常（静脉"血管瘤"）以及海绵状血管畸形和毛细血管扩张很少出血，并且是"不需要管"的病变，这些病变在影像学检查中被发现但通常不需要治疗。

　　最后，需要注意我们没有讨论"隐匿性"血管畸形的话题。这是一个过时的概念，是在血管造影术是手术探查前诊断脑血管畸形的唯一可用技术的时代产生的。一些血管畸形，如海绵状血管畸形和毛细血管扩张，在血管造影中是不可见的（因此是"隐匿的"），但在 MR 上很容易识别。

动脉解剖与脑卒中

　　第 8 章讨论了正常的颅内动脉解剖和血管分布，这是理解脑缺血 / 梗死影像学表现的重要基础。

　　本章的重点是大动脉区域的血栓栓塞性梗死，因为到目前为止，它们是急性卒中最常见的原因（图 4-17，图 4-18）。我们对亚急性和慢性梗死进行了简要讨论。尽管它们通常不适合血管内治疗，但我们可以在影像学检查中看见，它们被视为既往梗死的残留物（图 4-19，图 4-20）。

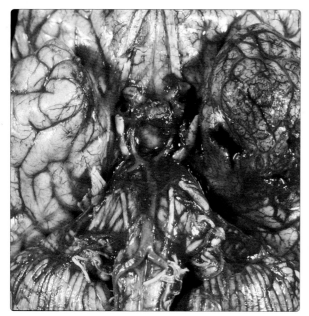

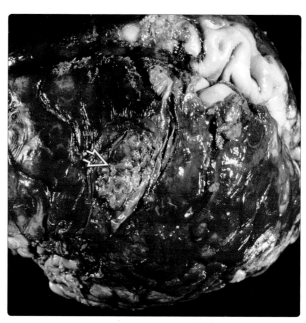

图 4-15　尸检显示广泛的基底动脉蛛网膜下腔出血和囊性动脉瘤破裂引起的血管痉挛（图片提供者：R. Hewlett, MD.）

图 4-16　尸检病例显示动静脉畸形引起的大量脑出血。大脑半球表面可见扩张的引流静脉 ➡（图片提供者：R. Hewlett, MD.）

图 4-17　示意图显示绝大多数卒中为脑缺血 / 梗死。第二是原发性颅内出血，其次是非创伤性蛛网膜下腔出血

图 4-18　尸检显示亚急性脑梗死，枕叶皮层 ➡ 和对侧丘脑 ➡ 出血性转化。解剖分布为后部（椎基底动脉供血区）梗死（图片提供者：R. Hewlett, MD.）

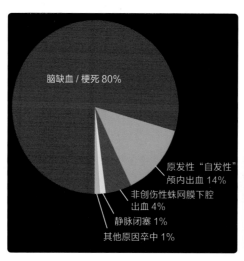

脑缺血 / 梗死 80%

原发性"自发性"颅内出血 14%

非创伤性蛛网膜下腔出血 4%

静脉闭塞 1%

其他原因卒中 1%

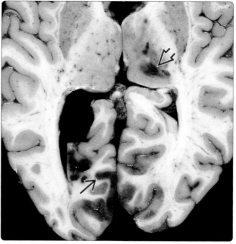

图 4-19　脑尸检显示一例陈旧性的丘脑梗死 ➡（图片提供者：R. Hewlett, MD.）

图 4-20　脑尸检冠状位显示陈旧性大脑中动脉梗死 ➡ 的脑软化改变。邻近侧脑室可见扩大 ➡（摘自 DP：医院尸检）

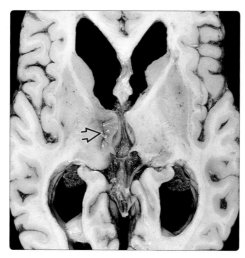

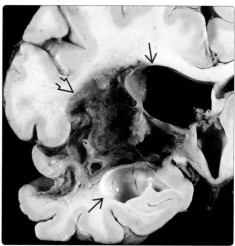

栓塞性梗死的讨论包括心源性和动脉粥样化性栓塞，以及腔隙性脑梗死和脂肪栓塞的独特综合征。我们强调了在平扫 CT 中识别钙化性脑栓塞的重要性，因为这些患者卒中反复发作的风险非常高。

此外，还包括分水岭（"边界区"）梗死和全脑缺氧缺血性脑损伤的病理生理学和影像学。以及其他各种卒中，如脑过度灌注综合征。

本章最后讨论了异常血管分布中的卒中，包括 Percheron 动脉和"基底动脉尖部"梗死。

静脉解剖与闭塞

对于许多神经科医师来说，脑循环的静脉系统是"未知领域"（一片未知的土地）。尽管许多人可以相对轻松地勾勒出主要动脉区域，但很少有人能够描绘出颅内静脉引流区域。

大脑的静脉和静脉窦不同于身体其他部位。全身静脉通常与动脉伴行并反映其供血区域；在大脑中则不然。体静脉有瓣膜，一般单向流动。

大脑静脉和硬脑膜窦由于缺乏瓣膜，因此可能表现为双向流动。在闭塞的情况下，体静脉会形成许多侧支通路。颅内很少有这样的侧支存在。

第 9 章，在我们考虑静脉闭塞的各种表现之前，首先简要讨论正常的静脉解剖结构和引流模式。静脉血栓形成仅占所有卒中的 1%，其临床表现远不如大动脉闭塞明显。这可能是影像学检查中最常漏诊的卒中类型。静脉性卒中也可以类似其他疾病的表现（如肿瘤），反之，许多疾病都与静脉血栓形成的表现类似。

血管病变

第 10 章是本部分的最后一章，专门讨论脑血管病。本章首先回顾正常的颅外动脉解剖结构，重点关注颈动脉及其变异。

本章的大部分内容讨论脑血管病变，主要分为两部分：动脉粥样硬化（图 4-21）和非动脉粥样硬化性疾病。强调了"易损"或"高危"的动脉粥样硬化斑块的概念。事实上，尽管自 20 世纪 90 年代以来，测量颈内动脉狭窄率一直被认为是卒中风险的主要预测指标和治疗相关决策的基础，但识别易损斑块与确定狭窄率同样重要。

本篇介绍了高分辨率血管壁成像这一相对较新但极其重要的概念，并强调了其在区分不同类型血管病变中的作用。

本篇还讨论了颅内动脉粥样硬化这一被忽视但其实很重要的话题。尽管大血管和心源性血栓栓塞导致大多数动脉性卒中，但 5%～10% 的卒中可归因于颅内动脉狭窄闭塞性疾病（图 4-21，图 4-22）。本章节以及随后的代谢疾病章节中讨论了动脉硬化（即小血管疾病）。

脑血管系统的非动脉粥样硬化性疾病远不如动脉粥样硬化及其后遗症常见。然而，许多血管病变可能会产生严重的后果，应通过影像学检查对其进行识别，包括纤维肌发育不良、夹层、血管痉挛、不常见但重要的脑血管收缩综合征和未太明确的血管炎。

血管病变章节的最后部分是关于非动脉粥样硬化性微血管疾病，如系统性红斑狼疮、抗磷脂综合征和淀粉样血管病。

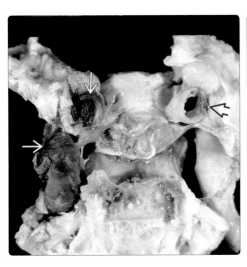
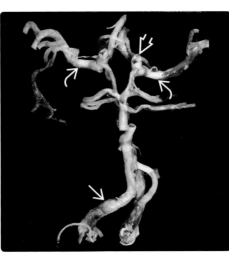

图 4-21　一例尸检显示颈内动脉海绵窦／床突上段血栓➡️，另一侧颈内动脉粥样硬化⇨

图 4-22　动脉粥样硬化性血管疾病引起的黄色变性和扩张在后循环➡️最为显著，但颈内动脉⇨和近端大脑中动脉↗️也可累及

第 5 章

自发性脑实质出血

在没有外伤的情况下，患者突然出现局灶性神经症状在被证实为其他病因之前常被推定为血管源性。通过快速神经影像学检查区分缺血性卒中和颅内出血对患者的管理至关重要。

原发性（自发性）颅内出血

流行病学

近80%的"卒中"由脑缺血/脑梗死引起。自发的（非创伤性）原发性颅内出血（primary intracranial hemorrhage）占首次脑卒中的10%~15%，是一种具有极高死亡率和发病率的致命性亚型。超过70%的患者结局为死亡或依赖状态。

自然病程

原发性颅内出血常出现早期恶化。在急救人员的初步评估到急诊科就诊的时间内，超过20%的患者格拉斯哥昏迷量表（glasgow coma scale, GCS）评分降低≥2分。

25%~40%的患者发生活动性出血伴血肿扩大。有大血肿、抗凝治疗或高血压病史的患者尤其容易发生血肿扩大，可在症状出现的数小时后发生。血肿扩大预示着临床状态恶化，并伴随发病率和死亡率的显著增加。因此需要快速诊断来指导治疗。

血肿扩大即使在及时干预治疗后，预后依然很差。20%~30%的患者在初次出血后48小时内死亡。1年死亡率接近60%。只有20%的存活患者能恢复功能独立性，并且恢复后没有明显残留的神经功能缺损。

影像学建议

美国心脏学会/美国卒中学会（American Heart Association/American Stroke Association, AHA/ASA）最新指南推荐急诊CT作为区分缺血性卒中和颅内出血的初筛检查。

如果发现脑实质血肿，确定其大小和病因在患者分诊中至关重要。在初次影像学评估时，比较容易进行CTA检查。目前，许多机构已将CTA作为急性脑卒中扫描方案的一部分。如果血肿内出现对比剂外渗（斑点征），这些患者有发生血肿扩大的风险。

不明原因脑出血的处理也因患者年龄而异。如果患者年龄超过 45 岁且既往存在系统性高血压，壳核、丘脑或颅后窝的颅内出血病因几乎都是高血压。血管成像为非必需检查。

相比之下，无论年龄大小，年轻患者或血压正常成人的脑叶或脑深部出血几乎都需要进一步检查。增强 CT/MR 联合动脉成像和（或）静脉成像有助于发现潜在异常，如动静脉畸形、肿瘤和颅内静脉血栓形成。

在患有原发性颅内出血的老年患者中，T_2^*（GRE、SWI）MR 也有助于检测小血管疾病的"替代标志物"，如脑微出血、白质高信号和腔隙性脑梗死。

概述

本章首先讨论颅内出血的病理生理学。病理生理学是原发性颅内出血影像学表现以及其随时间变化的基础。然后，我们将讨论自发性颅内出血的一些主要原因，如高血压和淀粉样血管病。

绝大多数原发性颅内出血为孤立性病变。同时出现多处肉眼可见脑出血的情况实际上并不常见，仅占所有原发性颅内出血的 2%~3%。多灶性脑微出血更为常见。因此，我们在本章结束时将讨论多灶性脑微出血，包括其病因、病理、影像学表现和鉴别诊断。

不明原因颅内出血：你需要知道什么及做什么

主要临床资料

- 病史（任何诱发条件，如高血压）
- 药物、麻醉药（处方，街道名称）

初始影像学调查＝平扫 CT±CTA 报告

- 血肿大小
  - ABC/2（宽 × 长 × 高 /2）
- 位置
- 是否有脑室出血、脑积水
- 水肿、占位效应（脑疝等）

颅内出血的演变

颅内出血的病理生理学

血块形成

血块形成是一个复杂的生理过程，涉及细胞

（主要是血小板）和可溶性蛋白成分。血管损伤时血小板被激活并聚集在损伤部位。可溶性蛋白被内源性和外源性通路激活，这些通路融合成一个共同的凝血途径，从而产生纤维蛋白凝块。

血红蛋白降解

血红蛋白由 4 个蛋白质（珠蛋白）亚基组成。每个亚基包含 1 个血红素分子，其铁原子被卟啉环包围。

外渗发展为原发性颅内出血的红细胞内血红蛋白迅速去饱和。完全氧合血红蛋白含有非顺磁性亚铁。在血肿内，氧合血红蛋白首先转化为脱氧血红蛋白。

随着时间的推移，脱氧血红蛋白被代谢为含有三价铁的高铁血红蛋白。当红细胞裂解时，高铁血红蛋白被释放到细胞外，并最终降解和再吸收。巨噬细胞将三价铁转化为含铁血黄素和铁蛋白。

铁蛋白是人脑内非血红素铁沉积的主要来源。虽然铁对正常的大脑功能至关重要，但铁过载可能会产生毁灭性的影响。脑出血后脂质过氧化和自由基形成会促进氧化性脑损伤，这种损伤可能持续数周或数月。

脑实质出血的分期

血肿的演变分为五个阶段：超急性期、急性期、亚急性早期、亚急性晚期和慢性期。每个阶段各自的特点取决于三个关键因素：① 血块结构；② 红细胞完整性；③ 血红蛋白的氧合状态。相对应的影像学表现取决于血肿分期（图 5-1）。

血肿由两个不同的区域组成：中央核心区和外周边缘或边界区。血红蛋白降解通常开始于血块外围，并向中央核心区发展。

超急性期出血　超急性期出血为数分钟（甚至数秒）至 24 小时以内。大多数影像学检查的超急性出血通常在 4~6 小时，但小于 24 小时。最初，血肿会形成包含血浆、血小板和完整红细胞的松散纤维蛋白血块。这个阶段血肿主要包含抗磁性细胞内氧合血红蛋白。

在早期血块中，完整的红细胞在血肿 - 组织界面与周围脑组织交叉分布。发病后数小时内血肿周围形成水肿。水肿与占位效应、颅内压升高和继发性脑损伤相关。

急性期出血　急性期脑出血为出血后 1~3 天。血块中心严重缺氧导致氧合血红蛋白转化为脱氧血红蛋白。由于脱氧血红蛋白中的铁含 4 个未成对电子，因此脱氧血红蛋白具有顺磁性。

脱氧血红蛋白是顺磁性的，但只要留在完整的红细胞内，就可以避免与细胞外血浆中水质子之间产生偶极 – 偶极相互作用。在这个阶段，磁化率主要是由红细胞内外部微环境之间的差异引起的。

亚急性出血早期 亚急性出血早期定义为 3 天至 1 周的血块。血红蛋白仍然在完整的红细胞内。位于缺氧的血块中心的血红蛋白以脱氧血红蛋白的形式持续存在。血块的外围老化较快，因此含有细胞内的高铁血红蛋白。细胞内的高铁血红蛋白具有高度顺磁性，但完整的红细胞膜阻止了直接的偶极 – 偶极相互作用。

出现细胞性血肿周围炎症反应。当免疫细胞浸润到凝块周围的实质时，小胶质细胞被激活。

亚急性出血晚期 亚急性出血晚期持续一至数周。随着红细胞裂解，高铁血红蛋白渗入到细胞外，直接暴露在血浆中，减少了 T_1 弛豫时间并延长了 T_2 弛豫时间。

慢性期出血 脑实质出血残留持续数月至数年。

血红素蛋白被巨噬细胞吞噬并作为铁蛋白储存。如果超过储存铁蛋白的能力，多余的铁以含铁血黄素的形式储存。细胞内铁蛋白和含铁血黄素可导致强磁敏感效应。

蛛网膜下腔的慢性出血通常覆盖大脑的软脑膜表面，这种情况被称为"表面铁沉积症"（见第 6 章）。表面铁沉积症有时见于脑实质内血肿附近，尤其是与淀粉样血管病相关的血肿（见第 10 章）。

颅内脑实质出血的影像学表现

影像学检查在自发性颅内出血中的作用是首先确定血块的存在和位置（较容易的部分），并对血块进行分期（较难），然后检测可能作为其病因线索的其他发现（较困难且要求较高的部分）。

原发性颅内出血的 CT 表现仅与电子密度有关。反过来，血块的电子密度几乎完全取决于其蛋白质浓度，主要是血红蛋白的珠蛋白部分。铁和其他金属对总血块密度的贡献 <0.5%，因此对血肿密度无肉眼可见的影响。

图 5-1 脑实质血肿外观很广泛，具体取决于血块的时间、血肿的大小和环境中的氧分压。（A）超急性期出血定义为发病 24 小时以内。血肿由富含水的血块构成，其 95%~98% 为细胞内氧合血红蛋白（红色代表的完整红细胞）。（B）急性期血块定义为发病 1~3 天。血肿主要由富含细胞内脱氧血红蛋白的红细胞（蓝色）组成，转变首先出现在严重缺氧的血块中心。在 3 天（C）和 7 天（D）之间的亚急性早期血块主要含有细胞内高铁血红蛋白（黄色）的红细胞。（E）亚急性晚期血块（1~2周）主要由裂解的红细胞和细胞外高铁血红蛋白的液体池组成。大部分液化的血块随着时间的推移逐渐收缩，只剩下薄裂隙状淡黄色残留液聚集的细胞外高铁血红蛋白，周围存在含铁血黄素环（F）

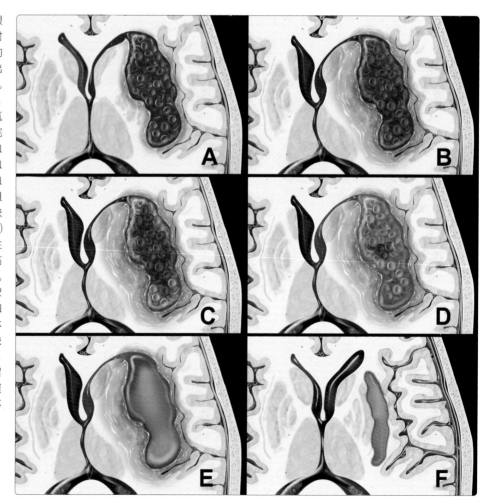

相比之下，颅内出血在 MR 上的影像表现更为复杂，并取决于多种因素。内源性和外源性因素均会影响影像学表现。

影响血肿信号强度的内源性生物学因素主要与宏观血块结构、红细胞完整性和血红蛋白的氧合状态有关。红细胞浓度、组织 pH 值、动脉和静脉源性出血、细胞内蛋白浓度以及血脑屏障的存在和完整性也会影响颅内出血的影像表现。

外源性因素包括脉冲序列、序列参数、接器带宽和磁场强度。其中，脉冲序列和磁场强度是最重要的决定因素。T_1 和 T_2W 图像对评估病变的分期最有帮助。T_2^*（GRE，SWI）是检测实质出血（尤其是微出血）最敏感的序列。

磁场强度也会影响颅内出血的影像表现。下表（表 5-1）中描述的 MR 表现应用的是 1.5T 扫描仪。在 3.0T 扫描仪上，急性期及亚急性早期血块所有部分在 FLAIR 及 T_2W 图像上低信号明显增高。

超急性期出血

CT　如果在颅内出血发作后几分钟内进行影像学检查，则血块松散、排列紊乱且基本未回缩（图 5-2）。血块含水量仍然很高，因此与相邻脑实质相比，超急性期血肿可能表现为等密度，有时甚至为低密度。如果存在活动性出血，同时存在凝血和未凝血会导致血肿呈高低混杂密度。快速出血和凝血功能障碍可能会出现液 - 液平面。

MR　氧合血红蛋白没有未成对的电子，具有抗磁性。因此，超急性期血块的信号强度主要取决于其含水量。超急性期血块在 T_1W 上与灰质呈等至稍低信号（图 5-3A）。超急性期血块通常在 T_2 扫描上表现为高信号，尽管可能信号混杂（图 5-3B）。

因为超急性血块的宏观结构非常不均质，自旋去相位导致 T_2^* 序列上表现为不均匀的低信号（"晕染"征）。

急性期出血

CT　回缩血块的血细胞比容接近 90%。因此，急性血肿通常在平扫 CT 上呈高密度，通常为 60～80 HU。血细胞比容非常低的极度贫血患者或有凝血病的患者发生出血则例外。

MR　急性血肿在 T_1W 呈低 / 等信号（图 5-4A）。血块周围出现明显的血管源性水肿，呈 T_1 低信号和 T_2/FLAIR 高信号（图 5-4B）。随着血块的收缩，含水量降低。细胞内脱氧血红蛋白占主导地位。脱氧血红蛋白呈顺磁性，有 4 个未配对电子，血肿在 T_2W 上信号变得更低。急性血肿在 T_2^*（GRE，SWI）上表现为"晕染"征样（图 5-4C）。尽管 T_2 和磁敏感效应的存在可以导致急性期血肿内及周围表现复杂，DWI 和 ADC 图像上可存在扩散受限（图 5-4D）。

亚急性出血早期

CT　血肿密度从血块周边开始随时间逐渐降低。血块密度平均每天减少 1.5 HU（图 5-6）。大约 7～10 天，原发性颅内出血的外围与邻近脑实质呈等密度（图 5-7B）。高密度的中心逐渐缩小，密度越来越低，直到整个血块变为低密度。亚急性期血肿在增强 CT 上呈环形强化。

表 5-1　脑实质出血分期的影像学表现

分期	时间（范围）	血液成分	CT	T_1	T_2	T_2^*	DWI	ADC
超急性期	<24 小时	氧合血红蛋白	高密度	等信号	高信号	低信号环	高信号	低信号
急性期	1～3 天	脱氧血红蛋白	高密度	等信号	低信号	"晕染"征	低信号	低信号
亚急性早期	3 天至 1 周	细胞内高铁血红蛋白	等密度	高信号	低信号	极低信号	低信号	低信号
亚急性晚期	1 周至数月	细胞外高铁血红蛋白	低密度	高信号	高信号	边缘低信号，中央信号多变	高信号	低信号
慢性期	>14 天（≥ 数月）	含铁血黄素	低密度	低信号	低信号	低信号	低信号	低信号

Deoxy-Hgb = 脱氧血红蛋白；met-Hgb = 高铁血红蛋白；oxy-Hgb = 氧合血红蛋白。

图 5-2A 高血压患者的平扫 CT 显示左侧小脑半球有一个大的混杂密度血肿➡️，右侧小脑有一个较小、密度更低的血肿➡️。影像表现与超急性期（松散、大部分未回缩）出血一致

图 5-2B 患者在扫描过程中病情突然恶化。二次平扫 CT 扫描显示出血增多➡️。该患者在扫描后不久死亡

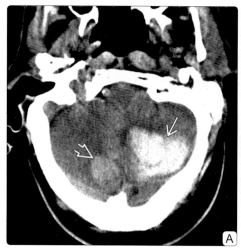
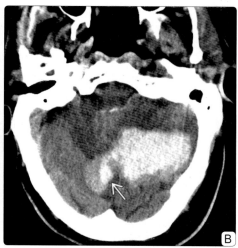

图 5-3A 患者患有急性髓细胞白血病，存在急性视觉症状。急诊平扫 CT 扫描未见异常。患者病情突然恶化，进行 MR 检查。几分钟内获得的 T_1W 显示双侧额叶边界不清，与灰质呈等信号的肿块➡️

图 5-3B 5 分钟后获得的 T_2W 显示有液 – 液平面➡️的混合信号肿块➡️。该病例为快速进展的超急性期出血（图片提供者：M.Brant-Zawadzki，MD.）

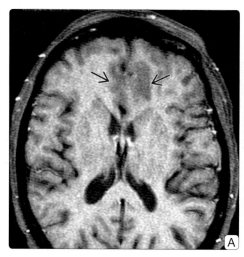
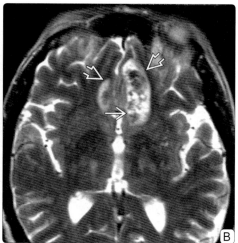

图 5-4A MR 显示的正常血压急性自发性颅内出血（已在平扫 CT 中证实）。T_1W 显示急性血肿为等信号➡️，周围为一圈低信号的血管源性水肿➡️。邻近脑沟消失➡️可能由蛛网膜下腔出血引起

图 5-4B 血块在 T_2W 上呈不均匀高信号➡️。注意血管源性水肿➡️。"脏"脑脊液表示可能存在蛛网膜下腔出血

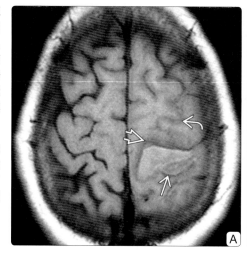
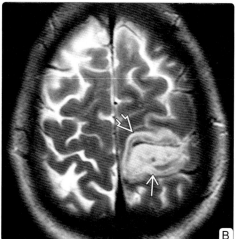

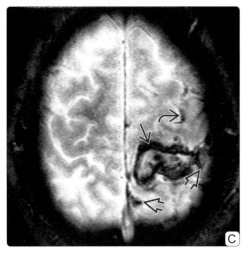

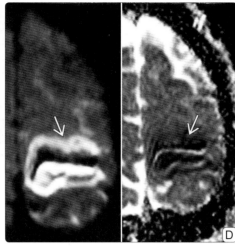

图 5-4C　T$_2$* GRE 显示血块周围➡及脑沟内➡的"晕染"征样改变。相邻皮层静脉管状低信号➡提示静脉血栓形成

图 5-4D　同一病例的 DWI（左）和 ADC 图（右）显示层状、混杂信号急性血肿内出现扩散受限➡

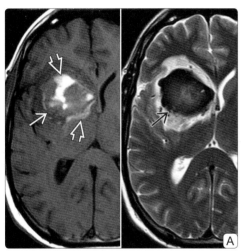

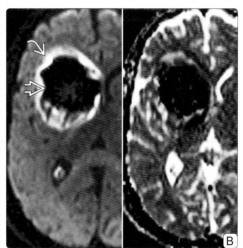

图 5-5A　MR 轴位 T$_1$（左）和 T$_2$（右）显示一例出生 3 天的患儿有右侧基底节血肿。血块在 T$_1$W 上与脑组织相比呈等信号➡，在 T$_2$W 上呈明显低信号➡。在急性晚期 / 亚急性早期血肿中开始出现一些 T$_1$ 缩短➡

图 5-5B　同一病例 DTI DWI（左）和 ADC（右）表现为"T$_2$ 暗化效应"➡，周围为"T$_2$ 穿透效应"➡高信号边缘

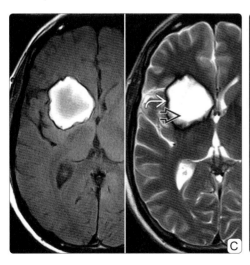

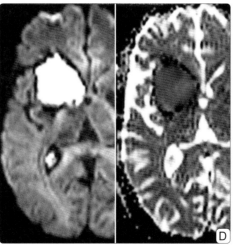

图 5-5C　同一病例 3 个月后 MR 轴位 T$_1$（左）和 T$_2$（右）显示血肿主要由"明亮的"细胞外无稀释的高铁血红蛋白组成。注意低信号的边缘（含铁血黄素 / 铁蛋白）和血肿中心残留的一些等信号的血块

图 5-5D　DWI（左）、ADC 图（右）显示在 DWI 上以 T$_2$ 效应为主，而 ADC 较暗，表明慢性血肿中存在真正的扩散受限

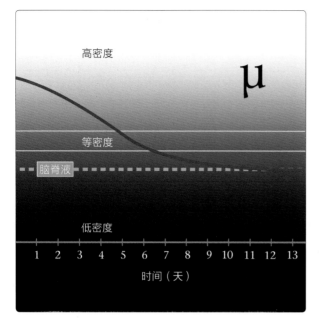

图 5-6　显示脑血肿密度相对于脑实质随时间渐进性降低。血块最初表现为高密度，在几天到一周左右变成等密度，然后变成低密度。最终，消退的血块几乎与脑脊液成等密度

MR　细胞内的高铁血红蛋白主要分布在血块周围，而脱氧血红蛋白持续存在于血肿核心内。T_1W（图 5-7C）典型表现为核心等至稍低信号，边缘为缩短的 T_1（高信号）。顺磁性高铁血红蛋白的流动性差，导致 T_2 明显缩短，因此亚急性早期血块在 T_2W 表现为低信号。显著低信号在 T_2^* 持续存在。

血块在扩散加权成像（diffusion-weighted imaging，DWI）上的表现各不相同。对于许多形式的出血，T_2/T_2^* 效应对信号强度起主要作用，因此表现为明显的低信号（T_2 "暗化效应"）。在急性和亚急性出血中，真正的弥散受限发生在这些血肿固有的长 T_2（图 5-5D）。附表（表 5-1）总结了出血在各演变阶段的弥散信号。

亚急性出血晚期

CT　随着出血时间的发展，在平扫 CT 扫描中，原发性颅内出血与邻近脑组织相比密度逐渐降低。环状强化可能持续数周或长达 2～3 个月。

MR　一旦发生细胞裂解，自由移动的稀释细胞外高铁血红蛋白在决定信号强度方面起主导作用。在 T_1W 和 T_2W（图 5-5C）上，血块的边缘呈高信号。最终，血块在两个序列上都表现出极高信号。通常 T_2^* "花环"样低信号持续存在。除轻微的磁敏感伪影外，亚急性晚期血块在 1.5T 和 3.0T 上表现相似。

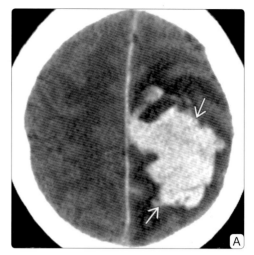

图 5-7A　急性脑叶高血压性出血患者的轴位平扫 CT 扫描显示左侧顶叶有相对均匀的高密度血块

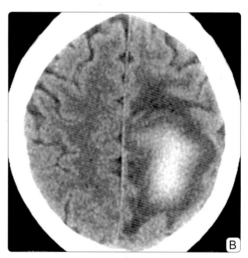

图 5-7B　1 周后随访复查平扫 CT。血块密度逐渐下降，从中心的高密度到等密度再到外围的低密度。随访 CT 扫描后立即进行 MR 扫描

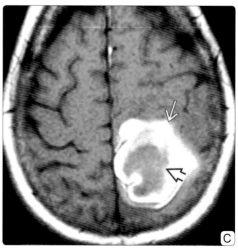

图 5-7C　T_1W 显示亚急性血肿周围呈高信号，中心几乎呈等信号

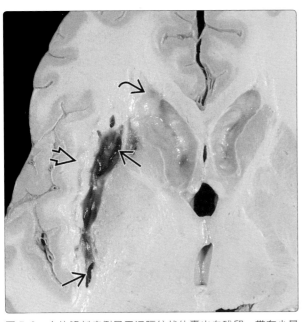

图 5-8　大体解剖病例显示远隔纹状体囊出血残留。带有少量淡黄色液体的裂隙状腔隙被深色含铁血黄素染色包围➡️。注意脑组织体积减小伴右侧额角增大➡️，陈旧血肿周围胶质细胞增生➡️（图片提供者：R. Hewlett, MD.）

慢性期出血

CT　一些非常小的愈合后脑出血可能在平扫 CT 扫描显示不出。35%～40% 的慢性血肿表现为圆形或卵圆形低密度灶。另有 25% 的患者发展为裂隙样低密度影。10%～15% 的血肿愈合后发生钙化。

MR　细胞内铁蛋白和含铁血黄素在 T_1W 和 T_2W 上均呈低信号。T_2^* 上被"晕染样"边缘包围的高信号空腔可能持续数月甚至数年（图 5-9）。最终，仅留下一个裂隙样瘢痕作为既往实质出血的证据（图 5-8）。

非创伤性脑实质出血的病因

非创伤性（"自发性"）或不明原因的颅内出血有许多原因。影像学检查在此类病例中的作用是定位血肿，根据其影像学特征评估其时期，并试图确定可能的潜在原因。年龄对自发性颅内出血病因的影响深远。了解患者的年龄对于适当缩小鉴别诊断的范围极为重要。

在增强 CT 扫描中，很难辨别已经为高密度的急性血肿的强化。双能 CT 可以显示造影的强化，可能有助于区分肿瘤出血和非肿瘤性（"纯"）出血。双能 CT 还有助于鉴别颅内出血与对比剂外渗。

标准序列的 MR 成像以及脂肪饱和对比增强扫描非常有用。T_2^* 序列［GRE 和（或）SWI］应始终包括在内，因为识别其他既往"无症状"微出血会影响诊断和治疗决策。

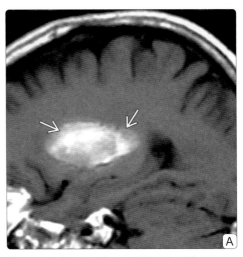

图 5-9A　高血压出血 2 年后患者矢状位 T_1W 显示卵圆形高信号空腔➡️

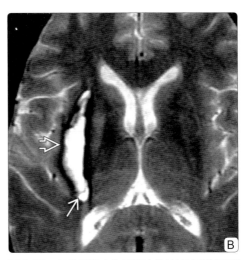

图 5-9B　轴位标准（非 FSE）T_2W 显示腔内➡️含有高信号液体（无稀释的细胞外高铁血红蛋白），边缘被含铁血黄素 / 铁蛋白的低信号所包围➡️

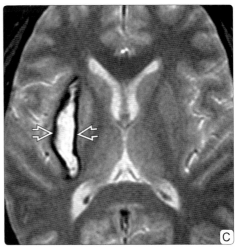

图 5-9C　T_2^* GRE 显示残腔边缘呈"晕染"征样➡️。这是慢性脑实质血肿的典型表现

新生儿和婴儿自发性颅内出血

足月新生儿颅内出血最常见原因与分娩延迟或急产、创伤性器械分娩（如产钳辅助或负压吸引）以及初产妇有关。<34 孕周婴儿脑出血最常见的原因是生发基质出血（图 5-10，图 5-11）。

生发基质是脑室下区一个高度血管化、动态发育的结构。生发基质包含多种细胞类型，包括迁移前 / 迁移神经元、胶质细胞和神经干细胞。脑血流量改变、静脉压升高（如分娩时）、凝血疾病或缺氧缺血性损伤可能导致相对脆弱的生发基质毛细血管破裂。生发基质出血将在后面更详细地讨论（第 8 章）。

孤立性脉络丛和孤立性脑室内出血不累及生发基质。早产儿脑白质损伤在 T₂* 成像上通常不显示出血（"晕染"征）。

妊娠 34 周以上新生儿自发性脑室内出血最常见的非创伤性病因是硬脑膜静脉窦血栓形成（图

5-12）。与横窦最常受累的大龄儿童和成人相比，直窦（85%）和上矢状窦（65%）是婴儿最常受累的位置。80% 的病例可见多窦受累。婴幼儿硬脑膜静脉窦血栓以丘脑和局灶性白质病变多见。

儿童自发性颅内出血

1~18 岁自发性颅内出血最常见的病因是潜在的血管畸形。血管畸形是该年龄组近 1/2 自发性脑实质出血的原因（图 5-13）。

至少 25% 的动静脉畸形在 15 岁前出血。海绵状血管畸形，尤其是家族性海绵状血管畸形（"海绵状血管瘤"）是儿童自发性颅内出血的一个不太常见但重要的原因。

儿童自发性颅内出血的其他不太常见但重要的原因包括血液系统疾病、恶性肿瘤、血管病变和静脉闭塞 / 梗死。

原发性肿瘤是儿童自发性颅内出血相对罕见的病因（图 5-14）。幕下肿瘤比幕上肿瘤更常见。

图 5-10　早产儿脑解剖显示生发基质和邻近的深室周围白质出血➡️。侧脑室➡️和第三脑室➡️均有血液

图 5-11　平扫 CT 显示早产儿典型的生发基质出血➡️并破入邻近的脑室➡️

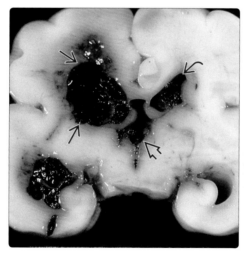
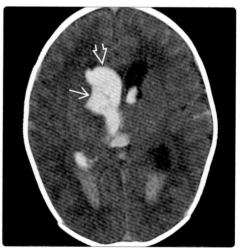

图 5-12A　败血症新生儿的 T₁W 显示第三脑室 / 侧脑室出血➡️，直窦➡️和窦汇➡️存在血栓

图 5-12B　同一病例 MR 冠状位 T₁ 增强显示上矢状窦➡️、直窦➡️的血栓，可见强化硬脑膜围绕着无强化的血栓（空三角征）

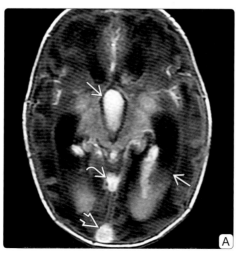
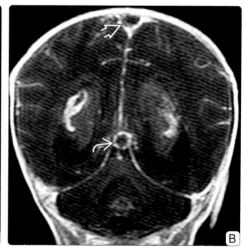

经常出血的颅后窝肿瘤包括室管膜瘤和菊形团形成性胶质神经元肿瘤。斑片状或点状出血较肿瘤内大出血更常见。

易出血的幕上肿瘤包括室管膜瘤和原始神经外胚层肿瘤。恶性星形细胞瘤伴出血时有发生，但很少见。与中老年人不同，儿童原发性颅外肿瘤的出血性转移非常罕见。

婴儿和儿童自发性颅内出血

新生儿和婴儿
- 常见
  - 生发基质出血（<34 孕周）
  - 硬脑膜静脉窦血栓（≥ 34 孕周）
- 少见
  - 先天性凝血酶原障碍
  - 血小板减少症
  - 血友病
  - 维生素 K 缺乏性出血
  - 肿瘤

儿童
- 常见
  - 血管畸形：约 50%
- 不常见
  - 血液系统异常
  - 血管病变
  - 硬脑膜静脉窦或皮层静脉血栓形成
- 罕见但重要
  - 肿瘤（原发）
  - 药物滥用

年轻人自发性颅内出血

潜在的血管畸形也是年轻人自发性颅内出血的最常见原因（图 5-15）。药物滥用是不明原因出血的第二大常见原因（图 5-16）。可卡因和甲基苯丙胺可能诱发严重的全身性高血压，导致壳核 - 外囊出血，出血表现与老年高血压患者相同。

血管炎和可逆性脑血管收缩综合征偶尔会在年轻人中引发原发性颅内出血（图 5-17）。

伴有或不伴有硬脑膜窦闭塞的静脉闭塞／梗死在这个年龄组也相对常见，特别是在服用口服避孕药的年轻女性中。重度子痫／先兆子痫伴可逆性后部脑病综合征可引起多灶性脑后部皮层和皮层下出血（图 5-19）。出血性肿瘤（原发性和转移性）很少见。

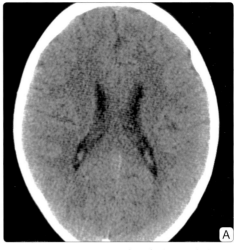

图 5-13A　一例头痛、有多发海绵状血管畸形家族史的患儿平扫 CT 未见异常

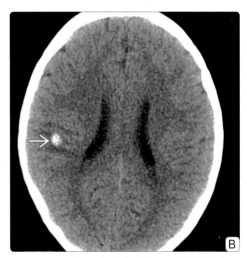

图 5-13B　1 年后的随访扫描显示右侧大脑半球一个小的、孤立的钙化病变 ➡

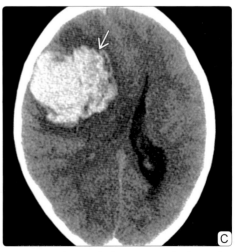

图 5-13C　数周后，患儿出现剧烈头痛，左侧无力，海绵状血管畸形内出血 ➡

图 5-14A　一例 10 岁儿童，晨起恶心呕吐并突然发作剧烈头痛，平扫 CT 轴位显示颅后窝中线大出血➡️，累及第四脑室／蚓部。双侧小脑半球可见水肿➡️

图 5-14B　更多头颅扫描显示小脑水肿并向上疝出➡️和急性梗阻性脑积水。术中发现出血性毛细胞星形细胞瘤

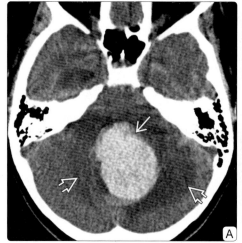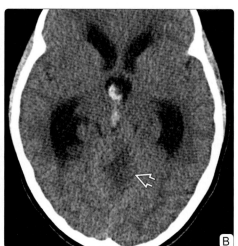

图 5-15A　一例突发严重头痛和右侧无力的 15 岁男孩，平扫 CT 显示左前颞部急性血肿➡️

图 5-15B　同一病例颈内血管造影侧位片显示动静脉畸形部分血栓形成➡️伴大脑中浅静脉早期引流➡️。由于血肿压迫，大部分乏血管呈占位效应➡️

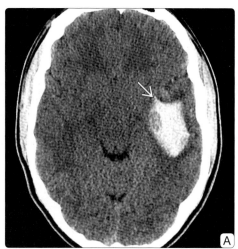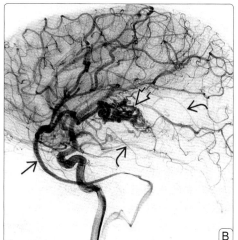

图 5-16A　一例滥用甲基苯丙胺的 33 岁男性的平扫 CT 显示自发性左枕叶出血➡️。注意少量脑室内➡️、蛛网膜下腔➡️出血

图 5-16B　T_2^* SWI MIP 显示脑叶出血➡️以及少量微出血➡️。药物滥用"揭开"了多发性海绵状血管畸形

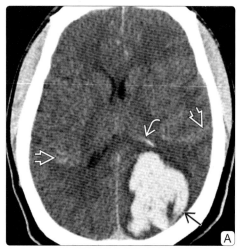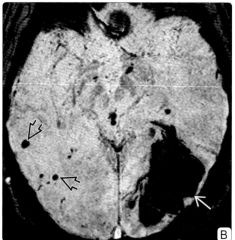

年轻人及中年人自发性颅内出血

年轻人
- 常见
  - 血管畸形
  - 药物滥用
- 少见
  - 静脉阻塞
  - 可逆性后部脑病综合征
- 罕见但重要
  - 血管炎
  - 可逆性脑血管收缩综合征
  - 肿瘤

中年人
- 常见
  - 高血压
  - 肿瘤（原发或转移）
- 少见
  - 硬脑膜静脉窦或皮层静脉阻塞
  - 药物滥用
- 罕见但重要
  - 血管畸形
  - 血管炎
  - 可逆性脑血管收缩综合征
  - 急性出血性白质脑病

中老年人自发性颅内出血

　　中老年患者自发性颅内出血的两种最常见原因是高血压和淀粉样血管病，下文将详细讨论这两种疾病。约 10% 的自发性实质出血是由脑肿瘤出血引起，通常是高级别原发性肿瘤（如多形性胶质母细胞瘤）或颅外原发性肿瘤的出血性转移（如肾细胞癌）（图 5-20）。

　　在这个年龄组中，自发性颅内出血的一个不太常见但重要的原因是静脉梗死。静脉梗死是由皮层静脉血栓形成引起的，伴或不伴硬脑膜窦阻塞。医源性凝血障碍在老年患者中也常见，因为许多患者因房颤而服用维持剂量的华法林。

　　囊状动脉瘤破裂偶尔表现为局灶性脑叶出血，而非蛛网膜下腔出血。最常见的来源是前交通动脉瘤向外上方突出并破裂出血到额叶。

　　潜在的血管畸形是老年患者自发性颅内出血相对罕见的病因。每年累积破裂风险为 2%~4%，该年龄可能发生首次动静脉畸形出血，但并不常见（海绵状血管畸形出血同样如此）。但中老年患者也可发生硬脑膜动静脉瘘。虽然硬脑膜动静脉瘘很少出血，除非有皮层静脉（不仅仅是硬脑膜窦）引流，但出口静脉的自发性血栓形成可能导致突发颅内出血。

　　该年龄组罕见但重要的自发性颅内出血病因包括血管炎（更常见于年轻患者）和急性出血性白质脑病。

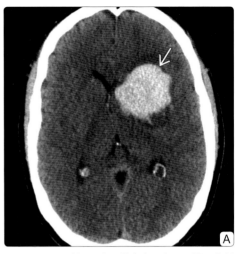

图 5-17A　一例 37 岁男性患者，血压正常，右侧肢体无力，平扫 CT 显示左侧基底节脑出血➡️。药物筛查阴性

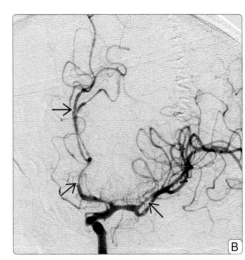

图 5-17B　斜冠状位 DSA 显示左侧大脑前动脉、大脑中动脉多区域动脉扩张及收缩➡️。初步诊断为血管炎

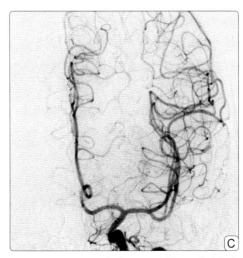

图 5-17C　3 个月后复查 DSA 正常。最终诊断为可逆性脑血管收缩综合征

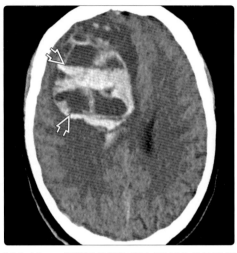

图 5-18 一例接受抗凝治疗的 72 岁女性的平扫 CT 显示自发性颅内出血伴多个血 – 液平面 ⇨

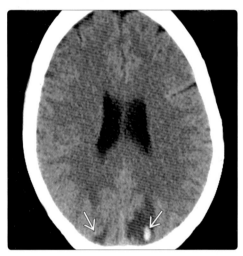

图 5-19 一例 22 岁子痫女性患者枕部病变 ⇨ 伴水肿、出血；可逆性后部脑病综合征

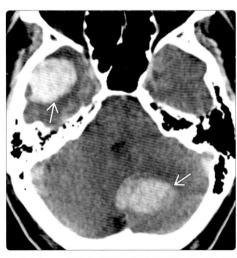

图 5-20 一例老年肾癌患者轴位平扫 CT 扫描显示多发出血性转移灶 ⇨

老年人自发性颅内出血

老年人

- 常见
  - 高血压
  - 淀粉样脑血管病
  - 肿瘤（原发或转移）
- 少见
  - 硬脑膜静脉窦或皮层静脉阻塞
  - 凝血障碍
- 罕见但重要
  - 血管畸形（通常是硬脑膜动静脉瘘）

多发性自发性颅内出血

　　孤立性自发性脑实质出血比多发性出血更常见。病因随患者年龄而异。

　　发生于所有年龄段的多灶性脑出血病因包括静脉血栓形成、可逆性脑血管收缩综合征（图 5-19）、血管炎（尤其是真菌性）、脓毒性栓塞、血栓性微血管病和急性出血性白质脑病。

　　儿童和年轻人的多发性非创伤性脑出血最常由多发性海绵状血管畸形和血液系统疾病（如白血病、血小板减少症）引起。

　　中老年最常见的多发性颅内出血的原因是高血压、淀粉样脑血管病、出血性转移（图 5-20）和凝血系统损伤（凝血功能障碍或抗凝）。

多发性自发颅内出血

儿童及年轻人

- 多发性海绵状畸形
- 血液系统疾病 / 恶性肿瘤

中老年人

- 常见
  - 慢性高血压
  - 淀粉样脑血管病
- 少见
  - 出血性转移
  - 凝血功能障碍、抗凝

所有年龄段

- 常见
  - 硬脑膜窦血栓
  - 皮层静脉阻塞
- 少见
  - 可逆性后部脑病综合征
  - 血管炎
  - 脓毒性栓塞
- 罕见但重要
  - 血栓性微血管病
  - 急性出血性白质脑病

大出血

中老年自发性（非创伤性）脑实质出血的两大病因是高血压和淀粉样血管病；占所有非创伤性颅内出血的78%~88%。虽然两者均可引起广泛的非出血性"微血管"疾病，但它们最常见的表现是大脑叶和多灶性微出血。因此，我们在此讨论这些问题。

高血压性颅内出血

术语

高血压性颅内出血是一种急性表现，继发于系统性高血压的非创伤性脑出血后。慢性高血压脑病是指长期高血压对脑实质的影响，多表现为皮层下白质疾病和（或）多灶性微出血。

病因

高血压通过血管脂质玻璃样变性和纤维素样坏死加速动脉粥样硬化。大脑中动脉和大脑前动脉近端的穿支动脉，主要是豆纹动脉受影响最严重，这可能与它们跟相连主干动脉的分支角度有关。

豆纹动脉壁的进行性减弱和加速变性可导致形成小的假性动脉瘤（"Charcot-Bouchard 动脉瘤"或"出血球"）。破裂的豆纹动脉假性动脉瘤被认为是大多数纹状体内囊高血压性出血的成因。

病理

位置 壳核 / 外囊是最常见的位置（图 5-21，图 5-22）。这些所谓的纹状体内囊出血占所有高血压性颅内出血的近2/3。丘脑是第二常见的部位，占 15%~25%（图 5-23）。脑桥和小脑是第三大常见部位，占所有高血压性颅内出血的 10%。脑叶出血占另外 5%~10%。

多发性微出血常见于慢性高血压患者。高血压相关的微出血往往聚集在基底节和小脑，皮层和皮层下白质病变较少。

大小和数量 微出血大小不等，从微小的亚毫米微出血到直径数厘米的肉眼可见的宏观病变（图 5-23）。采用 T_2^* 序列时，大多数高血压性颅内出血患者有多发病灶。

大体病理特征 高血压性颅内出血最常见的大体表现是大的基底节血肿，常向内侧延伸至脑室（图 5-22）。脑积水和占位效应伴大脑镰下疝是常见的并发症。

显微镜下特征 全身性动脉硬化伴脂质玻璃样变性和纤维素样坏死常见于高血压性颅内出血患者。在某些病例中，可以识别基底神经节内的小纤维化假性动脉瘤。

临床问题

流行病学 尽管高血压性颅内出血的患病率已显著下降，但高血压仍占中老年人自发性"原发性"脑实质内出血的 40%~50%。高血压性颅内出血比脑缺血 - 梗死少 5~10 倍，

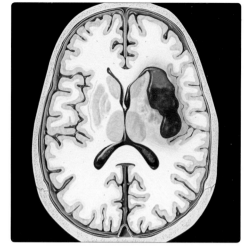

图 5-21 图示急性高血压性纹状体内囊出血伴水肿，出血破入侧脑室和第三脑室

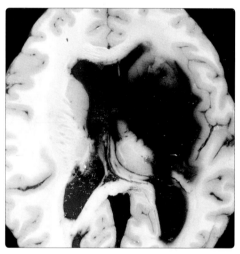

图 5-22 尸检显示急性高血压基底节出血伴脑室内出血（图片提供者：R. Hewlett, MD.）

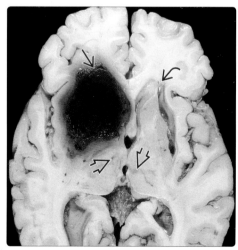

图 5-23 尸检显示急性（→）和慢性（⇴）高血压性颅内出血，小的远端丘脑微出血（⇨）（图片提供者：R. Hewlett, MD.）

占所有卒中的 10%~15%。

人口统计学特征　收缩期 – 舒张期高血压、单纯舒张期高血压和单纯收缩期高血压患者发生心血管疾病（包括高血压性颅内出血）的总体风险显著增加。高血压患者发生脑出血的风险是正常血压患者的 4 倍。

老年男性患者是高血压性颅内出血的高危人群，其患病率高峰在 45~70 岁。非裔美国人是北美最常受影响的族群。

临床表现　较大的高血压性颅内出血表现为感觉运动障碍和意识障碍。患者可能有或没有长期未经治疗的系统性高血压病史。

自然病程　高血压性颅内出血后常见神经功能恶化。血肿扩大在最初几个小时内很常见，高度预测神经功能恶化、功能不良和死亡。脑出血体积每增加 10%，死亡率就增加 5%，功能预后较差的概率增加 15%。

大出血患者的死亡率接近 80%。在高血压性颅内出血幸存者中，1/3~1/2 为中度或重度残疾。

治疗原则　控制颅内压和脑积水是标准治疗方法。血肿清除术（无论是开放性还是立体定向引导）和颅骨切除术治疗脑肿胀仍有争议。

影像

CT 表现　平扫 CT 扫描通常显示以外侧壳核 / 外囊或丘脑为中心的圆形或卵圆形高密度肿块（图 5-24A）。在活动性出血或凝血功能障碍的情况下，出血可表现为不均匀的高密度，伴有低密度区域，甚至是液 – 液平面。常见脑室扩张。急性期高血压性颅内出血在增强 CT 上无强化。

MR 表现　MR 信号强度随血块时期而变化，从大的急性血肿到裂隙状含铁血黄素"瘢痕"。T$_2$/FLAIR 上的白质高信号是高血压性颅内出血患者的常见表现。T$_2$* 序列（GRE，SWI）常显示多灶性"晕染样黑点"，尤其是在基底节和小脑（图 5-26）。

图 5-24A　一例 57 岁高血压女性患者，轴位平扫 CT 扫描显示典型的左侧纹状体内囊出血➡

图 5-24B　冠状位 MIP CTA 显示左侧豆纹动脉➡因血肿而移位➡，但没有对比剂外渗或"出血球"的证据，提示血肿扩大的风险增加

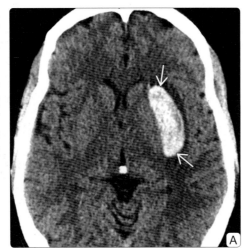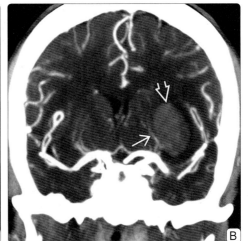

图 5-25A　一例 73 岁高血压被发现倒地的男性患者，平扫 CT 显示左基底节急性出血➡伴有混杂高、低密度病灶、液 - 液平面➡，提示快速出血

图 5-25B　同一病例 CTA 显示 2 个对比剂外渗的斑点征➡，提示活动性出血形成的扩大血肿

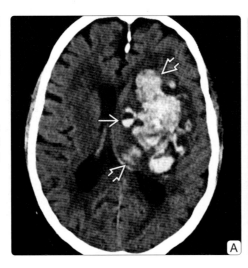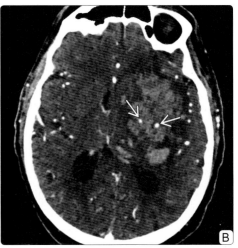

血管造影表现 大多数高血压性颅内出血在 CTA 上无血管强化影（图 5-24B）。然而，有时可以在活动性出血病变中识别对比剂外渗的增强斑点征（图 5-25）。

典型纹状体内囊出血和高血压病史的卒中患者很少需要 DSA 检查，并且通常对处理患者没有帮助。

鉴别诊断

高血压性颅内出血的主要鉴别诊断是脑淀粉样血管病（cerebral amyloid angiopathy, CAA）。脑淀粉样血管病患者通常血压正常，有中度认知功能受损。虽然与高血压性颅内出血有一些重叠，但脑淀粉样血管病的出血分布通常位于脑叶和外周，而不是纹状体内囊和中央。小脑出血在高血压性颅内出血中常见，但在脑淀粉样血管病中罕见。

出血性肿瘤（例如多形性胶质母细胞瘤或转移瘤）在白质或灰质 – 白质交界处较常见，在基底节和小脑较少见。

除硬脑膜动静脉瘘外，在中老年患者中，由潜在血管畸形引起的首次出血并不常见。凝血功能障碍可引起或加重自发性脑出血。与凝血相关的出血通常发生在脑叶，而不是纹状体内囊。

在年轻患者中，药物滥用（如可卡因的使用）伴极度高血压可引起壳核 / 外囊出血。

脑内静脉血栓形成可发生于所有年龄段。这些出血往往发生在双侧丘脑，并且比高血压性颅内出血的纹状体内囊出血更偏内侧。

高血压性颅内出血

位置
- 壳核 / 基底节（60%～65%）
- 丘脑（15%～25%）
- 脑桥 / 小脑（10%）
- 大脑半球脑叶（5%～10%）

临床问题
- 占所有卒中 10%～15%
- 老年人 40%～50% 自发性出血
- 年龄、血肿体积是死亡 / 残疾的早期预测因子

影像学表现
- 典型＝壳核 / 外囊内高密度血块
- 寻找陈旧性含铁血黄素"瘢痕"，T_2 上有微出血灶

鉴别诊断
- 脑淀粉样血管病
- 出血性肿瘤
- 脑内静脉血栓形成
- 药物滥用（如可卡因的使用）

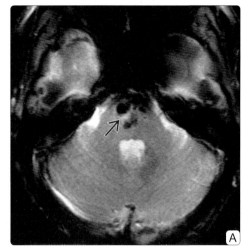

图 5-26A　慢性高血压患者的 T_2^* GRE 显示脑桥多个"晕染样"的"微出血" →

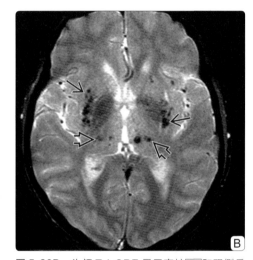

图 5-26B　头颅 T_2^* GRE 显示壳核 → 和双侧丘脑 → 的多处微出血

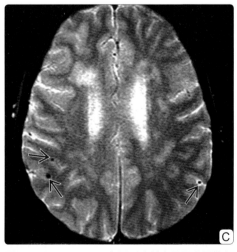

图 5-26C　T_2^* GRE 在同一病例中显示皮层散在的"晕染样黑点" →。这是慢性高血压伴微出血

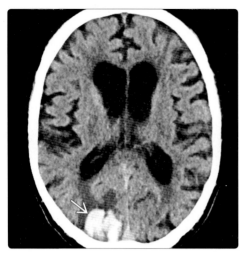

图 5-27 一例 82 岁血压正常男性患者，突发左侧同向偏盲，平扫 CT 显示右侧枕叶出血➡

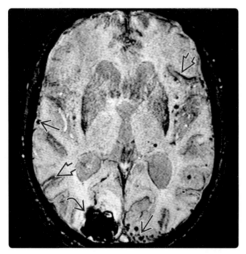

图 5-28 T₂* SWI MIP 显示血肿➡、多发性皮层微出血➡和表面铁沉积➡。未见基底节病变

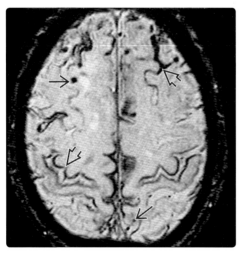

图 5-29 更靠近头侧的 T₂* SWI 图像显示更多的微出血➡和广泛的皮层表面铁沉积➡。这是淀粉样血管病

脑淀粉样血管病

脑淀粉样血管病是脑淀粉样蛋白沉积疾病的三种形态学种类之一。由于脑淀粉样血管病（又名嗜刚果红性血管病）是老年患者自发性脑叶出血的常见原因，因此我们将在此简要讨论。

脑淀粉样蛋白沉积疾病的全过程将在脑血管病变（第 10 章）中有更详细的讨论。

在 60 岁以上的患者中，脑淀粉样血管病导致约 1% 的卒中和 15%～20% 的原发性颅内出血。平均发病年龄为 73 岁。脑淀粉样血管病患者通常血压正常，但有中度痴呆。

平扫 CT 可表现为一个或多个脑叶血肿，常在不同的时期进展。一些脑淀粉样血管病患者，尤其是那些有"霹雳"样头痛的患者，可能表现为头顶（"大脑凸面"）蛛网膜下腔出血。

MR 是检测脑淀粉样血管病最敏感的方法。T₂/FLAIR 扫描常见多灶性和融合性白质高信号区。至少 1/3 的患者有点状微出血，在 T₂*（GRE，SWI）序列上表现为多灶性"晕染样黑点"。皮层表面铁沉积症也很常见，是未来脑叶出血的预测因子。

远隔性小脑出血

术语和病因

远隔性小脑出血是术后患者自发性颅后窝脑实质出血的一种不太为人所知且经常被误诊的原因。大多数报告的病例发生在幕上开颅术后数小时。RCH 也是枕骨大孔减压或脊柱手术的罕见并发症。

远隔性小脑出血的病因很可能是脑脊液低容量伴小脑半球下移或"下垂"。小脑幕桥静脉的撕裂或闭塞被认为可导致浅表小脑出血，伴或不伴出血性坏死。

临床问题

远隔性小脑出血相对罕见，发生于 0.1%～0.6% 的幕上开颅患者，最常见于动脉瘤夹闭术、颞叶癫痫或肿瘤切除术。男性略多。中位年龄 51 岁。

许多远隔性小脑出血病例是无症状的，并且是在术后影像学检查中偶然发现的。最常见的症状是从麻醉中苏醒延迟、意识减退和癫痫发作。

预后一般良好。通常保守治疗，因为很少需要清除血肿。

影像

平扫 CT 显示小脑叶上分层的高密度血液条纹，即斑马征。出血可以是单侧或双侧、同侧或对侧手术部位（图 5-30）。

MR 表现各不相同，取决于血肿演变的时期/阶段。在 T₂*（GRE，SWI）上可以看到"晕染"征样的黑色条纹（图 5-31）。

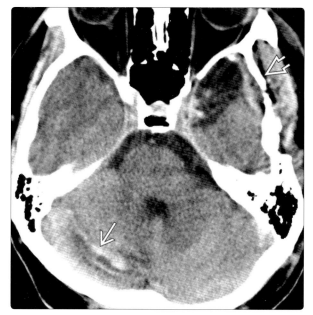

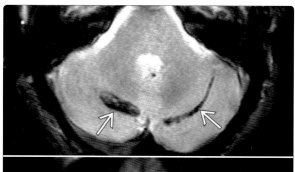

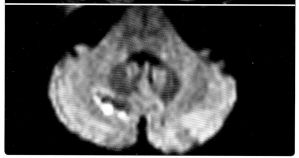

图 5-30　幕上开颅术后➡平扫 CT 扫描显示右侧小脑交替出现的高密度（血）和低密度（水肿）呈线状"斑马纹"➡，符合远隔性小脑出血

图 5-31　幕上肿瘤切除术后的双侧远隔性小脑出血。（上图）T_2^* GRE 显示双侧"晕染样"病变➡。（下图）DWI 显示右侧急性出血有一些扩散受限

微出血

脑微出血是含有含铁血黄素的巨噬细胞在血管周围聚集的表现。脑微出血几乎总是多发性的，有多种病因，从创伤和感染到血管病变和转移。每一种病因都在处理特定病理分组的相应章节中详细讨论。

在本节中，我们简要总结了两种不同但相关的疾病鉴别诊断：①引起弥漫性脑微出血的病变；②非微出血引起的 T_2^* MR 上"黑点"或"晕染样黑点"的鉴别诊断。

多灶性脑微出血

许多疾病可引起弥漫性脑微出血。脑微出血在 T_2^* SWI 上最容易被识别，而在标准 GRE 序列上通常显示不清或不可见。

伴有出血性血管或轴突损伤是儿童和年轻人脑微出血的最常见原因。最近有报道称，在接受机械通气或体外膜肺氧合（ECMO）治疗的急性呼吸衰竭中年患者中可出现"危重疾病相关性微出血"（图 5-33）。

弥漫性血管内凝血、脓毒症、急性出血性白质脑病和高原脑水肿是已报道的脑微出血的其他原因。可逆性细胞毒性和血管源性白质水肿合并 T_2/FLAIR 高信号可能伴随脑微出血一起出现，最有可能继发于毛细血管衰竭/渗漏。

慢性高血压和淀粉样血管病是导致老年人多发脑微出血的两种最常见疾病。

"晕染样黑点"

许多非出血性疾病在 T_2^* 成像上引起多灶性"黑点"。钙化灶在 T_2^* 上呈低信号，在 GRE 和 SWI 相位图上表现为"晕染样黑点"。

颅内积气在神经外科手术后常见。空气的磁化率极低，少量的颅内空气在 FSE T_2W 上难以检出。空气导致 T_2^*（GRE，SWI）序列信号丢失，使"晕染样黑点"容易识别（图 2-76B）。

非出血性原因导致 T_2^* 上出现"晕染样黑点"

常见
- 颅内积气

少见
- 多发实质钙化
  - 脑囊虫病
  - 颅内结核瘤

罕见但重要
- 体外膜循环
- 医疗设备、并发症
  - 金属栓子（心脏瓣膜等）

脑微出血：常见病因

常见

- 弥漫性轴索 / 血管损伤
- 脑淀粉样血管病
- 慢性高血压脑病
- 出血性转移

少见

- 多发海绵状血管畸形
- 败血症
- 重症相关疾病
  - 低氧血症，急性呼吸窘迫综合征
- 脂肪栓塞
- 血管炎
  - 真菌性
  - 镰状细胞
- 凝血障碍

脑微出血：罕见病因学

罕见但重要

- 急性出血性白质脑病
- 血管内淋巴瘤
- 白血病
- 放疗 / 化疗
  - 放射诱导毛细管扩张
  - 矿化性微血管病
  - SMART 综合征放射治疗后的卒中样偏头痛
- 血栓性微血管病
  - 恶性高血压
  - 弥散性血管内凝血病
  - 溶血性尿毒症综合征（HUS），非典型 HUS
  - 血栓性血小板减少性紫癜
- 高原脑水肿
- 脑型疟疾

图 5-32　冠状位尸检显示，在一例呼吸衰竭和脓毒症患者的皮层下➡️、深部➡️白质中有无数微小的微出血。胼胝体➡️严重受累（图片提供者：R. Hewlett, MD.）

图 5-33A　一例 55 岁的急性呼吸窘迫综合征插管男性患者，FLAIR MR 显示皮层下、深部白质中显示弥漫性、融合对称的高信号➡️

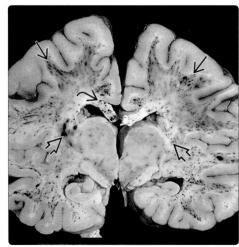
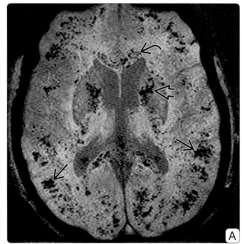

图 5-33B　T₂* SWI MR 显示皮层下、深部白质（包括胼胝体和内囊）有无数微出血

图 5-33C　更靠近头侧的 SWI MR 显示弥漫性皮层下微出血，明显不累及脑皮层。这是一例重症疾病相关性脑微出血的引人注目的病例（图片提供者：M. Jhaveri, MD.）

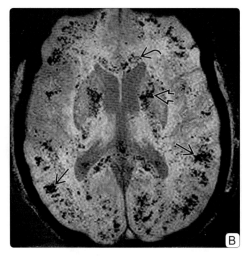
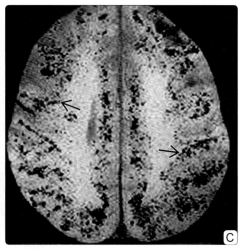

第6章
蛛网膜下腔出血和动脉瘤

　　创伤是迄今为止引起颅内蛛网膜下腔出血（subarachnoid hemorrhage, SAH）最常见的原因。当血液从挫伤的大脑或撕裂的血管延伸到邻近的脑沟时，会发生创伤性蛛网膜下腔出血，相关内容在颅脑外伤章节（第2章）中已经进行了讨论。本章重点介绍非创伤性蛛网膜下腔出血和动脉瘤。

蛛网膜下腔出血

　　自发性（即非创伤性）蛛网膜下腔出血占所有急性"卒中"的3%~5%。其中约80%是由破裂的颅内囊状动脉瘤（saccular aneurysm, SA）引起的。非创伤性蛛网膜下腔出血（nontraumatic subarachnoid hemorrhage, ntSAH）的其他可识别原因包括各种疾病，如夹层、静脉出血或血栓形成、血管炎、淀粉样血管病和可逆性脑血管收缩综合征（reversible cerebral vasoconstriction syndrome, RCVS）。10%~12%的非创新性蛛网膜下腔出血患者没有明确的病因。

　　本章首先讨论动脉瘤性蛛网膜下腔出血（aneurysmal subarachnoid hemorrhage）及其最严重的并发症、血管痉挛和继发性脑缺血。然后，回顾两种特殊类型的非创伤性非动脉瘤性蛛网膜下腔出血：中脑周围蛛网膜下腔出血和一种叫作大脑凸面蛛网膜下腔出血（convexal SAH, cSAH）的非典型蛛网膜下腔出血。最后讨论慢性反复蛛网膜下腔出血及其罕见但重要的表现，表面铁沉着症（superficial siderosis, SS）。

动脉瘤性蛛网膜下腔出血

术语
　　动脉瘤性蛛网膜下腔出血是指血液外渗到蛛网膜和软脑膜之间。动脉瘤性蛛网膜下腔出血的典型位置（基底池、侧裂和下纵裂）通常有助于将其与其他原因的非创伤性蛛网膜下腔出血区分开来（见阴影框，第90页）。

病因
　　动脉瘤性蛛网膜下腔出血最常见的原因是囊状动脉瘤（"浆果"）破裂或（少见）血泡状动脉瘤（blood blister-like aneurysm, BBA）破裂。动脉瘤性蛛网膜下腔出血其他不常见的原因包括颅内夹层和夹层动脉瘤。

病理

位置   由于大多数囊状动脉瘤来自 Willis 环或大脑中动脉（middle cerebral artery, MCA）分叉，因此动脉瘤性蛛网膜下腔出血最常见的位置是鞍上池和侧裂（图 6-1）。

有时，动脉瘤破裂直接进入脑实质而不是蛛网膜下腔。当前交通动脉（anterior communicating artery, ACoA）瘤尖向上并突入额叶时，这种情况最为常见（图 6-3）。

大体病理特征   动脉瘤性蛛网膜下腔出血的大体特征是基底池充满血液（图 6-13）。蛛网膜下腔出血可延伸至浅脑沟和脑室。

临床问题

人口统计学特征   动脉瘤性蛛网膜下腔出血的总发病率随年龄增长而增加，在 40 至 60 岁之间达到高峰。男性：女性为 1：2。

动脉瘤性蛛网膜下腔出血在儿童中很少见。然而，尽管相对罕见，儿童中大多数自发性（非创伤性）蛛网膜下腔出血源自脑动脉瘤，占所有儿童出血性"卒中"的约 10%。

临床表现   至少 75% 的动脉瘤性蛛网膜下腔出血患者突然出现"一生中最严重的头痛"。最严重的形式是"霹雳样"头痛，这是一种发作时有"霹雳样"极度剧烈的头痛并且通常在几分钟甚至几秒钟内达到高峰。"霹雳样"头痛的病因有很多。最

严重和威胁生命的是动脉瘤性蛛网膜下腔出血，尽管它只占这些严重头痛的 4%～12%。

1/3 的动脉瘤性蛛网膜下腔出血患者主诉颈部疼痛，1/3 的患者诉有呕吐。10%～25% 的患者在明显蛛网膜下腔出血发作前几天或两周出现"前哨头痛"。这些"前哨头痛"是突然、剧烈、持续性的，可能代表动脉瘤破裂前的轻微出血。

可疑动脉瘤性蛛网膜下腔出血的筛查

临床问题
- 导致 3%～5% 的"卒中"
- "霹雳样"头痛（动脉瘤性蛛网膜下腔出血：4%～12%）
- 峰值年龄为 40 岁～60 岁；男性：女性为 1：2

平扫 CT
- 灵敏度：如果在前 6 小时内进行，准确度近 100%
- 下列情况不需要腰椎穿刺
  ○ CT 阴性
  ○ 神经查体正常

CTA
- 如果平扫 CT 显示动脉瘤性蛛网膜下腔出血

自然病程   尽管动脉瘤性蛛网膜下腔出血仅导致所有"卒中"的 3%～5%，但在 65 岁之前所有卒中相关的潜在寿命减少中，有近 1/3 可归因于动脉瘤性蛛网膜下腔出血。动脉瘤性蛛网膜下腔出血患者的平均死亡年龄明显低于其他类型卒中患者。

动脉瘤性蛛网膜下腔出血在 2/3 以上的患者中是致死或致残的。大面积蛛网膜下腔出血可在几分钟内导致昏迷和死亡。大约 1/3 的动脉瘤性蛛网膜下腔出血患者在 72 小时内死亡；另有 1/3 患者存活但神经功能受损。

治疗原则   在初次出血后存活的患者中进行动脉瘤性蛛网膜下腔出血治疗的目标是：① 清除动脉瘤（防止潜在的灾难性再出血）；② 预防或治疗血管痉挛。

影像

一般特征   平扫 CT 是"霹雳样"头痛和疑似动脉瘤性蛛网膜下腔出血患者的一种很好的筛查方法。在本病发生后的前 6 小时内，现代 CT 扫描仪（16 排或以上）检测动脉瘤性蛛网膜下腔出血的灵敏度接近 100%。如果平扫 CT 阴性且神经系统检查正常，现在认为腰椎穿刺是不必要的。

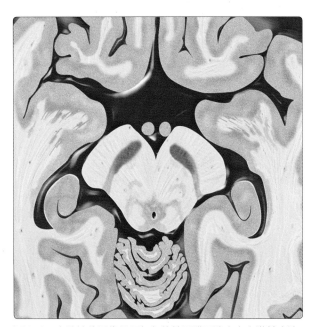

图 6-1   中脑轴位图像显示红色的蛛网膜下腔出血充满基底池。蛛网膜下腔出血呈弥漫性分布，无局灶性血肿，从统计学上看最可能的动脉瘤破裂位置是前交通动脉瘤

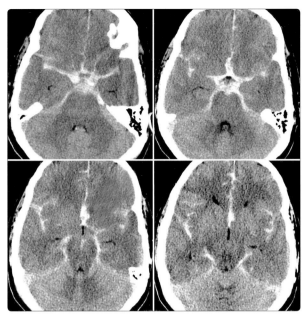

图 6-2　多张轴位平扫 CT 扫描显示动脉瘤性蛛网膜下腔出血的典型表现。典型表现为基底池和侧裂池呈高密度

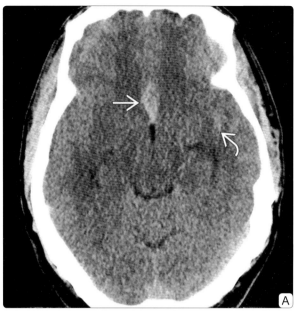

图 6-3A　42 岁男性患者伴"霹雳样"头痛，平扫 CT 检查显示大脑纵裂区可见局灶性血肿 ➡。左侧大脑外侧裂可见少量蛛网膜下腔出血 ➡

动脉瘤性蛛网膜下腔出血最典型的影像学特征是平扫 CT 扫描显示脑池和脑沟密度增高。

CT 表现　基底池，特别是鞍上池通常充满高密度血液（图 6-2）。尽管蛛网膜下腔出血分布通常取决于"罪魁祸首"动脉瘤的位置，但它也有一定的可变性，并不能绝对预测动脉瘤位置。

前交通动脉动脉瘤通常向上破裂进入大脑纵裂（图 6-3）。大脑中动脉分叉动脉瘤破裂通常进入侧裂。颈内动脉 – 后交通动脉瘤（internal carotid-posterior communicating artery，ICA-PCoA）破裂通常进入鞍上池。椎基底动脉瘤常使第四脑室、桥前池和枕骨大孔充满血液。

近 1/2 的动脉瘤性蛛网膜下腔出血患者存在脑室内出血（intraventricular hemorrhage，IVH）。局灶性实质出血并不常见，但如果存在，通常可预测动脉瘤破裂部位。

MR 表现　急性动脉瘤性蛛网膜下腔出血在 T_1W 上与脑实质一样呈等信号（图 6-4C）。脑脊液池可能表现出污渍或"脏"（图 6-4D）。超急性动脉瘤性蛛网膜下腔出血与脑脊液呈等信号，可能难以识别。随着时间的推移，蛛网膜下腔出血实际上可能会变成低信号（图 6-4E）。

FLAIR 是观察急性动脉瘤性蛛网膜下腔出血的最佳序列。脑沟和脑池出现高信号（图 6-4F）但非特异性。FLAIR 上"亮"脑脊液的其他原因包括

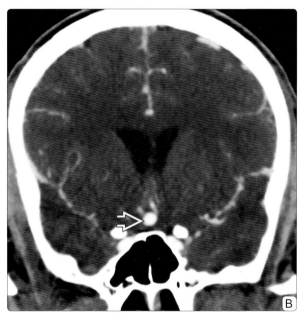

图 6-3B　同一病例冠状位 CTA 显示一个起源于前交通动脉的 8 mm 的囊状动脉瘤 ➡。动脉瘤用血管内弹簧圈成功治疗

过度氧化、脑膜炎、肿瘤和伪影。

血管造影表现　如果"罪魁祸首"动脉瘤 ≥ 2 mm（图 6-3B），95% 的动脉瘤性蛛网膜下腔出血患者的 CTA 呈阳性。许多动脉瘤性蛛网膜下腔出血和 CTA 阳性的患者在没有 DSA 的情况下进行手术夹闭。DSA 在 13% 的 CTA 阴性 SAH 患者中识别出血管病变，因此此类患者应进行 DSA 检查。

约 15% 的病例出现所谓的血管造影阴性蛛网膜下腔出血（图 6-4）。随着 3D 旋转血管造影和

3D 表面阴影遮盖的增加，"血管造影阴性"蛛网膜下腔出血的发生率降低至 4%~5%。

图 6-4A　一例 58 岁"霹雳样"头痛患者，平扫 CT 显示典型的动脉瘤性蛛网膜下腔出血充满基底池和侧裂➜。存在早期梗阻性脑积水征象➜

图 6-4B　矢状位平扫 CT 显示等密度➜和高密度➜血液充满鞍上池、脚间池和桥前池。注意与第三脑室正常低密度脑脊液的对比➜

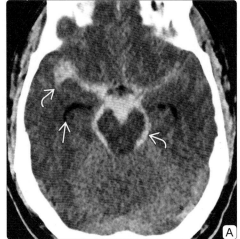
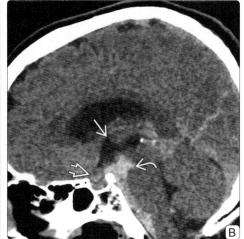

图 6-4C　由于 CTA 和 DSA 均为阴性，因此在几小时后进行了 MR 检查。矢状位 T_1W 显示"脏"脑脊液➜环绕"流空"的基底动脉，与邻近脑组织呈等信号。注意与第三脑室中正常低信号脑脊液对比➜

图 6-4D　轴位 T_1W MR 显示鞍上池内充满与周围脑组织几乎等信号的"脏"脑脊液➜

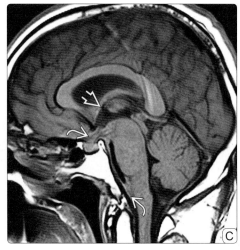
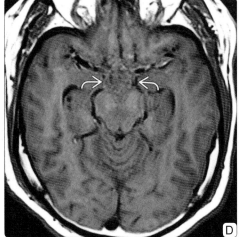

图 6-4E　T_2W MR 显示鞍上池内脑脊液由于合并急性出血呈低信号➜。注意与侧脑室颞角正常高信号脑脊液对比➜

图 6-4F　FLAIR 鞍上池脑脊液信号未完全抑制➜。蛛网膜下腔出血导致脑浅沟内存在未抑制的高信号液体➜

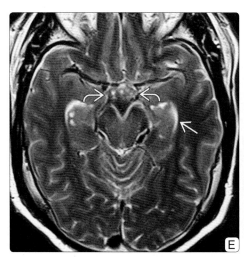
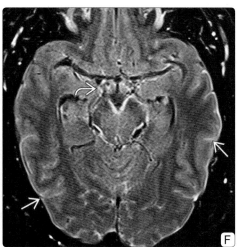

动脉瘤性蛛网膜下腔出血的影像

平扫 CT
- 基底池、脑沟密度增高
- 常见脑积水，发病早

MR
- T_1W 上的"脏"CSF
- FLAIR 上脑池，脑沟高信号

血管造影
- 如果动脉瘤 ≥ 2 mm，95% 的 CTA 阳性
- 复杂动脉瘤，CTA 阴性备选 DSA
- "血管造影阴性"蛛网膜下腔出血（阴性率 15%；如果使用 3D 血管造影，阴性率为 5%）
- 重复"第二次检查"DSA 阳性（5%）

鉴别诊断

动脉瘤性蛛网膜下腔出血的主要鉴别诊断是外伤性蛛网膜下腔出血（SAH）。动脉瘤性蛛网膜下腔出血通常分布更广，经常充满基底池。外伤性蛛网膜下腔出血通常发生在皮层挫伤或撕裂伤附近，因此最常见于浅表沟。

中脑周围非动脉瘤性蛛网膜下腔出血（pnSAH）比蛛网膜下腔出血局限得多，局限于脚间池、周围池和桥前池。偶尔，中脑周围非动脉瘤性蛛网膜下腔出血扩散到鞍上池的后部，很少延伸到外侧裂。

顾名思义，大脑凸面蛛网膜下腔出血（cSAH）位于大脑凸面上方的浅沟。通常，只有一个沟受到影响。导致大脑凸面蛛网膜下腔出血的原因很多，包括皮层静脉阻塞、淀粉样血管病、血管炎和可逆性脑血管收缩综合征。

假性蛛网膜下腔出血是由严重的脑水肿引起的。大脑的低密度使大脑动脉和静脉的血液看起来呈高密度，类似蛛网膜下腔出血的外观。

脑沟 – 脑池 FLAIR 高信号在 MR 上是一种非特异性影像表现。常伴随出血、脑膜炎、癌变、高氧血症、卒中和钆对比剂（血脑屏障渗漏或慢性肾衰竭）而发生。FLAIR "亮" 脑脊液也可能由流动干扰和技术伪影（例如，脑脊液信号不完全抑制）引起。

化脓性脑膜炎、脑膜癌变和高吸入性氧浓度也可引起脑脊液 FLAIR 高信号。提前注射钆螯合物（伴或不伴肾清除率降低）可导致弥漫性延迟性脑脊液强化。

脑沟 – 脑池 FLAIR 高信号的其他病因包括血流缓慢的高信号血管（例如，急性动脉卒中、脑缺血 - 梗死后形成的软脑膜侧支、Sturge-Weber 综合征、烟雾病和可逆性脑血管收缩综合征）。

动脉瘤性蛛网膜下腔出血后脑缺血与血管痉挛

脑缺血是首次蛛网膜下腔出血存活患者发病和死亡的主要原因。脑血管痉挛（cerebral vasospasm，CVS）是引起脑缺血最常见的原因，通常发生在动脉瘤性蛛网膜下腔出血后 4~10 天。

动脉瘤性蛛网膜下腔出血后并发症的影像学表现

检测动脉瘤性蛛网膜下腔出血后早期并发症的非侵入性方法包括经颅多普勒超声、CTA 和 MR/MRA。多段血管收缩和不规则狭窄血管是 CTA 和 DSA 的典型表现（图 6-5）。DWI 和 pMR 对于检测动脉瘤性蛛网膜下腔出血后早期缺血改变最为敏感。

如果要进行血管内治疗或动脉内注射抗痉挛药物，如尼卡地平，通常要进行 DSA 检查。

鉴别诊断

现有蛛网膜下腔出血背景下血管痉挛的鉴别诊断是有限的。如果患者近期有已知的动脉瘤蛛网膜下腔出血，多节段血管狭窄表明有脑血管痉挛。然而，如果蛛网膜下腔出血是在大脑凸面，鉴别诊断包括可逆性脑血管收缩综合征和血管炎。

动脉瘤性蛛网膜下腔出血的其他并发症

梗阻性脑积水通常发生在动脉瘤性蛛网膜下腔出血患者中，有时在发病后数小时内发生，并可因脑室内出血的存在而加重。影像学检查显示脑室周围细胞外液增多，侧脑室边缘"模糊"（图 6-5B）。

中脑周围非动脉瘤性蛛网膜下腔出血

术语

中脑周围非动脉瘤性蛛网膜下腔出血也被称为良性中脑周围蛛网膜下腔出血。中脑周围非动脉瘤性蛛网膜下腔出血是一种临床上良性的蛛网膜下腔出血亚型，解剖上局限于中脑周围和桥前池（图 6-6）。

图 6-5A　一例 43 岁男性患者，突发剧烈头痛，平扫 CT 显示蛛网膜下腔出血充满基底池 ➡。左侧大脑中动脉被蛛网膜下腔出血勾勒出来 ⇨

图 6-5B　CTA 显示左侧颈内动脉分叉处有一个 8 mm 的双叶状动脉瘤 ➡。注意观察梗阻性脑积水 ➡

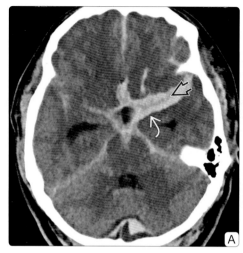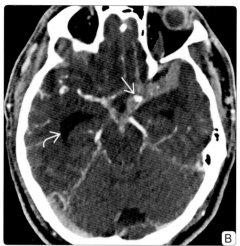

图 6-5C　夹闭后 4 天 DSA 显示中度血管痉挛，累及颈内动脉远端 ➡、大脑前动脉 A1 段近端 ➡ 和大脑中动脉 M1 段 ⇨

图 6-6　中脑周围非动脉瘤性蛛网膜下腔出血中，出血局限于脚间池和（中脑周围）环池 ➡

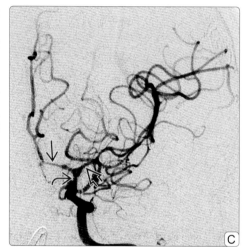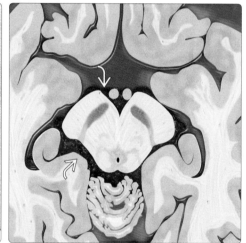

图 6-7A　轴位平扫 CT 显示中脑周围非动脉瘤性蛛网膜下腔出血，出血位置在桥前池 ➡、左侧中脑池 ➡。鞍上池正常 ➡

图 6-7B　矢状位重建平扫 CT 显示桥前池 ➡、脚间池 ➡ 出血。前鞍上池内无出血 ➡。中脑周围非动脉瘤性蛛网膜下腔出血

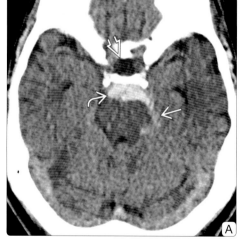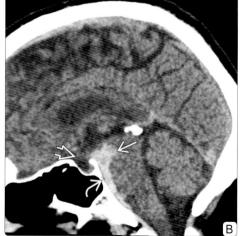

病因

中脑周围非动脉瘤性蛛网膜下腔出血的确切病因尚不清楚，中脑周围非动脉瘤性蛛网膜下腔出血的来源通常也不确定。然而，大多数研究人员认为最有可能的原因是静脉破裂，而不是动脉瘤破裂。

临床问题

中脑周围非动脉瘤性蛛网膜下腔出血是非创伤性、非动脉瘤性蛛网膜下腔出血最常见的原因。典型表现为轻度至中度头痛，Hunt 和 Hess 分级为 1~2 级。偶尔，患者会经历伴有脑膜痉挛的严重"霹雳样"头痛。

中脑周围非动脉瘤性蛛网膜下腔出血患者的发病高峰年龄为 40~60 岁，与动脉瘤性蛛网膜下腔出血相同。没有性别偏好。

大多数中脑周围非动脉瘤性蛛网膜下腔出血病例表现为临床良性、无异常，在近 1/2 的病例中 MR 表现为急性缺血性病变（通常无症状），再出血不常见（<1%）。与动脉瘤性蛛网膜下腔出血相比，血管痉挛和延迟性脑缺血是罕见的。

影像

中脑周围非动脉瘤性蛛网膜下腔出血具有明确的影像特征。平扫 CT 显示中脑周围（脚间池和中脑周围池）和脑桥前方有局灶性蛛网膜下腔出血。高分辨率 CTA 用于排除潜在的动脉瘤或夹层。如果首次 CTA 为阴性，DSA 不会有显著的额外诊断结果。

鉴别诊断

中脑周围非动脉瘤性蛛网膜下腔出血的主要鉴别诊断是动脉瘤性蛛网膜下腔出血。动脉瘤性蛛网膜下腔出血更广泛，遍及基底池，并常延伸至大脑纵裂和外侧裂。

病史和影像学表现均能提示外伤性蛛网膜下腔出血。外伤性蛛网膜下腔出血发生在脑挫伤附近。它通常更靠近周边，主要位于外侧裂和大脑凸面。在闭合性颅脑损伤时，中脑可能会突然受到小脑幕切迹的强力撞击。在这种情况下，中脑周围的血液表现与中脑周围非动脉瘤性蛛网膜下腔出血相似。与中脑周围非动脉瘤性蛛网膜下腔出血相反的是，外伤性蛛网膜下腔出血通常不存在脚间池和桥前池出血。

大脑凸面蛛网膜下腔出血多发生于大脑凸面，而不是中脑周围的脑池。单个脑沟内或紧邻的脑沟内有出血是常见的。

大脑凸面蛛网膜下腔出血

术语

累及脑顶沟的孤立性自发性非创伤性蛛网膜下腔出血，被称为大脑凸面蛛网膜下腔出血（convexal or convexity SAH, cSAH）。大脑凸面蛛网膜下腔出血是一种特殊类型的蛛网膜下腔出血，其影像学表现与动脉瘤性蛛网膜下腔出血或中脑周围非动脉瘤性蛛网膜下腔出血不同：大脑凸面蛛网膜下腔出血局限于大脑半球凸面，不累及基底池和中脑周围脑池（图 6-8）。

病因

广泛的血管甚至非血管病变都可能导致大脑凸面蛛网膜下腔出血。这些疾病包括硬脑膜窦和皮层静脉血栓（cortical vein thrombosis, CoVT）、动静脉畸形、硬脑膜动静脉瘘、动脉夹层/狭窄/闭塞、真菌性动脉瘤、血管炎、淀粉样血管病、凝血病、可逆性脑血管收缩综合征和后部可逆性脑病综合征。

临床问题

虽然大脑凸面蛛网膜下腔出血几乎可以发生在任何年龄，但大多数患者在 40~80 岁。峰值年龄为 70 岁。

大脑凸面蛛网膜下腔出血的临床表现因病因不同而异，但与动脉瘤性蛛网膜下腔出血有很大差异。大多数大脑凸面蛛网膜下腔出血患者有非特异

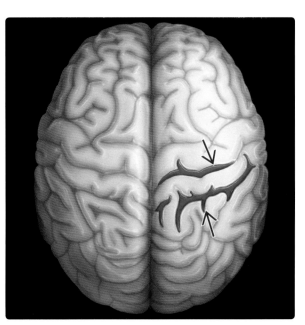

图 6-8　图中显示大脑凸面蛛网膜下腔出血，在左侧大脑半球顶点附近的脑沟中有局灶性蛛网膜下腔血液 ➡️

性头痛，但没有颈部强直。有些表现为局灶性或全身性癫痫发作或神经功能缺损。

继发于可逆性脑血管收缩综合征的大脑凸面蛛网膜下腔出血患者可能会出现"霹雳样"头痛。绝大多数是中年女性。由静脉血栓形成或血管炎引起的大脑凸面蛛网膜下腔出血可能症状较轻，发病更隐匿。伴有大脑凸面蛛网膜下腔出血的皮层静脉血栓平均年龄为 33 岁。

脑淀粉样血管病（cerebral amyloid angiopathy，CAA）是老年患者大脑凸面蛛网膜下腔出血的主要病因。痴呆恶化和头痛是常见的表现。与年龄匹配的健康对照组相比，该年龄段中的大脑凸面蛛网膜下腔出血与认知障碍、脑淀粉样血管病以及APOE-ε4 过度表达相关。40%~45% 的患者经历了复发性大脑凸面蛛网膜下腔出血和随后的脑叶出血（见第 10 章）。

大脑凸面蛛网膜下腔出血本身的结果通常是良性的，主要取决于潜在的病因。血管痉挛和 DCI 是罕见的。

影像

CT 表现　大脑凸面蛛网膜下腔出血多为单侧，累及一条（图 6-9A）或多条背外侧凸面脑沟。基底池通常不会累及。

MR 表现　大脑凸面蛛网膜下腔出血（图 6-9B，图 6-12A）的典型表现是 FLAIR 上的局灶性沟状高信号。T_2^*（GRE，SWI）显示受影响的脑沟像"晕染"一样。如果大脑凸面蛛网膜下腔出血的病因是硬脑膜窦或皮层静脉闭塞，则可能出现低信号"条索"征。患有脑淀粉样血管病的患者在 T_2^*（图 6-9B）上具有多灶性皮层和软脑膜微出血（"晕染样黑点"）。也可能显示铁沉积症和先前不同分期的脑叶出血。

非外伤性大脑凸面蛛网膜下腔出血的病因

常见
- 可逆性脑血管收缩综合征（RCVS）
  - 平均年龄为 50 岁
  - 典型表现为"霹雳样"头痛
- 脑淀粉样血管病（CAA）
  - 平均年龄为 70 岁
  - 症状为精神错乱，痴呆，感觉运动功能障碍

少见
- 心内膜炎
- 皮层静脉血栓 ± 硬脑膜窦闭塞

罕见
- 血管炎

非创伤性蛛网膜下腔出血：动脉瘤 *vs.* 非动脉瘤

动脉瘤性蛛网膜下腔出血
- 广泛分布；基底池
- 源于动脉
- 常见并发症（血管痉挛、缺血）

中脑周围非动脉瘤性蛛网膜下腔出血
- 局限性；中脑周围、桥前池
- 可能源于静脉
- 临床良性；并发症、罕见复发

大脑凸面蛛网膜下腔出血
- 浅（凸）沟
- ≥ 60 岁？考虑脑淀粉样血管病！
- ≤ 60 岁？考虑可逆性脑血管收缩综合征！
- 所有年龄段：静脉闭塞、血管炎

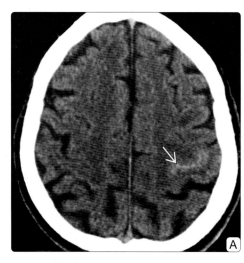
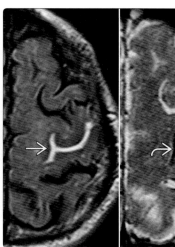
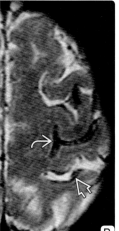

图 6-9A　一例 78 岁男性头痛患者的平扫 CT 显示大脑凸面脑沟中有蛛网膜下腔出血➡

图 6-9B　左侧图像：FLAIR 显示大脑凸面脑沟内呈高信号➡。右侧图像：T_2^* 显示"晕染样"的出血➡和软脑膜的铁沉着症➡

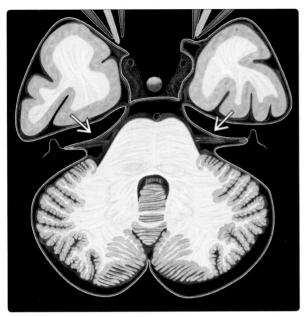

图 6-10　表面铁沉着症图片显示大脑、脑膜和颅神经表面的暗褐色含铁血黄素染色。值得注意的是，桥小脑角内听道内的第 7 对颅神经面神经、第 8 对颅神经前庭蜗神经尤其受到影响 ➡️

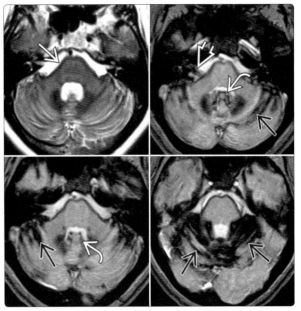

图 6-11　FSE T₂ 显示脑桥、小脑周围呈低信号 ➡️。T₂* 显示沿着脑桥、小脑半球呈"晕染样"改变 ➡️。注意沿着第 7 对颅神经面神经、第 8 对颅神经前庭蜗神经的铁沉积、第四脑室脉络丛 ➡️ 的含铁血黄素沉积。皮层性表面铁沉着症

表面铁沉着症

术语

铁血黄素沿脑表面、颅神经和（或）脊髓沉积被称为表面铁沉着症（superficial siderosis, SS）（图 6-10）。铁沉着症有两种类型，其基础病理和临床表现不同。中枢神经系统的"典型"表面铁沉着症主要影响幕下区域和脊髓。

术语"皮层性"表面铁沉着症（cortical SS, cSS）描述了含铁血液分解产物沉积的独特模式，其局限于大脑半球凸面上的皮层沟。在皮层性表面铁沉着症中，脑干、小脑和脊髓不会受累。

病因

表面铁沉着症是慢性间歇性或持续性蛛网膜下腔少量出血的结果。创伤和手术是典型表面铁沉着症最常见的原因。其他报道的病因包括出血性肿瘤、血管畸形和静脉阻塞。反复动脉瘤性蛛网膜下腔出血导致的表面铁沉着症相对少见。

皮层性表面铁沉着症有许多潜在的原因，但在老年人中，皮层性表面铁沉着症最常与脑淀粉样血管病相关。

病理

位置　虽然表面铁沉着症可以发生在中枢神经系统的任何地方，但经典的表面铁沉着症好发于颅后窝（小脑叶和蚓部，第 8 对颅神经）和脑干。

皮层性表面铁沉着症见于 60% 的脑淀粉样血管病患者，但在非脑淀粉样血管病形式的脑出血中少见。

大体病理特征　褐黄色和黑灰色的硬壳覆盖了受影响的结构，沿着脑沟分层并包裹颅神经。

临床问题

典型表面铁沉着症患者通常表现为缓慢进展的步态共济失调、构音障碍和双侧感音神经性听力损失。一些患者出现进行性脊髓病。通常，在导致表面铁沉着症的假定事件到明显症状的发展之间会有几十年的时间。

由于皮层表面铁沉着症最常见于脑淀粉样血管病，进行性痴呆和认知功能下降比较常见。

影像

表面铁沉着症患者的 CT 通常正常。

MR 成像中，表面铁沉着症在 T₂*（GRE, SWI）成像上最为清晰，表现为沿脑表面并覆盖颅神经和（或）脊髓低信号边缘（图 6-11）。皮层性表面铁沉着症常见典型的双线性轨迹状外观（图 6-12B）。

尽管进行了广泛的神经影像学检查，但表面铁沉着症的来源常是未知的。在 50% 的典型表面铁沉着症中，尽管对整个神经系统进行了广泛的调查，但仍无法确定出血来源。

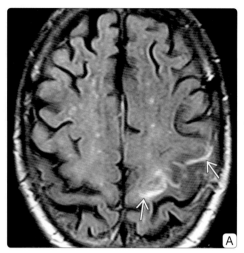

图 6-12A　一名 84 岁反复跌倒、精神混乱女性患者，FLAIR 显示左侧脑沟内的高信号➡️，提示大脑凸面的蛛网膜下腔出血

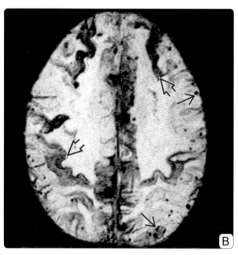

图 6-12B　几年后，T_2^* SWI 显示多处皮层微出血➡️和双侧广泛的皮层铁沉积➡️

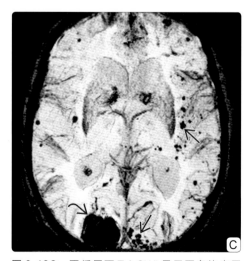

图 6-12C　更低层面 T_2^* SWI 显示更多的皮层微出血➡️、急性右侧枕叶血肿➡️。脑淀粉样血管病

鉴别诊断

典型表面铁沉着症的主要成像鉴别是"反跳点"伪影，它使颅后窝表面看起来像人为变暗。

大多数皮层性表面铁沉着症相似疾病含有脱氧血液或血液产物。脑静脉在 SWI 上表现出明显的低信号，但与大脑凸面脑沟不平行。脑沟动脉（卒中或烟雾病中的软脑膜侧支）的缓慢血流也可在 SWI 上表现为低信号。

在 Sturge-Weber 综合征中，脑回样钙化所致的低信号可以是线状的或者是皮层样的，但在平扫 CT 和 T_1 增强 MR 上可以很容易地识别。皮层性表面铁沉着症的罕见原因包括出血性蛛网膜下腔转移、神经皮肤黑变病（T_1W 高信号）和脑膜血管瘤病（脑膜细胞和血管增厚强化、有时钙化和浸润性增生）。

表面铁沉着症（SS）

典型表面铁沉着症
- 颅后窝 >> 幕上
- 大脑（通常是小脑）、颅神经覆盖有含铁血黄素
- 慢性反复蛛网膜下腔出血
- 约 50% 原因不明
- 感觉神经性听力损失

皮层性表面铁沉着症
- 大脑半球上的皮层隆起
- 最常见的病因 = 脑淀粉样血管病
- 短暂性局灶性神经发作
- T_2^* 呈平行的"轨迹状"低信号
- 未来脑出血的高风险性
- 脑叶出血、微出血

动脉瘤

概述

颅内动脉瘤按其大体表型分类。最常见的颅内动脉瘤被称为囊状或"浆果状"动脉瘤，因为它们具有突出的囊状或浆果状结构。囊状动脉瘤（saccular aneurysms, SAs）是一种后天性病变，发生于血流动力学压力最大的大脑主要动脉的分支点。囊状动脉瘤缺乏正常血管中的一些动脉层（通常是内部弹力层和中膜）。90% 以上的囊状动脉瘤发生在（颈动脉）"前"循环。

假性动脉瘤（有时也称为"假"动脉瘤）是一种局灶性动脉扩张，不包含正常动脉壁的任何一层。它们通常形状不规则，多由一个血管旁的、未被包裹的血块组成，血块形成空洞并与载瘤血管内腔相通。颅外假性动脉瘤比颅内病变更常见。颅内假性动脉瘤通常起源于 Willis 环远端的中型动脉。

创伤、药物滥用、感染和肿瘤是常见的病因。

血泡样动脉瘤（blood blister-like aneurysms, BBAs）是最近在神经外科文献中发现的一种特殊类型的动脉瘤。血泡样动脉瘤是一种偏心性半球形动脉外囊，只被一层薄薄的外膜覆盖。这些危险的病变既难以发现，也难以治疗。与囊状动脉瘤相比，它们倾向于在更小的尺寸和相对更小的年龄破裂。血泡样动脉瘤可以发生于任何部位，但它们更好发于沿着颈内动脉（internal carotid artery, ICA）床突段。

梭形动脉瘤（fusiform aneurysms, FAs）是一种局灶性扩张，累及整个血管周长并延伸相对较短距离。梭形动脉瘤更常见于椎基底动脉（"后"）循环。梭形动脉瘤可以是动脉粥样硬化性（更常见）或非动脉粥样硬化性。非动脉粥样硬化性梭形动脉瘤通常与胶原血管疾病相关，如 Marfan 或 Ehlers-Danlos Ⅳ 型。

囊状动脉瘤

术语

囊状（"浆果"）动脉瘤有时被称为"真性"动脉瘤（与假性动脉瘤形成对比）。

囊状动脉瘤是一种病理性的向外隆起，仅影响载瘤动脉的部分动脉壁。大多数囊状动脉瘤缺乏正常颅内动脉的两个重要结构组成部分——内部弹力层和肌层（"中膜"）——并且通常有容易破裂的局部变薄的壁。

病因

一般概念　囊状动脉瘤是由异常的细胞外基质（extracellular matrix, ECM）维持和过度的血流动力学压力引起的获得性病变。囊状动脉瘤的形成始于内皮功能障碍，随后是炎症级联反应、病理性重塑和血管壁的退行性改变。

遗传学　极少数囊状动脉瘤是先天性的（即出生时就存在）。然而，全基因组关联分析发现，囊状动脉瘤患者中表达了几种单核苷酸多态性。

遗传性结缔组织疾病、异常血管、家族易感性和"高流量"状态（即供应动静脉畸形的血管）都会增加囊状动脉瘤发展的风险。

高血压、吸烟和大量饮酒会显著增加囊状动脉瘤的发病风险，并可能增加潜在的遗传倾向。

异常血管　二叶主动脉瓣、主动脉缩窄、永存三叉动脉和大脑前动脉（ACA）的先天性异常（即 A1 不对称或 A1 段的视神经下路线）都会增加囊状动脉瘤的风险。

遗传性血管病和综合征性动脉瘤：一些遗传性结缔组织疾病（如马方和 Ehlers Danlos Ⅱ 和 Ⅳ 综合征或纤维肌肉发育不良）与颅内动脉瘤风险增加相关。动脉病变（不一定伴有动脉瘤形成）常见于 1 型神经纤维瘤病（NF1）患者。常染色体显性遗传性多囊肾病（autosomal dominant polycystic kidney disease, ADPCKD）增加了发生囊状动脉瘤的终身风险（4%～23%）。

囊状动脉瘤：病因

一般概念
- 后天的，不是先天的
- 异常血流动力学、剪切应力→动脉壁弱化
- 常见的潜在遗传改变

囊状动脉瘤风险增加
- 异常血管
  - 永存三叉动脉瘤
  - 前交通动脉开窗
- 血管病、综合征
  - 异常胶原蛋白（马方，Ehlers-Danlos）
  - 纤维肌发育不良
  - 常染色体显性多囊肾病
- 家族性颅内动脉瘤
  - 如果一级家庭成员患有动脉瘤性蛛网膜下腔出血，风险增加 4～10 倍

家族性颅内动脉瘤：阳性的家族史是动脉瘤性蛛网膜下腔出血已知的最强危险因素（一般人群的 4～10 倍）。高达 20% 的囊状动脉瘤患者有颅内动脉瘤家族史。没有任何已知遗传性结缔组织疾病的相关个体"集群"中的囊状动脉瘤被称为家族性颅内动脉瘤（familial intracranial aneurysms, FIAs）。

病理

位置　大多数颅内囊状动脉瘤发生在血流动力学压力最大的点。绝大多数来自主要血管的分叉或分支（图 6-13）。Willis 环和大脑中动脉分叉是最常见的部位（图 6-14，图 6-15）。Willis 环以外的动脉瘤并不常见。许多外周动脉瘤实际上是继发于创伤、感染或肿瘤的假性动脉瘤。

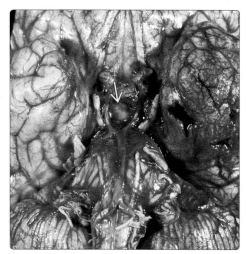

图 6-13 破裂的基底动脉分叉部动脉瘤➡产生大量的蛛网膜下腔出血延伸到整个基底池（图片提供者：R. Hewlett, MD.）

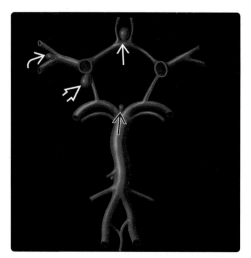

图 6-14 常见的动脉瘤位置有前交通动脉➡和颈内动脉 - 后交通动脉交界处➡。其他位置包括大脑中动脉分叉处➡和基底动脉末端➡

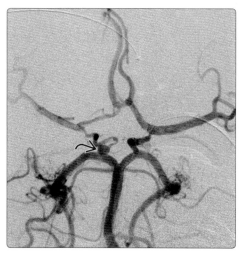

图 6-15 颅底颏顶位 DSA 显示整个 Willis 环。一个小的囊状动脉瘤➡起源于右侧后交通动脉和大脑后动脉 P1 段的连接处

前循环动脉瘤：90% 的囊状动脉瘤发生在"前"循环（图 6-14）。前循环由颈内动脉及其末端分支、大脑前动脉和大脑中动脉组成。大约 1/3 的囊状动脉瘤发生在前交通动脉上，另有 1/3 发生在颈内动脉和后交通动脉的交界处。约 20% 的囊状动脉瘤发生在大脑中动脉二分叉或三叉分叉处。

后循环动脉瘤：10% 的囊状动脉瘤位于椎基底动脉（"后"）循环。基底动脉分叉处是最常见的部位，占所有囊状动脉瘤的约 5%（图 6-13）。小脑后下动脉是第二常见的部位。

大小和数量　囊状动脉瘤的大小不定，从微小病变（2～3 mm）到大于 1 cm（图 6-17）的大病变。≥ 2.5 cm 的囊状动脉瘤称为"巨大"动脉瘤。15%～20% 的动脉瘤是多发性的，在女性中更为常见。

大体病理特征　当动脉壁在血流动力学压力下被重塑时，囊状动脉瘤的大体结构随时间而改变。当压力逐渐变弱时，壁开始向外凸出，形成囊状动脉瘤。囊状动脉瘤的开口（窦口）可以是窄的也可以是宽的。可能出现一个或多个小叶或顶端的"乳头"。这些突起是最脆弱的破裂点。

显微镜下特征　囊状动脉瘤显示内部弹力层断裂或缺失。平滑肌细胞层（中膜）通常不存在。在退化的细胞外基质中，囊状动脉瘤的壁通常非常脆弱，由内膜和外膜组成。也可能存在不同数量的血栓和动脉粥样硬化改变，尤其是在较大的"巨型"囊状动脉瘤中。炎性细胞浸润是囊状动脉瘤的组织学特征。

囊状动脉瘤：病理

位置
- 90% 前循环
  - Willis 环，大脑中动脉分叉
  - 前交通动脉、颈内动脉 / 后交通动脉连接处最常见
- 10% 后循环（基底动脉分叉）

大小、数量
- 微小（1～2 mm）至巨大（≥ 2 cm）
- 15%～20% 多发（女性：男性 = 10：1）

囊状动脉瘤壁的大体、显微镜下特征
- 囊状动脉瘤缺乏内部弹力层、中膜
- 可变的血栓
- 炎症变化常见

临床问题

流行病学　未破裂颅内动脉瘤（UIAs）在 3% 的成人群中被发现，并且由于更频繁的头颅成像而越来越多地被发现。无症状未破裂的囊状动脉瘤的发病率至少比破裂囊状动脉瘤多 10 倍。

人口统计学特征　发病高峰年龄在 40~60 岁。女性占绝对优势，尤其是多发性囊状动脉瘤。囊状动脉瘤在儿童中很少见，占所有病例的 2% 以下。儿童动脉瘤在女性中不占优势，通常与创伤或感染有关。

临床表现　80%~90% 的非创伤性蛛网膜下腔出血是由破裂的囊状动脉瘤引起的。最常见的症状是突然出现剧烈的头痛（"霹雳样"或"一生中最严重的头痛"）。颅神经病变是囊状动脉瘤的一种相对少见的表现。其中，后交通动脉动脉瘤导致的瞳孔散大性神经麻痹是最常见的。偶尔，部分或完全血栓形成的动脉瘤患者会出现短暂性脑缺血发作（TIA）或卒中。

自然病程　所有囊状动脉瘤的总体年破裂率为 1%~2%。然而，破裂风险因动脉瘤的大小、位置和形状而异。

大小和破裂风险：与 2~4 mm 动脉瘤相比，≥5 mm 的动脉瘤破裂风险显著增加。监测成像显示的增长也与破裂风险增加相关。

形状/结构和破裂风险：除了尺寸，形状和结构也很重要。非囊状（非球形）形状增加破裂风险。"子"囊的存在（不规则壁突出）和纵横比（长度与宽度）的增加是破裂风险的独立预测因素。

位置和破裂风险：椎基底动脉瘤、颈内动脉和后交通动脉动脉瘤的破裂风险明显更高。大脑中动脉和大脑前动脉动脉瘤具有中度风险。分叉动脉瘤比侧壁动脉瘤更容易变大。

治疗原则　动脉瘤性蛛网膜下腔出血是一种具有高死亡率和高发病率的灾难性病变。约 1/3 的患者死亡，1/3 的患者存活但伴有严重的残留神经功能缺损。只有 1/4~1/3 的动脉瘤性蛛网膜下腔出血患者恢复了良好的预后功能。

囊状动脉瘤破裂：几乎所有破裂的囊状动脉瘤都要治疗。神经血管内治疗，如螺旋圈（有或没有球囊/支架辅助）和分流越来越常见。接受开颅手术和夹闭术治疗的脑动脉瘤患者比例正在下降。

未破裂囊状动脉瘤：未破裂囊状动脉瘤（unruptured SAs, UIAs）的处理因其不可预测的自然病程而备受争议。初始大小和多样性是与动脉瘤生长相关的重要因素。最近的研究表明，7 mm 未破裂囊状动脉瘤的生长速度明显快于小于 3 mm 未破裂囊状动脉瘤。

囊状动脉瘤的临床特点

流行病学
- 发生率 3%；女性＞男性
- 发病高峰年龄：40~60 岁（儿童罕见）

临床表现
- 最常见
  - 突发、严重的"霹雳样"头痛
  - 占位效应（CN 麻痹）少见

自然病程
- 大多数囊状动脉瘤不会破裂！
- 囊状动脉瘤在影像上的偶然发现越来越常见

什么增加了破裂的风险？
- 大小很重要！
  - 破裂风险随大小增加而增加
  - ≥5 mm 的风险大于 2~4 mm
- 形状、结构很重要！
  - 非圆形（非囊状）= 破裂风险增加！
  - "子"囊或"乳头"= 破裂风险增加！
- 位置影响破裂风险！
  - 椎基底动脉、颈内动脉——后交通动脉位置破裂风险最高
  - 大脑中动脉、大脑前动脉中度风险；非后交通动脉——颈内动脉动脉瘤风险最低
- 类型
  - 血泡样动脉瘤在较小尺寸下破裂

影像

一般特征　囊状动脉瘤是圆形或分叶状的动脉突起，最常见于 Willis 环和大脑中动脉分叉处。

影像学特征取决于动脉瘤是未破裂还是破裂（伴有动脉瘤性蛛网膜下腔出血），以及动脉瘤囊是没有还是部分还是完全性的血栓形成。

CT 表现　在标准的平扫 CT 中，非常小的未破裂动脉瘤可能是看不见的。较大的病变表现为轮廓清晰的肿块，略高于大脑密度（图 6-16A）。可能存在边缘（图 6-18A）或壁钙化（图 6-19A）。

急性破裂的囊状动脉瘤伴有动脉瘤性蛛网膜下腔出血，这通常是主要的影像学特征，并经常掩盖"罪魁祸首"动脉瘤。偶尔，囊状动脉瘤表现为高密度蛛网膜下腔血池中轮廓清晰、相对低密度的充盈缺损。

在平扫 CT 中，部分或完全血栓形成的动脉瘤与邻近大脑相比通常密度较高。

没有血栓形成的动脉瘤显示动脉瘤腔明显、均匀的强化。部分血栓形成的动脉瘤显示残余腔有强

化。完全血栓形成的动脉瘤不会强化，尽管长期病变可表现出继发于反应性炎症改变的边缘强化。

MR 表现   MR 表现随脉冲序列、血流动力学、相关出血的位置和时长（蛛网膜下腔池或动脉瘤内部）而变化。

大约 1/2 的没有血栓的动脉瘤在 T$_1$W 和 T$_2$W 上表现出"流空"（图 6-16B）。另外的 1/2 由于流动缓慢或湍流、饱和效应和相位分散表现出不均匀的信号强度。在相位编码方向上脉动伪影的传播是常见的。FLAIR 扫描可以显示继发于动脉瘤性蛛网

图 6-16A   49 岁女性头痛患者，平扫 CT 显示鞍上池旁圆形高密度肿块➡️，无蛛网膜下腔出血的证据

图 6-16B   同一病例，T$_2$W MR 图像显示一个轮廓清晰的似乎起源于 Willis 环的"流空"➡️

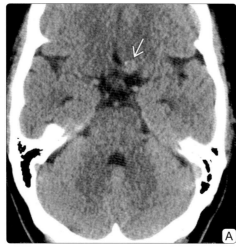
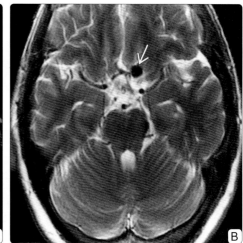

图 6-16C   同一病例，CTA 冠状位 MIP 显示一个分叶状的囊状动脉瘤起源于颈内动脉远端分叉处

图 6-17A   一名 82 岁复视女性，CTA MIP 显示左侧海绵窦内一个轮廓清晰、强化的肿块➡️

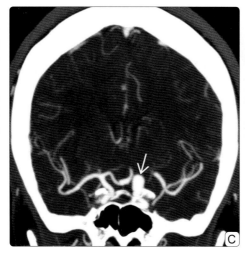
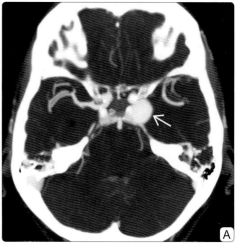

图 6-17B   左侧颈动脉血管造影斜位 DSA 显示颈内动脉海绵窦段动脉瘤➡️，但细节难以展示

图 6-17C   3D 旋转 DSA 表面遮盖显示可完整展现动脉瘤及其与载瘤血管的关系

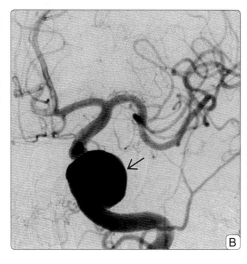
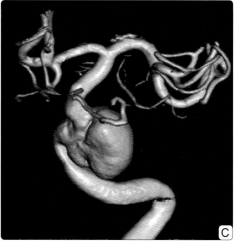

膜下腔出血的蛛网膜下池的高信号。

如果动脉瘤部分或完全形成血栓，常出现信号强度不同的层状血栓（图 6-18）。磁敏感性加权图像（GRE，SWI）上"晕染"征是常见的。增强扫描可显示动脉瘤内慢血流区 T_1 缩短。高分辨率增强 MR 可显示动脉瘤壁（图 6-19C）和邻近大脑（图 6-18C）的炎症改变。

DWI 序列可显示继发于血管痉挛或血栓栓塞的缺血性区域。

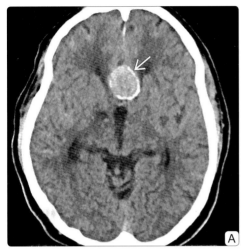

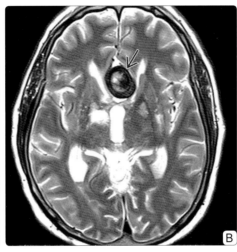

图 6-18A 平扫 CT 显示中线区一个轮廓清晰的高密度肿块伴周围钙化➡。病灶直径 2.5 cm

图 6-18B 同一病例，T_2W MR 显示了混杂信号核心周围的同心低信号血栓层➡

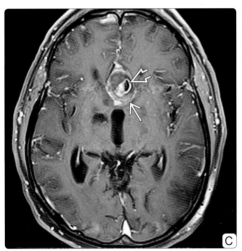

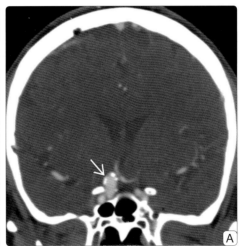

图 6-18C T_1 C+ FS MR 图像显示血栓形成的动脉瘤壁周围和残余管腔➡周围的强化➡

图 6-19A 一名 70 岁女性头痛患者，冠状位 CTA 显示右侧颈内动脉远端➡部分钙化的动脉瘤

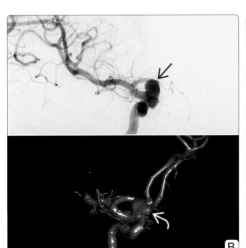

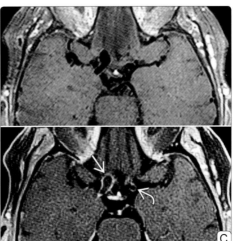

图 6-19B 同一病例，（上图）AP DSA 显示动脉瘤➡。（下图）3D SSA 显示了其详细复杂的多分叶结构➡

图 6-19C T_1 C+ FS MR 显示动脉瘤壁明显强化➡，左侧颈内动脉远端正常强化➡（图片提供者：S. McNally, MD.）

血管造影表现：高分辨率 CTA 是疑似动脉瘤性蛛网膜下腔出血患者的常见筛查方法。CTA 对直径 >2 mm（图 6-16C）的动脉瘤的敏感性为 95%。

尽管许多动脉瘤性蛛网膜下腔出血患者和经 CTA 或 MRA 检查证实的囊状动脉瘤患者会直接进行手术，但常规 DSA 仍被认为是检测颅内囊状动脉瘤的金标准——尤其是在考虑血管内治疗的情况下。

颅内多发动脉瘤的发生率为 15%~20%。当在动脉瘤性蛛网膜下腔出血患者中发现不止一个动脉瘤时，确定哪个动脉瘤破裂对术前计划至关重要。提示破裂的血管造影特征包括分叶、顶端"乳头"的存在、大小（最大的动脉瘤通常是破裂的动脉瘤，但不总是如此）和 CT 或 MR 上存在局灶性动脉瘤周围血块。

鉴别诊断

颅内囊状动脉瘤的主要鉴别诊断是血管环。颅内动脉弯曲并广泛分支。CTA/DSA 多投影、MIP 视图和 3D 阴影表面遮盖有助于从囊状动脉瘤中分离重叠或环状的血管。

第二常见的鉴别诊断是动脉圆锥。动脉圆锥是血管起点处的局灶性、对称、圆锥形扩张，很容易被误认为是小囊状动脉瘤。动脉圆锥很小，一般直径 <3 mm。远端血管通常起源于动脉圆锥顶部，而不是侧面。后交通动脉是动脉圆锥最常见的位置。

囊状动脉瘤：影像和鉴别诊断

影像
- 圆形 / 分叶状动脉膨出
- CTA 对动脉瘤 >2 mm 敏感性 95%
- 3D DSA 表面阴影遮盖可以最优地显示动脉瘤结构

鉴别诊断
- 血管环
- 动脉圆锥
  - 圆锥形
  - ≤2 mm
  - 颈内动脉——后交通动脉交界处
- 血泡样动脉瘤
  - 半球形隆起
  - 沿锁骨上颈内动脉上表面
- 假性动脉瘤
  - 通常在 Willis 环远端、大脑中动脉分叉处
  - 创伤史、药物史、感染史、肿瘤史

假性动脉瘤可能难以与囊状动脉瘤区分。假性动脉瘤多见于 Willis 环远端血管，常呈梭状或不规则形状。颅内假性动脉瘤周围常见局灶性实质血肿。

血泡样动脉瘤（blood blister-like aneurysm, BBA）也很难与小的宽颈囊状动脉瘤相鉴别。虽然血泡样动脉瘤几乎可以在颅内循环的任何部分被发现，但主要发生在颈内动脉床突上段的大弯处，而不是在其末端分叉或后交通动脉起点。

假性动脉瘤

假性动脉瘤是一种罕见但重要的未被诊断的颅内出血原因，仅占所有颅内动脉瘤的 1%~6%。常见神经系统症状的延迟发作和持续恶化。

术语

假性动脉瘤——有时也被称为"假"动脉瘤，以区别于"真"动脉瘤——是一种动脉扩张，动脉壁完全破坏。

病因

假性动脉瘤通常是由特定的刺激事件引起的，如创伤、感染、药物滥用、肿瘤或手术——这些疾病最初会削弱并破坏正常的动脉壁。假性动脉瘤仅由相对脆弱、易碎的空泡性血块和数量不等的纤维组织组成。

病理

位置　影响颈动脉和椎动脉的假性动脉瘤大约 80% 发生在颅外，而 20% 发生在颅内段。外伤性海绵窦段 / 床突旁颈内动脉假性动脉瘤患者常伴有颅底骨折。Willis 环远端假性动脉瘤通常是由于感染（霉菌性）、药物相关、肿瘤（癌变）或创伤。

大体病理特征　假性动脉瘤为略带紫色的肿块，主要由薄的、不连续的外膜和机化的血肿所包裹。与假性动脉瘤相关的血肿通常很大，并且可能包含不同时间段的血块。

临床问题

假性动脉瘤由于缺乏正常的血管壁组成部分，特别容易出血。从最初损伤到神经功能恶化的时间间隔从几天到几个月不等。

影像

CT 表现　血管旁实质血肿很常见（图 6-21）。CTA 有时显示快速扩张的血肿内有"斑点"征（增强灶）。

MR表现 血肿信号随血块时间和顺序而变化。血肿内可能存在代表残余管腔的"流动空洞"。血管内强化表现为假性动脉瘤常见的缓慢、延迟的充盈和排空。

血管造影表现 DSA 显示球状、梭状或不规则形状的"无颈"动脉瘤,对比剂填充和排空延迟(图6-21B)。使用分流支架进行血管内阻断是目前治疗大多数颅内假性动脉瘤的首选方法。

鉴别诊断

假性动脉瘤的主要鉴别诊断是"真"动脉瘤或囊状动脉瘤。位置是一个有用的特征,因为囊状动脉瘤通常发生在 Willis 环和大脑中动脉分叉处。

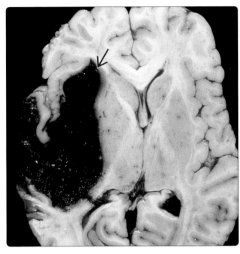

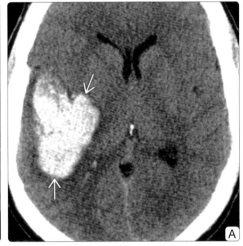

图 6-20 右颞叶大的局灶性血肿□→,由大脑中动脉(未显示)的真菌性假性动脉瘤破裂引起

图 6-21A 平扫 CT 显示细菌性心内膜炎患者出现自发性脑出血□→。病史提示真菌性假性动脉瘤可能是潜在的病因

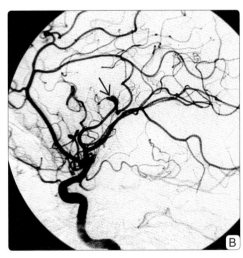

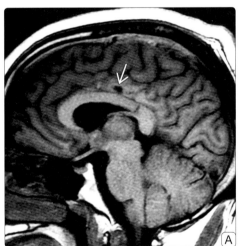

图 6-21B DSA 显示大脑中动脉 M2 段分支的不规则梭形扩张□→。真菌性假性动脉瘤被手术证实

图 6-22A 一名 23 岁男性头痛患者,既往有头部外伤史,矢状位 T₁W 显示胼胝体上方有一"流空"□→

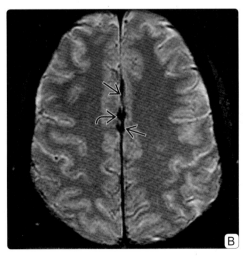

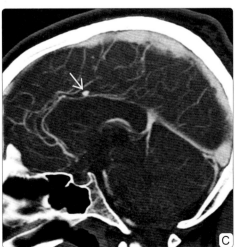

图 6-22B T₂* GRE 显示沿着大脑镰靠近流动空隙□→有一些含铁血黄素染色□→

图 6-22C 矢状位 CTA 显示胼胝体周围动脉假性动脉瘤□→。在闭合性头部损伤期间,大脑前动脉受到大脑镰的撞击

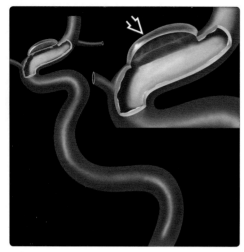

图6-23　血泡样动脉瘤是一个宽基底的半球隆起，覆盖着一层薄纸一样的外膜 ⇨

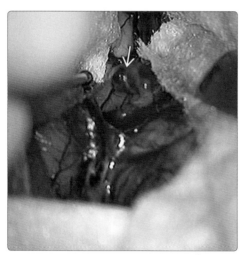

图6-24　术中照片展示了一个血泡样动脉瘤 ➡，可以观察到菲薄的几乎透明的动脉瘤壁下有血

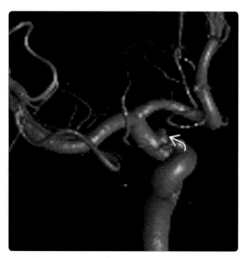

图6-25　蛛网膜下腔出血患者的 SSD DSA 显示一个微小的血泡样动脉瘤 ⇨

假性动脉瘤：影像和鉴别诊断

影像学表现

- 不规则形状的膨出
  - "瘤颈"通常不存在
  - ± 周围无血管占位效应（空洞性血肿）
- CTA
  - 可能会出现"斑点"迹象
  - 假性动脉瘤通常很小，很容易被忽视
  - 如果 CTA 为阴性，可能需要 DSA 检查
  - MR：寻找远端栓子

鉴别诊断

- 血泡样动脉瘤
  - 可能是假性动脉瘤
- 囊状动脉瘤
- 夹层动脉瘤
- 梭形动脉瘤

血泡样动脉瘤

血泡样动脉瘤又称水泡或"背侧变异水泡"动脉瘤，是颅内假性动脉瘤一种不常见但具有潜在致命性的亚型。血泡样动脉瘤很难诊断，也很难治疗。它们约占所有颅内动脉瘤的1%，占所有破裂动脉瘤的0.5%~2.0%。

血泡样动脉瘤是一种小的、广泛宽基底的半球凸起，通常出现在颅内动脉的非分支部位（最常见的是颈内动脉床突上段）（图 6-23）。与典型的囊状动脉瘤相比，血泡样动脉瘤具有不同的临床特征，有着特殊的诊断和治疗挑战。术前识别血泡样动脉瘤是正确处理的关键。

病理

血流动力学应力和动脉粥样硬化似乎是血泡样动脉瘤形成的最重要因素。血泡样动脉瘤通常只覆盖一层薄而脆的纤维蛋白层或只有易碎纤维组织帽（图 6-24）。尽管血泡样动脉瘤可出现在颅内循环的任何位置，但最常见的部位是颈内动脉床突上段的前上（背侧）壁。

临床问题

与囊状动脉瘤相比，血泡样动脉瘤表现出更具伤害性的行为。与典型的囊状动脉瘤相比的话，它们往往倾向于在患者较早的年龄破裂，并且破裂时的尺寸也明显更小。它们也是非常脆弱的病变，缺乏明确的瘤颈，在手术夹闭时容易出现撕裂。术中破裂是常见的，发生在近 50% 的病例。

影像

血泡样动脉瘤很小，是很容易被忽略的细微病变。动脉壁轻微不规则或小的局灶性膨隆可能是唯一的发现（图 6-25）。DSA 表面阴影遮盖有助于识别这些不易发现、危险的病变。

血泡样动脉瘤

病理

- 广泛的"水泡"覆盖薄、易碎的组织帽
- 通常是孤立的
- 几乎可以在任何地方发生
- 颈内动脉床突上段后壁是最常见的部位

临床问题

- 易破裂，可引起灾难性的急性动脉瘤性蛛网膜下腔出血
- 与囊状动脉瘤相比
  - 破裂更早
  - 破裂的尺寸更小

影像

- 小，CTA 很容易漏诊
- DSA 3D 表面阴影遮盖显示最好

治疗

- 血管内 > 手术夹闭
  - 血流导向支架
  - 支架辅助线圈栓塞

梭形动脉瘤

梭形动脉瘤可以是动脉粥样硬化性（常见）或非动脉粥样硬化性（罕见）。与囊状动脉瘤相比，梭形动脉瘤通常涉及长而无分支的血管段，可被看作一般扩张、延长的血管局灶性环状向外突起。

动脉粥样硬化性梭形动脉瘤通常见于老年人。非动脉粥样硬化性梭形动脉瘤可见于任何年龄段，但最常见于儿童和年轻人。

动脉粥样硬化性梭形动脉瘤

术语

动脉粥样硬化性梭形动脉瘤（atherosclerotic fusiform aneurysms, ASVD FAs）也被称为动脉瘤性血管延长扩张症，以区别于更普遍的非局灶性血管伸长，后者被视为颅内动脉粥样硬化的常见表现。

病理

动脉扩张常见于大脑动脉的晚期动脉粥样硬化。梭形扩张是常见的并发症。广泛性动脉粥样硬化伴局灶性梭形扩张是动脉粥样硬化性梭形动脉瘤的典型表现。

动脉粥样硬化性梭形动脉瘤在椎基底动脉（后）循环中更常见，通常影响基底动脉。其存在泡沫细胞导致的动脉粥样硬化斑块，该斑块有增厚但不规则的内膜，弹力纤维和中膜大量丢失。常见围绕未完全闭塞残余管腔的机化血栓层。

临床问题

发病高峰年龄为 70~80 岁。后循环 TIAs 和卒中是最常见的表现。颅神经病变相对少见。

影像

一般特征　动脉粥样硬化性梭形动脉瘤通常是大的梭形或卵圆形扩张（直径 >2.5 cm），叠加在一般的血管延长扩张症基础上（图 6-26）。

CT 表现　动脉粥样硬化性梭形动脉瘤常见部分血栓形成，并经常表现为壁钙化。常出现不均匀的高密度血栓。增强扫描残留的管腔会明显强化。

MR 表现　梭形动脉瘤的信号强度随脉冲序列、流动程度和方向以及梭形动脉瘤内凝块的存在和时间而变化。在残余腔内缓慢的湍流会引起复杂的、有时是奇特的信号。

梭形动脉瘤在 T_1W 上呈异质性，在 T_2W 上呈显著低信号。残余腔可见圆形的"流空"，周围有复杂的血栓，从低信号到高信号不等。增强后常见残余腔的明显强化伴明显相位伪影。

炎症变化在动脉粥样硬化性梭形动脉瘤壁中很常见。血管壁成像可显示不同方式的强化。强化通常呈斑点状、短段和不连续。

血管造影表现　CTA 和 DSA 显示载瘤血管整段增大和扩张，呈局灶性圆形或梭形，轮廓稍不规则（图 6-26）。在一些病例中，残余管腔位于壁层血栓引起的较大肿块内。

鉴别诊断

动脉粥样硬化性梭形动脉瘤的主要鉴别诊断是血管延长扩张症。延长扩张症是血管的梭状延伸，通常位于后循环，无局灶性梭状或囊状扩张。

非动脉粥样硬化性梭形动脉瘤常见于患有遗传性血管疾病或免疫缺陷的年轻患者（见下文）。像动脉粥样硬化性梭形动脉瘤一样，颅内夹层动脉瘤在椎基底动脉（后）循环中最常见。通常没有广泛性动脉粥样硬化性血管病的表现。

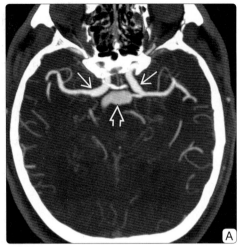

图 6-26A　MIP CTA 显示基底动脉的梭形动脉瘤➡和两侧颈内动脉床突上段延长扩张➡

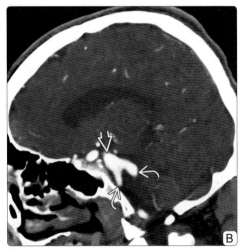

图 6-26B　同一病例的矢状位 CTA 显示基底动脉的梭形扩张➡和扩张的远端椎动脉➡

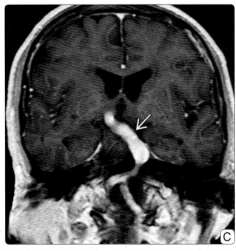

图 6-26C　冠状位 T₁ C+ MR 图像显示梭形动脉粥样硬化性基底动脉瘤➡。血流非常缓慢，所以整个椎基底动脉系统都模糊

动脉粥样硬化性梭形动脉瘤

术语
- 伴有局灶性梭形扩张的动脉粥样硬化性血管病
- 又名动脉瘤性长动脉扩张症

病理
- 多见于椎基底动脉
- 影响长节段无分支血管
- 伴有不规则内膜的动脉粥样硬化性血管病
- 广泛的中膜弹力层缺失
- 有组织的壁层，腔内血栓
  - 凝块通常比残留腔大得多

临床问题
- 中老年患者
  - 高峰年龄为 60~80 岁
  - 最常见为后循环 TIAs、卒中

影像
- CT、CTA
  - 动脉粥样硬化性血管病有全身性改变
  - 延长的血管 + 梭形或卵圆形扩张
  - 壁钙化
  - 常见部分血栓
- MR
  - 管壁、腔内分层血栓
  - 信号强度通常很复杂
  - 血块包围不同大小的残余"流空"

鉴别诊断
- 延长扩张
  - 细长的动脉
  - 无局灶性梭形或囊状扩张
- 夹层，夹层动脉瘤
  - 通常是年轻患者
  - 也多见于后循环
  - 动脉粥样硬化性血管病变化很小 / 没有变化
- 非动脉粥样硬化性梭形动脉瘤
  - 年轻患者（包括儿童）
  - 遗传性血管病变（如马方，Ehlers-Danlos Ⅳ）
  - 血管神经皮肤综合征（如 NF1）
  - 获得性免疫缺陷

非动脉粥样硬化性梭形动脉瘤

术语

非动脉粥样硬化性梭形动脉瘤（nonatherosc-lerotic fusiform aneurysms，nASVD FAs）是在无广泛性颅内动脉粥样硬化的情况下发生的梭形延长。

病因

非动脉粥样硬化性梭形动脉瘤与胶原性血管疾病（如狼疮）、遗传性血管疾病（如马方、Ehlers-Danlos 综合征）和血管神经皮肤综合征（NF1、结节性硬化症）一起发生。病毒感染（水痘、HIV）也可引起非动脉粥样硬化性血管病变。

病理

非动脉粥样硬化性梭形动脉瘤是局灶性梭形动脉扩张，常累及颅内动脉无分支段。多发病变是常见的。颈动脉（前循环）和椎基底动脉循环同样受到影响。

临床问题

患者往往比动脉粥样硬化性梭形动脉瘤患者更年轻。非动脉粥样硬化性梭形动脉瘤在儿童和年轻人中最常见。HIV 相关的动脉瘤性动脉疾病的发病率特别高。

影像

可以观察到长段的管状、梭形或卵圆形的动脉扩张，并且没有广泛的动脉粥样硬化血管病。受影响血管呈典型的环状受累，并延伸至近端分支。

鉴别诊断

相对年轻患者出现梭形颅内动脉扩张提示伴或不伴夹层的非动脉粥样硬化性血管病变和梭形动脉瘤的可能。椎基底动脉延长扩张症见于伴有全身性动脉粥样硬化性血管病的老年患者中。

第 7 章

血管畸形

脑血管畸形，又称颅脑血管畸形（CVMs），是一组表现出广泛生物学行为的异质性疾病。一些颅脑血管畸形（如毛细血管畸形）在临床上几乎都是无症状的，在影像学检查中也是偶尔被发现。其他颅脑血管畸形，如动静脉畸形（AVMs）和海绵状血管瘤，可能会在没有预警的情况下突然出血。

本章节从颅脑血管畸形的概述开始，首先讨论专业术语、病因和分类。根据其是否表现出动静脉分流进行分组，然后分别讨论每种类型。

术语

血管异常分为两大类：血管畸形和血管瘤。本章节中所涉及的所有颅脑血管畸形都是畸形病变，因此被称为"畸形"或"血管瘤"。相比之下，血管的"血管瘤"是真正的增殖性血管而形成的肿瘤。血管瘤被归类为非脑膜上皮来源的间叶组织肿瘤，会在第 22 章与脑膜瘤和其他间质肿瘤一起介绍。

分类

传统上，颅脑血管畸形按组织病理学分为四种主要类型：① 动静脉畸形；② 静脉性血管瘤（发育性静脉异常）；③ 毛细血管扩张症（有时简称为"微细血管扩张"或"毛细血管扩张"）；④ 海绵状血管畸形。

许多介入神经放射科医师和神经外科医师根据功能而非组织病理学颅脑血管畸形进行分组。在功能分类中，颅脑血管畸形分为两个基本类别：① 有动静脉分流颅脑血管畸形；② 无动静脉分流颅脑血管畸形（表 7-1）。前者适合血管内介入治疗；后者或选择手术治疗，或不予治疗。

有动静脉分流的颅脑血管畸形

动静脉畸形

术语

动静脉畸形（AVM）是一种紧密堆积的"缠绕"或"缠结"的迂曲的薄壁血管，中间没有毛细血管床。大多数脑动静脉畸形（BAVMs）是脑实质病变，也被称为"软脑膜动静脉畸形"，也会出现软膜 – 硬膜混合脑膜畸形。

有动静脉分流的颅脑血管畸形
　动静脉畸形
　硬脑膜动静脉瘘
　颈动脉海绵窦瘘
　大脑大静脉（盖伦静脉）动脉瘤样畸形

无动静脉分流的颅脑血管畸形
　发育性静脉异常
　颅骨骨膜窦
　脑海绵状血管畸形
　脑毛细血管扩张症

表 7-1　脑血管畸形

分型	病因	病理	数量	位置	流行病学	年龄	出血风险	最佳影像征象
有动静脉分流的 CVMs								
动静脉畸形	先天性（血管生成失调）	血管巢 + 动脉供血，引流静脉；无毛细血管床	单发（<2% 多发）	脑实质（85%）；幕上（15%）；颅后窝	0.04%~0.50% 的人群；85%~90% 的 CVMs 有 AV 分流	峰值为 20~40 岁；峰值为 15 岁时为 25%	非常高（每年 2%~4%，累计）	MR 表现为"蚯蚓状""血管流空"
硬脑膜动静脉瘘	获得性（创伤；硬脑膜窦血栓形成）	多个动静脉微瘘网	单发	颅底；硬脑膜窦壁	10%~15% 的 CVMs 有 AV 分流	峰值为 40~60 岁	随静脉引流而变化（如果累及皮层静脉则增加）	扩张的脑膜动脉，在血栓形成的硬脑膜窦壁上有微血管网
大脑大静脉（盖伦静脉）动静脉瘤样畸形	先天性胎儿动脉大脑大静脉至大脑大静脉（盖伦静脉）原始前体静脉）"原发性"损伤继续形成	大静脉袋	单发	第三脑室后	<1% 的 CVMs 有 AV 分流	新生儿 >> 婴幼儿，大龄儿童	低（但脑积水损伤常见）	新生儿中线大静脉曲张伴高输出量充血性心力衰竭
无动静脉分流的 CVMs								
发育性静脉异常	先天性（胎儿髓静脉发育受阻）	白质静脉扩张；之间正常脑组织	单发（除非 BRBNS）	深部白质，常在脑室旁	最常见的 CVMs（占所有 CVMs 的 60%），2%~9% 的人群	任何年龄段	极低，除外有海绵状畸形	扩张的白质静脉"海蛇头"汇聚成粗大静脉
颅骨膜窦	先天性	蓝色的充满血液的皮下头皮肿块	单发	头皮	罕见	任何年龄段（常为幼儿）	极低，除外有直接创伤	通过颅骨缺损连接颅内静脉循环的血管性头皮肿块
海绵状血管畸形	先天性（家族性体显性综合征中的 CCM，KRIT1 基因突变，"原发性"损伤继续）	汇集了充满血液的"窦穴"，没有正常的脑组织；完整含铁血黄素环	2/3 单发（偶发性）；1/3 多发（家族性）	全脑		任何年龄（峰值：40~60 岁；家族性 CCM 综合征中年龄较小）	高（每年 0.25%~0.75%；家族性每年 1%）	多样性；最常见的是"爆米花"征（有液平的血窦，含铁血黄素环）；家族性为多灶性"黑点"
毛细血管扩张症	先天性	毛细血管扩张；之间正常脑组织	单发 >>> 多发	除外脑桥的任何部位；髓质最常见	占所有 CVMs 的 15%~20%	任何年龄（峰值：30~40 岁）	极低，除外伴有海绵状畸形	轻微笔刷样强化，T_2^* 低信号

AV = 动静脉；BRBNS = 蓝色橡皮泡痣综合征；CCM = 脑海绵状畸形；CVM = 脑血管畸形；WM = 白质。

病因

遗传学：大多数动静脉畸形为单发型，非综合征型。近来发现，激活脑内皮细胞 MAPK-ERK 信号通路的体细胞 KRAS 突变在脑动静脉畸形形成中起关键性作用。

多发性的动静脉畸形几乎都是综合征型的。以脑动静脉畸形为部分表型的几种孟德尔综合征的遗传基础已经确定。包括遗传性出血性毛细血管扩张症（hereditary hemorrhagic telangiectasia，HHT，又名 Rendu-Osler-Weber 病），这是一种以鼻出血、黏膜皮肤毛细血管扩张和内脏动静脉畸形为特征的基因介导的遗传性疾病。遗传性出血性毛细血管扩张症将在神经皮肤综合征中介绍（第 39 章）。

病理

位置　超过 85% 的动静脉畸形为幕上，位于大脑半球（图 7-1）。只有 15% 位于颅后窝。

大小　动静脉畸形可从微小病变到可以占据整个脑叶或大脑半球的巨大畸形不等。大多数病灶是中等大小，直径约 2~6 cm。供血动脉和引流静脉通常都增大。

"微型"动静脉畸形的病灶≤1 cm；供血动脉和引流静脉大小正常。微型动静脉畸形通常与遗传性出血性毛细血管扩张症相关。

数量　多发性的脑动静脉畸形 <2%。几乎所有的多发性动静脉畸形与血管神经皮肤综合征相关。

大体病理特征　动静脉畸形表现为紧密的卵圆形或楔形的缠绕血管团（图 7-2）。它们最宽面位于皮层或其附近，顶点指向脑室（图 7-1）。扩张的引流静脉通常位于动静脉畸形的皮层表面。

动静脉畸形周围的脑组织常出现异常。出血性残留物，如胶质细胞增生和继发性缺血性改变，以及上覆软脑膜的铁质沉着的改变，均是常见的。

动静脉畸形：病因与病理

病因

- 先天性缺陷
  - 血管发育异常
  - 血管生成失调
- 遗传学
  - 散发型脑动静脉畸形具有 KRAS 的体细胞激活突变
  - 综合征型脑动静脉畸形（如遗传性出血性毛细血管扩张症）具有已知的特定突变

病理

- 大体病理特征
  - 卵圆形或楔形，宽基底朝向皮层
  - 3 个组成部分：供血动脉、血管巢（中心）、引流静脉
- 显微镜下特征
  - 发育不良的薄壁血管
  - 扩张的"动脉化"静脉
  - 血管巢中只有无功能的神经胶质增生

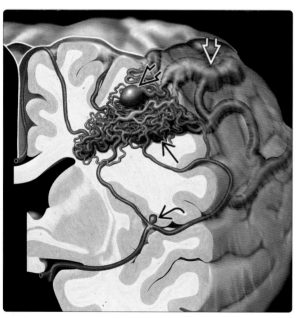

图 7-1　图示金字塔形动静脉畸形（AVM）的血管巢➡️表现为朝向皮层表面的宽基底。巢内动脉瘤➡️、供血动脉（"蒂"）动脉瘤➡️和扩大的引流静脉➡️如图所示

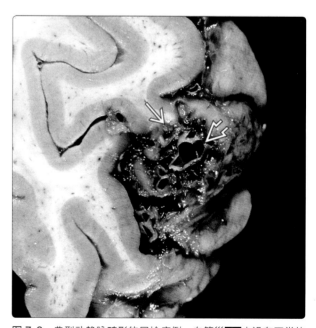

图 7-2　典型动静脉畸形的尸检病例。血管巢➡️内没有正常的脑组织。可见巢内动脉瘤➡️（图片提供者：R. Hewlett, MD）

显微镜下特征　动静脉畸形血管巢内没有毛细血管和正常脑实质。血管巢包含发育不良的薄壁血管、"动脉化"静脉、不同数量的层状血栓、营养不良性钙化和出血性残留物。

临床问题

流行病学　几乎所有的动静脉畸形都是散发和单发的。除了非常罕见的（"新生的"动静脉畸形），大多数被认为是先天性病变。只在 0.15% 的普通人群中发现散发型（非综合征型）动静脉畸形。

临床表现　高峰期出现在 20~40 岁，也有25% 的动静脉畸形患者在 15 岁时出现症状。没有性别差异。

头痛伴脑实质出血是最常见的临床表现，约占所有患者的 1/2。癫痫发作和局灶性神经功能缺损为初始症状的各占 25%。血管神经皮肤综合征（如遗传性出血性毛细血管扩张症）患者的微小动静脉畸形通常是无症状的，只有在进行筛查成像研究时才能发现。

自然病程　每年的出血风险约为 3%，但根据动静脉畸形的临床和解剖特征，该风险可能低至每年 1%（在最初表现为非出血性的患者中），或高达33%（在深部脑组织或脑干且仅深静脉引流的出血性病变中）。与出血相关的其他特征包括供血动脉瘤和静脉流出受限。

动静脉畸形：临床问题

人口统计学特征
- 峰值年龄：20~40 岁（平均 33 岁）
- 25% 的患者 15 岁之前出现症状

临床表现
- 50%~60% 头痛伴颅内出血（intracranial hemorrhage, ICH）
- 25% 癫痫，25% 神经功能缺损

自然病程
- 总体年度颅内出血风险为 3%，但个体差异大

几种分级系统可用来表征动静脉畸形并估计手术风险。应用最广泛的是 Spetzler-Martin 分级量表。动静脉畸形根据病灶大小、位置（重要功能区与非重要功能区）和静脉引流模式（表浅与深表）计算的"分数"之和，按 1~5 的等级进行分级。

治疗原则　栓塞、手术、立体定向放射治疗或联合疗法都是当前治疗破裂性（即出血性）脑动静脉畸形的选择。

影像

非复杂动静脉畸形的影像诊断相对简单。然而，如果存在出血或血栓会使影像表现复杂化。急性出血可导致动静脉畸形的典型表现消失。之前出血的残留物，如营养不良性钙化，胶质增生，以及处于不同降解阶段的血液，也会使影像复杂化。

一般特征　动静脉畸形是由三种不同成分组成的异常血管通道的复杂网络：①供血动脉；②中央血管巢；③引流静脉（图 7-1）。

CT 表现　动静脉畸形通常类似于一袋由紧密排列的血管形成的蚯蚓，对邻近的大脑几乎没有或根本没有占位效应。平扫CT通常显示多发边界清晰、稍高密度的蛇形血管（图 7-3）。钙化常见（图 7-4）。在增强 CT 扫描中，三种动静脉畸形成分（供血动脉、血管巢、引流静脉）通常都是明显均匀强化。

CTA通常作为非创伤性"自发性"脑出血(sICH)患者初始评估的一部分，可有助于显示潜在动静脉畸形的供血动脉和引流静脉（图 7-4）。

MR 表现　在 T_1、T_2 扫描上（图 7-5A），脑动静脉畸形的典型表现是紧密堆积的团块或"蜂窝状"的"血管流空影"。动静脉畸形内的任何脑实质在 T_2W 和 FLAIR 上通常都是胶质增生和高信号（图 7-5B）。

动静脉畸形的强化程度是不一致的，取决于流速和方向。引流静脉通常表现为明显均匀强化（图 7-5C）。

出血性残留物很常见。T_2^* 序列通常显示动静脉畸形内部和周围的"晕染"征，以及相邻软脑膜的铁质沉着。

血管造影表现　动静脉畸形的三种成分（供血动脉、血管巢、静脉引流）都必须彻底评估。供应动静脉畸形的脑膜供血动脉通常是扩张和弯曲的（图 7-6A）。血流引起的"供血动脉蒂"动脉瘤的发生率为 10%~15%。

血管巢，作为动静脉畸形的核心，是由紧密排列的异常动脉和静脉组成，中间没有毛细血管床（图 7-6B）。高达 50% 的患者含有至少一个动脉瘤样扩张血管（"颅内动脉瘤"）。

由于动静脉畸形的供血动脉与引流静脉之间没有毛细血管，导致血管巢内发生直接的动静脉分流（图 7-6C）。引流静脉通常在动脉中晚期显影（"早期引流"静脉）（图 7-6B，图 7-6C）。引流动静脉畸形的静脉通常是扩大和弯曲的，并且可能变得异

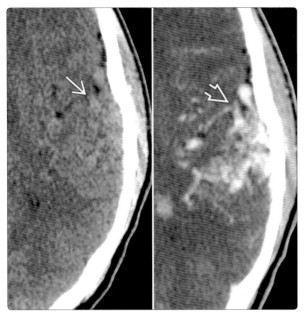

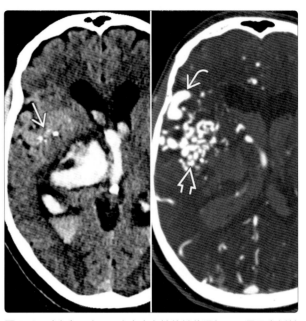

图 7-3 （左）平扫 CT 显示蛇形高密度影➡️。（右）增强 CT 显示明显均匀强化➡️。动静脉畸形的典型表现为楔形状。大约 85% 的动静脉畸形位于幕上

图 7-4 （左）一名 58 岁卒中女性的轴位平扫 CT 显示右侧基底节区自发性颅内出血（ICH）伴脑室内出血，Ca++（静脉石）➡️。（右）CTA 显示动静脉畸形伴血管巢➡️、引流静脉扩张➡️

图 7-5A 一名 29 岁癫痫患者的 T₂W MR 显示左侧顶叶动静脉畸形有多个"血管流空影"。典型表现为位于皮层表面的"楔形"或金字塔形的宽基底

图 7-5B FLAIR MR 显示，同一病例的血管巢内包含一些高信号的胶质增生➡️。注意，邻近岛叶和左侧颞叶的脑回肿胀➡️可能与血管盗血和癫痫发作后状态有关。可见扩张的皮层静脉沿皮层走行➡️

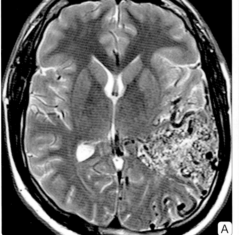

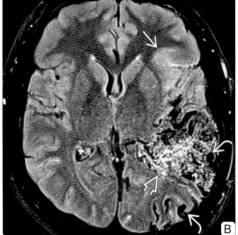

图 7-5C T₁ C+ FS MR 显示血管巢明显强化。血管巢周围的"血管流空影"➡️是扩张的供血动脉➡️和明显的引流静脉➡️

图 7-5D 冠状位 T₁ C+ MR 清晰地显示了楔形的动静脉畸形血管巢➡️。可见病灶的皮层部宽基底以及扩大的引流静脉➡️

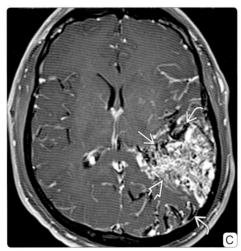

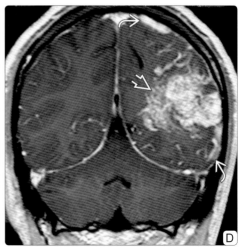

常凸起，从而形成静脉曲张，并对相邻的皮层施加局部占位效应。一个或多个"出口"引流静脉狭窄可能导致内压升高并导致动静脉畸形出血。

大约 25% 的浅表性、大型或弥漫性动静脉畸形具有一些跨硬脑膜动脉的表现，因此对硬脑膜脉管系统的彻底评估也应成为动静脉畸形完整动脉供应血管造影的一部分。

鉴别诊断

有时，一个富血供的肿瘤，如多形性胶质母细胞瘤（glioblastoma multiforme, GBM），可表现为显著的新生血管形成，类似动静脉畸形。大多数多形性胶质母细胞瘤，甚至是极度富血供病变，都会明显强化，并在扩张的血管之间夹杂着大量的肿瘤。有时，富含钙化的肿瘤，如少突胶质细胞瘤，可类似动静脉畸形的"流空血管影"。

脑增生性血管病（cerebral proliferative angiopathy, CPA）是一种大的弥漫性畸形，有无数小的供血血管，没有明确的血管巢，正常的脑组织介于增殖的血管通道之间。脑增生性血管病经常被误诊为脑动静脉畸形。

动静脉畸形：影像

平扫 CT
- 稍高密度的"蠕虫袋"
- 紧密堆积
- 轻度 / 无占位效应

增强 CT
- 明显的蛇形强化

MR
- "蜂窝状"的"流空血管影"
- 内部没有正常脑组织

鉴别诊断
- 富血供的肿瘤（如多形性胶质母细胞瘤）
- 脑增生性血管病

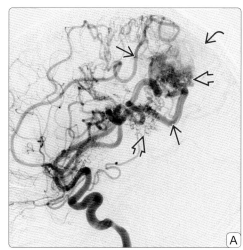

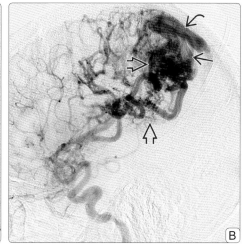

图 7-6A　一名 32 岁头痛患者的侧位 DSA 显示增大的大脑中动脉、大脑前动脉供血血管➡，伴楔形血管巢中一团小血管⇨。上矢状窦↗的浅淡显影代表对比剂的动静脉分流

图 7-6B　DSA 的动脉晚期显示血管巢⇨和"早期引流"静脉➡向上矢状窦↗排空

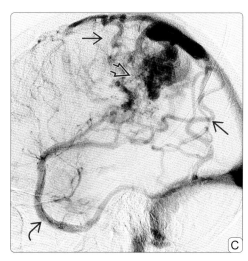

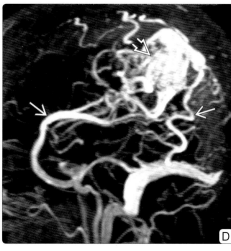

图 7-6C　在同一病例中，毛细血管晚期——静脉早期 DSA 显示血管巢的一些残留物影⇨，多条扩张的早期引流皮层静脉➡，包括一条巨大的大脑中浅静脉↗。未发现深静脉引流；该例是 Spetzler-Martin Ⅲ 级动静脉畸形

图 7-6D　同一病例的 3D MRA 显示血管巢➡、多条引流静脉➡。DSA 显示血管构造的细节最佳

硬脑膜动静脉瘘

硬脑膜动静脉瘘（dural arteriovenous fistula, dAVF）是表现为动静脉分流的第二大类型脑血管畸形。与动静脉畸形相比，硬脑膜动静脉瘘不太常见，它们表现出从相对良性到致命性颅内出血的一系列生物行为。在本节中，我们讨论典型的硬脑膜动静脉瘘。

颈动脉海绵窦瘘（carotid-cavernous fistula, CCF）是一种特殊类型的硬脑膜动静脉瘘，与其他硬脑膜动静脉瘘类型不同，颈动脉海绵窦瘘具有自己的分类模式、独特的临床表现及影像学特征。颈动脉海绵窦瘘在本章中单独讨论。

术语

硬脑膜动静脉瘘又称硬脑膜动静脉分流，是一个微小的裂缝状血管网络，在脑膜动脉和硬脑膜静脉窦壁内的小静脉之间分流血液。

病因

与脑实质动静脉畸形不同，成人的硬脑膜动静脉瘘通常是后天获得的（非先天性）。尽管确切的病因仍有争议，但血栓形成的硬脑膜静脉窦壁内血管生成的上调是最常被引用的机制。

病理

位置　硬脑膜动静脉瘘多见于颅后窝和颅底。约 1/3～1/2 位于横窦 / 乙状窦交界处。海绵窦（cavernous sinus, CS）和岩上窦不常见。累及上矢状窦的硬脑膜动静脉瘘罕见。

大小和数量　硬脑膜动静脉瘘占所有动静脉分流颅内血管畸形的 10%～15%。多数是单发的。大小不等，从微小的单血管分流到窦壁内具有多个供血和动静脉分流的巨大复杂病变。

大体病理特征　多个扩大的硬脑膜供血汇聚在血栓形成的硬脑膜静脉窦的壁上（图 7-7）。无数微动脉瘘网络将这些血管直接连接到动脉化引流静脉。这些裂缝状血管可在闭塞的静脉窦内形成局灶性肿块（图 7-8）。

临床问题

临床表现　大多数硬脑膜动静脉瘘发生于成人。峰值年龄为 40～60 岁，大约比动静脉畸形的峰值年龄大 20 岁。临床表现因病灶位置和静脉引流方式不同而异。横窦 / 乙状窦区域的非复杂硬脑膜动静脉瘘通常伴有杂音和（或）耳鸣。海绵窦中的硬脑膜动静脉瘘会导致搏动性突眼、结膜水肿、球后疼痛、杂音和眼肌麻痹。

"恶性"硬脑膜动静脉瘘［病灶伴有皮层静脉引流（cortical venous drainage, CVD）］可能导致局灶性神经功能缺损、癫痫发作和进行性痴呆。

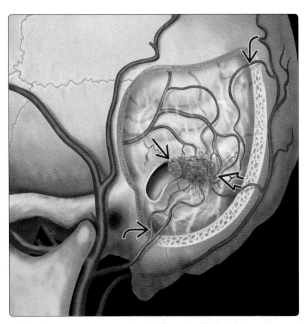

图 7-7　图示硬脑膜动静脉瘘，横窦血栓形成➡，硬脑膜壁有多个微小动静脉血管➡。病变主要由颈外动脉的经骨供血

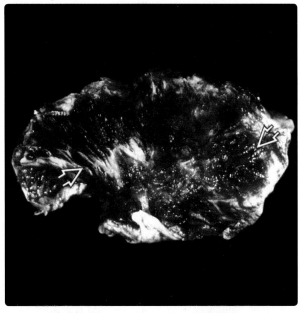

图 7-8　从横窦壁切除的硬脑膜动静脉瘘中取出的肿块状标本可显示无数裂纹状血管➡（图片提供者：R. Hewlett, MD.）

自然病程　预后取决于病灶位置和静脉引流模式。大多数没有脑血管病变的病变遵循良性的临床过程。在这种情况下出血罕见（每年约 1.5%）。"恶性"硬脑膜动静脉瘘的临床过程通常具有侵袭性，具有颅内出血的高风险（风险：每年约 7.5%）。

治疗原则　最常见的治疗方法是血管内介入供血动脉栓塞，伴或不伴引流静脉囊或静脉窦的弹簧圈栓塞。手术切除受累的硬脑膜窦壁，单独手术或联合使用血管内治疗，是另一种选择。

影像

CT 表现　在没有皮层静脉引流的情况下，脑实质出血罕见。平扫 CT 扫描有时可发现硬脑膜窦或引流静脉扩大。在搏动性耳鸣患者的骨窗 CT 图像上，偶尔可以看到扩大的经骨的供血动脉所引起的扩张的经颅通道（图 7-9A，图 7-9B）。

增强扫描可见扩大的供血动脉和引流静脉。受累的硬脑膜静脉窦常形成血栓或狭窄。

MR 表现　最常见的表现是血栓形成的硬脊膜静脉窦内伴有"流空血管影"（图 7-9C，图 7-9D）。在 T_1 和 T_2 扫描中，血栓通常为大脑等信号，在 T_2^* 序列中，表现为"晕染"征。慢性血栓形成、纤维化的静脉窦可能会强化。

T_2W 和 FLAIR 上的脑实质高信号表明静脉淤血或缺血，通常继发于逆行皮层静脉引流。

血管造影表现　常见起源于颈外动脉（ECA）的多发的扩大的硬脑膜和经骨分支血管（图 7-10A）（图 7-10B）。硬脑膜分支血管也可能起源于颈内动脉（图 7-10C）和椎动脉（图 7-10D）。

识别静脉引流很重要。静脉顺行引流正常或少量回流到硬脑膜窦而不引流到皮层静脉的硬脑膜动静脉瘘被认为是低风险的。皮层静脉引流的存在使硬脑膜动静脉瘘进入到更高级别的分类，意味着脑实质出血的风险变大。

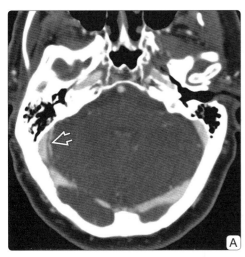

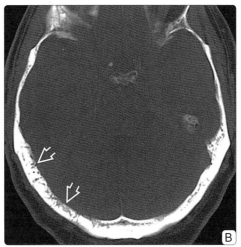

图 7-9A　右侧耳鸣患者的 CTA 图像显示没有明显异常，尽管右侧乙状窦看起来奇怪➡

图 7-9B　同一患者的骨窗 CT 显示右枕骨鳞部多个扩大的经骨血管通道➡

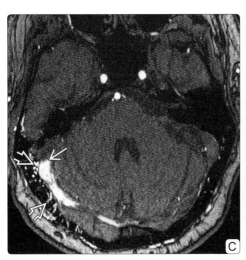

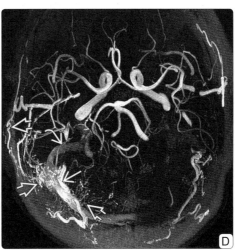

图 7-9C　增强 MRA 图像显示硬脑膜窦血栓形成➡，多发强化的血管通道➡是颅后窝硬脑膜动静脉瘘的特征性表现

图 7-9D　同一位患者的 MRA 显示，无数微小的供血动脉➡在乙状窦横窦交界处供应硬脑膜动静脉瘘。窦腔部分再通➡，远端乙状窦和颈静脉球部分显影➡

图 7-10A 搏动性耳鸣患者的颈外动脉侧位 DSA 显示部分再通的横窦出现硬脑膜动静脉瘘⇨。许多颈外动脉分支，包括耳后动脉↗和脑膜中动脉→，供应动静脉瘘

图 7-10B 枕动脉的超选择性 DSA 显示，枕动脉是横窦⇨壁通过无数经骨穿支→产生硬脑膜动静脉瘘的主要原因

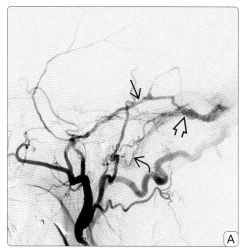
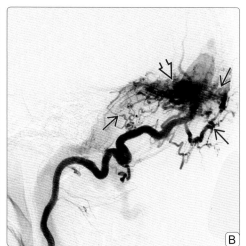

图 7-10C 左侧颈内动脉（ICA）的侧位 DSA 显示明显扩大的脑膜垂体干→伴小脑幕边缘动脉支→，供血硬脑膜动静脉瘘⇨

图 7-10D 左侧椎动脉内注射的侧位 DSA 显示多发扩大的起源于 V3 段的脑膜后支→，为硬脑膜动静脉瘘⇨供血

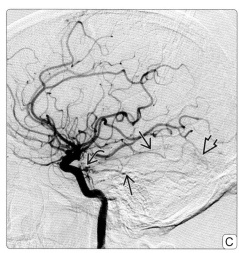
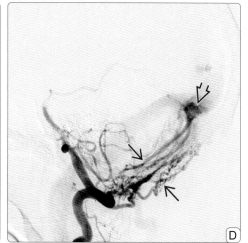

颈动脉海绵窦瘘

术语

颈动脉海绵窦瘘（carotid-cavernous fistulas，CCFs）是一种特殊类型的动静脉分流，发生在海绵窦中（图 7-11）。颈动脉海绵窦瘘分为两个亚组，直接型和间接型。

"直接型"颈动脉海绵窦瘘通常是由颈内动脉（ICA）海绵窦段破裂直接进入海绵窦引起的高血流病灶，无论是否存在颈内动脉动脉瘤。

"间接型"颈动脉海绵窦瘘通常是低血流量、低压的病灶，表现为颈内动脉海绵窦段和海绵窦的硬脑膜分支之间的动静脉畸形。

病因

颈动脉海绵窦瘘可以是创伤性或非创伤性的。直接颅底骨折通常继发于中颅凹底骨折。典型的表现是颈内动脉海绵窦段的撕裂／横断，直接瘘入海绵窦。之前存在的颈内动脉海绵窦段动脉瘤的自发

性（即非创伤性）破裂不是常见的病因。间接型颈动脉海绵窦瘘是非创伤性损伤，被认为起源于退行性病变。

临床问题

流行病学 间接型颈动脉海绵窦瘘是第二常见的颅内硬脑膜动静脉瘘。直接型颈动脉海绵窦瘘要少得多。

人口统计学特征 直接型颈动脉海绵窦瘘通常见于创伤，可发生在任何年龄。间接型颈动脉海绵窦瘘最常见于 40~60 岁的女性。

临床表现 直接型颈动脉海绵窦瘘可出现在创伤后数小时至数天甚至数周内。杂音、搏动性眼球突出、视力下降和头痛都是典型表现。间接型颈动脉海绵窦瘘可导致无痛性眼球突出，伴有视力变化。

治疗原则 直接型颈动脉海绵窦瘘瘘管可以通过经动脉 - 经瘘可脱性球囊栓塞闭合。间接型颈动脉海绵窦瘘可采用保守疗法或超选择性栓塞治疗。

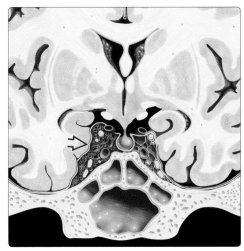

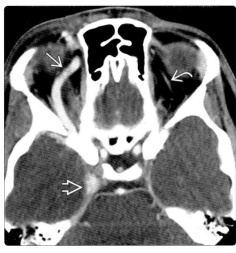

图 7-11　冠状位图显示了颈动脉海绵窦瘘。右侧海绵窦（CS）⇨因大量扩张的动脉和静脉通道而扩大

图 7-12　增强 CT 显示了典型的颈动脉海绵窦瘘。右侧海绵窦扩大 ⇨，同侧眼上静脉 ⇨ 是左眼上静脉 ⇨ 的 4 倍

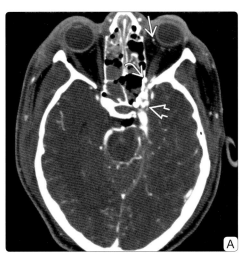

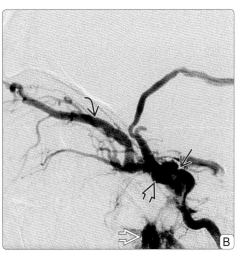

图 7-13A　一名 21 岁的男子在严重外伤后出现左侧眼球外凸伴多处颅底骨折。CTA 显示左眼球周围 ⇨、眶尖 ⇨ 和海绵窦内 ⇨ 的血管扩大

图 7-13B　DSA 显示 C4~C5 段 ⇨ 的直接型颈动脉海绵窦瘘。扩大的海绵窦 ⇨ 向前流入眼上静脉 ⇨，向下流入翼静脉丛 ⇨

影像

CT 表现　平扫 CT 可显示隆凸的海绵窦，伴有眼上静脉（superior ophthalmic vein, SOV）扩大。增强 CT 扫描通常可清晰地显示扩大的眼上静脉和海绵窦（图 7-12）。CTA 显示眼静脉和海绵窦充血（图 7-13A）。

MR 表现　T_1W 可显示出明显"凸起"的海绵窦、眼上静脉和"脏"眶内脂肪。高血流量的颈动脉海绵窦瘘在 T_2W 上可显示多发的海绵窦"流空血管影"。海绵窦和眼上静脉明显均匀强化是典型表现。

血管造影表现　直接型颈动脉海绵窦瘘通常表现为快速血流，伴有海绵窦早期显影（图 7-13B）。通常在颈内动脉的 C4 和 C5 段之间存在单孔瘘。

间接型颈动脉海绵窦瘘通常有来自颈内动脉海绵窦段分支（脑膜垂体干和外下侧干）以及颈外动脉深支（脑膜中中脉支和上颌动脉远端支）的多个硬脑膜供血。

鉴别诊断

颈动脉海绵窦瘘的主要鉴别诊断是海绵窦血栓（cavernous sinus thrombosis, CST）。颈动脉海绵窦瘘和海绵窦血栓都可导致眼球突出、眶内水肿、眼外肌肉增粗和"脏"脂肪。在海绵窦血栓中，海绵窦可能表现为扩大，但在增强 T_1 图像上存在明显的充盈缺损。

大脑大静脉（盖伦静脉）动脉瘤样畸形

不同类型的血管畸形以大脑大静脉（盖伦静脉）扩张为共同特征，但其中只有一种是真正的大脑大静脉（盖伦静脉）动脉瘤样畸形（vein of galen aneurysmal malformation, VGAM）。大脑大静脉（盖伦静脉）动脉瘤样畸形是新生儿高输出量心力衰竭最常见的心外原因，占儿童血管异常的 30%。

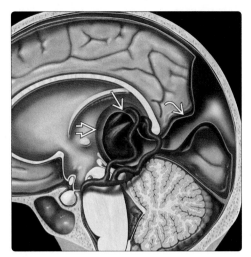

图 7-14   大脑大静脉（盖伦静脉）动脉瘤样畸形伴脉络膜动脉➡️扩张，引流至静脉囊（扩大的大脑前正中静脉）➡️、镰状窦➡️

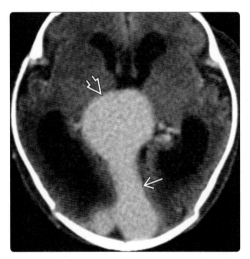

图 7-15   增强 CT 显示一个巨大的大脑大静脉（盖伦静脉）动脉瘤样畸形➡️流入扩大的镰状窦➡️，导致阻塞性脑积水

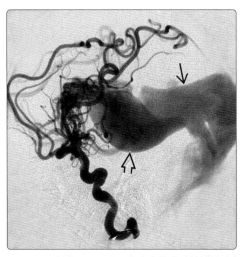

图 7-16   侧位 DSA 显示大脑大静脉（盖伦静脉）动脉瘤样畸形➡️引流到巨大的镰状窦➡️（图片提供者：S. Blaser, MD.）

术语

大脑大静脉（盖伦静脉）动脉瘤样畸形本质上是脉络膜深动脉和大脑大静脉（盖伦静脉）的永存胚胎前体之间，Markowski 大脑前正中静脉（median prosencephalic vein, MPV）的直接动静脉瘘（图 7-14）。

病因

正常情况下，随着胚胎大脑前正中静脉［大脑大静脉（盖伦静脉）的前体］消退，胎儿脉络丛发育中的大脑内静脉丛引流。在大脑大静脉（盖伦静脉）动脉瘤样畸形中，高血流量瘘管阻止 Galen 最终静脉的形成。已在近 1/3 的大脑大静脉（盖伦静脉）动脉瘤样畸形中发现 Ephrin 信号基因的突变。

临床问题

人口统计学特征   大脑大静脉（盖伦静脉）动脉瘤样畸形罕见，在所有脑血管畸形不足 1%。新生儿大脑大静脉（盖伦静脉）动脉瘤样畸形比婴儿或儿童大脑大静脉（盖伦静脉）动脉瘤样畸形更常见。男性占绝对优势（男性：女性 = 2：1）。

临床表现   在新生儿中，高输出量充血性心力衰竭和响亮的颅侧杂音是典型的临床表现。较大的婴儿可能会出现巨颅和脑积水。

自然病程   大的大脑大静脉（盖伦静脉）动脉瘤样畸形可导致胎儿脑缺血和营养不良。未经治疗的大脑大静脉（盖伦静脉）动脉瘤样畸形新生儿通常死于进行性脑损伤和难治性心力衰竭。最好在 4 或 5 个月大时进行分期动脉栓塞治疗。

影像

CT 表现   平扫 CT 显示小脑幕尖的轮廓清晰的高密度肿块，通常压迫第三脑室，导致严重阻塞性脑积水。脑实质常出现脑软化、出血和（或）营养不良性钙化。增强 CT 扫描显示明显均匀增强（图 7-15）。

MR 表现   大脑大静脉（盖伦静脉）动脉瘤样畸形中快速而湍动的血流会导致不均匀的信号丢失和相位伪影。扩大的供血动脉表现为邻近病变的蛇形"流空血管影"。

血管造影表现   胼胝体周围、脉络膜和丘脑穿通支动脉的多个分支直接流入到扩张的动脉瘤样扩张的中线静脉囊（图 7-16）。50% 以上的大脑大静脉（盖伦静脉）动脉瘤样畸形，直窦发育不良或缺失，静脉引流进入永存的胚胎"镰状窦"（图 7-14）。

无动静脉分流的颅脑血管畸形

发育性静脉异常

术语

发育性静脉异常（developmental venous anomaly, DVA），

又称为静脉"血管瘤"或"静脉畸形"，是一种由血管生成熟的静脉成分组成的伞形先天性脑血管畸形（图 7-17）。扩张的薄壁静脉通道位于正常脑实质内（并被正常脑实质隔开）。

病因

发育性静脉异常的确切病因尚不清楚。大多数研究者认为，在妊娠 8～11 周，髓静脉发育受阻导致了发育性静脉异常。

病理

位置　大约 70% 的发育性静脉异常位于侧脑室前角附近的深部白质。第二常见的位置是第四脑室旁（15%～30%）。

发育性静脉异常深度定义为髓静脉根汇聚到集合静脉的位置。可分为三个深度：皮层旁、皮层下和脑室周围（图 7-19）。一些更大的发育性静脉异常可有两个甚至三个汇流点。

大小和数量　发育性静脉异常的大小从微小的、几乎无法察觉的病变到累及大部分半球白质的巨大静脉畸形不等。6%～7% 的发育性静脉异常患者有两个病灶；1% 的患者出现多个发育性静脉异常。据报道，蓝色橡皮疱痣综合征（blue rubber bleb nevus syndrome, BRBNS）和其他浅表颅面静脉和静脉淋巴管畸形中存在多种发育性静脉异常。

大体病理特征　发育性静脉异常由两部分组成：一簇大小不等的凸起的髓质（白质）静脉（所谓的"水母头"），汇聚在一个扩大的主干或单个"收集静脉"上。发育性静脉异常嵌入并引流至外观大致正常的脑实质，形成其主要或唯一的静脉引流通路（图 7-18）。

除非发育性静脉异常合并另一血管畸形或集合静脉内血栓形成，否则出血和钙化并不常见。最常见的"组织混合的"颅脑血管畸形是在 10%～15% 的发育性静脉异常患者中发现的脑海绵状静脉畸形。

显微镜下特征　薄壁、轻微扩张的静脉通道散布在正常白质中。某些发育性静脉异常的静脉引流区可能存在不同程度的局灶性脑实质萎缩、白质胶质增生、神经元变性和脱髓鞘。

临床问题

人口统计学特征　发育性静脉异常是所有颅内血管畸形中最常见的，占所有颅脑血管畸形的 60%。MR 增强扫描的患病率估计在 2.5%～9.0%。

临床表现　发育性静脉异常可在所有年龄段的患者中发生。至少 98% 的孤立性发育性静脉异常无症状，是偶然发现的。约 2% 的患者最初出现出血或脑梗死。

发育性静脉异常可能与颅骨骨膜窦并存。颅骨骨膜窦通常是潜在静脉异常的典型皮肤症状（图 7-22）。发育性静脉异常也与遗传性出血性毛细血管扩张症（hereditary hemorrhagic telangiectasia, HHT）相关（4% 的病例）。其他报道的与之相关的包括皮层发育畸形。

治疗原则　单发的发育性静脉异常不需要或不建议治疗

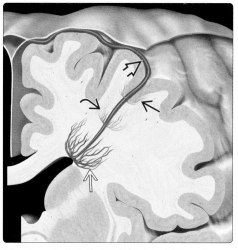

图 7-17　发育性静脉异常伴皮层旁➡、皮层下➡、脑室周围➡髓静脉扩大，引流至单个穿行集合静脉➡

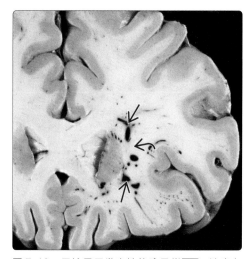

图 7-18　尸检显示发育性静脉异常➡。注意在扩大的髓静脉之间的正常大脑➡（图片提供者：P. Burger, MD.）

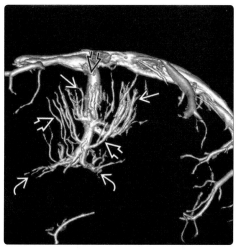

图 7-19　3D DSA 显示发育性静脉异常伴皮层附近➡和皮层下➡、脑室周围➡的髓静脉、集合静脉➡（图片提供者：P. Lasjaunias, MD.）

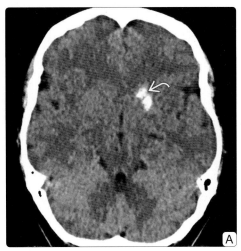

图 7-20A   一名 34 岁女性，头痛，平扫 CT 显示左侧基底节区钙化➘

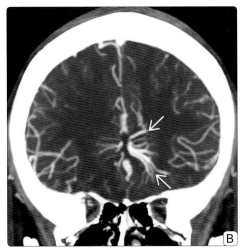

图 7-20B   同一患者静脉期冠状位 CT 显示一个大的左侧发育性静脉异常➡

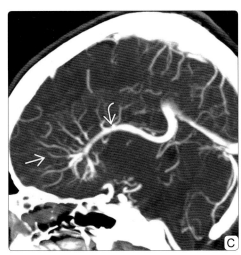

图 7-20C   矢状位 CTV 很好地显示了发育性静脉异常的"海蛇头"➡引流到扩大的大脑内静脉➘

发育性静脉异常

术语
- 发育性静脉异常；又称静脉"血管瘤"

病理
- 单发 >> 多发；小 > 大
- 白质静脉扩大，散布于正常脑组织
- 通常位于侧脑室或第四脑室旁

临床问题
- 流行病学和人口统计学特征
- 最常见的脑血管畸形（60%）
- T_1 C+ MR 的患病率为 2%~9%
- 任何年龄段，没有性别偏好

自然病程
- 通常是良性的、非进展性的
- 如果合并海绵状畸形或集合静脉血栓形成，可能会出血

[它们是"别管我（leave me alone）"病变]。如果发育性静脉异常组织学上是混合的，治疗由共存病变决定。术前识别这种混合畸形很重要，因为结扎集静脉或移除其分支可能会导致静脉梗死。

影像

一般特征   发育性静脉异常由放射状排列的髓静脉组成，这些髓静脉会聚在经皮层或室管膜下的大集合静脉上。典型的影像表现是"海蛇头"征或"倒置的伞状"（图 7-17）。

CT 表现   平扫 CT 扫描通常正常。据报道，在一些深部发育性静脉异常的引流区域存在单侧基底节区钙化（图 7-20A）。

增强 CT 扫描和 CTVs 显示了许多线性和（或）点状强化病灶，这些病灶会聚在轮廓清晰的管状集合静脉上（图 7-20C）。在较大的发育性静脉异常中，灌注 CT 可显示相邻脑实质中 CBV、CBF 和 MTT 增加的静脉充血的模式。

MR 表现   如果发育性静脉异常很小，除非使用对比增强扫描或磁敏感加权序列，否则可能无法检测到。

T_2/FLAIR 表现：大的发育性静脉异常在 T_2W 上可表现出"流空血管影"（图 7-21A）。在 T_2/FLAIR 上，"海蛇头"的静脉根部通常呈高信号（图 7-21A）。10%~25% 的发育性静脉异常存在 T_2/FLAIR 像上的脑实质异常（图 7-21B）。这种相关高信号的病因尚不清楚，但可能表示胶质增生、静脉淤血或缺血、脱髓鞘或髓鞘形成减少。

T_2*（GRE，SWI）表现：由于发育性静脉异常的静脉根部的血流通常缓慢，血液脱氧和 T_2* 扫描（GRE、SWI）显示出明显的线性低信号（图 7-25C）。

如果发育性静脉异常与海绵状畸形混合，则可能出现不同降解阶段的血液产物，并在 T_2* 序列上表现为"晕染样"（图 7-25）。大多数病例可见 3T SWI 上的离散低信号，尤其是在伴 FLAIR 上脑实质高信号的发育性静脉异常中。发育性静脉异常中的静脉充血可能导致微出血或可能促使小海绵状畸形的形成。

增强 T_1 表现：T_1 增强序列显示线性强化的结构放射状集合，聚集在经脑实质或室管膜下集合静脉上（图 7-21C）。集合静脉可表现出多种高信号丢失。

pMR and fMRI 表现：DSC pMR 在小的发育性静脉异常中通常正常。在较大的发育性静脉异常中，伴有 MTT 轻度升高的 CBV 和 CBF 升高常见。发育性静脉异常可以表现为类似于静息态 fMRI 上的神经信号。

血管造影表现 动脉期正常。静脉期显示典型的白质内扩张的髓静脉的典型毛发样集合（"海蛇头"）。在某些情况下，可能会出现轻微的、长时间的"渗漏"或毛细血管"染色"。

核医学表现 在 FDG PET 研究中，通常在没有任何其他结构异常的情况下，超过 3/4 的发育性静脉异常与邻近脑实质的低代谢相关。

鉴别诊断

在一种组织学上混合的血管畸形中，发育性静脉异常提供明显静脉引流的是常见的。最常见的组合是混合性脑海绵状 – 静脉畸形（图 7-25）。异常大（"巨大"）的毛细血管扩张症通常有一个主要的中央集合静脉，因此可能类似于发育性静脉异常。

发育性静脉异常：影像

MR
- T_2/FLAIR
  ○ 集合静脉 =T_2W 流空血管影
  ○ "海蛇头"根部 FLAIR 高信号
  ○ 10%~25% 的患者有 T_2/FLAIR 脑实质高信号
- T_2^*（GRE/SWI）
  ○ 根部、集合静脉的线形低信号
  ○ 如果合并脑海绵状血管畸形，会出现"晕染样"病灶
  ○ 3T SWI 可显示微出血
- T_1 C+
  ○ "伞状"管型静脉根部→集合静脉
- pMR
  ○ ↑ CBV/CBF，MTT 增加

DSA
- 静脉期典型"海蛇头"征

颅骨骨膜窦

术语

颅骨骨膜窦（sinus pericranii, SP）是一种罕见的良性静脉异常，它由一条连接颅内硬脑膜静脉窦和颅外静脉曲张的板障静脉组成（图 7-22）。扩张的静脉囊包裹着颅骨表面。

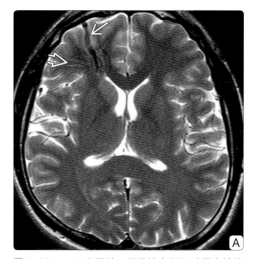

图 7-21A 32 岁男性，偶发性右侧额叶发育性静脉异常，T_2 表现为边界清晰的低信号引流静脉 ⟶ 和高信号髓静脉 ⟶

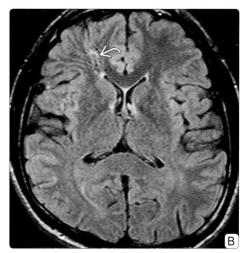

图 7-21B FLAIR 显示发育性静脉异常，周围有轻微的脑实质高信号 ⟶

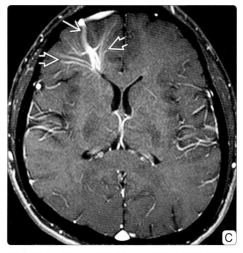

图 7-21C T_1 C+ FS MR 显示明显增粗的穿行引流静脉 ⟶，扩张的髓静脉形成经典的"海蛇头" ⟶

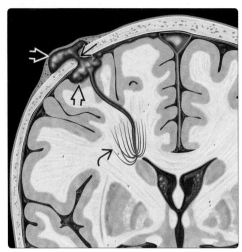

图 7-22　伴有颅外静脉囊 ➾、经颅通道 ⟶、颅内囊 ⟹ 和相关发育性静脉异常 ↗ 的颅骨骨膜窦（SP）

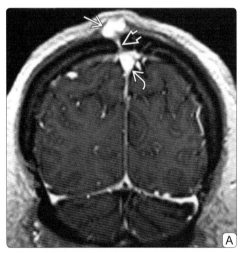

图 7-23A　冠状位 T₁C+ SPGR 显示了典型的颅骨骨膜窦。颅外静脉袋 ➾ 通过经骨静脉 ➾ 与上矢状窦 ⟹ 相连

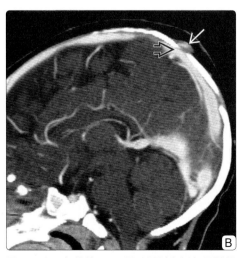

图 7-23B　矢状位 CTV 显示通过邻近颅骨缺损 ⟹ 连接上矢状窦的小颅骨骨膜窦 ⟶

病理

颅骨骨膜下方或上方的蓝色囊是典型表现。扩张的充满血液的囊通过明确的颅骨缺损与颅内循环相连（图 7-22）。额叶是最常见的部位，其次是顶叶和枕叶。位于颅中窝和颅后窝的颅骨骨膜窦很少见。

颅骨骨膜窦可能与单发或多发颅内发育性静脉异常相关。其他报道的相关疾病包括颅缝早闭和硬脑膜窦发育不全。具有多个发育性静脉异常的颅骨骨膜窦与蓝色橡皮疱痣综合征相关。

影像

CT 表现　增强后颅骨骨膜窦表现为明显均匀强化（图 7-23B）。潜在的颅骨缺损大小不一，但通常边界清晰。

MR 表现　大多数颅骨骨膜窦在 T₁W 上呈等信号，在 T₂W 上呈高信号。除非病变异常大且血流迅速，否则 T₁ 增强时颅骨骨膜窦内"大片状"对比剂是典型表现。MRV 有助于界定颅内和颅外成分。

脑海绵状血管畸形

脑海绵状血管畸形（cerebral cavernous malformations，CCM）是一种特殊类型的颅内血管畸形，其特征是反复"病灶内"出血，并流入薄壁、血管发育不成熟、充满血液的腔，称为"腔穴"。脑海绵状血管畸形是离散的、边界清楚的病灶，不包含正常的脑组织。大多数被一个完整的含铁血黄素环所包围（图 7-24）。

海绵状血管畸形表现出广泛的动态临床表现。尽管它们可以在任何年龄段发生，但仍是青年和中年人自发性非创伤性脑出血的一个相对常见的病因。

术语

脑海绵状血管畸形也称为海绵状"血管瘤"或"海绵体瘤"。它们是良性畸形血管错构瘤。脑海绵状血管畸形有时被误认为海绵状血管瘤。血管瘤是良性血管肿瘤，而不是畸形。

病因

一般概念　脑海绵状血管畸形是血管生成不成熟的病变，伴有内皮细胞增殖和新生血管生成增加。

脑海绵状血管畸形可以是遗传性或后天获得的。获得性脑海绵状血管畸形罕见，通常与既往的放射治疗（XRT）相关。约 3.5% 的儿童在全脑放射治疗后出现多发的脑海绵状血管畸形，平均潜伏期约为 3 年（3~102 个月）。

遗传学　脑海绵状血管畸形可以是单发和散发（80%），也可以是多发和家族性的（20%）。家族性脑海绵状血管畸形是一种常染色体显性遗传疾病，具有可变的外显性，在墨西哥裔的西班牙裔美国人中更常见。在家族性脑海绵状血管畸形中已鉴定出三个独立的基因：*CCM1*（KRIT1）、*CCM2*（OSM）

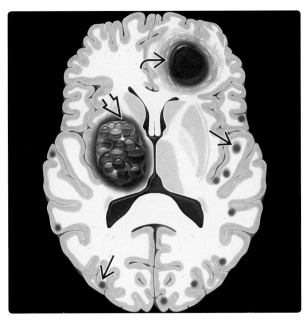

图 7-24　注意脑海绵状血管畸形亚急性期 ➔、经典的"爆米花"样 ⇨ 表现。微出血被视为多灶性的"晕染样黑点" ➔

和 *CCM3*（PDCD10）。

相关异常　脑海绵状血管畸形是混合性血管畸形中最常见的成分。海绵状 – 静脉和海绵状 – 毛细血管是最常见的两种组合。

病理

位置和大小　脑海绵状血管畸形可以发生在中枢神经系统的任何地方，其大小从微小的、需要显微镜看的病灶到可以占据整个脑叶或大部分大脑半球的巨大畸形。

大体病理特征　典型表现是一个致密的、海绵状的、充满红紫色血液的"腔穴"，其间没有神经成分。大多数脑海绵状血管畸形周围环绕着砖红色边缘的胶质增生、硬化的脑组织。

分期、分级和分类　脑海绵状血管畸形最常用的分类是 Zabramski 分类，它基于影像学表现，而非组织学结果（见阴影框）。

临床问题

流行病学　脑海绵状血管畸形是第三常见的脑血管畸形（仅次于发育性静脉异常和毛细血管扩张症），约 0.5% 的人群中有脑海绵状血管畸形。约 2/3 为单发、散发性病变；约 1/3 为多发。

人口统计学特征　脑海绵状血管畸形可能发生于任何年龄段；在儿童自发性脑出血中，有 10% 是由脑海绵状血管畸形引起的。发病高峰年龄为

40~60 岁（家族性多发海绵状畸形综合征中年龄较小）。没有性别差异。

临床表现　1/2 的脑海绵状血管畸形患者表现出癫痫发作。头痛和局灶性神经功能缺失也很常见。微小病灶，特别是微小出血，可能是无症状的。

自然病程　脑海绵状血管畸形具有广泛的动态临床表现，且单个病变的临床过程是高度可变和不可预测的。反复自发性病灶内出血是典型表现。所有患者都有明显的病变生长倾向。患有多发性脑海绵状血管畸形综合征的患者通常会在其一生中继续发生原发病变。

单发病变的出血风险约为每年累计 0.25%~0.75%，女性更大。在家族性多发脑海绵状血管畸形中，出血风险更高，每年每个病变的累积风险接近 1%~5%。

根据 Zabramski 分类，出血率也随影像表现而变化（见下文）。Zabramski Ⅰ 型和 Ⅱ 型脑海绵状血管畸形的出血率明显高于 Ⅲ 型和 Ⅳ 型。

MR 上出现急性或亚急性血液降解产物（Zabramski Ⅰ 型、Ⅱ 型）是出血风险增加的最强指标（年平均出血率为 20%~25%，而无急性或亚急性血液降解物迹象的为 3%~4%）。T_1W 和 T_2W（Zabramski Ⅳ 型）上不可见或几乎不可见的，而 T_2^*（GRE 或 SWI）上的"点大小"的脑海绵状血管畸形，平均年出血率最低（1%）。

脑海绵状血管畸形

病因
- 家族性脑海绵状血管畸形中 *CCM1*、*CCM2* 或 *CCM3* 突变
- 出芽式血管生成的负抑制消失

病理
- 发生于整个中枢神经系统
- 单发（2/3）、多发（1/3，家族性）
- 多个薄壁血腔（"腔穴"）
- 内部没有正常的脑组织；外缘含铁血黄素环

临床问题
- 可在任何年龄出现；峰值为 40~60 岁
- 病程多变，不可预测
  - 典型表现为反复病灶内出血
  - 出血风险为 0.25%~0.75% 每年每个病灶
  - 家族性脑海绵状血管畸形中的高风险、原发性病变

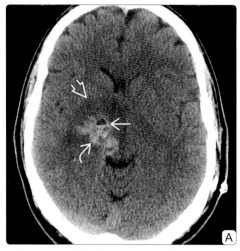

图 7-25A   突发左侧无力的 30 岁男性，轴位平扫 CT 表现为一个高密度病灶 ➡️ 伴 "液 - 液平面" ➡️，周围水肿包绕 ➡️

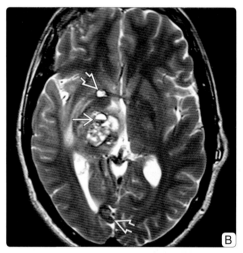

图 7-25B   T₂W MR 显示多个病灶 ➡️ 伴 "液 - 液平面" ➡️

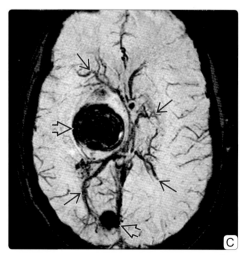

图 7-25C   T₂* SWI MR 显示出血性脑海绵状血管畸形 ➡️ 与含脱氧血的扩大静脉通道 ➡️ 混合。这是一种混合性血管畸形，即海绵状 / 发育性静脉异常

影像

一般特征   脑海绵状血管畸形可发生在整个中枢神经系统中。脑实质是最常见的部位。经典的表现是一个边界清晰的混合密度 / 信号强度肿块，周围有完整的含铁血黄素环（"爆米花样"）。脑海绵状血管畸形可以从微小病灶到巨大（>6 cm）病灶不等。在极少数情况下，脑海绵状血管畸形（常混合静脉畸形）可占据整个脑叶。

CT 表现   大型脑海绵状血管畸形表现为高密度（图 7-25A），伴或不伴散在的病灶内钙化。大多数脑海绵状血管畸形显示清晰，除非最近发生出血，否则不会表现出占位效应。

MR 表现   影像表现取决于病灶发展的阶段和所使用的脉冲序列。根据影像表现，脑海绵状血管畸形分为四种类型（Zabramski 分类）。

典型的脑海绵状血管畸形（Zabramski Ⅱ型）是离散的网状或 "爆米花样" 病灶，由不同大小的 "洞穴" 或 "小腔" 内的血液产物引起。常见的是不同信号强度的液 - 液平面（图 7-25B）。混杂信号核心在 T₂W 上被一个完整的含铁血黄素边缘包绕，该边缘在 T₂* 序列上表现为 "晕染样"（图 7-25C）。亚急性出血（Zabramski Ⅰ型）的脑海绵状血管畸形在 T₁W 上呈高信号，在 T₂W 上呈混杂高 / 低信号（图 7-26）。

应始终进行 T₂* 扫描（GRE、SWI）以便寻找其他病灶。在许多家族性脑海绵状血管畸形病例中，点状微出血表现为多灶性 "晕染样黑点"（Zabramski Ⅳ型）（图 7-27）。

对比剂注射后的强化程度从无（常见）到轻度或中度不等。如果脑海绵状血管畸形与发育性静脉异常并存，静脉 "血管瘤" 可表现出明显的强化。

血管造影表现   脑海绵状血管畸形没有确定的供血动脉或引流静脉。DSA、CTA 和 MRA 通常为阴性，除非脑海绵状血管畸形与另一种血管畸形（最常见的是发育性静脉异常）混合。

鉴别诊断

最常见的鉴别诊断是以脑海绵状血管畸形为主要成分的混合血管畸形。有时，出血性或密集钙化的肿瘤（如胶质母细胞瘤或少突胶质细胞瘤）也类似于脑海绵状血管畸形。

除Ⅳ型脑海绵状血管畸形外，T₂* 扫描上的多发 "黑点" 可以在许多病变中看到。慢性高血压性脑病、脑淀粉样血管病、轴索拉伸损伤和皮层挫伤也可有类似的表现。

血管瘤是真正的良性血管形成性肿瘤，不应误认为海绵状血管畸形。大多数发生于头部和颈部的皮肤和软组织中。中枢神经系统内的血管瘤罕见，最常见于硬脑膜静脉窦和颅脑膜，而不是脑实质。

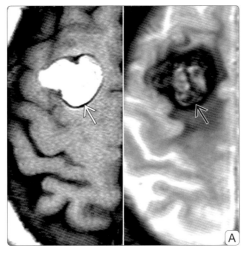

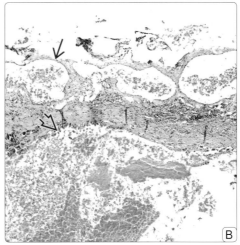

图 7-26A 图示 Zabramski I 型脑海绵状血管畸形。（左）T₁W MR 显示病灶呈高信号，周围环绕着低信号的含铁血黄素边缘➡。（右）T₂* GRE 扫描显示病灶周围➡和病灶内"晕染样"低信号

图 7-26B 在同一病例中，切除标本的显微切片显示了一个充满血液的空腔➡，周围被薄的血管内皮内衬的通道环绕着➡（图片提供者：R. Hewlett, MD.）

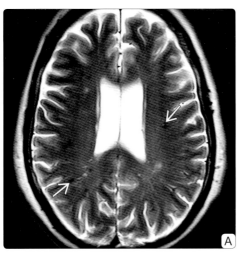

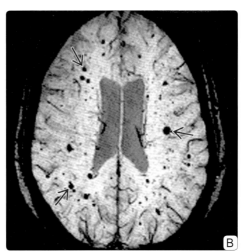

图 7-27A 70 岁西班牙裔女性，轴位 FSE T₂W MR 显示放射冠区少量散在的稍低信号➡

图 7-27B 同一病例中 T₂* SWI MR 的 MIP 图显示多发的"晕染样"低信号➡。这是 Zabramski IV 型脑海绵状血管畸形

脑海绵状血管畸形：影像

CT
- 平扫 CT
  - 高密度 ± 分散 Ca⁺⁺
  - 多变的出血
- DSA

MR（Zabramski 分类）
- I 型：亚急性出血
  - T₁ 高信号
  - T₂ 高 / 低信号
- II 型：不同时期的出血
  - T₁ 和 T₂ 上高 / 低混杂信号
  - 典型 = "爆米花样"
  - 寻找伴液 – 液平面的充满血液的小腔
- III 型：慢性出血
- IV 型：点状微出血

T2* 上（GRE、SWI）的"晕染样黑点"

DSA
- 通常阴性（除非与发育性静脉异常伴发）

脑毛细血管扩张症

术语

脑毛细血管扩张症（brain capillary telangiectasia, BCT）是一组类似毛细血管的扩大的薄壁血管。血管被正常的脑实质包围和分隔。

病因

一般概念 尽管毛细血管扩张的确切发病机制尚不清楚，但可能是先天性病变。据报道，脑毛细血管扩张症与遗传性出血性毛细血管扩张症有关。

颅脑照射可导致血管内皮损伤，并诱发脑实质内多发海绵状或毛细血管扩张样病变。放射诱导的毛细血管扩张症患者通常在全脑放射治疗后数年出现癫痫。平均发病年龄为 11~12 岁，平均潜伏期近 9 年。

遗传学 尚未发现单发的脑毛细血管扩张症的已知基因突变。脑毛细血管扩张症是遗传性出血性毛细血管扩张症中最常见的血管畸形，发生在 60%

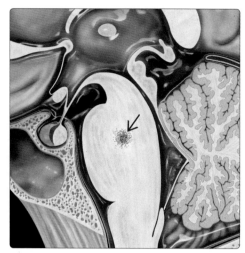

图 7-28　图示脑桥毛细血管扩张➡️，微小扩张的毛细血管散布在正常脑组织中

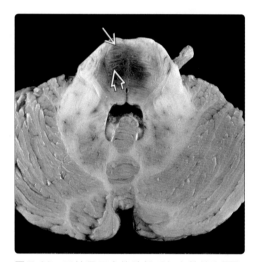

图 7-29　尸检显示大的脑桥毛细血管扩张➡️，脑桥纤维束➡️穿过病变（图片提供者：B. Horten, MD.）

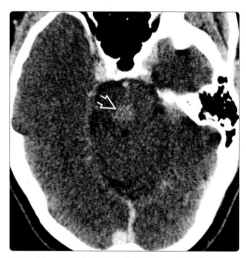

图 7-30　颈部软组织轴位增强 CT 显示偶发、无症状的，位于上部脑桥的大的毛细血管扩张➡️

的患者中。脑血管畸形的基因型和表型之间没有特别的相关性。

病理

位置和大小　脑毛细血管扩张症可发生在中枢神经系统的任何地方。脑桥、小脑和脊髓是最常见的部位（图 7-28）。单发性脑毛细血管扩张症比多发性更常见。尽管"巨大"的毛细血管扩张确有发生，但绝大多数脑毛细血管扩张症都很小，通常直径小于 1 cm。

大体病理特征：大多数脑毛细血管扩张症通常是肉眼看不到的。只有 5%~10% 脑毛细血管扩张症的直径大于 1 cm。偶尔直径可达 2 cm。这些病灶可视为脑实质中模糊的粉色或褐色变色区（图 7-29）。

显微镜下特征　特征性表现是分布在脑实质内的一簇扩张的、有些膨大的但外观正常的毛细血管（图 7-31）。除非混合其他畸形（如海绵状血管瘤），否则脑毛细血管扩张症一般不会发生出血、钙化。胶质细胞增多症和含铁血黄素沉积是缺失的。

临床问题

流行病学　毛细血管扩张征是第二常见的脑血管畸形，占所有脑血管畸形的 10%~20%。皮肤和黏膜毛细血管扩张甚至比脑毛细血管扩张更常见。

人口统计学特征　脑毛细血管扩张症可能发生在任何年龄段，但高峰在 30~40 岁。没有性别差异。

临床表现　大多数脑毛细血管扩张症是无症状的，是偶然发现的。据报道，少数病例伴有头痛、眩晕和耳鸣。

自然病程　偶发性脑毛细血管扩张症是不出血的静止性病变。遗传性出血性毛细血管扩张症患者的脑毛细血管扩张症也有良性的自然病史。

治疗原则　单发的脑毛细血管扩张症不需要治疗。混合性病变的治疗取决于相关的病灶。

影像

一般特征　由于正常脑组织散布在脑毛细血管扩张症扩张的毛细血管之间，因此不存在占位效应。除非在组织学上与其他颅脑血管畸形（如海绵状血管畸形）混合，否则脑毛细血管扩张症不会出现水肿，也不会引起周围胶质增生、出血或钙化。

CT 表现　除非毛细血管异常扩大（图 7-30），否则平扫 CT 和增强 CT 扫描通常正常。

MR 表现　脑毛细血管扩张症在常规平扫 MR 上难以发现（图 7-32）。T_1 扫描通常正常。大的脑毛细血管扩张症在 T_2W（图 7-33A）或 FLAIR 上可能显示为微弱的点状高信号，但小的病变通常是看不见的。

T_2^*（GRE，SWI）是显示脑毛细血管扩张症的最佳序列（图7-33）。由于扩张的毛细血管内的血流相当缓慢，氧合血红蛋白转化为脱氧血红蛋白，表现为模糊的浅灰色低信号。

脑毛细血管扩张症通常在 T_1 C+ 上表现出微弱的点状或模糊的刷状强化（图7-32B）。较大的脑毛细血管扩张症可表现为病变内明显强化的线性病灶，代表引流的集合静脉（图7-33C）。

由于脑毛细血管扩张症中散布着正常的白质纤维束，DTI显示纤维束没有移位或中断，各向异性分数也没有改变。

鉴别诊断

由于脑毛细血管扩张症在 T_1 C+ 上表现出轻度的强化，所以通常被误认为是肿瘤，但它们并不表现出占位效应或周围水肿。T_2^* 上的信号强度降低和在标准序列上不明显的病变的局部刷状强化很容易将脑毛细血管扩张症与肿瘤区分开来。

放射诱导的血管畸形在 T_2^*（GRE，SWI）序列上表现为"晕染样黑点"。大多数海绵状畸形伴微出血，而不是毛细血管扩张症。

毛细血管扩张症

病理
- 薄壁扩张毛细血管群
  - 血管通道之间的正常脑组织
- 位置
  - 脑桥、小脑、脊髓是最常见部位
  - 但可见于任何部位

临床问题
- 所有脑血管畸形的 10%~20%
- 所有年龄段
  - 高峰：30~40 岁
- 罕见有症状
  - 大多数在影像检查时偶然发现

影像
- MR
  - T_1/T_2 通常正常，除非病灶异常大
  - T_2^* 关键序列（GRE 上的深灰色低信号）
  - SWI 可表现为较低信号
  - T_1 C+ 上刷状强化
  - ± 突出的中央引流静脉

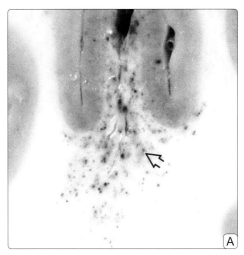

图 7-31A　皮层下毛细血管扩张症显示，由扩大的毛细血管引起的皮层下白质的无数扩大粉色病灶 ⇨

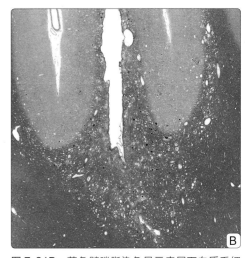

图 7-31B　蓝色髓磷脂染色显示皮层下白质毛细血管扩张，伴血管间正常蓝染的白质

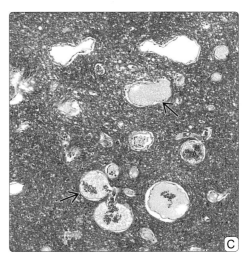

图 7-31C　显微图显示薄壁、充血的扩张毛细血管 ⇨，这是毛细血管扩张症的特征（图片提供者：P. Burger, MD.）

图 7-32A　52 岁女性，神经系统无症状，轴位 T_2W MR 扫描正常。小脑脚微弱的高信号是伪影

图 7-32B　在同一病例中，T_1 C+ FS 显示病灶中度刷状强化。毛细血管扩张症的典型表现是 T_2/FLAIR 正常、T_2^*GRE 轻度至中度低信号和刷状强化。脑桥是毛细血管扩张症最常见的中枢神经系统部位

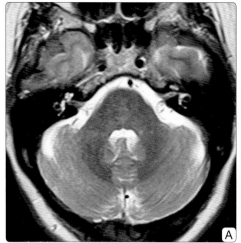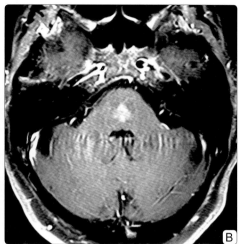

图 7-33A　一名 16 岁头痛男孩的轴位 T_2W MR 显示，左侧顶叶白质有一个边界不清的高信号 ➡

图 7-33B　在同一病例中，T_2^* SWI MR 显示病灶中的"晕染样"低信号 ➡ 和扩张的引流静脉 ➡

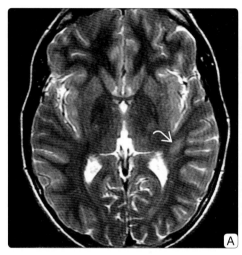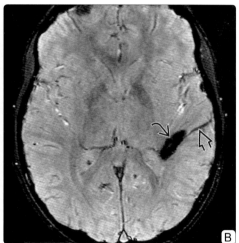

图 7-33C　T_1 C+ FS MR 显示围绕突出中央引流静脉 ➡ 的刷状强化区域 ➡。皮层浅静脉也会引流入病灶 ➡

图 7-33D　冠状位 T_1 C+ MR 显示刷状强化 ➡ 的巨大毛细血管扩张，伴有突出的中央引流静脉 ➡

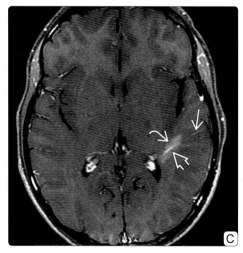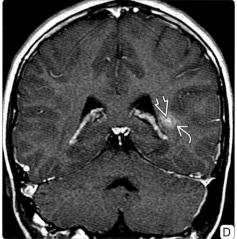

第 8 章

动脉解剖和卒中

"卒中"（俗称"中风"）是一个通用术语，表示以突发性神经系统功能障碍为特征的临床事件。然而，并非所有的卒中都完全相同。卒中具有显著的临床和病理生理学的异质性，反映在其潜在的大体病理和影像学表现之中。动脉缺血/梗死是本章的重点，也是目前最常见的卒中病因，占所有病例的 80%。

其余 20% 的卒中主要是出血性的，分为原发性"自发性"颅内出血（spontaneous intracranial hemorrhage, sICH）、非创伤性蛛网膜下腔出血（subarachnoid hemorrhage, SAH）和静脉闭塞。sICH 和 SAH 在前几章都有广泛的讨论，静脉闭塞症将在下一章讨论。

我们首先简要回顾一下正常的颅内动脉和血管分布情况。建立坚实的解剖学基础，然后我们将关注点转向动脉性卒中的病因、病理和影像学表现。

正常动脉解剖和血管分布

Willis 环

正常解剖

Willis 环（circle of Willis, COW）由 10 个部分组成：两侧颈内动脉（internal carotid artery, ICA）、两侧大脑前动脉（anterior cerebral artery, ACA）近端或水平段（A1 段）、前交通动脉（anterior communicating artery, ACoA）、两侧后交通动脉（posterior communicating artery, PCoA）、基底动脉（basilar artery, BA），以及两侧大脑后动脉（posterior cerebral artery, PCA）近端或水平段（P1）（图 8-1，图 8-2）。大脑中动脉（middle cerebral artery, MCA）不属于 COW 的一部分。

供血分布

重要的穿支动脉可以起源于 COW 的所有部位，并供应大部分基底节区。COW 的变异常见，并不少见。在大多数病例中，COW 的一个或多个组成部分发育不良或缺失。发育不良或缺失的 PCoA 是最常见的 COW 变异。

大脑前动脉

正常解剖

ACA 是床突上 ICA 较小、较内侧的终末支，其第一段（水平段）也称为 A1。A1 发出小的穿支血管，供应内侧基底节。

A2 段或垂直段从 A1-ACoA 交界处延伸至胼胝体嘴部（图 8-3）。A3 段绕着胼胝体膝部向前方弯曲，然后分为两个 ACA 末端分支，即胼胝体周围动脉和胼胝体边缘动脉。

供血分布

ACA 皮层支供应内侧大脑半球和胼胝体的前 2/3、额叶的内侧表面、以及大脑凸面毗邻纵裂的前 2/3（图 8-4）。ACA 穿支（主要是内侧豆纹动脉）供应内侧基底节、胼胝体膝部和内囊前肢。

大脑中动脉

正常解剖

MCA 被分为 4 个节段。MCA 的 M1 段从 ICA 分叉向侧方延伸至大脑外侧裂。外侧豆纹动脉和颞前动脉起自 M1 段（图 8-5）。

M2（分叉后）的上、下 MCA 干在外侧裂之内沿着一条柔和的曲线转向后上方（MCA 的根部或"膝部"）。

MCA 分支在外侧裂顶部或其附近成环状，然后在额叶、顶叶和颞叶的部分（"岛盖"）之下横向走行，这些部分悬挂在外侧裂之上并将其包围，这些是 M3 段或岛盖段。MCA 在大脑半球外侧面的分支为 M4 段。

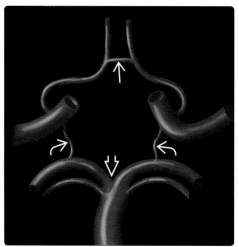

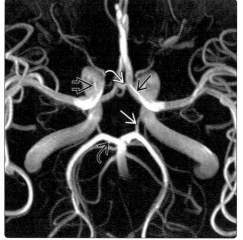

图 8-1　图示 Willis 环（COW），前交通动脉（ACoA）➡️和后交通动脉（PCoAs）➡️连接了前（颈动脉）循环与后（椎基底动脉）循环➡️

图8-2　颅底颏顶位 3T MRA 显示 ACoA ➡️ 和 PCoAs ➡️。A1s ➡️、P1s ➡️ 和颈内动脉（ICAs）➡️如图所示

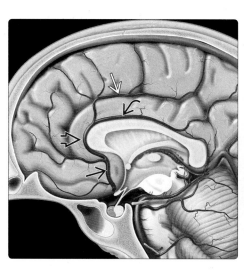

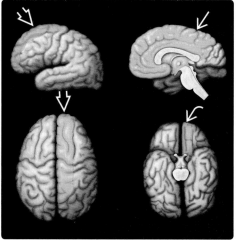

图 8-3　颅脑中线示意图显示 A2 ➡️ 于第 3 脑室前方上行。A3 ➡️ 弯曲绕行胼胝体膝部。胼胝体周围动脉 ➡️ 和胼胝体边缘动脉 ➡️ 是主要的 ACA 终末分支

图 8-4　皮层 ACA 供应区域（绿色）包括大脑半球纵裂面的前 2/3 ➡️、大脑半球凸面顶部的窄窄一条皮层 ➡️ 以及内下额叶的一小片楔形区域 ➡️

供血分布

在大脑主要动脉中，MCA 的供血区域最大，MCA 供应了大脑半球外侧面大部分区域，除了顶点（由 ACA 供应）以及枕叶和后下顶叶（由 PCA 供应）的薄条带（图 8-6）。MCA 穿支供应大部分外侧基底节区。

大脑后动脉

正常解剖

两侧 PCA 是 BA 远端的主要终末分支。

P1 段从 BA 分叉处横向延伸至与 PCoA 的连接处。P1 段有穿支在脚间窝后上方进入中脑下表面。

P2 段从 P1-PCoA 连接处开始延伸，走行于环池（中脑周围）中，从后外侧环绕中脑（图 8-7）。P3 段（四叠体段）是完全位于四叠体池内的一小段。它从中脑后面开始，在 PCA 进入枕叶的距状沟处结束。P4 段终止于距状沟内，在那里分成终

末 PCA 干，包括距状沟动脉。

供血分布

除了颞极和前额叶，PCA 供应大脑半球下表面的大部分。它还供应枕叶、内侧大脑半球后 1/3 和胼胝体以及大部分脉络丛（图 8-8）。PCA 穿支是中脑和背侧丘脑的主要供血血管。

变异和异常

一种常见的正常变异是 PCA 的"胚胎型"起源。此种情况下，近端 PCA 起源于 ICA，而非 BA 分叉处。10%~30% 的病例可见"胚胎型"PCA 起源。在 CT 血管造影（CTA）、MR 血管造影（MRA）和数字减影血管造影（DSA）中很容易识别出这种变异。

Percheron 动脉（artery of Percheron, AOP），是一种罕见但重要的 PCA 变异。此种情况下，单一优势丘脑旁正中动脉起源于 P1 段，供应中脑上部和双侧丘脑腹内侧。

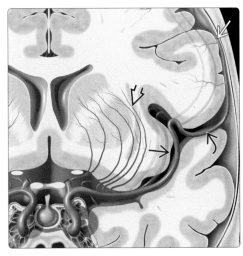

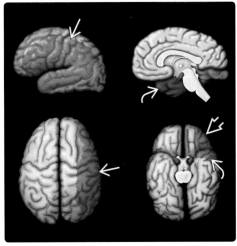

图 8-5　冠状位图示外侧豆纹动脉➡、岛叶上的 M2 段➡、外侧裂内横行的 M3 段➡，以及在大脑半球外侧表面走行的 M4（皮层）分支➡

图 8-6　MCA 供血的皮层区域（红色），供应大脑半球的大部分外侧表面➡、颞叶的前端➡和下外侧额叶➡

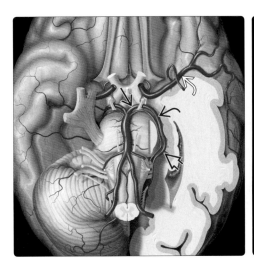

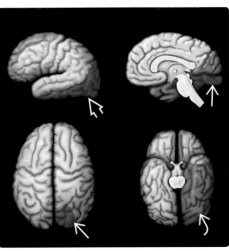

图 8-7　颅底颅顶位图示与 Willis 环、颅底血管与颅神经的关系。PCA 的分段 P1➡、P2➡、P3➡，以及 MCA 的分段 M1（水平）➡可以显示

图 8-8　PCA 所供应的皮层区域（紫色），包括枕叶、大脑半球内侧面的后 1/3➡、大脑半球后外侧面➡，以及几乎整个颞叶的下表面➡

椎基底动脉系统

正常解剖

椎基底动脉系统由两侧椎动脉（vertebral arteries, VAs）、BA 及其分支组成。VA 被分成 4 个节段，只有一段（V4 段）位于颅内（图 8-9）。

V1 段（骨外段）起源于同侧锁骨下动脉，后上走行进入 C6 横突孔。V2 段向上穿过 C6~C3 横突孔，直至 C2，在 C2 首先向外上转向，穿过横突孔的"倒 L"，然后向上穿过 C1 横孔。

V3 始于 VA 穿出 C1 横突孔后。V4 段（颅内段）从枕骨大孔延伸至其与 BA 的交界处。VAs 在桥小脑延髓连接处或附近汇合形成 BA。在发出脑桥和小脑分支后，BA 分成两侧 PCA 而终止。

供血分布

椎基底动脉系统通常供应所有颅后窝结构以及中脑、背侧丘脑、枕叶、颞叶下表面和后外侧表面的大部分以及颈髓上段（图 8-10）。

动脉性梗死

急性脑缺血 – 梗死

影像学检查是卒中快速分诊的基础。由于速度和可操作性上的优势，平扫 CT 和 CTA（有或无 CT

灌注）是最常用的检查方式。

急性卒中分诊中有四个"必须知道"的问题需要快速准确地回答：①是否存在颅内出血或"假性"卒中？②大血管是否闭塞？③部分大脑是否受到不可逆的损伤（即是否存在严重缺血、不可逆的梗死核心）？④是否存在临床相关的缺血但是潜在可挽救的"半暗带"？

四个"必须知道"的问题

• 是否存在颅内出血（或"假性"卒中）？
• 大血管是否闭塞？
• 部分大脑是否受到不可逆的损伤？
• 是否存在缺血"半暗带"？

术语

卒中是一个通用术语，指的是神经系统事件的突然发作，也称为脑血管意外（CVA）或"中风"。

脑缺血和脑梗死的区别很微妙，但很重要。在脑缺血时，受影响的组织仍然存活，尽管血流不足以维持正常的细胞功能。在脑梗死中，发生明显的细胞死亡，伴随着神经元、神经胶质或两者的丧失。

在患者分诊时，时间非常重要。超急性卒中是指症状出现后的最初 6 小时。在超急性卒中时，细胞死亡尚未发生，因此经常使用急性脑缺血 – 梗死

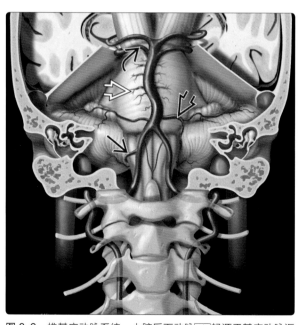

图 8-9　椎基底动脉系统：小脑后下动脉 ➡️ 起源于基底动脉汇合处之前的椎动脉，向后弯曲环绕延髓。小脑前下动脉 ➡️ 向两侧走行，进入桥小脑角区。小脑上动脉 ➡️ 起自基底动脉远端。基底动脉发出穿支动脉 ➡️ 供应大部分脑桥

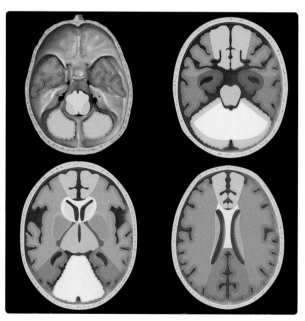

图 8-10　图示穿支动脉供血区域。延髓（浅绿色）由椎动脉供血，脑桥和丘脑（浅紫色）血供来自基底动脉，尾状核、内侧基底神经节、胼胝体（浅绿色）来自大脑前动脉，壳核 / 苍白球（蓝色）来自大脑中动脉

这一联合术语。急性卒中是指发病 6~48 小时内的中风。

病因

卒中亚型　动脉粥样硬化（atherosclerotic, ASVD）性卒中是最常见的急性动脉缺血/梗死类型，约占病例的 40%~45%。

大多数大动脉供血区域的梗死是栓塞性的，由"高危" ASVD 斑块处形成的血栓引起。最常见的部位是颈动脉分叉处。最常见的颅内闭塞血管是 MCA。

小血管疾病　占所有卒中的 15%~30%。小动脉闭塞，也称为腔隙性脑梗死，定义为直径小于 15 mm 的病变。许多病例在临床上无症状，但位于关键部位的病变（如内囊）可导致显著的神经功能损害。

腔隙性脑梗死　可以是栓塞性、动脉粥样硬化性或血栓性的。多数累及基底节/丘脑、内囊、脑桥和深部脑白质的穿通动脉。

心源性栓塞性疾病　占另外 15%~25% 的卒中。

病理生理学　当主要血管(如 MCA)突然闭塞时，每分钟大约有两百万个神经元丢失。脑血流量 (CBF) 急剧下降。受影响脑实质的中心——严重缺血的核心——通常 CBF 小于 6~8 cm³/（100 g·min）。

神经元死亡伴不可逆的功能丧失发生在急性卒中的核心部位。约 1/2 的患者在核心周围出现缺血程度相对较轻的缺血半暗带。半暗带的 CBF 明显减少，从正常的 60 cm³/（100 g·min），下降到 10~20 cm³/（100 g·min）。这种缺血但尚未梗死的组织在生理学上代表"有风险"但具有潜在抢救价值的组织。

病理

位置　MCA 是最常见的大动脉血栓栓塞闭塞部位（图 8-11），其次是 PCA 和椎基底动脉系统。ACA 是颅内主要血管中最少发生闭塞的。

大小和数量　急性梗死可以是单发的，也可以是多发的，大小不一，从微小的腔隙性病变到可能累及大脑半球的大部分的较大的区域性病变。

大体病理特征　急性血栓形成的动脉充满柔软的紫色血块，可能累及整个血管或仅累及一小段血管。

在最初的 6~8 小时内，大体实质变化很小或没有变化，随后，受影响的供血区域水肿，导致大脑出现苍白和肿胀。灰-白质（gray matter-white matter, GM-WM）的边界变得不那么清晰，更加"模糊"。随着脑回的肿胀扩张，邻近的脑沟受压，脑沟-脑池的脑脊液间隙消失。

临床问题

流行病学和人口统计学特征　在工业化国家，卒中是第三大致死原因，在全球范围，也是成人神经功能障碍的主要原因。

卒中可以发生于各个年龄段的患者，包括新生儿和婴儿，但大多数发生在中年或老年人。卒中儿童通常有潜在的疾病，如右向左心脏分流、镰状细胞贫血，或遗传性高凝状态综合征。青壮年卒中通常由夹层（自发性或创伤性）或药物滥用引起。

临床表现　最常见的表现是突发性局灶性神经功能缺损，如面瘫、口齿不清、瘫痪或意识减退。

自然病程　卒中结局有很大差异。20%~25% 的卒中被视为"主要"闭塞，并导致 80% 的不良结局。卒中后 6 个月，20%~30% 的患者死亡，20%~30% 的患者严重残疾。

个体患者的预后取决于多种因素，即闭塞的血管、是否存在丰富的侧支血流以及是否存在明显的缺血半暗带。

所谓的恶性 MCA 梗死可能会导致脑肿胀失控，并伴有脑疝和死亡。在这种情况下，紧急去骨瓣减压术可能是唯一的治疗原则。

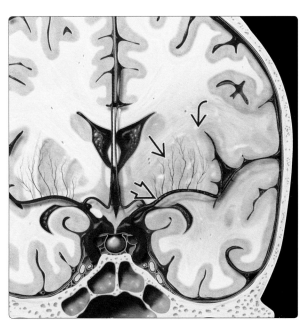

图 8-11　图示 M1 闭塞 ⇨，急性脑缺血表现为 GM-WM 分界稍欠清 ⇨ 和基底神经节"模糊" ⇨

治疗原则　超快速卒中分诊至关重要，目标是就诊至静脉溶栓时间"door to needle"时间（即从到达急诊科到干预）在 60 分钟之内。

成功干预的最重要的因素是患者选择，其中两个最重要的考虑因素是：① 从症状出现起所经过的时间；② 影像学检查结果。

一旦平扫 CT 排除了出血，静脉应用重组组织型纤溶酶原激活剂（rTPA）应立即启动，同时将患者转向大型卒中中心，即"溶栓后转诊"（"drip-and-ship"）模式，特别是发病时间小于 3 小时（即所谓的"黄金时间"）。

几项大型研究表明，治疗大血管血栓的最有效方法是使用支架取栓器进行机械取栓。血管内治疗显著改善缺血性卒中的预后，并降低长期残疾的发生。

影像

脑卒中检查方案　急诊卒中成像的主要目标是：① 区分"轻度的"或缺血性卒中与颅内出血；② 为可能的再灌注治疗选择 / 分流患者。

大多数方案从急诊平扫 CT 开始，以回答卒中影像学中的第一个"必须知道"的问题：是否存在颅内出血或"假性"卒中（如硬膜下血肿或肿瘤）？如果在平扫 CT 筛查时发现典型的高血压性出血，并且患者有全身性高血压病史，则通常不需要进一步成像。有时需要 CTA 评估活动性出血（"斑点"征）。

排除颅内出血后，第二个关键问题是确定主要脑血管是否闭塞。CTA 可在平扫 CT 后立即进行，是显示潜在可治疗的大血管闭塞的首选无创检查。MRA 更容易受到运动伪影的影响，这在不配合的患者中更为突出。DSA 通常适宜给接受动脉内溶栓或机械取栓术的患者。

第三和第四个问题可以通过 CT 或 MR 灌注检查来回答。两者都可以显示大脑受到不可逆损伤的部分（即无法挽救的梗死核心），并确定是否存在临床相关的缺血半暗带（潜在可挽救的大脑）。

CT 表现　一个完整的多模态急性卒中 CT 扫描方案包括头颅平扫 CT、主动脉弓至颅顶 CTA 和动态首过灌注 CT（perfusion CT, pCT）。通过螺旋采集，整个方案可以在 15 分钟内完成，作为单独对比剂团注的检查。与单独使用平扫 CT 相比，CTA 联合 CTP 可提高诊断准确性，且不会推迟静脉溶栓或血管内治疗。

平扫 CT 如果以窄窗宽观察，则 50%~60% 的急性缺血性卒中的初始平扫 CT 扫描（即使是在前 6 小时内获得的扫描）均异常。

最特异但最不敏感的征象是充满急性血栓的高密度血管影。记录在案的 M1 闭塞病例中有 30% 出现"致密大脑中动脉"征（图 8-12）。高密度血管征不太常见的部位是颅内 ICA、BA 和侧裂内的 MCA 分支（"点"征）（图 8-13）。

提示血管闭塞的不常见但重要的平扫 CT 表现为一个或多个钙化栓子（图 8-26），最可能来自颈部或海绵窦段 ICA 的"高危"溃疡性动脉粥样硬化斑块。识别钙化的脑内栓子至关重要，因为它们有近 50% 的再发缺血性卒中风险。

50%~70% 的病例在闭塞后的前 3 小时内可观察到 GM-WM 界面模糊和不明显。最常见的表现是岛叶皮层缺失（"岛带"征）（图 8-15A）和基底节密度降低（"基底节模糊"征）。

图 8-12　平扫 CT 显示"致密大脑中动脉"征➡，左侧大脑中动脉血栓，右侧大脑中动脉正常、呈稍高密度➡

图 8-13　右侧偏瘫急性发作，平扫 CT 显示左侧大脑中动脉分支 M2➡和 M3➡内的高密度血栓（"点"征）

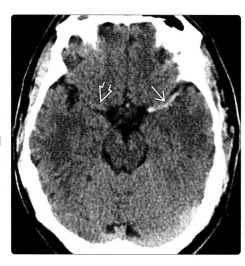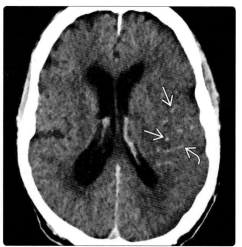

大范围闭塞时出现楔形实质低密度，伴GM-WM 边界不清和皮层沟消失（图 8-15B）。如果最初累及的范围超过 MCA 供血区域的 1/3，则发生"恶性"MCA 梗死伴严重脑肿胀的可能性增加，同时，尝试血运重建时发生出血性转化的风险也会增加。

ASPECT 评分（Alberta Stroke Program Early CT Score）是一种直接、快速、可再现的早期缺血性改变的评估方法（图 8-14）。ASPECTS 评分的计算方法是，从 10 个受影响区域中，每个区域各减去一分。ASPECT 评分 ≤ 7 意味着超过 1/3 的 MCA 供血区域受累，与出血风险增加和不良预后相关（图8-15）。

CTA：CTA（有或无 CT 灌注）快速回答了第二个"必须知道"的卒中问题（图 8-16A），即是否存在大血管闭塞伴"可取出的"血管内血栓？CTA 可确定血管内血栓并评估侧支血流。

pCT：第三和第四个"必须知道"的问题可以通过全脑 CT 灌注来回答。pCT 显示了血管闭塞对脑实质本身的影响，提供了脑血流动力学和实质存活的快速评估，这是急性卒中管理的关键（图8-17）。

pCT 有三个主要参数：脑血容量（cerebral blood volume, CBV）、脑血流量（cerebral blood flow, CBF）和平均通过时间（mean transit time, MTT）或 Tmax。CBV 是一定体积的大脑中流动的血液量。CBF 是在特定时间内流经给定体积大脑的血流量。MTT 是血液通过给定体积的大脑所需的平均时间。自动化处理可以快速测量 CBF<30% 且 Tmax>6 s 的体积，并计算出不匹配的体积和比率（图8-17D）。

这三个 CT 灌注参数也可以用色标直观表示。标准色标从红色和黄色渐变为蓝色和紫色。对于 CBV 和 CBF，灌注描绘为红色 / 黄色 / 绿色（代表升高，红色为最高）至蓝色 / 紫色 / 黑色（代表降低，黑色为最低）。灌注良好的灰质（GM）呈红色 / 黄色，白质（WM）呈蓝色，缺血脑组织呈蓝色 / 紫色。

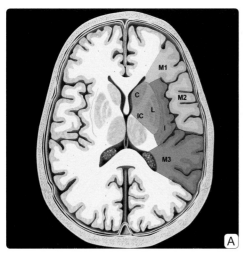
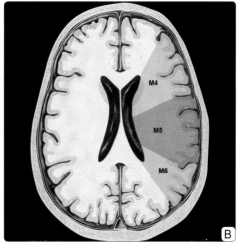

图 8-14A　图示用于计算 ASPECTS 评分的解剖区域。M1-3 代表大脑中动脉皮层，每个区域分配 1 分，岛叶皮层（I）、豆状核（L）、尾状核头（C）和内囊各得1 分

图 8-14B　更高层面图像显示了 MCA 供血的上 3 个区域。ASPECTS 评分总分 10 分（正常总分），每多一个受累区域则扣减 1 分

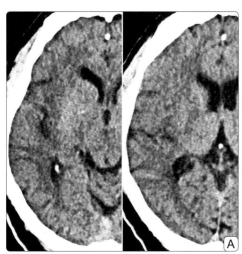
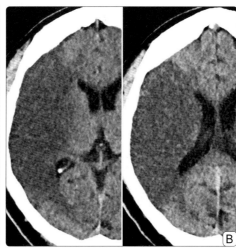

图 8-15A　患者男性，60岁，急性卒中患者，轴位平扫 CT 显示（左图）右侧岛叶皮层、M1、M2 和 M3皮层区低密度，尾状核、豆状核和内囊未受累。更靠颅顶的层面（右图）显示M4 至 M6 皮层区低密度，ASPECTS 评分为 3 分

图 8-15B　发病 24 小时后，楔形梗死清晰可见。ASPECTS 评分为 3 分，患者预后不良

密集的缺血性梗死核心——不可逆损伤的大脑——表现为相对应的 CBV 和 CBF 减少，显示为深蓝色 / 紫色或黑色区域（图 8-17A）。延长的 MTT 显示为红色区域，与 MTT 正常的蓝色大脑形成对比（图 8-17C）。

具有潜在可挽救组织的缺血半暗带被视为梗死核心中 CBV 显著降低与周围区域（半暗带）之间的"不匹配"，其特征为 CBF 降低，而 CBV 正常或甚至短暂升高。因此，潜在的可挽救的脑组织相当于 CBV 减去 CBF。15%～20% 的大面积 MCA 梗死导致对侧小脑灌注减低伴 CBF 减少，这种现象称为交叉性小脑失联络。

MR 表现　虽然 CT/CTA/pCT 因可操作性和速度而常作为首选，但仅具有 fast FLAIR、T_2^*、DWI 和 pMR 的"加速"快速卒中方案也可使用。在检测小面积缺血性和腔隙性卒中方面，MR 优于 CT。

T_1W：T_1W 通常在前 3～6 小时内正常。12～24 小时内开始出现轻微的脑回肿胀和低信号，表现为 GM-WM 界面模糊。在大血管闭塞的情况下，有时可发现受累动脉中预期的"流空"丢失。

T_2/FLAIR：在最初 4 小时内，FLAIR 序列显示仅 30%～50% 的急性卒中出现皮层肿胀和高信号。到症状出现后 7 小时，几乎所有卒中在 FLAIR 中均有阳性发现（图 8-16C）。FLAIR 上的动脉内高信号是卒中的早期征象，提示血流缓慢，可能是由于顺行血流延迟，或更常见的是皮层分水岭逆行侧支充盈所致（图 8-18A）。FLAIR-DWI "不匹配"（FLAIR 阴性，DWI 阳性）被认为是存活的缺血半暗带和是否适于溶栓治疗的快速指标。

T_2^* GRE：在 T_2^*（GRE，SWI）上（图 8-16B），动脉内血栓有时可检测为"晕染样"低信号。由于通过时间延长和脱氧血红蛋白增加，大面积 MCA

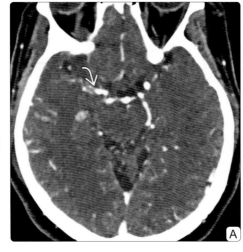
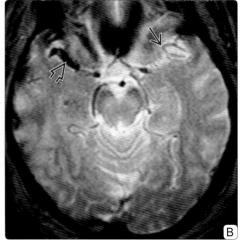

图 8-16A　急诊患者，女性，60 岁，快速卒中评估 CTA 显示右侧大脑中动脉近端突然显影中断 ➡

图 8-16B　T_2^* GRE 显示位于右侧 MCA M1 段 / 近端 M2 段的血栓 ➡，呈显著的"晕染"征，与左侧 MCA 的正常信号强度 ➡ 相比较

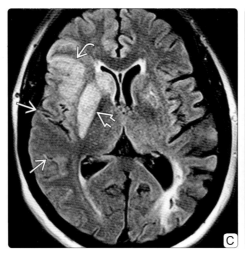
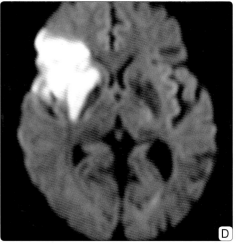

图 8-16C　FLAIR 显示右侧基底节 ➡ 和岛叶 / 额叶皮层 ➡ 的高信号。注意远端皮层分支的血管内信号 ➡，表明血流缓慢

图 8-16D　DWI 显示右额叶、基底节中的弥散受限。右侧 MCA 后部供应区域未受影响，表明 FLAIR 上的缓慢侧支血流足以避免缺血

梗死有时表现出髓深静脉中低信号增加。虽然出血性转化有时会在卒中发作后 24~48 小时内发生，但在晚期急性和早期亚急性梗死中更为典型。

T₁ C+：增强后 T₁ 扫描显示血管内强化（图 8-18D）。实质增强在急性 / 超急性缺血中并不常见。

DWI 和 DTI：约 95% 的超急性梗死在 DWI 表现出弥散受限，在 DWI 表现为高信号（图 8-16D），在 ADC 上表现为相应的低信号。DTI 甚至比 DWI 更敏感，尤其是对于小的脑桥和髓质病变。

pMR：DWI 弥散受限通常反映了梗死区域密集的缺血核心，而 pMR 描绘了周围的"高危"半暗带。DWI-PWI 不匹配是确定动脉内溶栓适用性的标准之一。

血管造影表现　表现包括血管突然"截断"、"半月板"征、锥形或"鼠尾"样狭窄、轨道状外观（腔内血栓周围的对比剂）。其他表现包括无灌注脑区的"赤裸"或"裸露"区域、缓慢顺行充盈伴动脉内对比剂滞留至毛细血管期或静脉期，以及跨皮层分水岭逆行充盈的软脑膜侧支。

不太常见的体征是充血，梗死区周围有血管"红晕"（所谓的"过度灌注"）和"早期引流"静脉。

鉴别诊断

平扫 CT 上，与脑组织相比，正常的循环血液总是略高密度的。红细胞压积升高（所有的血管都表现高密度，而不仅仅是动脉）、动脉壁的微钙化和低密度脑实质（如弥漫性脑水肿）可形成类似"高密度血管"征。

DWI 弥散受限的卒中鉴别诊断包括感染、癫痫状态和急性低血糖症。这些病变通常不按血管供应分布，影响皮层而不侵犯皮层下的脑白质。

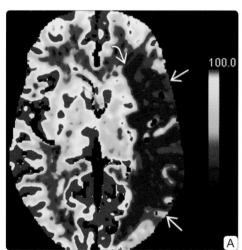

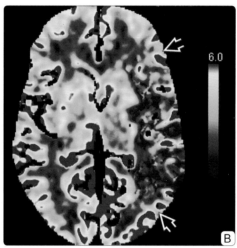

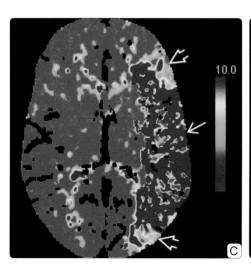

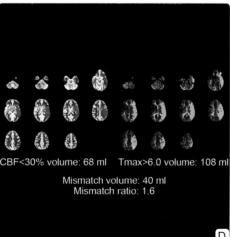

图 8-17A　患者远端 M1 血栓导致左侧 MCA 供血区域大面积梗死。pCT 显示外侧基底节 / 岛叶➡和整个皮层区➡的 CBF 显著减少

图 8-17B　在同一病例中，CBV 显示在梗死核心边缘周围的小部分区域尚保存有血容量➡

图 8-17C　MTT 显示在梗死核心➡中严重延长的平均通过时间，在病灶边缘➡ MTT 的增加相对不太严重

图 8-17D　pCT 自动计算，显示 CBF＜30%（粉红色，代表严重缺血性梗死核心）的体积为 68 mL。Tmax＞6s（绿色）的体积为 108 mL。不匹配体积为 40 mL，比率为 1.6。血栓切除术没有成功

图 8-18A 男性，47 岁，急性卒中，图示左侧尾状核、外侧壳核和顶叶皮层出现斑片状高信号。注意血管内多个线性高信号➡️，与大脑中动脉分布区的缓慢血流相一致

图 8-18B 同一患者的 DWI 显示多个弥散受限的斑片状病灶➡️，符合急性脑梗死

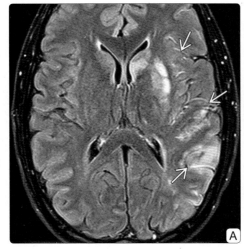
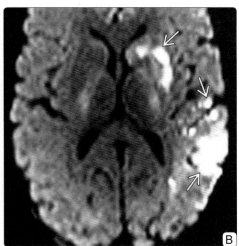

图 8-18C 2D TOF MRA 的原始轴位图像，显示右侧 MCA➡️和两个 ACA 分支➡️中的正常信号强度，但是在左侧 MCA 的血管中没有血流的高信号➡️

图 8-18D 轴位 T₁ C+ FS MR 显示左侧大脑中动脉分支➡️显著的血管内强化，与开放（未形成血栓）血管的缓慢血流相一致

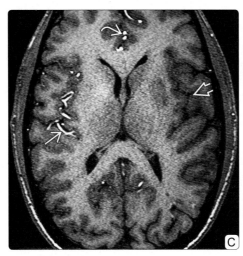
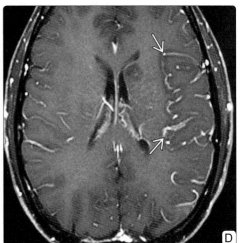

急性中风的影像

平扫 CT

- 高密度血管 ±"点"征
- GM-WM 界限模糊、消失
  - "岛带"征
  - 基底节"消失"征
- 楔形低密度
  - 同时累及皮层和白质
- 寻找钙化栓子（未来卒中风险约为 50%）

增强 CT

- ± 强化的血管（慢速血流、侧支循环）

CTA

- 显示主要血管内血栓的位置、长度
- ASVD
  - 颅外：主动脉、颈动脉分叉
  - 颅内：颈内动脉海绵窦段、Willis 环 + 分支

pCT

- 梗死核心（不可逆损伤的脑组织）
  - 匹配性的低灌注（CBV、CBF 都下降）
  - MTT 延长
- 缺血半暗带
  - 灌注"不匹配"（CBF 下降，而 CBV 正常）

T₁W

- 最初 4~6 小时通常正常
- ± 预期中的流空血管影消失

T₂W

- 最初 4~6 小时通常正常

FLAIR（采用窄窗宽阅片）

- 最初 4~6 小时约 50% 有阳性表现
  - 皮层肿胀，脑回高信号
  - 动脉内高信号（通常是慢速血流，而非血栓）

T₂*（GRE，SWI）

- 血栓可显示"晕染"征
- 大面积梗死可显示明显低信号的髓静脉
- 微出血灶（慢性高血压，淀粉样变性）

DWI 和 DTI

- >95% 在数分钟就出现弥散受限
  - DWI 呈高信号
  - ADC 图呈低信号
- "非弥散受限"的急性梗死
  - 小的（腔隙性）梗死
  - 脑干病变
  - 快速的血栓溶解 / 再通
  - 一过性 / 短暂性低灌注

pMR

- DWI-PWI "不匹配"评估半暗带
- CBV-CBF、DWI-FLAIR 不匹配评估半暗带

DSA

- 血管"截断"、"半月板征"、锥形 / "鼠尾状"狭窄
- 无灌注脑区呈裸区
- 缓慢顺行或逆行充盈
- 动脉内对比剂廓清延迟
- 过度灌注
  - "裸区"周围"红晕"
  - 早期"静脉引流"

亚急性脑梗死

术语

影像学可显示卒中的病理生理学演变与相应的变化。尽管没有明确划分卒中发展的不同阶段，但大多数神经病学仍将梗死分为急性、亚急性和慢性。

"亚急性"脑缺血 / 梗死通常是指在首次缺血事件后 48 小时至 2 周之间的卒中。

病理

由细胞毒性水肿引起的肿胀和增加的占位效应在卒中发作后 3~4 天内达到最大。明显的组织坏死，伴随着血管周围的小胶质细胞和巨噬细胞涌入，继而在卒中周围出现反应性星形细胞增生。在接下来的 2 周，脑组织逐渐软化、囊变。

大多数血栓栓塞性卒中最初是"单纯性的"，即无出血性的。20%~25% 的病例在发作后的 2 天至 1 周之间出现初始缺血性梗死的出血性转化（Hemorrhagic transformation, HT）（图 8-19）。缺血损伤的血管内皮细胞"渗漏"，血脑屏障通透性增加。无论是自发的还是在用组织纤溶酶原激活剂治疗后，当建立再灌注时，红细胞通过受损的血管壁渗出会导致脑实质出血。点状出血比脑叶出血更常见，最常见于基底神经节和皮层。

临床问题

HT 本身一般不会引起临床状况的恶化。实际上，HT 与良好的预后相关，可能反映了早期血管再通和更好的组织再灌注。

影像

一般特征　亚急性期内的影像学表现有显著的变化。早期脑梗死亚急性有明显的占位效应，常表现出 HT，而水肿和占位效应在亚急性晚期大多消退。

CT 表现　在平扫 CT 上，初始扫描所显示的楔形低密度区域变得更加清晰。占位效应开始增加，然后在卒中发作后 7~10 天开始减轻。15%~20% 的病例出现 HT，表现为脑回状皮层或基底神经节高密度（图 8-20A）。

增强 CT 遵循"2-2-2"规则，即斑片状或脑回状强化最早在卒中发病后 2 天出现，2 周后达到高峰，一般 2 个月后消失。

MR 表现　亚急性卒中的信号强度取决于：① 发作后的时间；② 有无 HT。

T_1W：非出血性亚急性梗死在 T_1W 上呈低信号，表现为中等占位效应，伴有脑沟消失。HT 卒中最初与皮层呈等信号，然后变为高信号（图 8-21）。

T_2W：与非缺血性脑组织相比，亚急性梗死最初呈高信号。信号强度随时间而降低，在 1~2 周时达等信号（T_2 "模糊效应"）（图 8-22）。早期沃勒变性有时可被识别为一条界限分明的高信号带，从梗死皮层沿皮质脊髓束向下延伸。

FLAIR：亚急性梗死在 FLAIR 上呈高信号（图 8-20B）。发作后 1 周，"最终"梗死体积对应于 FLAIR 上显示的异常区域。

T_2^*（GRE, SWI）：若梗死的皮层已经发生 HT，则会出现斑点状或脑回状"晕染样"病灶（图 8-20B）。基底节出血可以是融合性的或斑点状的。

MCA 供血区域的卒中，在其发作 3~7 天内，SWI 明显的同侧髓静脉是预测不良临床结局的重要生物学标志。对侧（正常）半球明显的髓静脉可能间接反映 CBF 增加，并与良好的临床结局相关。

T_1 C+：血栓栓塞后 48 小时内常见到的血管内强化在 3~4 天内消失，取而代之的是持续的软脑膜侧支血流引起的软脑膜强化。斑片状或脑回状脑实质强化最早可在梗死后 2~3 天出现（图 8-21），并可持续 2~3 个月，在某些情况下类似肿瘤（图 8-23）。

　　DWI 和 pMR：卒中发作后的最初几天，DWI 高信号和 ADC 低信号的弥散受限区域持续存在，然后逐渐逆转为 DWI 呈低信号，ADC 呈高信号，

T₂ 透过效应所致。动脉自旋标记的 pMR 显示 50% 的亚急性缺血性卒中患者存在交叉性小脑失联络。

图 8-19　急性晚期 / 亚急性早期卒中表现为占位效应、脑回状出血转化 ➡️（图片提供者：R. Hewlett, MD.）

图 8-20A　起病后第 2 小时，平扫 CT（上图）显示轻度的脑沟消失。48 小时后，楔形低密度同时累及 GM-WM ➡️。1 周后，发生出血转化 HT ➡️（下图）

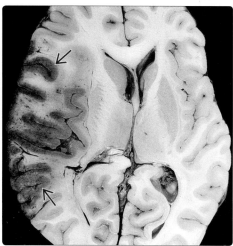
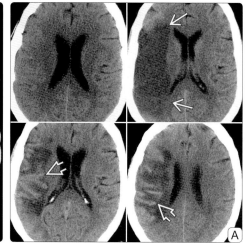

图 8-20B　同一病例，FLAIR（左图）和 GRE（右图）显示亚急性卒中的出血性转化 ➡️

图 8-21　右侧大脑中动脉卒中后 2 周，MR 显示出血转化 ➡️（左图）和亚急性梗死特征性的明显强化 ➡️（右图）

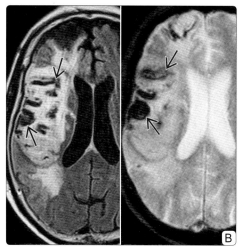
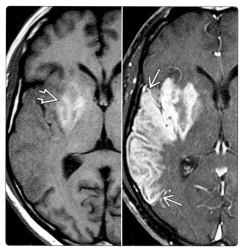

图 8-22　卒中 2 周后出现 T₂ "模糊效应"。（左图）T₂ 表现正常。（右图）T₁ C+ FS 显示 PCA 梗死灶斑片状强化 ➡️

图 8-23　（左图）具有环状强化的亚急性梗死类似肿瘤。（右图）pMR 显示 rCBV 显著降低的 "冷" 病变

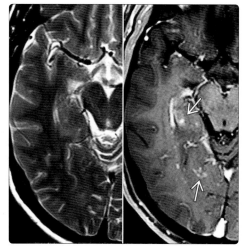
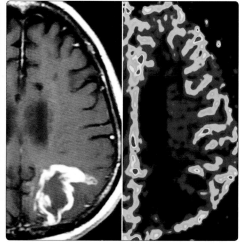

亚急性卒中

病理

- 水肿，占位效应开始增加
- 血管损伤→ HT 25%

CT

- 边缘锐利的低密度
- 脑回状强化 2 天到几周

MR

- T_1W
  - 等至低信号
  - 可能出现短 T_1 信号（皮层、基底节）
- T_2W
  - "模糊效应"（等信号）
  - ± 早期沃勒变性
- FLAIR
  - 与最终梗死相对应的高信号
- T_2^*
  - "晕染样" HT
  - 明显的髓静脉
- DWI
  - 假性正常
  - T_2 透过效应
- T_1 C+
  - 强化（脑回样、甚至环状）

鉴别诊断

- 肿瘤
- 感染
  - 细菌性脑炎
  - 病毒性脑炎

慢性脑梗死

术语

慢性脑梗死是局部缺血性卒中的最终结果，也称为梗死后脑软化症。

病理

慢性脑梗死的病理标志是解剖上某一血管分布区的脑组织体积损失和神经胶质增生。陈旧性脑梗死的常见大体表现是空洞性的脑软化灶，其内有残留的神经胶质组织以及穿过的血管（图 8-24A）。

影像

平扫 CT 显示一个轮廓清晰的楔形低密度区，同时累及灰、白质，符合脑动脉的供血范围。相邻的脑沟和同侧脑室扩大，继发于患侧大脑半球的体积减小（图 8-24A）。营养不良性钙化可以发生，但不常见（图 8-25）。

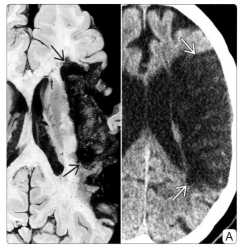

图 8-24A　（左图）陈旧性 MCA 梗死伴出血转化➡️（图片提供者：R. Hewlett, MD.），（右图）平扫 CT 显示脑软化灶，陈旧性 MCA 梗死➡️

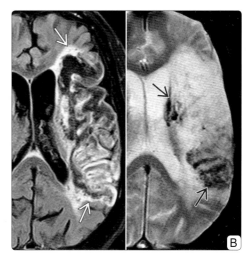

图 8-24B　FLAIR（左图）显示空洞化的脑软化灶周围的高信号➡️，而 T_2^* GRE（右图）显示一些出血转化➡️

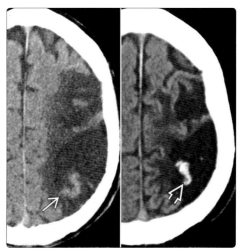

图 8-25　（左图）亚急性晚期 MCA 梗死的平扫 CT 显示出血转化的小病灶➡️，（右图）3 年后在同一区域出现脑回状钙化➡️

沃勒变性伴同侧小的、萎缩的大脑脚常在大面积大脑中动脉梗死中发生。寻找继发于交叉性小脑失联络的对侧小脑萎缩。

超过 2~3 个月的慢性梗死在增强 CT 上通常不会强化。

MR 扫描显示囊性的脑软化灶，所有序列上的信号强度均与脑脊液相同。陈旧性腔隙性脑梗死灶的边缘胶质增生或海绵样变，在 FLAIR 上呈高信号（图 8-24B）。DWI 显示弥散增加（ADC 图上呈高信号）。

多发性栓塞性脑梗死

脑栓塞虽不常见，但却是卒中的重要原因。大多数栓子由含有纤维蛋白、血小板和红细胞的凝块组成。不太常见的栓子包括空气、脂肪、钙、肿瘤和异物（如金属心脏瓣膜碎片）。

心脏和动脉粥样硬化性栓子

病理病因　多个不同血管分布区同时发生的小急性梗死是栓塞性脑梗死的标志（图 8-27）。心脏是最常见的来源；心脏栓子可以是脓毒性的，也可以是无菌的。有时会出现栓子的外周征象，如片状出血。超声心动图可显示瓣膜赘生物、心内充盈缺损、房间隔缺损或室间隔缺损。

同侧大脑半球血栓最常见的原因是 ICA 动脉粥样硬化斑块。许多患者临床上无症状，但随后发生严重卒中的风险很高。

影像　与大动脉区域性卒中不同，栓塞性脑梗死往往累及皮层终末分支。GM-WM 交界区域最容易受影响。

平扫 CT 显示低密度病灶，通常呈楔形分布。钙化栓子（通常来自心脏瓣膜或动脉粥样硬化斑块）在脑沟内呈小圆形或卵圆形钙化（图 8-26）。识别这些表现很重要，因其提示具有较高的卒中复发风险。脓毒性栓子通常是出血性的。增强 CT 扫描可能显示多个点状或环状强化病变。

图 8-26A　男性患者，65 岁，精神状态改变，平扫 CT 显示纵裂内 2 mm 的圆形钙化➡

图 8-26B　更上层面图像显示右侧外侧裂的另一圆形高密度影➡

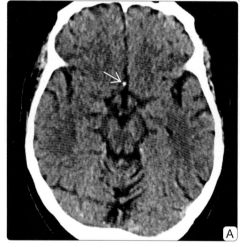
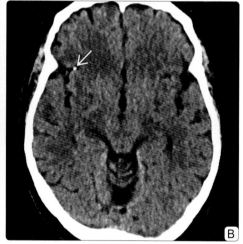

图 8-26C　顶端附近的平扫 CT 显示浅沟中的第三个钙化➡

图 8-26D　由轴位平扫 CT 原始数据重建矢状位，显示钙化位于顶沟内➡，而不是大脑内。没有实质性病变，所以这是远端动脉分支的钙化性栓子。这些患者卒中复发的风险很高。该患者有二尖瓣钙化

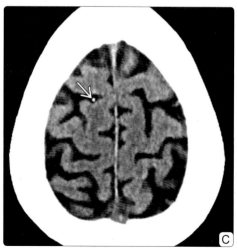
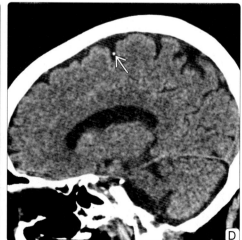

MR 扫描显示多灶性外周 T₂/FLAIR 高信号。出血性栓子导致 T₂* 序列上的"晕染征"。最敏感的序列是 DWI。多发的、较小的、周边的弥散受限病灶分布于几个不同的血管供血区域是多发性栓塞的典型表现（图 8-28）。T₁ 增强成像可显示多个点状强化病灶。脓毒性栓子通常表现为环状强化，类似于微脓肿。

鉴别诊断　多发性栓塞性脑梗死的主要鉴别诊断是低血压性脑梗死。低血压性梗死通常是由血流动力学损害引起的，并倾向于累及深部内部分水岭区。与脑栓塞性脑梗死类似，脑实质转移瘤也好发于 GM-WM 交界区，但通常不局限于 DWI。

脂肪栓塞

脂肪栓塞综合征（fat embolism syndrome, FES）是一种罕见的疾病，表现为在严重移位的下肢长骨骨折中出现缺氧、神经症状和（或）瘀点样皮疹。术语"脑脂肪栓塞"（cerebral fat emboli, CFE）是指 FES 的神经系统表现。

病理病因　有两种机制被用来解释 FES 的影响：① 脂肪颗粒导致小血管闭塞；② 由脂肪分解成的游离脂肪酸和其他代谢副产物所引发的周围组织的炎症变化。

CFE 的病理标志是小动脉脂肪栓塞伴血管周围微出血（图 8-29）。

流行病学和临床问题：在长骨骨折（最常见的是股骨颈骨折）患者中，FES 的总发生率为 1%～2%。FES 也发生在骨盆骨折、择期骨科手术（如全髋关节置换术）、麻醉和全身疾病（如胰腺炎）中。镰状细胞危象继发骨髓坏死患者的 FES 也有报道。

高达 80% 的 FES 患者发生 CFE。体征和症状的严重程度各不相同，包括瘀疹、头痛、癫痫发作、嗜睡、精神状态改变和昏迷。局灶性神经功能障碍不常见。发病时间为外伤或手术后 2 小时至 48 小时，平均为 29 小时。

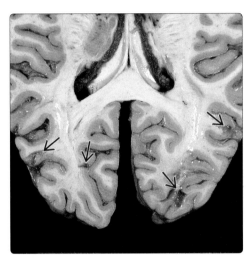

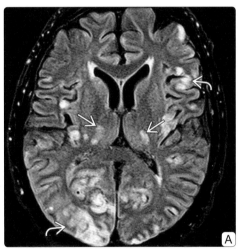

图 8-27　尸检标本显示 GM-WM 交界区有多处陈旧性愈合的梗死灶➡（图片提供者：R. Hewlett, MD.）

图 8-28A　男性，70 岁，认知功能下降 1 个月，病情急剧恶化。急诊 MR 轴位 FLAIR 显示双侧多灶性皮层➡和基底节➡高信号

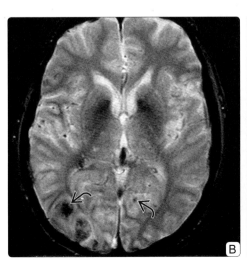

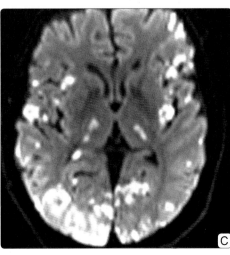

图 8-28B　T₂* GRE 显示的部分皮层损伤呈现出"晕染"征➡，与点状出血一致

图 8-28C　DWI 显示病变弥散受限。可见多发脓毒性和出血性栓塞性脑梗死

影像　影像表现反映了脂肪栓子对脑组织的影响（即多灶性微小卒中和微出血），而非脂肪本身。因此，CT 平扫通常是正常的。

MR T_2/FLAIR 序列显示小脑、基底节、脑室周围白质和 GM-WM 交界区众多（平均为 50）点状或融合状高信号（图 8-30A）。DWI 显示多个血管分布区域中无数微小的点状弥散受限病灶，即"星空"征（图 8-30B）。通常会累及分水岭区域深部。

在 T_2^* GRE 上，多达 1/3 的 FES 病例可出现单个或多个小的低信号"晕染样"病灶。SWI 在大多数患者（图 8-30C）中发现无数（>200）微小的"黑点"。

鉴别诊断　CFE 的主要鉴别诊断是其他多发性栓塞性脑梗死。多发性心源性或动脉粥样化性栓子很少产生 CFE 所见的数十甚至数百个病变。病变倾向于涉及基底节和皮髓交界处，而不是白质。

严重的弥漫性轴索损伤（diffuse axonal injury, DAI）或弥漫性血管损伤（diffuse axonal injury, DVI）可以在 T_2^* 上看到多灶性"晕染样"低密度。由于 CFE 患者常有多发伤，仅根据影像学检查可能难以区分。DAI 和 DVI 倾向于引起线状和点状微出血。

脑气体栓塞

病理病因　颅内静脉系统中的少量空气通常是医源性的，在置入静脉导管时引入。

大量脑气体栓塞（cerebral gas embolism, CGE）是操作/断开中心静脉导管（cerebral gas embolism, CVC）的潜在灾难性并发症，已有报道与心脏手术有关。

动脉或静脉空气栓塞的其他病因包括肺活检、坐位开颅术和血管造影术。穿透伤、减压病和过氧化氢摄入也会导致气体栓塞。

临床　少量的 CGE 可能是无症状的，或轻微的或一过性的。更严重的病例可能会出现局灶性神

图 8-29　（上图）脂肪栓塞的尸检病例显示在整个脑桥和小脑中有无数小的微出血（图片提供者：Klatt, Robbins, Cotran，神经病理学图谱，2015年）。（下图）脂肪栓塞的 MIP SWI 显示多个"晕染样黑点"

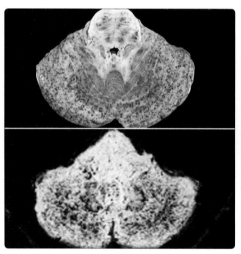

图 8-30A　女性，62 岁，髋关节手术后精神状态改变，轴位 FLAIR MR 显示两侧大脑半球深部有多个融合的高信号病灶➡

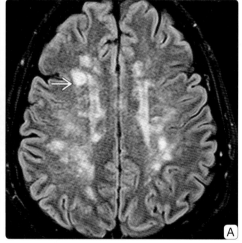

图 8-30B　同一病例，DWI 示深部脑白质中无数微小的弥散受限病灶➡，即所谓的脑脂肪栓塞综合征的"星空"征

图 8-30C　同一病例，T_2^* SWI 显示遍及整个半球的数以千计的微小的"晕染样"的低信号病灶➡，这是继发于脑脂肪栓塞综合征的微出血的特征

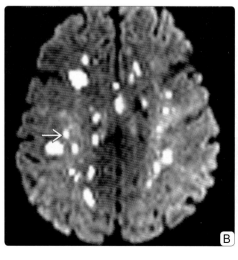

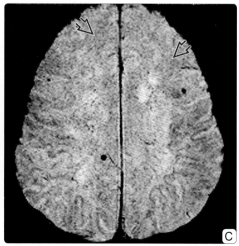

经功能障碍、昏迷、癫痫发作和脑病。据报道，与 CVCS 相关的 CGE 死亡率接近 20%。

影像　静脉导管置入后的无症状空气是最常见的偶然发现，典型的表现为海绵窦内的空气点。

70% 有症状的 CGE 病例可发现颅内气泡，平扫 CT 上表现为一过性的血管内圆形或弧形低密度，通常位于脑沟深处（图 8-31A），而脑实质内空气并不常见。

空气可被很快吸收，并能迅速消失（图 8-32）。如果出现大量空气栓塞，通常会出现脑缺血或弥漫性脑肿胀（图 8-32）。

脑栓塞

心脏和动脉粥样硬化性栓子

- 小的、同时发生、多发性病变
- 双侧，多个血管分布区域
- 通常涉及皮层、GM-WM 交界区

- 可能存在钙化
- ± 点状 / 环状强化
- 通常不出血，除非是脓毒性

脂肪栓塞

- 长骨创伤、手术后 12～72 小时
- 骨髓坏死（如镰状细胞危象），不太常见
- 小动脉 / 毛细血管脂肪栓塞
- 导致多处微小出血
- 多个弥散受限灶，呈"星空"征（深色背景上的明亮斑点）
- 微出血最常见于 T_2^* SWI >> GRE
- 深层白质 > 大脑皮层

脑气体栓塞

- 通常是医源性（操作性）或创伤性的
- 摄入过氧化氢时可能发生
- 平扫 CT 可显示脑沟血管内一过性的圆形或曲线形空气密度
- 迅速吸收，消失
- 若气体量大，可迅速出现致命性脑肿胀

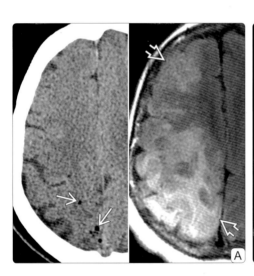
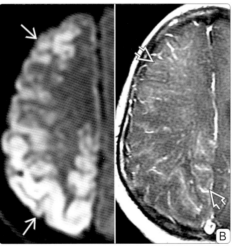

图 8-31A　女性，55 岁，食管扩张术后出现左侧轻偏瘫。（左图）脑气体栓塞轴位平扫 CT 显示脑内多个"点状"空气➡。（右图）FLAIR 显示更广泛的弥漫性皮层 / 皮层下白质高信号 ➡

图 8-31B　（左图）DWI 示皮层内弥散受限➡。（右图）T_1 C+ 显示皮层和皮层下白质广泛斑片状、线状强化➡（图片提供者：P. Hildenbrand, MD.）

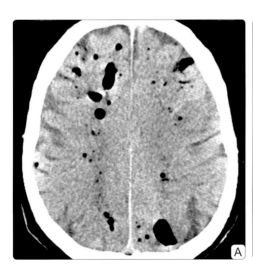
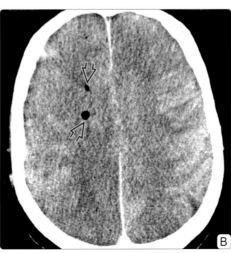

图 8-32A　男性，69 岁，心脏消融术后立即行轴位平扫 CT，显示大量脑气体栓塞

图 8-32B　同一病例，1 小时后复查平扫 CT，大部分空气已被吸收，脑实质内仅剩下 2 个小的空气点➡。现在出现了严重的弥漫性脑水肿

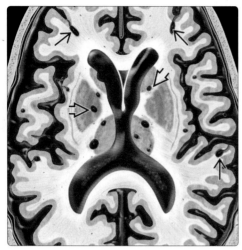

图 8-33　图示丘脑、基底神经节的腔隙性脑梗死 ⇨，也请注意明显的血管周围（Virchow-Robin）间隙 ⇨

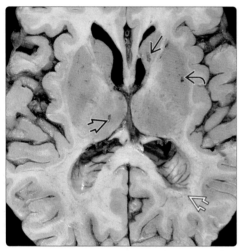

图 8-34　陈旧性腔隙性脑梗死位于尾状核 ⇨、壳核 ⇨、丘脑 ⇨ 和脑室周围白质疏松区 ⇨（图片提供者：R. Hewlett, MD.）

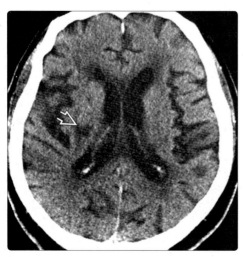

图 8-35　平扫 CT 显示典型的陈旧性丘脑腔隙性脑梗死为低密度、稍不规则的病变 ⇨

腔隙性脑梗死

术语

术语"腔隙""腔隙性脑梗死"和"腔隙性卒中"经常互换使用。腔隙是 3～15 mm 的充满脑脊液的空洞或"洞"，最常发生在基底节或脑白质（图 8-33）。在老年患者的影像学检查中常见，但与明确的神经症状不相关，即亚临床卒中。腔隙性卒中有时被称为"沉默型"卒中，这是一个误称，因为轻微的神经心理障碍在这些患者中很常见。

腔隙性卒中是指临床表现明显的卒中综合征，归因于影像上明显或不明显的小的皮层下或脑干病变。术语"双侧基底节筛孔状"或腔隙性状态指多发性腔隙性脑梗死。

流行病学和病因

大约 25% 的缺血性卒中是腔隙性脑梗死。腔隙被认为是脑小血管（"微血管"）疾病的宏观标志。小的穿通动脉和小动脉主要发生两种血管病理改变：① 由脂肪透明变性、纤维素样坏死和动脉粥样硬化引起的动脉中膜增厚，导致管腔狭窄；② 由穿支动脉的大的内膜斑块阻塞在穿支动脉的起始处。*MTHFRC677T* 基因与腔隙性卒中相关。

病理

位置　来自 Willis 环和皮层动脉的穿支动脉是具有很少侧支的小末端动脉，因此腔隙性脑梗死最常见于基底节（壳核、苍白球、尾状核）、丘脑、内囊、大脑深部白质和脑桥。

大小和数量　根据定义，腔隙的直径≤15 mm，多发性病变很常见。13%～15% 的患者同时患有多个急性腔隙性脑梗死。

大体病理特征和显微镜下特征　大体上，腔隙表现为小的、苍白的、不规则的但轮廓相对清晰的囊腔（图 8-34）。在陈旧性出血腔隙中可见褐色的铁质沉着斑。显微镜下，缺血性腔隙性脑梗死表现为组织稀疏，伴有神经元丢失、周围巨噬细胞浸润和神经胶质增生。

临床问题

腔隙性脑梗死的独立危险因素包括年龄、高血压和糖尿病，其他因素包括吸烟和心房颤动。

腔隙性卒中的结局的变异性很大。虽然大多数腔隙是无症状的，但"小卒中"可能意味着"大麻烦"。单一的亚临床卒中（通常一个腔隙）与发生额外的"小卒中"以及发展为明显的临床卒中和（或）痴呆的可能性增加有关。T₂/FLAIR 出现脑白质高信号的 65 岁以上患者中，近 20% 将在 3 年内出现新的腔隙灶。

20%～30% 的腔隙性卒中患者在初始事件后数小时甚至数天出现神经功能恶化。"进行性腔隙性卒中"的病理生理学机制尚不完全清楚，目前还没有治疗方法被证实可以预防或阻止其进展。

影像

影像学表现因腔隙性脑梗死是急性还是慢性而异。

急性腔隙性脑梗死　大多数急性腔隙性脑梗死在平扫 CT 中看不到。急性腔隙性脑梗死在 T_2/FLAIR 上呈高信号，可能很难与共存的慢性微血管病变区分开来（图 8-36）。急性和亚急性早期的腔隙性脑梗死在 DWI 上弥散受限（图 8-36C），通常在 T_1 增强上也会强化。

DWI 会高估腔隙性脑梗死的最终大小。95% 以上的深部症状性腔隙性脑梗死在影像随访中可见空洞和病灶缩小。

慢性腔隙性脑梗死　在平扫 CT 中，陈旧性腔隙在脑实质中表现为边界清晰但通常有点不规则的脑脊液样"孔洞"（图 8-35）。

慢性腔隙性脑梗死 T_1W 呈低信号，T_2W 呈高信号，FLAIR 会抑制空洞内的液体信号，而周围胶质细胞仍呈高信号。多灶性脑白质高信号在腔隙性脑梗死患者中也很常见。

大多数腔隙是非出血性的，在 T_2^* 序列上不会出现"晕染样"改变。然而，脑实质多发微出血是腔隙性脑梗死和慢性高血压患者常见的并存疾病，表现为 T_2^*（GRE，SWI）上的多灶性"晕染样的黑点"。

鉴别诊断

腔隙性脑梗死的主要鉴别诊断是明显的血管周围间隙（perivascular spaces, PVSs），也称为 Virchow-Robin 间隙，扩大的 PVSs 是内衬软脑膜、充满间质液的间隙。明显的 PVSs 几乎在所有部位和所有年龄的患者中都可以发现，尽管它们的大小和频率随着年龄的增长而增加。PVSs 最常见的部位是基底节的下 1/3（聚集在前连合周围）、皮层下的白质（包括外囊）和中脑（见第 28 章）。

PVSs 边缘清晰，呈卵圆形、线形或圆形；而腔隙性脑梗死的形状往往更不规则。PVSs 在所有 MR 序列上与 CSF 信号强度一致，在 FLAIR 序列上完全抑制。邻近的大脑通常是正常的，尽管在 25% 的病例中，PVSs 周围有一圈薄薄的 FLAIR 高信号。

栓塞性脑梗死通常位于外周（皮层 / 皮层下），而典型腔隙通常位于中央和深部。

分水岭或"边缘带"梗死与腔隙性脑梗死在影像上非常相似。然而，分水岭梗死发生在特定的位置，沿着皮层和皮层下白质的分水岭区分部，而腔隙性脑梗死则是更随机分布的病变，主要影响基底神经节、丘脑和脑室周围深部白质。

与代表真正腔隙性脑梗死的小病灶（<15 mm）相比，微血管病变（主要是脂质透明变性和小动脉硬化）相关的脑白质高信号常较为模糊，通常更具斑片状或融合性特点。脑白质高信号倾向于聚集在枕角和脑室周围白质，而不是基底节和丘脑。

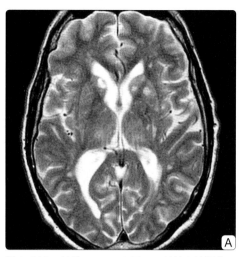

图 8-36A　轴位 T_2W MR 显示双侧基底神经节和大脑深部白质中多个圆形和不规则的高信号

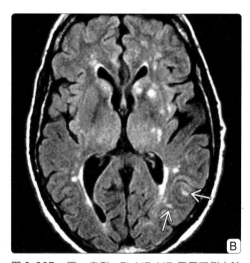

图 8-36B　同一病例，FLAIR MR 显示双侧大脑半球多发高信号，还存在一些小的皮层下病变➡️

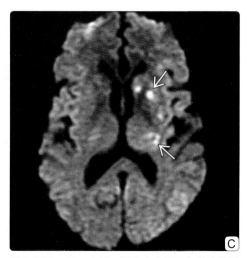

图 8-36C　同一病例，部分病变显示急性弥散受限➡️，DWI 有助于区分急性和慢性腔隙性脑梗死

正常老化的大脑中常见一些散在的 T_2/FLAIR 高信号，一般是"每十年一个白斑"，直到 50 岁，之后脑白质高信号的数量和范围加速增加。

腔隙性脑梗死

病因和病理
- "小血管病变"的宏观表现
- 动脉粥样硬化、脂质透明变性
- 沿着小的穿支动脉（少有侧枝）
- 最常见于基底节，深部脑白质

影像
- 急性腔隙性脑梗死通常在平扫 CT 上不可见
- T_2/FLAIR 高信号
- 用 DWI 鉴别慢性微血管病变引起的白质高信号
- 慢性腔隙形态不规则，信号类似脑脊液
- 边缘胶质细胞增生

分水岭（"边缘带"）梗死

术语和流行病学

分水岭梗死，又称"边缘带"梗死，是发生在两个非吻合的远端动脉分布区之间的连接处的缺血性病变。分水岭梗死比通常认为的更常见，占所有脑梗死的 10%～12%。

大脑"边缘带"的解剖学

分水岭区被定义为两个或多个主要动脉供应区域相交的"边缘"或交界处。存在两种不同类型的血管边界区域：外部（皮层）分水岭区和内部（深层）分水岭区（图 8-37）。

两个主要的外部分水岭区位于额叶皮层（在 ACA 和 MCA 之间）和顶枕皮层（在 MCA 和 PCA 之间）。大脑半球顶端附近的一条旁正中皮层下白质也被认为是外部分水岭的一部分。

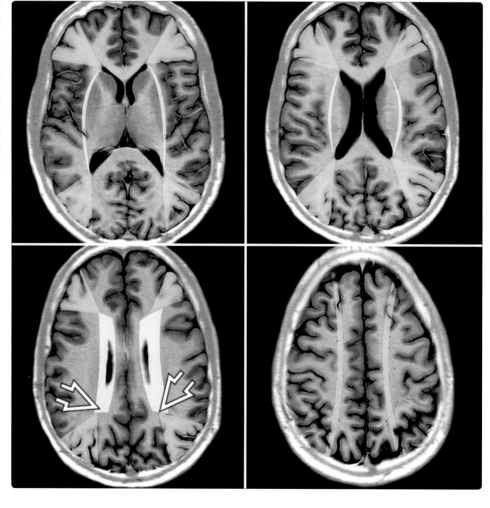

图 8-37 T_1W 显示两个血管分水岭区。外部（皮层）分水岭区呈蓝绿色。ACAs、MCAs 和 PCAs 之间的楔形区域代表三个主要终末血管分布之间的"边缘带"。蓝色曲线代表皮层下分水岭区。三重"边缘带"➡️代表三个主要血管的汇合点。黄线表示穿支动脉和主要区域血管之间的内部（深部白质）分水岭

内部分水岭区代表穿支动脉（如豆纹动脉、延髓白质穿支和脉络膜前支）和主要脑血管（MCA、ACA 和 PCA）之间的连接处。

病因

两个远端动脉供血区域交汇处，最容易出现灌注不足。伴或不伴严重动脉狭窄或闭塞的低血压可导致血流动力学损害。受影响的分水岭区的血流可严重降低，导致局部缺血或直接梗死。

最易受影响的"边缘带"是 ACA、MCA 和 PCA 交汇的"三重分水岭"。

外部分水岭梗死是更常见的类型。大多数外部分水岭梗死是栓塞性的。前皮层分水岭栓塞性脑梗死常与颈内动脉粥样硬化同时发生。同时累及所有三个"边缘带"的外部分水岭梗死不常见，通常反映了整体灌注不足。

内部分水岭梗死很少是栓塞性的。它们占所有分水岭梗死的 35%~40%，最常由继发于血流动力学损害的局部灌注不足引起（如同侧颈动脉狭窄）。

病理

位置　内部分水岭梗死倾向于在白质中"排成一行"，平行于侧脑室并略高于侧脑室。小脑分水岭梗死发生在小脑后下动脉、前下动脉和上动脉的交界处。

外部（皮层）分水岭梗死显示双峰空间分布。在前部，集中在额沟与中央前沟交界处附近的后额叶。在后部，分水岭梗死中心位于中央后沟的后外侧顶上小叶。两者之间的区域内分水岭梗死的发病率降低。分水岭梗死不损伤内侧皮层。

大小和数量　分水岭梗死的大小从微小的病变到大的楔形缺血区不等。多发性病变是常见的，可以是单侧或双侧。双侧病变通常与灌注压整体降低有关，通常是急性低血压事件。

影像

内部分水岭梗死　内部"边缘带"梗死可以是融合性的或部分的。融合性梗死是位于侧脑室旁边或正上方的较大范围的雪茄形病灶。部分梗死是更分散的串珠样病变，像一串珠子，在深部白质中从前到后延伸（图 8-38）。

同侧 ICA 或 MCA 的狭窄或闭塞常见于单侧病变。血流动力学损害的存在和程度可以通过多种方法来确定，包括 pCT、pMR、SPECT 和 PET。

外部（皮层）分水岭梗死　皮层（外部）分水岭梗死呈楔形或脑回状（图 8-39）。

鉴别诊断

分水岭梗死的主要鉴别诊断是腔隙性脑梗死。腔隙性脑梗死通常累及基底节、丘脑和脑桥，随机分散出现。多发性栓塞性脑梗死也非常类似于分水岭梗死。栓子通常是双侧和多区域的，但也可能发生在血管的"边缘带"。

可逆性后部脑病综合征（posterior reversible encephalopathy syndrome, PRES）通常发生在急性高血压的情况下。PCA 供血区的皮层 / 皮层下白质最常受到影响，尽管 PRES 也可能涉及"边缘带"和基底节。PRES 在 DWI 上很少表现弥散受限（血管源性水肿），而细胞毒性水肿的"边缘带"梗死则显示弥散受限。

分水岭（"边缘带"）脑梗死

解剖和病因
- 两种类型的血管"边缘带"
  - 外部（皮层）：在 ACA、MCA、PCA 之间
  - 内部（深部白质）：穿支与主要动脉之间
- 病因
  - 栓子（皮层更常见）
  - 局部灌注不足（深部白质常见）
  - 整体灌注不足（三个皮层分水岭区）

影像
- 外部：楔形或脑回样
- 内部：串珠样排列的白质高信号

图 8-38A FLAIR MR 显示内部分水岭区缺血的典型表现。白质高信号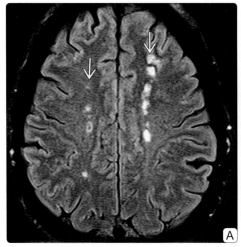不是随机分布的；它们位于侧脑室的正上方，从前到后排成一行

图 8-38B DWI MR 显示病灶弥散受限➡️，两侧颈内动脉近端重度狭窄

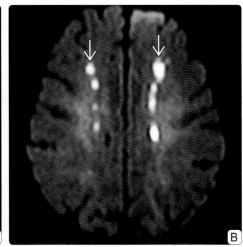

图 8-39A FLAIR MR 显示外部分水岭区缺血。白质高信号灶更靠近外周，大部分是皮层➡️，有些是明显的脑回状➡️，位于 ACA、MCA 和 PCA 皮层分布之间的"三重分水岭"区

图 8-39B DWI MR 显示皮层内多个点状➡️和脑回状➡️弥散受限。与内部分水岭区梗死形成对比（上图）

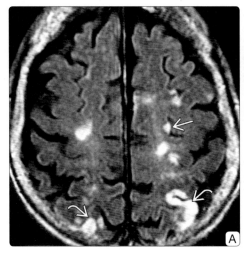
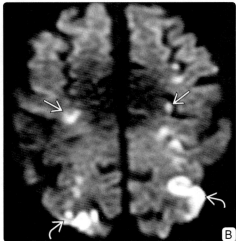

第 9 章

静脉解剖和闭塞

硬脑膜静脉窦和脑静脉闭塞相对罕见，仅占所有卒中的1%。由于影像学检查主要关注点在脑循环中的动脉，因此其在临床上很难诊断，且在影像学检查中经常被忽视。

熟悉正常的静脉解剖和引流模式对于理解静脉闭塞性疾病的影像学表现至关重要。因此，在这一章中，首先简要回顾脑静脉系统的正常大体和影像解剖学。因为约1/2的静脉闭塞会导致脑实质梗死，因此也讨论了静脉的引流区域。

正常静脉解剖和引流模式

颅内静脉系统主要分为两个部分，硬脑膜静脉窦和脑静脉。

硬脑膜静脉窦

硬脑膜窦和静脉丛是位于硬脑膜的外层（骨膜层）与内层（脑膜层）之间有内皮贴附的通道。

上矢状窦（superior sagittal sinus, SSS）

上矢状窦是一个大的曲线窦，与内颅骨穹隆平行。它在大脑镰与颅骨（图 9-1）交界处的中线向后走行。上矢状窦的直径随着它向后走行而逐渐增大，汇合了许多未命名的小的皮层浅静脉和较大的 Trolard 吻合静脉。

下矢状窦（inferior sagittal sinus, ISS）

与上矢状窦相比，下矢状窦是位于大脑镰底部的更小、更不恒定的曲线通道。其在大脑大静脉（盖伦静脉）（VofG）和 Rosenthal 基底静脉汇合形成直窦（straight sinus, SS）的地方，也就是镰幕交界处终止。

直窦（SS）

直窦由大脑大静脉（盖伦静脉）和下矢状窦汇合而成，它从镰弓顶端的起点向后下方延伸至静脉窦汇合处。

直窦的变异相对少见，永存镰状窦是一种不常见的变异，在 2% 的正常 CTA 中可见，永存镰状窦是一个将下矢状窦 / 大脑大静脉（盖伦静脉）与上矢状窦之间相连的中线静脉结构。

窦汇和横窦

直窦与上矢状窦及横窦汇合，形成静脉窦汇合处（窦汇）。横窦位于小脑幕与颅骨内表的连接处内。横窦横向弯曲，然

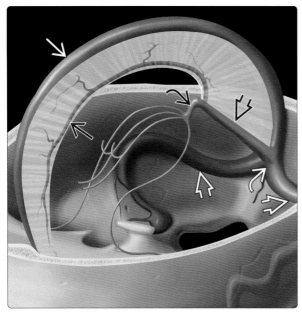

图 9-1　大脑镰从冠状嵴延伸至镰状幕交界处，包含 SSS ➡️
和 ISS ➡️。VofG ➡️ 接收 ICVs 和罗森塔尔基底静脉。显示
直窦 ➡️、窦汇 ➡️、横窦（TSs）➡️

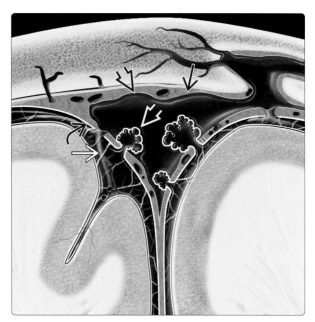

图 9-2　SSS ➡️ 位于硬膜外 ➡️ 和内 ➡️ 层之间。含有脑脊液
的突起（蛛网膜颗粒）➡️ 从蛛网膜下腔（SAS）延伸到 SSS。
皮层静脉 ➡️ 也汇入 SSS

后向下弯曲成为乙状窦。

两个横窦通常不对称，一般右侧横窦口径大于
左侧。1/3 的人群存在发育不良或狭窄节段。由蛛
网膜颗粒和纤维间隔引起的充盈缺损也很常见。

乙状窦及颈静脉球

乙状窦是横窦向下的延续，沿着平缓的 S 形
曲线，下降到颞骨岩部后方，最终成为颈内静脉
（internal jugular veins, IJV）。乙状窦左右不对称是
常见且正常的。

海绵窦

海绵窦是一种形态不规则的、充满小梁 / 间隔
的静脉窦，其位于蝶鞍的两侧，从前方的眶上裂（接
收眼上静脉）延伸到后方的斜坡和颞骨岩部尖端。
两个海绵窦通过海绵间静脉丛相互广泛沟通。

海绵窦内包含两根海绵窦段颈内动脉（ICAs）
和外展神经（CN Ⅵ）。CN Ⅲ，CN Ⅳ，CN V 1 和
CN V2 走行于硬脑膜侧壁内，而不是在海绵窦内部。

在影像学研究中，海绵窦的大小和结构是相对
固定的，侧壁通常呈平或凹（非凸），静脉期均匀
强化。

蛛网膜颗粒（arachnoid granulations, AGs）

硬脑膜窦常包含蛛网膜颗粒（AGs），即从蛛
网膜下腔（subarachnoid space, SAS）延伸到硬脑膜
静脉窦（图 9-2）的，含脑脊液的突起。虽然蛛网
膜颗粒可发生于所有硬膜静脉窦，但最常见的位置

是横窦和上矢状窦。

大脑静脉

大脑静脉被细分为三类：①浅静脉（"皮层"
或"外部"）；②脑深静脉（"内部"）；③脑干 /
颅后窝静脉。

皮层浅静脉

8~12 条皮层浅静脉在大脑凸面穿行，越过蛛
网膜下腔，穿过蛛网膜和硬脑膜内（脑膜）层，直
接流入上矢状窦（图 9-2）。可能存在一种皮层浅
静脉的吻合静脉，即 Trolard 静脉（vein of Trolard,
VofT）。VofT 从外侧裂向上延伸汇入上矢状窦。

大脑中浅静脉（superficial middle cerebral vein,
SMCV）位于外侧裂上方，并引流外侧裂周围脑
实质的血液。大脑中深静脉（deep middle cerebral
vein, DMCV）收集岛叶和基底节区的支流，然后与
罗森塔尔基底静脉（basal vein of Rosenthal, BVR）
吻合，后者又汇入 VofG。

一个重要的下吻合静脉，即 Labbé 静脉，沿颞
叶下外侧穿行，汇入横窦（图 9-4）。

Trolard 静脉、Labbé 静脉和大脑中浅静脉，这
三条被命名为浅表吻合静脉，它们大小不同，彼此
保持着相互关联。如果一条或两条吻合静脉占优势，
则第三条吻合静脉通常发育不全或缺失。

大脑深静脉

无数小髓静脉起源于皮层下方 1~2 cm，并直接穿过白质流向脑室，终止于室管膜下静脉。DSA 和增强 MR 可显示与脑室平行的轻微的线样强化。由于脱氧血红蛋白呈顺磁性，T_2 磁敏感性加权成像（SWI）能较好地显示髓静脉。

室管膜下静脉穿行于室管膜下方，收集基底神经节和深部白质静脉血（经髓静脉）。丘脑纹状体静脉接受来自尾状核和丘脑的支流，并向内侧弯曲，在室间孔附近与透明隔静脉结合，形成成对的大脑内静脉（internal cerebral veins, ICVs）。

大脑内静脉和 VofG 为大部分脑深部结构提供引流。成对的大脑内静脉在中间帆腔后方穿行，并与彼此和 BVR 结合，形成 VofG。VofG［大脑大静脉（盖伦静脉）］在胼胝体下后上方弯曲，与下矢状窦汇合形成直窦。

静脉引流区域

与颅内大动脉分布相比，脑静脉引流区域变异更大。颅内静脉引流遵循四种基本模式：外周（脑表面）模式、深部（中心）模式、下外侧（外侧裂周围）模式和后外侧（颞顶）模式（图 9-7）。了解这些特定的静脉引流区域有助于准确诊断和解释静脉闭塞。

外周（脑表面）脑引流

大脑半球的大部分中上表面及其下方的白质，通过皮层静脉离心性（向外）引流至上矢状窦。

深部（中心）脑引流

基底神经节、丘脑和大部分半球白质都向心性（向内）流入脑深部静脉。大脑内静脉、大脑大静脉（盖伦静脉）和直窦几乎引流了整个大脑深部血液。

颞叶的最内侧部分，主要是钩回和前内侧海马，它们也通过大脑中深静脉和 BVR 流入盖伦系统。

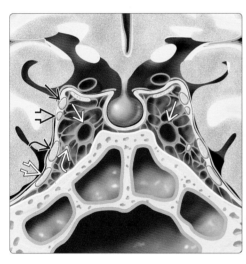

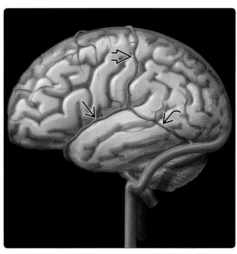

图 9-3　冠状位显示了小梁状的 CSs 及其内容物。颈内动脉 ➡ 和 CN VI ↗ 在 CSs 内。CN III ➡、CN IV ▭、CN V1 ↘、CN V2 ➡ 位于硬膜外侧壁

图 9-4　侧位图显示皮层浅静脉。图中描绘了三条吻合静脉——Trolard 静脉 ➡、Labbé ↗ 和大脑中浅静脉 ➡。通常一或两条皮层浅静脉占优势

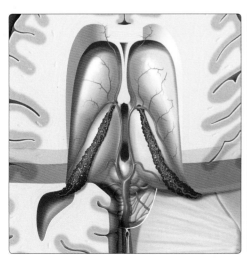

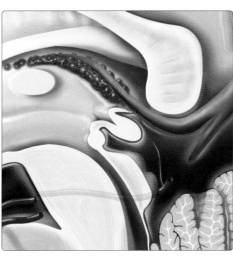

图 9-5　从上往下看深静脉引流。透明隔、尾状核静脉在 Monro 孔附近汇合形成大脑内静脉。ICVs 引流至大脑大静脉（盖伦静脉）和直窦

图 9-6　侧位图显示 ICVs 在大脑中帆内向后走行，与罗森塔尔基底静脉相连形成大脑大静脉（盖伦静脉）

图 9-7　在 4 个代表性的层面上用彩色编码的解剖图描绘了脑静脉引流区域：脑基底部（左上）、基底神经节和内囊（右上）、侧脑室中部（左下）和胼胝体上方的放射冠上部（右下）。大脑浅表部分（皮层，皮层下白质）由皮层静脉（包括 Trolard 静脉）和上矢状窦（绿色显示）引流。大脑中央核心结构（基底节、丘脑、内囊、侧脑室和第三脑室）和大部分放射冠由深静脉系统［大脑内静脉、大脑大静脉（盖伦静脉）、直窦］引流（红色）。Labbé 静脉和横窦引流后颞叶和下顶叶（黄色）。蝶顶窦和海绵窦引流外侧裂周围区域（紫色）

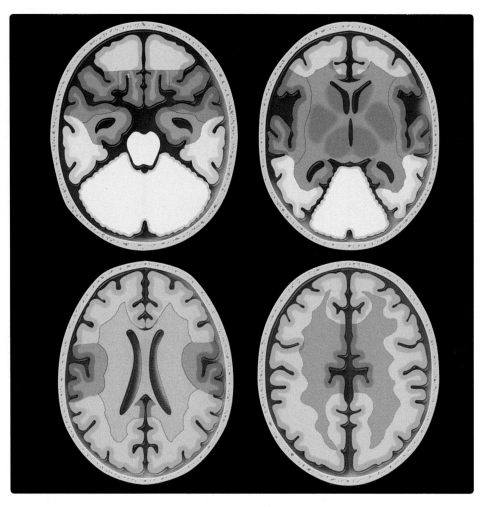

下外侧（外侧裂周）引流

外侧裂周围的脑实质由额叶、顶叶、颞叶和岛叶组成。大脑周围这一部分血液通过 SMCV 流入蝶顶窦和海绵窦。

后外侧（颞顶）引流

颞叶后部和顶叶下外侧经 SPSs 及 Labbé 吻合静脉汇入横窦。

脑静脉血栓

硬脑膜静脉窦、浅静脉（皮层静脉）和深静脉闭塞统称为脑静脉血栓（cerebral venous thrombosis, CVT）。CVT 是一种难以诊断的疾病，病因和临床表现各不相同；在影像学检查中也很容易被忽视。

我们首先讨论最常见的颅内静脉闭塞及硬脑膜窦血栓形成，接下来讨论浅表静脉血栓形成和脑深部静脉闭塞，最后讨论海绵窦血栓 / 血栓性静脉炎。

硬脑膜静脉窦血栓

术语

脑硬膜窦血栓（dural sinus thrombosis, DST）被定义为一个或多个颅内静脉窦血栓性闭塞（图 9-8）。DST 可以单独发生，也可以合并皮层和（或）深静脉闭塞。

病因

大多数脑静脉血栓是获得性疾病。使用口服避孕药和妊娠 / 产褥期是最常见的原因。其他原因包括创伤、感染、炎症、高凝状态、血红蛋白水平升高、脱水、胶原 – 血管疾病（如抗磷脂综合征）、血管炎（如白塞综合征）、药物和克罗恩病。在所有脑静脉血栓患者中，20%～35% 患有遗传性凝血酶原疾病。

病理

当硬脑膜窦血栓形成时，静脉流出受阻。这导致静脉淤血，静脉压升高，以及液体从毛细血管进入大脑细胞外间隙。其结果是血脑屏障破坏并伴有血管源性水肿。如果出现明显的静脉性梗死，则会出现细胞毒性水肿。

脑静脉血栓形成的原因

常见

- 口服避孕药
- 血栓形成前疾病
  - 缺乏 C、S 或抗凝血酶Ⅲ蛋白
  - 抗活化蛋白 C（V Leiden）
  - 凝血酶原基因突变
  - 抗磷脂、抗心磷脂抗体
  - 半胱氨酸
- 产褥期、妊娠期
- 代谢性疾病（脱水、甲状腺毒症等）

少见

- 感染
  - 乳突炎、鼻窦炎
  - 脑膜炎
- 创伤
- 肿瘤相关

罕见但重要

- 胶原 – 血管疾病（如抗磷脂抗体综合征）
- 血液病（如红细胞增多症）
- 炎症性肠病
- 血管炎（如白塞综合征）

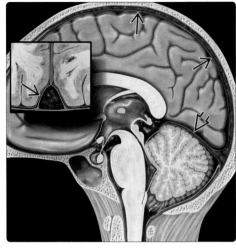

图 9-8　矢状位显示 SSS →和直窦 ⇨血栓。图示"空三角"征的病理基础

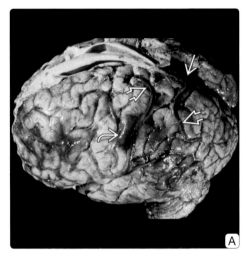

图 9-9A　尸检病例显示急性 SSS →、皮层静脉 ⇨血栓和静脉性梗死 →

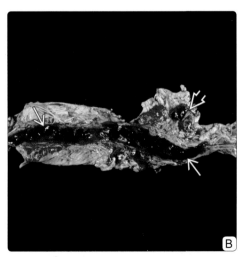

图 9-9B　同一病例大体病理显示 SSS →、皮层静脉 ⇨中有"碎果冻"血块（图片提供者：E. T. Hedley-Whyte, MD.）

　　位置　横窦是最常见的硬脑膜静脉窦血栓形成的位置，其次是上矢状窦。

　　大体病理特征　在急性脑硬膜窦血栓中，受累的硬脑膜窦因柔软的紫色血块而扩张，该血块可与窦分离，也可延伸至邻近的皮层静脉（图 9-9）。在慢性脑硬膜窦血栓中，坚硬的增生性纤维组织填满窦腔并使硬脑膜 – 蛛网膜增厚。脑硬膜窦血栓相关的脑损伤有静脉淤血、缺血、点状出血和明显出血性梗死。

　　临床问题

　　流行病学　CVTs 占所有急性卒中的 1%~2%。尽管 CVT 可以发生在任何年龄（从新生儿到老年人），但最常见于年轻人。近 80% 的患者年龄在 50 岁以下。

　　人口统计学特征　CVT 主要累及女性（女：男为 3：1）。近 2/3 的 CVT 患者存在性别特异性风险因素，包括口服避孕药、妊娠期、产褥期和激素替代治疗。女性发病的平均年龄比男性年轻近 10 岁（34 岁 *vs.* 42 岁）。

　　临床表现　CVT 的临床表现多种多样，通常无特异性，且可能较为隐匿，尤其是在新生儿、儿童和老年人中。

　　非局灶性头痛是最常见的症状，可见于近 90% 的病例。头痛严重程度常在数天至数周内缓慢加重。近 25% 的患者就诊时无局灶性神经系统表现。

自然病程　许多 DSTs 可自发再通，无远期后遗症。在某些病例中，血栓形成或部分再通的静脉窦会在邻近的硬脑膜壁形成动静脉瘘。

及时识别 DST 对临床结局有显著影响。诊断延迟（在大型病例系列中平均为 7 天）与死亡和残疾的增加相关。

影像

DST 早期神经放射学诊断的关键是：① 高风险因素；② 仔细评估硬脑膜窦密度 / 信号强度和结构；③ 了解正常静脉引流模式。

CT 表现　高达 25%～30% 的 CVT 病例在平扫 CT 中表现是正常的，所以正常的平扫 CT 并不能排除 CVT！早期征象往往很隐匿。50%～60% 的病例可见稍高于颈动脉密度的静脉窦，可能是静脉窦或静脉闭塞的唯一征象。静脉（"条索"征）（图 9-10B）或硬脑膜静脉窦出现高密度（图 9-10A，图 9-11A）是脑静脉闭塞性疾病的敏感性和特异性征象。在形成血栓的静脉窦引流区域内，伴或不伴点状出血的脑实质水肿是 DST 的一个有用但间接的征象。

在 70% 的病例中，增强 CT 扫描显示"空三角"征，这是由于强化的硬脑膜围绕着无强化的血栓（图 9-10C）导致。"杂乱"的、扩大的或不规则的静脉提示侧支静脉引流。

MR 表现　由于血栓和正常静脉血流可能具有相似的信号强度，在 MR 上诊断 CVT 可能较为困难。DST 的影像学表现也因成像序列和血块时期的不同而显著变化。

急性 DST：急性血栓形成的静脉窦常表现为中度增大（"脂肪窦"征），出现异常凸出（而非平或凹）的边缘（图 9-11C）。大静脉窦内快速血流的"流空"效应消失（图 9-11B）。急性 DST 在 T₁W（图 9-11C）上表现为与下方皮层相等的信号。

当血块中的血红蛋白迅速降解为脱氧血红蛋白，在 T₂W（图 9-11D）序列上相对于脑实质呈低信号。

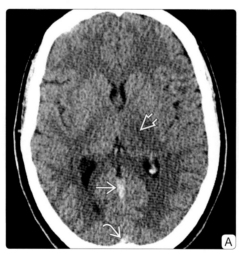
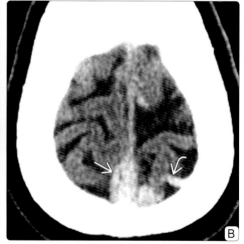

图 9-10A　一名 22 岁伴有"霹雳样"头痛的蛛网膜下腔出血女性患者。平扫 CT 可见直窦➡️、窦汇（静脉汇合处）➡️高密度。左侧丘脑也出现低密度➡️

图 9-10B　更靠近头顶侧平扫 CT 表现为高密度血栓充填并 SSS➡️扩大。可见邻近皮层浅静脉高密度（"条索"征）➡️

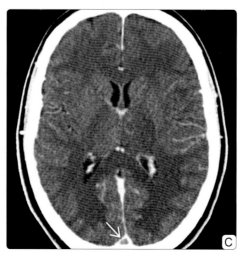
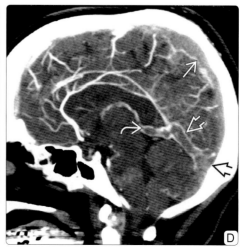

图 9-10C　同一病例的增强 CT 表现为典型的"空三角"征➡️，是由未强化血栓伴周围硬脑膜强化形成的

图 9-10D　矢状位 CTA 显示广泛血栓填充 SSS➡️、直窦➡️、大脑大静脉（盖伦静脉）➡️和窦汇（窦汇合）➡️

因此，急性期 T_2 "暗" DST 与正常静脉窦内 "流空"影相似。大多数急性期血栓在 FLAIR 上呈高信号。静脉淤血可引起脑肿胀，表现为 T_2/FLAIR 脑实质高信号改变。

急性静脉血栓在 T_2^*（GRE，SWI）表现为 "晕染" 征。SWI 显示扩张的皮层静脉内极低信号的血块和缓慢流动的脱氧血液。尽管如此，由于正常流动的脱氧的静脉血也表现为低信号，其表现可能容易令人混淆。

广泛的急性（或长期的慢性）DST 可导致侧支静脉经髓质（白质）静脉引流至深部室管膜下静脉。髓静脉扩张并含有脱氧血红蛋白；因此，在 T_2^* 序列上可见明显的线性低信号垂直（图 9-24C）进入室管膜下静脉。

在轴位上，T_1 C+ 扫描表现为与增强 CT 和 CTA/CTV 相似的 "空三角" 征。在 T_1 C+ 轴位，窦内血栓常表现为细长的雪茄状无强化充盈缺损。

冠状位 2D 无增强 TOF MRV 可显示血流缺失，尤其是血栓位于上矢状窦内。由于横窦常有发育不良的节段，因此必须谨慎解释 "血流间隙"。在所有显示急性 DST 的 MR 序列中增强 MRV 的灵敏度最高。

急性晚期 DST：随着窦内血栓形成，血块开始表现为缩短 T_1 弛豫时间，信号逐渐升高。

随着 T_2 时间延长，血栓形成的静脉窦从 T_2W 和 FLAIR 上的极低信号发展为等信号，最后表现为高信号。由于血栓信号逐渐接近正常静脉窦，T_2^* 可能具有误导性。急性晚期 DST 在 T_1 C+ 上继续表现为 "空三角" 征。

亚急性 DST：亚急性血栓在所有序列（T_1、T_2、FLAIR、T_2^*）上均呈高信号（图 9-12）。

慢性 DST：慢性 DST 的血块信号变化较大，这取决于血块的组成。慢性机化的纤维化血栓最终在 T_1W 上与脑实质呈等信号，在 T_2W 上保持等信

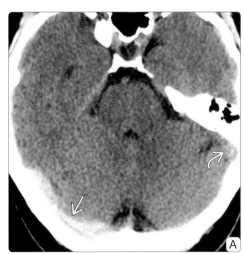

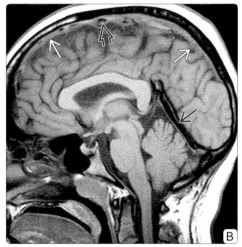

图 9-11A　一例 29 岁妊娠合并头痛、视乳头水肿的女性患者行轴位平扫 CT 扫描，显示右侧 TS ➡️ 较左侧乙状窦 ➡️ 呈高密度

图 9-11B　同一患者的矢状位 T_1W MR 显示直窦 ➡️ 内正常的 "流空" 影。SSS 显示 "流空" 消失，除了充满脑脊液的蛛网膜颗粒 ➡️ 外，似乎充满了与大脑几乎等信号的血栓 ➡️

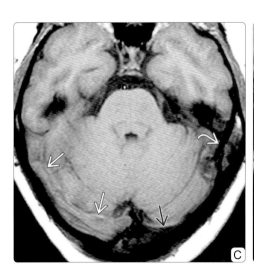

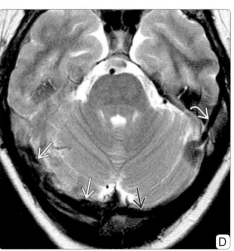

图 9-11C　同一患者的轴位 T_1 显示右侧 TS 扩大，充满了等信号的血栓 ➡️。与左侧 Labbé 静脉 ➡️ 和 TS ➡️ 正常的 "流空" 相比

图 9-11D　同一患者的轴位 T_2 显示，右侧 TS 血栓 ➡️ 表现为非常低的信号，类似于左侧 TS ➡️ 和 Labbé 静脉 ➡️ 的 "流空"；这是急性硬脑膜静脉窦血栓（DST）

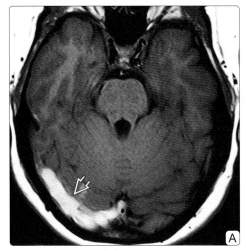

图 9-12A　轴位 T_1 显示闭塞的右侧 TS 内典型的亚急性早期高信号血栓 ⇨

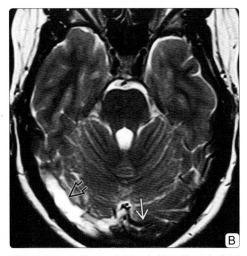

图 9-12B　轴位 T_2 显示亚急性血栓呈高信号 ⇨。与发育不全的左侧 TS ➡ 的正常"流空"形成对比

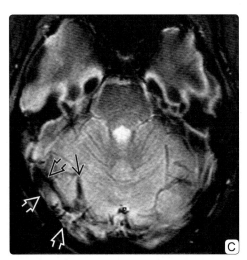

图 9-12C　T_2^* GRE 显示在右侧 TS ⇨、小脑幕分支静脉 ➡ 的血栓以高信号 ⇨ 为主，部分呈"晕染"征

号至中等高信号。由于血液已被吸收并基本消失，T_2^* 很少或没有"晕染"征。CTA/CTV 很容易在强化硬脑膜内显示无强化的血栓。

长期的脑静脉窦血栓形成可通过髓静脉产生明显的侧支引流。CTV 上可见迂回曲折、螺旋状或"弯曲"白质血管，T_2W 上可见脑实质内"流空"信号，T_1 C+ 扫描可见强化。扩张的侧支静脉有时变得非常明显，在 SWI 和 DSA 上类似于动静脉畸形（图 9-13）。

硬脑膜 – 蛛网膜增厚在长期慢性 DST 中较为常见。在某些病例中，硬脑膜增厚非常明显，在 T_2W 上表现为低信号。

鉴别诊断

正常硬脑膜和循环血液在平扫 CT 呈轻度高密度。如果硬脑膜静脉窦出现异常高密度，请将其与颅内动脉的密度相比。硬脑膜窦 CT 值 >70 HU 可能有血栓形成。

横窦不对称较为常见。1/4~1/3 的影像学病例可见节段性发育不良，可能类似 DST。高分裂的窦汇在增强 CT 上可出现类似"空三角"征。

巨大蛛网膜颗粒是静脉窦内局灶性圆形，或卵圆形充满脑脊液的充盈缺损，而血栓往往是细长的雪茄状病变（见本章后面的"类静脉闭塞"部分）。

硬脑膜窦血栓：MR
急性期
• "脂肪"窦伴窦壁凸出
• T_1 等信号，T_2 极低信号
• T_2^* "晕染"征，T_1 C+ 显示"空三角"征
急性晚期
• T_1 混杂等信号，稍高信号
• T_2/FLAIR 稍低信号 / 等信号
• T_2^* "晕染"征
亚急性期
• T_1 高信号，T_2/FLAIR 高信号
• T_2^* 高信号
慢性期
• T_1 等信号，T_2/FLAIR 中度高信号
• T_2^*，T_1 C+ 呈"弯曲"的实质强化
• T_1 C+ 显示硬脑膜增厚且强化

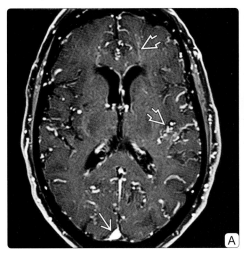

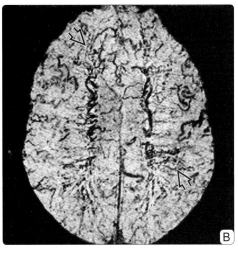

图 9-13A　慢性 DST 在轴位 T₁ C+ FS 显示充满血栓的 SSS 明显强化➡️。脑实质和脑沟内迂曲的螺旋状血管也明显强化➡️

图 9-13B　轴位 T₂* SWI 显示两侧大脑半球的髓静脉呈明显的螺旋状弯曲➡️

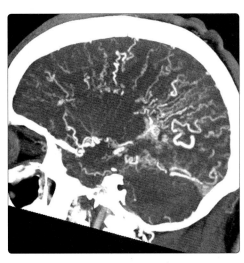

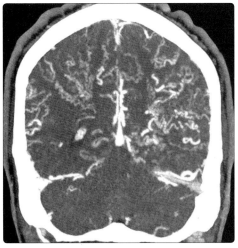

图 9-14　CT 静脉造影矢状位 MIP 显示无数扩张的、迂曲的"螺旋状"髓静脉，提供侧支静脉引流

图 9-15　冠状位 CT 静脉成像显示 SSS 和皮层静脉的缺失。扭曲的"螺旋状"血管是大量扩张的髓静脉

大脑浅静脉血栓

脑浅静脉血栓（SCVT）可在无硬脑膜窦血栓（DST）或合并 DST 时发生（图 9-16）。当无 DST 时，SCVT 被称为孤立性皮层静脉血栓。

无 DST 的浅静脉血栓形成

无 DST 的孤立性 SCVT（isolated SCVT, iSVCT）罕见，仅占所有窦静脉闭塞的 5%。iSVCT 的临床结局总体良好。

iSCVT 通常表现为非特异性头痛。约 10% 的患者主诉突然发作的"霹雳样"头痛，类似动脉瘤性蛛网膜下腔出血。

相较于硬脑膜窦或深静脉血栓形成，局灶性神经功能缺损、癫痫发作和意识障碍等症状较少见。

iSCVT 的影像学诊断可能较为困难。平扫 CT 通常为阴性，尽管一些病例可能表现为局灶性凸面蛛网膜下腔出血，或代表静脉高密度血栓形成的"条索"征（图 9-17）。

CTA/CTV 或 DSA 可显示血栓周围菲薄圆形或管状对比剂影。

SCVT 的 MR——无论是否累及硬脑膜窦——仅使用标准的 T₁ 和 T₂W 序列很难对其进行诊断。急性血栓与脑实质相比 T₁W 呈等信号，T₂W 呈低信号，难以与正常"血液流空"区分。

FLAIR 可显示局灶性凸面蛛网膜下腔出血，表现为脑脊液沟内高信号。常出现与血管源性水肿相一致的皮层下高信号。

腔内血栓在 FLAIR 或 DWI 上有时可表现为线状高信号。静脉缺血可导致短暂的弥散受限。

T₂*（GRE、SWI）序列是 SCVT 无创诊断的关键。其灵敏度 >95%，是迄今为止检测皮层静脉血栓形成的最佳成像序列。在所有演变阶段均可观察到清晰的管状低信号，并伴有血块内血红蛋白降解产物的"晕染"征，可持续数周。皮层和皮层下白质的斑片状或点状出血常见，与凸面蛛网膜下腔出血相关。

伴有 DST 的浅静脉血栓形成

伴有 DST 的 SCVT 一般有两种类型：DST 累及一条或多条皮层引流静脉，DST 累及一条吻合大静脉（Trolard 或 Labbé）。

SCVT 合并 DST 的影像学表现与单独 DST 相似。除了窦内的血栓，血栓还累及一个或多个皮层静脉

（图 9-9）。SCVT 伴上矢状窦闭塞可影响大脑半球的上外侧表面，出现不同程度的水肿和点状出血，累及皮层和皮层下白质（图 9-9A）。如果 Trolard 吻合静脉占优势，其闭塞可能导致脑叶出血。

累及 Labbé 优势静脉的横窦闭塞常引起广泛的后颞叶和前顶叶出血。

图 9-16　尸检显示多处皮层静脉➡血栓（"条索"征）及邻近的凸面蛛网膜下腔出血⇨

图 9-17　平扫 CT 显示小的实质出血⇨和皮层静脉血栓形成的"条索"征➡。SSS➡正常

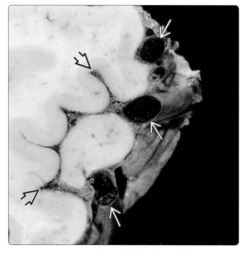
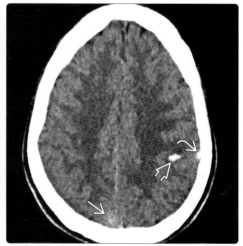

图 9-18　（左）冠状位平扫 CT 显示 SSS 高密度➡，VofT 血栓形成➡。（右）CTV 显示 SSS 呈"空三角"⇨，VofT 充盈缺损⇨

图 9-19　一例头痛且平扫 CT 正常的患者轴位 T₁W MR 显示 SSS➡和右侧皮层静脉➡T₁ 信号轻度升高

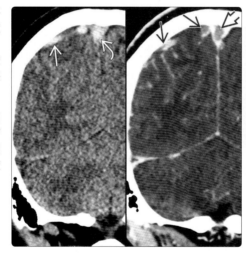
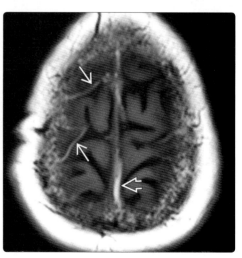

图 9-20　轴位 T₂W MR 显示似乎正常，但皮层静脉➡内低信号急性血栓类似正常的"流空"

图 9-21　T₂* GRE 显示皮层静脉急性血栓形成，呈曲线状低信号➡。邻近的 SSS 也闭塞⇨

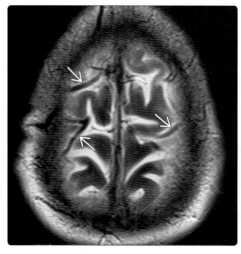
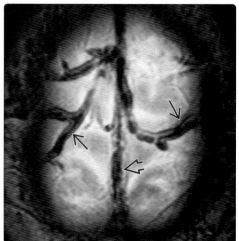

大脑浅静脉血栓

伴有 DST 的浅静脉血栓

- DST 累及相邻的静脉
- 皮层及邻近白质水肿，出血
- 如果 Trolard 静脉或 Labbé 静脉闭塞，累及范围较广

不伴有 DST 的浅静脉血栓

- 罕见（占所有 CVTs 的 5%）
- 可能导致凸性蛛网膜下腔出血
- 可见"条索"征
- 在 T_2W 上脱氧血栓类似于正常的"血液流空"
- T_2^*（GRE, SWI）诊断关键
  - 静脉血栓"晕染"征

大脑深静脉血栓

脑深静脉血栓（deep cerebral venous thrombosis, DCVT）是一种潜在的危及生命的疾病，其死亡率 / 致残率为 25%。

病因与病理

大脑深静脉系统［大脑内静脉（ICVs）和罗森塔尔基底静脉及其属支、大脑大静脉（盖伦静脉）和直窦］在所有脑静脉闭塞病患者中约占 15%（图 9-22）。

DCVT 可单独发生，也可与其他静脉闭塞同时发生。25%~30% 的病例为孤立性 DCVT。DCVT 几乎总是累及双侧，导致对称的基底神经节和丘脑静脉淤血 / 梗死。

临床问题

DCVT 的初始症状多样且无特异性，因此诊断困难。大多数患者表现为头痛（80%），随后出现神经功能迅速恶化和意识障碍（70%）。通常无局灶性神经系统功能缺失。

影像

平扫 CT 的早期表现较为隐匿。高密度 ICVs 和直窦与增强扫描类似（图 9-23）。丘脑呈低密度，似乎"减退"或"消失"，深部灰色核团和内囊之间的边界模糊是 DCVT 的关键但非特异性表现。

MR 是首选的影像学检查方法。急性血栓在 T_1W 上呈等信号（图 9-24A），在 T_2W 上呈低信号（伪"流空"）。在 70% 的病例中，静脉淤血导致丘脑和基底节区肿胀，在 $T_2/FLAIR$ 上为高信号。

最敏感的序列是 T_2^* GRE，在这一序列上急性血块表现出明显的"晕染"征。由于血流缓慢和血红蛋白脱氧（图 9-24C），髓质静脉和室管膜下静脉的静脉淤血也呈低信号。

CTA/CTV 和 DSA 显示深静脉引流系统不显影，MRV 显示无血流。

鉴别诊断

广泛的急性 DCVT 可能使平扫 CT 类似于正常的增强 CT（图 9-23）。

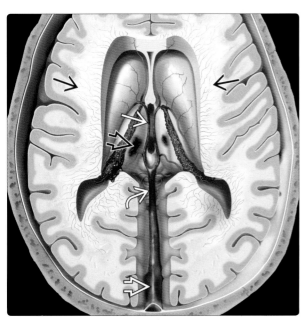

图 9-22　ICVs ➡、VofG ⇗ 及 SS ➡ 均有血栓形成。可见丘脑出血 ⇨ 和白质髓静脉充血 ➡

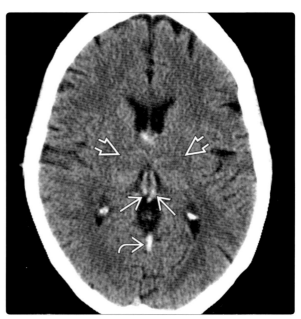

图 9-23　深静脉血栓平扫 CT 表现为 ICVs ➡、直窦 ⇗ 高密度和丘脑低密度水肿 ➡

图 9-24A 深静脉闭塞的矢状位 T₁W MR 显示 ICVs ⇨、大脑大静脉（盖伦静脉）⇨和直窦⇨内等信号血栓

图 9-24B 同一病例 T₂* GRE 轴位显示 ICVs ⇨和丘脑纹状体静脉⇨均有"晕染"的血栓，深髓静脉血流缓慢而呈低信号⇨

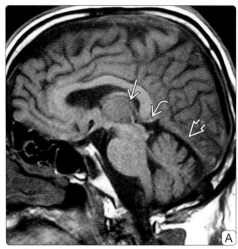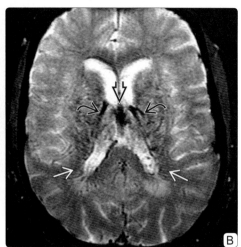

图 9-24C 更靠近头顶侧 T₂* 显示充盈脱氧血红蛋白的室管膜下⇨和深部白质髓静脉⇨呈低信号

图 9-24D 2 天后平扫 CT 显示终末期深静脉闭塞伴 ICVs 血栓⇨，以及整个中央脑广泛低密度⇨伴丘脑出血⇨。患者在扫描后不久死亡

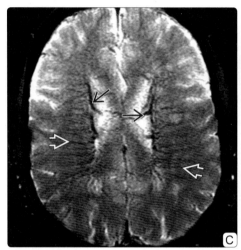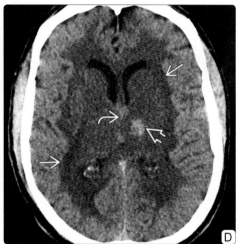

大脑深静脉血栓

病理
- 少见（占所有 CVTs 的 15%）
- 常累及双侧 ICV ± VofG、SS

影像
- ICVs 高密度（可能看起来像增强 CT 扫描）
- 双侧丘脑水肿常见
- 不同程度出血
- CTV 深（盖伦）静脉不显示
- DSAICVs ± VofG、SS 不可见

鉴别诊断
- 肿瘤（双侧丘脑胶质瘤）
- 基底动脉尖，Percheron 动脉血栓
- 韦尼克脑病

海绵窦血栓 / 血栓性静脉炎

海绵状血栓 / 血栓性静脉炎是感染性脑静脉窦血栓形成的最常见形式，是一种罕见但潜在致命的疾病，发病率高、死亡率高。

术语

海绵窦血栓（cavernous sinus thrombosis, CST）是指海绵窦内的血块。如果与静脉窦感染同时发生，则称为海绵窦血栓性静脉炎（图 9-25）。

病因与病理

CS 由大量的小梁状静脉间隙组成，这些静脉间隙与眼眶、面部和颈部的静脉存在大量无瓣交通。因此，感染很容易通过这些静脉通道扩散到 CS。

CST 通常是鼻窦炎或其他颌面部感染的并发症。最常见的致病菌是金黄色葡萄球菌。其他较少见的病原体包括厌氧菌和血管侵袭性真菌感染。

中耳乳突炎、牙源性疾病、创伤和肿瘤是较少见的 CST 原因。

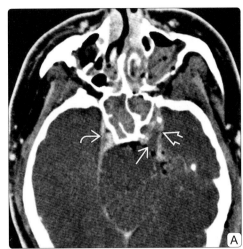

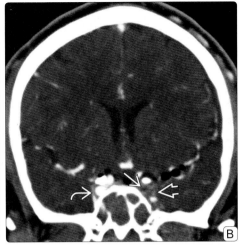

图 9-25A 一例 28 岁男性多发伤患者的 CTA 图像显示左侧 CS ➡ 充盈缺损。与正常右侧 CS ➡ 相比，患侧 CS 的侧缘略凸 ➡

图 9-25B 同一患者冠状位 CTA 显示左侧海绵状颈内动脉（ICA）闭塞 ➡。将其与右 CS ➡ 进行比较，左侧 CS 因充满血栓 ➡ 而显示不清

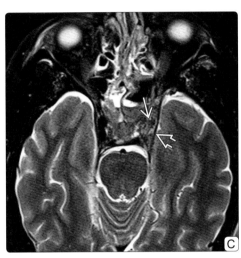

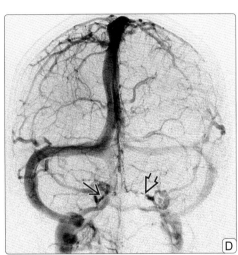

图 9-25C 同一病例 T₂ 轴位 MR 显示左侧 ICA 闭塞，可见"流空效应"消失 ➡。左侧 CS 充满等 / 低信号血栓 ➡

图 9-25D 在 DSA 上右侧 ICA 血管造影静脉期诊断 CST 较为困难。右侧 CS 显示欠佳 ➡，向下流入翼静脉丛。左侧 CS 不可见，可见微小血栓 ➡，图示充盈缺损

临床问题

流行病学 无外伤、感染或其他硬脑膜静脉窦闭塞的 CS 血栓形成极为罕见。

临床表现 头痛（CNV Ⅰ 和 CNV Ⅱ 分布区域为主）头痛和发烧是最早的症状。在 80%～100% 的病例中存在眼眶疼痛伴水肿、结膜水肿、眼球突出、眼肌麻痹和视力丧失。

自然病程 未经治疗的 CST 可能致命。即使使用抗生素，CS 血栓性静脉炎的死亡率仍为 25%～30%。

影像

CT 表现 CS 血栓性静脉炎可导致眼球突出、眶内脂肪"浑浊"、眶周水肿、鼻窦炎和 CS 壁外侧膨出，并可在平扫 CT 上显示眼上静脉血栓（SOV）。增强 CT 扫描显示扩张的 CS 和 SOV 存在多个不规则充盈缺损（图 9-25）。

MR 表现 MRI 显示 CSs 增大伴侧壁凸出。急性血栓在 T₁W 上呈等信号，在 T₂W 上呈不同程度的低信号。CST 最明确的影像学表现为：强化的硬脑膜壁内无强化的充盈缺损和 T₁ C+ 上眼眶静脉的血栓形成。

寻找正常的海绵窦内颈动脉"流空"征，因为 CS 血栓性静脉炎可导致血栓形成或假性动脉瘤形成（图 9-25C）。

血管造影表现 在 DSA 上看不到 CS 可能是一个正常的表现，并不能表明存在 CS 血栓（图 9-25D）。

鉴别诊断

CST 的鉴别诊断包括肿瘤、颈动脉海绵窦瘘和炎症性疾病。肿瘤（如淋巴瘤、转移瘤）均匀强化。颈动脉海绵瘘导致"流空效应"，炎症性疾病（例如结节病，炎性假瘤）明显而均匀地强化。

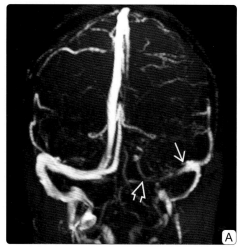

图 9-26A 22 岁女性 MR 静脉造影显示右侧 TS 优势。左侧 TS 显示部分"缺失"▷，可能存在充盈缺损➡

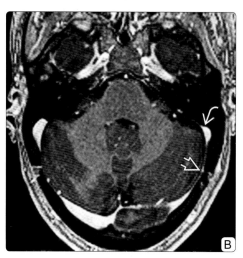

图 9-26B 轴位 MP-RAGE 显示左侧 TS ➡发育不良但未闭，乙状窦细小➡

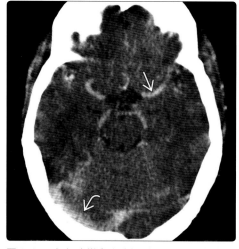

图 9-27 红细胞增多症伴红细胞压积升高的平扫 CT 显示右侧横窦➡高密度。动脉➡也呈高密度

海绵窦血栓 / 血栓性静脉炎

病理生理
- 海绵窦、眼眶、颌面部大量无瓣交通
- 继发于鼻窦炎、牙源性疾病＞创伤、肿瘤
- 自发、孤立的海绵窦血栓罕见

临床问题
- 头痛、颅神经病变
- 眼球突出，结膜水肿常见

影像
- 早期平扫 CT 可能正常
  - 寻找鼻窦炎、眼眶内脂肪浑浊
  - CS 侧壁隆起
- 增强 CT/CTV
  - 增强 CT 显示无强化充盈缺损
  - 早期 CTV 不显示
- MR
  - T_1W 等信号，侧壁隆起
  - T_2 等 / 低信号
  - 寻找海绵窦颈动脉血栓（流空消失）
  - T_1 C+ 显示无强化充盈缺损

类静脉闭塞

我们在颅内静脉解剖和闭塞这章结尾，简要讨论可能类似或掩盖静脉血栓形成的情况。

静脉窦变异

脑静脉血栓的主要鉴别诊断是先天性解剖变异。右侧横窦（transverse sinus, TS）通常是优势静脉窦，且常明显大于左侧。1/4～1/3 的影像学病例存在 TS 发育不良，尤其常见于非优势窦（通常为左侧 TS）（图 9-26A）。在这种情况下，同侧颈静脉球通常较小。骨窗 CT 也有助于显示小的骨性颈静脉孔或乙状窦沟。发育不良的 TS 或乙状窦也常（但并非总是）与其他静脉流出途径相关，如永存枕窦或乳突导静脉。

窦汇（窦汇合）的变异也很常见。高分裂的、分段或多通道的窦汇合可形成一个中央不显影区，类似硬脑膜窦血栓形成（DST）。

无引流静脉闭塞、静脉侧支通道扩大及硬脑膜异常增厚，均支持 TS 发育不全或解剖变异与真性脑静脉窦血栓的鉴别诊断。

流动伪影

2D TOF MRV 上的"血流伪影"可能由多种因素造成的，包括血管内或平面内血流缓慢，或复杂血流模式。平行于采集平面的血流（平面内血流）在 MR 静脉成像中会造成信号丢失，在垂直方向的结构中则显示最好，如远端乙状窦。轴位 2D TOF MRV 使用低饱和脉冲会使部分弯曲上矢状窦（SSS）的血流饱和，但可以通过冠状位成像避免。

蛛网膜颗粒和隔膜

DST 的另一个关键鉴别诊断是巨大蛛网膜颗粒（AG）。巨大 AGs 是圆形或卵圆形短节段充血缺损，在平扫 CT 上表现为脑脊液样低密度，在增强 CT 上不强化。

AGs 的 MR 表现比 CT 表现更复杂。巨大 AGs 通常不会在所有序列上与脑脊液信号强度（SI）一致。在 80% 的 MRs 中，可在至少一个序列（通常为 FLAIR）上看到与脑脊液信号的不一致。即使大的 AGs 也不像大多数血栓那样填满整个窦腔，而且与血块不同的是，AGs 可能表现为中央线性强化。脑组织可能疝入硬脑膜静脉窦，通常是复杂的巨大 AG 的一部分。

隔膜或小梁形成的纤维带，类似窦腔内的线状充盈缺损。30% 的 TS 中有 1~5 个隔膜，最常见于右侧 TS。

其他类静脉闭塞

较少见的疾病可能与硬膜窦或脑静脉闭塞类似：血细胞比容升高、未髓鞘化脑、弥漫性脑水肿和硬膜下血肿（subdural hematoma, SDH）。

高血细胞比容

导致平扫 CT 扫描中 DST 假阳性诊断的最常见原因是血细胞比容升高（即患真性红细胞增多症或心脏长期右向左分流的患者）。这导致静脉窦呈相对于脑实质的高密度。然而血细胞比容高的患者的颅内动脉也同样呈高密度。

未髓鞘化脑

婴幼儿的血细胞比容通常比成人高，其未髓鞘化的大脑密度相对较低。高密度血管和低密度大脑使所有血管结构（包括硬脑膜窦和皮层静脉）相对于硬脑膜窦呈高密度。

弥漫性脑水肿

大脑半球弥漫性脑水肿伴密度降低，使硬脑膜和所有颅内血管（包括静脉和动脉）与低密度的大脑相比密度相对增高。

硬膜下血肿

沿着直窦和内侧小脑幕分布的急性 SDH 呈高密度，可能与平扫 CT 上的 DST 类似。在 SSS 和窦汇合处，致密的血块围绕着密度较低的流动血液，类似于"空三角"征，仅在增强扫描中可见！

第 10 章

血管病变

"血管病变"这个通用术语字面上指的是任何血管（包括动脉、毛细血管和静脉）的病理变化。在神经影像学中，评估头颈部血管是否存在血管病变是其中一个主要的应用方向。在头颈部的血管病变中，大血管动脉粥样硬化性血管疾病（atherosclerotic vascular disease, ASVD）是最为普遍的，而颈动脉狭窄或由 ASVD 斑块引起的栓塞是缺血性卒中最常见的病因之一。

本章将从动脉粥样硬化开始介绍，首先进行一般性的动脉粥样硬化发生机制的讨论，其次对头颈部大中动脉 ASVD 进行简要概述，包括颅外 ASVD 和颈动脉狭窄。最后讨论小动脉硬化，它是最常见的脑部"微血管疾病"。

接下来讨论广泛的非动脉粥样硬化性血管病变。最后，我们将在本章的最后一节讨论脑部大血管和微血管的非 ASVD 疾病。虽然小动脉硬化是迄今为止小血管病的最常见原因，但非动脉粥样硬化性微血管疾病，如淀粉样血管病，也可能会带来严重的临床后果。

动脉粥样硬化
  动脉粥样硬化形成与动脉粥样硬化
  颅外动脉粥样硬化
  颅内动脉粥样硬化
  小动脉硬化
非动脉粥样硬化性血管疾病
  肌纤维发育不良
  夹层
  血管收缩综合征
  血管炎和系统性血管炎
  其他大血管和微血管病变

动脉粥样硬化

动脉粥样硬化性血管疾病（atherosclerotic vascular disease, ASVD）是工业化国家迄今为止最常见的死亡和严重长期致残的原因，因此其重要性不容忽视。它累及全身所有部位的所有动脉，无论大小。

脑梗死的主要原因是动脉粥样硬化及其后遗症。超过90% 的大面积脑梗死是由继发于 ASVD 的血栓栓子引起的。我们从颅外 ASVD 开始介绍，然后简要讨论颅内 ASVD 的临床和影像学表现，包括其微血管表现。

动脉粥样化形成与动脉粥样硬化

术语

"动脉粥样硬化"一词最初是用来描述血管的进行性"硬化"或"硬化症"。"动脉粥样化"（希腊语中的"粥"）是指沉积在血管壁上或壁内的物质。

"斑块"用来描述局部动脉粥样硬化及其附带现象,如溃疡、血小板聚集和出血。

动脉粥样化形成是动脉粥样硬化的退行性过程。动脉粥样硬化是影响大型弹性动脉(如主动脉)和中型肌性动脉(如颈动脉和椎动脉)的最常见病理过程。小动脉硬化描述动脉粥样硬化对较小动脉的影响(在本节末尾单独讨论)。ASVD 是描述任何动脉、任何大小、任何部位的动脉粥样硬化的通用术语。

病因

一般概念 血脂、结缔组织纤维和炎性细胞在动脉壁的易感部位聚集,形成局部的动脉粥样硬化斑块。血管生成因子导致滋养血管增生、新生血管形成和毛细血管基底膜的丧失。新生血管形成与斑块进展密切相关,可能是斑块内出血的主要来源。

病理

位置 ASVD 优先发生在高度可预测的位置。在颅外血管中,最常见的位置是近端颈内动脉(internal carotid artery, ICA)和颈总动脉(common carotid artery, CCA)分叉处,其次是主动脉弓和大血管起始处。

大小和数量 ASVD 斑块的大小不一,从微小的、几乎是显微镜下的脂质沉积到大的、隆起的、真菌样的、溃疡样病变均有,可延伸数厘米,并引起管腔显著狭窄。多部位、多发病灶也很常见。

大体病理特征 ASVD 斑块呈分期进展(图 10-1)。第一个可观察到的病变是内膜脂质沉积,可见淡黄色"脂纹"。除"脂纹"和轻微偏心性且光滑的内膜增厚外,该早期阶段肉眼可见的变化极小。

显微镜下特征 ASVD 斑块在组织病理学上分为"稳定""易损"或"溃疡"斑块。

"稳定"斑块:稳定斑块是动脉粥样硬化的基本病变,由细胞物质、脂质和覆盖的纤维帽组成。覆盖稳定斑块的内膜增厚,但其外表面保持完整。不存在溃疡或斑块内出血(图 10-2)。

"易损"斑块:富含脂质的泡沫细胞的坏死核心、细胞碎片和胆固醇逐渐聚集在隆起的纤维帽下,纤维帽变薄,容易破裂(图 10-2)。

在坏死核心周围也会出现新生的小血管,新生血管形成可导致内膜下出血,使坏死核心扩大,进一步削弱覆盖的纤维帽。

"溃疡"斑块:当纤维帽变薄并穿破内膜时,会发生斑块溃疡,释放坏死碎片(图 10-3)。血小板和纤维蛋白在糜烂剥脱的内皮组织中聚集,这些聚集物可被卷入快速流动的主动脉滑流中,引起颅内远端血管的动脉 - 动脉栓塞。

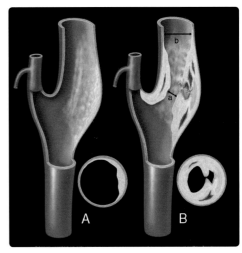

图 10-1 (A)轻度 ASVD,伴"脂纹"。(B)重度 ASVD;狭窄率(%)=(b−a)/b×100,其中 b 代表正常腔径,a 代表病变处残余腔径

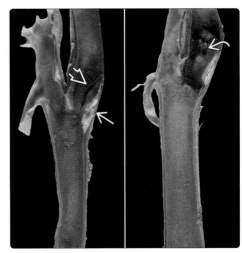

图 10-2 (左图)稳定 ASVD 表现为脂肪斑块 ➡,内膜完整 ➡。(右图)原先的"高危"斑块现在表现为溃疡 ➡,内膜破裂

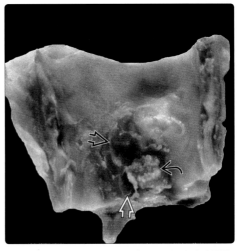

图 10-3 颈动脉内膜剥脱术显示内膜溃疡 ➡、钙化 ➡、斑块内出血 ➡(图片提供者:J. Townsend, MD.)

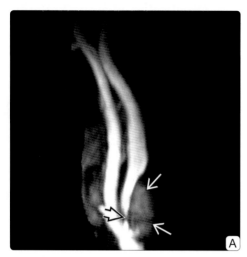

图 10-4A　斜位 3T MRA 显示右侧颈动脉重度狭窄，伴有大的 ASVD 斑块➡️引起的"流动间隙"⬜➡️

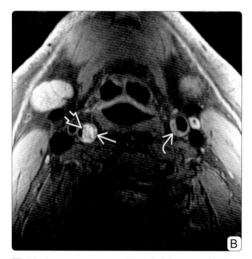

图 10-4B　MP-RAGE 显示右侧 ICA 斑块内出血➡️和微小残腔⬜➡️，左侧 ICA 斑块内膜下出血➡️

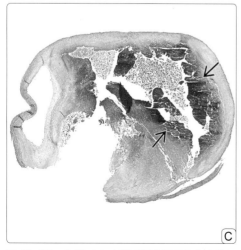

图 10-4C　右侧 ICA 内膜剥脱术显示斑块高信号是由急性出血➡️所致，而非脂质（图片提供者：S. McNally, MD. ）

临床问题

流行病学和人口统计学特征　大多数有症状的患者为中年或老年人。然而，动脉粥样硬化在年轻患者中越来越常见，导致 45 岁以下患者卒中患病率上升。

临床表现　许多 ASVD 病变在引起血流动力学显著狭窄或血栓栓塞性疾病之前一直没有症状。短暂性脑缺血发作（transient ischemic attack, TIA）和无症状性卒中是大面积脑梗死的常见先兆。

自然病程　ASVD 的自然病程也具有高度变异性。ICA 闭塞对最终卒中的发生造成了极高的风险，其中超过 70% 的患者最终发生缺血性脑梗死。

治疗原则　治疗方案包括预防、药物治疗（降脂方案）和手术或血管内治疗。

颅外动脉粥样硬化

颅外 ASVD 是卒中的最大危险因素。这种风险始于主动脉弓，是一种被低估的颅内缺血性卒中的来源。脑内血栓栓塞性脑梗死患者的完整影像学评估应包括对主动脉弓的检查。

主动脉弓 / 大血管

主动脉 ASVD 在降主动脉比在升主动脉或主动脉弓更常见。然而，位于左锁骨下动脉（subclavian artery, SCA）开口处近端降主动脉的复杂斑块可在舒张期晚期逆流至所有的弓上动脉。逆流到达左侧 SCA 开口处约占 60%，左侧 CCA 占 25%，头臂干占 10%～15%。

80% 的病例主动脉栓子累及左脑，明显好发于椎基底动脉循环。这种显著的区域分布与降主动脉溃疡斑块引起的血栓栓子一致，这些栓子随着逆行血流进入左侧弓血管。

颈动脉分叉部 / 颈内动脉

20%～30% 的缺血性脑梗死由颈动脉狭窄引起。因此，在影像学检查中明确颈动脉狭窄程度是常规且必要的。

根据北美症状性颈动脉内膜切除术试验（NASCET）数据，颈动脉狭窄分为中度（50%～69%）、重度（70%～93%）和"近闭塞"或严重狭窄（94%～99%）（图 10-6）。只要 ICA 管腔通畅，严重狭窄的患者发生栓塞性卒中的风险就很高。

除了狭窄程度，最近的几项研究也证明了评估 ASVD 斑块形态学特征的重要性。"高危"斑块破裂，薄纤维帽下存在大的坏死核心是大多数急性血栓的原因。由于远端栓子来源于近端 ASVD 相关血栓是脑缺血 / 梗死的常见原因，因此识别易破裂的"易损"斑块与明确狭窄程度同样重要！

CT 表现　颅外 ASVD 最常见的影像学表现是管壁钙化、管腔不规则、不同程度的狭窄、闭塞和血栓形成。血管延长、扩张和血管迂曲可能发生，伴或不伴 ASVD 的其他改变。

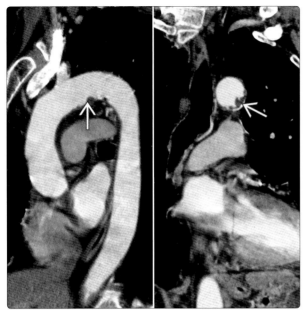

图 10-5 （左图）"拐杖糖果"斜位图，（右图）冠状位显示位于主动脉弓小弯侧的 ASVD 斑块➡➡（图片提供者：G. Oliveira, MD. ）

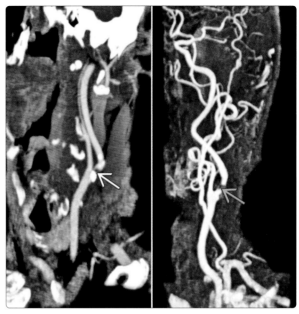

图 10-6 （左图）DSA ➡ 和（右图）MRA 显示 ICA 严重狭窄，伴有高流量限制的"流动间隙"➡ 的特征

平扫 CT 易显示血管壁钙化。大的动脉粥样硬化斑块可显示一个或多个内膜下低密度灶。这些代表了富含脂质的"软"斑块的核心。内膜下高密度病灶提示斑块内出血。这两种表现都提示斑块破裂和伴随远端栓塞的风险增加。

CTA 源图像横断面显示颈动脉管腔。非狭窄性光滑管腔变窄是 ASVD 最常见的表现。溃疡——被视为管腔内不规则的对比剂填充向外突起——检测的灵敏度和特异度分别为 95% 和 99%。腔内血栓也很容易显示（"甜甜圈"征）。颈动脉闭塞表现为 ICA 近端钝而圆或尖囊袋状的造影终止。

除了计算狭窄百分比（图 10-1）外，还应详细描述斑块的形态学特征，因为在有症状的患者中，仅凭借狭窄程度并不能完全明确卒中风险。对于所有狭窄程度的患者，包括有症状的轻度狭窄患者（<50%），斑块内出血已被确认为是缺血性卒中的独立危险因素。因此，斑块形态学的准确表征对于患者管理具有重要意义。

MR 表现　高分辨率磁共振成像可用于表征颈动脉斑块的特性，能够识别单个斑块成分，包括脂质、出血、纤维组织和钙化。

T_1W 脂肪抑制扫描、MRA 源图像或 MP-RAGE 序列上的高信号强度代表复杂"易损"动脉粥样硬化斑块的出血，而不是脂质堆积（图 10-4）。与脑实质内出血不同，斑块内出血可能会持续长达 18

个月的高信号。易损斑块在 T_2W 上通常为高信号，而稳定斑块在 T_1W 和 T_2W 上均为等信号。

T_1 C+ FS 扫描可显示斑块边缘强化，与易损的"高危"斑块的新生血管一致。

增强或平扫 2D TOF MRA 对 ICA>70% 狭窄的诊断敏感性为 80%~85%，特异性为 95%。如果狭窄程度 >95%，则会出现"流动间隙"信号丢失。与 CTA 和 DSA 相比，MRA 往往高估狭窄程度。

椎动脉

颅外椎动脉（vertebral artery, VA）的 ASVD 占所有后循环缺血性卒中的 20%。

虽然会出现 VA 中段和远端的病变，但颅外 ASVD 最常见于 VA 起始处或其附近。

VA 的一种特殊病理类型称为锁骨下动脉盗血。锁骨下动脉（SCA）或头臂干在 VA 起始处的近心端发生严重狭窄或闭塞，血液从对侧 VA 吸收（即"盗窃"），穿过基底动脉（BA）汇合处，并沿患侧 VA 逆行流入 SCA，以供应狭窄 / 闭塞（图 10-7）远端的肩部和手臂，患侧 VA 内的血流发生逆转。

锁骨下动脉盗血的无创成像可能存在问题。由于在 2D TOF MRA 中应用了上饱和带，因此 VA 中的逆向流动可以类似闭塞。仅依据标准 TOF MRA 可能不足以区分逆向血流和无血流，因此通常需要通过增加其他的成像来确定。

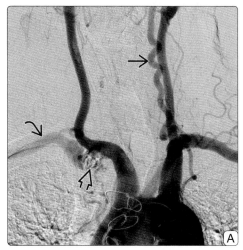

图 10-7A DSA 显示 Ca^{++} ⇨，远端 SCA 的对比度微弱↣。右侧 VA 未显影。左侧 VA 扩张和迂曲⇨

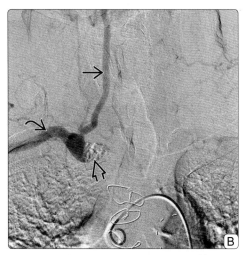

图 10-7B 右侧 VA 逆行填充⇨，Ca^{++} ⇨部位远端 SCA ↣高度狭窄是典型的锁骨下动脉盗血

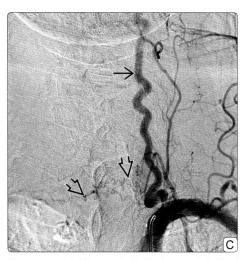

图 10-7C 左侧 SCA 血管造影显示为优势型 VA ⇨和粗大的分支⇨，向右侧 SCA 分布区域形成侧支循环

鉴别诊断

　　颅外 ASVD 的主要鉴别诊断包括夹层、夹层动脉瘤、血管痉挛和肌纤维发育不良（fibromuscular dysplasia, FMD）。通常情况下，这些都不累及颈动脉球部。

　　夹层（创伤性或自发性）在年轻或中年患者中更为常见，发生在颅外血管的中段。颅外夹层通常终止于颈动脉管的颅外开口处。大多数表面是光滑的或轻微的不规则性的，不存在钙化和溃疡（常见于颈动脉斑块）。

　　夹层动脉瘤的典型表现是中段血管狭窄伴管腔局灶性团块样突出。血管痉挛在颅内血管中更常见。当累及颈动脉或椎动脉时，通常也不累及近端动脉。

　　FMD 不累及颈动脉球部，通常累及颅外颈动脉和椎动脉的中段或远端。典型的外观是"串珠"样。长节段管状狭窄较少见，可能反映并存夹层。

颅外动脉粥样硬化

病因
- 多因素、进行性疾病
- 血脂在易感部位聚集
- 脂质引起炎症反应

病理
- 可预测位置
  - 颈动脉分叉，ICA 近端（颈动脉"球部"）
  - 主动脉弓，大血管起始处
- 第 1 期表现为脂纹，内膜增厚
- "稳定"斑块
  - 内膜下平滑肌细胞、巨噬细胞聚集
  - 完整内膜下形成的纤维帽
- "易损"斑块
  - 细胞碎片、胆固醇 ± 钙化的坏死核心
  - 斑块变薄，容易破裂
  - 新生血管形成、内膜下出血
- "溃疡"斑块
  - 纤维帽穿破内膜
  - 裸露内膜→血小板、纤维蛋白聚集
  - 可能导致颅内循环栓塞

临床问题
- 缺血性卒中患者的可识别风险因素
  - 年龄较大（＞60 岁）
  - 糖尿病
  - LDL 升高
  - 高血压
  - ± 心脏病史

颅内动脉粥样硬化

ASVD 最严重且致残性的表现之一是卒中。大多数急性缺血性卒中是血栓栓塞性的，最常继发于心源性或 ICA 斑块。

许多临床医生关注颅外颈动脉疾病，认为颅内 ASVD（intracranial ASVD，IASVD）是相对较少见的卒中原因。然而，IASVD 占所有缺血性卒中的 5%~10%。近一半的致死性脑梗死患者在尸检时发现至少有一处颅内动脉斑块相关的管腔狭窄（图 10-8）。

扩张症

全身性非局限性血管延长被称为"扩张症""延长扩张症""动脉扩张症"或"扩张性动脉病"。扩张症可累及颅内循环的任何部分，但最常见于椎基底动脉（"椎基底动脉延长扩张症"）和床突上 ICA。

动脉粥样硬化性梭形动脉瘤

动脉粥样硬化梭形动脉瘤（fusiform aneurysms，FAs）是局限性动脉扩张，通常出现在扩张的动脉上。ASVD FAs 在第 6 章中详细讨论。ASVD FAs 最常见于椎基底动脉循环。当它们发生于前循环时，可产生一种罕见但需注意的表现，称为巨大"蛇形"动脉瘤。

颅内狭窄闭塞性疾病

引起颅内大动脉闭塞性疾病（large artery intracranial occlusive disease，LAICOD）的动脉粥样硬化现在是一种定义明确但相对被忽视且知之甚少的卒中亚型。最近的研究表明，并发颅外疾病的患者中，IASVD 的总患病率在 20%~50%，12% 的患者为弥漫性（多灶性）IASVD。

总体而言，有症状的中度至重度颅内循环狭窄患者（即 70%~99%）存在 25% 的 2 年内卒中复发风险。

介入治疗技术的出现，如颅内血管成形术，为 LAICOD 开辟了新的治疗途径。目前，各种球囊扩张支架、药物洗脱支架和自膨式支架也可供选择。

影像　管壁钙化在平扫 CT 上很常见，从散在的点状病灶到厚的连续的线状（"铁轨"）沉积，形态多样。CTA 或 DSA 可显示孤立性或多灶性狭窄与狭窄后扩张区域交替出现。当 ASVD 累及到颅内主要血管的远端分支时，其特征与血管炎类似（见下文）。

磁共振高分辨率"黑血"血管壁成像可直接显示 IASVD，是识别 IASVD 和测量斑块负荷的可靠工具。壁内出血和不规则的非环形短节段强化灶是常见的影像学表现。

鉴别诊断　IASVD 的主要鉴别诊断为血管炎、血管痉挛和夹层。

血管炎可发生于所有年龄段，但在中年患者中更常见。血管炎和 ASVD 在血管造影（MRA、CTA 或 DSA）上的表现

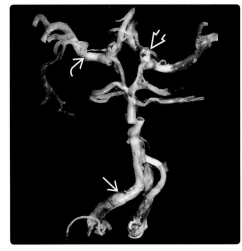

图 10-8　颅内 ASVD。最严重的病变在椎基底循环➡、ICA➡及近端 MCA➡中（图片提供者：R. Hewlett, MD.）

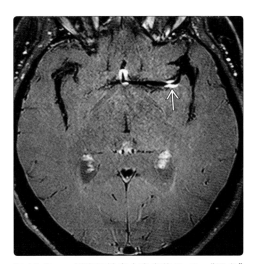

图 10-9　一例隐源性卒中患者的 T₁C+"黑血"血管壁成像显示 MCA M1 段远端管腔狭窄，管壁强化➡

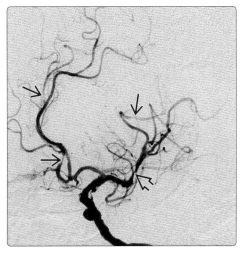

图 10-10　一例深分水岭区脑梗死患者的 DSA 显示严重的 ASVD➡。存在 MCA M2 段重度狭窄➡

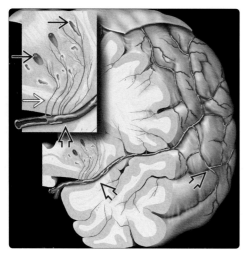

图 10-11 ASVD 累及 MCA ⇨ 及其分支，包括穿通动脉（豆纹动脉）➡。请注意腔隙性脑梗死 ⇨

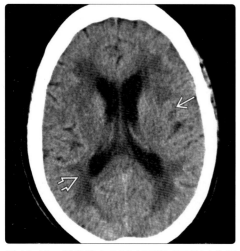

图 10-12 慢性高血压患者平扫 CT 显示皮层下、深部脑室周围 WM 片状➡和融合状⇨低密度影

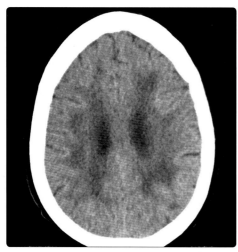

图 10-13 多数头颅平扫 CT 显示大脑皮层未受累，这是"微血管疾病"（小动脉硬化和脂质透明变性）的典型表现

几乎相同。值得注意的是：在老年患者中，类似血管炎表现的通常并不是血管炎，而是 ASVD！

血管痉挛不累及 ICA 海绵窦段，通常比 ASVD 弥漫性更高。常见的病史包括外伤、蛛网膜下腔出血（subarachnoid hemorrhage, SAH）或药物滥用（通常使用拟交感神经药）。颅内夹层（尤其是前循环）较为罕见，通常见于年轻患者。

颅内动脉粥样硬化（ICASVD）

流行病学
- 基于人群的影像学研究中 1/3 的患者
  - 占美国、欧洲卒中的 8%~10%
  - 超过 50% 在亚洲

临床问题
- 中度 / 重度狭窄→ 2 年内卒中风险为 25%

影像
- 管壁钙化
- 不规则狭窄，伴或不伴溃疡
- 深分水岭区缺血、腔隙
- 高分辨率血管壁成像
  - 管壁出血
  - 增强：不规则、短节段、非环形

小动脉硬化

小动脉硬化，也称为脑"微血管疾病"，是一种微血管病变，通常累及小动脉，尤其是皮层下和深部脑白质（white matter, WM）。衰老、慢性高血压、高胆固醇血症和糖尿病是脑微血管疾病的最常见因素。

病理
典型的病理表现为广泛性体积丢失、多发性腔隙性脑梗死和深部 WM 海绵状改变。小动脉硬化和脂质透明变性引起的小血管狭窄或闭塞可能导致 WM 微梗死。

影像
CT 扫描显示皮层下和深部 WM 呈片状和（或）融合低密度影。脑室周围病变与脑室表面存在宽大或融合的基底，在侧脑室周围尤为突出。

MR 在 T_1W 上显示脑室周围和皮层下 WM 呈片状或融合的低信号。病变在 T_2W 上呈高信号，在 FLAIR 上尤为明显。尤其是存在慢性高血压时，T_2^*（GRE，SWI）序列常表现为多灶性"晕染"样低信号。

鉴别诊断
主要鉴别诊断为脑室周围 WM 内与年龄相关的高信号。65 岁后散在的 T_2/FLAIR WM 高信号几乎普遍存在。血管周围间隙（Virchow-Robin spaces, PVSs）扩张可见于所有年龄和几乎所有部位的患者，扩张程度随年龄增长而增加。与小动脉硬化不同，PVSs 在 FLAIR 序列会被抑制。

脱髓鞘疾病通常会导致毗邻胼胝体间隔交界面的卵圆形或三角形脑室周围病变，而小动脉硬化则很少累及这些结构。

非动脉粥样硬化性血管疾病

ASVD 是影响头颈部血管的最常见疾病，除此之外，许多其他非动脉粥样硬化性疾病也可影响大脑，引起卒中或类卒中症状。在本节中主要对肌纤维发育不良（fibromuscular dysplasia，FMD）、血管炎和非 ASVD 非炎症性血管病变，如脑淀粉样变性等简要讨论。

肌纤维发育不良

术语

FMD 是一种罕见的节段性非动脉粥样硬化性、非炎症性疾病，病因尚不明确。FMD 是一种累及身体许多部位的大中型动脉的多血管疾病。

病理

位置　尽管 FMD 可累及几乎任何部位的任何动脉，但其对部分动脉的影响更多。例如，75% 的病例累及肾动脉，其中约 35% 为双侧动脉。目前已发现肾动脉 FMD 的患者常合并脑血管疾病（反之亦然）。

高达 75% 的病例累及头颈部血管。ICA 是最常见的部位；FMD 通常累及 ICA 的中段，而不累及分叉处。20% 的 FMD 病例发生于 VA。大约 1/2 的头颈部 FMD 病例累及一条以上动脉（通常是两侧颈内动脉或一侧 ICA 与一侧 VA）。颅内 FMD 则非常罕见。

25%～30% 的病例累及多个动脉系统。当存在多系统疾病时，肾动脉几乎总是受累。

FMD 增加患者的颅内囊状动脉瘤风险。约 7%～10% 的颈部 FMD 患者合并颅内囊性动脉瘤。

分期、分级和分类　根据受累动脉壁分层，FMD 在组织学上分为三类（即中膜、内膜或外膜）（图 10-14）。

到目前为止，最常见的类型（1 型）是中膜纤维增生，约占所有 FMD 病例的 60%～85%。中膜存在薄厚相间的区域，由广泛的纤维增生和平滑肌增生的同心环形成。

动脉内膜纤维增生（2 型）在 FMD 病例中所占比例 <10%。内膜明显增厚，导致边缘光滑的长节段狭窄。

外膜（动脉外周）纤维增生（3 型）是最少见的 FMD 类型，所占比例 <5%。致密的胶原蛋白取代外膜纤细的纤维组织，并可能浸润邻近的动脉周围组织。

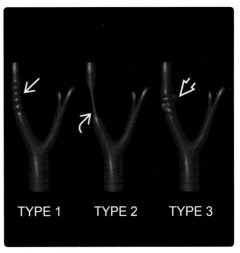

图 10-14　1 型 FMD 表现为"串珠状"的结构 ➡️，2 型 FMD 表现为管状狭窄结构 ➡️，3 型 FMD 表现为局限的皱褶状结构 ± 憩室 ➡️

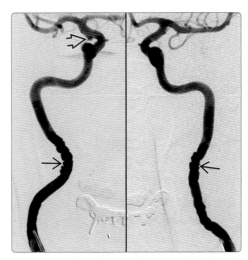

图 10-15　DSA 显示右侧 ICA 中段存在 1 型 FMD ➡️，右侧床突上 ICA 存在未破裂的小囊状动脉瘤 ➡️

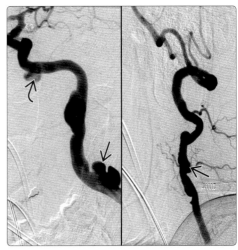

图 10-16　（左图）DSA 显示 ICA 和（右图）VA 中存在 3 型 FMD，表现为憩室样外突 ➡️ 和囊状动脉瘤 ➡️

临床问题

流行病学　FMD 曾经被认为是一种相对罕见的血管疾病，据估计，FMD 在肾动脉中的总患病率为 4%～6%，头颈动脉中的总患病率为 0.3%～3.0%。在所有接受 CTA 筛查的缺血性神经症状患者中，FMD 的患病率为 0.5%。

FMD 患者主要年龄分布为 20～60 岁，患者的性别差异显著，患病男女比例为 9：1。

临床表现　年轻女性突发高血压是肾动脉 FMD 的典型表现。约在 1% 的高血压患者中发现 FMD，是肾血管性高血压的第二大原因（仅次于 ASVD）。

颈部 FMD 可表现为头痛、搏动性耳鸣 / 杂音、头晕、颈痛、TIA、脑卒中或夹层（常伴 Horner 综合征，即上睑下垂、瞳孔缩窄、面部无汗）。约 5%～6% 的患者在诊断时无症状。

自然病程　FMD 的自然病程尚不清楚，许多病例是在影像学检查中偶然发现的。总体而言，20% 的 FMD 患者会出现夹层，20% 的患者会出现动脉瘤。

影像

技术选择　CTA 是一种无创的、可以准确描绘头颈动脉 FMD 的检查方法。应选择颅内血管的可视化检查以观察是否并存动脉瘤。TOF MRA 可能因患者运动或平面内流动和磁化率梯度引起伪影而误诊为 FMD。

由于 FMD 常累及多系统，初次诊断为颈动脉和（或）椎动脉 FMD 的患者应同时检查肾动脉。肾动脉 FMD 在头颈部疾病患者中的发病率为 40%～45%。

影像学表现　1 型 FMD（中膜型）表现为不规则的"波纹状"或"串珠状"外观，收缩和扩张区域交替出现（图 10-15）。在 2 型（内膜型）中，存在边缘光滑的长节段管状狭窄。在 3 型（外膜型）FMD 中，存在动脉一侧的不对称憩室样外翻（图 10-16）。

三种颈部 FMD 亚型均不累及颈动脉分叉和大血管起始处，而累及中段，最常见于 C1～C2 段水平。头颈部 FMD 的并发症包括夹层、伴或不伴 SAH 的颅内动脉瘤（图 10-16）和动静脉瘘。FMD 的其他不太常见的表现包括血管袢和梭形血管扩张。

鉴别诊断

FMD 的主要鉴别诊断是动脉粥样硬化。

肌纤维发育不良

病理

- 非动脉粥样硬化、非炎性动脉病
- 10% 为家族性
- 通常累及中 / 大动脉
  - 肾脏：75%
  - 颈部动脉：75%
  - ICA：50%
  - VA：20%～25%
  - 多处血管：50%
  - 颅内非常罕见
- 按受累动脉壁层分类
  - 1 型：中膜纤维增生
  - 2 型：内膜纤维增生
  - 3 型：外膜（动脉外周）纤维增生

临床问题

- 任何年龄
  - 20 岁～60 岁最常见
- 女性：男性为 9：1
- 临床表现：
  - 可能无症状，偶发（0.5% 的颈部 CTA）
  - 肾血管性高血压最常见
  - 头痛、搏动性耳鸣
  - 颈痛、霍纳综合征
  - 卒中
- 自然病程
  - 20% 的患者存在夹层
  - 20% 的患者存在囊状动脉瘤

影像

- ICA 颈部中段，受累的 VA
- 不累及颈动脉球，动脉起源
- 通常在进入颅底前终止
- 外观
  - "串珠状"（1 型）：60%～85%
  - 光滑、长节段狭窄（2 型）：10%
  - 外膜（动脉周围狭窄）：≤ 5%

鉴别诊断

- 动脉粥样硬化
  - 累及球部 > 中段
- 动脉"驻波"
  - 导管血管造影出现的血管痉挛类型
- 夹层（可能与 FMD 共存）

FMD 最常见于年轻女性，该群体患 ASVD 的风险通常较低。FMD 累及病变动脉的中段和远端部分，而不累及颈动脉分叉处。

动脉驻波是一过性血管痉挛的一种形式，在

血管造影中可能被误诊为 1 型 FMD。规则的"波纹"外观与 FMD（图 10-21A）的不规则"串珠状"外观形成鲜明对比。再次血管造影（包括 CTA 或 MRA）或给予血管扩张剂后，驻波会自行消退。

2 型（内膜型）FMD 边缘光滑、逐渐变细的管状狭窄与自发性夹层很难区分，后者也是 FMD 的并发症。FMD 中有时可见不对称的憩室样突起，可能被误诊为创伤性颈部假性动脉瘤。

其他非动脉粥样硬化性血管病变，如大动脉炎和巨细胞性动脉炎，可能类似于管状（即内膜型）FMD。

夹层

头颈动脉夹层（craniocervical arterial dissection, CAD）与缺血性事件密切相关，主要是动脉 - 动脉栓塞，因此早期诊断和并给予适当治疗至关重要。

术语

夹层是指血管壁至少一层的撕裂，使血液能够穿透并将血管壁分离（分裂或"剥离"）（图 10-17）。

夹层动脉瘤是指延伸至血管壁以外的夹层。大多数发生在外膜下夹层，更准确地命名为假性动脉瘤（即缺乏所有正常的血管壁成分）。

病因

颅外 CAD 较颅内 CAD 更常见。几乎 60% 的颅外夹层为"自发性"，即非创伤性。大多数存在潜在血管病变，如 FMD、马方综合征或其他结缔组织疾病（如 Ehlers-Danlos 4 型）。较少见的诱因包括高血压、偏头痛、剧烈的体力活动、高同型半胱氨酸血症和近期咽部感染。

创伤性颅外夹层发生于钝性或穿透性损伤，此外，运动（如摔跤）或脊椎按摩也可能引起。

颅内夹层可以是创伤性的，也可以是自发性的。医源性夹层越来越常见（通常继发于血管内手术）。

病理

位置 颅外夹层通常发生在血管活动度最高的节段，始于或结束于血管从相对自由的位置过渡到被包裹的骨性管道固定的位置。颅外 ICA 是头颈部最常见的整体部位。颅外颈内动脉夹层可不累及颈动脉球部，通常延伸至颅底（图 10-21A），但仅偶尔伸入颅底。椎动脉夹层最常见的部位是颅底和 C1 段之间以及 C1 和 C2 段之间。

颅内夹层最常累及的是 VA，前循环的夹层更少见，其几乎总是累及床突上段 ICA，伴或不伴延伸至近端大脑中动脉（MCA）。

大小和数量 夹层可能仅限于局限性内膜撕裂和小的内膜下血肿。大多数是孤立的长节段病变，可延伸数厘米。

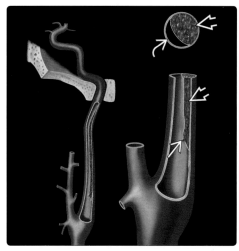

图 10-17 颅外 ICA 夹层显示内膜撕裂➡️伴内膜下血栓➡️，压迫残余管腔➡️，球部未受累

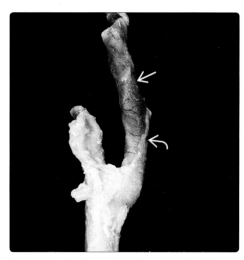

图 10-18 颅外 ICA 夹层显示广泛的附壁血栓➡️。夹层始于球部远端➡️（图片提供者：R. Hewlett, MD.）

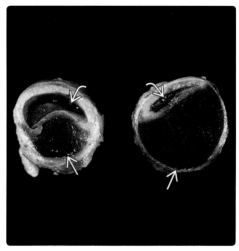

图 10-19 轴位显示颈动脉夹层，伴有内膜下血肿➡️和受压的残腔➡️（图片提供者：R. Hewlett, MD.）

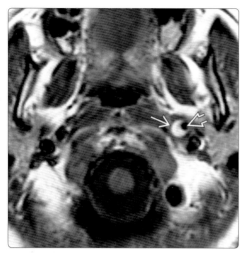

图 10-20　轴位 T₁W MR 显示亚急性内膜下血肿，即颈中段 ICA 狭窄"流空"⇨管腔周围的新月形高信号➡️

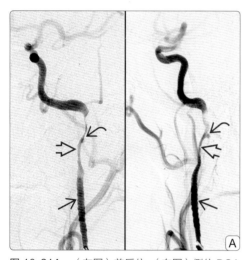

图 10-21A　（左图）前后位，（右图）侧位 DSA 显示颈部 ICA 夹层⇨延伸至颅底、假性动脉瘤➡️、动脉"驻波"⇨

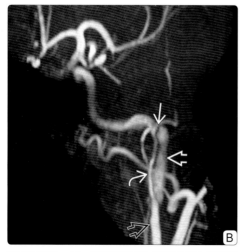

图 10-21B　同一例患者的 2D TOF MRA 清晰显示了夹层皮瓣➡️、管腔↪️、内膜下血肿➡️。近端 ICA 正常⇨

约 20% 累及两条或多条血管。如果存在基础血管病变，如 Marfan、Ehlers-Danlos 4 型或 FMD，则多发性夹层更为常见。

大体病理学特征　内膜撕裂导致血液进入血管壁，形成中膜或内皮下血肿，从而可能使管腔狭窄或闭塞（图 10-19）。夹层（尤其是 VA 夹层）偶尔会穿过外膜并发 SAH。

临床问题

流行病学和人口统计学特征　头颈动脉夹层（CAD）是年轻人和中年人缺血性卒中最常见的原因。发病高峰年龄为 40 岁。

临床表现　颈痛和头痛是最常见的症状。可能会发生一种或多种低位颅神经麻痹，包括节后型霍纳综合征。

自然病程　大多数颅外 CAD 的自然病程都是良性的，约 90% 的狭窄会消退，60% 的闭塞会再通。再次发生夹层的情况很少。而颅内 CAD 更复杂，卒中更常见，自发再通的概率较低。

影像

一般特征　夹层可表现为狭窄、闭塞或动脉瘤样扩张。

CT 表现　平扫 CT 显示由壁间血肿引起的新月形增厚。20% 的 VA 夹层可发生颅后窝 SAH。

MR 表现　饱和脂肪 T₁W 是显示 CAD 的最佳序列。典型的（图 10-20）亚急性内膜下血肿表现为与狭窄管腔内"流空"血液相邻的新月形高信号。T₂W 可显示 T₂* 上"晕染"的层状血栓。

在所有头颈夹层患者中，至少 1/2 有大脑或小脑梗死，在 DWI 上显示最好，典型表现为同侧多发弥散受限灶。

血管造影表现　颅外 ICA 夹层通常不累及颈动脉球部，始于分叉处远端 2~3 cm 处，终止于颈动脉管的颅外开口处（图 10-21A）。VA 夹层最常见的部位是颅底和上颈椎部位。

CTA 和 MRA 显示管腔偏心性狭窄，周围伴有新月形管壁增厚。有时可以识别出夹层皮瓣（图 10-21B）。假性动脉瘤很常见。双腔造影（即"真"腔和"假"腔）的发生率 <10%。

DSA 上最常见的表现是中段光滑或略不规则的锥形狭窄（图 10-21A）。闭塞的 CAD 表现为锥形的"鼠尾"样终末。有时可以识别出微小的内膜撕裂或撕裂瓣膜、双腔、真腔狭窄或闭塞、假性动脉瘤。如果夹层是外膜下的，并且未造成管腔变窄，DSA 可能看起来完全正常；必须在横断面成像上发现血管周围血肿。

颅内夹层要小得多，而且表现往往不明显。因此，比颅外夹层更难诊断。

鉴别诊断

颅外动脉夹层的主要鉴别诊断是 2 型（内膜型）FMD。FMD 的一个常见并发症是夹层，因此这两种情况可能无法区分。

动脉粥样硬化在老年患者中更为常见。ASVD 通常累及大血管起始处和颈动脉球部，这些部位几乎在夹层中不受累及。通常会累及多条血管。除非存在潜在的血管病变，否则夹层通常是孤立的。

夹层

术语

- 血管壁撕裂→血液渗入，分层
  - 形成壁间血肿
  - 伴或不伴假性动脉瘤

病理

- "自发性"（非创伤性）：60%；创伤性：40%
  - 基础血管病变（FMD、马方综合征等）：40%
- 位置
  - 颅外 ICA（不累及球部，通常终止于颅底）
  - 椎动脉（颅底~C1、C1~C2 最常见）
  - 颅内 = 颅外（椎动脉 >> 颈动脉）
  - 多条动脉：20%（寻找潜在的血管病变）

临床问题

- 年轻人和中年人最常见的卒中原因
  - 发生于所有年龄，但发病高峰期为 40 岁
- 颈痛、头痛

影像

- 偏心性、新月形壁间血肿
  - T_1-FS 上高信号
  - T_2^* 上 "晕染"
  - DWI 上寻找梗死灶

血管收缩综合征

血管痉挛伴多灶性动脉收缩和扩张是动脉瘤性 SAH 的常见并发症，也是导致严重脑血管收缩的最常见原因（见第 6 章）。在无 aSAH、创伤或感染的情况下，也可发生血管痉挛和血管痉挛样动脉收缩。

术语

可逆性脑血管收缩综合征（reversible cerebral vasoconstriction syndrome, RCVS）现在包括一组曾经被认为是不同类型的临床疾病，包括 Call-Fleming 综合征、产褥期血管病变、药物诱导的血管病、偏头痛性血管痉挛和伴有可逆性血管痉挛的 "霹雳样" 头痛。

RCVS 的国际头痛协会诊断标准包括：重度急性头痛、单相病程、无动脉瘤性 SAH（凸面常见）、脑脊液正常或接近正常，以及影像显示节段性脑血管收缩可在 3 个月内消失。

病因

RCVS 的确切病因尚不清楚。一些学者认为，与 RCVS 相关的临床和影像学存在的广泛异质性，可能代表多种不同疾病过程的共同终点，而不是单一的特定疾病。

RCVS 可能是由于交感神经过度活动（包括拟交感神经药物和娱乐性药物的作用）、内皮功能障碍和氧化应激引起的血管张力失调的结果。

脑活检表明 RCVS 出现血管收缩和血管壁弥漫性增厚，但是没有血管炎和炎症浸润组织病理学证据。

临床问题

RCVS 通常见于 20~50 岁的患者，也有少数儿童和老年人的病例报道。女性比例略高（2.5：1）。

"霹雳样" 头痛是 RCVS 典型但非特异性的症状。1~3 周内，反复发作、病程可能逐渐加重或减轻。

20%~40% 的病例有偏头痛病史。据报道，25%~60% 的病例是由血管活性药物和产后状态等外源性因素引起的。

影像

RCVS 的诊断需要 CTA、MRA 或 DSA 显示多个血管区域的多灶性节段性动脉狭窄（图 10-22）。其典型表现为多个狭窄区间间隔正常血管段的 "串珠状" 外观。症状发生的一周内，影像学检查可能不明显，因此可能需要重复检查。

高分辨率血管壁成像通常显示无强化或轻微强化（图 10-22）。

凸面（皮层）SAH 约在 1/3 的病例中被发现，而卒中的发生率为 6%~39%，伴发 PRES 的发生率为 9%~38%。

鉴别诊断

RCVS 和可逆性后部脑病综合征（posterior reversible encephalopathy syndrome, PRES）在临床和影像学特征上有相似之处，两者也可能同时发生。多达 1/3 的 RCVS 患者可见 PRES 的可逆性脑水肿，大多数 PRES 患者可发现 RCVS 样血管收缩。

RCVS 的其他主要鉴别诊断是与 aSAH 相关的血管痉挛和中枢神经系统血管炎。在 aSAH 中，血管痉挛通常是 Willis 环内或其周围动脉的长节段狭窄。在 RCVS 中，节段性血管收缩更易累及远端分支（二级和三级）。血管壁成像也有助于区分 RCVS 和血管炎。同心圆状或轨道状管壁强化常见于血管炎，而在 RCVS 中为轻微强化或不强化。

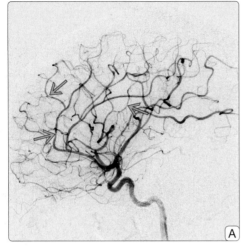

图 10-22A　一例 35 岁女性因"霹雳样"头痛进行 DSA 检查，仅显示多灶性"串珠状"动脉节段

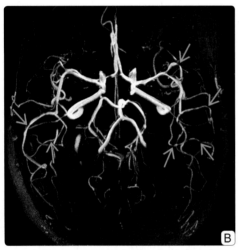

图 10-22B　3 天后的 DSA 显示病情急剧恶化，双侧 MCA 2 级、3 级分支呈现多发性"串珠状"改变

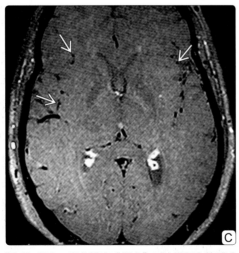

图 10-22C　高分辨率"黑血"对比增强血管壁成像显示血管收缩，无血管壁强化；RCVS

可逆性脑血管收缩综合征（RCVS）

术语
- 血管痉挛伴多灶性动脉收缩
- RCVS 包括以下疾病：
  - Call-Fleming 综合征
  - 产褥期血管病变
  - 药物诱导的血管病变
  - 偏头痛性血管痉挛等

病因
- 未知
  - 可能代表多种疾病过程的最终阶段
- 血管张力失调
- 无血管炎、炎症的组织病理学证据

临床问题
- 国际头痛协会 RCVS 标准
  - 重度急性头痛（"霹雳样"，非特异性）
  - 单相过程
  - 无 aSAH 证据
  - 脑脊液正常或接近正常
  - 影像显示节段性血管收缩；3 个月内消退
- 人口统计学
  - 20～50 岁最常见
  - 女性：男性为 2.5：1
- 其他：使用血管活性药物、妊娠等占 25%～60%

影像学表现
- 多灶性动脉收缩
  - 累及多个血管区域
- "串珠状"外观
  - 具有特征性但非特异性
- 高分辨率血管壁成像
  - 无或轻微增强
  - ± 管壁增厚，管腔狭窄
- 其他
  - cSAH
  - 卒中

鉴别诊断
- 可逆性后部脑病综合征（PRES）
  - 重叠，通常与 RCVS 共存
- aSAH 相关血管痉挛
- 血管炎
  - 同心圆、长节段管壁增强

血管炎和系统性血管炎

术语

术语"血管炎"和"血管炎症"通用表示累及动脉、静脉或两者的血管炎症。"系统性血管炎"是更普遍的术语，通常可以互换使用。"动脉炎"更为特异，仅指涉及动脉的

炎症过程。

病因

血管炎可能是由感染、结缔组织疾病、免疫复合物沉积、药物滥用甚至肿瘤（如淋巴瘤样肉芽肿）引起的。多数血管炎的一般病理特征非常相似（图10-23）。因此，确诊主要取决于血液学和免疫组织化学特征。

孤立性中枢神经系统血管炎是指临床和实验室检查未发现其他导致血管炎症的疾病，被称为原发性中枢神经系统动脉炎（primary arteritis of the CNS, PACNS）。这与中枢神经系统血管炎的许多继发性病因形成了明显不同。

病理

虽然血管炎是一组异质性的中枢神经系统疾病，但它们在组织病理学上有两个基本特征：血管壁炎症和坏死。多血管分布的梗死很常见。

影像

无论病因如何，大多数血管炎的影像学表现都是相似的，因此本节将集中讨论影响大脑的血管炎的一般特征。

CT 表现 平扫CT相对不敏感，通常是正常的。极少数情况下，血管炎会引起脑表面蛛网膜下腔出血。

增强CT上，基底节区和皮层下白质中的多灶性低密度影常伴有或不伴有斑片状强化。

MR 表现 大脑皮层/皮层下白质和基底节受累明显提示血管炎。T_1 扫描可能正常，也可能显示多灶性皮层/皮层下和基底节低信号。T_2/FLAIR扫描显示同一区域的高信号。T_2^*（GRE、SWI）可见实质内微出血和（或）SAH。

T_1 C+ 扫描常见斑片状强化伴点状、线状病灶。部分肉芽肿伴多血管炎的病例出现硬脑膜和软脑膜增厚/强化。急性病变的脑缺血表现为大脑皮层、皮层下白质和基底节多发弥散受限灶。

高分辨率"黑血"血管壁成像显示血管壁增厚，多灶性均匀光滑、密集的同心圆强化。

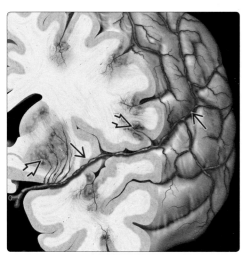

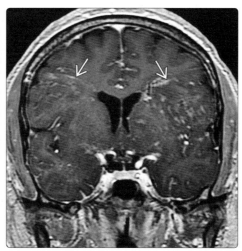

图 10-23 图片显示血管炎➡️伴多灶性梗死，基底节和灰白质交界处散在出血➡️

图 10-24 冠状位 T_1 C+ MR 显示双侧显著的线状强化灶➡️。经活检证实为PACNS

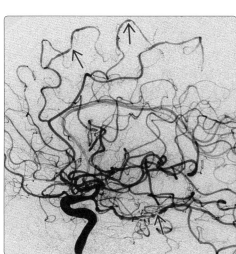

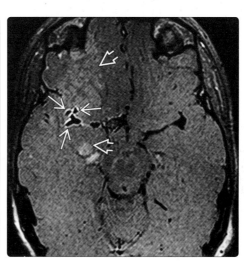

图 10-25 一例链球菌性脑膜炎患者，在MR上显示多发弥散受限灶，DSA显示多灶性节段性"串珠状"动脉狭窄和扩张➡️，典型的血管炎表现（该病例为继发性血管炎）

图 10-26 经过证实的自身免疫性血管炎患者，"黑血"对比增强血管壁成像显示右侧MCA管壁环形线状强化➡️，伴亚急性梗死➡️

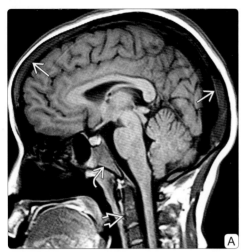

图 10-27A   一例 29 岁镰状细胞病患者，T₁W MR 显示颅盖骨增厚、骨髓呈低信号 ➡️，斜坡 ➡️、椎体 ➡️ 呈低信号

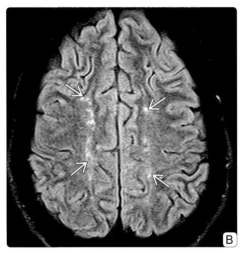

图 10-27B   同一患者，FLAIR 显示双侧分水岭区域的点状高信号 ➡️，这是 SCD 的常见表现

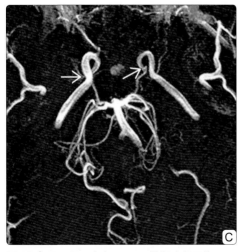

图 10-27C   同一患者，MRA 的颅底颅顶位 MIP 图像显示双侧床突上 ICA 闭塞 ➡️

血管造影表现   发现包括多灶性不规则、狭窄和血管闭塞（图 10-25）。假性动脉瘤形成和分支闭塞也可能发生，但比管腔不规则少见。远端分支比近端动脉更常受累。

鉴别诊断

血管炎的主要鉴别诊断是 ASVD。ASVD 通常发生在老年患者，累及更大、更近端的颅内动脉，尽管有时会影响二级和三级分支。血管壁成像通常显示轻度非环状或无管壁强化。

血管痉挛也可以类似于血管炎。血管痉挛最常累及主要的大血管。创伤或 SAH 的病史很常见，但并不总是存在。RCVS 和产褥期血管病变与血管炎难以区分。

其他大血管和微血管病变

有许多遗传性和获得性非炎症性、非动脉粥样硬化性疾病可累及颅内血管。本章简要概述几种重要的其他血管病变。

镰状细胞病

镰状细胞病（sickle cell disease, SCD）是世界范围内最常见的儿童卒中原因。非裔美国儿童和非裔巴西儿童是非洲大陆以外受影响最大的群体。

临床问题   SCD 最常见的中枢神经系统并发症为卒中。2～5 岁的卒中风险最高。大约 75% 的 SCD 相关卒中为缺血性，25% 为出血性。出血性卒中多见于成人型 SCD。

影像   MR 扫描通常在 T₂/FLAIR（图 10-27B）上沿深分水岭区域显示皮层下和 WM 高信号。尤其是重度 SCD 时，可能会出现床突上段 ICA 烟雾样狭窄（图 10-27C）。FLAIR 上有时可见软脑膜侧支，表现为脑沟内蛇形高信号即"常春藤"征。

烟雾病

术语   烟雾病（moyamoya diseas, MMD）是一种特发性进行性动脉病，表现为 ICA 远端（床突上段）狭窄和脑底部异常血管网形成（图 10-28）。多发性扩大的"毛细血管扩张性"豆纹动脉、丘脑穿通动脉、柔脑膜动脉、硬脑膜动脉和软脑膜动脉发展为代偿性循环。这些"烟雾侧支循环"可以变得非常广泛，类似于香烟的"烟雾"，因此该病被以此命名为"moyamoya"，即日语中"烟雾"的意思（图 10-29）。

临床问题   MMD 在世界各地都有分布，但在日本和韩国最为流行。2/3 的病例为儿童，其中至少有一半发生在 10 岁以下。1/4～1/3 为成人，发病高峰在 40～50 岁。

在儿童 MMD 患者中，首发症状通常是缺血性。在成人中，约 1/2 的患者因脆弱的烟雾侧支血管破裂而发生颅内出血。另外 50% 的患者发生 TIA 或脑梗死。

MMD 呈进行性进展。最近提出的一种新的系统——Berlin 分级系统，可以对血运重建手术中的临床严重程度和术后发病率进行分级和预测。

　　影像　T₁ 和 T₂ 扫描显示床突上段 ICA 明显变窄，伴多个迂曲、蛇形"流空"（图 10-30）。在扩大的脑脊液间隙中出现多个微小的侧支血管，形似"水池中游动的蠕虫"。T₁ C+ 扫描无论是在脑实质还是在其表面，经常显示对比剂在缓慢流动的侧支血管中停滞。

　　FLAIR 上有时可见"常春藤"征——软脑膜侧支缓慢血流所致的脑沟高信号，与患侧脑血管储备减少有关。T₂* GRE 扫描中的微出血与增加的严重脑出血风险相关。

　　DSA、CTA 和 MRA 显示以前循环病变为主，两侧颈内动脉床突上段明显狭窄（"瓶颈"征）。后循环的血管受累较少。突出的豆纹动脉和丘脑穿通动脉侧支形成了形成烟雾样的外观特征。还可形成许多从颅外到颅内循环的跨骨和跨硬膜的侧支。

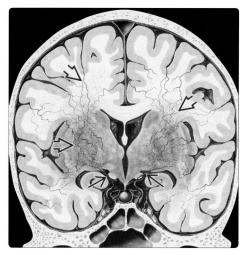

图 10-28　MMD 显示床突上 ICA 重度狭窄➡️，基底节和 WM 有广泛的侧支循环，形成显著的"烟雾"状➡️

烟雾病（MMD）

术语
- Moyamoya ＝ "烟雾"
- MMD ＝ 进行性动脉病→床突上段 ICA 狭窄

临床问题
- 全球分布，日本最常见
- 儿童（70%，通常 <10 岁）
  - TIA、卒中
- 成人 (30%)
  - 出血 > 卒中
- 血运重建（脑 - 硬 - 动脉 - 联合血管形成、颅外 - 颅内旁路）

影像
- 床突上段 ICA 狭窄 / 闭塞
- 无数基底侧支循环
- 卒中（急性、慢性）
- 出血

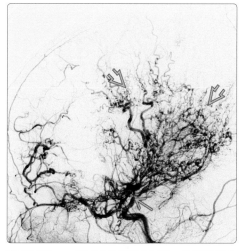

图 10-29　一例三岁儿童的 MMD，检查显示几乎所有的床突上 ICA 管腔狭窄➡️，伴有无数迂曲扩张的烟雾样侧支➡️

　　鉴别诊断　其他缓慢发展的闭塞性血管病变可能形成多个小的烟雾样侧支血管。这些疾病包括放射治疗、1 型神经纤维瘤病、21- 三体综合征、镰状细胞病，甚至动脉粥样硬化。

　　典型的烟雾病通常累及双侧床突上段颈内动脉，而后循环相对较少。单侧获得性（通常为动脉粥样硬化）、节段性、高度狭窄或闭塞的大脑中动脉，应与 MMD 鉴别，后者存在大脑中动脉 M1 段水平分支与远端分支之间的小血管网连接。

CADASIL

　　CADASIL 是常染色体显性遗传性脑动脉病合并皮层下梗死和白质脑病的首字母缩写（cerebral autosomal dominant arteriopathy with subcortical infarcts and leukoencephalopathy, CADASIL）。CADASIL 是一种常染色体显性遗传性脑微血管疾病，主要累及穿通动脉和软脑膜动脉的平滑肌细胞。

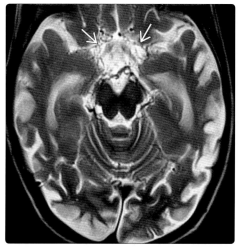

图 10-30　MMD 患者的 T₂W 显示重度狭窄、呈线状的床突上 ICA 和 MCA ➡️，伴有明显的皮层萎缩（图片提供者：H. Els, MD.）

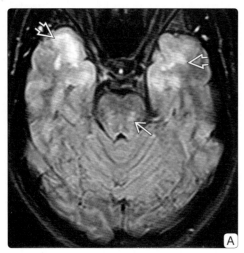

图 10-31A   一例 32 岁反复卒中的女性患者，FLAIR 显示前颞叶➨和脑桥➡可见斑片状 / 融合性 WM 高信号

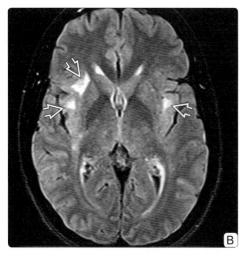

图 10-31B   同一患者，更高层面的 FLAIR 显示双侧外囊存在病变➡

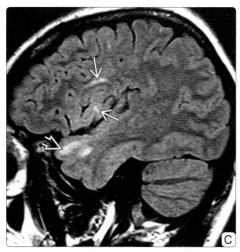

图 10-31C   同一患者，矢状位 FLAIR 显示前颞叶皮层下 WM ➡和外囊区➡病变。经证实该患者患有 NOTCH3 基因突变的 CADASIL

病因和病理   CADASIL 是由 NOTCH3 基因点突变引起的。已发现 14 种不同的 CADASIL 家族形式存在不同的 NOTCH3 外显子突变。

CADASIL 的病理特征是小动脉和小动脉基底膜中颗粒样嗜锇物质蓄积，导致重度纤维化增厚和管腔狭窄。

临床问题   CADASIL 是成人腔隙性卒中和血管性痴呆最常见的单基因遗传性病因。在初次就诊时，只有 35% 的患者的一级亲属患 CADASIL。

典型者为无明确血管风险因素（"隐源性卒中"）的中青年人。主要表现为反复发作的缺血性脑卒中、有先兆的偏头痛（通常是该病的最早表现）、精神障碍和进行性认知障碍等。症状通常出现在 30 岁，病程呈渐进性发展，75% 的病例会引起残疾和痴呆。

影像   特征性的影像征象可能先于明显症状出现 10 年以上。典型表现为基底节多发性腔隙性脑梗死，皮层下及脑室周围白质内高信号病变。

20 岁时开始出现脑室周围和深部 WM 的双侧、多灶性 T_2 和 FLAIR 高信号。前颞叶和外囊受累在区分 CADASIL 与常见脑小血管疾病方面具有较高的灵敏度和特异性（图 10-31A）。

75% 的患者在 30~40 岁发现皮层下白质、基底节、丘脑、内囊和脑干的腔隙性脑梗死，并且随着年龄的增长，腔隙性脑梗死的数量和程度都有所增加。轻度至中度广泛性脑萎缩是一个相对较晚的征象，与认知能力下降的程度独立相关。

在 40~50 岁的患者中，25% 的患者在 T_2^* 扫描可见脑微出血（cerebral microbleeds, CMBS），而在 50 岁以上的患者中，该比例增加至 50%。不存在浅表皮层铁质沉着。

鉴别诊断   CADASIL 的影像学鉴别诊断包括 ASVD（通常不累及前颞叶 WM）、线粒体脑肌病伴乳酸酸中毒和卒中样发作（mitochondrial encephalomyopathy with lactic acidosis and stroke-like episodes, MELAS）、血管炎和抗磷脂综合征。

其他类似 CADASIL 的遗传性小血管疾病包括伴有皮层下梗死和白质脑病的常染色体隐性脑动脉病（cerebral autosomal-recessive arteriopathy with subcortical infarcts and leukoencephalopathy, CARASIL）。

系统性红斑狼疮

术语   系统性红斑狼疮（systemic lupus erythematosus, SLE）是一种复杂的多系统自身免疫性疾病。当出现明显的中枢神经系统症状时，这种疾病被称为中枢神经系统狼疮（CNS SLE）或神经精神性系统性红斑狼疮（neuropsychiatric systemic lupus erythematosus, NPSLE）。

病因   系统性红斑狼疮是一种自身免疫性疾病，其特征为免疫复合物沉积、血管炎和血管病变。循环自身抗体可能早于明显 SLE 临床症状出现数年。

CNS SLE 通常被认为是一种血管病性疾病，神经自身免疫损伤、脱髓鞘和血栓栓塞可能是促发因素。狼疮相关的脑缺血 / 梗死可由凝血障碍（继发于抗磷脂综合征）、动脉粥样硬化加速（通常与皮层类固醇治疗相关）、血栓栓塞症（继发于 Libman-Sack 心内膜炎）或真正的原发性狼疮血管炎引起。

临床问题　CNS SLE 发生在 30%～40% 的狼疮病例中，可能是 SLE 中一种严重的、潜在威胁生命的形式。它发生于任何年龄段，发病高峰期在 20～40 岁。在成人中，90% 以上的患者是女性。而在儿童中，男女比例为（2～3）∶1。

影像　最初的平扫 CT 扫描通常是正常的，或显示散在的皮层 / 皮层下斑片状低密度影。大面积脑梗死和硬脑膜窦闭塞少见。伴有尿毒症、血小板减少和高血压的 SLE 患者可发生自发性颅内出血。

MR 表现存在个体差异。最常见的表现是新诊断的 NPSLE 患者中 25%～50% 的人出现 T_2/FLAIR（图 10-32）上多个小的皮层下和深部白质高信号灶。大面积、融合的病变与急性播散性脑脊髓炎类似，但通常只出现在有中枢神经系统症状的患者中（图 10-33）。弥漫的皮层、基底节和脑干病变也很常见，提示血管病变或血管炎。

急性病变表现为 T_1 C+ 扫描的一过性强化和弥散受限。NPSLE 患者 pMR 表现为脑血容量和脑血流量增加。

20%～30% 的 NPSLE 患者出现硬膜静脉窦和皮层 / 深静脉血栓。系统性高血压在 SLE 患者中很常见。可逆性后部脑病综合征（posterior reversible encephalopathy syndrome, PRES）是 CNS SLE 的一种罕见但可治疗的症状。

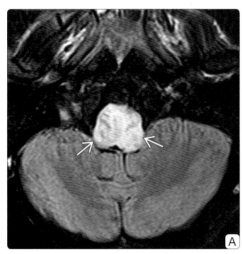
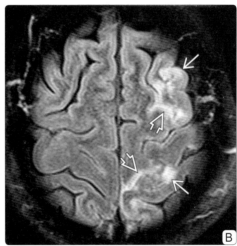

图 10-32A　一例 33 岁女性患者，CNS 狼疮急性加重，轴位 FLAIR 显示融合的高信号延伸至延髓➡️

图 10-32B　同一患者，FLAIR 显示左额叶和顶叶的皮层和皮层下斑片状高信号➡️。存在轻度占位效应伴脑沟消失➡️。右侧大脑半球外观正常

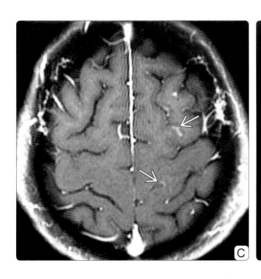
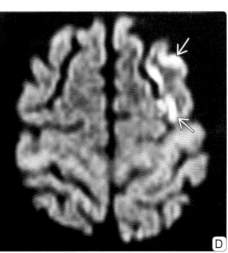

图 10-32C　同一患者，T_1 C+ FS MR 显示左侧大脑半球皮层和皮层下白质轻度斑片状强化➡️

图 10-32D　DWI 显示右侧额叶皮层局部弥散受限➡️

图 10-33A 一例 55 岁女性患者伴有异常神经精神症状，轴位 FLAIR MR 显示皮层下和脑室周围深部 WM 呈斑片状和融合状高信号 ⇨

图 10-33B 同一患者的轴位 FLAIR MR 显示皮层下 WM 病变 ⇨，以及穿过胼胝体的"蓬松"融合病变 ➡，类似于急性播散性脑脊髓炎

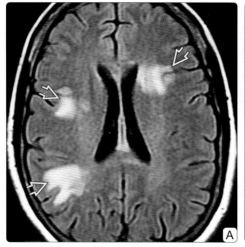
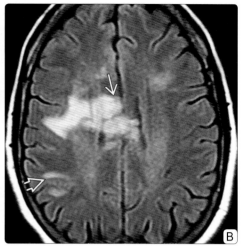

图 10-33C 同一患者的冠状位 T₁ C+ MR 显示皮层下和深部 WM 轻度点状和线状强化灶 ⇨

图 10-33D 冠状位 T₁ C+ MR 显示皮层下 WM 斑片状和线状强化灶 ⇨。注意活检的毛刺孔 ➡。组织病理学检查显示中枢神经系统狼疮血管炎

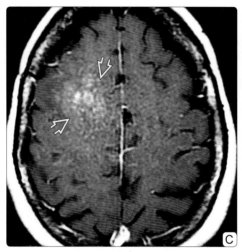
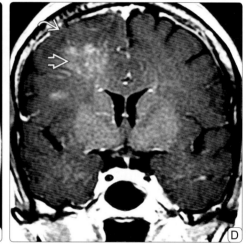

鉴别诊断 NPSLE 的影像鉴别诊断广泛，包括小动脉硬化（"小血管病"）、多发性硬化症（multiple sclerosis, MS）、Susac 综合征、非狼疮性抗磷脂综合征（antiphospholipid syndromes, APS）、莱姆病和其他血管炎，如中枢神经系统的原发性血管炎。

SLE 与 APS 有较多重叠；25%～40% 的 SLE 患者伴有 APS。目前缺乏 NPSLE 影像学诊断标准，而多发性梗死和"游走性"水肿区的存在提示该疾病的可能性。

抗磷脂综合征

术语和病因 抗磷脂综合征（APS）是一种多系统疾病，其特征为动脉或静脉血栓形成、早期卒中、认知功能障碍和妊娠丢失。

临床问题 APS 的诊断需要至少满足一个临床标准，如血管性血栓形成或孕产妇并发症，以及一个实验室检查结果，即持续阳性的狼疮抗凝物、抗

磷脂抗体（如抗心磷脂抗体）或抗 β₂- 糖蛋白 1 抗体。

APS 的平均发病年龄为 50 岁。女性患者的发病率是男性的 2 倍（患有 APS 的女性通常是由于流产而被初步诊断）。

APS 累及中枢神经系统很常见。CNS APS 的表现包括动脉血栓事件（早期 TIA、卒中）或静脉闭塞的脑血管疾病、MS 样综合征、癫痫、头痛和认知功能障碍。

影像 混合年龄的多发性皮层 / 皮层下梗死，以顶叶为主的萎缩，额叶和颞叶相对较少受累，以及在 T₂/FLAIR 扫描中出现的"超年龄"的深部白质高信号是抗磷脂综合征的典型表现（图 10-34）。动脉血栓和静脉血栓形成也都很常见。

鉴别诊断 中枢神经系统的 APS 难以与多发性硬化症相鉴别。多发性梗死性（"血管性"）痴呆通常缺乏 APS 的顶叶为主的脑萎缩。系统性红

斑狼疮常常与 APS 同时出现，并可能呈现类似的临床和影像学表现。

脑淀粉样变性

术语　脑淀粉样变性有多种形式。最常见的是一种与年龄相关的微血管病变，称为脑淀粉样血管病（cerebral amyloid angiopathy，CAA）。在少数情况下，脑淀粉样变性表现为 β 淀粉样蛋白相关血管炎（amyloid β-related angiitis，ABRA），伴有弥漫性炎性改变，主要累及脑白质。

病因　Aβ 产生和清除之间的失衡被认为是导致小脑血管中 CNS 淀粉样蛋白沉积的关键因素。Aβ 通常通过大脑的"淋巴系统"被清除。而未能从大脑中清除 Aβ 有两大后果：① 与 CAA 中载 Aβ 血管破裂相关的颅内出血；② 在阿尔茨海默病（AD）中，由于 Aβ 和其他可溶性代谢物的病理性蓄积而导致神经元功能改变。AD 中最常见的血管异常是 CAA。

遗传学　CAA 可为原发性或继发性、散发性或家族性。散发性 CAA 比家族性 CAA 更常见，与 *APOE*E4* 等位基因的存在密切相关。

遗传性 CAA 通常是家族性的，是一种常染色体显性遗传病，有几种公认的亚型。与散发性相比，遗传性 CAA 一般更严重，发病更早。

病理　大体病理表现包括不同时期大面积脑叶出血、皮层点状出血（"微出血"）、小脑梗死和 WM 缺血性病变（图 10-35）。

在刚果红染色上，CAA 血管呈三文鱼色（"嗜刚果红"）外观。用偏振光观察受累血管时，会出现特征性的黄绿色（"双折射"反应）特征。

Aβ 相关性血管炎表现为附壁和血管周围炎性改变，伴有坏死的、数量不等的多核巨细胞、上皮样组织细胞、嗜酸性粒细胞和淋巴细胞。

临床问题　年龄增长是已知的发生 CAA 的最大危险因素。散发性 CAA 通常发生在 55 岁以上的患者，而遗传性 CAA 则提早出现 10～20 年。

5%～20% 的非创伤性脑出血是由 CAA 引起的，目前 CAA 被认为是老年人自发性颅内出血和认知障碍的主要原因。

CAA 最常见的临床表现是局灶性神经功能障碍（伴随复发性大叶性出血）和认知功能障碍（伴随多发性慢性微出血）。

与散发性、非炎症性 CAA 相比，Aβ 相关性血管炎患者年龄较小。CAA 相关炎症（如 ABRA）患者的临床表现各不相同，通常类似于自身免疫介导的血管炎或亚急性脑膜脑炎。

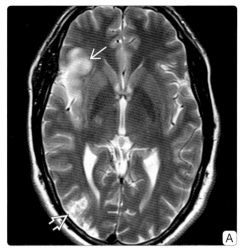

图 10-34A　一例 36 岁男性患者，APS 伴多发性卒中。轴位 T₂W MR 显示急性脑回水肿➡、顶叶脑软化➡

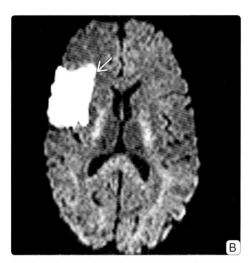

图 10-34B　同一患者的 DTI 迹像显示右侧 MCA 前段急性弥散受限➡

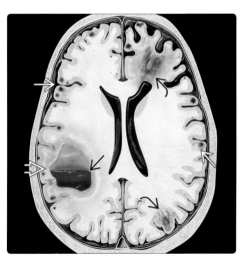

图 10-35　显示急性血肿➡伴液 - 液平面➡。微出血➡和陈旧性大叶出血⬅是脑淀粉样蛋白病的典型表现

图 10-36　MR 扫描显示不同时期的多发大叶出血➡️，多灶性周围"光晕黑点"⇨，这是典型的 CAA

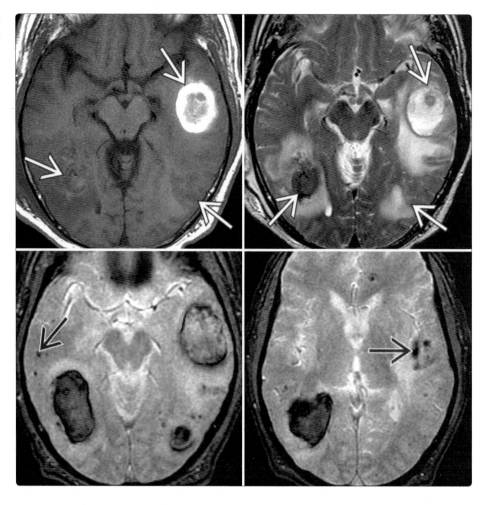

影像

CT 表现：急性 CAA 患者的平扫 CT 扫描通常显示高密度脑叶血肿伴不同程度的周围水肿。常见多发性不规则融合 WM 低密度以及广泛性体积减小。

CAA 患者偶尔会出现所谓的凸面蛛网膜下腔出血（cSAH）。在 cSAH 中，一个或多个相邻的凸面脑沟显示与血液一致的曲线高密度。

MR 表现：CAA 相关脑叶血肿的 MR 信号强度随时间（图 10-36）而变化。急性血肿在 T_1W 上呈等信号，T_2W 上呈等至低信号。

绝大多数 CAA 患者 T_2/FLAIR 表现为局灶性或斑片状融合的 WM 高信号。25% 的病例存在脑叶腔隙。ABRA 的特征表现为伴有或不伴有微小出血的 T_2/FLAIR 上较大的、不对称的融合 WM 高信号区。除非存在 ABRA 或局灶性淀粉样团块（"淀粉样瘤"），否则通常不存在占位效应。

除了大叶出血的残留物外（图 10-36），T_2^*（GRE，SWI）序列还显示软脑膜、皮层和皮层下 WM（图 10-37B）中的多灶性斑点状"光晕黑点"。基底节和小脑相对较少受累。

ABRA 和淀粉样瘤都可以在 T_1 C+ 上表现为显著强化，类似于脑膜炎、脑炎或肿瘤（图 10-37）。

鉴别诊断　CAA 的主要鉴别诊断为慢性高血压性脑病（chronic hypertensive encephalopathy，CHtnE）。与 CHtnE 相关的微出血通常累及基底节和小脑。外周微出血与 CAA 相关的微出血相比较少见，后者通常会影响皮层和软脑膜。

出血性腔隙性脑梗死可显示"光晕"含铁血黄素沉着。基底节和脑深部 WM 是最常见的部位，有助于区分这些梗死与 CAA 的外周微出血。

多发性海绵状血管瘤（Zabramski 4 型）通常累及皮层下 WM、基底节和小脑，皮层较少受累。在 T_2^* 上，除了多灶性的"光晕黑点"外，还常出现有液 - 液平面的血液"斑点"和不同演化阶段的出血。

灰质 - 白质（GM-WM）交界处的出血性转移类似于 CAA。CAA 典型表现为多灶性微出血缺乏占位效应、周围水肿和强化。

脑淀粉样变性

病理

- Aβ 40 沉积在脑膜、皮层小动脉中
  - "嗜刚果红"血管病
  - 常见附壁、血管周围炎症
- 血管壁轻度增厚
- 大的脑叶出血
- 血管周围微出血

临床问题

- 导致老年患者 5%~20% 的自发性颅内出血
  - 年龄增加 = 最主要危险因素
  - 大多数患者 >55 岁
- 典型者为血压正常、痴呆的老年人

影像

- 平扫 CT 典型表现
  - 不同时期脑叶出血
  - 凸面蛛网膜下腔出血
- MR 显示多灶性微出血
  - T_2^* 上"晕染"样低信号
  - 通常累及皮层、脑膜（软脑膜）
  - 小脑、脑干、基底节一般不受累
  - 常见浅表皮层铁质沉着
- 少见 = Aβ 相关性血管炎
  - T_2/FLAIR 实质高信号
  - 水肿，占位效应
  - ± T_2^* "晕染"样微出血
  - ± 脑沟 - 脑池增强
- 罕见 = 脑内淀粉样瘤（局灶性肿块）

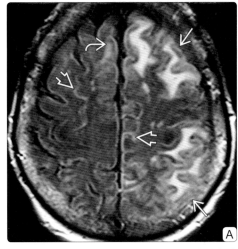

图 10-37A　FLAIR 表现为左侧 WM 融合状高信号 ➡、右侧皮层和皮层下斑片性高信号 ➡ 及脑沟高信号 ➡

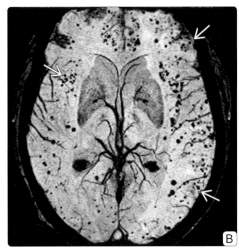

图 10-37B　T_2^* SWI 显示两个半球有无数个周围的"光晕黑点" ➡，基底节和丘脑未受累

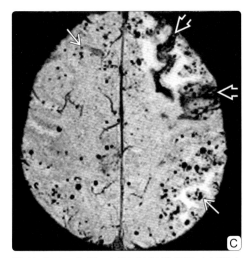

图 10-37C　头颅 T_2^* 显示铁沉着 ➡ 和大量微出血 ➡。CAA 相关炎症 [β 淀粉样蛋白相关性血管炎（ABRA）]

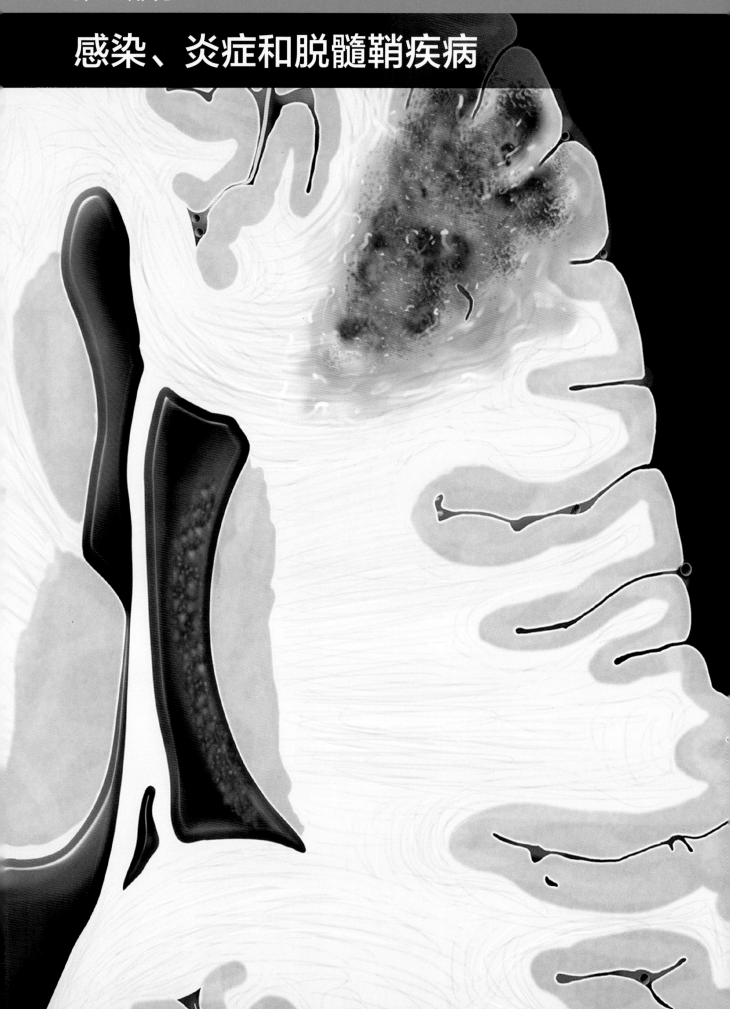

第三部分

感染、炎症和脱髓鞘疾病

第 11 章
感染、炎症和脱髓鞘的治疗原则

虽然人体的任何部位都可能发生炎症或感染，但由于血脑屏障（BBB）的存在，大脑长期以来一直被认为是一个"免疫保护"的器官。尽管中枢神经系统感染相对于全身其他部位的感染要少得多，但大脑在病原微生物的攻击下绝不是无懈可击的。

中枢神经系统感染
HIV/AIDS
脱髓鞘和炎性疾病

医学影像学在颅内感染紧急评估中的作用应该是辅助的，而不是主要的。但在世界各地的许多医疗机构中，急性中枢神经系统疾病的分诊经常将神经影像作为初始的无创"筛查程序"。因此，放射科医师可能是第一个认识到患者可能存在中枢神经系统感染。

本书将在第 12、13 章介绍中枢神经系统感染性病变，第 14 章介绍 HIV/AIDS。第 15 章将介绍常见的一系列中枢神经系统特发性非感染性炎症病变及脱髓鞘病变。

中枢神经系统感染

大脑曾被认为是一个"免疫豁免"器官，血脑屏障是一个限制病原体进入和阻止炎症扩散的相对堡垒，但这一概念最近经历了重大修订。淋巴细胞在正常健康的大脑中循环，可以产生免疫应答但并不出现持续性的免疫反应，同时，大脑和其他器官之间也存在广泛而频繁的联系。

最近也有证据表明，在整个大脑中存在广泛的脑脊液和间质液（ISF）交换，即"类淋巴系统"交换。

中枢神经系统存在废物清除途径，CSF 通过脑血管周围星形胶质细胞上的水通道蛋白 4 进入脑实质和脊髓。CSF 的流入进一步推动 ISF 流向静脉周围间隙，在那里它通过硬脑膜窦的淋巴通道聚集，并通过颅底孔引流至颈深部淋巴结。这一过程将细胞外碎片（包括 β - 淀粉样蛋白）从脑实质中清除。

中枢神经系统中这些代谢系统的存在表明大脑和血液之间存在蛋白质的持续流动和交换。在健康人的脑脊液中已发现 CD4（＋）中心细胞和效应记忆 T 细胞。因此，大脑并不是独立于免疫系统之外的"免疫豁免"器官，而是在血源性淋巴细胞及其介质主动监测下的器官。

包括嗜神经病毒在内的相当多种类的病原体都可以感染中枢神经系统。目前已知有超过 200 种微生物可引起各种不同类型的中枢神经系统感染。传播途径包括跨突触传播（如疱疹病毒），"隐藏"在进入大脑的血源性淋巴细胞中传播（如 HIV 和 JC 病毒），以及通过脉络膜丛进入中枢神经系统传播。

在本文中，我们将感染分为先天性感染和获得性感染。先天性感染将在第 12 章讨论。由于后者内容较少，我们将其与获得性化脓感染和病毒感染结合起来共同讨论。

本章我们将依次讨论脑膜炎、局灶性脑部感染（脑炎、脓肿）、脑室炎（图 11-1）、轴外间隙脓液积聚（硬膜下 / 硬膜外积脓）（图 11-2）和获得性病毒感染。结核病、真菌感染、寄生虫和原生动物感染的发病机理和影像学将在第 13 章中讨论。

HIV/AIDS

艾滋病于 30 多年前被发现，目前已经成为一种世界性的流行病。随着有效的抗逆转录病毒联合疗法的发展，只要治疗方法可用且负担得起，HIV/AIDS 已经从致死性疾病演变为一种慢性但可控制的疾病。现在，HIV/AIDS 患者治疗后的生存期通常可以达十年或更长时间，HIV/AIDS 的影像学表现也发生了变化。

慢性的 HIV/AIDS，与世界上所谓高负担地区的 HIV/AIDS 有很大不同，在那些社会经济条件较差的地区，艾滋病患者往往表现为急性暴发性感染。常见的并发症包括结核病、疟疾或严重的细菌性败血症，这些并发症可能决定影像学表现。

图 11-1 右侧额叶可见一小的、包膜完整的脓肿→，对侧大脑半球有一处较大的、界限不清的病变。大脓肿破裂进入脑室→，导致脑脓肿和死亡（图片提供者：R. Hewlett, MD.）

图 11-2 尸检显示硬脑膜→向上掀起，硬膜下腔有脓液聚集→，这是化脓性硬膜下积脓的典型表现（图片提供者：R. Hewlett, MD.）

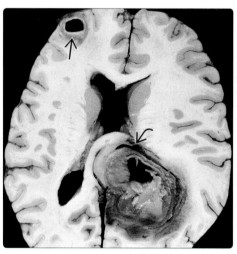
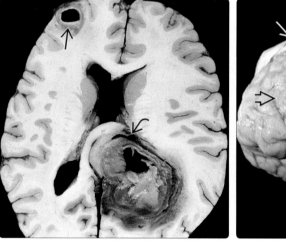

图 11-3 结核性脑膜炎的尸检病例显示，大量渗出物充满了→基底池并覆盖了额 / 颞叶及小脑半球的软脑膜表面→（图片提供者：R. Hewlett, MD.）

图 11-4 败血症患者尸检脑轴位切面显示多灶性点状出血，主要位于皮层和灰 - 白质交界面（图片提供者：R. Hewlett, MD.）

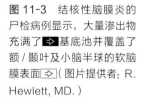
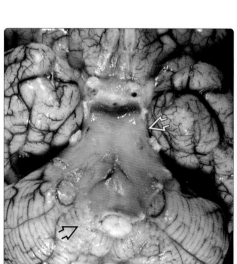
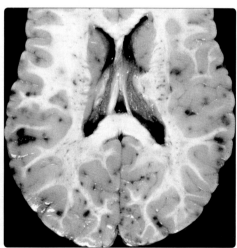

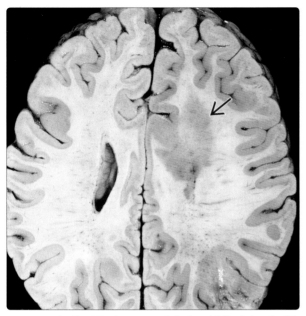

图 11-5　大脑轴位切片显示一孤立的"马蹄样"病变，为感染后肿瘤样脱髓鞘病变☐→

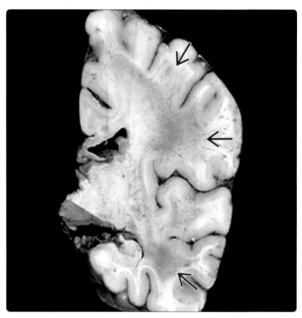

图 11-6　严重多发性硬化症病例的冠状大体病理显示皮层下白质融合性脱髓鞘☐→。注意皮层下 U 形纤维未见受累

　　HAART 治疗产生了一系列独特的并发症，如免疫重建炎症综合征（IRIS）。在第 14 章中，我们将讨论HIV本身对中枢神经系统的影响（HIV 脑炎），以及机会性感染、IRIS、HIV/AIDS 和 HIV 相关性肿瘤的各种表现。

脱髓鞘和炎性疾病

　　本篇的最后一章专门讨论中枢神经系统的脱髓鞘和非传染性炎症疾病（图 11-5）。

　　炎症（源自拉丁语，意为"引燃"或"点燃"）是组织对各种病原体（不限于感染性微生物）的反应，并不等同于感染。它是涉及血管系统、免疫系统和细胞应答等复杂的、多因素的一种"级联反应"。例如，小胶质细胞的激活就是大脑固有免疫反应的主要组成部分。

　　中枢神经系统具有独特的微环境，对免疫细胞浸润的反应不同于身体的其他系统。大脑白质对炎症性疾病尤其敏感。炎症可分为急性或慢性，可控性或致死性。因此，影像学在神经炎症性疾病的分类诊断和随访中起着关键作用。

　　第 15 章的主要内容是多发性硬化症（MS）（图 11-6），以及 MS 的变异型和特发性（非感染性）炎性脱髓鞘疾病（IIDD）（如视神经脊髓炎）。Susac 综合征是一种视网膜 - 耳蜗 - 脑血管病，在影像学研究中常被误认为是多发性硬化，因此也在 IIDD 背景下进行了讨论。

　　接下来将讨论感染后、疫苗接种后、自身免疫介导的脱髓鞘疾病。并将详细描述急性播散性脑脊髓炎（ADEM）及其最严重的变异型急性出血性白质脑炎（AHLE）。

　　我们在本章的最后讨论神经系统结节病和炎性假瘤，包括进展较快的 IgG4 相关疾病。

第 12 章

先天性感染、获得性化脓性感染和病毒性感染

感染性疾病可以简单分为先天性/新生儿感染和获得性感染。一些独特的致病原会影响发育中的大脑。受到感染时胎儿所处的发育阶段往往比致病微生物的种类更重要。下面将重点讨论，与年龄更大或发育更加成熟的大脑相比，胎儿及新生儿大脑感染的临床表现及神经系统远期后遗症。

接下来介绍获得性感染的第一个主要类别，即化脓性感染。首先从最常见的化脓性感染——脑膜炎开始，其次介绍脑脓肿及其早期表现（脑炎），随后是脑室炎（一种罕见但具有潜在致命性的深部脑脓肿并发症）和颅内积脓。

本章最后介绍获得性病毒感染的病理及影像学表现。

先天性感染

脑实质钙化是大多数先天性感染的标志，包括巨细胞病毒（cytomegalovirus, CMV）（图 12-2A）、弓形虫病（图 12-3）、先天性单纯疱疹病毒（herpes simplex virus, HSV）感染、风疹、先天性水痘带状疱疹病毒（congenital varicella-zoster virus, VZV）、寨卡病毒和淋巴细胞性脉络丛脑膜炎病毒（lymphocytic choriomeningitis virus, LCMV）。

胎儿颅脑感染会导致一系列损伤和畸形，而感染时期对损伤的严重程度有着至关重要的影响，甚至比病原体本身还要重要。胎儿发育早期（如妊娠前 3 个月）的感染通常会导致流产、严重的脑损伤和（或）严重的畸形，如无脑畸形、无脑回和平脑症。

当胎儿颅内感染发生在孕晚期，则主要表现为脑损害和髓鞘形成紊乱（如脱髓鞘、髓鞘形成障碍和髓鞘形成低下），如小头畸形伴明显的脑损伤和广泛的脑软化。

除了少数病例（如弓形虫病和梅毒），大多数先天性/围产期感染都是由病毒引起的，通常是通过胎盘传播的继发感染。寨卡病毒是公认的先天性中枢神经系统感染病因中一个相对较新的病毒，它能够导致严重的脑损伤，并由此引发小头畸形。寨卡病毒感染是首次报道的主要由蚊子传播导致的先天性中枢神经系统感染。

先天性感染
TORCH 感染
单纯疱疹病毒：先天性和新生儿感染
先天性（围产期）HIV
其他先天性感染

获得性化脓性感染
脑膜炎
脑脓肿
脑室炎
积脓症

获得性病毒性感染
单纯疱疹性脑炎
HHV-6 脑病
其他急性病毒性脑炎

疱疹病毒家族的六大成员可导致儿童神经系统疾病：HSV-1、HSV-2、VZV、EB 病毒（Epstein-Barr virus, EBV）、CMV 和人类疱疹病毒 6（human herpesvirus 6, HHV-6）。

除了 CMV、HSV-2、塞卡病毒和先天性 HIV（母婴传播）外，由于疫苗接种、产前筛查和全球感染监测等措施的推广，先天性中枢神经系统感染已经变得相对较少见。

TORCH 感染

术语

先天性感染通常被归为一类，简称 TORCH 感染——是弓形虫病（toxoplasmosis）、风疹（rubella）、巨细胞病毒（cytomegalovirus）和疱疹（herpes）的首字母缩写。如果包括先天性梅毒在内，则这组疾病称为 TORCH（S）或（S）TORCH。

病因

除了公认的"经典"TORCH（S）感染外，许多新的微生物已被确定可引起先天性和围产期感染，包括塞卡病毒、LCMV、人类细小病毒 B19、人类细小病毒、乙型肝炎病毒、VZV、结核分枝杆菌、艾滋病毒和寄生虫感染 – 弓蛔虫病。

影像

CMV、弓形虫病、风疹、塞卡病毒、VZV、LCMV 和 HIV 都可能导致脑实质钙化（图 12-1），钙化的位置和分布能强烈提示特定的感染因子。CMV 是发达国家最常见的先天性感染，可引起脑室周围钙化（图 12-2A）、囊肿、皮层裂、多小脑回（PMG）（图 12-2B）、脑裂畸形和白质损伤。

塞卡病毒早期中枢神经系统感染会导致严重的小头畸形和灰 – 白质交界区的钙化。风疹和 HSV 可引起脑叶破坏、囊性脑软化和非典型钙化。先天性梅毒相对罕见，可引起基底性脑膜炎、动脉性中风和散在的营养不良性钙化。先天性 HIV 则会导致基底节区钙化、萎缩和动脉瘤。

对于患有小头畸形、脑实质钙化（图 12-3）、脉络膜视网膜炎和宫内生长受限的新生儿和婴儿，应考虑 TORCH（S）、塞卡病毒和 LMCV 感染。

妊娠感染的时期决定了胎儿大脑受损的程度和表现。例如，妊娠早期 CMV 感染可导致生发区坏死伴室管膜下囊肿和营养不良性钙化（图 12-4）。白质体积减小发生在所有胎龄，可以是弥漫性或多灶性。皮层发育畸形很常见，以多小脑回畸形最为普遍（图 12-2B）。

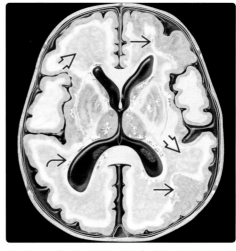

图 12-1　先天性 CMV 表现为脑室周围实质钙化（↗）、白质受损（⇨）和皮质发育不良（→）

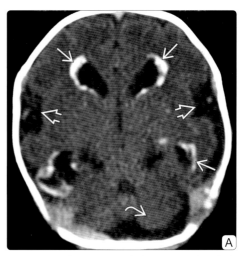

图 12-2A　伴 CMV 的新生儿平扫 CT 表现为大脑外侧裂增宽（⇨），脑室周围钙化（→）和小脑发育不全（↗）

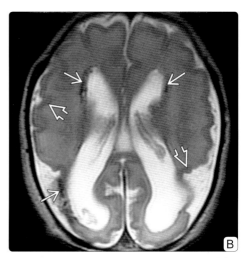

图 12-2B　同一患者的 T$_2$W MR 序列显示巨脑室，脑室周围钙化（→）简单的多脑回模式（多小脑回）（→）

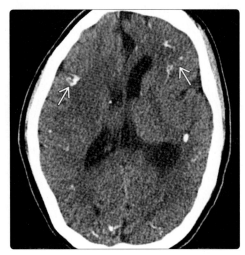

图 12-3　12 岁先天性弓形虫病患者大脑皮层及皮层下白质钙化→

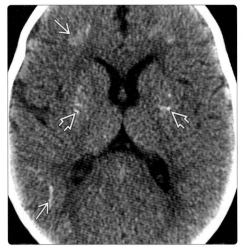

图 12-4　18 个月患先天性风疹的男孩头颅平扫 CT 显示皮层下→和基底节区→钙化

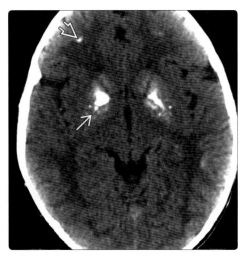

图 12-5　5 岁先天性 HIV 患儿头颅平扫 CT 显示双侧基底节区→和皮层下→钙化

单纯疱疹病毒：先天性和新生儿感染

术语

单纯疱疹病毒引起的中枢神经系统受累称为先天性或新生儿单纯疱疹病毒感染。相比之下，单纯疱疹脑炎（herpes simplex encephalitis, HSE，有时也称为单纯疱疹病毒性脑炎）是指出生后 1 个月以上的个体发生的脑炎。本节论述新生儿单纯疱疹病毒感染，随后论述其他获得性病毒感染引起的单纯疱疹脑炎。

病因

美国每年约有 2000 名婴儿被诊断为 HSV-1 或 HSV-2 新生儿感染。绝大多数（85%）的病例在分娩时获得，10% 的病例在产后感染，只有 5% 的病例由宫内传播引起。

病理

新生儿单纯疱疹脑炎是一种弥漫性疾病，不如在年长儿童和成人中那样好发于颞叶和边缘系统。早期改变包括脑膜脑炎伴坏死和出血，脑萎缩伴明显的囊性脑软化和脑实质钙化是晚期 HSV 感染的典型表现，重度病例会看到脑组织几乎全部消失伴积水性无脑畸形。

影像

与儿童或成人 HSE 不同，新生儿单纯疱疹病毒中枢神经系统感染表现更为弥漫，灰质和白质均受累。当 2~3 周的新生儿头颅影像学显示不明原因的弥漫性脑水肿，伴软脑膜强化，伴或不伴脑实质出血时，放射科医师应高度怀疑新生儿单纯疱疹病毒脑炎，建议早期行弥散 MR 检查。

CT 表现　疾病早期在平扫 CT 上可表现正常，或仅表现为累及皮层和皮层下白质的弥漫性低密度，提示脑组织水肿。当出现出血时，可表现为基底节区、白质和灰质内多灶性点状、斑片状和线状高密度区。

MR 表现　在新生儿单纯疱疹病毒感染的急性期和亚急性期，可出现多灶性病变（67%）、深部灰质核团受累（58%）、出血（66%）、"分水岭"型损伤（40%），偶尔会累及脑干和小脑。T_1W 可表现为正常或受累区低信号（图 12-6）。T_2W 在皮层、白质和基底节表现为高信号。出血灶在 T_2^* 序列上常见。疾病晚期表现为严重的脑容量丢失伴脑室扩大和多囊性脑软化（图 12-6D）。

DWI 是新生儿单纯疱疹病毒脑炎初诊的关键序列。在一半的患者中，DWI 显示双侧病变或明显比常规 MR 序列见到更广泛的病变。

T_1 增强扫描中常见斑片状强化，通常为脑膜强化。在感染晚期，可出现由出血灶伴发的 T_1 缩短和 T_2^* GRE/SWI 序列上"放大"的 T_2 低信号（图 12-6C）。

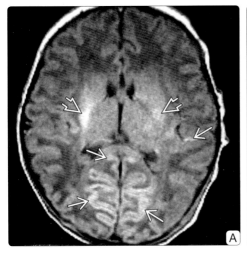
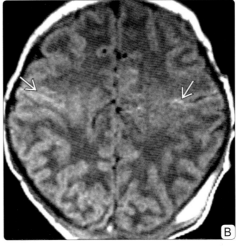
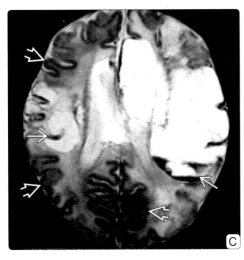
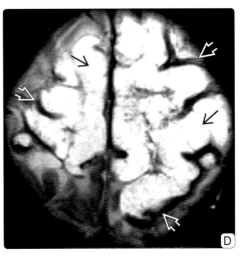

图12-6A　一位HSV-2(＋)母亲所生的4周患儿表现为发烧和嗜睡。T₁序列显示双侧皮层➡️和基底节区➡️多发短T₁信号影，提示亚急性出血

图12-6B　更多的序列显示该患儿皮层其他区域的短T₁信号影➡️。磁敏感成像与过滤相位图有助于鉴别出血与钙化

图12-6C　同一患儿1个月后T₂序列显示广泛多囊性脑软化➡️，同时伴有血液学异常。皮层内可见带状短T₂信号影➡️，反映出血和（或）钙化

12-6D　在短T₂信号脑回的基础上➡️，T₂序列显示同一患儿大脑凸面的全脑囊性脑软化➡️。本病例显示先天性HSV感染的早期和晚期变化

鉴别诊断

新生儿单纯疱疹病毒感染的主要鉴别诊断是其他TORCH和非TORCH感染。由于急性和亚急性单纯疱疹病毒脑炎的初始影像学表现通常无特异性，可能表现为广泛脑水肿，因此在鉴别诊断时还必须考虑到代谢性、中毒性和缺氧缺血性损伤。

先天性（围产期）HIV

先天性HIV感染的影像学表现与获得性HIV/AIDS有很大不同，最明显且公认的特征性表现是脑萎缩，尤其是在额叶。双侧对称性基底节钙化常见（12-5）。3%～5%的病例有颅内动脉的扩张和梭形扩张。

鉴别诊断

先天性HIV的鉴别诊断包括其他TORCH感染。巨细胞病毒感染的特征是脑室周围钙化、小头畸形和皮质发育不良。除了脑容量损失外，先天性HIV患者的大脑近乎正常。弓形虫病比巨细胞病毒感染更为少见，可引起散在的脑实质钙化，而不是对称性的基底节病变。假性TORCH钙化累及皮层和白质、基底节区、脑干和小脑。

其他先天性感染

在先天性风疹（"德国麻疹"）感染中，感染的时期决定了损伤的程度。已报道的表现包括小头畸形、包括皮层钙化在内的脑实质钙化（图12-4）、髓鞘形成延迟、脑室周围和基底节区囊肿、额叶为主的白质病变（平扫CT呈低密度和MR T₂呈高信号）和脑萎缩，严重的病例还会出现全脑损伤。影像学表现无特异性。迟发性感染可引起广泛的脑容量损失、营养不良钙化和病变区脱髓鞘和（或）神经胶质增生。

先天性水痘-带状疱疹病毒感染（"水痘"）引起小头畸形、脑实质钙化、脑室扩张和多小脑回伴白质、脑叶皮层和皮层下组织以及深部灰质核团的非典型模式坏死。

以下列举部分先天性和围产期感染：神经影像学表现和常见病因

巨细胞病毒
- 小头畸形、尾状核 - 纹状体沟槽区钙化、多小脑回（PMG）、囊肿、白质异常、小脑发育不良、垂位海马

弓形虫病
- 大头畸形、脑积水、散在钙化、皮层缺如畸形

单纯疱疹病毒
- 早期弥漫性脑水肿、多灶性病变、DWI 序列异常信号、出血、分水岭梗死、软脑膜强化、晚期囊性脑软化

淋巴细胞性脉络丛脑膜炎病毒
- 与巨细胞病毒特征相似，常规 TORCH 检测阴性

寨卡病毒
- 小头畸形、脑室扩张、灰 - 白质交界处钙化、皮层畸形

风疹病毒
- 小头畸形、钙化（基底节、脑室周围、皮层）可能会引起脑叶损伤

水痘 - 带状疱疹病毒
- 脑白质、深部灰质核团及小脑坏死、脑室扩大、小脑发育不全、PMG

梅毒
- 脑底脑膜炎、卒中、散在钙化

HIV
- 脑萎缩、基底节钙化、梭形动脉瘤

人类细小病毒
- 融合性脑室周围白质异常，类似于围产期脑室周围白质软化

人类细小病毒 B19
- 胎儿严重贫血时脑白质、皮层、基底节损伤

获得性化脓性感染

脑膜炎

脑膜炎是一种全球性疾病，有 1/2 的存活患者会留下永久性的神经系统后遗症。尽管抗菌疗法与疫苗开发取得了一定进展，细菌性脑膜炎仍然是导致发病和死亡的重要原因。婴儿、儿童、老年人或免疫功能低下患者是高危人群。在本节中，我们重点讨论这种具有潜在伤害性疾病的病因、病理和影像学表现。

术语

脑膜炎是一种渗透到脑膜和脑脊液的急性或慢性炎症。硬脑膜炎累及硬脑膜 - 蛛网膜间隙；软脑膜炎累及软脑膜和蛛网膜间隙。

病因

很多不同的传染原可引起脑膜炎，大多数病例是由急性化脓性（细菌）感染引起。脑膜炎也可以由急性淋巴细胞性（病毒）或慢性（结核性或肉芽肿）感染引起。

最常见的致病因素因年龄、地理位置和免疫状态而异。在发达国家，B 族 β - 溶血性链球菌脑膜炎是新生儿脑膜炎的主要原因，而在发展中国家，大多数病例是由肠道革兰阴性微生物（通常是大肠杆菌，少数是肠杆菌或柠檬酸杆菌）引起。

疫苗接种显著降低了流感嗜血杆菌脑膜炎的发病率，因此目前儿童细菌性脑膜炎的最常见病原是脑膜炎奈瑟菌。

成人脑膜炎通常由肺炎链球菌或脑膜炎奈瑟菌（脑膜炎球菌）引起。在美国，用于青少年接种的四价脑膜炎球菌疫苗不包括血清型 B，这是工业化国家 1/3 脑膜炎球菌病例的致病微生物。

单核细胞增多性李斯特菌、肺炎链球菌、革兰阴性杆菌和脑膜炎奈瑟菌常感染 55 岁以上的成人及慢性病患者。

结核性脑膜炎常见于发展中国家和免疫功能低下的患者（如 HIV/AIDS 患者和实质性器官移植的受者）。

病理

浑浊的脑脊液最开始填充于蛛网膜下腔，随后发展为覆盖软脑膜表面的不同密度的脓性渗出物（图 12-7）。基底池和蛛网膜下腔是脑膜炎最常累及的部位（图 12-8），其次是大脑表面脑沟。渗出液内的血管可能表现出炎性改变和坏死（图 12-9）。

临床问题

临床表现　临床表现取决于患者年龄。在成人，发热（≥ 38.5 ℃）或头痛、颈项强直、精神状态改变是最常见的症状。在受感染的婴儿中常见的症状是发热、嗜睡、纳差和情绪易怒。癫痫发生在 30% 的患者中。

自然病程　尽管可以被快速诊断和有效治疗，脑膜炎的发病率和死亡率仍然较高。据报道，生活条件恶劣的弱势儿童死亡率为 15%~25%。

并发症　既常见又多样，脑室外梗阻性脑积水是最早期和最常见的并发症之一。脉络膜丛可能被感染，引起脉络膜丛炎，继而引起脑室炎。感染也可经血管周围间隙的软脑膜延伸至脑实质，引起脑

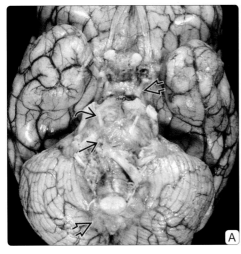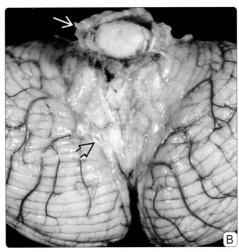

图 12-7A 脑部尸检显示典型的重度脑膜炎，浓稠的化脓性渗出物覆盖脑桥➡，覆盖颅神经➡，充盈基底池➡

图 12-7B 如尸检照片所示，渗出物覆盖髓质➡并完全填充小脑延髓池➡（图片提供者：R. Hewlett, MD.）

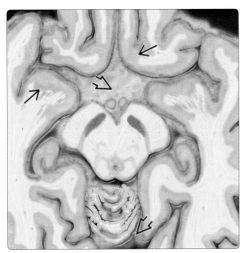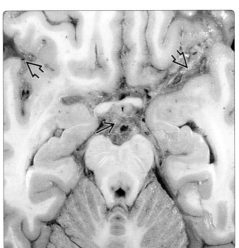

图 12-8 图片显示脑膜炎的脓性渗出物累及软脑膜并填充基底池和脑沟➡。颅脑表层轻度充血➡。静脉和动脉的痉挛／闭塞可导致脑实质梗死

图 12-9 轴位尸检切片显示脑膜炎，渗出液完全填充鞍上池➡和大脑外侧裂➡（图片提供者：R. Hewlett, MD.）

炎和脑脓肿。

硬膜下和硬膜外积脓或者无菌性积液也可能发生。脑膜炎的脑血管并发症包括血管炎、血栓形成和动静脉闭塞。

影像

一般特征 诊断细菌性脑膜炎的"金标准"是脑脊液化验分析。在此强调：影像学对脑膜炎的检测既不敏感也不特异！因此，影像学应适当地与临床和实验室评估相结合，不能替代它们。

影像学检查最好用于疾病确诊和潜在并发症的评估。尽管 CT 通常被用作头痛和疑似脑膜炎病例的筛查，但无论是原发和急性的脑膜炎，还是继发性并发症，MR 显示效果最优。

CT 表现 最初的平扫 CT 可能正常或仅表现为脑室轻度增大（图 12-10B）。脑室边缘"模糊"提示急性梗阻性脑积水伴深部白质细胞外液的堆积。在 CT 骨窗上应仔细评估是否合并鼻窦炎和中耳乳突炎。

随着细胞炎症性的渗出物增多，它取代了正常清亮的脑脊液（图 12-11）。当脑沟 – 池的脑脊液几乎与颅脑等密度时（图 12-10A），可能会导致颅脑表面细微结构显示不清。在极少数情况下，基底部蛛网膜下腔可表现为密度轻度增高。增强 CT 可表现出炎性渗出物的明显强化，因为它覆盖了大脑表面，延伸并填充脑沟。

MR 表现 急性脑膜炎的化脓性渗出液在 T_1W 上呈等信号，脑脊液呈较"浑浊"表现。T_2W 和未压脂的 FLAIR 上显示渗出液与脑脊液呈等信号，FLAIR 上信号无降低。FLAIR 显示蛛网膜下腔和浅表脑沟内的高信号是脑膜炎的典型表现，但这是非特异性的（图 12-10C）。

DWI 对脑膜炎诊断很有帮助，因为化脓性蛛网膜下腔分泌物通常在影像上表现为弥散受限（图 12-12B）。MR 灌注可表现为多区域脑血流量增加。

图 12-10A 一名 25 岁男性伴有头痛和发热，平扫 CT 显示双侧颞角轻度增大 ➡，鞍上池脑脊液 ➡ 呈稍高密度（"混杂"），外侧裂 ➡ 消失

图 12-10B 头部其他平扫 CT 序列显示侧脑室和第三脑室轻度扩张。注意浅表的脑沟显示欠佳，导致此图上"无特异性"表现，因此，扫描最初结果显示正常

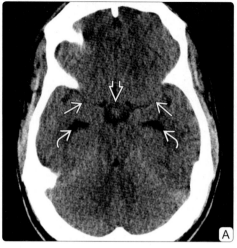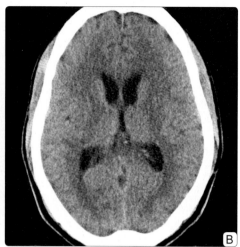

图 12-10C 该患者 3 周后复查，头痛加重，精神状态改变。FLAIR 显示基底池、脑沟均为高信号 ➡，可见进行性脑积水及跨室管膜间质水肿 ➡

图 12-10D T₁ 增强压脂序列表现为脑沟 - 脑池弥漫性线状、结节状强化 ➡，提示化脓性脑膜炎已导致继发性脑积水

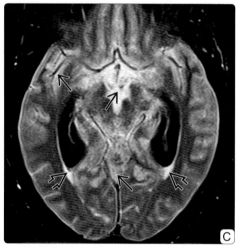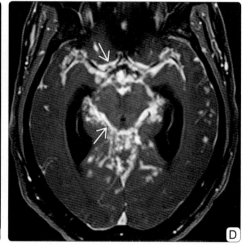

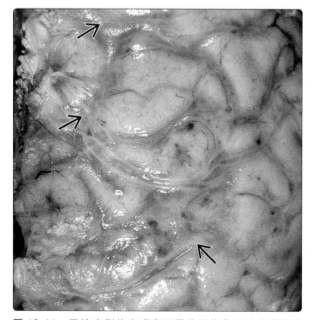

图 12-11 尸检病例放大观察可见典型的化脓性脑膜炎表现，凸面脑沟充满脓性渗出物 ➡（图片提供者：R. Hewlett, MD.）

50% 的患者出现软脑膜 - 蛛网膜下腔强化（图 12-10D），典型表现为沿脑回和脑沟分布的曲线样强化（"脑池"型）（图 12-12A），比硬脑膜 - 蛛网膜强化更常见。

增强后 T₂W FLAIR 和延迟增强 T₁W 序列可能有助于发现微小病变。

脑膜炎并发症除脑积水（图 12-13）外，脑膜炎的并发症相对少见（图 12-14）。因急性细菌性脑膜炎接受治疗的儿童中，5%~10% 会出现脑膜炎后反应性积液，即无菌的脑脊液样囊样聚集。与正常脑脊液相比，平扫 CT 呈轴外聚集的新月形等或稍高密度影。

积液在 T₁W 上呈等至稍高信号，在 T₂W 上呈等信号，它们在 FLAIR 上相对于脑脊液常呈略高信号。积液通常 T₁ 增强不强化，DWI 上没有弥散受限，可与硬膜下积脓相鉴别。

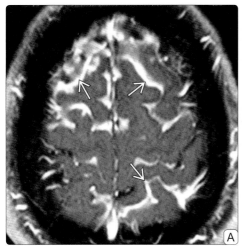

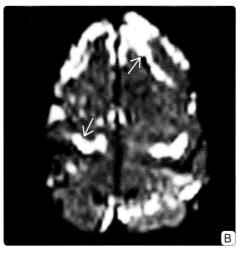

图 12-12A　一例急性化脓性脑膜炎的 T₁ 增强压脂序列表现为弥漫性明显强化的渗出物充满凸面沟➡️。FLAIR 成像在诊断 SAS 病理方面也具有较高的敏感性

图 12-12B　同一患者的 DWI 示充盈凸面脑沟的黏性脓液表现出明显的弥散受限➡️，提示链球菌性脑膜炎继发血管炎

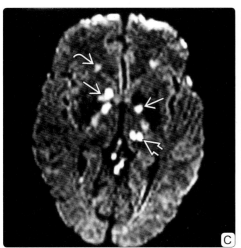

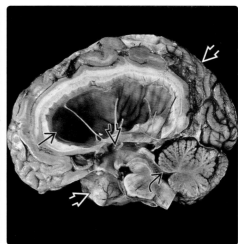

图 12-12C　DWI 显示基底节➡️、丘脑➡️和深部脑实质➡️急性多灶性梗死

图 12-13　脑膜炎➡️合并 EVOH 的尸检显示侧脑室➡️、第三脑室➡️、第四脑室➡️导水管扩张（图片提供者：Ellison, Neuropath, 3e.）

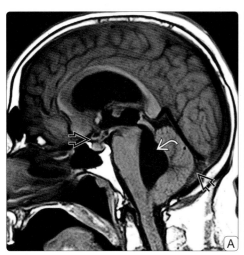

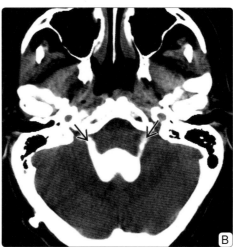

图 12-14A　矢状位 T₁ 序列显示颅底部脑膜炎➡️，侧脑室、第三脑室扩大，第四脑室➡️表现为"气球样"扩张或梗阻性积水

图 12-14B　CT 脑室造影显示第四脑室扩张，第四脑室外侧孔流出道梗阻➡️，脑膜炎继发性 EVOH

较少见的并发症包括脑室积脓（脑室炎）、脑积脓、脑炎和（或）脓肿、静脉闭塞和缺血，接下来将会对以上并发症进行分章节讨论。

鉴别诊断

感染性脑膜炎的主要鉴别诊断是非感染性脑膜炎。引起脑膜炎的其他病因包括非感染性炎性疾病（如类风湿或系统性红斑狼疮相关脑膜炎、IgG4 相关疾病、药物相关无菌性脑膜炎和多发性硬化）以及肿瘤性或癌性脑膜炎。它们在影像学上可能表现相同，因此临床相关信息和实验室检查结果至关重要。记住：脑沟 / 脑池 FLAIR 高信号是一种非特异性表现，可以在许多不同的情况中看到（详见下面方框）。

FLAIR 上脑脊液高信号的病因

常见
- 出血
  - 蛛网膜下腔出血
- 感染
  - 脑膜炎
- 伪影
  - 脑脊液流动伪影
- 肿瘤
  - 脑脊液转移瘤

少见
- 高氧吸入
  - 吸入 100% O_2 4~5 倍信号
- 优势血管
  - 卒中（软脑膜附属）；"常青藤"征（烟雾病）；软膜血管瘤（Sturge-Weber 综合征）

少见但重要
- 脂肪（皮肤破裂）
- 脑脊液中的钆
  - 肾功能衰竭；血脑屏障渗漏

脑脓肿

术语

脑脓肿是脑实质的局限性感染。

病因

大多数脑脓肿是由颅外血行播散引起的（如肺或尿路感染、心内膜炎），也可由鼻窦和中耳乳突感染的渗透或蔓延引起。这些疾病通常从轴外感染开始，如积脓症或脑膜炎，然后扩散到脑实质。

脑脓肿通常是细菌性的，但也可以是真菌性、寄生虫性或肉芽肿性（罕见）。尽管多种微生物可引起脓肿，但免疫正常的成人最常见的病原体还是链球菌、金黄色葡萄球菌和肺炎球菌。肠杆菌属如柠檬酸杆菌属是新生儿脑脓肿的常见病因。中间链球菌是免疫功能正常儿童和青少年脑脓肿新出现的重要病原体。在 20%~30% 的脑脓肿中，脑脊液培养结果为无菌，并且未发现特异性微生物。

肿瘤坏死因子 -α、白细胞介素 -1β 等促炎分子可诱导多种细胞黏附分子促进外周免疫细胞外渗，促进脓肿形成。

细菌性脓肿在免疫功能低下的患者中比较少见。克雷伯菌常见于糖尿病患者，曲霉菌和诺卡菌导致的真菌感染常见于移植受者。在艾滋病毒 / 获得性免疫缺陷患者中，弓形虫病和结核是最常见的机会性感染。

在儿童中，脑脓肿形成的易感因素包括脑膜炎、未经治疗的紫绀型心脏病、败血症、化脓性肺部感染、副鼻窦或中耳乳突炎，或化脓性感染、心内膜炎、免疫缺陷或免疫抑制状态。

病理

脑脓肿的发展可分为四个阶段：① 局灶性化脓性脑炎 / 早期脑炎；② 局灶性化脓性脑炎 / 晚期脑炎；③ 早期包膜；④ 晚期包膜。每一个阶段都有其独特的病理表现，这些病理表现同样又决定了影像学表现。

脑脓肿：病理和演变过程

分期
- 局灶性化脓性脑炎（1~2 天）
  - 水肿、化脓性肿块
  - 无明显坏死、包膜
- 局灶性化脓性脑炎伴中央融合性坏死（2~7 天）
  - 坏死病灶形成，开始融合
  - 边缘不规则、结构不良
- 早期包膜形成（5~14 天）
  - 中央病灶融合
  - 成纤维细胞和胶原组成的边缘清楚的壁
- 晚期包膜形成（>2 周）
  - 壁增厚、缩窄
  - 炎症；水肿减轻、消失

局灶性化脓性脑炎　有时也被称为脓肿形成的"早期脑炎"阶段，在这个早期阶段，化脓性感染是局灶性的，但尚未局限（图 12-15），初次感染后 1~3 天内出现一个未包裹、水肿、充血的白细胞和细菌团块（图 12-16）。

局灶性化脓性脑炎伴中央融合性坏死　脓肿形成的下一阶段也称为"晚期脑炎"，在最初感染后 2~3 天开始（图 12-17）。这一阶段通常持续 1 周到 10 天。

化脓性病灶内的斑片状坏死灶扩大，然后融合为坏死核心。在第 5~7 天，坏死核心被由炎症细胞、巨噬细胞和成纤维细胞形成的组织结构不良、不规则的肉芽组织所包绕，周围可见脑水肿，其内为肿胀的反应性星形胶质细胞。

包膜形成早期　通常发生在发病一周左右。增生的成纤维细胞在脓肿腔的边缘外周呈网状沉积，此时脓肿壁内层为由围绕坏死中心边缘的肉芽组织（12-20），外层为成纤维细胞和胶原构成的多层同心圆结构（12-21）。第 7~10 天，坏死中心完全液化，病灶周围出现明显的新生毛细血管。

包膜形成晚期　通常发生在发病数周之后，甚至持续数月。

经过治疗，脓肿中央空洞逐渐消退缩小，胶原沉积使脓肿壁进一步增厚，周围血管源性水肿消失，脓肿壁最终由含有密集的网状蛋白和内衬稀疏的巨噬细胞构成，最终，病变部位仅遗留由胶原和成纤维细胞组成的小胶质结节。

临床问题

人口统计学特征　脑脓肿罕见，美国每年只有 2500 例病例报告。脑脓肿可发生于所有年龄，但最常见于 30~40 岁的患者，近 25% 发生于 15 岁以下儿童。男女比例成人为 2：1，儿童为 3：1。

临床表现和预后　头痛、癫痫发作和局灶性神经功能障碍是典型的临床症状，发热常见但不普遍。感染早期脑脊液培养可能正常。

脑脓肿具有潜在致命性，但可治。快速诊断、立体定向手术和适当的药物治疗使死亡率降低到 2%~4%。

影像

一般特征　影像学表现随时间演变，与脓肿发展阶段相关。MRI 比 CT 更敏感，是首选的检查方法。

早期脑炎　极早期的脑炎在 CT 上可能无法显示，皮层/皮层下边界不清的低密度肿块是最常见的表现（图 12-18A）。早期脑炎在增强 CT 上常表现为轻度强化或无强化。

早期脑炎在 T_1W 上呈低至等信号，T_2/FLAIR 上呈高信号，T_2^* GRE 可显示点状"放大"的出血灶，可表现为斑片状强化或不强化，DWI 显示弥散受限（图 12-18B）。

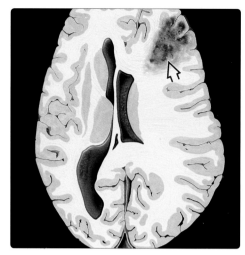

图 12-15　早期脑炎示意图显示局灶性无包膜团块，伴点状出血、炎性细胞和水肿

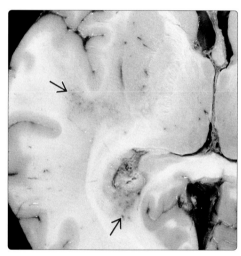

图 12-16　尸检标本显示早期脑炎病灶，无包膜水肿和点状出血→（图片提供者：R. Hewlett, MD.）

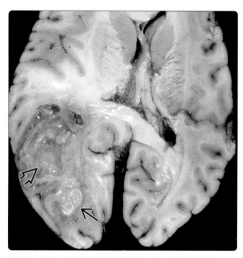

图 12-17　晚期脑炎尸检标本显示病变合并中央坏死→，脓肿边缘开始模糊不清→

图 12-18A （左图）平扫 CT 显示右侧颞叶边界不清的低密度肿块➡️和占位效应，疑似动脉性梗死。（右图）T₂ 序列显示右侧颞叶高信号肿块➡️

图 12-18B （左图）DWI 显示病灶周边➡️、中心➡️弥散受限。（右图）冠状位 T₁ 增强序列显示病灶周边轻度环形强化➡️。提示病变处于脓肿形成的早期脑炎阶段

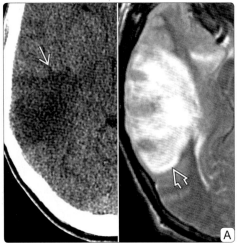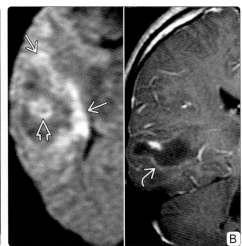

图 12-19A （左图）增强 CT 显示左侧颞叶边缘不清的环形强化伴周围水肿➡️。（右图）DWI 显示肿块中心明显弥散受限➡️

图 12-19B （左图）肿块在 T₂W 表现为中心高信号➡️、周边低信号➡️。（右图）T₁ 增强 + 压脂可见不规则、边界不清的环形强化➡️。提示病变处于脓肿形成的晚期脑炎阶段

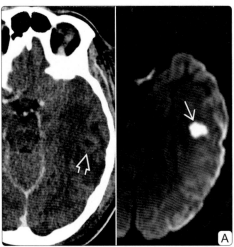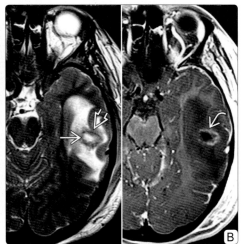

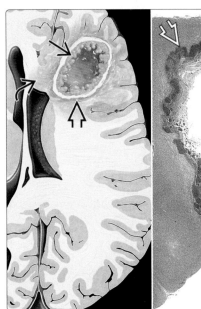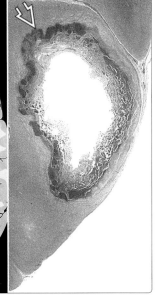

图 12-20 （左图）绘图显示早期包膜脓肿及周围水肿➡️、中央核心坏死区➡️和炎性碎片成分➡️，周围是边界清楚的双侧壁。（右图）显微图显示双层脓肿壁（图片提供者：Ellison, Neuropath, 3e.）

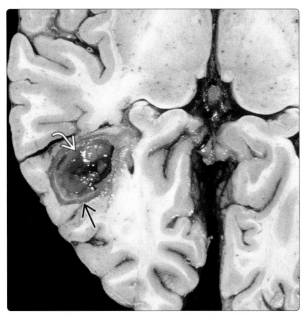

图 12-21 早期包膜期的脓肿。坏死核心➡️周围包绕边界清楚的双层包膜（图片提供者：R. Hewlett, MD.）

晚期脑炎　平扫 CT 可见边界较清楚的中心低密度肿块伴周围水肿，增强 CT 典型表现为不规则环形强化（图 12-19A）。

晚期脑炎在 T_1W 上表现为中心低信号，边缘等至稍高信号，T_2W 上中央呈高信号，而边缘呈相对低信号，在 T_1 增强图像上可见边缘明显强化，但形态欠规则（图 12-19B）。

晚期脑炎在 DWI 上表现为明显弥散受限（图 12-19A）。MRS 显示坏死核心（图 12-24）的胞质氨基酸（0.9 ppm）、乳酸（1.3 ppm）和乙酸盐（1.9 ppm）。脓肿壁在 pMR 上显示低 rCBV。

脑脓肿影像：脑炎期

早期脑炎
- CT
  - 平扫呈边界不清的低密度肿块
  - 通常没有强化
- MR
  - T_2/FLAIR 上不均匀高信号
  - T_2^* 可出现点状出血；DWI 弥散受限（一般轻度）
  - T_1 增强呈斑片状强化

晚期脑炎
- CT
  - 平扫呈圆形 / 卵形低密度肿块
  - 增强可出现薄壁、不规则环形强化
- MR
  - T_2/FLAIR 上无中央高信号，边缘不规则低信号环
  - T_2^* GRE 无低信号环；DWI 上弥散受限
  - 中度或明显环形强化，边缘不规则

早期包膜　脑脓肿现阶段是边缘清晰，圆形或卵形的肿块，伴有液化，在 T_2/FLAIR 上伴有液化的高信号核心。脓肿壁通常壁薄、完整、光滑，T_2W 呈低信号。75% 的病例可见 "双环" 征，即相对于空洞内容物，呈外部低信号和内部高信号的同心圆（图 12-23A）。

包裹性脓肿的坏死核心在 DWI 上明显弥散受限（图 12-23C）。T_1 增强序列显示边缘明显强化（图 12-23B），病灶最深处（靠近脑室）最薄（12-25B），T_2^* 出现 "放大" 效应。

晚期包膜　经过治疗后，脓肿腔逐渐塌陷，肿块整体体积缩小，然而包膜增厚。缩小的脓肿通常呈 "小圆齿状" 外观，像一个 "泄气的气球"（图

12-25A）。

脓肿残腔的强化可持续数月，常在临床症状消退后持续很长时间（图 12-25C）。

脑脓肿影像表现：包膜期

早期包膜
- 边界清楚的肿块，边缘明显强化
- 中心：T_2/FLAIR 高信号，DWI 弥散受限
- 脓肿壁："双环"征（内层高信号，外侧低信号）

晚期包膜
- 脓肿壁增厚，空洞形成和水肿减轻
- 病灶强化可能会持续数月

鉴别诊断

脑脓肿的鉴别诊断因其发展阶段而异。早期脑炎的定义尚不清晰，因此很难确定其特征，并且可能与许多病变相似，包括脑缺血或肿瘤。

一旦坏死中心周围形成环形，需要与环形强化肿块进行鉴别。虽然中枢神经系统有很多环形强化病变，但最常见的鉴别诊断是感染与肿瘤（胶质母细胞瘤或转移瘤）。

肿瘤 "表皮" 的 rCBV 增加，通常没有弥散受限（即使有，也不像脓肿那么明显），MRS 上也不显示胞质氨基酸峰。

较少见的可表现为环形强化肿块的疾病包括脱髓鞘疾病，其环通常不完整，朝向脑皮层 "开环"。慢性血肿可表现为富血供的环形强化。

脑脓肿：鉴别诊断

早期脑炎
- 脑炎（可能无明显异常影像表现）
- 中风
  - 血管分布
  - 通常累及皮层、白质
- 肿瘤（例如弥漫浸润性低级别星形细胞瘤）
  - 通常没有强化、弥散受限

晚期脑炎 / 早期包膜
- 肿瘤
  - 原发（胶质母细胞瘤）
  - 转移瘤
- 脱髓鞘疾病
  - 壁不完整（"马蹄样"）的强化

图 12-22A　平扫 CT 显示病灶较大，边界清楚，边缘高密度➡️，中心低密度➡️

图 12-22B　轴位（左图）、冠状位（右图）增强 CT 显示完整的、轮廓清晰的环形强化灶➡️。脓肿已从晚期脑炎期进展到早期包膜期。注意脓肿壁缺损➡️的邻近区域有新发脑炎➡️

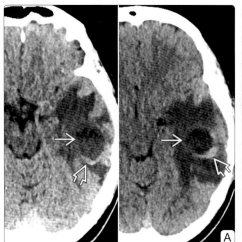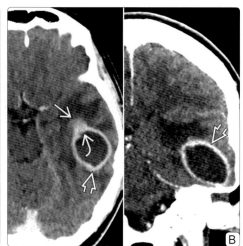

图 12-23A　早期包膜期 T_2 序列表现为典型的"双环"征，外层呈低信号➡️，内层呈稍高信号➡️，周围有高信号的坏死核心。注意周围水肿➡️和占位效应（沟回疝）➡️

图 12-23B　同一病例的 T_1 增强 + 压脂序列显示边界清楚的脓肿包膜明显强化➡️

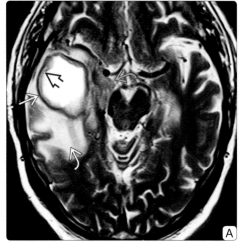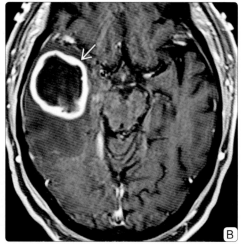

图 12-23C　同一病例的 DWI（左图）和 ADC（右图）显示脓肿腔内坏死物弥散明显受限，而脓肿壁本身无明显弥散受限

图 12-24　另一例晚期脑炎 / 早期包膜脓肿的 MRS，TR 2000 TE 35 显示氨基酸（缬氨酸，亮氨酸，异亮氨酸）为 0.9 ppm➡️，乙酸为 1.9 ppm➡️，乳酸为 1.3 ppm➡️，琥珀酸为 2.4 ppm➡️

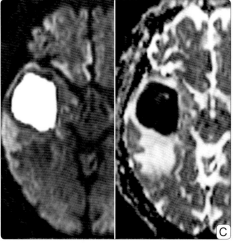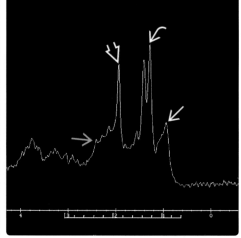

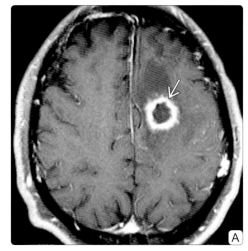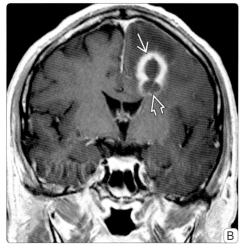

图 12-25A　65 岁男性，牙龈脓肿和头痛 2~3 周，轴位 T₁ 增强 + 压脂 MR 显示额叶左后侧的厚壁环形强化肿块 ➡️，其表现与脓肿发展中的晚期包膜一致

图 12-25B　冠状位 T₁ 增强 + 压脂序列显示同一病例的脓肿壁 ➡️，在靠近侧脑室的最深处 ⇨ 最薄。注意水肿以及占位效应

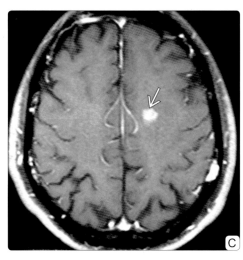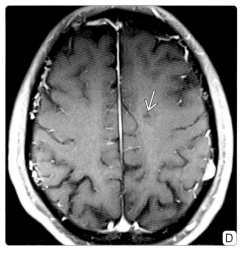

图 12-25C　该患者静脉注射抗生素 6 周，治疗结束后的随访扫描见单个强化小结节，周围水肿几乎完全消退

图 12-25D　1 年后随访，T₁ 增强 + 压脂序列显示病变部位仅残留一个小的低信号无强化灶

脑室炎

原发性脑室内脓肿罕见。脑室内脓肿破裂（rupture of a brain abscess, IVRBA）是一种严重性的并发症，更易导致脑室内脓性物质的聚集。脑室炎也可因脑膜炎和神经外科手术（如脑室外引流）的并发症导致。识别并及时干预对治疗这种致命性疾病的非常必要。

术语

脑室炎也称为室管膜炎、脑室管膜炎和脑室积脓（较少见）。

病因

脑室室管膜感染最常发生在脓肿邻近脑室，常由化脓性脓肿破出包膜中间薄壁进入脑室引起。如果脓肿位置较深、多房性和（或）靠近脑室壁，则发生 IVRBA 的风险增加。引起脑室炎最常见的病原体有葡萄球菌、链球菌和肠杆菌，感染往往具有多重耐药性，治疗难度大。

病理

尸检显示室管膜、室管膜下区和脉络丛充血并覆盖脓液（12-26），可能存在出血性室管膜炎。脓液阻塞导水管导致的脑积水较常见。

临床问题

总体死亡率为 25%~85%，只有 40% 的患者存活且脑功能良好。

影像

MR 应作为疑诊脑室炎患者的首选影像学检查方法。不规则的脑室内碎片物质相对于脑脊液在 T₁W 上呈高信号，在 T₂W 上呈低信号，典型者表现为紧贴侧脑室枕角的分层状外观。

最敏感的序列是 FLAIR 和 DWI。在 T₂W 和 FLAIR 上，脑室周围的高信号常呈"晕"状。DWI 显示层状碎屑（12-27B）具有明显的弥散受限。

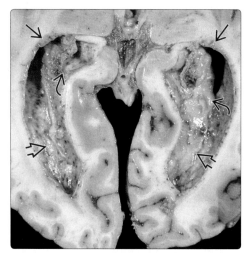

图 12-26　IVRBA 尸检显示室管膜感染➡️、脉络膜丛炎↗️、黏附于脑室壁的脓液⇨（图片提供者：R. Hewlett, MD.）

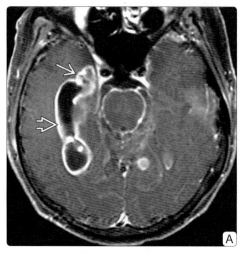

图 12-27A　轴位 T₁ 增强 + 压脂 MR 显示脑膜炎➡️和脑脓肿破入脑室（脑室炎）⇨

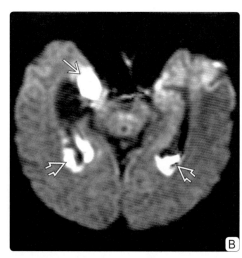

图 12-27B　同一患者 DWI 显示脓肿的黏液性内容物和脑室化脓性碎片弥散受限

室管膜强化仅见于 60% 的病例，强化程度从轻度到中度不等（图 12-27A），若出现室管膜强化，其倾向于相对光滑细线状，而不是较厚或结节状强化。

鉴别诊断

侧脑室周围静脉和室管膜的细线状强化较常见，特别是在侧脑室额角和体部周围。

胶质母细胞瘤、原发性中枢神经系统淋巴瘤和生殖细胞瘤等原发性肿瘤可沿室管膜播散。极少数情况下，颅外肿瘤的脑转移瘤可导致室管膜的不规则增厚和强化。

积脓症

中枢神经系统的脑轴外感染罕见，但可能危及生命。早期诊断和及时治疗对于最大限度地恢复神经功能至关重要。

术语

积脓症是脓液的聚集，可以发生在硬膜下或硬膜外间隙。

病因

婴幼儿积脓症最常继发于细菌性脑膜炎。在年龄较大的儿童和成人中，超过 2/3 是由鼻窦感染性疾病扩散引起的，而 20% 继发于中耳乳突炎，罕见的病因包括头颅贯穿伤、神经外科手术或远处颅外部位病原体的血行传播。

病理

积脓症是脑轴外脓液的积聚（图 12-28）。硬膜下积脓（subdural empyemas, SDEs）比硬膜外积脓（epidural empyema, EDEs）更常见。积脓症的范围从小的局灶性硬膜外积脓到广泛的硬膜下感染，可扩散到大部分大脑半球并延伸至大脑半球纵裂，最常见的部位是额部和额顶部的大脑凸面。

临床问题

临床表现　积脓症可发生于任何年龄。最常见的临床表现为头痛，其次为发热，常见的先兆症状常表现为鼻窦炎或中耳乳突炎，假性脑膜炎、癫痫发作和局部运动受限也常见。

"Pott 肿胀瘤"——额部头皮出现波动（"面团状"）、头皮前部的轻度红斑样肿胀——被认为是伴有骨膜下脓肿的额骨骨髓炎的特异性征象，大多数发生在未经治疗的额窦炎破坏窦后壁的情况下。

自然病程　未经治疗的积脓症可迅速蔓延，从轴外间隙延伸至颅底。除脑炎和脓肿形成外，积脓症的另一主要并发症是皮层静脉血栓形成伴静脉缺血。

影像

影像学检查对积脓症的早期诊断至关重要。平扫 CT 可能正常，或显示脑轴外低密度影（图 12-30A），增强 CT 显示病灶周边强化，应通过 CT 骨窗评估是否有鼻窦炎和中耳乳突炎的征象。

　　MR 是评估潜在积脓症的首选方法。T₁ 扫描显示轴外脓液聚集，相对于脑脊液呈轻度高信号。SDEs 呈典型的贴于大脑半球的新月形低密度影，脑外间隙增宽，下方脑沟被积液压缩。SDEs 常延伸至大脑半球纵裂，但不跨越中线。

　　EDEs 呈双凸形，通常比 SDEs 病变范围更为局限。向内移位的硬脑膜有时可表现为硬脑膜外积液和相应大脑实质之间的一条细的低信号线影，因此可被识别（图 12-29A）。与 SDEs 相比，额叶 EDEs 可能跨越中线，这也证实其位于硬膜外。

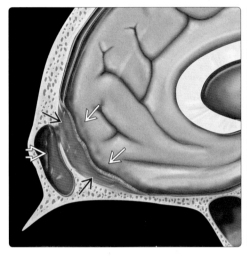
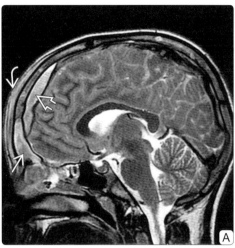

图 12-28　化脓性额窦炎⇨扩散至硬膜外，引起硬膜外积脓⇨和额叶脑炎⇨

图 12-29A　一例额窦炎⇨患儿，矢状位 T₂ 序列显示额窦炎导致头皮蜂窝织炎⇨和硬膜外积脓⇨

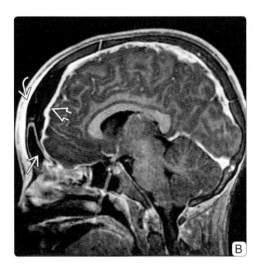
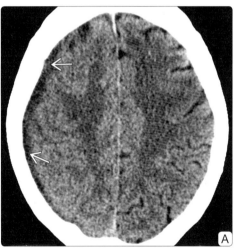

图 12-29B　T₁ 增强序列显示额窦炎、蜂窝组织炎、强化的硬脑膜（被硬膜外积脓推压移位）

图 12-30A　一例副鼻窦炎患者的平扫 CT 示硬膜下积液呈低密度⇨，相对脑脊液呈稍高或稍低密度

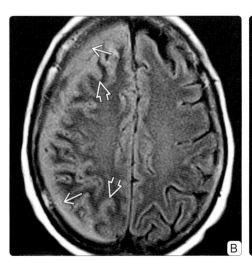
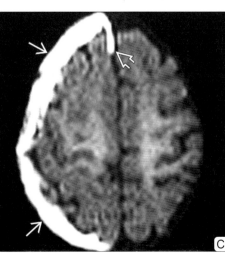

图 12-30B　积液⇨在 FLAIR 序列上信号没有被抑制，皮层下脑沟呈高信号，提示脑膜炎。注意皮层水肿⇨

图 12-30C　DWI 显示 SDE 弥散受限⇨，在大脑半球内蔓延，但不超过中线⇨。培养结果为肺炎链球菌

积脓症在 T_2W 上相对脑脊液是等或高信号，FLAIR 上是高信号（图 12-30B）。脑实质表面的高信号可由脑炎或脑缺血（静脉或动脉性）引起。

SDSs 一般在 DWI 表现出明显的弥散受限（图 12-30C）。EDEs 的信号是多变的，但一般通常都有一些成分表现出弥散受限。

积脓症的强化程度多变，取决于肉芽肿组织和炎性物质的数量（图 12-29B）。包膜中等或明显强化，尤其是外侧边缘（图 12-29B）。

鉴别诊断

脑轴外积脓的主要鉴别诊断是非化脓性脑轴外积液，如硬膜下积液、硬膜下囊肿和慢性硬膜下血肿等。

硬膜下积液通常发生在脑膜炎后，一般为双侧，DWI 上没有弥散受限。由于蛋白含量增加，积液在 FLAIR 上通常比脑脊液信号高。

硬膜下水瘤是蛛网膜撕裂时脑脊液渗漏至硬膜下间隙，出现的无菌、无强化、无弥散受限的脑脊液聚集。硬膜下水瘤通常发生在创伤或手术后；影像学表现与脑脊液完全相同。

慢性硬膜下血肿（chronic subdural hematoma, cSDH）平扫 CT 呈低密度，信号强度随时间变化而变化。早期 cSDHs 在 T_1W 和 T_2/FLAIR 上相比脑脊液均呈高信号，它们可能显示一些残余出血，在 T_2^*（GRE，SWI）上有"晕染"，包膜强化并可能表现出弥散受限。与 SDEs 相比，cSDH 通常没有弥散受限，长期存在的 cSDHs 表现与脑脊液相似，可能很少或没有既往出血的残留证据。

积脓症

病理
- 硬膜下积脓（SDEs）远远多于硬膜外积脓（EDEs）
- 局限性 EDE（通常邻近副鼻窦、中耳乳突）
- 硬膜下积脓沿小脑半球、小脑幕 / 大脑镰弥漫性扩散

影像学
- 骨窗 CT：观察副鼻窦、耳部感染
- EDE 是局限性的，呈双凸形，可以跨中线
- SDE 呈新月形，覆盖在大脑半球表面，可延伸至大脑半球纵裂
- SDEs 在 DWI 呈明显弥散受限，EDEs 则信号多变

鉴别诊断
- 慢性 SDH、硬膜下水瘤、积液

获得性病毒性感染

很多大家熟悉和不知名但新兴的病毒都可引起中枢神经系统感染。在本章节，我们重点讨论嗜神经性疱疹病毒感染，这种病毒感染可导致急性暴发性中枢神经系统疾病，并且具有再次感染的潜力，可能持续数十年。

已知有 8 个疱疹病毒家族成员会引起人类疾病。这些病毒包括单纯疱疹病毒 1 型（herpes simplex virus 1, HSV-1）和 HSV-2、水痘 – 带状疱疹病毒（varicella-zoster, VZV）、EB 病毒（Epstein-Barr virus, EBV）、巨细胞病毒（cytomegalovirus, CMV）以及人类疱疹病毒（human Herpesvirus, HHV）-6、HHV-7 和 HHV-8。每种病毒都有自己的疾病谱、临床背景和影像学表现。

先天性 HSV-2 和 CMV 较早被认识，因为它们在新生儿中的表现不同于获得性疱疹病毒感染。本章节讨论 HSV-1 和 HHV-6。VZV 和 EBV 将在"其他急性病毒性脑炎"这一章节进行讨论。

单纯疱疹性脑炎

病因

新生儿期后，超过 95% 的单纯疱疹性脑炎（herpes simplex encephalitis, HSE）是由专性细胞内病原体 HSV-1 重新激活引起的。病毒最初进入鼻咽黏膜的细胞，侵入三叉神经的舌感觉分支，然后逆行进入三叉神经节。它在三叉神经节的感觉神经元内无限期地休眠，可导致终身潜伏性感染。

病理

位置 HSE 与边缘系统有显著的亲和力（图 12-31）。最常受累的脑区为前侧和内侧颞叶、岛叶皮层、额下区和扣带回（图 12-32A），典型部位为双侧但不对称（图 12-32B）。颞叶外侧、边缘系统以外也会发生受累，但在儿童比成人更常见。当出现时，边缘系统外 HSE 最常累及顶叶皮层。脑干为主的感染不常见。基底神经节通常不受累及。

大体病理特征 HSE 是一种暴发性、出血性、坏死性脑炎。典型表现为大面积组织坏死伴大量点状出血和严重水肿。炎症和组织破坏主要发生在皮层，但也可能延伸至皮层下白质。晚期病例表现为全颞叶脑组织疏松和出现空洞。

临床问题

流行病学　HSV-1 是全球散发性（即非流行性）病毒性脑炎的最常见原因，任何年龄均可发病，发病年龄呈双峰分布，1/3 发生在 6 个月至 3 岁之间，1/2 发生在 50 岁以上，没有性别差异。

自然病程　HSE 典型的初始表现为病毒性感染的前驱症状，随后出现发热、头痛、癫痫发作和精神状态改变。死亡率在 50%～70%。临床症状迅速恶化伴昏迷和死亡是典型表现。尽管接受了抗病毒治疗，仍有近 2/3 的存活者存在显著的神经功能受损。

影像

CT 表现　在病程早期平扫 CT 通常是正常的，可出现单侧或双侧颞叶和岛叶的低密度伴轻度占位效应（图 12-33A）。增强 CT 通常为阴性表现，但 24～48 小时（图 12-33C）后可出现斑片状或脑回状强化。

MR 表现　MR 是首选的影像学检查方法。T$_1$ 扫描显示脑回肿胀，灰白质交界区模糊不清（图 12-34A）。T$_2$ 扫描显示皮层 / 皮层下高信号，其深部白质相对正常。FLAIR 是最敏感的序列，在 T$_1$W 或 T$_2$W 上信号出现异常前即可能出现阳性表现。双侧、不对称性的颞叶和岛叶受累是 HSE 的特征性表现，但并不普遍。

T$_2$*（GRE，SWI）可在 24～48 小时后显示点状出血。亚急性期和慢性期 HSE 均可见脑回样 T$_1$ 缩短、容积减小和 T$_2$* 上融合的曲线状"放大"病灶。

HSE 在病程早期（图 12-34）表现出弥散受限，有时可出现在 FLAIR 异常表现之前，强化表现为从无（早期）到几天后的脑回样强化（图 12-34D）。

单纯疱疹性脑炎（HSE）

病因学
- 95% 以上由 HSV-1 引起

病理病理
- 坏死性、出血性脑炎
- 边缘系统
  - 颞叶前内侧、岛叶皮层
  - 额下区、扣带回

影像学
- 双侧多于单侧，不对称性病变多于对称性
- FLAIR 最敏感
- DWI 显示弥散受限

鉴别诊断

HSE 的主要鉴别诊断包括肿瘤、急性脑缺血、癫痫持续状态、其他脑炎（尤其是 HHV-6）和自身免疫性 / 副肿瘤性

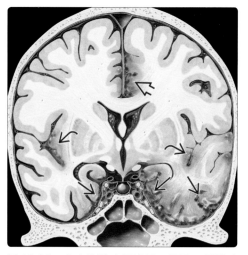

图 12-31　疱疹性脑炎示意图，显示双侧颞叶 ⇨、扣带回 ⇨ 和岛叶 ⇨ 不对称受累

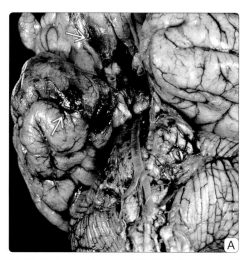

图 12-32A　尸检显示 HSE 患者的颞叶内侧基底部和额下区出血性病变（图片提供者：R. Hewlett, MD.）

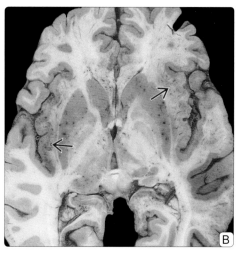

图 12-32B　同一病例的轴位切面显示双侧颞叶及岛叶皮层点状出血（图片提供者：R. Hewlett, MD.）

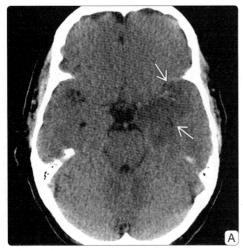

图 12-33A 女，60 岁，伴有精神状态改变，平扫 CT 显示颞叶内边界不清的低密度肿块➡️，但之前误认为正常

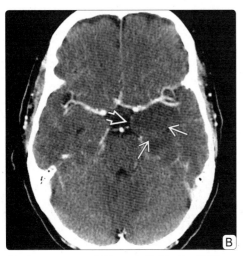

图 12-33B 同一病例 48 小时后复查，增强 CT 显示颞叶低密度肿块➡️。注意颞叶沟回疝➡️

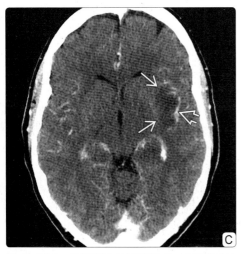

图 12-33C 头颅增强 CT 表现为岛叶低密度肿块➡️伴表面脑回样强化➡️

边缘系统脑炎。原发性肿瘤，如弥漫性浸润性星形细胞瘤，通常累及白质或灰白质同时受累。

急性缺血性脑梗死通常发生于累及皮层和白质的血管分布区。癫痫持续状态通常为单侧发作，通常仅累及皮层。发作后水肿是一过性的，但通常较为广泛，常累及大部分或全部大脑半球皮层。

HHV-6 脑炎通常仅累及颞叶内侧，但如果海马外有病变，仅根据影像学表现可能难以与 HSE 区分。

抗体介导的神经系统疾病，如边缘性脑炎和自身免疫性脑炎，通常亚急性起病，常持续较长时间，并经常出现病因不明的精神状态改变。在某些病例中，影像学表现可能与 HSE 难以鉴别。

HHV-6 脑病

病因

到 2 岁时，一般人群 90% 以上为 HHV-6 血清阳性。大多数原发性感染无症状，感染后病毒仍处于潜伏状态。HHV-6 在免疫功能低下的患者中可能具有致病性，尤其是接受造血干细胞或实体器官移植的患者。

影像

平扫 CT 扫描通常正常。MR 显示一侧或颞叶内侧（海马和杏仁核）主要或全部受累（图 12-35）。海马外疾病比 HSE 少见。T_2W 和 FLAIR 表现为颞叶内侧一过性高信号，DWI 表现出弥散受限。T_2^*（GRE，SWI）扫描无出血征象。

鉴别诊断

主要鉴别诊断为 HSE。HSE 病程多为暴发性。颞叶外侧受累和出血坏死在 HSE 中常见，但在 HHV-6 脑病中罕见。与 HSE 不同，在 HHV-6 中，MR 检查发现的影像异常随着时间的推移而消失。发作后的海马充血是一过性的，无海马外区域受累。

HHV-6 脑炎

临床问题
- 患者通常免疫功能不全
  - 造血干细胞、实质性器官移植

影像学表现
- 双侧内侧颞叶
  - 对称性受累多于非对称性受累
  - 颞叶外侧损伤较 HSE 少见
- T_2/FLAIR 高信号
- DWI 弥散受限

鉴别诊断
- HSE，边缘性脑炎
- 发作后充血

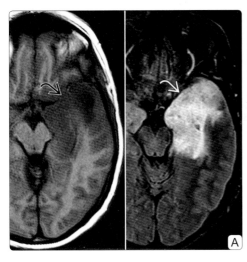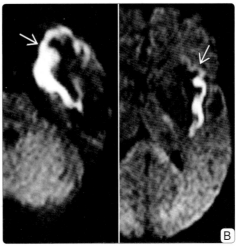

图 12-34A　同一病例 MR 示左颞叶 T₁W 低信号（左图），FLAIR 高信号（右图）

图 12-34B　同一病例 DWI 示前颞叶皮层（左图）及岛叶皮层（右图）弥散受限

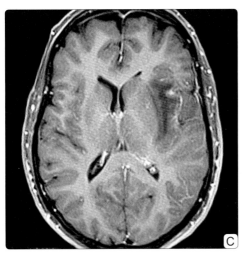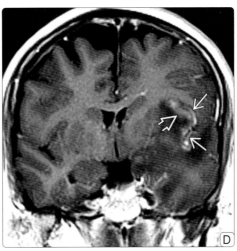

图 12-34C　T₁ 增强 + 压脂序列示左侧岛叶脑回样强化伴低信号水肿

图 12-34D　冠状位 T₁ 增强 + 序列示皮层脑回样强化、软脑膜强化。这是 PCR 证实的 HSE 脑膜脑炎。注意同侧脑室受压和移位

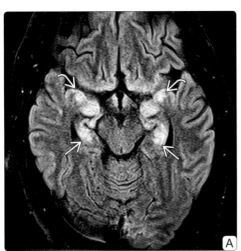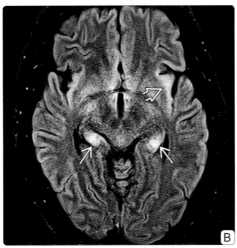

图 12-35A　男，43 岁，HHV-6 脑炎患者，轴位 FLAIR 序列示双侧海马和颞叶前内侧（包括杏仁核）对称性高信号

图 12-35B　头颅 FLAIR 序列示海马尾部和左侧岛叶皮层受累

图 12-35C　DWI 示海马、颞叶内侧、杏仁核对称性的明显弥散受限

图 12-35D　DWI 示海马尾部及左侧岛叶皮层弥散受限，右侧岛叶皮层也有轻度受累。这是伴海马外受累的变异型 HHV-6 脑炎

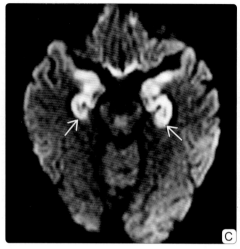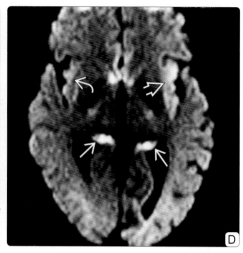

其他急性病毒性脑炎

许多病毒可引起脑炎。神经系统感染涉及十几个家族的 100 多种不同的病毒。在免疫功能正常的患者中，大多数脑炎是由 HSV-1、EBV、腮腺炎、麻疹和肠道病毒引起。脑脊液或血清分析结合 PCR 扩增的病原体鉴定可明确诊断。然而，影像学检查对于早期诊断和指导治疗至关重要。

水痘－带状疱疹脑炎

水痘－带状疱疹病毒（Varicella-Zoster Encephalitis, VZV）可引起水痘和带状疱疹，也可引起贝尔麻痹、拉姆齐－亨特综合征、脑膜炎、脑炎、脊髓炎、瑞氏综合征和带状疱疹后神经痛。

脑膜炎是最常见的综合表现（50% 的病例），也是免疫功能正常患者最常见的临床表现（90%）。脑炎是第二常见的中枢神经系统病变（42%），但在免疫缺陷患者中最常见（67%）。儿童最常见的临床表现为急性小脑炎，表现为弥漫性小脑肿胀和 T_2/FLAIR 高信号。

VZV 可引起脑内和脑外动脉血管病变，包括缺血性或出血性卒中、动脉瘤、蛛网膜下腔和脑实质出血、动脉扩张和夹层。

EB 病毒脑炎

EB 病毒引起传染性单核细胞增多症。神经系统并发症发生于不到 7% 的病例，但在偶然情况下，中枢神经系统疾病可能是 EBV 感染的唯一表现。常见的表现为 T_2/FLAIR 显示双侧基底节区和丘脑弥漫性高信号。某些病例可见脑白质斑片状高信号。EBV 也可引起一过性、可逆性胼胝体压部病变，表现为弥散受限（图 12-36）。EBV 的鉴别诊断包括 ADEM 和其他病毒感染，尤其是西尼罗河病毒（WNV）。

西尼罗河病毒性脑炎

西尼罗河病毒感染神经系统可导致脑膜炎、脑炎和急性弛缓性麻痹/脊髓灰质炎。确诊依靠 PCR。典型表现为双侧基底节区、丘脑和脑干的 T_2/FLAIR 高信号（图 12-37）。西尼罗河病毒可引起一过性胼胝体压部病变。病灶在 DWI 上弥散受限，但很少强化。

流感相关性脑病

流感相关性脑炎或脑病（IAE）通常感染 5 岁以下儿童。许多病毒都被报道可引起 IAE，最近的是 H3N2 和甲型流感（H1N1，又名猪流感）。21-三体综合征患者的发病率和死亡率尤其惊人。大多数病例的影像学检查表现异常。双侧对称性丘脑病变、大脑半球水肿及胼胝体压部和白质可逆性病变常见。与后部可逆性脑病综合征（PRES）相似的表现也有报道。

其他感染性病毒性脑炎

很多其他病毒性脑炎已被大家所认识。虽然有些病毒（如轮状病毒脑炎）分布广泛，但其他病毒（如日本脑炎、LaCrosse 脑炎、尼帕病毒脑炎）目前的地理分布较为局限。

在年长儿童和成人中，节肢动物传播（蜱和蚊子）导致病毒性脑炎尚未被充分认识。这些病毒大多来自黄病毒科。MRI 显示丘脑、黑质、基底节区、脑干、小脑、大脑皮层和大脑半球白质的 T_2- 高信号病变。

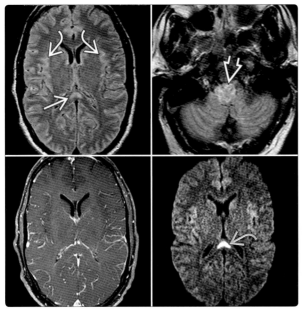

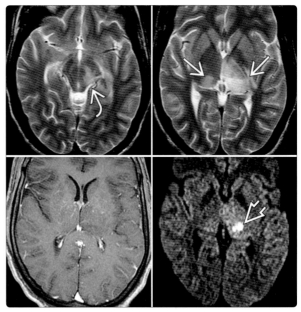

图 12-36　29 岁，男，EBV 脑炎，表现为头痛、发热、复视、嗜睡，FLAIR 序列示脑沟高信号➔、胼胝体压部、延髓局限性病变➔。白质病灶不强化➪，胼胝体压部病变在 DWI 上弥散受限➪

图 12-37　西尼罗河病毒（WNV）脑炎的典型表现，包括双侧基底节区和中脑不对称性的非强化病变，DWI 可显示弥散受限

第13章
结核病与真菌、寄生虫和其他感染

本章将接着第 12 章的化脓性和病毒性中枢神经系统感染的内容，继续介绍获得性感染。

本章首先介绍分枝杆菌感染，主要是结核病，然后简要讨论真菌和寄生虫感染。在本章最后，简要介绍各种新出现的中枢神经系统感染，提醒我们无论身处何处，热带地区疾病就在身边！

分枝杆菌感染

分枝杆菌是一种小型、杆状的抗酸杆菌，分为三大类，每一类都有不同的特征性疾病：①结核分枝杆菌（结核病）；②非结核分支杆菌（"非典型"分枝杆菌谱感染）；③麻风分枝杆菌（麻风病）。98% 以上的中枢神经系统结核（TB）由结核分枝杆菌引起，因此是我们讨论的重点。

结核

病因

结核病主要由结核分枝杆菌引起。主要传播途径是人与人之间传播。在过去，牛分枝杆菌是一种常见的病原体，而现在通过牛分枝杆菌从动物到人的传播很少见。中枢神经系统结核常继发于颅外感染的血行播散，最常来源于肺部。

病理

中枢神经系统结核有几种不同的病理表现。急性 / 亚急性结核性脑膜炎（TBM）占病例的 70%~80%。典型表现为蛛网膜下腔内炎症反应（"渗出物"），包括渗出性、增生性和坏死性成分（图 13-1）。

神经结核的第二常见表现是局灶性脑实质感染，伴中央干酪样坏死（结核肉芽肿或结核瘤）。真正的中枢神经系统脓肿是非常罕见的。同时感染 HIV 的结核病患者中，20% 的病例可出现结核假性脓肿。

位置 虽然在浅表凸性脑沟也有渗出，但结核性脑膜炎明显好发于基底池。大多数结核瘤发生在大脑半球，尤其是额叶、顶叶和基底节。

大小和数量 结核瘤大小不一。大多数直径 <2.5 cm，"粟

粒"结节的直径通常只有几毫米。"巨大"结核瘤可达 4~6 cm。结核瘤的数量也各不相同，从孤立型病变到无数小的"粟粒"型病变不等。

大体病理特征　结核性脑膜炎表现为致密的渗出物覆盖在脑表面和脑神经（图 13-2）。鞍上 / 视交叉区、环池和脚间池最常受累（图 13-3）。干酪样坏死结核瘤的坏死中心呈奶油状（干酪样），周围呈灰色肉芽肿样（图 13-4）。

临床问题

人口统计学特征　结核病在许多发展中国家流行，但随着移民和艾滋病毒 / 艾滋病的广泛传播，结核又开始出现在发达国家。

中枢神经系统结核病既可发生于免疫功能正常的患者，也可见于免疫功能低下的患者。在潜伏性结核病感染者中，艾滋病毒是进展为活动性结核病的已知最强危险因素。合并结核和 HIV 感染的患者，这两种感染会互相影响并提高对方的致死率。

中枢神经系统结核病可发生在所有年龄段，但 60%~70% 的患者发病年龄低于 20 岁。发病率没有性别差异。

临床表现　活动性中枢神经系统结核最常见的表现是脑膜炎（TBM）。临床表现多样，可有发热、头痛伴轻度假性脑膜炎，也可表现为精神错乱、嗜睡、癫痫和昏迷。颅内压升高和颅神经病变的症状也很常见。

可能发生局灶性神经功能障碍，结核瘤是流行国家最常见的"脑瘤"之一，占所有中枢神经系统肿块样病变的 10%~30%。

自然病程和治疗　预后取决于患者的免疫状况和治疗情况。未经治疗的结核病患者可在 4~8 周内死亡。即使接受治疗，也有 1/3 的患者在 6 周内病情恶化。总体死亡率为 25%~30%，耐药结核病死亡率更高。

多重耐药性结核（MDR TB）是指对至少两种一线抗结核药物（异烟肼和利福平）具有耐药性。

广泛耐药结核（XDR TB）被定义为对一线药物、任何氟喹诺酮类药物以及至少三种可注射二线药物（即阿米卡星、卡那霉素或卷曲霉素）中的至

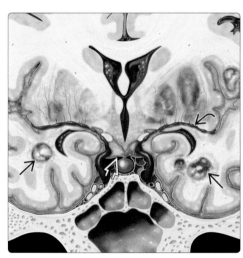
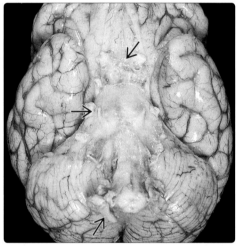

图 13-1　冠状位显示颅底结核性脑膜炎（TBM）和结核瘤，这两种疾病经常共存。注意动脉炎导致的血管不规则狭窄和早期基底节缺血

图 13-2　尸检病例显示典型的结核性脑膜炎，密集渗出物填塞基底池。大体外观与化脓性脑膜炎难以区分（图片提供者：R. Hewlett, MD.）

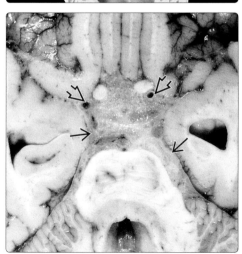
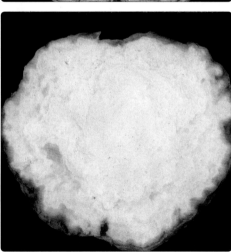

图 13-3　在另一例结核性脑膜炎尸检病例中，经鞍上池的轴位切面显示出厚厚的渗出物填充鞍上池并覆盖脑桥。注意由于结核性血管炎导致的颈内动脉床突段管径狭窄（图片提供者：R. Hewlett, MD.）

图 13-4　外科手术切除的结核瘤显示出固体"干酪样"外观的干酪样肉芽肿（图片提供者：R. Hewlett, MD.）

少一种产生耐药性的结核病。

中枢神经系统结核的常见并发症包括脑积水（70%）和脑卒中（高达40%）。

中枢神经系统结核：病因、病理学和临床问题

病因
- 主要由结核分枝杆菌引起
- 颅外病灶经血行播散所致（如肺部）

病理
- 结核性脑膜炎（70%~80%）
  基底池 > 脑凸面脑沟
- 结核瘤（结核肉芽肿）（20%~30%）
  ○ 干酪性坏死（大脑半球、基底节）

临床问题
- 所有年龄段，但60%~70%发生在小于20岁，尤其是儿童
- 流行区10%~30%的脑实质肿块为结核瘤
- 总死亡率：25%~30%（多重耐药/广泛耐药结核预后更差）

影像

CT 表现

结核性脑膜炎：非特异性脑积水是平扫CT最常见的表现。模糊的脑室边缘表明室管膜下白质中细胞外液的积聚。随着疾病的发展，等/稍高密度的基底池和脑沟渗出物取代了正常的低密度脑脊液（图13-5A）。增强CT通常显示基底池脑膜和蛛网膜下腔的明显强化。

结核瘤：平扫CT显示单发或多发等密度或稍高密度圆形、分叶状或圆锯齿状肿块，伴有不同程度的病灶周围水肿。在愈合的肉芽肿中可见钙化（图13-6）。增强CT扫描显示点状、实性或环状强化（图13-7）。

MR 表现

结核性脑膜炎：颅底渗出物在 T_1W 上与脑实质信号相仿，表现为脑脊液浑浊。FLAIR 扫描显示脑沟和脑池内信号增高。在 T_1 C+ FS 序列（图13-8）上可见明显的线状或结节状脑膜强化。结核

图 13-5A　6个月大结核性脑膜炎患儿的平扫CT表现为急性阻塞性脑积水，颞角扩张➡️，并伴有稍高密度渗出物↱

图 13-5B　在同一病例中，增强CT显示基底池脑膜强化，侧裂池处最明显➡️

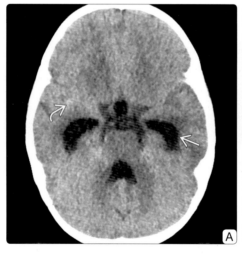
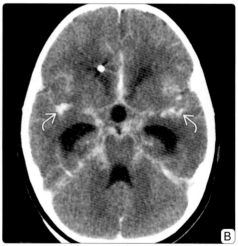

图 13-6　中枢神经系统结核患者的不同层面平扫CT扫描轴位图像显示2个钙化愈合的肉芽肿➡️。没有证据表明结核性脑膜炎处于活动状态（图片提供者：R. Hewlett, MD.）

图 13-7　男，6岁，免疫功能正常。增强CT显示多发小点状强化的结核瘤➡️

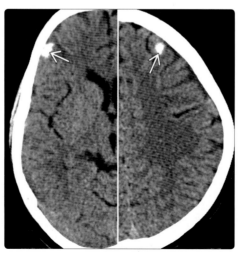
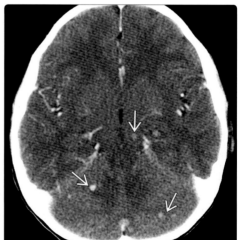

性渗出物可沿血管周围间隙进入脑实质，引起脑膜脑炎。

20%～50% 的病例会出现血管并发症。表现为大动脉的"血管流空"信号不规则或减弱。常见穿支动脉性梗死伴有强化和弥散受限。

17%～40% 的病例可见颅神经受累。视神经和第Ⅲ、Ⅳ和Ⅶ对颅神经最常受到影响。受到影响的颅神经增强后图像上表现为增粗和强化。

结核瘤：大多数结核肉芽肿为实性干酪样坏死灶，在 T_1W 上呈低或等信号，T_2W 上呈低信号（图 13-9A）。液化区 T_2W 呈高信号伴低信号环，形似脓肿。

增强表现多样，可以是点状病灶，也可以是多发环形强化病灶。最典型的强化方式为轻度到中度圆形或分叶状环样强化，中心不强化（图 13-9B）。

MRS 对显示结核瘤的特征，以及区分结核瘤与肿瘤或化脓性脓肿方面的作用非常重要。在 85%～90% 的病例中可以看到高耸的脂质峰，缺乏如氨基酸和琥珀酸盐等代谢物。

鉴别诊断

结核性脑膜炎的主要鉴别诊断是化脓性或癌性脑膜炎，它们的影像学表现相似。

癌性脑膜炎通常见于患有已知系统性或原发性中枢神经系统肿瘤的老年人。

神经结节病也可类似于 TBM，但常累及脑垂体、漏斗和下丘脑。

脑实质内多发结核瘤的主要鉴别诊断是脑囊虫病（NCC）。脑囊虫病通常表现为不同发展阶段的多发病变。结核瘤还需要与化脓性脓肿或肿瘤鉴别，脓肿在 DWI 呈弥散受限。结核瘤在 MRS 上可见巨大的脂质峰，但缺乏肿瘤典型的胆碱峰升高。

中枢神经系统结核：影像学和鉴别诊断

一般特征
- 最佳序列为增强 MR
- 影像学表现随病理类型变化
  ○ 结核性脑膜炎 (TBM)
  ○ 结核瘤
  ○ 脓肿
- 可合并出现（通常为结核性脑膜炎、结核瘤并存）

CT 表现
- TBM
  ○ 早期可无异常表现
  ○ 非特异性脑积水
  ○ 脑室边缘 "模糊"
  ○ 基底池、脑沟消失
  ○ 等 / 稍高密度渗出
  ○ 蛛网膜下腔增厚、明显强化

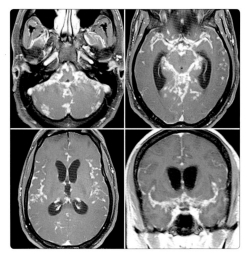

图 13-8　T_1 C+ FS MR 扫描显示脑积水，基底池和蛛网膜下腔强化

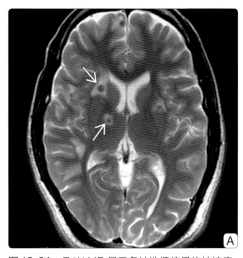

图 13-9A　T_2W MR 显示多灶性低信号的结核瘤，周围伴水肿 ➡

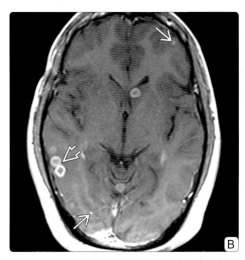

图 13-9B　同一病例的 T_1 C+ MR 表现为点状强化 ➡、环状强化 ➡（图片提供者：R. Hewlett, MD.）

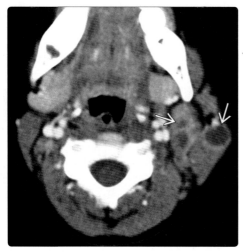

图 13-10　女童，2 岁，增强 CT 显示多个环状强化的淋巴结伴中心低密度➡。本例诊断为非结核分枝杆菌性淋巴腺炎

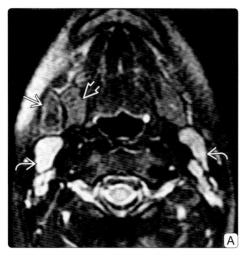

图 13-11A　男童，2 岁，T₂ FS 显示紧邻右侧颌下腺➡的肿大淋巴结➡，为不均匀的低信号结节➡

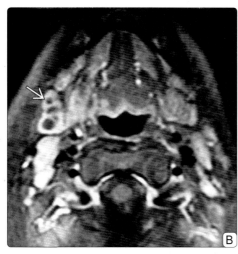

图 13-11B　T₁ C+ FS 表现为结节状肿块周边强化➡，Ⅱ度肿大的淋巴结呈均匀强化。本例诊断为非结核分枝杆菌淋巴腺炎

- ○ 可引起厚脑膜病伴弥漫性硬脑膜 - 蛛网膜强化
- ○ 引起继发性脑梗死
- 结核瘤
  - ○ 等 / 高密度实质肿块
  - ○ 圆形、分叶状 > 不规则边缘
  - ○ 不同程度水肿
  - ○ 点状、结节状或环形强化
  - ○ 可能导致局灶性强化的硬脑膜肿块
  - ○ 慢性，病灶愈合可伴钙化
- 脓肿
  - ○ 低密度肿块
  - ○ 病灶周围明显水肿
  - ○ 环形强化

MR 表现

- TBM
  - ○ 可表现正常
  - ○ T₁W 上脑脊液信号浑浊
  - ○ FLAIR 高信号
  - ○ 线状、结节状蛛网膜下腔强化
  - ○ 可沿血管周围间隙延伸至大脑
  - ○ 继发性梗死常见
  - ○ 穿支动脉性梗死 > 大面积脑梗死
- 结核瘤
  - ○ T₁W 低 / 等信号
  - ○ T₂W 多表现为低信号
  - ○ 边缘强化
  - ○ 硬膜为基底的强化肿块罕见
  - ○ MRS 上高脂质峰
- 脓肿
  - ○ T₂/FLAIR 高信号
  - ○ 病灶周围明显水肿
  - ○ 环状、多房强化

鉴别诊断

- TBM
  - ○ 化脓性、癌性脑膜炎
  - ○ 神经系统结节病
- 结核瘤
  - ○ 脑囊虫病
  - ○ 原发性或转移性肿瘤
  - ○ 化脓性脑脓肿
  - ○ 硬脑膜下肿块与脑膜瘤相似

非结核分枝杆菌感染

　　非结核分枝杆菌（NTM）广泛存在于水和土壤中。最常见的能导致人类疾病的非结核分枝杆菌是鸟分枝杆菌复合体。通常是由环境暴露引起，而非人与人之间的传播。

　　与结核分枝杆菌相比，非结核分枝杆菌感染并不常见。头颈部病变最常见的表现是颈部淋巴结炎，通常发生在 5 岁以下（图 13-10，图 13-11）的儿童和免疫功能低下的患者。

中枢神经系统受累很少见，如出现该情况，则通常是免疫重建炎症综合征（IRIS）。

真菌感染

真菌是一种分布广泛的微生物。大多数中枢神经系统真菌感染是机会性的，由吸入真菌孢子和肺部感染，经血行传播所致。

该病随着全球免疫缺陷患者数量的增加，患病率正逐年上升。

术语

中枢神经系统真菌感染也称为脑真菌病。局灶性"真菌球"也称为真菌瘤或真菌性肉芽肿。

病因

真菌病原体　特定的病原体感染因机体免疫状态不同而不同。念珠菌病、毛霉菌病和隐球菌感染通常是机会性感染。它们发生在有易感因素的患者中，如糖尿病、血液系统恶性肿瘤以及使用免疫抑制剂。球孢子菌病和曲霉病既可以累及免疫功能正常的患者（通常是老年人）也可以累及免疫功能低下的患者。

除了白色念珠菌（人体肠道菌群的正常组成部分），大多数真菌感染最初是通过吸入受污染的灰尘和土壤中的真菌孢子而获得的。

环境暴露　球孢子菌病发生在降雨量较少和夏季气温较高的地区（如墨西哥、美国西南部、南美洲部分地区），而组织胞浆菌病和芽孢菌病发生在空气潮湿和木材潮湿腐烂的流域（如非洲、北美主要湖泊和河谷周围）。

全身和中枢神经系统感染　从肺部向中枢神经系统的血行传播是最常见的感染途径，而隐球菌性脑膜炎是中枢神经系统最常见的真菌性疾病。

真菌性鼻窦感染可直接侵犯颅底和海绵窦。侵袭性鼻窦疾病（鼻脑病）是曲霉菌和毛霉菌中枢神经系统感染最常见的类型。

播散性真菌病通常只发生于免疫功能低下的患者。

病理

中枢神经系统真菌病有四种基本病理表现：弥漫性脑膜病变、单发或多发局灶性脑实质病变、播散性非局灶性脑实质病变（罕见）和局灶性硬脑膜肿块（最罕见）。

最常见的大体病理表现是脑膜充血的基底部脑膜炎。脑实质真菌感染可以是局灶性的，也可以是播散性的。真菌性脓肿是包裹性病变，具有柔软的棕褐色或厚的黏液样中心，不规则的红色边缘和周围水肿。播散性疾病较少见，会导致真菌性脑炎，并伴有弥漫性脑肿胀。

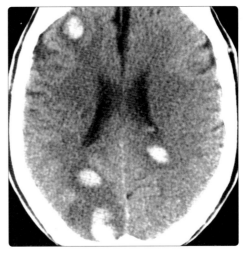

图 13-12　平扫 CT 扫描显示多灶性出血。手术证实为血管侵袭性曲霉病

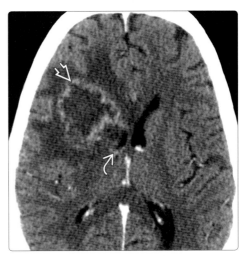

图 13-13　头颅 CT 扫描显示不规则的锯齿状强化病灶➡，伴有水肿、脑室炎➡。这是一例孤立性曲菌球

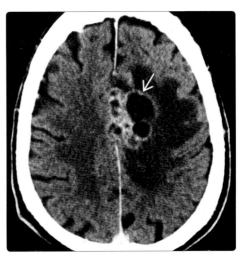

图 13-14　增强 CT 显示多房环状强化肿块➡伴水肿。手术证实为诺卡菌脓肿

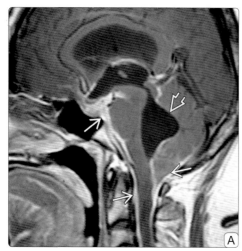

图 13-15A 球菌性脑膜炎，矢状位 T₁ C+ MR 显示增厚并强化的基底池渗出物➡，以及梗阻性脑积水

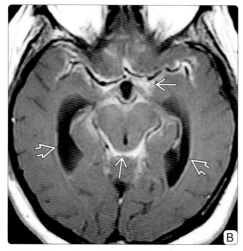

图 13-15B 同一患者的轴位 T₁ C+ MR 显示基底池和环池广泛强化➡。注意室管膜炎➡

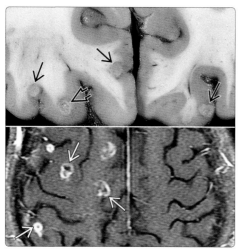

图 13-16 （上图）尸检显示典型的实性➡、坏死的➡诺卡菌脓肿。（下图）注意多个环状强化的➡真菌性脓肿

出血性梗死通常发生在基底节或灰质白质交界处，常见于血管侵袭性真菌。在极少数情况下，真菌感染可以产生非常类似脑膜瘤的硬脑膜肿块。

临床问题

流行病学 流行病学表现因特定的真菌而异。许多感染是常见而无症状的（例如，约 25% 美国和加拿大人有组织胞浆菌属感染）。

念珠菌病是世界范围内最常见的医源性真菌感染。

曲霉病占真菌性脑脓肿的 20%～30%，是骨髓移植后最常见的脑部并发症。

毛霉菌无处不在，但通常只感染免疫功能低下的患者。

人口统计学特征及临床表现 免疫功能正常的患者具有双峰型年龄分布，多见于儿童和老年人，男性略多。免疫功能低下患者的发病则与年龄和性别无关。

常表现为非特异性症状，如体重减轻、发烧、身体不适和疲劳。许多患者最初都有肺部感染的症状。中枢神经系统受累的前兆是头痛、假性脑膜炎、精神状态改变和（或）癫痫发作。

影像

一般特征 影像学表现随患者的免疫状态而变化。免疫功能正常的患者其真菌性脓肿形状规整。而免疫力低下的患者病程进展较快，影像学检查可能显示弥漫性脑水肿，类似脑膜炎特征。

CT 表现 CT 平扫表现为局灶性肉芽肿或缺血引起的低密度脑实质病变。脑积水在真菌性脑膜炎患者中很常见。球孢子菌性脑膜炎患者可能表现为基底脑膜增厚，呈稍高密度。

播散性脑实质感染引起弥漫性脑水肿。如果是由侵犯血管的真菌引起的感染，则常可见多灶性脑实质出血（图 13-12）。

弥漫性脑膜病在 CT 增强上表现为软脑膜 - 蛛网膜强化。脑实质真菌性肉芽肿的典型表现为多发点状或环状强化（图 13-13，图 13-14）。

鼻旁窦的霉菌瘤通常表现为单个高密度影，包含细小的圆形至线样钙化。真菌性鼻窦炎偶尔可具有侵袭性，穿过黏膜累及血管、骨骼、眼眶、海绵窦和颅内空腔。局限性或广泛性的骨质侵蚀与邻近的软组织浸润可类似肿瘤。多平面重建的骨 CT 有助于评估颅底受累情况，而 T₁ C+ FS MR 是显示病变向鼻和鼻窦外蔓延的最佳检查方式（图 13-17）。

MR 表现 真菌性脑膜炎在 T₁W 上表现为脑脊液信号浑浊。脑实质病变在 T₁W 上通常呈低信号，但如果合并亚急性出血，则表现为短 T₁ 信号。典型的是不规则的壁伴有凸向腔内的无强化结节。

真菌性脑炎患者的 T_2/FLAIR 扫描显示双侧不对称的皮层 / 皮层下白质和基底节高信号。局灶性病变（霉菌瘤）呈高信号病灶，典型的边缘为低信号，周围伴血管源性水肿。T_2^* 扫描可能显示由出血或钙化引起的"绽放样"病灶。鼻窦和脑实质内局灶性真菌感染通常在 DWI 呈弥散受限（图 13-17D）。

T_1 C+ FS 扫描通常显示基底软脑膜弥漫性增厚并强化（图 13-15）。血管侵袭性真菌可能侵蚀颅底，导致斑块样硬脑膜增厚，并阻塞单侧或双侧颈动脉（图 13-18，图 13-19）。脑实质病变呈点状、环状或不规则强化（图 13-16）。

MRS 显示 Cho 峰轻度升高，NAA 峰降低。在 90% 的病例中可见乳酸峰，而在大约 50% 的病例中可见脂质峰和氨基酸峰。在 3.6~3.8 ppm 常出现多个共振峰，提示可能为海藻糖的波峰。

鉴别诊断

主要的鉴别诊断是化脓性脓肿和结核瘤。结核脓肿在常规影像学检查中表现类似于真菌脓肿。相比较化脓性脓肿或结核性脓肿，真菌性脓肿更容易合并出血症状。

真菌脓肿的壁更加不规则，且内部可见无强化突出物。MRS 上 3.6 ppm 和 3.8 ppm 之间可出现特殊共振波峰。

其他需要与真菌脓肿鉴别的是原发性肿瘤（例如，伴有中央坏死的胶质母细胞瘤）或转移瘤。

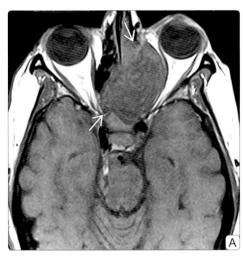

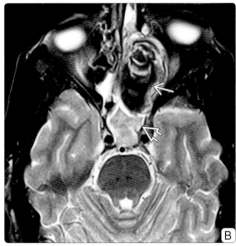

图 13-17A　图像显示了一个局灶性鼻腔 – 鼻窦霉菌瘤。轴位 T_1W 显示鼻腔和筛窦内膨胀的、破坏性的等信号肿块➡。病变侵犯左眼眶并向后延伸，填塞蝶窦

图 13-17B　病变在 T_2 FS 上呈混杂信号，但大多表现为明显低信号➡。注意蝶窦的梗阻性改变➡

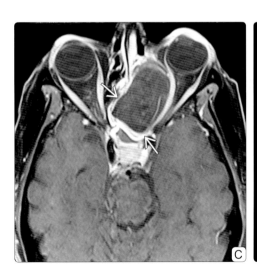

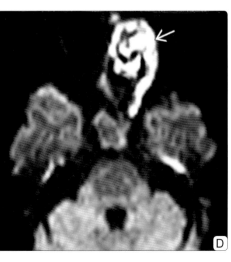

图 13-17C　T_1 C+ FS MR 显示肿块边缘强化➡

图 13-17D　肿块呈弥散受限➡

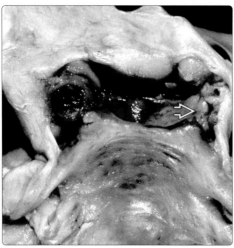
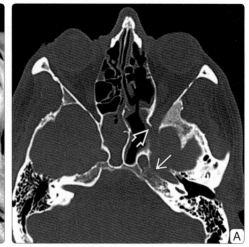

图 13-18　尸检标本的海绵窦近距离观察显示侵袭性真菌性鼻窦炎，堵塞左侧颈内动脉海绵窦段➡️（图片提供者：R. Hewlett, MD.）

图 13-19A　糖尿病患者，病情控制不佳，合并侵袭性毛霉菌病。CT 骨窗提示眶裂和蝶窦周围➡️，左岩尖➡️的骨侵犯和破坏

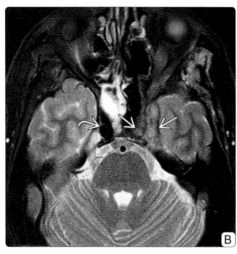
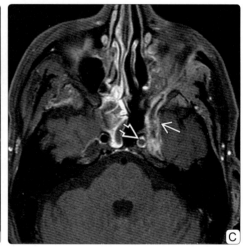

图 13-19B　轴位 T_2 FS MR 显示右侧颈内动脉海绵窦段正常"流空效应"➡️，左侧海绵窦肿块导致颈内动脉闭塞

图 13-19C　同一患者的 T_1 C+ FS MR 显示左侧海绵窦受累➡️和颈动脉闭塞➡️

寄生虫感染

寄生虫病一度被认为只在卫生条件差和经济条件落后的国家流行，但现在广泛的旅行和移民已经使得寄生虫病成为一个全球性的健康问题。除脑囊虫病之外，其他中枢神经系统寄生虫病较为罕见。

脑囊虫病

囊虫病是世界上最常见的寄生虫感染，60%～90% 的囊虫病患者最终会出现中枢神经系统病变。

术语

当囊虫病感染中枢神经系统时，称为脑囊虫病（NCC）。大脑中的"囊尾蚴"实际上是寄生虫的次级幼虫形式。"头节"是绦虫的头状部分，带有钩子和吸盘。在幼虫形态中，头节向被称为"空泡"的包囊的一端内陷。

病因

大多数脑囊虫病是由猪带绦虫的包囊幼虫引起的，并通过粪－口途径感染。人类摄入虫卵被感染，虫卵孵化并释放出幼虫，进而通过血流传播至身体的各个器官。

病理

位置　猪囊尾蚴最常见于中枢神经系统、眼睛、肌肉和皮下组织。颅内蛛网膜下腔是中枢神经系统最好发的部位，其次是脑实质和脑室（第四＞第三＞侧脑室）（图 13-20）。脑沟深处的 NCC 囊肿可引起强烈的炎症反应，导致邻近脑沟闭塞，看起来像轴内病变。

大小和数量　大多数脑实质内脑囊虫病囊肿较小（几毫米至 1 厘米）。少数情况下，在蛛网膜下腔可以形成多个直径达几厘米的大囊肿（脑囊虫病的"葡萄样"形式，类似于一串葡萄）。单发囊肿（20%～50%）或多发小囊肿均可发生。

大体病理学　脑囊虫病的发展和退化包括四个阶段。患者体内可存在不同发展阶段的多处病变。

囊泡阶段，活的幼虫（囊尾蚴）表现为半透明、薄壁、充满液体的囊肿，带有一个偏心性的白色内陷头节（图 13-21，图 13-22）。

胶态囊泡阶段，幼虫开始退化。囊肿液变得黏稠浑浊。由多核巨细胞、巨噬细胞和中性粒细胞的集合为特征的显著的炎症反应。该阶段出现纤维囊，病灶周围水肿更加明显。

颗粒结节阶段表现为进行性消退，囊肿塌陷并缩回到肉芽肿结节，最终钙化。水肿持续存在，囊周胶质增生是现阶段最常见的病理表现。

在结节钙化阶段，整个病变变为纤维钙化结节（图 13-23）。不存在宿主免疫反应。

脑囊虫病：大体病理学

位置、大小、数量
- 蛛网膜下腔＞脑实质＞脑室
- 通常＜1 cm
  - 蛛网膜下腔（"葡萄样"）囊肿，可能很大
- 多发性＞孤立性
  - 可有多个无数的微小（"粟粒"）囊肿

发展阶段
- 囊泡阶段（静止、活幼虫）＝囊肿＋头节
- 胶质囊泡阶段（垂死幼虫）
  - 显著炎症反应、水肿
- 颗粒状结节阶段（愈合中）＝囊肿消退、水肿↓
- 结节钙化阶段（愈合）
  - 静止、纤维钙化结节
  - 无水肿

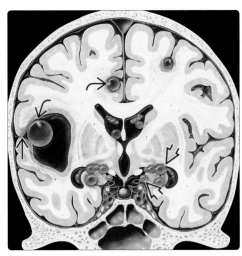

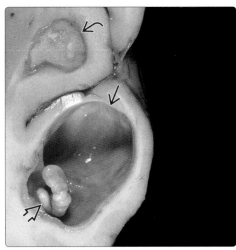

图13-20　脑囊虫病示意图。脑凸面囊肿内可见头节➡️和周围的炎症，在最大的囊肿周围，炎症"密封"脑沟➡️，使它看起来像实质性的。基底池内多发"葡萄状"囊肿➡️，囊内无头节

图 13-21　囊泡期脑囊虫病可见充满液体的囊肿➡️和白色偏心生长的头节➡️。同时可见颗粒结节性病变➡️（图片提供者：R. Hewlett, MD.）

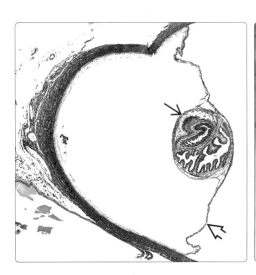

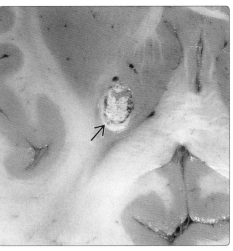

图 13-22　低倍显微镜下显示了囊尾蚴的内陷头节➡️位于薄壁囊肿内➡️即空泡（图片提供者：R. Hewlett, MD.）

图 13-23　近摄图显示结节状钙化脑囊虫病囊肿➡️。病灶周边无炎症和占位效应（图片提供者：R. Hewlett, MD.）

临床问题

流行病学 在囊虫病流行的国家，10%~20%的个体存在钙化的脑囊虫病肉芽肿。其中约5%（7500万人中约40万人）会出现症状。

人口统计学特征 脑囊虫病可见于各个年龄段，但出现症状的峰值在15~40岁。未见性别或种族差异。

临床表现 脑囊虫病临床表现多样。症状和体征取决于幼虫的数量和位置、发育阶段、感染持续时间以及是否存在宿主免疫反应。

癫痫是最常见的症状（80%），因囊肿退化周围的炎症反应所致。

头痛(35%~40%)和局灶性神经功能障碍(15%)常见，10%~12%的患者表现出颅内压升高的症状。

脑囊虫病，尤其位于蛛网膜下腔内，也会引起脑血管疾病，包括脑梗死、短暂性脑缺血发作和脑出血。

自然病程 在疾病的早期阶段，患者往往没有症状。许多患者多年仍无症状。从最初感染到出现症状的平均时间为2~5年。所有四个阶段的进展时间从1年到9年不等，平均为5年。

治疗原则 口服阿苯达唑（含或不含类固醇）、脑实质病变切除/引流和脑室内病变内镜切除。

影像

一般特征 影像学表现取决于以下几个因素：① 猪囊尾蚴所处的生命周期阶段；② 宿主的炎症反应；③ 寄生虫的数量和位置；④ 相关并发症，如脑积水和血管性疾病。

囊泡（静止）阶段：CT平扫显示一个光滑的薄壁囊肿，与脑脊液等密度，病灶周围无水肿，增强CT显示无强化。

MR显示囊肿在T_1和T_2/FLAIR上与脑脊液呈等信号。头节呈离散的、结节状、高信号（"靶"或"孔中的点"外观），DWI可见扩散受限。多无强化。弥散性或"粟粒性"脑囊虫病具有显著的"盐和胡椒"外观（图13-24，图13-25），病灶周围无明显水肿。

胶质囊泡阶段（垂死头节）：CT平扫显示囊肿液相对于脑脊液呈高密度，增强CT显示囊壁环形强化。退化的垂死幼虫周围有中度到明显的水肿。

MR T_1W显示囊液信号稍高于脑脊液，FLAIR上头节表现为高信号（图13-26）。周围存在中度至明显水肿（图13-27B），甚至可发展为弥漫性脑炎。

囊肿壁强化通常是明显的、环状的，并常轻度"蓬松"（图13-27D，图13-29）。头节弥散受限，可出现黏性变性囊肿（图13-28）。

颗粒结节（愈合）阶段：平扫CT显示轻度残留水肿。增强CT显示病灶强化程度进行性减退，轻度至中度强化结节。

囊肿壁增厚并收缩，病灶周围水肿明显减轻，最终消失。这一阶段的典型表现是结节状或轻度环状强化（图13-27D）。

结节钙化（不活跃）阶段：CT见小钙化结节，周围无水肿或强化（图13-27A）。萎缩、钙化病灶在T_1W和T_2W上表现为低信号。病灶周围无水肿。

T_2^* GRE上可见"晕染"样改变，如果存在多个钙化结节，可显示多灶性"绽放样黑点"（图13-27C）。静止病灶在T_1 C+上不强化。

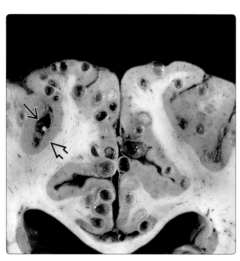

图 13-24 弥漫性脑囊虫病伴有大量囊肿，大部分位于蛛网膜下腔，额叶脑沟深部的囊肿内可见头节➡️，病灶被脑皮层包围⬅️，使蛛网膜下腔内病灶看起来像位于脑实质内

图 13-25 MR T_2W 显示弥漫性囊泡状脑囊虫病，伴有"盐和胡椒"征。存在无数微小的高信号囊尾蚴，带有头节（见囊内小黑点）；病灶周围无水肿

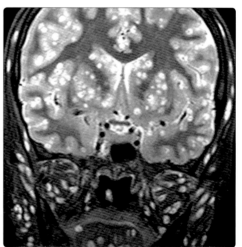

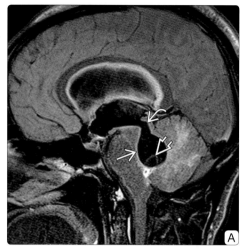

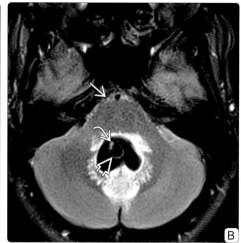

图 13-26A 女性，26 岁，头痛。矢状位 FLAIR 显示梗阻性脑积水，侧脑室、第三脑室和第四脑室➡️扩大，以及中脑导水管扩大➡️。在第四脑室底部可见一个孤立的脑囊虫病囊肿➡️

图13-26B 轴位MR FLAIR 序列显示囊肿壁➡️、头节➡️以及阻塞的第四脑室周围的间质液体。基底池 FLAIR 高信号➡️提示脑膜炎

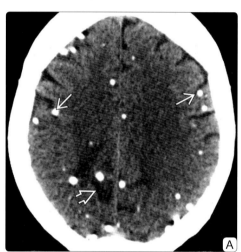

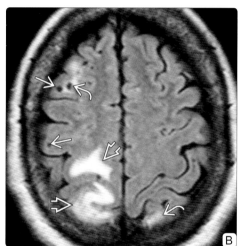

图 13-27A 脑囊虫病患者 CT 平扫扫描显示多发钙化结节➡️。少数病灶周围可见水肿➡️

图 13-27B FLAIR 扫描显示结节性钙化期病灶呈低信号➡️。在胶质囊泡期➡️病灶周围可见明显水肿，而在颗粒结节期➡️病灶周围残留少量水肿

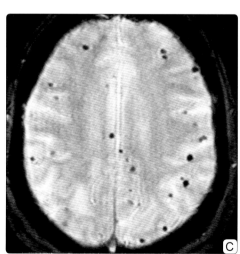

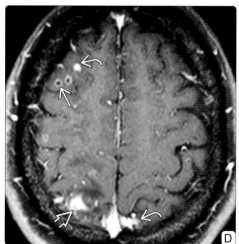

图 13-27C T_2^* GRE MR 显示结节状钙化的脑囊虫病特征性的多个"晕染样"黑点

图 13-27D MR T_1 C+ FS 显示愈合的脑囊虫病颗粒性结节囊肿呈模糊环状➡️和结节状➡️强化。"蓬松"强化和邻近水肿➡️是退化幼虫在胶质囊泡阶段的特征。脑囊虫病的特点是同一病例中可有处于不同发展阶段的多发病变

图 13-28A　男，41 岁，西班牙裔，癫痫患者。系列图像显示了不同阶段的脑囊虫病囊肿。轴位 T₂W MR 显示囊泡阶段（囊肿＋头节，无水肿）➡和颗粒结节阶段➡的囊肿

图 13-28B　更多的头部扫描显示胶质囊泡阶段的病灶，有结节（头节）➡和厚的高低混杂信号囊壁➪。周围水肿明显➡

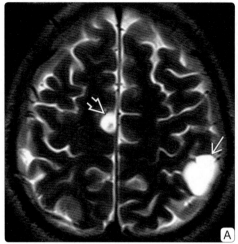
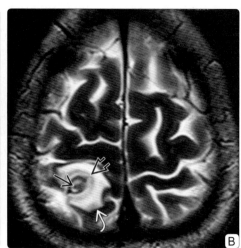

图 13-28C　轴位 FLAIR MR 显示囊泡阶段病灶及其头节➡。颗粒状结节样囊肿➡残留水肿很少。FLAIR 高信号脑沟➚提示胶状囊状囊肿引起的软脑膜炎症

图 13-28D　更多头部 FLAIR MR 显示胶状囊泡阶段囊肿＋结节➡，有明显的水肿➡和邻近的高信号脑沟➚

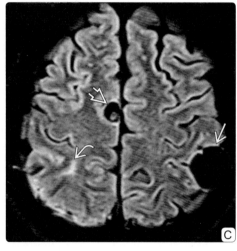
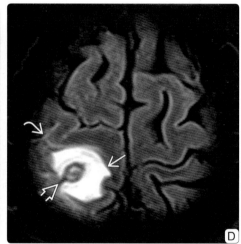

图 13-28E　（上）轴位 T₁ C＋ FS MR 显示脑囊虫病囊泡未见强化➡，颗粒结节性囊肿壁见轻微边缘强化➚。（下）更靠近头侧的扫描显示颗粒状结节囊肿有厚而明显的边缘强化➡

图 13-28F　MR 轴位 DWI（左）和 ADC 图（右）可见胶质囊泡阶段囊肿中央黏性物质明显弥散受限➡。增强囊壁呈轻度弥散受限➡

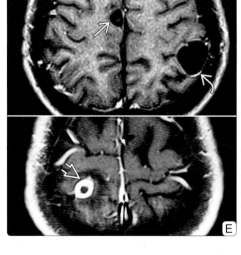
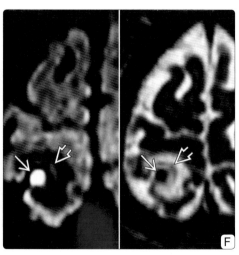

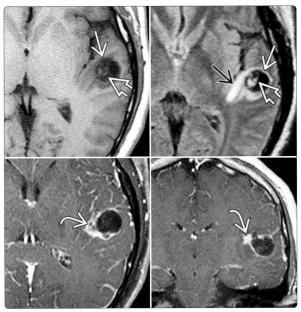

图 13-29　孤立性变性胶质囊泡阶段 NCC 囊肿➡伴头节➡，显示病灶周围水肿▷和"蓬松"增强➡

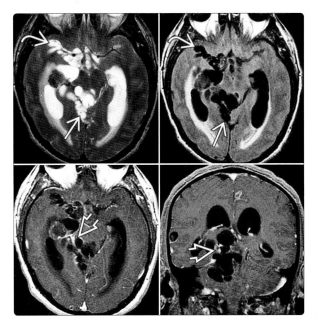

图 13-30　"葡萄状"脑囊虫病显示许多大小不一的囊肿充满了环池➡和侧裂池▷。可见脑积水，脑膜反应，在"葡萄状"囊肿周围有轻度 / 中度边缘强化➡

特异性征象　　"葡萄状"脑囊虫病表现为基底池内多发分叶状、大小不一的葡萄样病变。大多数囊肿缺乏可识别的头节。伴有蛛网膜炎，表现为囊肿周围和脑表面边缘强化，为纤维化和瘢痕所致。梗阻性脑积水很常见（图 13-30）。

脑囊虫病相关性血管炎伴卒中是"葡萄状"脑囊虫病的一种罕见但重要的并发症，表现类似于结核病。大多数脑梗死累及小穿支血管，但也有大面积脑梗死的报道。

脑室内脑囊虫病通常预后不良。脑室内囊肿在 CT 上很难发现。MR 上 FLAIR 和 CISS 序列是检测脑室内囊肿最敏感的序列，第四脑室是最常见的部位（50%～55%）（图 13-26），其次是第三脑室（25～30%），侧脑室（10%～12%）和中脑导水管（8%～10%）。

鉴别诊断

脑囊虫病的鉴别诊断取决于病变类型和部位。蛛网膜下腔 / 脑池的脑囊虫病与结核性脑膜炎相似。与脑囊虫病相反，结核典型征象是基底池内化脓性黏稠渗出物，缺乏脑囊虫病"葡萄样"囊性特征。癌性脑膜炎和神经系统结节病偶尔也可表现为囊性。

脓肿和多灶性脓毒性栓塞表现与脑实质型脑囊虫病相类似，但前者 T_2W 表现为边缘低信号，DWI 表现为明显弥散受限。MRS 上的琥珀酸峰有助于鉴别退化的脑囊虫病囊肿和脑脓肿。

巨大环状强化的实质内胶质囊泡状脑囊虫病囊肿可类似于肿瘤、结核瘤或弓形虫病。脑室内囊肿的鉴别诊断包括胶质囊肿（实性）、室管膜囊肿（囊性但无头节）和脉络膜丛囊肿。

脑囊虫病：影像学和鉴别诊断

影像

- 随阶段而变化（可能同时存在在不同阶段的病变）
  - 囊泡阶段：囊内有"点"（头节），无水肿，无强化
  - 胶质囊泡阶段：环状强化，水肿明显
  - 颗粒结节阶段：边缘轻度强化，水肿减轻
  - 结节钙化阶段：CT Ca++，MR "黑点"

鉴别诊断

- 脑实质内（胶质囊泡）囊肿 = 肿瘤、弓形虫病、结核
- "葡萄样"（蛛网膜下腔）脑囊虫病 = 化脓性 / 结核性脑膜炎
- 脑室内囊肿 = 室管膜、脉络丛囊肿

其他寄生虫感染

脑囊虫病以外的寄生虫侵及脑病相对少见。影响人类的几种寄生虫都可以侵入中枢神经系统，特别是当人类作为中间宿主或非终宿主时。棘球蚴病、血吸虫病、肺吸虫病、裂头蚴病、旋毛虫病和锥虫病是潜在的神经侵袭性寄生虫。

多种寄生虫可能造成类似肿瘤的肿块（图 13-31）。流行地区的旅居史是诊断的关键。

"寄生虫病"通常表现为肿块样病变，伴有水肿和多个"砾岩"环形强化灶（图 13-32）。中枢神经系统寄生虫感染可被误诊为肿瘤，如转移瘤和胶质母细胞瘤。炎性肉芽肿（如结核肉芽肿）表现也可类似寄生性肉芽肿，两者通常在同一地区流行。

其他和新出现的中枢神经系统感染

中枢神经系统螺旋体感染

可导致严重的中枢神经疾病的螺旋体有两种：疏螺旋体病（如莱姆病、回归热疏螺旋体病）和密螺旋体（如神经梅毒）。

莱姆病

莱姆病（LD）也称为莱姆疏螺旋体病。伴有神经系统疾病的莱姆病被称为莱姆神经疏螺旋体病（LNB）或神经莱姆病。莱姆病是一种多系统炎症性疾病，在美国由伯氏疏螺旋体引起，在欧洲由加里尼疏螺旋体或阿夫泽利疏螺旋体引起。

图 13-31A　一位来自东南亚的年轻男性，轴位 T$_2$W MR 显示右额叶不均质的肿块，病灶内低信号➡提示出血。病灶周围可见中度水肿➡

图 13-31B　冠状位 T$_1$ C+ MR 显示簇状环状强化病灶➡。手术证实为肺吸虫肉芽肿

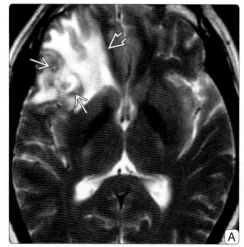
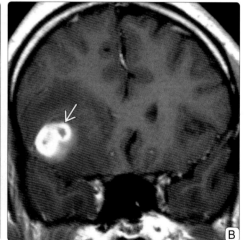

图 13-32A　一例产后癫痫患者，轴位 T$_2$W MR 显示异常的侧脑室旁混合信号肿块➡和显著的病灶周围水肿➡

图 13-32B　T$_1$ C+ FS MR 显示多发聚集的环形强化灶➡和疑似坏死病灶➡。没有确定的病原体。最初认为是结核，后考虑寄生虫。未进行尸检

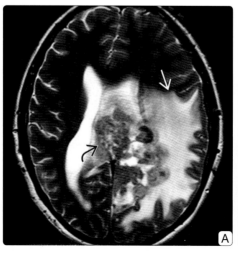
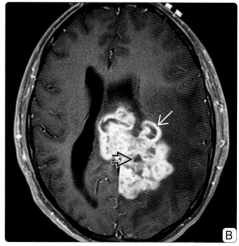

莱姆病是一种存在于动物体内的人畜共患病，如田鼠和白尾鹿。通过蜱虫叮咬并附着在人体至少36 小时，螺旋体从蜱中肠转移到唾液腺时传染给人类。大多数病例是由受感染的若虫（大约有罂粟籽大小）叮咬引起，不容易察觉。

中枢神经系统莱姆病的临床表现和影像学特征千变万化，并因位置而异。精神状态改变和脑病是最常见的表现。影像学典型表现为 T₂/FLAIR 上的多个小（2~8 mm）皮层下和脑室周围白质高信号，约有 1/2 患者可观察到此征象（图 13-33）。程度从无到中等不等。可能存在多个点状和环状强化病灶（图 13-35）。偶尔会出现"马蹄形"或开环样强化，类似脱髓鞘疾病。

莱姆病的主要鉴别诊断是脱髓鞘疾病。多发性硬化（MS）经常累及脑室周围白质。与 LNB 相比，多发性硬化中更常累及胼胝体 – 透明隔交界区，脑神经强化少见，尤其是面神经强化不常见。

梅毒

梅毒是由梅毒螺旋体引起的慢性全身性传染病，通常通过性接触传播。5%~10% 未经治疗的梅毒患者会发展为神经梅毒（NS）。

梅毒树胶肿是最常见的颅内表现。大多数分布在脑表面，由密集的炎症浸润围绕中央干酪样坏死核组成。影像表现为混合密度 / 信号肿块，具有明显环状或弥漫强化。由于梅毒树胶肿较为罕见，大多数最初被误诊为原发或转移性肿瘤。

新出现的中枢神经系统感染

新发感染是指新近出现的感染人类的疾病。其中一些是人畜共患病（即从动物传染给人类的疾病），而另一些是由昆虫传播的。大多数很少累及中枢神经系统，而一旦累及，结果可能是灾难性的，如出血热、裂谷热、汉坦病毒、登革热和埃博拉等。

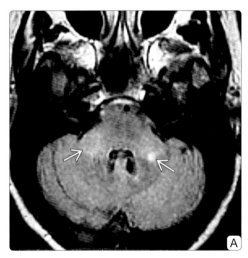

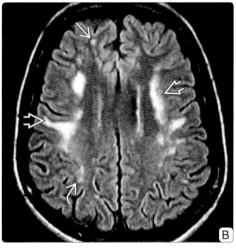

图 13-33A 一系列轴位 FLAIR MR 图像显示，在治疗完全缓解后 1 年，T₂/FLAIR 白质多灶性高信号持续存在。病变存在于两侧小脑中脚➡️

图 13-33B 同一病例更靠近头侧的图像显示皮层下和脑室周围深部白质多灶性点状➡️、斑块状➡️和融合状➡️病变

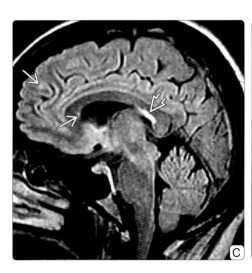

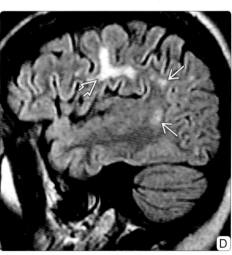

图 13-33C 同一病例中的正中矢状位 FLAIR MR 显示皮层下白质和胼胝体➡️的点状病变。胼胝体压部前方可见较大的融合性病变➡️

图 13-33D 同一病例的侧方矢状位 FLAIR MR 显示多发点状➡️和融合的➡️皮层下白质病变。注意皮层下 U 形纤维不受累。本例诊断为莱姆病

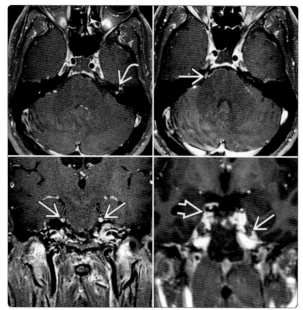

图 13-34　莱姆病患者轴位（上）、冠状位（下）T₁ C+ FS MR 扫描显示左侧面神经➡️、双侧三叉神经➡️、左侧动眼神经➡️强化（图片提供者：P. Hildenbrand, MD.）

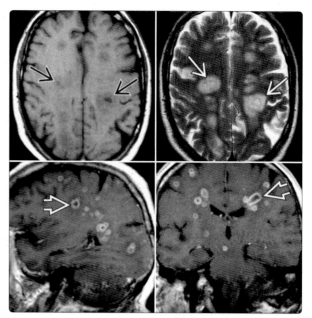

图 13-35　（左上）T₁ 显示双侧等 / 低信号脑白质病变➡️。（右上）T₂ 显示放射冠双侧"蓬松"高信号病灶➡️。矢状位（下左）和冠状位（下右）显示多发环状强化➡️；此例为立克次体脑炎

病毒性出血热

美国疾病控制和预防中心（CDC）已将六种疾病确定为"A"类传染病（容易在人与人之间传播，导致高死亡率和潜在的重大公共卫生风险）：炭疽、天花、肉毒杆菌中毒、兔热病、病毒性出血热和鼠疫。其中，病毒性出血热最有可能累及中枢神经系统并引起多灶性脑出血（图 13-36）。

丝状病毒，如埃博拉病毒和马尔堡病毒，是引起急性出血热的单链 RNA 病毒，死亡率很高。目前，尚无抗人类丝状病毒感染的疫苗或治疗方法。

2015 年西非埃博拉疫情期间，很多患者多器官受累，虽因缺乏影像学检查而未能明确死因，但现在认为多数患者可能是死于急性暴发性脑膜脑炎。

黄病毒（主要是登革热病毒和寨卡病毒）是最重要的新发病毒感染病原体，在全球疾病发病率较高，并有可能在非流行地区以外迅速传播。

登革热越来越普遍。由伊蚊传播，约 40% 的世界人口面临感染风险。

登革热的临床表现各异，从无症状感染到危及生命的登革出血热和登革休克综合征。大约 10% 的血清学确诊的登革热感染患者会出现神经系统并发症。在流行地区，登革热已成为脑炎的最常见病因，甚至超过了单纯疱疹病毒。

脑膜炎、脑炎、急性播散性脑脊髓炎、Guillain-Barré 综合征和脑垂体卒中在一些病例中有报道。

寨卡病毒（ZIKV）与登革热、基孔肯雅热、西尼罗河、黄热病和日本脑炎有关。巴西是目前寨卡病毒流行的中心，并且正在向美洲迅速蔓延。寨卡病毒主要是由伊蚊传播的虫媒传播疾病，可经母婴传播、性传播和受污染的血液传播。

母体感染寨卡病毒可导致婴儿严重小头畸形（先天性寨卡综合征）。据报道，它还可引起成人脑膜脑炎、脊髓炎和 Guillain-Barré 综合征。到目前为止，所报道的影像学表现不具有特异性。

许多汉坦病毒或韩国出血热肾综合征患者会出现中枢神经系统症状，如急性精神障碍、癫痫和假性脑膜炎。尸检研究显示，37% 的病例可有垂体出血，5% 出现垂体坏死，近 70% 出现脑干出血。在少数报道的病例中，MR 可见脑垂体出血和可逆性胼胝体损害。

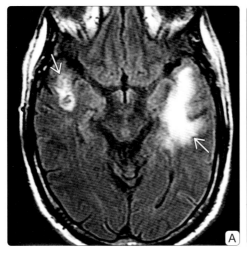 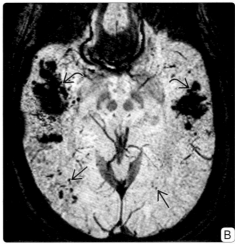

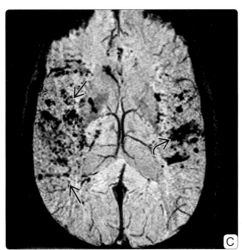 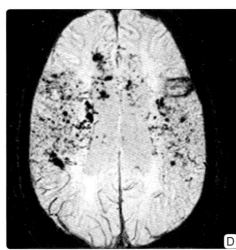

图 13-36A　男，38 岁，精神状态改变伴进行性加重，癫痫发作。轴位 FLAIR MR 显示双侧颞叶白质高信号病变➡

图 13-36B　在患者陷入昏迷几天后，SWI MIP 图像显示双侧颞叶血肿⬈和大量分散的点状微出血灶➡

图 13-36C　更靠近头侧的 T₂* SWI MIP 图像显示更多融合性出血灶⬈和散在的微出血灶➡。基底节基本没有受累

图 13-36D　更靠近头侧的 SWI 图像显示大量微出血。暴发性出血性脑炎很可能是病毒性的。尽管患者进行了大量实验室检查，但仍未鉴定出病原体

第 14 章
HIV/AIDS

本章将探讨 HIV/AIDS 影响中枢神经系统（CNS）的"多面性"。首先讨论 HIV 病毒本身累及脑组织的表现，即 HIV 脑炎。随后讨论了一些罕见但重要的并发症，如 HIV 血管病变、HIV 相关骨髓改变和良性唾液腺淋巴上皮病变。

接下来介绍使 HIV/AIDS 患者的病情复杂化的广谱机会性感染，以及当 HIV 患者同时感染结核、其他性传播疾病或疟疾时的临床表现，然后提出治疗后的长期 HIV 存活者和免疫重建炎症综合症的相关概念。在本章的最后讨论了在 HIV/AIDS 背景下发生的肿瘤（AIDS 相关性恶性肿瘤）。

HIV 感染

HIV 是一种嗜神经性病毒，可直接或间接累及中枢神经系统。神经系统并发症可以源于 HIV 感染本身、机会性感染、肿瘤以及与治疗相关的代谢紊乱。

在本章节中，将介绍 HIV 对大脑的损害。HIV/AIDS 的颅外疾病表现也有可能通过影像学检查显示，因此将在本章一并讨论。

HIV 脑炎

75%~90% 的 HIV/AIDS 患者在尸检时存在由 HIV 导致明显的脑损伤（图 14-1）。尽管许多患者在疾病的不同时期都无症状，但在5%~10%的病例最早出现的临床症状为脑组织感染。尽管治疗可以有效地抑制病毒，但仍然有约 25% 的 HIV/AIDS 患者出现中度认知障碍。

术语

HIV 脑炎（HIV encephalitis, HIVE）和 HIV 白质脑病（HIV leukoencephalopathy, HIVL）是 HIV 感染大脑的直接结果。尽管合并感染或多重感染常见于病程的后期，但机会性感染通常不在早期出现。

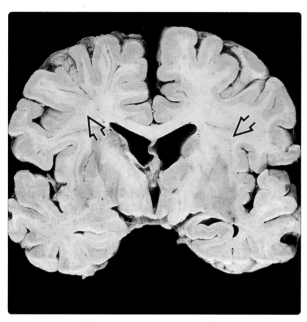

图 14-1 HIV 患者尸检标本的冠状位切面，可见弥漫性脑组织萎缩伴右侧侧脑室扩张，外侧裂增宽。脑白质⟳内可见"模糊"、边界不清的异常区域，但皮层下 U 形纤维完整（图片提供者：B. K. DeMasters, MD.）

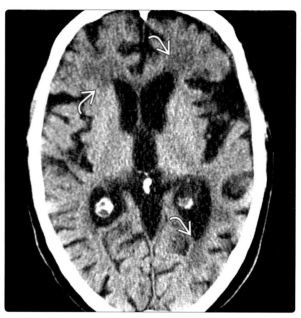

图 14-2 男，38 岁，长期感染 HIV/AIDS，轴位平扫 CT 可见大脑严重萎缩，皮层下白质出现多发低密度灶⟹

病因

HIV 是一种致病性的嗜神经性人类 RNA 逆转录病毒。大多数 HIV/AIDS 由 HIV-1 病毒导致。HIV-2 感染主要见于异性之间传播，且主要见于西非地区。在本文中除非单独说明，本章节所提及的"HIV"或"HIV 感染"均指 HIV-1 感染。

病毒感染的两个靶点是淋巴组织（尤其是 T 细胞）和中枢神经系统。HIV 以游离病毒颗粒或通过感染单核细胞和 T 细胞的方式进入血脑屏障，它们在完整的血脑屏障中迁移，可在初次接触后 24~48 小时内进入脑组织。

HIV 感染星形胶质细胞，但不直接感染神经元。然而，一旦进入大脑，被 HIV 感染的单核细胞和 T 细胞产生促炎细胞因子，如 TNF 和 IL-1β，进一步激活驻留脑内的小胶质细胞和星形胶质细胞。

病理

早期阶段，大脑看起来非常正常。进展期 HIVE 导致广泛的脑容量减少（"萎缩"），脑室和蛛网膜下腔扩张。特点是出现边界不清的、弥漫的髓鞘化不良伴边界不清的髓鞘脱失。病变最显著的部位是脑室周围深部白质和放射冠。

显微镜下，HIVE 的特征性表现为神经胶质增生、小胶质细胞活化、血管周围炎症和含有病毒抗原的多核巨细胞。

临床问题

流行病学 几乎 60% 的艾滋病患者最终会出现明显的神经症状。约 15%~25% 的患者治疗后出现中度 HIV 相关神经认知障碍（HIV-associated neurocognitive disorders, HANDs）。

临床表现 大脑感染 HIV 的早期通常是无症状的，且认知和功能最初也表现正常。HANDs 会最终会发展为中长期并发症。

影像

CT 表现 早期的平扫 CT 通常表现正常。随着疾病进展，表现为轻度至中度萎缩伴白质斑片状或融合状低密度灶（图 14-2）。HIVE 不会表现为肿块，增强 CT 也不发生强化。

MR 表现 T₁W 或薄层反转恢复序列能很好地显示脑室、脑沟的扩张和弥漫的脑萎缩。T₁W 上白质信号强度通常正常或接近正常。

T₂W 和 FLAIR 序列上，早期表现为双侧对称性、斑块状的白质高信号。随着病情进展，皮层下和脑深部白质的病变逐渐增多并融合，呈边界模糊的高信号，随之出现脑萎缩（图 14-3）。T₁W 增强扫描 HIVE 通常不会强化，并且在 DWI 上弥散不受限。暴发性病例中，脑小静脉周围可出现强化，可能为急性脱髓鞘所致。

鉴别诊断

　　进行性多灶性白质脑病（progressive multifocal leukoencephalopathy, PML）在 T₂W 或 FLAIR 序列上表现为明显的不对称高信号。双侧大脑半球和颅后窝白质（通常是双侧大脑脚）都受到影响。PML 还经常累及皮层下 U 形纤维，而 HIV 脑炎则通常不累及皮层下 U 形纤维。

　　HIV 脑炎患者常合并其他病原体引起的感染，导致其影像学表现更为复杂。

　　巨细胞病毒（cytomegalovirus, CMV）也可引起类似的弥漫性脑炎，但通常表现为室管膜强化。

　　弓形虫病可引起多灶性点状、"靶状"或环形强化病变，多发生在基底节区。

　　疱疹性脑炎和人类疱疹病毒 -6（human herpes-virus-6, HHV-6）脑炎都累及颞叶，尤其是皮层。

HIV 脑炎：MR 和鉴别诊断

MR
- 脑萎缩伴脑室扩张、脑沟增宽
- T₂W 或 FLAIR 白质"模糊"的对称性高信号
  - 不累及皮层下 U 形纤维
- 无占位效应
- 一般无强化（特例 = 急性暴发性 HIVE）

鉴别诊断
- 进行性多灶性白质脑病（PML）
  - 常并发 HIV 脑炎
  - 通常不对称
  - 常累及 U 形纤维
- 机会性感染
  - 巨细胞病毒引起脑炎、室管膜炎
  - 弓形虫病：多发环形强化
  - 疱疹病毒脑炎，HHV-6 型通常累及颞叶

图 14-3A　45 岁早期痴呆男性患者轴位 T₂W 图像可见侧脑室和脑沟轻微增宽

图 14-3B　轴位 FLAIR 序列白质未见异常高信号

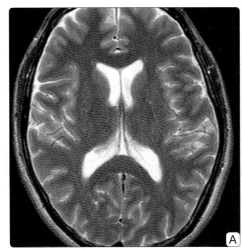
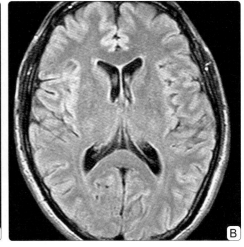

图 14-3C　四年后，患者发展为严重的艾滋病相关性痴呆。轴位 T₂W 图像显示明显的脑萎缩，表现为侧脑室和脑沟增宽。双侧大脑半球白质内➡和胼胝体压部➡可见对称性的融合状高信号

图 14-3D　轴位 FLAIR 序列图像可见严重 HIV 脑炎患者深部白质发生显著变化➡。U 形纤维不受累

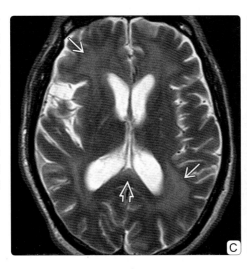
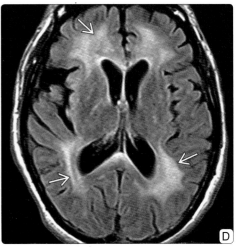

HIV/AIDS 的其他表现

HIV/AIDS 骨髓改变

骨髓异常在 HIV/AIDS 患者中常见。表现为 T_1W 上高信号的脂肪性黄骨髓被低信号的活性造血组织替代。颅盖骨和斜坡骨质呈"花斑样"改变或信号降低。受累椎体信号低于椎间盘，出现"亮椎间盘"征。

淋巴样增生

咽淋巴环的淋巴样增生是脑部 MR 检查时最常见的异常表现，25～30 岁以上的患者出现扁桃体及腺样体异常增大，提示可疑 HIV 感染（图 14-4）。

良性淋巴上皮病变

HIV 相 关 的 良 性 淋 巴 上 皮 病 变（benign lymphoepithelial lesions of HIV, BLL-HIV）是非肿瘤性囊性肿块样病变，导致涎腺增大。常见双侧发病，腮腺最易受累。

平扫 CT 上显示双侧腮腺增大，内可见多发边界清楚的囊肿，增强扫描可见边缘细线样强化。囊肿在 T_2W 上呈均匀高信号，T_1W 增强扫描表现为边缘强化（图 14-5）。

血管病变

复发性卒中在慢性 HIV/AIDS 患者中越来越常见。HIV- 相关血管病变可引起 Willis 环和大脑中动脉近端明显的梭形扩张（图 14-6）。

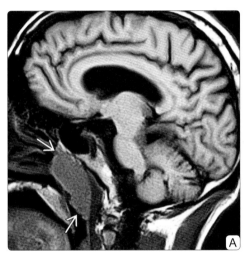

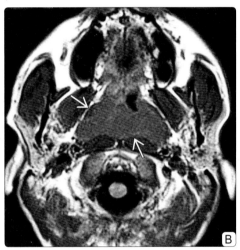

图 14-4A 矢状位 T_1W 图像显示一名 43 岁长期感染 HIV/AIDS 的男性患者明显异常增生的腺样体➡

图 14-4B 轴位 T_1W 图像显示同一患者明显增生的腺样组织几乎完全充填上部鼻咽腔➡

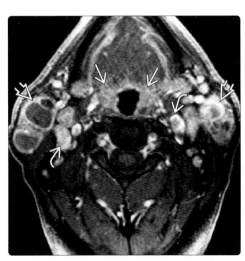

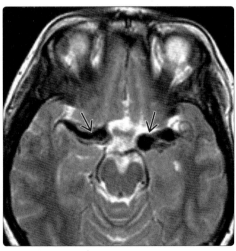

图 14-5 一名 31 岁 HIV 阳性男性轴位脂肪抑制 T_1W 增强扫描图像显示咽淋巴环增生➡和典型的淋巴上皮样病变。双侧腮腺内边缘强化的囊肿➡和颈深部淋巴结肿大➡

图 14-6 一名 13 岁先天性 HIV/AIDS 多次复发性卒中患者，轴位 T_2W 图像可见双侧大脑中动脉管腔明显扩大，呈"流空效应"➡，这是 HIV 梭状扩张动脉病变的特征

机会性感染

随着高效抗逆转录病毒治疗（highly active antiretroviral therapy, HAART）的进展，中枢神经系统机会性感染的患病率已降到先前的10%~20%。但实际上，HIV并发机会性感染（如结核）的发病率仍然较高。

弓形虫病

弓形虫病（toxoplasmosis, toxo）是HIV/AIDS患者最常见的机会性感染和引起占位性病变的病因。

中枢神经系统弓形虫病最常累及基底节、丘脑、灰白质交界区及小脑（图14-7）。病灶常为多发，单发少见。与淋巴瘤相比，仅15%~20%的弓形虫病表现为单发肿块。虽然脑的弓形虫病会有大病灶，但大多数为小病灶，平均直径约为2~3 cm。

平扫CT最常见的表现是基底节区或丘脑多发、边界不清的低密度影，周围可见中度或明显的水肿（图14-8A）。

MR显示T₁W表现为低信号的肿块样病变，偶尔可见由于病变内凝固性坏死或出血所致的周边稍高信号。T₁W增强扫描（图14-8C）的典型表现为单发或多发的结节状或环状强化的肿块样病变。环形强化伴较小的偏心性壁结节，构成"偏心靶"征。强化的结节由向心性增厚血管汇聚形成，而强化的边缘为坏死性脓腔边缘的炎性血管区域。

主要的鉴别诊断是原发性中枢神经系统淋巴瘤（primary CNS Lymphoma, PCNSL）。中枢神经系统弓形虫病常表现为多发病灶。约80%的AIDS相关中枢神经系统弓形虫病患者血清学检查阳性，脑脊液PCR检测也是阳性。单发弓形虫病少见。在HIV/AIDS患者中枢神经系统孤立性肿块中，约70%为原发性中枢神经系统淋巴瘤。

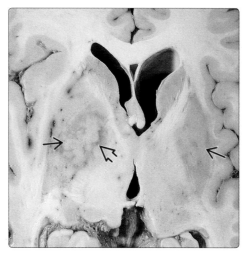
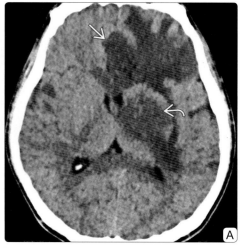

图 14-7 HIV 阳性患者脑部尸检标本的轴位切面，显示双侧基底节区边界不清的弓形虫包裹性脓肿➡。右侧基底节病变的中央坏死区周边可见出血➡（图片提供者：R.Hewlet, MD.）

图 14-8A 一名33岁的HIV阳性男性患者，因精神状态改变急诊入院，平扫CT图像显示左侧基底节区➡及左侧额叶➡低密度肿块，病变周围可见片状明显水肿

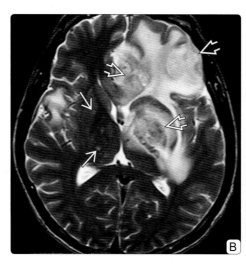
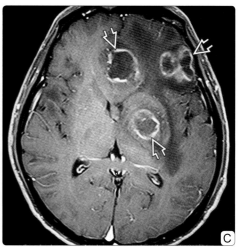

图 14-8B 轴位 T₂W 图像显示左侧额叶及左侧基底节区可见三个肿块样病变➡，信号不均匀，病变周围可见大片高信号水肿带。右侧基底节区及右侧丘脑另见多发小灶状高信号➡

图 14-8C 轴位脂肪抑制 T₁W 增强扫描图像显示病变呈不规则环形强化➡

隐球菌病

对于 HIV/AIDS 等免疫功能下降的患者，真菌感染可能是致命性的。尽管多种真菌可以造成中枢神经系统感染，但 HIV/AIDS 患者最常感染的真菌为白色念珠菌、曲霉菌属和新型隐球菌（cryptococcus neoformans, crypto）。HIV/AIDS 患者中枢神经系统感染中，最常见的为 HIV 自身感染，其次是刚地弓形虫感染，新型隐球菌感染位居第三。在 HAART 应用以前，HIV 患者发生新型隐球菌感染的发病率约为 10%，但目前发达国家 AIDS 患者中发生的新型隐球菌感染已较为罕见。隐球菌感染常见于 CD4 细胞数 <50~100 个细胞 / μL 的 AIDS 患者。

胶状黏液样隐球菌荚膜多糖和芽殖酵母菌在扩张的血管周围间隙（prominent perivascular spaces, PVSs）内积聚（图 14-9），特别是在基底神经节（图14-10）、中脑、齿状核和皮层下白质（图 14-9）。平扫 CT 扫描常表现为基底节区低密度。隐球菌的胶状假囊肿在 T_1W 上呈低信号，T_2W 上呈高信号（图 14-12）。病变的信号强度通常与脑脊液一致，在 FLAIR 序列上被抑制而呈低信号。病灶周围一般无水肿。典型者 T_1W 增强扫描无强化，但偶尔可见轻度的软脑膜强化。

鉴别诊断包括扩张的血管周围间隙（PVSs），增强扫描 PVSs 不强化。HIV/AIDS 患者的 CD4 细胞数 <20 个 /μL 时，若同时出现对称性扩大的血管周围间隙，则应考虑隐球菌感染，并应进行相应的治疗。弓形虫病常常表现为多发的环状或靶样强化病灶，伴有明显的灶周水肿。结核常表现为颅底脑膜明显强化，结核瘤在 T_2W 上表现为低信号。HIV/AIDS 患者的原发性中枢神经系统淋巴瘤常表现为出血、坏死及环状强化，单发病变较多发病变更常见。

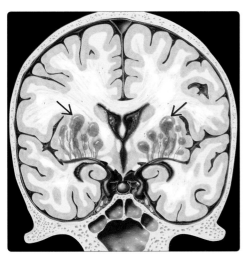

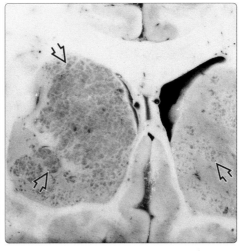

图 14-9 冠状位示意图显示 HIV/AIDS 患者伴发隐球菌感染的特征性表现。可见多发扩张的血管周围间隙 ⇨，内部充满胶状黏液样物质

图 14-10 HIV/AIDS 患者的尸检标本，冠状位切面显示基底节区可见多发的微小胶状假囊肿（引自 A. T. Yachnis, Neuropathology, 2014）

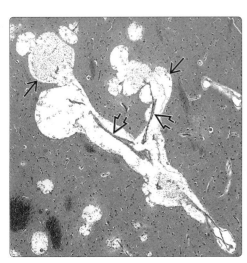

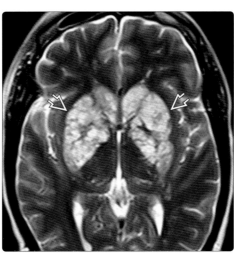

图 14-11 显微照片显示血管分支的纵向切面 ⇨，周围为扩大的血管周围间隙，其内可见隐球菌胶状假囊肿 ⇨（图片提供者：B. K. DeMasters, MD.）

图 14-12 T_2W 图像显示双侧豆状核和尾状核头明显膨大，伴有多发高信号囊肿，为隐球菌胶状假囊肿的典型表现 ⇨（图片提供者：N. Omar, MD.）

进行性多灶性白质脑病

进行性多灶性白质脑病（progressive multifocal leukoencephalopathy, PML）是一种由 JC 病毒（JC virus, JCV）引起的机会性感染，JCV 属于包病毒科，是一种普遍存在的、广泛传播的病毒。全世界超过 85% 的成人都存在抗 JCV 抗体。无症状感染可发生于儿童或青少年时期，直到病毒再次被激活前，均处于隐匿状态。

早期病变表现为脑灰白质交界区的圆形或卵圆形黄褐色小病灶，脑灰质通常正常。当小病灶融合时，可在脑白质内出现大面积的海绵状陷窝（图 14-13）。

影像学检查在 JCV 的诊断和随访中起着关键作用。cPML 可表现为单发或弥漫性多灶性病变，脑内任何部位均可受累，但以幕上脑白质受累最为常见。小脑中脚等颅后窝白质，是另一常见的发病部位。少数病例中也可表现为累及皮层下 U 形纤维的孤立性病变。

超过 90% 的 cPML 在平扫 CT 上表现为皮层下白质和脑室周围深部白质的低密度区（图 14-14）；70% 为多灶性病变。病变的影像学表现多样，可表现为皮层下散发的小病灶，也可表现为双侧白质非对称性的大面积融合性病变。在早期感染的急性期，部分病变表现占位效应伴局部脑回肿胀。感染晚期以脑萎缩和脑组织体积减小为主。PML 病灶增强扫描常不强化。

如果怀疑 PML，MR 是首选的影像学方法。经典型者在 T₁W 上表现为双侧非对称性、多发、形态不规则的低信号。T₂W 表现为不均匀的高信号（图 14-13），通常延伸至皮层下 U 形纤维，而皮层即使在疾病进展期也保持完整。随着病变进展，稍高信号的融合病变内以及周边可见较小的、微囊状极高信号，代表特征性的海绵样病变。

不同时期的病变在 DWI 上表现不同。新发的活动性病变在 DWI 上呈现明显弥散受限。稍晚期的病变表现为中央核心区低信号、平均弥散系数（mean diffusivity, MD）增高，而病变周围区域呈高信号、MD 降低。慢性期"耗竭性"病变由于细胞结构破坏表现为 DWI 高信号（图 14-15）。

"经典型"PML 在 T₁W 增强扫描中通常不强化，仅约 5% 的病例出现病变周边轻度的边缘性强化。免疫重建炎症综合征和多发性硬化症患者例外。在这些病例中，常出现不规则边缘显著强化病灶，但也存在例外。使用皮层类固醇治疗可降低外周区域强化程度或减轻占位效应。

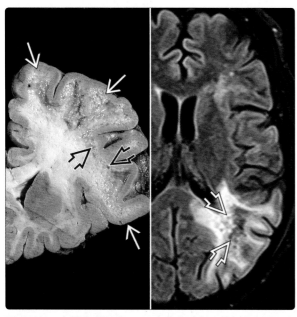

图 14-13　左图为进展期 PML 患者的脑部尸检标本，显示多发脱髓鞘病灶➡合并多发微小空洞⇨。右图为进行性多灶性白质脑病患者的 FLAIR 图像，显示皮层下白质病变呈高信号，并可见多发低信号小囊肿，病变呈"海绵"样改变⇨

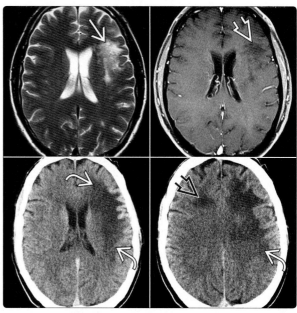

图 14-14　该图显示了 32 岁 HIV 阳性伴发 cPML 患者。T₂W 图像显示左额叶融合状高信号病变➡，增强后未见强化⇨。6 周后该患者平扫 CT 图像显示左额叶病变较前体积增大➡，右额叶可见新发低密度病变⇨

cPML 的主要鉴别诊断是 HIV 相关性脑炎（HIV encephalitis, HIVE），HIVE 表现为对称性白质病变，皮层下 U 形纤维不受累。IRIS 多为急性，且增强扫描表现为明显不规则的环形强化。

巨细胞病毒

中枢神经系统巨细胞病毒感染为常见于免疫功能低下患者的迟发性疾病。随着 HAART 的应用，HIV/AIDS 患者进展为症状明显的巨细胞病毒感染的比例已降低至 2% 以下。

在 HIV/AIDS 患者中，获得性 CMV 最常见的表现是脑膜脑炎（图 14-16）、脑室炎/室管膜炎。典型的影像学表现为潜在的 HIVE（脑萎缩、白质受损），侧脑室周围有室管膜强化（图 14-17）。

结核

免疫功能低下患者最严重的合并感染之一就是结核，也是全球范围内引起 HIV 感染患者发病和死亡的主要病因。

HIV 是目前所知的能再次激活人体内潜伏存在的结核杆菌，并使之演变为活动性结核的最严重的危险因素。HIV 患者合并结核感染后，进展为活动性结核的风险是非 HIV 患者的 100 倍。相应地，人体对结核的免疫反应可加剧 HIV 的严重程度，并加速疾病进展。

有结核病史的患者如果新感染 HIV，陈旧性的钙化结核瘤可能重新被激活，逐渐形成新的灶周水肿和肿块效应（图 14-18）。在严重免疫功能低下的 HIV 患者中，如果 CD4 计数低，重新激活的暴发性结核病可能发展为多发的环状强化假脓肿（图 14-19）。

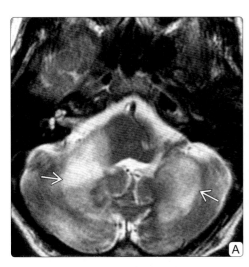

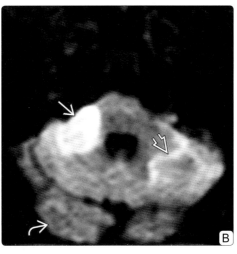

图 14-15A 42 岁 HIV 阳性伴发小脑 cPML 女性患者，临床表现为行走困难。轴位 T₂W 图像显示特征性的双侧小脑中脚受累➡

图 14-15B DWI 图像显示 cPML 不同阶段的特征。右侧小脑后脚病变无弥散受限➡，右侧小脑中脚病变呈明显且均匀的弥散受限➡，左侧小脑病灶边缘弥散受限➡

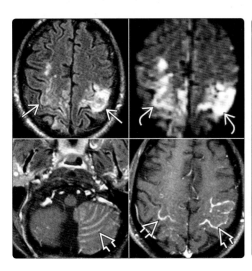

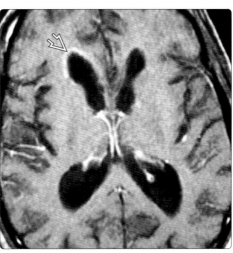

图 14-16 一名 32 岁 HIV 阳性的急性 CMV 脑膜脑炎患者的 MR 图像。FLAIR 图像显示双侧顶叶高信号➡，对应 DWI 图像上弥散受限呈高信号➡。T₁W 增强扫描图像可见软脑膜强化➡

图 14-17 HIV 脑炎患者。T₁W 增强扫描图像可见弥漫性脑萎缩。室管膜显著强化➡，为 HIV 脑炎的非典型表现。诊断为巨细胞病毒脑室炎

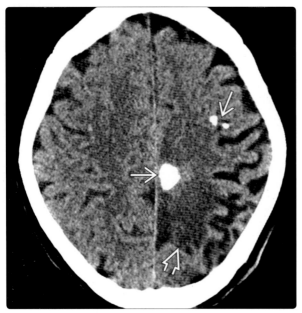

图 14-18   一名 30 岁 HIV 阳性、结核阳性的男子在接受 HAART 治疗后，出现右侧肢体无力，并逐渐加重。平扫 CT 显示多发陈旧的钙化性肉芽肿➡️。较大病灶周围有水肿➡️，这些病变提示潜伏结核病被激活

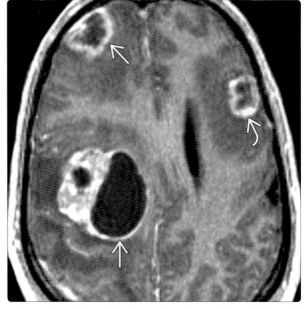

图 14-19   一例 CD4 计数 <50 的 HIV 感染者，伴有精神症状迅速恶化。T₁增强图像显示多发环形强化肿块影，为肉芽肿➡️和假性脓肿➡️。这是一例暴发性再激活性结核患者

免疫重建炎症综合征

术语

免疫重建炎症综合征（immune reconstitution inflammatory syndrome, IRIS）是一种 T 细胞介导的脑炎，常见于经治疗的 HIV 感染或自身免疫性疾病（如多发性硬化）。中枢神经系统的 IRIS 也被称为神经 – 免疫重建炎性综合征（神经 IRIS）。

病因

大多数研究者认为神经 IRIS 为免疫应答失调和病原体所导致的疾病，其临床表现取决于宿主易感性、免疫应答的强度和性质以及"诱发性病原体"本身的特定特征。

当强烈的免疫重建对感染性（有时是非感染性）抗原产生过度应答，并出现大量感染病毒导致细胞破坏时，就会发生 IRIS。IRIS 有两种不同的模式："暴露型" IRIS 和"矛盾型" IRIS。尽管两者的影像学表现相似，但两者在临床表现、治疗方法和预后方面却存在差异。

当进行抗逆转录病毒治疗后，显露出前期未被诊断的亚临床型机会性感染时，即可导致"暴露型" IRIS。免疫功能恢复则对活的病原体产生免疫反应。复制的病原体和由此诱发的免疫应答对脑实质造成双重损害。

当患者近期出现的机会性感染得到控制后，开始抗逆转录病毒治疗初期时病情出现意外恶化，即发生"矛盾型" IRIS。患者并无新发的获得性感染或再激活性感染。机体恢复的免疫系统靶向性地对持续存在的病原体衍生抗原或是自身抗原做出反应，导致脑组织损伤。

目前已鉴定出几种导致 IRIS 的潜在病原体。最常见的是 JC 病毒（PML-IRIS）、结核（TB-IRIS）和真菌感染，特别是隐球菌（隐球菌 -IRIS）。部分寄生虫感染，虽然在 HIV/AIDS 患者中相对常见，但很少导致 PML。

并非所有的嗜神经病毒都会引起 PML。HIV 自身很少导致 neuro-IRIS。疱疹病毒（如单纯疱疹病毒、精索静脉曲张病毒、巨细胞病毒）导致的神经 IRIS 的报道也很少见。

一些少见类型的 IRIS 见于接受那他珠单抗治疗的并随后进展为 PML 的多发性硬化患者。当出现那他珠单抗相关的 PML 时，需停用该药物，并进行血浆置换 / 免疫吸附（plasmapheresis/immunoadsorption, PLEX/IA）来治疗。部分患者的神经功能缺陷和影像学表现在随后的免疫重建过程中恶化，导致那他珠单抗相关的 PML-IRIS。可分为两种类型：早期和晚期 PML-IRIS（IRIS 发生于 PLEX/IA 之前和之后）。早期 PML-IRIS 患者的神经系统预后通常更差，死亡率接近 25%。

病理

神经 IRIS 缺乏特异性的组织学特征或生物标志物；该病的诊断是建立在临床表现、排除其他疾病、提示炎症反应的影像学或组织病理学证据的基础上的综合诊断。

临床问题

流行病学　15%~35% 的 AIDS 患者在开始接受 HAART 治疗时即可出现 IRIS，其中大约 1% 的患者发展成神经 IRIS。CD4 细胞数过少、治疗潜在感染和抗逆转录病毒治疗之间的时间间隔较短，是引起 IRIS 的两个最重要危险因素。CD4 细胞计数 <50 个 /μL 的患者，很容易发生 IRIS。

IRIS 的流行病学特点与特定的发病病原体有关。神经 IRIS 最常见的病原体是 JC 病毒。当患者出现免疫缺陷时，休眠的病毒会被再激活，并感染少突胶质细胞，导致 PML 出现溶解性脱髓鞘。近 1/3 的病例在开始进行 HAART 后出现病情加重，即发生了"暴露型"PML-IRIS。

如果在结核病进行充分治疗之前就开始抗逆转录病毒治疗，约 15% 的 HIV 患者会发生 TB-IRIS。炎性小体活化是 TB-IRIS 免疫发病的免疫病理基础。近 20% 的 TB-IRIS 患者有神经系统受累，以脑膜炎、结核瘤和脊髓神经根炎为特征。TB-IRIS 的死亡率高达 30%。

"矛盾型"隐球菌 - IRIS 见于 20% 的神经脑脊膜隐球菌感染治疗后开始 HAART 治疗的 HIV 患者。隐球菌性神经 IRIS 的主要临床表现为复发性无菌性脑膜炎，脑实质内隐球菌瘤罕见。

贫困地区的寄生虫感染发病率较高，但只有少数关于寄生虫相关的神经 IRIS 病例被报告，且均由弓形虫（Tgondii）感染所致。

那他珠单抗相关的 IRIS 罕见。迄今为止，已报告了大约 50 例，大多数是 PML-IRIS。

临床表现：神经 IRIS 患者的临床表现多样，最常见的表现为：最近接受治疗的 HIV/AIDS 患者虽然 CD4 计数升高，且病毒载量减低，但患者的

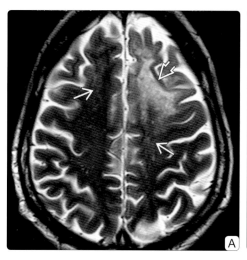

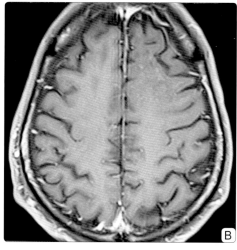

图 14-20A　一位 40 岁的 HIV/AIDS 男性患者，感染 8 年未进行治疗。T₂W 图像显示弥漫性脑萎缩，双侧额叶皮层下白质高信号，呈融合片状➡、类圆形➡"点状"病灶

图 14-20B　轴位 T₁W 增强扫描图像显示脑内病变未见强化。患者接受了联合抗逆转录病毒治疗（cART）

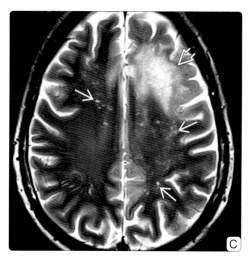

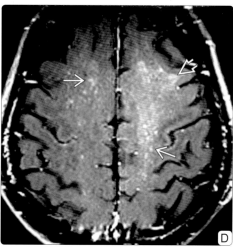

图 14-20C　患者在开始 cART 后 5 周病情恶化。复查的 T₂W 图像显示左侧额叶病变化范围增大➡，且双侧大脑半球皮层下及深部白质内可见多发散在点状高信号➡

图 14-20D　脂肪抑制 T₁W 增强图像可见脑内片状病变➡和点状病变➡强化。脑脊液检查提示 JC 病毒感染，证实为 PML-IRIS

病情却发生恶化。

自然病程和治疗原则：鉴于基线期 CD4$^+$ T 淋巴细胞数偏低是 IRIS 发生的主要风险因素，以 CD4$^+$ T 淋巴细胞 >350 个 / μL 的计数标准启动 HAART 治疗，可以很大程度预防大多数 IRIS 发病。

全身性 -IRIS 通常症状较轻且具有自限性，而神经 IRIS 的预后差异较大。目前，皮层类固醇和细胞因子中和疗法虽然已用于神经 IRIS，但疗效不一，且存在争议。

神经 – 免疫重建炎症综合征患者可能在发病后数天或数周死亡。PML-IRIS 的死亡率超过 40%，而隐球菌 -IRIS 的死亡率约为 20%，TB-IRIS 的死亡率稍低，约为 13%。

影像

PML-IRIS 在脑内的常见表现为：T$_2$W/FLAIR 上血管周围呈线状、点状或融合为斑片状高信号。急性期增强扫描可见典型的"点状"强化（图 14-20）。

PML-IRIS 患者脑实质内可出现形态异常且进行性增大、强化的肿块。病灶周围弥散受限和不完全强化可能提示病毒引起了严重的脱髓鞘病变（图 14-21）。

鉴别诊断

神经 IRIS 的主要影像学鉴别诊断是非 IRIS 相关的机会性感染。IRIS 典型表现是病灶出现信号强化并有占位效应，但病变早期缺乏这些典型征象。

图 14-21A 一名 56 岁的 HIV/AIDS 患者在 HAART 治疗后 8 周病情恶化，轴位 T$_2$W 图显示脑桥➡和小脑脚➡斑片状高信号病变

图 14-21B 经放射冠层面的 T$_2$W 图像显示右侧大脑半球的融合性斑片状高信号➡，周围可见模糊的稍高信号影➪。皮层下 U 形纤维受累➡

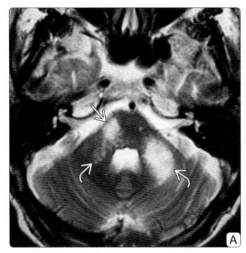
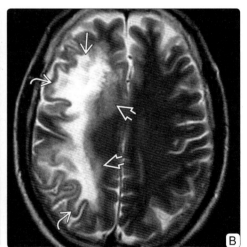

图 14-21C 同 B 图相同层面的 DWI 图像，可见病变中心呈低信号➡，而周围为不规则形的高信号影，提示弥散受限➪

图 14-21D 更靠近头侧的脂肪抑制增强扫描图像显示病灶边缘多发明显强化灶➡。脑脊液聚合酶链反应（PCR）检测显示 JC 病毒阳性，因此该病例诊断为 PML-IRIS

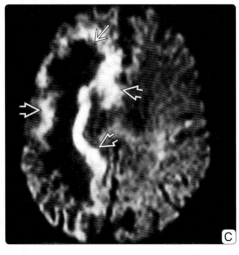
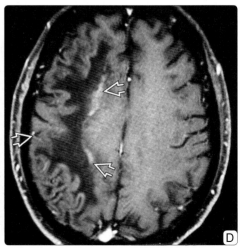

免疫重建炎症综合征（IRIS）

术语和病因

- 神经 IRIS
  - "暴露型" IRIS（HAART 治疗使存在的亚临床型机会性感染"显露"）
  - "矛盾型" IRIS（HAART 治疗后，已控制的感染恶化）
- 神经 IRIS 相关的病原体
  - JC 病毒（PML-IRIS）最为常见
  - 结核（TB-IRIS）为第二常见
  - 真菌 (crypto-IRIS)
  - 药物（那他珠单抗相关的 PML-IRIS）
  - 寄生虫（除弓形虫 -IRIS 外，其他罕见）
  - 嗜神经病毒（如 HIV、疱疹病毒）很少引起 IRIS

流行病学

- 15%~35% 的 AIDS 患者开始使用 HAART 时会发生 IRIS
- 其中，1% 会发展为神经 IRIS
- CD4 细胞计数 <50 个 /μL 时，发生 IRIS 的风险陡增

影像

- T_2W/FLAIR 序列"点状"高信号
  - T_1W 增强扫描呈"点状"强化
- 融合状病变蔓延至皮层下 U 形纤维
  - 各种肿块状强化病变，通常形态各异

鉴别诊断

- 非 IRIS 相关的机会性感染
- AIDS 相关的恶性肿瘤
  - 特别是淋巴瘤

HIV/AIDS 相关性肿瘤

在 HIV 阳性患者中，爱泼斯坦 - 巴尔（Epstein-Barr virus, EBV）病毒和 HHV-8 病毒 [human herpesvirus-8, HHV-8；也被称为 Kaposi 肉瘤相关疱疹病毒（Kaposi sarcoma-associated herpesvirus, KSHV）]，与多种肿瘤的形成相关。

EBV 与几种恶性肿瘤相关，包括霍奇金淋巴瘤和非霍奇金淋巴瘤。且 EBV 在 HIV 患者或移植相关免疫抑制患者形成淋巴瘤的过程中起着特别重要的作用。

与 KSHV 相关的疾病包括 Kaposi 肉瘤（Kaposi sarcoma, KS）、原发性渗出性淋巴瘤以及多中心性巨大淋巴结增生症。

艾滋病伴发的恶性肿瘤（AIDS-defining malignancies, ADMs）包括非霍奇金淋巴瘤、KS 和宫颈癌。联合抗逆转录病毒疗法（combination antiretroviral therapy, cART）的应用已经极大地改变了 HIV 患者的预后，使艾滋病伴发恶性肿瘤的发病率显著下降。在美国和欧洲，艾滋病伴发的恶性肿瘤在 20 世纪 90 年代中期达到发病高峰，之后发病率明显下降。近期南非的统计数据表明，如果在严重免疫缺陷发生前开始 cART 治疗，HIV 阳性人群（尤其是儿童）发生癌症的风险可以明显降低。

本文简要介绍了可累及头皮、颅骨和脑组织的两种 AIDS 伴发的恶性肿瘤：原发性中枢神经系统淋巴瘤（primary central nervous system lymphomas, PCNSLs）和 KS。

HIV 相关性淋巴瘤

与其他肿瘤相比，cART 对淋巴瘤的发病率确有影响，但影响较小。目前，淋巴瘤仍然是最常见的艾滋病伴发的恶性肿瘤。

HIV 相关的 PCNSLs 通常是弥漫性大 B 细胞非霍奇金淋巴瘤。患病风险与患者的免疫状态有关，并且当 CD4 细胞 <50~100 个 /μL 时，患病风险明显增加。

PCNSLs 是 AIDS 患者第二位常见的脑内占位性病变（仅次于弓形虫病），见于 2%~6% 的 AIDS 患者，占 HIV/AIDS 患者所有单发脑实质病变的 70%。

PCNSLs 可表现为单发或多发肿块，多发较少见。90% 以上的病变位于幕上，好发部位为基底节区和邻近侧脑室的深部白质，常跨越胼胝体。艾滋病伴发的淋巴瘤常出现病变中心坏死和出血（图 14-22），影像学可显示上述表现（图 14-23，图 14-24）。

最主要的鉴别诊断是弓形虫病，其病变常多发，且多数表现为"偏心靶"征，即环形强化的肿块内的偏心性结节。磁共振动态磁化率对比（DSC）灌注成像有助于 PCNSL 和弓形虫病的鉴别：淋巴瘤通常会有相对脑血容量（relative cerebral blood volume, rCBV）升高，而弓形虫病没有。PET 和 SPECT 也可有效鉴别两者，淋巴瘤表现为核素"浓聚"，而弓形虫病则没有此征象。

图 14-22　AIDS 相关原发性中枢神经系统淋巴瘤患者的尸检标本显示基底节区孤立肿块伴中央坏死和周围出血➪（图片提供者：R. Hewlett, MD.）

图 14-23　另一例 HIV 患者，轴位增强 CT 图像显示左侧基底节区孤立肿块，病变中心可见坏死➡，边缘轻度强化➡。灶周水肿明显。活检证实为原发性中枢神经系统淋巴瘤

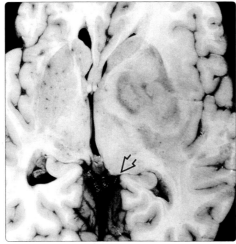
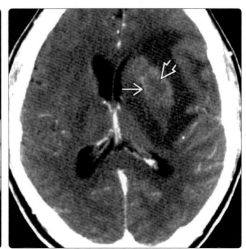

图 14-24A　HIV/AIDS 患者出现右侧肢体无力，其轴位 T₂W 图像显示左侧基底节区和深部白质交界区的单发肿块样病变➡，信号不均匀

图14-24B　FLAIR图像上，病变中心与脑实质呈等信号

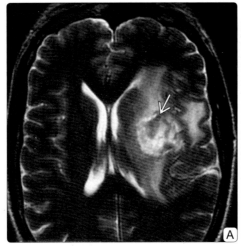
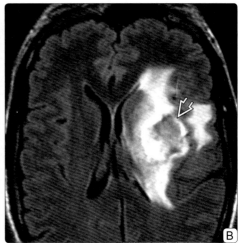

图 14-24C　轴位脂肪抑制 T₁W 增强扫描图像显示围绕病变中心坏死区的不规则边缘强化➡，同时可见坏死内部的偏心强化结节➡

图14-24D　冠状位 T₁W 增强图像可见病变呈特征性的"偏心靶"征➡，影像诊断为弓形虫病（尽管影像学上单发肿块更有可能是 PCNSL）。但抗弓形虫治疗无效，活检证实为弥漫性大 B 细胞淋巴瘤

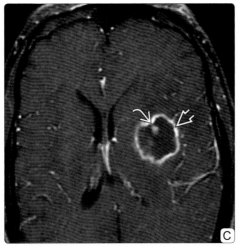
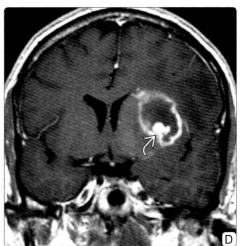

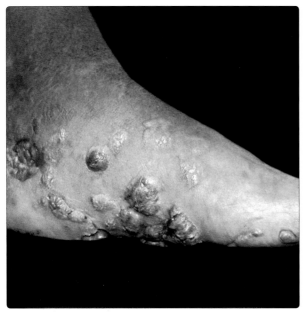

图 14-25　该照片显示典型的 KS，表现为皮肤的多发结节状病变（图片提供者：T. Mentzel, MD.）

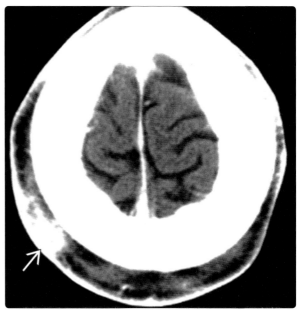

图 14-26　轴位增强 CT 扫描图像显示发生于 AIDS 患者头皮的 KS，可见病变浸润头皮和皮下组织➡️

Kaposi 肉瘤

KS 是免疫抑制患者中最常见的肉瘤，其他肉瘤按照发病率依次为平滑肌肉瘤、血管肉瘤和纤维组织细胞性肿瘤。

KS 是由多种因素联合所致：HHV-8 感染（也称为 Kaposi 肉瘤相关疱疹病毒）感染、免疫功能改变以及炎性或血管源性内环境变化。EBV 感染常见于 HIV 合并平滑肌肉瘤的患者。

自抗逆转录病毒疗法问世以来，AIDS 患者伴发 KS 的发病率明显降低。器官移植患者相关的 KS 通常在免疫抑制好转后有所消退，提示细胞免疫应答对控制 HHV-8 病毒感染的重要性。

KS 是未经治疗的 AIDS 患者中最常见的肿瘤。最常见的发病部位是皮肤（图 14-25），其次是黏膜、淋巴结和内脏。典型的 KS 通常表现为发生于四肢的无痛性肿瘤，伴有淡紫色或暗褐色的斑块和结节。AIDS 伴发的 KS 更具侵袭性，病变更多发生于面部、生殖器和黏膜。

头部 KS 少见，且少于原发性中枢神经系统淋巴瘤。头部 KS 通常表现为局部头皮增厚（图 14-26）、面部和颈部皮肤存在浸润性软组织肿块。颅骨受累少见。T_1W 上呈与肌肉组织相当的等信号，T_2W 上呈高信号，CT 或 MR 增强扫描明显强化。

AIDS 相关性恶性肿瘤

HIV 相关性淋巴瘤
- 病因和病理
  - 常与 EBV 相关
  - 大多数为弥漫性大 B 细胞非霍奇金淋巴瘤类型
- 临床问题
  - AIDS 患者第二常见的肿块病变
  - 见于 2%~6% 的 HIV/AIDS 患者
  - HIV（+）患者单发 CNS 肿块的 70%
- 影像
  - 出血、坏死常见
  - 幕上占 90%
  - 基底节区和深部白质，常跨越胼胝体
  - 多为环形强化
  - rCBV 升高

Kaposi 肉瘤
- 病因和病理
  - 与 HHV-8 相关
  - 免疫抑制患者最常见的肉瘤
- 临床问题
  - 抗逆转录病毒药物显著降低了患病率
  - 常累及皮肤、黏膜、淋巴结、头皮
- 影像
  - 局部头皮增厚
  - 面部或颈部皮肤浸润性软组织肿块

第 15 章

脱髓鞘及炎症性疾病

中枢神经系统曾经被认为是隔离在血脑屏障之外的"免疫豁免"区域，但现在人们已经意识到中枢神经系统中也存在着主动且持续的免疫监视。各种非感染性炎症、自身免疫 / 自身抗体介导的疾病均可以影响中枢神经系统。

本章节首先从多发性硬化（MS）开始讨论中枢神经系统的自身免疫性疾病，紧接着是视神经脊髓炎谱系疾病，随后是感染后和疫苗接种后炎症综合征（postinfection and postvaccination inflammatory syndromes），特别是急性播散性脑脊髓炎（ADEM）。接下来是自身抗体介导的疾病，如自身免疫性脑炎。

病因不明或不确定的炎症样疾病，如神经结节病和特发性炎性假瘤，将在本章节的最后进行讨论。

多发性硬化及其变异型

多发性硬化

病因

多发性硬化的确切发病机制尚不清楚，目前公认的假说认为髓鞘抗原由巨噬细胞、小胶质细胞、星形胶质细胞呈递给 T 细胞后，引起促炎细胞因子释放和针对少突胶质细胞复合物的免疫攻击，最终导致髓鞘、轴突和神经元的损伤。

EB 病毒（EBV）暴露、化学物质、吸烟、饮食和地理位置都会影响 MS 的发病风险。相较于白种人，非白种人群体发生多发性硬化的概率更低。多发性硬化的发病率也随着纬度的增加而增加，在温带气候区发病率最高。

病理

位置 大多数多发性硬化斑块位于幕上，主要（但不完全）位于深部脑白质内，垂直于侧脑室（图 15-1）。大多数发生在胼胝体 – 透明隔交界区。通常以静脉为中心分布，从脑室向外辐射，表现出所谓的"道森指征"（图 15-2）。

其他常见的受累区域包括皮层下 U 形纤维、小脑中脚、脑干和脊髓。灰质（皮层和基底节）病变见于 10% 的病例，发生在颅后窝的病例不到 10%。

多发性硬化

部位

- 幕上（90%），幕下（10%）（儿童中发病率更高）
- 脑实质深部 / 脑室周围白质
- 胼胝体周围
- 围绕静脉周围延伸（道森指征）

大小和数量

- 多发 > 单发
- 大多较小（5~10 mm）
- 巨大的"肿瘤样"斑块可达几厘米
  - 30% 的"肿瘤样"多发性硬化病灶为孤立性

大体病理特征　急性 / 亚急性多发性硬化斑块是线形、圆形或卵圆形，边界不清。慢性多发性硬化斑块边界更加清晰，中心凹陷。

显微镜下特征　在组织病理学上，多发性硬化斑块通常表现为：① 相对锐利的边界（图 15-3）；

② 巨噬细胞浸润（间质和血管周围）；③ 血管周围慢性炎症（图 15-4）。急性病变通常伴有大量泡沫状巨噬细胞和血管周围 T 淋巴细胞袖套状浸润（图 15-9）。

慢性斑块可分为慢性活动性病灶和慢性静止性病灶，活动性病灶边缘有持续的炎症，而静止性病灶（"燃尽"）的特点是细胞减少、髓鞘丢失、无活动性炎症以及神经胶质瘢痕形成。

临床问题

人口统计学特征　多发性硬化是中枢神经系统最常见的原发性脱髓鞘病变。发病年龄通常在 20~40 岁，高达 10% 的多发性硬化患者在儿童时期就出现症状。

女性和男性发病比例为 1.77 : 1.00，但在儿童中比例更高 [（3~5）: 1]。生活在温带地区的北欧高加索人多发性硬化发病率最高，而亚洲人和非洲人明显少见。

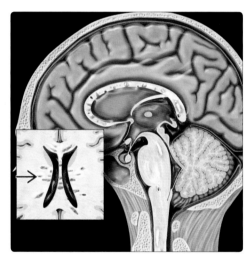

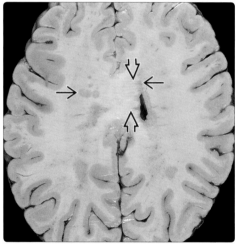

图 15-1　矢状位图像显示了累及胼胝体、脑桥和脊髓的多发性硬化斑块。注意胼胝体区病变沿穿通静脉呈特征性垂直方向分布 ➡

图 15-2　轴位尸检切片显示典型的卵圆形灰色多发性硬化斑块，毗邻且垂直于侧脑室 ➡，沿着髓静脉（WM 深部）分布 ➡（图片提供者：R. Hewlett, MD.）

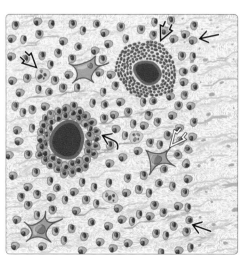

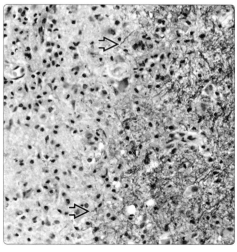

图 15-3　脱髓鞘斑块与正常脑实质 ➡、间质和血管周围巨噬细胞边界清晰 ➡，可见血管周围慢性炎症 ➡ 和散在反应性星形胶质细胞 ➡

图 15-4　脱髓鞘斑块经 H&E/LFB 染色后，可见左侧病变区（着色浅淡）和右侧正常实质之间的清晰界线 ➡

临床表现　多发性硬化的临床表现多种多样，可表现为各异的神经系统症状或功能障碍。其典型表现是反复发作的神经功能障碍，病情每况愈下。

多发性硬化首次发作（视神经炎、横贯性脊髓炎和脑干综合征最为常见）被称为临床孤立综合征。半数的视神经炎患者最终会发展成多发性硬化。

多发性硬化临床分型　按从轻到重程度，多发性硬化的主要分型如下：放射学孤立综合征（RIS）、临床孤立综合征（CIS）、复发缓解型（RR-MS）、复发进展型（RP-MS）、继发进展型（SP-MS）和原发进展型（PP-MS）。

放射学孤立综合征：放射学孤立综合征是脱髓鞘疾病谱中症状最轻微的亚型，指患者无神经系统症状且神经系统检查结果正常，但 MR 检查中发现 T_2/FLAIR 病变提示多发性硬化。

根据定义，RIS 患者具有空间多发性。当这些患者出现临床发作时，可以诊断为多发性硬化。而在临床发作之前，大多数专家认为不能仅凭 MR 发现来诊断多发性硬化。

临床孤立综合征：多发性硬化首次发作（最常见的是视神经炎、横贯性脊髓炎或脑干综合征）被称作临床孤立综合征。半数视神经炎患者最终会发展为多发性硬化。

多发性硬化的疾病进展因人而异。MR 表现阴性的临床孤立综合征患者中约 20% 会进展成多发性硬化。如果临床孤立综合征患者的 MR 检查可见典型脑损伤，则进展为多发性硬化的概率为 60%~80%。如果影像学检查可见其他部位的陈旧性病变，则提示时间多发，符合多发性硬化的诊断标准（见下文）。

复发缓解型多发性硬化：绝大多数（约 85%）的多发性硬化患者复发与缓解交替出现，被归类为复发缓解型。发作（复发或恶化）之后可以完全缓解，也可以部分缓解。MR 上的新发病灶通常作为

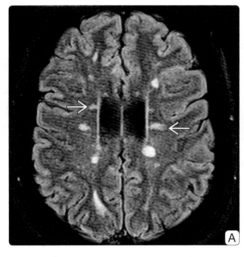
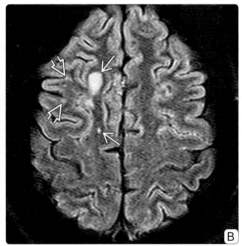

图 15-5A　女性，30 岁，间断性视物模糊和手脸发麻。轴位 FLAIR MR 图像显示皮层下和脑室旁白质多发卵圆形高信号，其中部分病灶明显垂直于侧脑室➡️（道森指征）

图 15-5B　同一病例中，更靠头侧层面的 FLAIR 图像可见放射冠的病灶➡️及皮层的微小病灶➡️

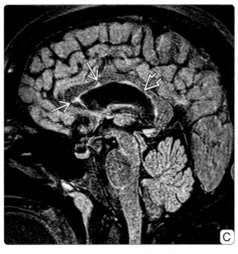
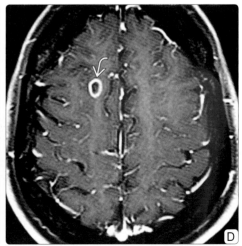

图 15-5C　矢状位 FLAIR MR 图像显示胼胝体侧脑室交界区多发三角形高信号➡️，以及沿脑室的"室管膜点线征"➡️

图 15-5D　同一病例，T_1 压脂增强 MR 图像显示孤立的环形强化病灶➡️。影像学表现符合修订后的 2017 年 McDonald 多发性硬化诊断标准

复发的一部分出现，但也可能表现为无症状。

　　复发进展型多发性硬化： 复发进展型多发性硬化也称为继发进展型多发性硬化，这类患者随着时间推移，出现渐进性症状恶化，逐渐积累造成功能障碍。

　　约 50% 的复发缓解型患者会在 10 年内进入复发进展型阶段，90% 的复发缓解型患者会在初次诊断后的 25 年内进展为复发进展型。

　　原发进展型多发性硬化： 原发进展型的特征是从发病开始病情就逐渐进展加重，无缓解。约 5%~10% 的患者为原发进展型。原发进展型的患者脑部病变往往较少，但脊髓受累较多。

　　诊断　诊断多发性硬化需满足：① 排除其他可能的诊断；② 证实中枢神经系统病变在空间和时间上的多发性。2017 年修订版 McDonald 诊断标准纳入了临床表现（例如，典型发作 / 临床孤立综合征发病时患者的临床表现）和其他数据（例如，MRI 证明空间和时间多发，特征性的脑脊液检查结果）来明确诊断。

2017 年修订版 McDonald 多发性硬化诊断标准

临床表现
- 发病时有典型发作 / 临床孤立综合征的患者
  - 随发作次数和客观临床证据而变化
  - 可能需要也可能不需要其他证据
  - MR 或脑脊液特异结果（寡克隆带）

MR：空间多发性（DIS）
- ≥ 1 个 T_2 高信号病灶
  - 可有症状或无症状
- ≥ 2 个区域
  - 脑室周围
  - 皮层旁 / 皮层
  - 幕下
  - 脊髓

MR：时间多发性（DIT）
- 同时存在强化和不强化的典型 MS 病灶
  - 可以有症状或无症状
- 随访中 MR 出现新发 T_2 或强化病灶
  - 同基线扫描对比（不需考虑基线扫描时间）

影像

　　一般特征　大多数多发性硬化斑块很小，在 5 至 10 mm 之间，但大的病变可达数厘米。斑块通常多发，但 30% 的巨大"肿瘤样"斑块最初表现为孤立性病变，且在儿童和年轻人中更常见。

　　CT 表现　多发性硬化病程早期，CT 平扫常无异常表现，尤其是轻症病例。有时可见孤立性或者多发边界不清的白质

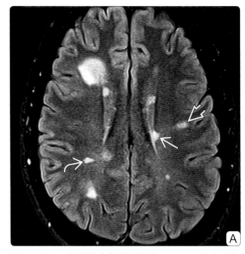

图 15-6A　典型的多发性硬化在 FLAIR 上表现为高信号➡的三角形➡病变，沿着深髓静脉垂直分布➡

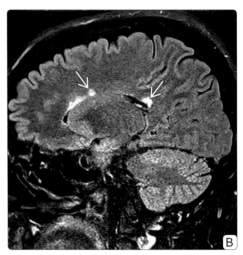

图 15-6B　同一病例，矢状位 FLAIR MR 图像显示脑室周围三角形的病变➡

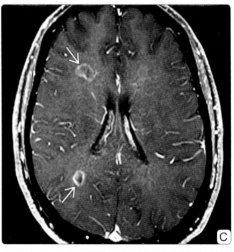

图 15-6C　T_1 压脂增强 MR 图像可见部分病灶（不是全部）呈不规则环形强化➡，这是一例急性起病的多发性硬化

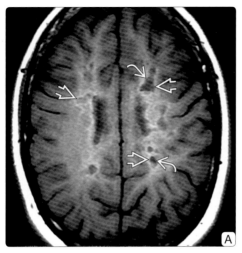

图 15-7A　慢性多发性硬化在 T_1 图像上表现为环状高信号➡包绕中央斑块↘，呈现出"灶中灶"表现

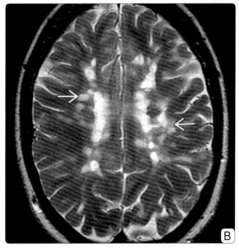

图 15-7B　轴位 T_2 上可见静脉周围卵圆形斑块➡，其排列方向垂直于脑室

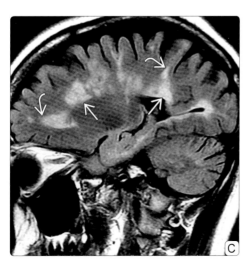

图 15-7C　FLAIR 上可见脑室边缘的宽基底病灶➡，病灶尖端指向皮层↗

低密度。急性或亚急性病变在增强 CT 上可表现为轻度至中度点状、斑片状或环状强化。

MR 表现　临床确诊的多发性硬化患者中，95% 以上 MR 扫描可有阳性发现。因此，MR 是初始评估和治疗随访的首选检查方式。2017 年修订的 McDonald 诊断标准也已认证了 MR 用于评估多发性硬化的空间多发（DIS）和时间多发（DIT）。

T_1W：大多数多发性硬化斑块在 T_1W 上是低信号或者等信号。脂质过氧化和巨噬细胞浸润会在病灶边缘形成模糊的环状稍高信号，与内部"黑洞"一样的低信号区界限清晰。这也导致许多亚急性和慢性病变具有特征性"斜面状"或"灶中灶"表现（图 15-7）。

慢性多发性硬化和严重病例通常表现为脑萎缩性改变，胼胝体逐渐变薄，T_1W 矢状位图像上显示最为清晰。

T_2/FLAIR：T_2W 上可见髓静脉周围多发线样、圆形或卵圆形高信号沿着侧脑室放射状排列（图 15-5）。大的病灶一般中心呈高信号，周围环绕着稍低信号和不同程度的水肿带。

在矢状 FLAIR 或 T_2W 图像上，多发性硬化病灶通常呈三角形，基底与脑室相毗邻（图 15-7C）。

T_1 C+：活动期脱髓鞘病变（图 15-6）可表现为点状、结节状、线样（图 15-10）以及环状。可表现为不完整的强化环（"马蹄样"），不强化的"开口"指向皮层，这种征象在大的"肿瘤样"病灶中更明显（图 15-8，图 15-11）。

超过 90% 病灶的强化在 6 个月内消失，类固醇药物可以明显降低病灶的大小和强化程度，有些病灶甚至可以消失。

DWI 和 MRS：急性多发性硬化斑块偶尔可表现为弥散受限，但并不具有特异性，不能作为斑块活性的可靠指标。MRS 提示急性病灶中 MI 升高，"肿瘤样"多发性硬化病灶中也可观察到一些非特异性表现（胆碱峰升高，NAA 峰降低以及高耸的乳酸峰）。

多发性硬化：影像学表现

CT
- 斑片状 / 融合的低密度
- 斑片状、环状轻度 / 中度强化

MR
- T_1W 低信号 ± 边缘稍高信号
- T_2W 中心明显高信号，边缘稍高信号
  - 胼胝体与脑室交界区
  - 矢状位显示为三角形病变
  - 轴位显示为静脉周围卵圆形病变
- 活动斑块可见强化（"肿瘤样"病灶呈开环样）
- 类固醇药物可减低病灶强化

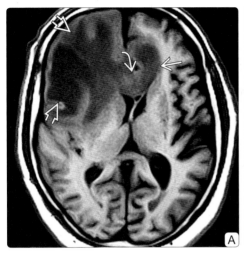
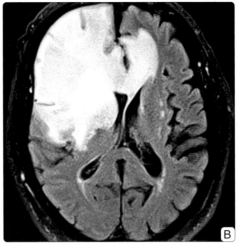

图 15-8A　男性，77 岁，进行性意识模糊 2 天。轴位 T_1 图像显示右侧额叶占位 ➡️，累及胼胝体 ➡️ 及左侧额叶 ➡️

图 15-8B　同一病例，FLAIR 上可见该病灶为不均匀高信号，需要注意的是，与病灶的大小相比，其占位效应不算明显

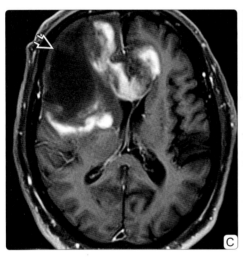
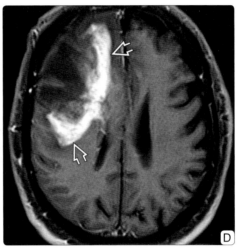

图 15-8C　T_1 C+ 上病灶可见明显不均匀强化，右侧额叶皮层下可见大片无强化区 ➡️

图 15-8D　更靠头侧的 T_1 C+ 图像上可见边缘开环样强化 ➡️，该患者影像学诊断为肿瘤样脱髓鞘病变。考虑到患者的年龄及病变位置，行活检术，最终病理诊断为肿瘤样脱髓鞘

鉴别诊断

T_2/FLAIR 上多发的"白点"是非特异性的影像学表现，需要与很多疾病进行鉴别。建议参考 2017 年修订版 McDonald 多发性硬化诊断标准。

脑白质多发异常强化病灶也可能是急性播散性脑脊髓炎（ADEM）、血管炎或莱姆病。Susac 综合征（见后文）在影像学上经常被误诊为多发性硬化，因为两者都表现为多发 T_2/FLAIR 高信号，且都更常见于年轻女性。

Susac 综合征的病灶更好发于胼胝体中部，而不是侧脑室与胼胝体交界区（图 15-24）。

"肿瘤样"MS 影像学表现类似脓肿或肿瘤（胶质母细胞瘤或转移瘤）。"肿瘤样"脱髓鞘病变常可见"开环样"或"马蹄样"强化。

多发性硬化变异型

不典型脱髓鞘疾病（例如，Marburg 病、Schilder 病、Balo 同心圆性硬化、进行性孤立性硬化症以及非典型特发性炎症性脱髓鞘疾病）与急性发作的 MS 的关系仍不明确。

Marburg 病

Marburg 病常被认为是一种急性暴发多发性硬化变异型，其临床特征是快速、不断进展和异常严重的临床症状，患者通常在 1 年内死亡。患者多为年轻人。

大量淋巴细胞浸润（图 15-9）伴血管周围间隙炎症改变，导致超急性暴发性脱髓鞘，T_1 C+ 成像髓静脉内对比剂渗漏呈"离心样"（图 15-10）。发育性静脉异常（DVAs）可能是导致"肿瘤样"脱髓鞘呈现"海蛇头"样改变的原因（图 15-11）。

影像学检查表现为弥漫多发的播散性病变，T_2/FLAIR 可见局灶性和融合的白质高信号。典型的 T_1 C+ 表现为明显的斑片状强化，开环状强化的大"肿瘤样"病灶也很常见（图 15-12）。

图 15-9 H&E 显示小静脉 ⇨ 和明显的血管周围淋巴细胞袖套样浸润 ➡，急性暴发性"肿瘤样"脱髓鞘中有明显的巨噬细胞浸润 ⇨

图 15-10 超急性脱髓鞘（从暴发性多发性硬化或急性播散性脑脊髓炎，PML-IRIS 等）T₁ C+ FS MR 可显示显著强化，深髓静脉扩大 ➡。表现可类似血管炎和血管内淋巴瘤

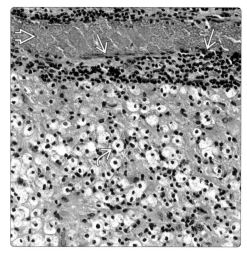
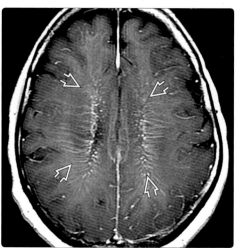

图 15-11A 38 岁视神经炎患者的 T₁ C+ MR 表现为肿胀性脱髓鞘，伴有部分边缘强化 ➡。注意病灶围绕典型的 DVA ⇨

图 15-11B 矢状位 T₁ C+ MR 显示 DVA ⇨ 被边缘不完全强化的肿瘤样脱髓鞘病变所包绕 ➡

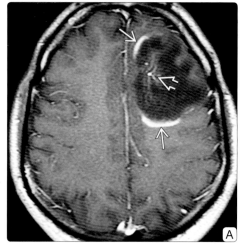
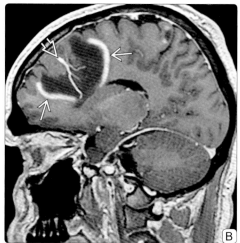

图 15-12A T₁ C+ 图像显示右侧顶叶"肿瘤样"占位 ⇨，病灶显著强化，伴坏死、空洞形成，与侧脑室相通。其他区域也可见强化病灶 ➡

图 15-12B 冠状位 T₁ C+ 图像显示病变累及左侧侧脑室周围 ➡，其他区域也可见强化灶 ⇨。此例为 Marburg 型 MS

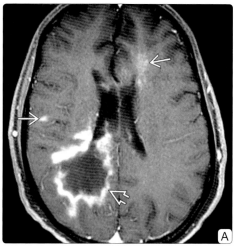
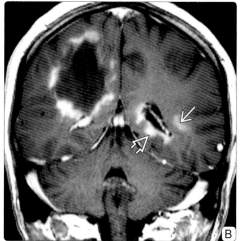

Schilder 病

Schilder 病，又名髓鞘脱失性弥漫性硬化，是一种罕见的亚急性或慢性脱髓鞘疾病，其特征是脑白质一个或多个炎症性脱髓鞘斑块。Schilder 病通常见于儿童和年轻人，发病平均年龄为 18 岁，女性稍多于男性。

虽然 Schilder 病被认为是多发性硬化的一种变异型，但临床表现并不典型，通常为单相病程，复发率较低。

颅内压增高、失语和行为异常是典型表现。脑脊液检查多为正常，无急性播散性脑脊髓炎（ADEM）病史，即无发热、感染或既往疫苗接种史。约 15% 的病例会进展为多发性硬化。

MR 表现为 T_1W 低信号，T_2W/FLAIR 高信号。急性炎症期表现为边缘强化，且常为不完整环状或"开环"状强化。

Schilder 病的鉴别诊断比较困难。

影像学上，"肿瘤样"多发性硬化可与 Schilder 病类似。Schilder 病在临床表现和影像学上常与颅内肿瘤或脓肿相似。化脓性脑脓肿的病变中心可见明显弥散受限。MR 灌注成像可有助于 Schilder 病与转移瘤或胶质母细胞瘤的鉴别。

Balo 同心圆硬化

Balo 同心圆硬化通常被认为是不典型性多发性硬化或者其变异型，表现为不连续同心层状白质病变，呈现"洋葱圈"或者"漩涡状"改变，这是由病灶内脱髓鞘和完整髓鞘交替出现引起的。

Balo 同心圆硬化通常以急性起病和临床症状迅速恶化为特征，发病高峰为 20~50 岁，女性和男性发病比例约 2∶1，东亚裔患者常见。

影像学检查可以反映 Balo 同心圆硬化独特的大体病理表现，并随着疾病分期而变化。急性期病变周围可见明显水肿（图 15-13A）。T_1 C+ 序列上可见活动性脱髓鞘层强化。同时可见其他更典型的多发性硬化样斑块。亚急性或慢性 Balo 同心圆硬化在 T_2W 上表现为不同信号交替出现的多层同心环（图 15-13B）。

感染后及免疫接种后脱髓鞘疾病

感染后脱髓鞘疾病，急性播散性脑脊髓炎（ADEM）和急性出血性白质脑炎（AHLE）被认为是炎性脱髓鞘疾病的一部分。本章还将介绍急性坏死性脑病（ANE），这是一种严重的、可能危及生命的急性儿童脑炎。

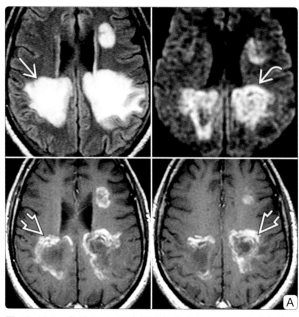

图 15-13A　急性 Balo 同心圆硬化病变在 FLAIR 上呈高信号➡️，DWI 上弥散受限➡️，增强后呈同心环状"洋葱圈"样强化➡️

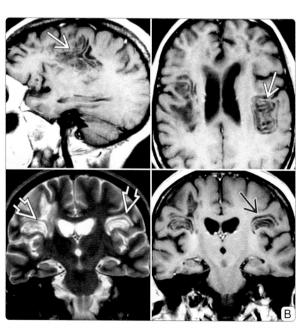

图 15-13B　随访图像显示 T_1W ➡️和 T_2W ➡️上表现为等信号、高信号交替环，增强后无强化➡️（图片提供者：P. Rodriguez, MD. ）

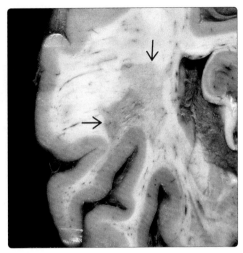

图 15-14 尸检标本可见坏死性脱髓鞘▭➡，为感染后或免疫接种后脱髓鞘疾病的典型表现（图片提供者：R. Hewlett, MD.）

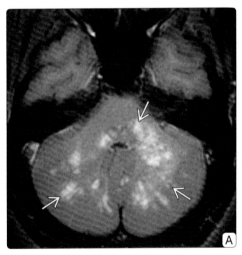

图 15-15A 37 岁女性，上呼吸道感染后头痛、行走不稳 2 周。T₁ 压脂增强 MR 图像显示脑桥、小脑多发斑片状强化灶▭➡

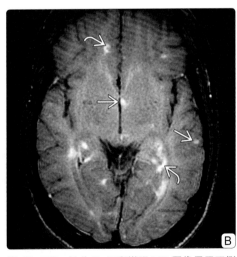

图 15-15B 轴位 T₁ 压脂增强 MR 图像显示双侧大脑半球数个点状▭➡、不完整环形强化➡病灶。此例为 ADEM

急性播散性脑脊髓炎

术语

ADEM 是一种感染后或免疫接种后疾病，也被称为类感染性脑脊髓炎。ADEM 曾被认为是完全单相性疾病，但现在人们已经认识到该病具有复发性和多相性（MDEM）。

病因

ADEM 的免疫组织病理学特征类似于实验性变态反应性脑脊髓炎，均是由髓鞘抗体诱发的自身免疫性疾病。因此，大多数研究者认为 ADEM 是一种免疫介导的中枢神经系统脱髓鞘疾病。

病理

位置 ADEM 可以同时累及大脑和脊髓。通常以白质病变为主，但近 50% 的病例可累及基底节，10%~30% 的病例可见脊髓受累。

婴儿急性双侧纹状体坏死是一种罕见的 ADEM 变异型，常在呼吸系统疾病后 1~2 周内发病，与病毒和链球菌感染有关，可引起基底节、尾状核和内 / 外囊增大并呈现异常高信号。

大小及数目 病灶大小从几毫米到几厘米（"肿瘤样" ADEM）不等，可以是点状或絮状。多发病灶较单发病灶更为常见。

大体病理特征 大体病理中小病灶常难以显示，大的"肿瘤样"病灶可导致脑白质呈灰粉色改变，并常延伸至灰白质交界区（图 15-14）。相对于病灶大小，其占位效应一般较轻。ADEM 病灶内出血少见，而这恰是 AHLE 的特征性表现。

显微镜下特征 典型表现是明显的静脉周围脱髓鞘，伴巨噬细胞为主的"袖套样"炎性浸润。与 MS 斑块相对清晰的边界相比，ADEM 病灶边缘模糊。与病毒性脑炎不同，通常不合并病毒包涵体。

临床问题

流行病学和人口统计学特征 ADEM 是第二常见的获得性特发性炎性脱髓鞘疾病，仅次于 MS。与 MS 不同的是，其发病没有女性多发的趋势，且多发于春季和秋季。

ADEM 可发生在任何年龄，但更常见于儿童，这可能与免疫接种和抗原暴露的频率有关。5~8 岁为发病高峰。每年总体发病率大约是 0.8/10 万，每年儿童发病率大约是（2~10）/ 100 万。10%~25% 的 ADEM 患儿最终诊断为 MS。

临床表现 患者通常在抗原激发（如感染或疫苗接种）后数天至数周内出现症状。大多数 ADEM 患儿发病前合并有非特异性发热性疾病，通常没有病毒疹。与 MS 不同，视神经炎很少见。

自然病程　ADEM 的病程和预后各不相同，单相型 ADEM 是最常见的类型，但有时表现不典型，病情在数月内呈消长变化。

初次诊断 ADEM 的患者中约 25% 会复发，复发性 ADEM 的特征是在初次发病后 2 年内再次发作，且与初次发病累及相同的解剖部位。

多相型 ADEM（MDEM）的特征是多次发作，且累及不同解剖部位，表现为 MR 新发病灶或新的局灶性神经功能障碍。MDEM 在儿童中更常见，常伴有髓鞘少突胶质细胞糖蛋白（MOG）血清反应阳性。

虽然半数以上患者会在发病后 1~2 个月内完全康复，但仍有 20% 左右的患者会遗留部分神经功能障碍。总体死亡率较低。

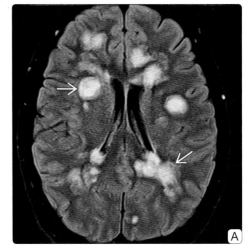

图 15-16A　病毒感染后，FLAIR 序列上显示双侧白质病变，病灶外观"蓬松"，边缘模糊➡

急性播散性脑脊髓炎（ADEM）

病因与病理
- 感染后、免疫接种后
- 免疫介导的静脉周围脱髓鞘

临床
- 第二常见获得性脱髓鞘疾病，仅次于 MS
- 无女性好发倾向
- 可发生于任何年龄，但 5~8 岁儿童最常见
- 病程、预后多样
  - 单相型 ADEM：最常见（>70%）
  - 复发型 ADEM：第二次发作，累及相同部位（10%）
  - 多相型 ADEM：多次发作，累及不同部位（10%）
- 完全康复（>50%）
- 死亡率（1%~2%）

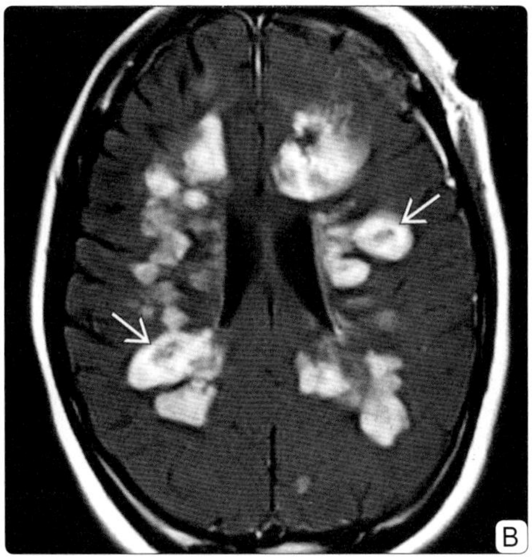

影像学表现

CT 表现　CT 平扫通常无异常表现，CT 增强扫描可见多发点状或开环状强化。

MR 表现　T₂/FLAIR 序列上多发高信号是最常见的表现，病灶可以是小圆形/卵圆形（图 15-15），也可以是絮状"棉球样"，病灶中心呈显著高信号，周围信号稍减低，边界模糊（图 15-16A）。典型表现是双侧受累但不对称，基底节和颅后窝病变常见。

病灶的强化多样，从轻度强化到显著强化，从点状、线状、环状到不完整的"马蹄状"（图 15-16B，图 15-17C）。大的"肿瘤样"病灶类似于"肿瘤样"MS，呈"马蹄样"强化。颅神经强化相对常见。急性期病变在 DWI 上可表现为弥散受限（图 15-16C）。

图 15-16B　T₁ C+ 序列上病灶呈明显不均匀强化，部分病灶呈环形强化➡

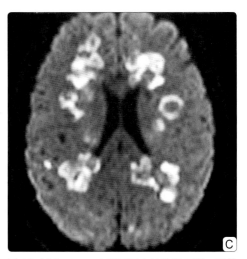

图 15-16C　DWI 序列显示病灶弥散受限，活检结果为脱髓鞘病变，很有可能是 ADEM

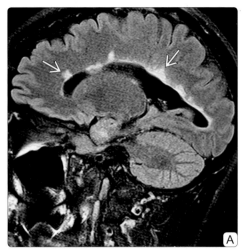

图 15-17A　女性，44 岁。FLAIR 序列显示典型的三角形脱髓鞘病变➡️，沿着胼胝体 – 透明隔交界区及室管膜走行

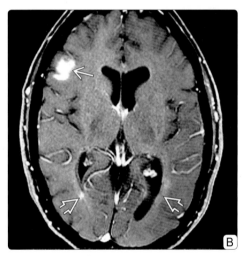

图 15-17B　T₁ 压脂增强 MR 序列显示右侧额叶皮层下白质内大的强化灶➡️，并可见沿室管膜分布的其他强化病灶➡️

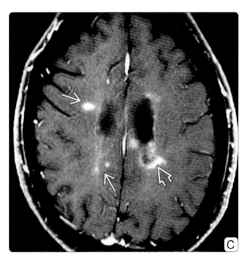

图 15-17C　T₁ 压脂增强 MR 序列可见其他病灶➡️，部分环形强化病灶➡️。此例为抗 TNF 药物治疗相关的脱髓鞘疾病

ADEM 影像学特征

脑
- T₂/FLAIR 序列上多发高信号
  - 双侧但不对称的白质病变
  - 多数病灶较小，呈圆形 / 卵圆形
  - 模糊的絮状"棉球"样病灶（>2 cm，通常见于儿童）
  - 基底节、颅后窝及颅神经受累或不受累
- 增强扫描表现多变，从不强化到显著强化均有可能
  - 多发点状、线状及开环样强化
  - 可位于小静脉周围
  - 大病灶（"肿瘤样"）少见

脊髓
- 斑片状、纵向分布的广泛 T₂ 高信号
- 斑片状显著强化

鉴别诊断

ADEM 主要需要与多发性硬化进行鉴别，这两种疾病均可出现"肿瘤样"病变和开环样强化。ADEM 在儿童中更加常见，通常有病毒感染或者疫苗接种病史。多发性硬化更容易累及胼胝体与脑室交界面，通常具有复发 – 缓解病程，而大多数（但不是全部）ADEM 病例是单相的。

视神经脊髓炎谱系障碍（NMOSD）与复发性 ADEM 很难鉴别。MOG 抗体相关脱髓鞘疾病可能与某些 NMOSD 有重叠。

尽管十分罕见，但使用 TNF-α 抑制剂（例如依那西普）治疗相关的脱髓鞘疾病在影像学表现上可与 ADEM 及 NMOSD 类似（图 15-17）。与抗 TNF-α 相关的脱髓鞘疾病通常在治疗开始后 1 周至 12 个月内发生。

急性出血性白质脑炎

术语

AHLE 也被称为急性出血性白质脑病、急性出血性脑脊髓炎（AHEM）和 Weston Hurst 病。有学者认为 AHLE 应归入 ADEM 范畴，作为一种超急性、重症类型。

病理

位置　急性出血性白质脑炎主要累及白质，大脑半球和小脑通常都会受累。虽然该病名为急性出血性白质脑炎，但它也可能影响灰质，其中基底节最常受累。皮层通常不受累。

大小及数目　急性出血性白质脑炎主要有两种表现：脑实质出血和多发点状微出血。有时候两者兼而有之。

大体病理特征　大体病理的典型表现为脑实质明显肿胀伴弥漫性融合状（图 15-20）和（或）点状出血（图 15-18）。出血通常位于大脑半球（主要是白质）和小脑。显微镜下表现为血管壁纤维蛋白样坏死伴血管周围出血、单核细胞袖套样炎性浸润。

临床

流行病学和人口统计学特征 急性出血性白质脑炎比 ADEM 相对少见。约 2% 的 ADEM 患者表现为超急性出血型，此类与急性出血性白质脑炎难以鉴别。虽然急性出血性白质脑炎可以在任何年龄发病，但大多数患者为儿童和年轻人。

临床表现及自然病程 大多数病例发病前伴有病毒性前驱症状或流感样疾病，而后迅速出现神经系统功能恶化。最常见的临床症状有发热、乏力和渐进性嗜睡、精神状态差、意识障碍和长束体征。

未经治疗的急性出血性白质脑炎预后极差，通常在发病后数天至一周内病情迅速恶化，甚至死亡。死亡率高达 60%~80%。

如果不治疗，急性出血性白质脑炎基本是致命的。去骨瓣减压术、静脉注射大剂量皮层类固醇和血浆置换等积极治疗方式与患者生存率息息相关，在一些病例中获得过成功。

影像

CT 表现 除非出现大片融合状出血（图 15-21A），否则 CT 平扫常无明显改变。CT 通常看不到点状微出血，但可以观察到白质水肿，表现为弥漫性、不对称的低密度。

MR 表现 除非合并脑出血，否则 T_1 扫描通常无异常发现。T_2/FLAIR 序列上可有不同程度的异常改变，典型表现为双侧脑白质内多发局灶性或融合状的高信号，但不具有特异性（图 15-19A）。

T_2^* 序列是诊断的关键，SWI 序列比 GRE 序列更加敏感（图 15-21B）。T_2^* 序列的典型表现是自胼胝体贯穿整个大脑半球白质，一直延伸到皮层下 U 形纤维的多发斑点状、线样低信号（图 15-19B）。皮层通常不受累。其他病变常见于基底节、中脑、脑桥和小脑。

50% 的病例在 T_1 C+ 序列可见强化，可以是血管周围间隙的线样强化，也可以是较大的斑片状或融合状强化。

鉴别诊断

AHLE 主要需要与 ADEM 鉴别，这两者具有许多相似之处。然而 ADEM 的病程很少呈暴发型，且通常没有 AHLE 的特征性脑出血或血管周围出血。

与 AHLE 类似的点状微出血还可以见于很多其他疾病，包括弥散性血管内凝血病、脂肪栓塞、血栓性血小板减少性紫癜、脓毒症、血管炎、出血性病毒热、疟疾和立克次体病。近期发现，急性呼吸衰竭引起的危重症相关微出血也很难与 AHLE 鉴别。

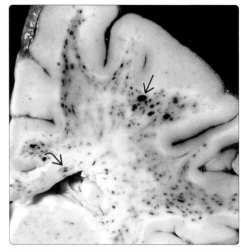

图 15-18 尸检标本显示皮层下弥漫性点状微小出血灶➡️，累及胼胝体➡️，皮层未见受累

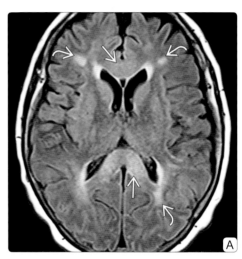

图 15-19A 女性，69 岁，病毒感染后出现精神状态改变。FLAIR 序列显示胼胝体➡️和脑白质内融合状高信号➡️

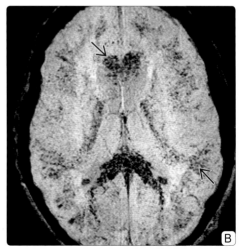

图 15-19B 2 周后复查 SWI 显示贯穿脑白质的低信号➡️，影像学上诊断为 AHLE，活检也证实为 AHLE

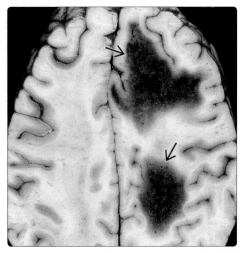

图 15-20　AHLE 尸检标本显示两侧明显的脑白质内出血性坏死区 ⇨，皮层未见受累（图片提供者：R. Hewlett, MD.）

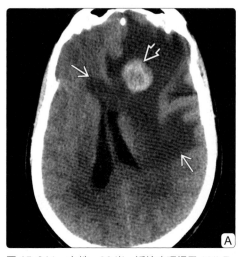

图 15-21A　女性，26 岁，活检病理提示 AHLE。CT 平扫显示左侧额叶血肿 ⇨，伴占位效应，病灶周围可见明显水肿带 ⇨

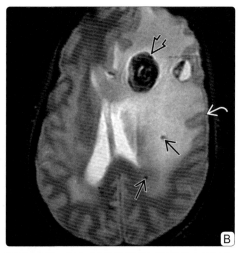

图 15-21B　T₂* GRE 序列显示局灶性血肿 ⇨，几个"绽放样黑点" ⇨，注意皮层未见受累 ⇨（图片提供者：M. Preece, MD.）

急性出血性白质脑炎（AHLE）

术语解释
- 也被称为急性出血性脑脊髓炎或 Weston Hurst 病

病因与病理
- 与 ADEM 类似（病毒性或病毒感染后自身免疫介导性疾病）
- 可能是暴发型 ADEM

临床
- 罕见，仅见于 2% 的 ADEM 病例
- 可发生于任何年龄，尤其好发于儿童和年轻人
- 发热、嗜睡、意识障碍
- 进展迅速，常为致命性

影像学表现
- 一般特征
  ○ 白质水肿
  ○ 肉眼可见的局灶性出血或多发微出血
- MR 为首选检查方式
  ○ T₂/FLAIR 序列上多发局灶性或融合状病灶
  ○ 胼胝体、脑白质、脑桥、小脑受累，基底节可以受累
  ○ 脑皮层灰质通常不受累
  ○ T₂*（GRE、SWI）可见微出血灶
  ○ 50% 病例可见不同方式的强化

鉴别诊断
- 重症 ADEM
- 危重症相关微出血

其他自身免疫性疾病

本章节讨论其他自身免疫性中枢系统疾病，如自身免疫性脑炎和视神经脊髓炎谱系障碍，以及经常被误诊为多发性硬化的 Susac 综合征。

自身免疫性脑炎

自身免疫性脑炎（AE）是一系列密切相关的疾病，其共同特征是抗体介导的免疫攻击引起局部炎症。以往自身免疫性脑炎的患病率和发病率被低估了，其真实概率几乎与感染性脑炎相当。

自身免疫性脑炎具有重叠的临床特征和影像学表现，通过特异性抗体亚型进行鉴别。大多数（但不是全部）患者表现为边缘叶功能障碍以及颞叶和新皮层的不同程度受累。

除了分为副肿瘤性和非肿瘤性，自身免疫性脑炎还可以根据神经元抗原的细胞位置进一步细分为不同亚型。

组 I 抗体靶向细胞内抗原，组 II 抗体靶向细胞表面抗原。尽管抗谷氨酸脱羧酶（GAD）疾病靶向细胞内抗原，但组 I 抗体与非肿瘤性疾病如 1 型糖尿病关系更加密切。

术语

自身免疫性脑炎是根据特定抗体亚型进行分型和命名的，这些抗体可以引起中枢神经系统的免疫介导损伤。

自身免疫性脑炎可以是副肿瘤性或非肿瘤性。副肿瘤性自身免疫性脑炎，如抗 Hu 自身免疫性脑炎和抗 Ma 自身免疫性脑炎，详见第 27 章。此处将介绍非肿瘤性自身免疫性脑炎。由于其独特的影像学表现，水通道蛋白 4（AQP4）和视神经脊髓炎谱系障碍（NMOSD）将在本节中单独讨论。

病因

引起自身免疫性脑炎的主要抗原是一组不断扩大的抗体，如下表所示。

非肿瘤性免疫介导的中枢神经系统疾病患者中最常见的自身抗体是针对细胞表面抗原的，如 AQP4 和富亮氨酸胶质瘤失活蛋白 -1（LGI-1）。

另一组常见的自身免疫性疾病与离子通道抗原有关，包括最常见的 AE，N- 甲基 -D 天冬氨酸受体（NMDAR 或 NMDAr）和 γ- 氨基丁酸受体（GABA γ）脑炎。与其他组 II 抗体相比，这类脑炎与恶性肿瘤（如小细胞肺癌）的相关性更高。

比较少见的类型包括抗谷氨酸受体 -3（GluR3）自身抗体（与 Rasmussen 脑炎相关）和电压门控钙离子通道（VGCC）脑炎。

非肿瘤性自身免疫性脑炎

组 I
- 细胞内抗原
- 常与潜在恶性肿瘤相关
- 例如
  - 抗 Hu（75% 小细胞肺癌），抗 Ma
  - 抗 Ri（乳腺癌、小细胞肺癌），抗 Yo（卵巢癌、乳腺癌）
  - 抗 GAD（通常与恶性肿瘤无关）

组 II
- 细胞表面抗原
- 恶性肿瘤少见
- 例如
  - NMDAr, GABAr
  - LGI-1（VGKC），VGCC
  - GluR3（Rasmussen 脑炎）

病理

无论其病因和抗体谱如何，自身免疫性脑炎都具有累及边缘系统的倾向性。

临床问题

抗原特异性似乎决定了相关临床症状。通常为亚急性发作。

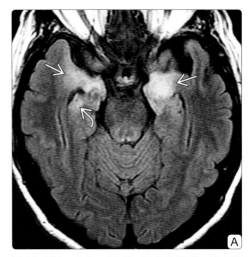

图 15-22A 女性，71 岁，亚急性脑病。FLAIR 序列显示颞叶前内侧➡及右侧海马➡高信号

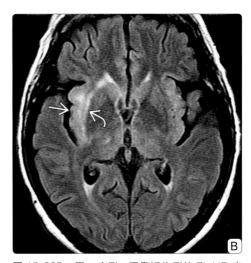

图 15-22B 同一病例，更靠近头侧的 FLAIR 序列显示右侧岛叶皮层➡和右侧外囊➡高信号

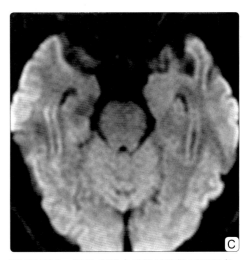

图 15-22C DWI 序列未见明显弥散受限征象，此例脑脊液检查中检测到抗 LGI-1 自身抗体

最常见的症状是认知功能障碍和精神状态改变。癫痫发作和药物难治性癫痫也很常见。

自身免疫性脑炎的明确诊断是通过识别脑脊液和（或）血清中的特异性自身抗体来确定的，高达50%的自身免疫性脑炎病例检验结果为阴性，因为典型的筛查组套无法检测到所有潜在的自身抗体！

影像

影像学表现多样，部分患者尽管有严重的神经精神功能障碍或亚急性认知能力下降，但影像学上并无明显异常表现。

最常见的表现是边缘性脑炎。典型表现是FLAIR上单侧或双侧颞叶内侧高信号（图15-22）。边缘叶以外受累结构各不相同，可以累及皮层、纹状体和间脑。

弥散受限的程度各异，但通常无明显受限（图15-22C）。约25%的病例在T_1 C+序列上可见强化，并通常与随后发生的内侧颞叶硬化有关。

鉴别诊断

自身免疫性脑炎的鉴别诊断包括单纯疱疹性脑炎、HHV-6型脑炎和全身性自身免疫性疾病，如SLE、抗磷脂抗体综合征和甲状腺脑病。

视神经脊髓炎谱系疾病

视神经脊髓炎（NMO）是一种中枢神经系统的自身免疫性炎症性脱髓鞘疾病。NMO的诊断标准最近有所扩大，更名为视神经脊髓炎谱系障碍疾病（NMOSD）

病因

NMOSD最常见的类型是自身免疫介导的水通道病，其特征是出现水通道蛋白-4（AQP4）自身抗体。AQP4位于星形胶质细胞的足突，是中枢神经系统中最丰富的水通道，尤其在第三和第四脑室周围的脑室周围器中高表达。

该病的特异性生物标志AQP4-IgG对NMOSD具有90%的特异性和70%~75%的敏感性，NMOSD可以是AQP4-IgG血清阳性或阴性（不太常见）。

病理

位置　典型的NMOSD表现为单侧或双侧视神经与脊髓同时受累（图15-23）。颈髓最常受累，病变通常围绕中央管，延伸至3个或3个以上连续脊髓节段。

脑部病变发生在视交叉/下丘脑，常聚集在脑室、胼胝体、中脑导水管和中脑背侧的室管膜周围。

显微镜下特征　AQP4-IgG的免疫组化具有诊断意义，AQP4-IgG在免疫复合物沉积部位与微血管的腔面结合。NMOSD中活动性脱髓鞘表现为星形胶质细胞损伤、血管玻璃样变和嗜酸性粒细胞浸润，这些表现在MS或ADEM中少见。

临床问题

流行病学和人口统计学特征　NMOSD是一种世界性疾病，不像MS一样有显著的地理分布特点。NMOSD的患者平均比MS大10岁，初始诊断的平均年龄为40岁。小儿发病的NMOSD约占3%~5%。AQP4阳性的NMOSD女性和男性发病率约（8~9）∶1。

10%~25%的NMOSD患者AQP4血清反应呈阴性，血清阴性的NMOSD在两性中平均分布。

临床表现和自然病程　在成人中，NMOSD的典型特征是严重的单侧或双侧视神经炎和纵向长节段横贯脊髓炎（LETM）。中枢神经系统其他部位受累（临床表现或MR发现）现在被认为是视神经脊髓炎谱系疾病的表现之一（见下方表格）。

AQP4血清阳性的NMOSD患者通常比血清阴性患者临床症状更严重，预后也更差。绝大多数病例（85%~90%）会复发，但也可能表现为单相病程。

约30%的NMOSD患者一开始会被误诊为MS。一些患者还可出现抗NMDAr脑炎的临床特征。

治疗原则　准确诊断至关重要，因为一些用于MS的药物会导致NMOSD恶化。最近的研究表明，NMO的治疗应该选择免疫抑制药物，而不是免疫调节药物。重症患者可采用血浆置换。

2015年修订AQP4-IgG阳性NMOSD诊断标准

AQP4-IgG阳性加一个关键临床症状
- 视神经炎
- 急性脊髓炎
- 极后区综合征
  - 不明原因的呃逆或恶心、呕吐
- 急性脑干综合征
- 症状性发作性嗜睡或间脑临床综合征
  - MR上有NMOSD典型的间脑病变
- 症状性脑部综合征
  - 伴有NMOSD典型的脑部病变

2015 年修订 AQP4-IgG 阴性 NMOSD 诊断标准

如果 AQP4-IgG 阴性

* 至少两个关键临床症状，且必须包含下列之一
  ○ 视神经炎，纵向长节段横贯脊髓炎或极后区综合征
* 如果急性视神经脊髓炎，MRI 伴
  ○ 脑部正常或非特异性白质病变或
  ○ T_2 高信号或 T_1 C+ 视神经强化累及视交叉或病变累及视交叉 50% 以上
* 如果急性脊髓炎，MRI 伴
  ○ 3 个以上连续节段的脊髓内病变
  ○ 或至少 3 个连续节段的脊髓局灶性萎缩
* 如果极后区综合征，MRI 伴
  ○ 延髓背侧或极后区病变
* 如果急性脑干综合征，MRI 伴
  ○ 室管膜周围脑干病变

影像

MRI 已经成为 NMOSD 诊断的重要手段，特别是用于识别 AQP4-IgG 血清阴性患者。放射科医师可能是第一个发现该病的人。

最常见的 MR 表现是：① 双侧纵向广泛视神经高信号和（或）强化（图 15-23），符合急性视神经炎表现；② 高信号并伴强化的 LETM，累及 3 个或 3 个以上连续脊髓节段。所谓的"短节段横贯性脊髓炎"可见于约 15% 的患者中。

脑部病变多样，30%~60% 的 NMOSD 患者脑白质中可见非特异性 T_2/FLAIR 高信号，因此这一发现本身并不能排除该病。但如果病变在 AQP4 高表达部位，如胼胝体下、脑干背侧、第三脑室旁室管膜周围，或出现所谓的"笔尖型"室管膜强化，则应该考虑 NMOSD。

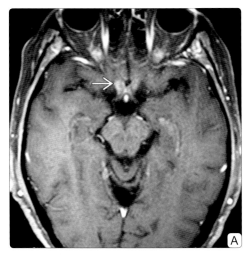

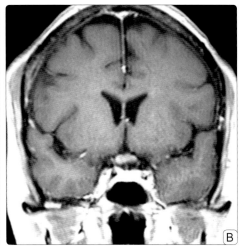

图 15-23A　血清学证实为视神经脊髓炎（NMO）的患者，轴位 T_1 压脂增强 MR 图像显示视交叉强化 ➡

图 15-23B　同一病例，冠状位图像显示视交叉强化。T_2/FLAIR 序列（图片未提供）未见其他病变

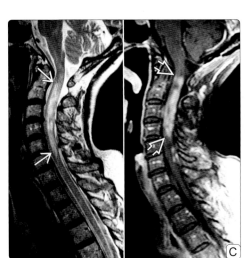

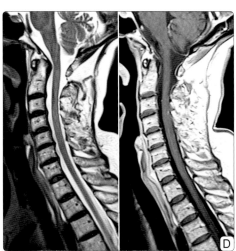

图 15-23C　（左图）同一病例，矢状位 T_2 显示脊髓肿胀，C1~5 水平可见融合状高信号病变 ➡。（右图）T_1 C+ 显示斑片状强化 ➡

图 15-23D　免疫抑制剂治疗 3 个月后复查，病灶完全消失

鉴别诊断

虽然有很多鉴别诊断，但 NMOSD 主要需要与 MS 鉴别。NMOSD 的特征表现显示双侧、长节段视神经受累和长节段横贯脊髓炎。MS 多累及脑部。皮层或皮层 U 形纤维病变在 MS 中更常见。AQP4-IgG 在 MS 中几乎都是阴性。

有些 AQP4-IgG 阴性患者具有髓鞘少突胶质细胞糖原蛋白（MOG）抗体，MOG 抗体相关疾病靶向少突胶质细胞，而不是星形胶质细胞，并且也存在于其他脱髓鞘疾病中，如 MS。

ADEM 也可以表现为与 NMOSD 类似的长节段横贯脊髓炎，"肿瘤样"病变和灰质受累常提示 ADEM。原发性中枢神经系统血管炎通常是多灶性的，表现为 T_2^* SWI 上"绽放样"病变，并引起皮层 / 皮层下和基底节区梗死。

Susac 综合征的典型特征是双侧感音神经性耳聋、视网膜分支动脉闭塞和亚急性脑病，累及胼胝体中层，而邻近室管膜表面不受累。

Susac 综合征（SuS）

SuS 是一种自身免疫性内皮病，会导致颅内微血管闭塞。大多数患者为年轻女性，表现为典型的临床三联征，包括亚急性脑病、视网膜分支动脉闭塞、感音神经性耳聋。50% 的患者有偏头痛的前驱症状。

影像

影像学上，SuS 经常被误诊为多发性硬化（MS）。慢性 SuS 患者的矢状位 T_1W 可显示典型的胼胝体中层"穿凿样"病变（图 15-24）。90% 以上病例在 T_2/FLAIR 上表现为深部白质高信号。70% 的病例中可见基底节病变，近 33% 的病例中可见脑干病变。急性 SuS 病变在 T_1 C+ 上表现为点状强化（图 15-25）。

鉴别诊断

多发性硬化常累及胼胝体的下缘，而 SuS 一般不累及胼胝体下缘（累及的是胼胝体中层）。ADEM 和莱姆病也很少累及胼胝体中层，ADEM 通常为单相病程，发病前有病毒感染或疫苗接种史。中枢神经系统原发性动脉炎（PACNS）很少累及胼胝体，但皮层病变和出血常见。

CLIPPERS

CLIPPERS 是类固醇激素反应性慢性淋巴细胞性炎症伴脑桥血管周围强化症的缩写。

病理

CLIPPERS 的组织病理学特征是脑干和小脑中广泛的 CD4（+）T 细胞为主的血管周围炎症。

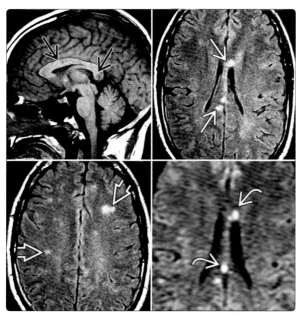

图 15-24　Susac 综合征的典型表现是矢状位 T_1W 上可见胼胝体中层"穿凿样"病变➡️，FLAIR 上可见胼胝体➡️和白质➡️内多发卵圆形高信号，DWI 上可见弥散受限➡️（图片提供者：P. Rodriguez, MD.）

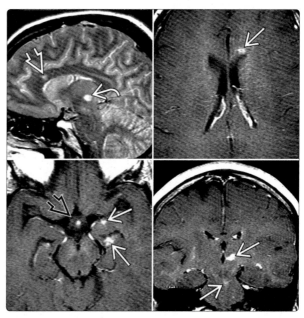

图 15-25　女性，27 岁，诊断为 Susac 综合征。T_2W 上可见中脑➡️、胼胝体中层➡️内高信号，T_1 C+ 序列可见散在强化灶➡️。视交叉➡️、胼胝体底面不受累

临床问题

患者通常表现为亚急性脑桥小脑功能障碍（如步态共济失调），伴或不伴其他中枢神经系统症状（如认知功能障碍或脊髓病）。平均发病年龄为 40~50 岁。对糖皮层激素（GCSs）治疗反应显著以及戒断后恶化是 CLIPPERS 的一个标志性特征，但不排除非 CLIPPERS 的病理。

影像

T_2/FLAIR 序列上表现为多灶性均匀高信号病变，T_1 C+ 序列上的典型表现是"胡椒粉样"强化（图 15-26），即 ≤ 3 mm 点状或曲线状强化。无环状强化和占位效应，T_2W 上异常信号的面积一般不会超过 T_1 C+ 上强化的范围。

60% 的病例中可见脑桥和小脑外病变，如中脑、延髓、皮层下白质、大脑半球和脊髓。随着与脑干和小脑距离的增加，炎症呈明显的梯度减轻。

急性期病灶可见弥散受限。在 T_2* SWI 序列上病变区有时可见点状微出血。治疗后萎缩很常见。

鉴别诊断

病变相关的占位效应和 T_2/FLAIR 上异常信号范围远大于强化灶范围的病变常提示 CLIPPERS 以外的疾病，如血管内淋巴瘤、血管炎、神经结节病、多发性硬化或视神经脊髓炎谱系疾病。糖皮层激素治疗失败，或治疗后强化病变未完全缓解也强烈提示其他疾病诊断。

炎症样病变

神经结节病

术语

结节病（"结节症"）是一种多系统炎症性疾病，其特征是离散的非干酪性上皮样肉芽肿。当结节病影响到中枢神经系统时，被称为"神经结节病"（NS）。

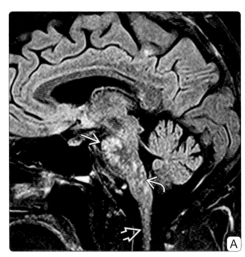

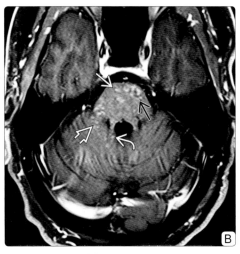

图 15-26A 男性，52 岁，复视、构音障碍和面部麻木。矢状位 MR 图像示脑桥➡️和延髓➡️多发点状高信号，呈"胡椒粉样"，并延伸至上段颈髓➡️

图 15-26B T_1 C+ FS MR 上可见点状➡️和曲线状➡️的强化灶。延伸至小脑➡️和小脑上脚➡️

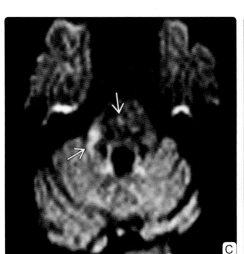

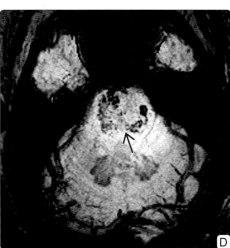

图 15-26C DWI 序列显示局灶性弥散受限病灶➡️

图 15-26D 轴位 T_2* SWI MIP 图像显示脑桥内多发出血灶➡️。患者类固醇治疗疗效显著，但停止 GCS 治疗会导致疾病复发。CLIPPERS 的诊断是基于影像表现和 GCS 反应的

病因

结节病的病因尚不清楚，但普遍的观点是，遗传易感性个体在暴露于目前未知的抗原后会发展为结节病。随之而来的是反应性炎症级联反应，似乎主要通过 CD4（+）T 细胞驱动。

病理

位置　约 5% 的病例累及中枢神经系统，且通常合并其他部位的疾病。只有 5%~10% 的神经结节病病例局限于中枢神经系统，不合并系统性结节病表现。

结节病可以累及神经系统或其覆盖物的任何部位。病变大小不一，小到沿软脑膜和血管周围间隙浸润的微小肉芽肿。

最常见的部位是脑膜，尤其是在大脑底部。约 40% 的病例可见弥漫性软脑膜增厚，伴或不伴局灶性结节病变（图 15-27）。可能会出现大的硬脑膜肿块，类似脑膜瘤。

下丘脑和漏斗也是颅内好发部位（图 15-28）。NS 可累及颅神经、眼和眶周、骨、脑室和脉络丛，以及脑实质。也可累及软脊膜、脊髓和神经根。

临床问题

流行病学和人口统计学特征　神经结节病是一种具有双峰年龄分布的世界性疾病。最大的发病高峰出现在 30~40 岁，小的发病高峰出现在 50 岁以上（尤其是女性）患者中。

临床表现　症状因发病部位不同而异。神经结节病最常见的表现是孤立性或多发性的颅神经功能障碍，见于 50%~75% 的患者。面神经和视神经是最常受累的部位。垂体 / 下丘脑功能障碍的症状，如尿崩症或全垂体功能减退症，可见于 10%~15% 的病例中。

神经结节病的诊断可能很困难，因为临床特征可能是非特异性的，而且不到 50% 的病例中可见血清血管紧张素转换酶（ACE）水平升高。

治疗原则　大多数神经结节病患者对皮层类固醇有反应，使用免疫抑制剂进行的二线治疗和使用靶向 TNF-α 的单克隆抗体进行的三线治疗都有一定疗效。

影像学

CT 表现　根据病变的纤维化程度，神经结节病在 CT 平扫上表现为相对于正常脑实质的稍高密度。CT 骨窗上可以看到边界清楚的 "穿凿样" 骨质破坏，无硬化边。

增强 CT 上可见软脑膜病变强化，类似于结核或化脓性脑膜炎。基于硬脑膜的肿块通常为中等高密度，在增强 CT 上表现为明显均匀强化。

MR 表现　神经结节病在 T_1W 上呈等信号，相对于脑脊液呈高信号。软脑膜浸润可以导致脑沟消失，病灶与脑组织之间边界不清。硬脑膜的肿块与脑膜瘤类似。

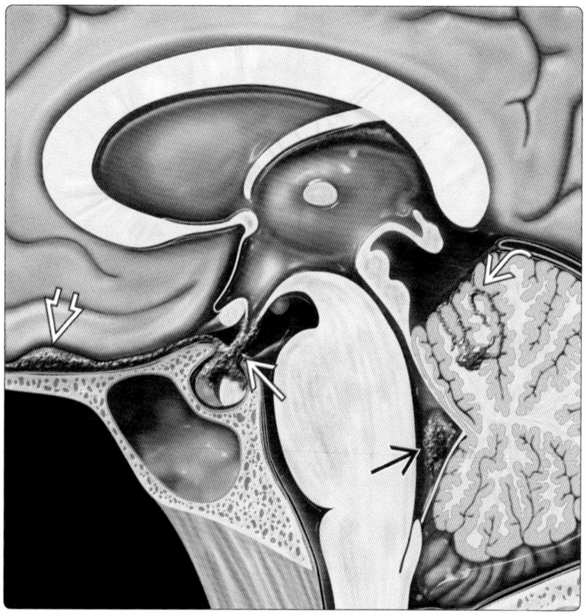

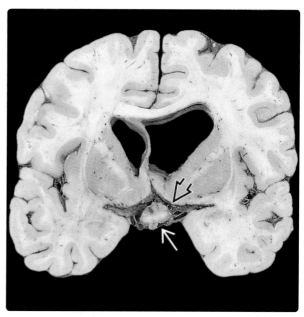

图 15-27　图中显示了神经结节病的好发部位：▷漏斗，可延伸至垂体➡，▷斑片状硬脑膜 - 蛛网膜增厚➡，▷小脑上蚓部➡和第四脑室脉络丛➡

图 15-28　神经结节病患者的尸检标本显示软脑膜的胶状浸润➡，环绕增粗的下丘脑和视交叉➡（图片提供者：Ellison, Neuropathology, 3e）

沿血管周围间隙的实质浸润可引起血管炎样反应，可表现为水肿、占位效应和 T_2/FLAIR 上高信号。

T_1 C+ 扫描最常见的表现是结节状或弥漫性软脑膜增厚，约占所有病例的 33%~50%（图 15-29）。

1/2 的神经结节病患者最终发展为脑实质病变。5%~10% 的病例可见下丘脑和漏斗增厚伴明显强化。可出现多发结节状强化肿块或更弥漫性血管周围浸润。孤立的脑实质或硬脑膜肿块较少见。在极少数情况下，肉芽肿融合形成局灶性膨胀性肿块（"肿瘤样"神经结节病）。

神经结节病可导致孤立性或多灶性颅神经增粗伴强化，以及脑室和脉络丛内强化肿块。

鉴别诊断

神经结节病的鉴别诊断与病变部位有关。累及基底软脑膜的神经结节病可以与脑膜炎非常相像。累及硬脑膜可类似于脑膜瘤或淋巴瘤。累及下丘脑/漏斗/垂体可能类似于组织细胞增生症或淋巴细胞性垂体炎。

多灶性脑实质强化病变可类似于多发性硬化、转移瘤和血管内淋巴瘤。孤立性或多灶性颅脑神经结节病的鉴别诊断包括感染、脱髓鞘疾病和肿瘤。

IgG4 相关疾病

IgG4 相关疾病（IgG4-RD）是一种多系统、多灶性纤维硬化性炎症性疾病，主要表现为肿瘤样或肿块样病变，最常累及肺和腹膜后间隙。头颈部最常受累部位是眼眶和唾液腺（图 15-30C），IgG4-RD 可与眼眶淋巴增生性疾病非常相似。

颅内 IgG4-RD 可发生于垂体、垂体柄、颅神经、海绵窦和硬脑膜（图 15-30）。孤立性颅内病变偶有发生，但并不常见。

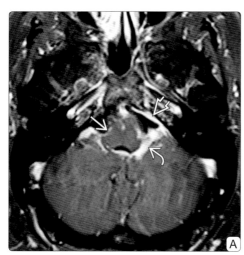
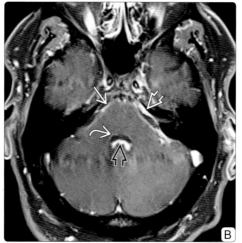
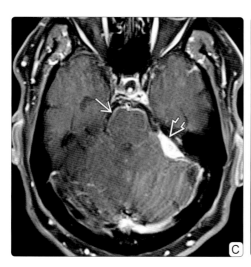
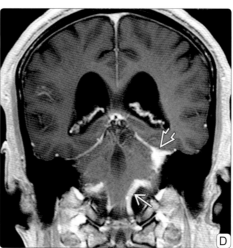

图 15-29A　女性，56 岁。轴位 T_1 压脂增强 MR 可见脉络丛➡️、硬脑膜➡️和延髓表面软脑膜➡️的增厚和强化

图 15-29B　近头侧层面的 T_1 压脂增强 MR 序列可见硬脑膜增厚，呈斑片样强化➡️。脑桥表面的软脑膜➡️、第四脑室脉络丛➡️和室管膜➡️也可见病变

图 15-29C　近头侧层面的轴位 T_1 压脂增强 MR 序列显示软脑膜受累➡️。左侧桥小脑角（CPA）池可见肿块样强化的硬脑膜斑块➡️，类似脑膜瘤

图 15-29D　同一病例，冠状位 T_1 C+ 序列可见广泛的软脑膜强化➡️和 CPA 硬脑膜斑块➡️

图 15-30A　女性，26 岁，头痛、眼球突出伴右侧第Ⅳ对颅神经麻痹。轴位 T₂ FS 示海绵窦➡️和眶尖部➡️低信号的弥漫性浸润性肿块。同时可见双侧中耳炎➡️

图 15-30B　同一病例，T₁ 压脂增强 MR 序列示海绵窦➡️、眶尖部➡️肿块明显强化。同时可见硬脑膜－蛛网膜增厚强化➡️，双侧内耳道内线状强化➡️

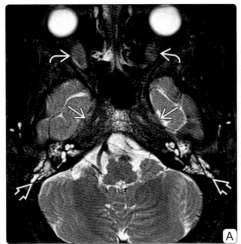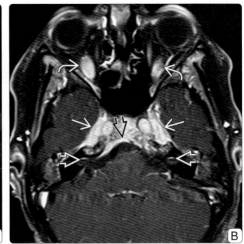

图 15-30C　冠状 T₁ 压脂增强 MR 显示泪腺明显增大伴显著强化➡️

图 15-30D　更靠后层面的 T₁ 压脂增强 MR 显示海绵窦浸润性肿块累及 Meckel 腔➡️，并通过卵圆孔➡️延伸入鼻咽，阻塞咽鼓管。该例经活检证实为 IgG4 相关疾病（IgG4-RD）

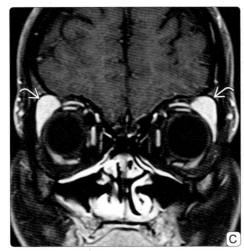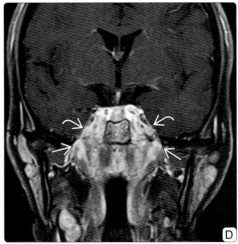

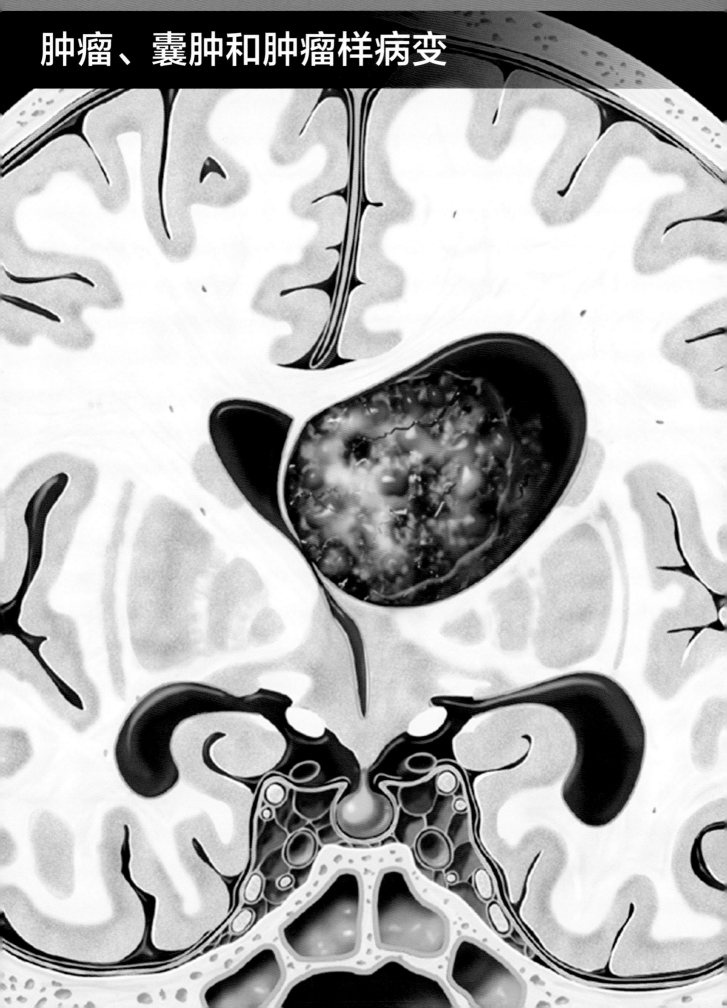

第 16 章
肿瘤、囊肿和肿瘤样病变简介

中枢神经系统（central nervous system, CNS）肿瘤可以①分类和②分级。公认的脑肿瘤分类是由世界卫生组织（World Health Organization, WHO）发起的。2016 年 WHO 中枢神经系统肿瘤分类——本文和第二版 Osborn's Brain 遵循的版本——代表了脑肿瘤分类方式的巨大转变。2016 年 WHO 整合了基因型和表型（即组织学）参数，将两者纳入最新更新的分类模式中。

肿瘤遗传学研究取得了快速、持续的进展，从根本上改变了 CNS 肿瘤的分类。越来越多的免疫组织化学替代物可用于识别 CNS 肿瘤的分子遗传学改变，这使得应用 2016 年 WHO 新标准成为现代神经病理学和神经放射学不可或缺的一部分。

由于各种原因，正式的 WHO 分类，如 2016 年 CNS WHO 分类，大约每十年才进行一次更新。由国际公认的神经病理学家组成的共识小组发布了 2016 年的中期更新，该小组被称为 cIMPACT-NOW（中枢神经系统肿瘤分类分子信息及实践方法联盟），这些持续更新的内容已被纳入本文。

中枢神经系统肿瘤分类及分级

脑瘤既可以分类，也可以分级。传统的分类方法是根据肿瘤细胞与神经系统正常或胚胎成分的组织学相似性将中枢神经系统肿瘤分为不同的类别。

对不同的遗传、表观基因组和细胞异质性的识别，形成了成人和儿童脑肿瘤亚型的最新分类，为治疗提供了分子和谱系特异性分组的信息。

分级已被用作预测原发性中枢神经系统肿瘤的生物学行为和对患者进行分层治疗的一种手段。2016 年 WHO 的肿瘤分级主要是基于传统的组织学标准。这导致了一些不一致，例如，IDH- 野生型弥漫性星形细胞瘤被定为 2 级肿瘤，但其生物学行为更像间变性星形细胞瘤（3 级）或胶质母细胞瘤（4 级）（表 16-1）。最新 cIMPACT-NOW 关于 IDH 野生型星形细胞瘤的更新，将其中一些肿瘤命名为"分子胶质母细胞瘤"，WHO 4 级（见第 17 章）。

中枢神经系统肿瘤分类及分级
中枢神经系统肿瘤的人口统计学特征
胶质瘤
神经元和混合性神经元胶质瘤
松果体区肿瘤
胚胎性肿瘤
脑膜肿瘤
颅（和脊髓）神经肿瘤
淋巴瘤和组织细胞肿瘤
生殖细胞肿瘤
鞍区肿瘤
转移瘤
颅内囊性病灶
轴外囊肿
轴内（实质）囊肿
脑室内囊肿

表 16-1　部分中枢神经系统胶质肿瘤和 WHO 分级

肿瘤	分级	肿瘤	分级
弥漫性星形细胞和少突胶质细胞肿瘤		**其他胶质瘤**	
弥漫性星形细胞瘤，IDH- 突变型	2	第三脑室脊索样胶质瘤	2
弥漫性星形细胞瘤，IDH- 野生型	2*	血管中心性胶质瘤	1
间变性星形细胞瘤，IDH- 突变型	3	星形母细胞瘤	N/A
间变性星形细胞瘤，IDH- 野生型	3*	**脉络丛肿瘤**	
胶质母细胞瘤，IDH- 野生型	4	脉络丛乳头状瘤	1
胶质母细胞瘤，IDH- 突变型	4	非典型脉络丛乳头状瘤	2
弥漫性中线胶质瘤，H3K27M- 突变型	4	脉络丛癌	3
少突胶质细胞瘤，IDH- 突变和 1p/19q 共同缺失	2	**神经元和混合性神经 – 胶质肿瘤**	
间变性少突胶质细胞瘤，IDH- 突变和 1p/19q 共同缺失	3	胚胎发育不良性神经上皮肿瘤	1
其他星形细胞瘤		节细胞瘤	1
毛细胞型星形细胞瘤	1	多结节及空泡性肿瘤（形态）	1
毛细胞黏液型星形细胞瘤	N/A	节细胞胶质瘤	1
室管膜下巨细胞型星形细胞瘤	1	间变性节细胞瘤	3
多形性黄色瘤型星形细胞瘤	2	小脑发育不良型神经节细胞瘤	1
间变性多形性黄色瘤型星形细胞瘤	3	（Lhermitte-Duclos 病）	
室管膜肿瘤		婴幼儿促纤维生成型星形细胞瘤和	1
室管膜下瘤	1	节细胞胶质瘤	
黏液乳头型室管膜瘤	1	形成菊形团的胶质神经元肿瘤	1
室管膜瘤	2	弥漫性软脑膜胶质神经元肿瘤	N/A
室管膜瘤，RELA 基因融合阳性	2/3	中枢神经细胞瘤	2
间变性室管膜瘤	3		

N/A = 未被世界卫生组织分级的肿瘤。改编自 Louis DN: WHO 中枢神经系统肿瘤分类和分级。Louis DN 等：WHO Classification of Tumors of the Central Nervous System. Lyon: IARC. 12–13, 2016.

* 行为更像 IDH- 野生型胶质母细胞瘤。cIMPACT-NOW update 3, 2018 allows for diagnosis of "diffuse astrocytic glioma, IDH-wild-type, with molecular features of glioblastoma, WHO grade IV." Acta Neuropathol 136: 805–810, 2018.

中枢神经系统肿瘤的人口统计学特征

中枢神经系统肿瘤的发病率呈双峰型，即在幼儿期（5 岁以下）（图 16-1）达到一个高峰，然后在 50~70 岁再次达到高峰。原发性中枢神经系统肿瘤是儿童和青少年（0~19 岁）所有实体肿瘤中最常见的，也是引起 20 岁以下人群癌症死亡的第二大原因。

肿瘤类型的患病率因部位而异。所有颅内肿瘤最常见的解剖位置是脑膜，其次是大脑半球、鞍区、脑神经、脑干和小脑（图 16-3）。

脑膜瘤是原发性中枢神经系统肿瘤最常见的组织学亚型，其次是胶质瘤和垂体腺瘤（图 16-4）。

肿瘤患病率也随年龄有显著变化。大约 1/2 的成人脑瘤是原发性肿瘤，另外 1/2 来自中枢神经系统外肿瘤的转移扩散（图 16-5）。总体来说，成人最常见的原发性脑肿瘤是脑膜瘤，其次是星形细胞瘤和垂体肿瘤（图 16-4）。然而，最常见的恶性中枢神经系统肿瘤是胶质母细胞瘤（图 16-6），约占所有恶性脑肿瘤的 1/2，占所有中枢神经系统胶质瘤的 55% 以上（图 16-7）。

在所有儿童青少年脑肿瘤（年龄 0~19 岁）中，最常见的是毛细胞型星形细胞瘤和胚胎性肿瘤（其中 2/3 是髓母细胞瘤）（图 16-8）。在 ≤5 岁的儿童中，最常被报道的肿瘤类型是胚胎性肿瘤。

按部位、组织学分组和年龄分类，原发性中枢神经系统肿瘤的发病率显示在饼图和阴影框中。统计数据来自美国脑肿瘤注册中心（CBTRUS）的统计报告，由于四舍五入，相加可能不等于 100%。

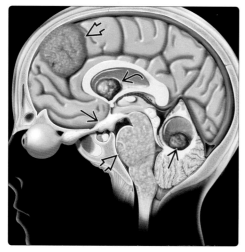

图 16-1　儿童星形细胞瘤多为毛细胞型星形细胞瘤➡。弥漫性星形细胞瘤➡较少见。室管膜下巨细胞型星形细胞瘤（SEGA）属于结节性硬化在中枢神经系统中的表现形式➡

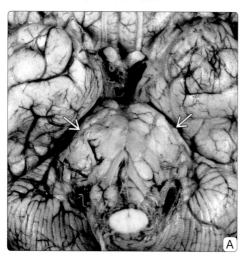

图 16-2A　尸检显示儿童弥漫性内生性脑桥胶质瘤，脑桥"肥胖"➡。大多数是 IDH- 野生型组蛋白突变的肿瘤

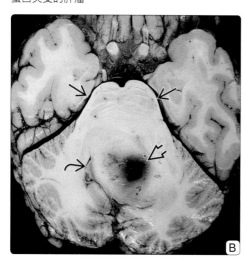

图 16-2B　弥漫性内生性脑桥胶质瘤（DIPG）显示脑干增大➡，肿瘤压迫四脑室➡。出血灶➡为胶质母细胞瘤（图片提供者：R. Hewlett, MD.）

按年龄划分的脑肿瘤发病率

儿童（0~14 岁）

- 毛细胞型星形细胞瘤：18%
- 胚胎肿瘤：15%
  - 2/3= 髓母细胞瘤
- 恶性胶质瘤，NOS：15%
- 弥漫性星形细胞瘤：11%
- 神经元 / 混合性神经元 – 胶质肿瘤：6%
- 室管膜肿瘤：6%
- 神经鞘瘤：5%
- 垂体肿瘤：4%
- 颅咽管瘤：4%
- 生殖细胞肿瘤：4%
- 胶质母细胞瘤：3%
- 脑膜瘤：2%
- 少突胶质细胞瘤：1%
- 其他：5%

青少年（15~19 岁）

- 垂体肿瘤：27%
- 毛细胞型星形细胞瘤：10%
- 其他星形细胞瘤：8%
- 神经元 / 混合性神经元 – 胶质肿瘤：8%
- 生殖细胞肿瘤：4%
- 神经鞘瘤：6%
- 脑膜瘤：5%
- 生殖细胞肿瘤：4%
- 室管膜肿瘤：4%
- 胚胎性肿瘤：4%
- 胶质母细胞瘤：3%
- 颅咽管瘤：2%
- 少突胶质瘤：2%
- 淋巴瘤：1%

成人（20 岁以上）

- 转移：50%
- 原发：50%
  - 脑膜瘤：18%
  - 胶质母细胞瘤：7%
  - 垂体肿瘤：7%
  - 神经鞘瘤：4%
  - 其他星形细胞瘤：3%
  - 淋巴瘤：2%
  - 少突胶质瘤：2%
  - 其他：7%

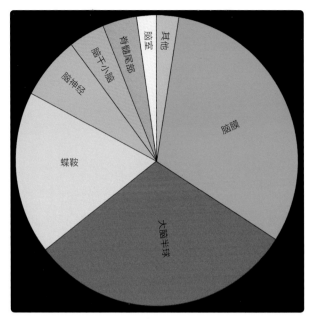

图 16-3 显示了按部位划分的原发性脑肿瘤的百分比。最常见的发病部位是脑膜，其次是大脑半球和鞍区。所有其他部位肿瘤占原发性中枢神经系统肿瘤的比例均小于 25%

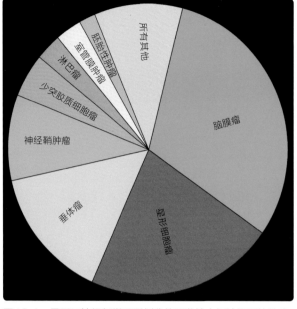

图 16-4 显示了按组织学亚型划分的原发性中枢神经系统肿瘤。脑膜瘤是最常见的类型，其次是星形细胞瘤和脑垂体瘤。所有其他组织学组约占总数的 1/3

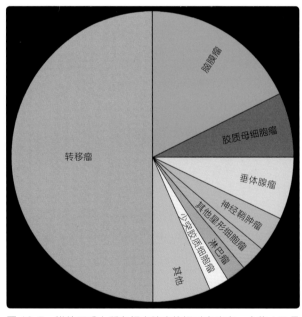

图 16-5 描绘了成人所有颅内肿瘤的相对患病率。大约 1/2 是来自全身癌症的转移瘤，另外 1/2 是原发性肿瘤

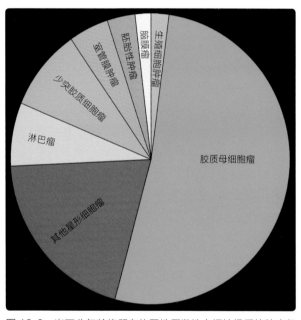

图 16-6 当不分年龄将所有的恶性原发性中枢神经系统肿瘤归类在一起时，胶质母细胞瘤和其他恶性星形细胞瘤（弥漫性纤维型星形细胞瘤、间变性星形细胞瘤）远远超过所有其他类型的总和

胶质瘤

神经胶质肿瘤（通常称为"胶质瘤"）是脑肿瘤中最多样化的一类，也是最常见的恶性脑肿瘤。WHO 根据胶质瘤最相似的神经胶质组织谱系（主要是星形细胞瘤和少突胶质细胞瘤）进行组织学分类，并根据其突变谱进行分子分类。

胶质瘤的起源是有争议的。多能神经干细胞（NSCs）存在于成人脑室下区，可以终生自我更新。它们的高增殖率使它们容易发生遗传错误。

NSCs 可以分化为不同的命运受限的祖细胞，如神经元前体细胞（NPCs）、少突胶质前体细胞（OPCs）和星形胶质前体细胞（APCs）。它们都能够积累突变，从而诱发肿瘤。

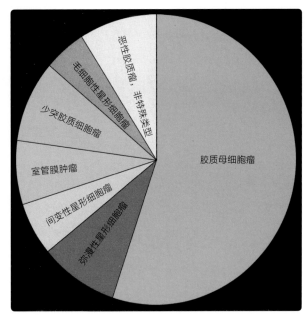

图 16-7　超过 1/2 的中枢神经系统胶质瘤为胶质母细胞瘤。在非星形细胞胶质瘤中，少突胶质瘤是最常见的亚型

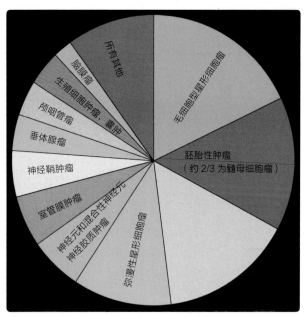

图 16-8　这张图描绘了从新生儿到 14 岁儿童的脑肿瘤。毛细胞型星形细胞瘤和胚胎性肿瘤是最常见的类型。与成人相比，恶性胶质瘤很少见，转移瘤是微不足道的

尽管已经在正常脑室下区组织中发现了低水平胶质母细胞瘤（glioblastoma, GBM）驱动突变，但是在脑肿瘤中是否存在任何特定的肿瘤干细胞尚未确定。然而，到目前为止，还没有证据表明 NSCs 在胶质瘤发生中是必要的或唯一的参与者。像 OPCs 这样的命运定向细胞也可以去分化，表现类似兼性干细胞。由于恶性胶质瘤是一种异质性很强的肿瘤，其细胞来源可能是 NSCs、OPCs、其他干细胞样祖细胞，甚至是星形胶质细胞。

来自癌症基因组图谱的数据表明，异柠檬酸脱氢酶（IDH）的突变是胶质瘤发生早期的"驱动突变"。突变的 IDH 将正常代谢物 α- 酮戊二酸转化为 D-2- 羟基戊二酸（2-HG）。2-HG 是一种"致癌代谢物"，它能改变细胞表观遗传特征，并诱导"广泛的代谢重编程"。在 2016 年 WHO 中枢神经系统肿瘤分类中，IDH 状态［可以使用免疫组化（immunohistochemistry, IHC）可靠地确定］是识别弥漫性星形细胞和少突胶质细胞肿瘤的主要特征，但不是唯一特征。

在 2016 年 WHO 中枢神经系统肿瘤分类中，生长模式更为局限的星形细胞瘤（如毛细胞型星形细胞瘤、多形性黄色瘤型星形细胞瘤和室管膜下巨细胞型星形细胞瘤）已与弥漫性胶质瘤（如星形细胞瘤和少突胶质细胞瘤）分开。后者（弥漫性胶质瘤）在疾病分类学方面与弥漫性星形细胞瘤和毛细胞型

星形细胞瘤更相似。为反映这一新认识，"系谱图"在"新 WHO 分类"中被重新绘制。

儿童和成人的实体定义胶质瘤突变也可能不同。在既往 WHO 分类中，儿童弥漫性胶质瘤与成人胶质瘤被归为一类，尽管它们的生物学行为长期存在公认的差异。虽然它们在显微镜下看起来一样，但它们有着截然不同的潜在基因异常。

因此，2016 年 WHO 狭义地将一组以组蛋白 H3 基因特定突变为特征的弥漫浸润性肿瘤定义为一种新的独立实体（H3 K27M- 突变型弥漫性中线胶质瘤）。随着时间的推移，其他看起来与成人肿瘤相似的小儿神经胶质瘤可能被给予不同的诊断类别（例如，小儿少突胶质细胞瘤，通常缺乏成人少突胶质细胞瘤最典型的 1p19q 共缺失）。

星形细胞瘤

星形细胞瘤有许多组织学类型和亚型。星形细胞瘤可以是相对局限性的（通常表现更良性）或弥漫性浸润，具有恶变趋势（图 16-2）。

最常见的星形细胞瘤是弥漫浸润性肿瘤，肿瘤和正常脑组织之间没有明显的边界（即使肿瘤在影像上看起来是不连续的）。弥漫性星形细胞瘤现在被分为 IDH 突变型和 IDH 野生型。弥漫性星形细胞瘤通常被定为 WHO 2 级肿瘤。然而，IDH 野生型 2 级和 3 级星形细胞瘤的表现更像 4 级星形细胞瘤（即胶质母细胞瘤）。在存在某些其他突变的情

况下，为了便于治疗，这些肿瘤现在可以被定为"分子胶质母细胞瘤，WHO 4 级"。

间变性星形细胞瘤也被细分为 IDH 突变野生型，被定为 WHO 3 级，而所有胶质母细胞瘤都是 4 级肿瘤（罕见的 IDH 突变型胶质母细胞瘤表现优于 IDH 野生型胶质母细胞瘤，但仍被定为 4 级）。

所有弥漫浸润性星形细胞瘤都有潜在的恶变趋势，但按分级，IDH 突变型肿瘤比 IDH 野生型肿瘤表现得更好。注意，没有 1 级弥漫浸润性星形细胞瘤。

更局限性的星形细胞瘤比弥漫性浸润性星形细胞瘤少见。其中毛细胞型星形细胞瘤（PA）和室管膜下巨细胞型星形细胞瘤（SEGA）为 WHO 1 级肿瘤。两者都没有表现出恶变的趋势，然而 PA 的一个变异，毛细胞黏液型星形细胞瘤，可能表现得更具侵袭性。

患者的年龄对肿瘤的类型和位置有显著影响。星形细胞瘤尤其如此。成人星形细胞瘤往往是恶性的（如间变性星形细胞瘤、胶质母细胞瘤），并影响大脑半球。相比之下，毛细胞型星形细胞瘤是儿童和年轻人的肿瘤。它们常见于小脑和第三脑室周围，很少发生在大脑半球（图 16-1）。

非星形胶质细胞肿瘤

少突胶质细胞瘤、室管膜瘤和脉络丛肿瘤均被认为是非星形胶质细胞肿瘤。

少突胶质细胞肿瘤：成人少突胶质细胞肿瘤几乎都是 IDH 突变型，并且有一个起决定作用的突变，即 1p19q 共缺失。可分为两级：分化良好的 WHO 2 级肿瘤（少突胶质细胞瘤）和 WHO 3 级肿瘤（间变性少突胶质细胞瘤）。

室管膜肿瘤：室管膜肿瘤，从 WHO 1 级到 3 级不等。室管膜下瘤（subependymoma, SEs）是一种好发于中老年人侧脑室额角和四脑室的良性肿瘤，是 WHO 1 级肿瘤；黏液乳头型室管膜瘤是一种中青年好发的肿瘤，几乎仅见于脊髓圆锥、马尾和终丝。

室管膜瘤通常是好发于儿童和年轻人的一种生长缓慢的肿瘤，是 WHO 2 级肿瘤，可能出现在脑室系统的任何地方和脊髓的中央管内。间变性室管膜瘤在生物学上更具侵袭性，预后更差，被定为 WHO 3 级肿瘤。

幕下室管膜瘤，通常发生在第四脑室，主要发生在儿童。幕上室管膜瘤在大脑半球比侧脑室更常见，通常发生在幼儿。

每种室管膜瘤亚型在发育和分子上是不同的，具有特定偏好的解剖位置和特定可识别的基因突变。室管膜瘤和一个被新定义的肿瘤，RELA 融合阳性的室管膜瘤，将在第 18 章详细讨论。

脉络丛肿瘤：脉络丛肿瘤是起源于脉络丛上皮细胞的脑室内乳头状肿瘤。近 80% 的脉络丛肿瘤发生在儿童，是 3 岁以下儿童最常见的脑肿瘤之一。

脉络丛肿瘤分为脉络丛乳头状瘤（CPPs）（WHO 1 级）、不典型脉络丛乳头状瘤（WHO 2 级）和脉络丛癌（CPCas）（WHO 3 级）。CPPs 比 CPCas 多 5 到 10 倍。CPP 和 CPCas 都可以通过脑脊液扩散，因此在手术干预之前应该对全脑和脊髓进行成像。

其他胶质瘤　其他胶质瘤包括第三脑室的脊索样胶质瘤、血管中心性胶质瘤和星形母细胞瘤。

中枢神经系统胶质瘤

- 胶质母细胞瘤：55%
- 弥漫性星形细胞瘤：9%
- 间变性星形细胞瘤：6%
- 少突胶质细胞瘤：9%
- 室管膜瘤：7%
- 毛细胞型星形细胞瘤：5%
- 恶性胶质瘤，非特殊类型：9%

神经元和混合性神经元胶质瘤

具有神经节样细胞、分化的神经细胞或低分化的神经母细胞的神经上皮肿瘤是这组异质性肿瘤的特征。

这组肿瘤包括胚胎发育不良性神经上皮细胞瘤（DNET）和包含神经节细胞瘤、神经节胶质瘤和小脑发育不良性神经节细胞瘤（Lhermitte-Duclos 病）的神经节细胞瘤。这一类别的其他肿瘤包括婴幼儿促纤维生成型星形细胞瘤和节细胞胶质瘤、中枢神经细胞瘤、乳头状胶质神经元肿瘤、伴菊形团形成的胶质神经元肿瘤、小脑脂肪神经细胞瘤。

一种新的肿瘤实体——弥漫性软脑膜胶质神经元肿瘤，以及一种新的模式——大脑多结节及空泡性神经元肿瘤（被认为是神经节细胞瘤的一种独特模式），已被列入 2016 年 WHO 分类。

松果体区肿瘤

占所有颅内肿瘤的比例小于 1% 的松果体区肿瘤可以是生殖细胞肿瘤或是松果体实质肿瘤。松果体实质肿瘤较生殖细胞肿瘤少见。生殖细胞肿瘤可见于颅内其他部位，但与松果体实质肿瘤一起讨论。

松果体细胞瘤是一种生长非常缓慢、轮廓清晰的松果体实质肿瘤，常见于成人。松果体细胞瘤为WHO 1级。松果体中分化实质肿瘤（PPTID）为中度恶性。PPTIDs是WHO 2级或3级肿瘤（表16-2）。

松果体母细胞瘤是一种高度恶性的原始胚胎肿瘤，多见于儿童。松果体母细胞瘤侵袭性强，并伴有早期脑脊液播散，是WHO 4级肿瘤。

松果体区乳头状型瘤（PTPR）是一种罕见的成人神经上皮性肿瘤。PTPR被指定为WHO 2级或3级肿瘤。

胚胎性肿瘤

胚胎性肿瘤包括髓母细胞瘤、胚胎性肿瘤和非典型畸胎瘤/横纹肌样瘤（atypical teratoid/rhabdoid tumor, AT/RTS），都是高度恶性的侵袭性肿瘤，均为WHO 4级，主要见于儿童。

2016年WHO对胚胎性肿瘤的分类及分型进行了重大修订。用两种不同的方法来观察髓母细胞瘤——遗传学或组织学定义。一些遗传学定义和公认的组织学变异与显著不同的预后和治疗意义有关。

"原始神经外胚层肿瘤"一词已经被淘汰，并被定义为一种新的肿瘤，即伴有多层菊形团和C19MC变化的胚胎性肿瘤。

脑膜肿瘤

脑膜肿瘤是第二大类原发性中枢神经系统肿瘤。脑膜肿瘤分为脑膜瘤和间叶细胞、非脑膜上皮肿瘤（即非脑膜瘤的肿瘤）。

脑膜瘤

脑膜瘤起源于脑膜上皮（蛛网膜）细胞。大多数附着在硬脑膜上，但也可发生在其他部位（例如侧脑室的脉络丛）。

尽管脑膜瘤有许多组织亚型（如脑膜上皮型、纤维型、砂砾体型），每种亚型都有不同的ICD-O编码，但目前WHO分类相当简单。大多数脑膜瘤亚型是良性的，复发和（或）侵袭性生长的风险很

表16-2　松果体、胚胎和选择性间叶性中枢神经系统肿瘤

肿瘤	分级	肿瘤	分级
松果体实质肿瘤		**脑膜瘤**	
松果体细胞瘤	1	脑膜瘤	1
中分化松果体实质瘤	2/3	非典型脑膜瘤	2
松果体母细胞瘤	4	间变性（恶性）脑膜瘤	3
胚胎性肿瘤		**间叶性非脑膜上皮性肿瘤**	
髓母细胞瘤，遗传学定义	4	孤立性纤维性肿瘤/血管周细胞瘤	1
髓母细胞瘤，WNT-活化型	4	1级	2
髓母细胞瘤，SHH-活化型	4	2级	3
髓母细胞瘤，3组	4	3级	
髓母细胞瘤，4组	4	血管母细胞瘤	1
胚胎性肿瘤伴多层菊形团，*C19MC*基因变化型	4	血管瘤	1
髓上皮瘤	4	炎性肌纤维母细胞瘤	N/A
中枢神经系统胚胎性肿瘤，非特殊类型	4	良性/恶性纤维组织细胞瘤	N/A
非典型畸胎瘤（AT）/横纹肌样瘤（RT）	4	脂肪瘤	1
室管膜肿瘤		肉瘤（多种类型）	3/4
神经鞘瘤	1	软骨瘤	N/A
神经纤维瘤	1	软骨肉瘤	N/A
神经束膜瘤	1		
恶性外周神经鞘瘤（MPNST）	2/3/4		

N/A= 未被WHO分级的肿瘤。改编自Louis DN：WHO对中枢神经系统肿瘤的分类和分级。Louis DN 等：WHO Classification of Tumors ofthe Central Nervous System. Lyon: IARC. 12–13, 2016.

低，为 WHO 1 级肿瘤。

不典型的脑膜瘤、脊索样型和透明细胞型脑膜瘤是 WHO 2 级肿瘤。间变性（恶性）脑膜瘤，包括乳头型和横纹肌样亚型，为 WHO 3 级。

WHO 2 级和 3 级脑膜瘤都更可能出现复发和（或）侵袭性行为。WHO 分类还指出，当任何亚型或级别的脑膜瘤具有高增殖指数和（或）脑浸润时，则具有更大的侵袭行为可能性。

间叶性非脑膜上皮性肿瘤

良恶性间叶性非脑膜上皮性肿瘤均可起源于中枢神经系统。大多数是软组织或骨肿瘤。通常，良性和恶性（肉瘤）类型都会发生。例如，脂肪瘤和脂肪肉瘤、软骨瘤和软骨肉瘤、骨瘤和骨肉瘤。

2016 年的一个主要变化是将孤立性纤维性肿瘤（SFT）和血管外皮细胞瘤（HPC）合并为一个实体（SFT/HPC），分为三个级别。1 级对应于传统诊断为 SFT 的低细胞、梭形细胞病变。2 级对应于先前在中枢神经系统诊断为血管外皮细胞瘤的肿瘤，3 级对应于具有恶性特征的 SFT/HPCs。

中枢神经系统的原发性黑色素细胞肿瘤罕见。它们起源于软脑膜黑色素细胞，可以是弥漫性的或局限性的，也可以是良性的或恶性的。

颅（和脊髓）神经肿瘤

神经鞘瘤

神经鞘瘤是由高度分化的施万细胞组成的良性包膜神经鞘肿瘤。它们可以单发，也可以多发。多发性神经鞘瘤与神经纤维瘤病 2 型（NF2）和神经鞘瘤病相关，神经鞘瘤病是一种以多发性神经鞘瘤但缺乏 NF2 的其他特征为特征的综合征。

颅内神经鞘瘤几乎总是与脑神经相关［三叉神经（Ⅲ）是目前为止最常见的］，但有时以实质性病变出现。神经鞘瘤不会发生恶变，为 WHO 1 级肿瘤（表 16-3）。

神经纤维瘤

神经纤维瘤（NFs）是由施万细胞和成纤维细胞组成的弥漫性浸润性神经外肿瘤。单发的头皮神经纤维瘤，多发的神经纤维瘤或丛状神经纤维瘤是神经纤维瘤病 1 型的一部分。神经纤维瘤组织学上为 WHO 1 级。丛状神经纤维瘤可退化为恶性周围神经鞘瘤（MPNSTs）。MPNSTs 的分级从 WHO 2 级到 4 级，与软组织肉瘤的三级系统相同。

WHO 分类的变化

与 2007 年 WHO 标准相比，发生的变化包括将黑素神经鞘瘤识别为一个独特的实体而不是神经鞘瘤变异体，识别出混合性神经鞘瘤，以及确定了

表 16-3 其他选定的中枢神经系统原发肿瘤和 WHO 分级

肿瘤	分级	肿瘤	分级
淋巴瘤		**生殖细胞肿瘤**	
中枢神经系统弥漫性大 B 细胞淋巴瘤	N/A	生殖细胞瘤	
中枢神经系统免疫缺陷相关性淋巴瘤		胚胎性癌	
艾滋病相关性（弥漫性大 B 细胞淋巴瘤）		畸胎瘤	N/A
EBV 阳性（弥漫性大 B 细胞淋巴瘤）		成熟性畸胎瘤	
淋巴瘤样肉芽肿病		未成熟性畸胎瘤	
血管内大 B 细胞淋巴瘤	N/A	畸胎瘤恶变	
硬脑膜 MALT 淋巴瘤	N/A	混合性生殖细胞肿瘤	
组织细胞肿瘤		**鞍区肿瘤**	
朗格汉斯细胞组织细胞增生症		颅咽管瘤	1
Erdheim-Chester 病		造釉细胞型颅咽管瘤	
Rosai-Dorfman 病	N/A	乳头状颅咽管瘤	
幼年性黄色肉芽肿	N/A	颗粒细胞瘤	1
		垂体细胞瘤	1
		梭形细胞嗜酸细胞瘤	1

N/A= 未被世界卫生组织分级的肿瘤。改编自 Louis DN：WHO 对中枢神经系统肿瘤的分类和分级。Louis DN 等：WHO Classification of Tumors of the Central Nervous System. Lyon: IARC. 12–13, 2016.

MPNST 两种组织学亚型。

淋巴瘤和组织细胞肿瘤

随着 HIV/AIDS 时代的到来和药物诱导的免疫低下状态的增加，一些神经病理学家预测，淋巴瘤将很快超过胶质母细胞瘤成为最常见的颅内恶性肿瘤。尽管淋巴瘤的发病率在过去 20 年里略有上升，但仍明显较胶质母细胞瘤和其他恶性星形细胞瘤少见。

2016 年 CNS WHO 扩大了系统性淋巴瘤和组织细胞肿瘤的分类，与相应的造血 / 淋巴组织 WHO 分类相似（表 16-3）。

恶性原发中枢神经系统肿瘤

- 胶质母细胞瘤：46%
- 所有其他星形细胞瘤：17%
- 淋巴瘤：6%
- 少突胶质细胞瘤：7%
- 室管膜瘤：4%
- 胚胎性肿瘤：3%
- 脑膜瘤：1%
- 生殖细胞肿瘤：1%

生殖细胞肿瘤

颅内生殖细胞肿瘤（GCTs）是发生在性腺和性腺外部位的生殖肿瘤的形态学和免疫表型同源物。80%~90% 发生于青少年。大多数发生在中线（松果体区，第三脑室周围）。

生殖细胞瘤是最常见的颅内 GCT。畸胎瘤由外胚层、内胚层和中胚层分化而成。它们可以是成熟的、未成熟的，或发生畸胎瘤伴恶性转化。其他各种 GCTs 包括高度侵袭性的卵黄囊瘤、胚胎癌和绒毛膜癌。

生殖细胞肿瘤与松果体区肿瘤一起详细讨论。

鞍区肿瘤

鞍区是大脑中解剖结构最复杂的区域之一。然而，WHO 对鞍区肿瘤的官方分类仅包括颅咽管瘤和罕见肿瘤，罕见肿瘤如鞍区颗粒细胞瘤、垂体细胞瘤和腺垂体的梭形细胞嗜酸细胞瘤。

除了颅咽管和漏斗柄外，鞍区还包含许多结构在影像学上可以看到肿块。最常见的肿瘤——垂体腺瘤——不是 WHO 分类的一部分，但包含在本书中，还有类似肿瘤的变异（如垂体增生）和非肿瘤性肿瘤样肿块（如垂体炎和下丘脑错构瘤），这些肿块可与肿瘤相似。

垂体瘤

垂体腺瘤占成人鞍区 / 鞍上肿块的大多数，是该年龄组第三大常见的颅内肿瘤。垂体腺瘤按大小分为微腺瘤（≤10 mm）和大腺瘤（≥11 mm）。

颅咽管瘤

颅咽管瘤是一种良性的肿瘤（WHO 1 级），通常为部分囊性，是儿童最常见的非神经上皮性颅内肿瘤。发病年龄呈明显的双峰分布，囊性造釉细胞型颅咽管瘤多见于儿童，而在中年人中有一个发病小高峰。不太常见的乳头状型颅咽管瘤通常是实性的，几乎只见于成人。

其他的鞍区肿瘤

神经垂体颗粒细胞瘤，又称脊索瘤，是一种罕见的成人肿瘤，通常起源于漏斗部。垂体细胞瘤是成人的神经胶质肿瘤，通常也发生在漏斗内。腺垂体梭形细胞瘤是一种嗜酸性非内分泌性肿瘤。所有这些罕见的肿瘤都是 WHO 1 级，确诊通常是通过组织学，因为这些肿瘤彼此之间以及与其他成人肿瘤（如大腺瘤）的鉴别可能存在问题。

转移瘤

转移瘤占所有中枢神经系统肿瘤的近 1/2。在第 27 章，我们讨论了中枢神经系统转移性疾病的"多面性"以及副肿瘤综合征这个有趣的话题。

副肿瘤神经综合征（PNSs）是癌症患者罕见的神经系统功能障碍，不是由肿瘤的转移或局部影响引起。带有"神经抗原"抗体的经典 PNSs 和最近描述的几种非副肿瘤性脑炎也归纳到第 27 章中。

颅内囊性病灶

颅内囊肿是神经影像研究中常见的表现，为了便于讨论，我们将其归于正文的这一部分。虽然我们的重点主要是肿瘤，但非肿瘤性中枢神经系统囊肿有时会与"真正的"脑肿瘤混淆，常被纳入特定解剖部位占位病变的鉴别诊断中。

因此，我们对颅内囊肿的诊断采取基于解剖和影像的方法。在这里，主要考虑的不是囊壁组织病理学（如脑肿瘤），而是解剖位置（图 16-9）。

在考虑颅内囊肿的影像诊断时，有四个基于解

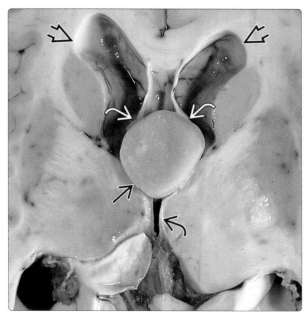

图 16-9　孟氏孔区的胶质囊肿➡，穹隆扩张➡，侧脑室扩大 ➡，而第三脑室形态正常➡。胶质囊肿的发生位置具有特异性表现（图片提供者：R. Hewlett, MD.）

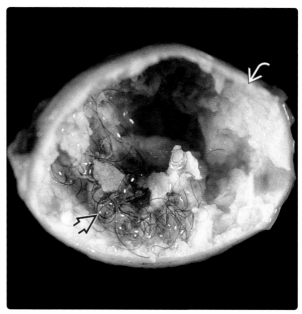

图 16-10　切除的皮样囊肿的大体病理显示厚而油腻的皮脂腺和角蛋白碎屑➡。注意轮廓清晰的囊肿内缠绕的毛发

剖学的关键问题需要被提出：① 囊肿是轴外还是轴内？② 是幕上还是幕下？③ 是中线还是非中线？④ 如果是轴线内，是在脑实质还是在脑室内？

　　虽然许多囊肿发生位置多样，但每种类型都有自己的"首选"（即最常见的）部位。三个主要的解剖部位是轴外间隙（包括头皮和头骨）、脑实质和脑室。

轴外囊肿

　　这是第二大非肿瘤性囊肿组。非肿瘤性囊肿组首先考虑这些因素，从头皮和头骨开始，向内延伸到蛛网膜。轴外肿瘤周围不常见但很重要的"肿瘤相关囊肿"，如垂体大腺瘤、脑膜瘤和前庭神经鞘瘤，可能是蛛网膜囊肿的一种形式。表皮样和皮样囊肿（图 16-10）也包括在本部分讨论中。

轴内（实质）囊肿

　　最常见的实质囊肿是扩大的血管周围间隙和海马沟残留，其次是脑穿通性（使脑组织受损的）囊肿。神经胶质囊肿——实质囊肿内衬非肿瘤性胶质瘤——相对少见。

脑室内囊肿

　　脑室内囊肿比脑实质内的囊肿少见。最常见的脑室内囊肿是脉络丛囊肿，它们几乎总是在影像检查中偶然发现。胶质囊肿是第二常见的囊肿，但也是最需要诊断的，因为它们可以意外地阻塞 Monro 孔（图 16-9），可导致急性梗阻性脑积水，甚至死亡。

颅内囊肿

轴外囊肿
- 蛛网膜囊肿

脉络膜裂囊肿
- 上皮样囊肿
- 皮样囊肿
- 神经肠源性囊肿
- 松果体囊肿
- 非肿瘤性肿瘤相关囊肿

轴内（实质）囊肿
- 血管周围间隙扩大
- 海马沟残留
- 神经胶质细胞囊肿
- 孔性脑囊肿

脑室内囊肿
- 脉络丛囊肿
- 胶质囊肿
- 室管膜囊肿

第 17 章

星形细胞瘤

胶质瘤占所有颅内肿瘤的近 1/3，占颅内原发恶性肿瘤的 80% 以上。星形细胞瘤约占胶质瘤的 3/4，是脑内起源的最大的单一肿瘤群。

具有不同组织学类型和亚型的星形细胞瘤，构成了多个肿瘤亚组。这些神奇的肿瘤在好发部位、好发年龄、临床表现、形态学特征、生物学行为及预后方面有很大差异。

星形细胞瘤的一般特征

概述

我们介绍了星形细胞瘤，并简要讨论了其推测的起源、分类（通过组织学表型及基因分型）、分级以及年龄和发生部位对确定星形细胞瘤亚型的重要性。

根据讨论的目的，我们将星形细胞瘤分为两大类：一类是"局限性"的、生物学行为偏良性，与其相比另一类"弥漫浸润性"的星形细胞瘤则更具侵袭性。这种分类方式有些武断和不完美，因为一些"局限性"星形细胞瘤尽管组织学级别较低，但偶尔会变得更具侵袭性并浸润邻近结构。

星形细胞瘤的起源

星形细胞瘤最初得名是因推测其起源于星形的细胞，即"星形胶质细胞"，它是神经纤维网络的主要组成部分（数量远远超过神经元）。星形细胞曾被认为可以发生增生（非肿瘤性"反应性星形细胞增生"）和肿瘤转化。

现在许多证据表明弥漫性星形细胞瘤不是由正常成熟星形细胞肿瘤转化而来。相反，它们可能是从具有干细胞特性的前体"胶质瘤祖"细胞发展而来。

星形细胞瘤的分类与分级

虽然肿瘤分期被普遍应用于身体其他部位的肿瘤，但中枢神经系统肿瘤是首先分类（分为特定的肿瘤类型），然后再分级（根据恶性程度）。

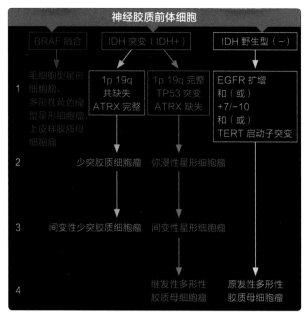

图 17-1　具有"驱动"基因突变的胶质瘤"家族"、WHO 分级。IDH1 基因突变可导致星形细胞瘤（蓝色）或少突胶质细胞瘤（绿色），这取决于后续的突变。不同突变的 IDH（−）的胶质瘤（黄色）是多形性胶质母细胞瘤分子亚型

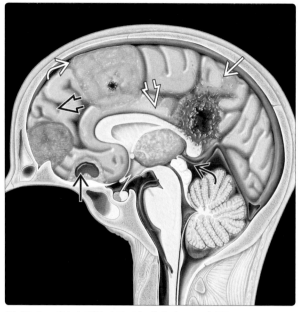

图 17-2　成人多形性胶质母细胞瘤（GBM）➡和星形细胞瘤（AA）➡多见于大脑半球和胼胝体；弥漫性星形细胞瘤（DA）位于额叶➡和脑干 / 中脑顶盖➡。图示多形性黄色瘤型星形细胞瘤（PXA）伴囊变、脑膜反应➡。丘脑 H3 K27M 突变的中线胶质瘤➡

分类

弥漫性胶质瘤的两种主要类型是星形细胞瘤和少突胶质细胞瘤。成人弥漫性胶质瘤初始的、决定性个体基因标记是异柠檬酸脱氢酶（IDH）的突变状态。IDH1 和 IDH2 是柠檬酸循环的关键部分。IDH 将异柠檬酸代谢为 α-酮戊二酸（α-KG）。突变的 IDH 将 α-KG 转化为 D-2-羟基戊二酸（2-HG），这是一种肿瘤代谢产物。

在 2016 版 WHO "家族谱系树"（图 17-1）中，IDH 突变型胶质瘤随后被其他互相排斥的基因突变分为星形细胞瘤［IDH 突变型、1p19q 完整型、ATRX 核表达缺失和（或）p53 免疫阳性］和少突胶质细胞瘤（IDH 突变型、1p19q 共缺失、ATRX 完整型）。本章讨论的是星形细胞瘤，少突胶质细胞瘤与其他非星形胶质细胞瘤归为一类，并在第 18 章讨论。

局限性星形细胞瘤　局限性星形细胞瘤是指具有更局限或局部生长模式的星形细胞瘤，缺乏 IDH 突变并且通常有 BRAF 融合（例如，毛细胞型星形细胞瘤、多形性黄色瘤型星形细胞瘤和室管膜下巨细胞型星形细胞瘤）。该类型占星形细胞瘤的 10%～15%。

IDH 野生型星形细胞瘤　成人 IDH 野生型星形细胞瘤不常见，肿瘤缺乏 IDH 突变，并以一组不同的遗传异常为特征（例如 EGFR 扩增、TERT 启动子突变等）。儿童弥漫性胶质瘤具有不同的突变集，包括 BRAF V600E 突变、FGFR1 改变或 MYB 或 MYBL1 重组。

组蛋白 H3 突变型胶质瘤　是第四种缺乏 IDH 突变的胶质瘤"家族"，其特征是组蛋白 H3 基因突变、弥漫性生长模式和位于中线区域。这类肿瘤在儿童中更常见，但偶尔也会发生在成人中。

分级

星形细胞瘤分为 1~4 级。仅有的两种相对局限的星形细胞瘤亚型——毛细胞型星形细胞瘤和室管膜下巨细胞型星形细胞瘤——被归为 WHO 1 级。

弥漫性（"低级别"）星形细胞瘤属于 WHO 2 级。WHO 3 级（即间变性星形细胞瘤）的特征是间变和高有丝分裂活性。WHO 4 级肿瘤（即胶质母细胞瘤）可见新生血管和坏死。

IDH（−）胶质瘤中的一个亚型无微血管增生和（或）坏死表现，因此传统上它们被归为 WHO 2 级或 3 级。然而，这些肿瘤中的一部分与胶质母细胞瘤的临床病程类似。cIMPACT-NOW 中期更新

规定，根据某些分子指标［*EGFR* 扩增，和（或）7 号染色体扩增和 10 号染色体缺失，即 +7/10，和（或）*TERT* 启动子突变］，这些肿瘤应归为"弥漫性星形细胞瘤，IDH 野生型，具有胶质母细胞瘤的分子特征，WHO 4 级"。

星形细胞瘤的好发年龄与部位

儿童星形细胞瘤通常是局限性肿瘤，最常发生于颅后窝或视神经通路（参见第 16 章图 16-1）。高致死率的 H3 K27M 突变型弥漫性中线胶质瘤发生在脑桥或丘脑。发生于大脑半球的弥漫性星形细胞瘤相对罕见。绝大多数成人星形细胞瘤呈弥漫浸润性（2~4 级），几乎都位于幕上大脑半球（图 17-2）。

局限性星形细胞瘤

只有两种局限性星形细胞瘤被归为 WHO 1 级，即毛细胞型星形细胞瘤（pilocytic astrocytoma，PA）和室管膜下巨细胞型星形细胞瘤。WHO 1 级肿瘤增殖活性低，通常手术切除即可治愈，并且无恶性进展倾向。

毛细胞型星形细胞瘤

术语

PA，有时称为"青少年毛细胞型星形细胞瘤"或"囊性小脑星形细胞瘤"，好发于年轻患者，是一种边界清楚、通常生长缓慢的胶质瘤。

病因

PA 的遗传特征　PA 可以是散发性的或综合征性的。几乎所有散发性 PA 都具有 *BRAF* 基因融合。大约 15% 的神经纤维瘤病 1 型（NF1）患者会出现综合征性 PA，最常见于视神经 / 视束（"视神经胶质瘤"）。NF1 型的 PA 患者 17 号染色体上编码神经纤维瘤蛋白的双等位基因突变失活，从而导致 RAS 和 MAPK 通路过度活跃。

病理

位置　小脑是最常见的发生部位，占所有 PA 的近 60%（图 17-3）。第二常见的部位是视神经 / 视交叉和下丘脑 / 第三脑室及其周围。第三常见的位置是脑桥和延髓。PA 也可以发生于中脑顶盖，可能会导致导水管的狭窄。

发生于大脑半球的 PA 有报道但不常见。当它们发生在颅后窝、视神经通路或鞍上区域之外时，PA 多为位于皮层的囊肿伴瘤结节。

大体病理特征　有时 PA 会形成囊肿内壁结节。大多数 PA 的囊肿壁通常由受压但其他方面正常的脑实质组成，肿瘤成分局限于壁结节。囊肿内容物通常是富含蛋白质的黄色液体。

PA 是 WHO 1 级肿瘤，偶尔会发生肿瘤的播散，但此类情况很少见。

临床问题

人口统计学特征　超过 80% 的 PA 发生在 20 岁以下的患者中，发病的高峰年龄在 5~15 岁，且没有性别差异。

临床表现　小脑 PA 常表现为头痛、晨起恶心和呕吐，这是因为肿瘤常引起脑室的梗阻性脑积水；共济失调、视力丧失和脑神经麻痹也会发生；发生在视觉传导通路的 PA 通常会表现出视力丧失的症状。

自然病程　PA 通常生长缓慢，即使是肿瘤部分切除，其十年生存率也超过 90%。约 1/2 的残留肿瘤会自发消退或生长长期停滞；播散存在但罕见。

影像

不同部位的 PA 其影像学表现不同。发生在颅后窝的 PA 最常见的表现是边界清楚的小脑囊肿伴附壁结节；发生在视神经、视交叉、第三脑室和顶盖内及周围的 PA 多表现为实性、浸润性且边缘不清；发生在顶盖中的 PA 可以引起丘板的扩张，可能会导致导水管的阻塞；发生在大脑半球的 PA 比较罕见，通常表现为囊肿伴壁结节的皮层病变。

CT 表现　平扫 CT 表现为混合的囊实性或实性肿块，有局灶性占位效应，几乎没有（如果有也是少量的）邻近水肿；10%~20% 的病例可有钙化。

MR 表现　囊性 PA 通常边界清楚，囊液在 T_1W 和 T_2W 上的信号均比脑脊液信号稍高；FLAIR 上信号不会完全被抑制；壁结节在 T_1W 上呈等 / 低信号，在 T_2W 上呈等 / 高信号。实性的 PA 在 T_1W 上呈等或低于脑实质的信号，在 T_2/FLAIR 上呈高信号。沿着视辐射向后延伸的 PA 在鞍上 PA 中并不少见，且并不意味着其是恶性肿瘤。

囊性 PA 的壁结节在 T_1 增强上表现为明显但不均匀的强化（图 17-4）。囊壁本身的强化程度不一，可表现为无强化（图 17-4）到中度强化（图 17-5）。另一种类型表现为实性肿块伴有中央坏死，肿瘤周围有一层厚厚的强化"外壳"（图 17-7）。

发生在视神经、视交叉和下丘脑 / 第三脑室的

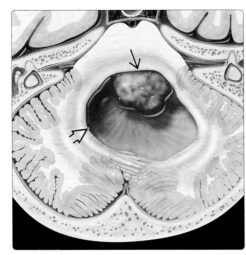

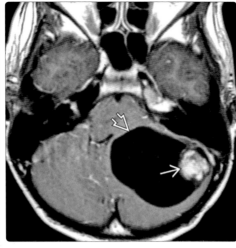

图 17-3　图示典型的小脑毛细胞型星形细胞瘤,伴有血管样肿瘤结节 ⟶ 和大的非肿瘤性囊肿 ⇨。囊壁由受压但组织学正常的脑实质组成

图 17-4　T₁ C+ MR 显示小脑典型 PA,伴强化的壁结节 ⟶,囊壁无强化 ⇨,瘤周水肿轻微

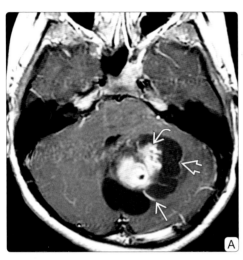

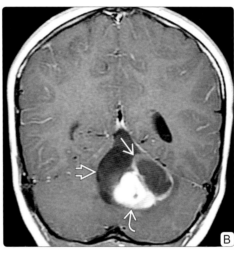

图 17-5A　头痛患儿。轴位 T₁ C+ MR 显示小脑囊性占位,伴明显不均匀强化结节 ⟶,部分囊肿壁 ⇨ 和内部分隔 ⟶ 强化

图 17-5B　冠状位 T₁ C+MR 显示囊壁大部分无强化 ⇨,而壁结节 ⟶ 和一些内部分隔 ⟶ 明显强化。病理证实是 BRAF V600E 突变型毛细胞型星形细胞瘤

PA 表现出不同程度的强化(从无强化到显著强化)(图 17-6),而发生在大脑半球的 PA 通常表现为囊性灶伴强化的附壁结节(图 17-8)。

　　在 MRS 上 PA 的表现是矛盾的,PA 通常显示 Cho 峰升高、低 NAA 峰和出现乳酸峰——这种临床行为表现良性的肿瘤在波谱上更具恶性肿瘤的特征。pMR 上 rCBV 为降低至中度增高。

　　鉴别诊断

　　颅后窝的 PA 与髓母细胞瘤相似,尤其是当它们主要是实性中线肿瘤时。髓母细胞瘤通常在 DWI 上弥散受限,而 PA 则不受限。

　　室管膜瘤是一种形态可塑的肿瘤,从 Magendie 孔(第四脑室中央孔)和侧隐窝突出。血管母细胞瘤(hemangioblastoma, HGBL)的影像学表现与 PA 类似,但 HGBL 好发于中年人而非儿童;HGBL 的瘤周水肿明显、rCBV 显著升高。

　　发生在大脑半球的 PA 表现为“结节伴囊肿”,主要与节细胞胶质瘤进行鉴别。节细胞胶质瘤通常以发生于皮层为主,并且多伴有钙化。

　　毛细胞黏液性星形细胞瘤(pilomyxoid astrocytoma, PMA)是一种罕见但更具侵袭性的 PA 变异。PMAs 好发年龄更小,并且是不均匀的、巨大的“H 形”肿瘤,最常见于下丘脑/视交叉(图 17-9),常横向延伸至颞叶。

室管膜下巨细胞型星形细胞瘤

术语

　　室管膜下巨细胞型星形细胞瘤(subependymal giant cell astrocytoma, SEGA)是一种局灶性、生长受限的星形细胞瘤,属 WHO 1 级,主要与结节性硬化症(tuberous sclerosis complex, TSC)相关。

图 17-6A 6 月龄婴儿。T₂W MR 示左侧视神经增厚、扭曲➡，视神经鞘扩张➡伴有视乳头突出➡

图 17-6B 头颅 T₂W MR 显示视交叉扩大，被肿瘤浸润➡

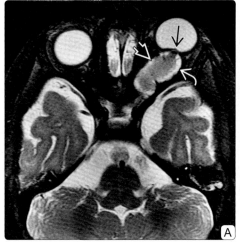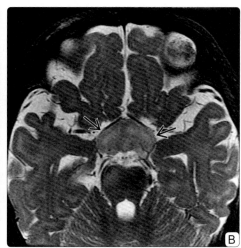

图 17-6C T₁C+ FS 示左侧视神经肿大，肿瘤强化➡并浸润视神经。这是一例 NF1 相关的毛细胞型星形细胞瘤

图 17-7 矢状位 T₁C+ MR 示不同的小脑 PA 表现，肿瘤可见较厚的结节状强化边缘➡

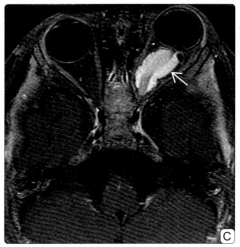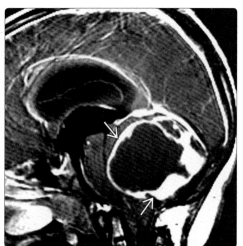

图 17-8 T₁C+ MR 示大脑半球囊性灶➡伴有强化结节➡；囊壁无强化➡。此例为毛细胞型星形细胞瘤，WHO 1 级

图 17-9 T₁C+ MR 示发生在下丘脑的 PMA 的典型的明显强化的 H 形结构。(图片提供者：M. Thurnher, MD.)

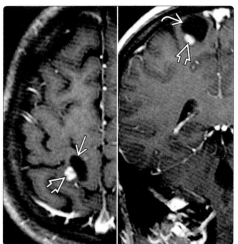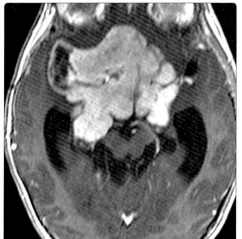

病因

绝大多数 SEGA 发生于 TSC 患者中。在 SEGA 中，编码肿瘤抑制蛋白错构瘤蛋白和结节蛋白的 *TSC1* 或 *TSC2* 基因的双等位基因失活。

10%～20% 的 SEGA 患者没有 TSC 的其他特征。可能会出现伴有低水平 *TSC1* 体细胞嵌合的 SEGA。孤立的非综合征性 SEGA 患者也曾被报道过，其在 *TSC1* 或 *TSC2* 测序中没有明显的种系或肿瘤突变。

病理

位置 几乎所有的 SEGA 都位于侧脑室，与 Monro 孔（室间孔）相邻（图 17-10）。SEGA 的病灶大小从微小到直径几厘米不等，肿瘤的平均大小为 10～15 mm。大多数 SEGA 是孤立性病变，但在 20% 的病例中可发生所谓的双 SEGA。

大体病理特征 SEGA 是位于脑室内的、边界清楚的、多分叶实性肿块，出血或坏死少见（图 17-11），钙化多见。

显微镜下特征 SEGA 的肿瘤细胞显示出广泛的星形细胞表型，可能与室管膜下结节（subependymal nodule, SEN）无法区分。

尽管 SEGAs 和室管膜下结节的组织学相似，但仅 SEGAs 可发现有丝分裂象。通常有丝分裂数量很少，因此 MIB-1 较低。

分期、分级和分类 SEGA 属于 WHO 1 级肿瘤。

临床问题

人口统计学特征 SEGA 通常发生在 TSC 患者，并且通常发生在 20 岁之前，平均诊断年龄为 11 岁。

临床表现 结节性硬化症患者的癫痫与皮层结节有关，与 SEGA 无关。SEGA 在引起梗阻性脑积水之前通常是无症状的，梗阻性脑积水可以突然进展并导致颅内压的迅速升高。

自然病程 SEGA 是良性病变，生长缓慢且很少浸润邻近的大脑，因此预后通常较好。许多 SEGA 患者的病灶很小，可以保持相对稳定，其平均增长率一般为每年 2.5～5.6 mm。

治疗原则 当影像学检查结果不确定，且 Monro 孔附近的病变不能明确诊断为 SEN 或 SEGA 时，建议进行影像检查的密切随访（最初每 6 个月一次，如果没有生长证据，则变为每年一次）。一旦该位置的病灶出现增大征象，应立即给予治疗。

手术切除一直是首选的治疗方法，因为肿瘤完全切除后的复发率非常低。然而，并不是所有的 SEGA 都能被完全切除，此时 mTOR 抑制剂类生物靶向药物治疗提供了一种安全有效的治疗选择，如西罗莫司和依维莫司等。

影像

最重要的辅助影像学表现是 TSC（见第 39 章）。在没有明确的家族史、精神发育迟滞、癫痫或皮肤特征的情况下，影像学检查可以为 TSC 的诊断提供第一条线索。

CT 表现 SEGA 表现为沿 Monro 孔附近分布的低至等密度、不同程度钙化的病变（图 17-12A）。沿着侧脑室边缘可以看到钙化的 SEN，尤其是尾丘脑沟。15% 的病例伴有脑积水，侧脑室边缘的"模糊"征提示有重度梗阻性脑积水合并经室管膜的脑脊液流动。

SEGA 表现为明显但不均匀的强化。在增强 CT 扫描中，除非另有证明，否则 Monro 孔处的强化病变应考虑为 SEGA。

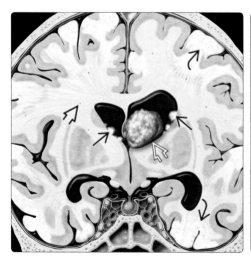

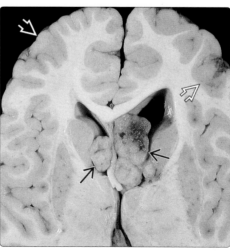

图 17-10 冠状位图像示结节性硬化症患者的 SEGA ➡。注意室管膜下结节 ➡ 和皮层结节 ↗，皮层结节可见灰白质界面"模糊"。髓质白质中可见明显的放射状神经胶质带 ➡

图 17-11 结节性硬化症患者的轴位尸检图，显示皮层结节 ➡ 和双侧 SEGA ➡。请注意，此例中左侧侧脑室额角增大，但肿瘤仍然局限且无侵袭性（图片提供者：R. Hewlett, MD.）

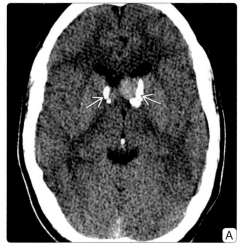

图 17-12A TSC 的儿童患者。平扫 CT 示两侧侧脑室前角可见高密度钙化肿块➡️

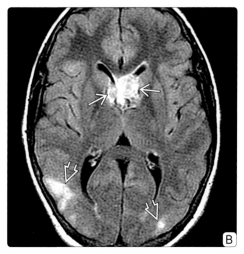

图 17-12B 同一位患者的 FLAIR MR 示肿块➡️呈不均匀高信号。注意皮层结节➡️

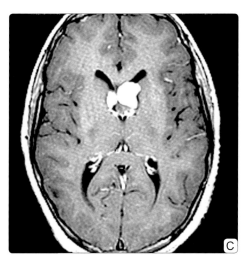

图 17-12C T₁C+ MR 示肿块明显强化。此为发生在 TSC 背景下的室管膜下巨细胞型星形细胞瘤

MR 表现 在 T_1W 上，与皮层相比，SEGAs 呈低至等信号，而在 T_2W 上呈不均匀等至高信号。较大的 SEGA 可有明显的"流空"信号。SEGA 典型的强化方式为显著但不均匀的强化。

FLAIR 对于检测 TSC 的细微 CNS 特征特别敏感，例如 SEN、皮层结节和白质径向迁移线。典型的表现是沿白质延伸至侧脑室的条纹线状高信号或扩张（棒状）脑回下的楔形高信号（图 17-12B）。

SEN 的强化在 MR 上比在 CT 上更明显。30%~80% 的 SENs 在注射对比剂后强化（图 17-12C），因此仅凭增强扫描不足以区分 SEN 和 SEGA。虽然 Monro 孔附近直径大于 10~12 mm 的肿块通常是 SEGA，但只有进行性增大的特征才能将 SEGA 与 SEN 区分开来。

室管膜下巨细胞型星形细胞瘤

病因与遗传特征
- 5%~15% 的 TSC 患者会发展为 SEGA
- 80%~90% 的 SEGA 与 TSC 有关

病理
- 位于 Monro 孔处的局限性多结节肿块
- 不浸润脑组织
- WHO 1 级

临床问题
- 平均年龄 ＝ 11 岁
- 癫痫发作，颅内压升高

影像表现
- 平扫 CT 呈钙化病灶，增强 CT 示病灶强化
- T_1 呈等 / 低信号，T_2/FLAIR 呈高信号
- 可能有明显的血管"流空"
- 明显不均匀的强化
- 寻找 TSC 的征象

鉴别诊断

TSC 背景下 SEGA 的主要鉴别诊断是良性非肿瘤性 SEN。SEN 的病灶稳定，不需要治疗，而 SEGA 的病灶逐渐增大，最终需要手术治疗。SEGA 仅出现在 Monro 孔附近，而 SEN 可以位于脑室壁周围的任何地方，多沿尾丘脑沟分布。尽管 SEN 比 SEGA 更常见，但若病灶分布于 Monro 孔处，>5 mm 且明显强化并伴有部分钙化，则该病灶更可能是 SEGA 而不是 SEN。

其他应包括在鉴别诊断中的侧脑室肿瘤是室管膜下瘤（一种好发于中老年患者的肿瘤）和中枢神经细胞瘤（一种发生于侧脑室体部的"泡状"肿瘤）。低级别弥漫性浸润性星形细胞瘤可发生于透明隔或穹窿，但这些肿瘤通常既不发生钙化也不强化。

多形性黄色瘤型星形细胞瘤

术语

多形性黄色瘤型星形细胞瘤（pleomorphic xanthoastrocytoma, PXA）是一种罕见的星形细胞瘤，主要发生在儿童和青年中。

病因

PXA 缺乏 IDH 和 H3 组蛋白突变。有 1/3～1/2 的 PXA 有 *BRAF* V600E 点突变，这是它们与毛细胞型星形细胞瘤和节细胞胶质瘤共有的特征。其他报道过的突变是 *FANCA/D1/I/M*、*PRKDC*、*NF1* 和 *NOTCH2* 体细胞基因突变。*CDKN2A/B* 的拷贝数变异比胶质母细胞瘤更频繁。*PTEN* 和 *EGFR* 突变缺失。

病理

位置　超过 95% 的 PXA 位于幕上大脑半球，大多数是浅表的、位于皮层的、与癫痫发作相关的肿瘤。颞叶是最常见的部位（40%～50%），邻近的软脑膜易受累，大多数病灶是 ≤ 3 cm 的小孤立灶。

大体病理特征　PXA 是散在分布的、部分囊性的肿块，壁结节紧靠或附着于软脑膜（图 17-13）。由于病灶局灶性浸润邻近的皮层下白质，肿瘤深部的边缘可以模糊不清。

PXA 是 WHO 2 级肿瘤。若 PXA 显示间变性特征，包括更高的细胞密度和更多的有丝分裂，则被认定为 WHO 3 级肿瘤（图 17-15）。

临床问题

流行病学　PXA 是一种罕见的肿瘤，约占所有星形细胞瘤的不到 1%，平均诊断年龄为 22 岁。

临床表现与自然病程　由于其特点是位于浅表皮层，最常见的表现是长期癫痫。全切除后肿瘤的复发少见，其 5 年生存率约为 80%，10 年生存率为 70%。

影像

CT 表现　平扫 CT 显示与软脑膜接触的"囊肿 + 结节"，病灶轮廓清晰、位于外周和皮层。40% 的病例存在钙化，但瘤内明显出血罕见。在 CT 的骨窗上可见病灶使邻近颅骨变薄和变形。增强 CT 扫描可见 PXA 的壁结节呈中度至明显强化。

MR 表现　PXA 的实性成分在 T_1W 上相对脑皮层呈不均匀低或等信号（图 17-14A）；超过 90% 的肿瘤结节在 T_2W 及 FLAIR 上呈不均匀高信号。PXA 的囊性病变部分的信号通常高于脑脊液（图 17-14B）。

注射对比剂后，肿瘤结节呈中度强化（图 17-14C）。超过 90% 的 PXA 紧邻软脑膜，并可能引起邻近硬脑膜的反应性增厚。在既往报道的病例中，有 15%～50% 的病例出现"硬脑膜尾"征。

鉴别诊断

PXA 的主要鉴别诊断是节细胞胶质瘤，这是另一种常导致癫痫的皮层肿瘤。其他不太常见的肿瘤可与 PXA 的"囊肿 + 结节"外观类似，包括大脑半球毛细胞型星形细胞瘤。胚胎发育不良性神经上皮肿瘤（dysembryoplastic neuroepithelial tumor, DNET）与 PXA 的临床表现和年龄范围相似，但通常表现为多囊性"泡状"外观。

弥漫性（低级别）纤维星形细胞瘤通常累及白质，不累及脑膜。

少突胶质细胞瘤可表现为生长缓慢的皮髓质交界区病变，可导致邻近颅骨的改变，但通常不存在"囊肿 + 结节"模式。

皮层肿瘤伴"囊肿 + 结节"

常见
- 节细胞胶质瘤
- 转移瘤

少见
- 毛细胞型星形细胞瘤
- 多形性黄色瘤型星形细胞瘤
- 多形性胶质母细胞瘤

罕见
- 血管母细胞瘤
- 婴幼儿促纤维生成型星形细胞瘤 / 节细胞胶质瘤
- 乳头状胶质神经元肿瘤
- 神经鞘瘤

间变性多形性黄色瘤型星形细胞瘤

具有间变性特征的 PXA（>5 个有丝分裂每 10 个 HPFs）被归类为间变性多形性黄色瘤型星形细胞瘤（anaplastic pleomorphic xanthoastrocytoma, aPXA），属 WHO 3 级。

关于 aPXA 影像学表现的报道很少。aPXA 的典型表现是大的、更不均匀的肿块。由于肿瘤的侵袭性更强，常见软脑膜的扩散，因此应在诊断或短期随访时进行完整的头颅脊髓成像（图 17-15）。

图 17-13   冠状位显示多形性黄色瘤型星形细色瘤伴有囊肿➡，一个紧邻软脑膜表面的结节➡及相邻硬脑膜‑蛛网膜的反应性增厚➡

图 17-14A   19 岁男性患者，有长期颞叶癫痫。冠状位反转恢复扫描示右侧颞叶部分囊性肿块➡，邻近颅骨变形➡

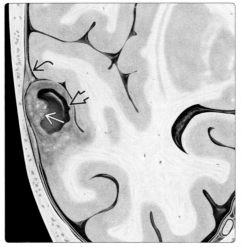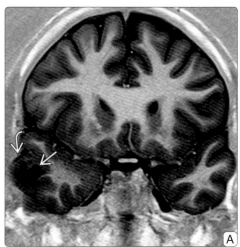

图 17-14B   冠状位 FLAIR MR 示病灶呈不均匀高信号➡

图 17-14C   冠状位 T₁ C+ MR 示紧邻硬脑膜的强化结节➡，导致硬脑膜轻度增厚和强化➡。本例为 WHO 2 级多形性黄色瘤型星形细胞瘤，已行手术切除

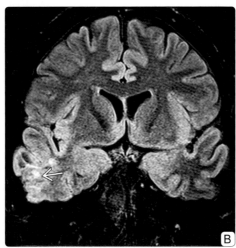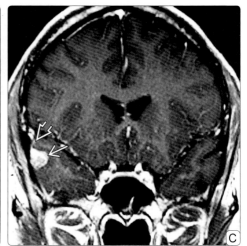

图 17-15A   一名癫痫发作的 27 岁女性患者。T₁ C+ FS MR 示左侧颞叶内侧混合囊实性肿块➡。病理证实是具有间变性特征的 PXA

图 17-15B   该患者失访，但几个月后因严重头痛、多发性脑神经麻痹复诊。T₁ C+ MR 显示弥漫性脑脊液转移➡。她在初诊 2 年后过世。这是一例 WHO 3 级的 PXA

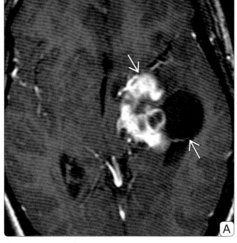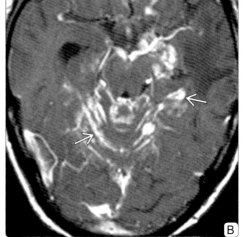

弥漫性星形细胞瘤

　　根据是否存在 *IDH1/2* 突变，WHO 2 级弥漫性星形细胞瘤、WHO 3 级间变性星形细胞瘤和 WHO 4 级胶质母细胞瘤分别分为两种亚型。

　　本节首先讨论 IDH 突变型［IDH（+）］星形细胞瘤。IDH 突变型［IDH（+）］肿瘤占 2 级和 3 级星形细胞瘤的 90% 左右，但仅占 4 级肿瘤的 5%~10%。然后我们再讨论 IDH 野生型［IDH（-）］星形细胞瘤。

　　最后我们讨论儿童脑干肿瘤和新发现的高度恶性的 H3 K27M 突变型弥漫性中线胶质瘤。

弥漫性星形细胞瘤，IDH 突变型 [IDH（+）]

术语

IDH 突变型弥漫性星形细胞瘤 [IDH（+）DA] 是一种弥漫性浸润性星形细胞瘤，伴有 *IDH1* 或 *IDH2* 基因突变，组织学上符合 WHO 2 级。

病因

除了 *IDH1* 突变外，IDH（+）DA 通常还包含其他 "类定义" 突变，包括 *ATRX* 核表达缺失和（或）*TP53* 突变。如果进行检测，1p/19q 共缺失是不存在的。

病理

位置　尽管 IDH 突变型 DA 可以发生于任何位置，但最常发生于大脑半球（图 17-16），额叶最多见，约 20% 的病例会累及深部灰质核。

大体病理特征　弥漫性星形细胞瘤是边界不清的浸润性病变，典型表现为受侵结构的扩大及变形，灰白质界面模糊（图 17-17）。病灶偶发囊变和钙化，出血很少见。IDH 突变型 DA 属于 WHO 2 级肿瘤。

临床问题

流行病学　DA（其中绝大多数是 IDH 突变型）占成人星形细胞瘤的 10%~15%。

临床表现　平均确诊年龄为 30 多岁（范围：20~50 岁）。其临床症状取决于病灶所在位置，当病灶位于大脑半球时，癫痫发作是最常见的临床表现。

IDH 突变型 [IDH(+)] 弥漫性星形细胞瘤

术语
- 旧称为低级别星形细胞瘤

病因
- 分子遗传学
  - *IDH1/2* 突变
  - *ATRX* 核表达缺失
  - *TP53* 突变
  - 1p/19q 完整型（没有共缺失）

病理
- 幕上（额叶最常见）
- 浸润性、边界不清
- WHO 2 级
- 有恶变的倾向

临床问题
- 占星形细胞瘤的 10%~15%
- 年龄：20%~45 岁（平均 =38 岁）
- 总生存期 =11 年
  - 与 IDH(+) 间变性星形细胞瘤无明显差异

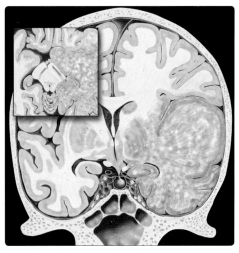

图 17-16　弥漫浸润性星形细胞瘤（WHO 2 级）：颞叶受累，病灶浸润皮层和皮层下白质

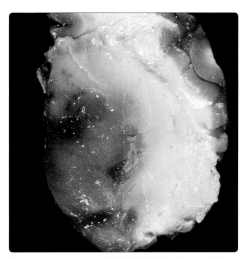

图 17-17　WHO 2 级弥漫性星形细胞瘤，浸润皮层、皮层下白质；正常、异常大脑之间没有明确的界限（图片提供者：R. Hewlett, MD.）

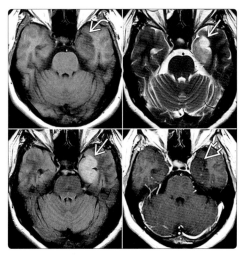

图 17-18　27 岁，女性患者，癫痫发作。肿块呈 T_1 低信号 ➡️，T_2/FLAIR 高信号 ➡️，增强扫描肿块无强化 ➡️。本例为 IDH（+）弥漫性星形细胞瘤，WHO 2 级

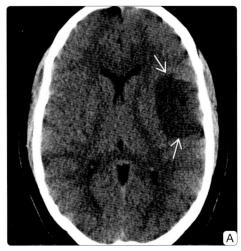

图 17-19A   "中风"患者急诊平扫 CT 示左颞叶低密度病灶➡。CTA（未显示）正常

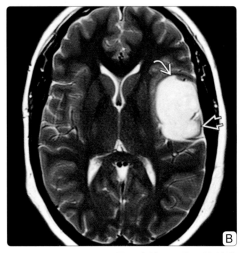

图 17-19B   T₂W MR 显示高信号、边界清楚的肿块➡，肿块边缘可见一层受压变薄的皮层➡

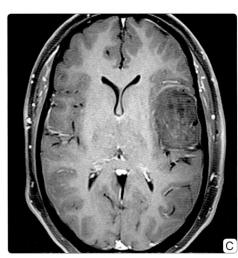

图 17-19C   T₁ C+ FS MR 显示病灶未强化。本例为 WHO 2 级星形细胞瘤，IDH 突变型，*p53* 和 *PTEN* 均为阳性

自然病程   IDH（＋）DA 生长缓慢，但有恶性进展为 IDH 突变型间变性星形细胞瘤［IDH（＋）AA］和（最终）IDH 突变型胶质母细胞瘤［IDH（＋）GBM］的内在倾向。手术切除后复发常见，平均生存期接近 11 年，与 IDH 突变型 AA 几乎相同。

影像

CT 表现   平扫 CT 示低密度、相对均匀的肿块（图 17-19A），20% 的病例可见钙化；明显囊变及出血罕见；增强 CT 病灶无强化。

MR 表现   大多数 IDH 突变型 DA 位于额叶或颞叶，并且易浸润白质，而相邻的皮层不受累；常见中等的占位效应伴相邻脑回扩大。

DA 典型表现为在 T₁W 上呈低信号，在 T₂W/FLAIR 上呈高信号（图 17-18）。尽管 MR 上病灶边界相对清晰（图 17-19B），但周围 MR 表现正常的脑组织也有肿瘤细胞浸润。

如果病灶有钙化，T₂* 扫描可能会显示晕染。增强扫描 IDH 突变型 DA 很少强化（图 17-19C），并且 DWI 弥散不受限。

MRS 显示胆碱峰升高、NAA 峰降低和肌醇 / 肌酸的比值增大。3T MRS 可能会出现升高的 2- 羟基戊二酸（2-HG）峰，共振频率为 2.25 ppm。动态对比增强（DCE）MR 灌注显示相对较低的 rCBV。rCBV 升高的区域可能代表病灶早期恶变。

鉴别诊断

IDH 突变型 DA 的明确诊断需要组织学证实和分子检测。主要的影像学鉴别诊断是其他星形细胞瘤和少突胶质细胞瘤。

IDH 突变型间变性星形细胞瘤是一种 WHO 3 级肿瘤，仅根据影像学表现无法与 2 级 DA 鉴别。

少突胶质细胞瘤通常位于皮层，钙化更多见，并且病灶

IDH 突变型弥漫性星形细胞瘤的影像表现

影像特征

- 平扫 CT 为低密度
- 增强 CT 病灶无强化
- T₁ 呈低信号，T₂/FLAIR 呈高信号
- 无强化、无出血
- MRS 显示 2-HG 峰，共振频率为 2.25 ppm
- 低 rCBV
  ○ rCBV ↑ 的病灶疑似恶变

鉴别诊断

- IDH 突变型间变性星形细胞瘤
- 毛细胞型星形细胞瘤
- 少突胶质细胞瘤
- 非肿瘤性病变
  ○ 急性脑梗死
  ○ 脑炎

常有局灶强化。

与 IDH 突变型 DA 的表现类似的非肿瘤性病变包括急性卒中和脑炎。急性脑缺血 - 梗死通常累及皮层和皮层下白质，并且发生在特定的血管供血区域中。脑炎表现为 T₂/FLAIR 高信号，T₁ 增强显示病灶强化。急性卒中和脑炎通常在 DWI 序列上均表现为弥散受限。

间变性星形细胞瘤，IDH 突变型

术语

IDH 突变型间变性星形细胞瘤［IDH（+）AA］是一种弥漫性浸润性星形细胞瘤，具有间变性、显著的增殖活性以及 *IDH1* 或 *IDH2* 基因突变。

病因

IDH（+）AA 很少起源即为间变性星形细胞瘤，而通常起源于 IDH（+）弥漫性星形细胞瘤（WHO 2 级）。IDH（+）DA/AA 表现出恶性进展为 IDH（+）胶质母细胞瘤（WHO 4 级）的内在倾向。

IDH（+）AA 的基本分子特征与 IDH（+）DA 相似。IDH（+）肿瘤不会随着恶变而改变其 IDH 状态。大多数 IDH（+）AA 存在 *TP53* 突变和 *ATRX* 缺失，1p/19q 没有共缺失。

病理

典型表现是受累大脑显著肿胀而没有明显的组织破坏，邻近脑回增大，肿瘤常延伸至基底节，囊变和瘤内出血罕见。

IDH 突变型 AA 的主要组织病理学特征是弥漫性浸润性星形细胞瘤，其有丝分裂活性增加，增殖指数通常在 5%～10% 的范围内。IDH（+）AA 在组织学上符合 WHO 3 级。

临床问题

临床症状、确诊的平均年龄和无进展生存期与 WHO 2 级 IDH（+）弥漫性星形细胞瘤相似。

影像

WHO 3 级 IDH（+）AA 的影像学特征和鉴别诊断与 WHO 2 级 IDH（+）弥漫性星形细胞瘤相似，通常无法区分。

CT 表现　IDH（+）AA 在平扫 CT 上表现为边界不清的低密度病灶。大多数在增强 CT 上无强化，如果存在强化，则通常是局灶性、斑片状、边界不清和不均匀的强化。

MR 表现　大多数 IDH（+）AA 在 T₁W 上呈低信号（图 17-20A），在 T₂/FLAIR 上呈高信号（图 17-20B），边缘可能看起来极其不连续，但肿瘤细胞已经浸润邻近的脑组织；出血和钙化并不常见，因此 T₂* 通常不存在晕染。

病灶的强化程度从无强化到中等强化不等。50%～70% 的病灶表现出一定程度的强化，可表现为局灶性（图 17-20C）、结节状、均匀、斑片状或环状强化。

IDH（+）AA 在 DWI 上通常弥散不受限。MRS 显示胆碱

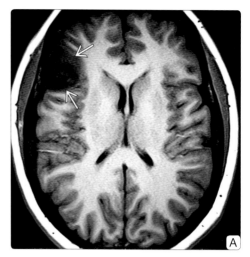

图 17-20A　45 岁女性患者，癫痫发作。MR T₁ 示右额叶皮层、皮层下白质中轮廓清晰的低信号肿块➡️

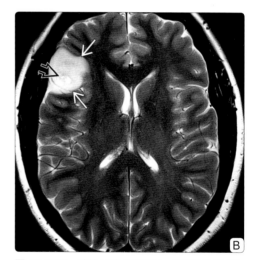

图 17-20B　肿块呈高信号➡️，边界相对清楚。注意中心的不均匀信号结节➡️

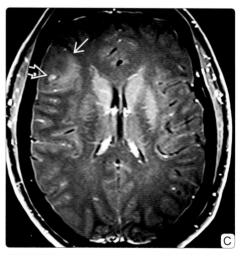

图 17-20C　T₁ C+ FS MR 示肿块➡️中心的强化灶➡️。本例为 WHO 3 级 IDH 突变型 AA，病灶已被切除，患者在 3 年后仍存活

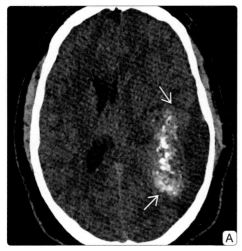

图 17-21A 26 岁男性。平扫 CT 示左侧颞顶叶部分钙化的混杂密度肿块➡️

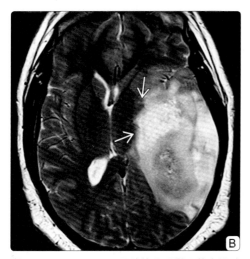

图 17-21B T₂W MR 示肿块几乎累及整个颞叶和顶叶，并向内延伸至基底节和丘脑➡️

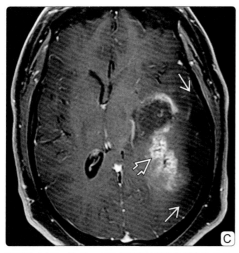

图 17-21C T₁C+ FS 示肿块呈斑片状强化➡️，但肿块大部分不强化➡️。本例为起源于低级别星形细胞瘤的 IDH（+）GBM

IDH 突变型间变性星形细胞瘤

病因
- 起源于 IDH（+）弥漫性星形细胞瘤，WHO 2 级
- 恶变为间变性星形细胞瘤
  - 保持 IDH（+）状态（IDH 状态不改变）

病理
- WHO 3 级
  - IDH（+），ARTX 缺失
- 细胞密集
- 间变性
- 有丝分裂增多
- 缺乏坏死，微血管增多

临床问题
- 总生存期与 IDH（+）弥漫性星形细胞瘤（DA）无统计学差异

影像
- 与 IDH（+）DA 相似
- 局灶多种强化表现，与总生存率↓相关
- rCBV↑的区域可能代表恶变

峰升高，NAA 峰降低，在 2.25 ppm 时可见 2-HG 峰。DTI 有助于显示早期的白质纤维束浸润的范围。MR 灌注显示肿瘤恶性程度最高部分的 rCBV 增加。彩色胆碱图有助于指导立体定向活检，提高诊断准确性并减少采样误差。

鉴别诊断

IDH（+）AA（WHO 3 级）的主要鉴别诊断是 IDH（+）弥漫性星形细胞瘤（WHO 2 级）。影像学检查可能无法鉴别这两者，虽然最近的研究表明 IDH（+）低级别胶质瘤的强化与总生存率降低有关。

胶质母细胞瘤，IDH 突变型

术语

IDH 突变型 GBM［IDH（+）GBM］也被称为"继发性 GBM"。

病因

IDH（+）GBM 几乎都是由低级别 IDH（+）星形细胞瘤恶变而来。IDH 突变持续存在于从弥漫性、间变性星形细胞瘤到 GBM 的整个过程中。TP53 突变和 ATRX 缺失常见，但不存在 EGFR 扩增。甲基化谱类似于 IDH（+）DA/AA。

病理

IDH（+）GBM 好发于额叶，与 WHO 2 级弥漫性星形细胞瘤的好发位置相似。IDH 突变型 GBM 弥漫性浸润脑组织，但通常不存在 IDH 野生型 GBM 典型的出血和大面积的中心坏死征象。

除外一些个例，IDH 突变型 GBM 的组织学特征与 IDH 野生型 GBM 类似。IDH（+）GBM 在组织学上属于 WHO 4 级。

临床问题

IDH（+）GBM 与 IDH（−）GBM 相比很少见，仅占所有病例的 5%~10%。相较于 IDH 野生型，IDH（+）GBM 发病年龄更轻（平均年龄 = 45 岁），预后更好，总生存期平均为 2~3 年。

影像

IDH（+）GBM 特别好发于额叶（但不是唯一位置）（图 17-21）。病灶通常表现为明显不强化病灶，一般不表现为 IDH 野生型 GBM（见下文）典型的外周厚壁及中心大面积坏死征象。但例外情况也是常见的，因此仍然需要分子检测进行确诊。

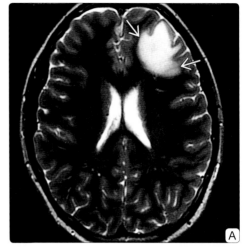

图 17-22A 15 岁女性患者。T_2W MR 示高信号肿块➡，主要累及皮层下和深部脑白质

胶质母细胞瘤，IDH 突变型 [IDH（+）GBM]

术语，病因
- 也称为"继发性"GBM
- 低级别 IDH（+）肿瘤恶变
- IDH1 突变 [IDH（+）]，*TP53* 突变，*ATRX* 缺失

病理
- WHO 4 级

临床
- 占 GBM 的 5%~10%
- 发病年龄比 IDH（−）GBM 更轻（平均年龄 = 45 岁）
- 预后更好（2~3 年 *vs.* <1 年）

影像
- 好发于额叶
- 通常为明显不强化区域
- MRS 在 2.25 ppm 可见 2-HB 峰

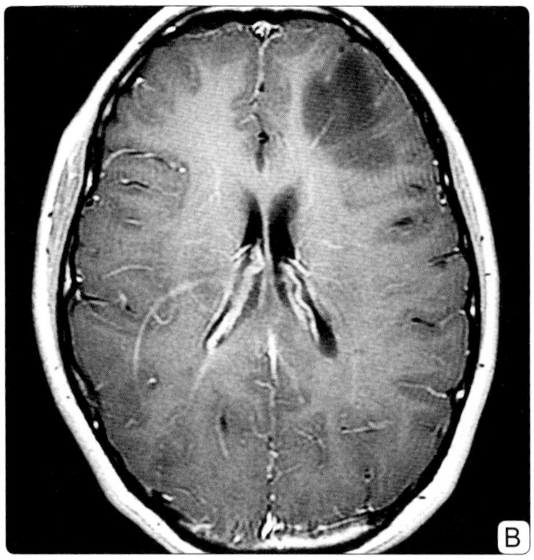

弥漫性和间变性星形细胞瘤，IDH 野生型

术语

IDH 野生型弥漫性星形细胞瘤 [IDH（−）DA] 和间变性星形细胞瘤 [IDH（−）AA] 是指没有 IDH 基因突变的弥漫性浸润性星形细胞瘤。

病因

IDH（−）DA 和 AA 起源于胶质瘤祖细胞系，在基因上不同于 IDH（+）细胞系。75% 以上的病例携带与 IDH（−）GBM 相似的突变。

如果弥漫性星形细胞瘤的标准免疫组化结果为 *IDH1* 阴性，则建议采用下一代测序以检测"非典型"的 *IDH1* 突变（约 5% 的病例存在）或任何 *IDH2* 突变。

病理

在显微镜下，IDH（−）DA 和 AA 表现为 WHO 2 级或 3 级肿瘤。大多数与 IDH（+）的肿瘤具有相同的大体 / 显微镜

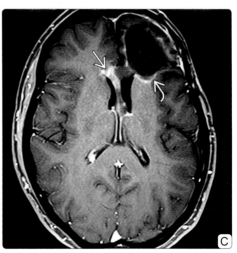

图 17-22B T_1 C+ FS MR 示病灶无强化。手术证实是 IDH（−）AA，属 WHO 2/3 级

图 17-22C 3 年后 MR 示手术切除区域边缘➡及胼胝体结节样强化➡。再次手术证实是 IDH(−) GBM

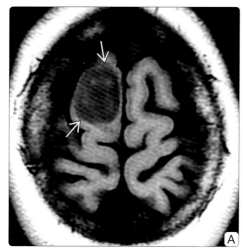

图 17-23A　24 岁女性，癫痫发作。轴位 T₁W MR 示右侧额叶低信号肿块 ➡️

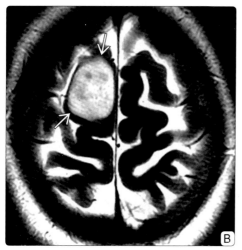

图 17-23B　同一个病例的 T₂W MR 示肿块呈不均匀高信号，边界清晰 ➡️

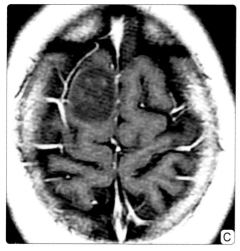

图 17-23C　T₁ C+ 示肿块无强化。手术切除后证实为 IDH(−) 弥漫性星形细胞瘤，属 WHO 2 级。4 年后肿瘤复发为 GBM

下和影像学表现，即缺乏胶质母细胞瘤的组织学特征，如微血管增生和（或）坏死。

cIMPACT-NOW 中期更新规定，如果存在某些分子指标（见下框），则这些肿瘤符合 WHO 4 级生物学行为（图 17-22），可称为"弥漫性星形细胞瘤，IDH 野生型，具有胶质母细胞瘤分子特征，WHO 4 级。"

临床问题

弥漫性 / 间变性星形细胞瘤，IDH 野生型

如果存在以下任意一个 / 全部 3 条分子指标，则可诊断

- *EGFR* 扩增和 / 或
- 7 号染色体扩增和 10 号染色体缺失 (+7/−10) 和 / 或
- *TERT* 启动子突变

以上符合 WHO 4 级行为，可认定为"分子胶质母细胞瘤"并进行分层治疗、临床试验。

根据分级，IDH 野生型星形细胞瘤通常比 IDH 突变型的预后更差。对于许多 IDH（−）DA/AA，组织学 WHO 分级与其生物学行为相关性并不好。如果存在"分子 GBM"的特征，则病灶可能会相对迅速地恶变为典型的 GBM。

影像

典型的影像表现与鉴别诊断和 IDH 突变型 DA 类似。病灶多位于大脑半球的白质区，典型表现为浸润性膨胀性生长的肿块（图 17-22，图 17-23）。MRS 显示 2-HG 峰缺失。

在过去，一些弥漫浸润性胶质瘤具有独特的广泛的脑浸润模式，被称为大脑胶质瘤病（gliomatosis cerebri, GC）。根据定义，当病灶累及 ≥ 双侧大脑半球的 3 个叶、基底神经节和（或）延伸至幕下时则可诊断为 GC。

尽管 IDH 突变型肿瘤偶尔会表现出这种广泛的浸润模式，但大多数被认定为 GC 的成人肿瘤实际上是 IDH 野生型 AA 或 GBM（图 17-33A）。而 GC 不再代表独特的分子实体，也不再被视为单独的诊断。

胶质母细胞瘤，IDH 野生型

IDH 野生型胶质母细胞瘤（GBM）是所有星形细胞瘤中最常见和恶性程度最高的，占 GBM 的 95% 以上。

术语

IDH 野生型 GBM 有时也被称为"IDH 野生型原发性胶质母细胞瘤"，用以与 IDH 突变型 GBM 相区别，IDH 突变型 GBM 起源于低级别 IDH 突变型星形细胞瘤。

病因

IDH 野生型 GBM 被推测为原发病变，没有可识别的低级别前体肿瘤。最近的研究表明，特征性驱动突变是通过部

分染色体的丢失或扩增而获得的。7 号染色体扩增、9p 染色体缺失或 10 号染色体缺失是肿瘤的起始事件，而这些多发生于诊断的数年以前，随后的 *TERT* 启动子突变是肿瘤快速生长的必备条件。

三种遗传性肿瘤综合征——即 1 型神经纤维瘤病（NF1）、Li-Fraumeni 和 Turcot 综合征——向 IDH 野生型 GBM 发展的倾向均有所增强。

病理

位置 与 IDH 突变型 GBM 不同，IDH 野生型 GBM 可分布于整个大脑半球。IDH 野生型 GBM 优先累及皮层下和脑室周围的深部白质，易扩散到致密束，例如，胼胝体和皮质脊髓束。胼胝体对称性受累常见，即所谓的"蝴蝶状胶质瘤"模式（图 17-26）。

大小和数量 IDH 野生型 GBM 的尺寸差异很大。由于病灶沿着致密的白质束迅速而广泛地扩散，高达 20% 的病灶在初诊时表现为多灶性病变。2%～5% 的多灶性 GBM 是真正同步的、独立发展的肿瘤。

大体病理特征 最常见的肿瘤表现是红灰色肿瘤"外壁"包绕中央坏死核心（图 17-24）。占位效应和瘤周水肿明显，瘤内出血常见。

显微镜下特征 坏死和微血管增生是 GBM 的组织学特点，此特点可以与间变性星形细胞瘤相鉴别。GBM 通常具有高增殖指数（MIB-1），几乎总是 >10%。

GBM 属 WHO 4 级肿瘤。

临床问题

人口统计学特征 GBM 是成人最常见的恶性脑肿瘤，占所有颅内肿瘤的 12%～15%，占星形细胞瘤的 60%～75%。

GBM 可发生于任何年龄（包括新生儿和婴儿），

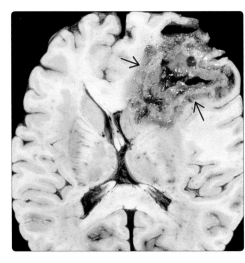
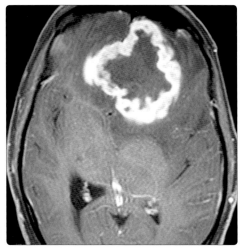

图 17-24 尸检标本显示典型的原发性多形性胶质母细胞瘤，伴出血和活性肿瘤"外壁"➡包绕坏死核心（图片提供者：R. Hewlett, MD.）

图 17-25 轴位 T₁ C+ FS MR 示肿瘤不规则强化的厚壁，包绕坏死中心。这是一例典型的 IDH- 阴性 GBM

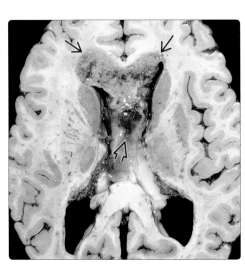
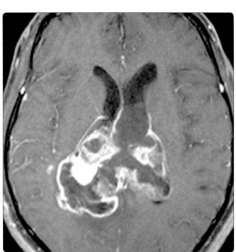

图 17-26 尸检标本显示"蝴蝶型"多形性胶质母细胞瘤➡，病灶累及胼胝体膝部，延伸至穹窿并使其扩大➡（图片提供者：R. Hewlett, MD.）

图 17-27 T₁ C+ FS MR 示典型的"蝴蝶型"IDH（−）GBM，病灶横跨胼胝体。注意坏死中心边缘的实性成分强化

但高峰年龄为 55~85 岁。IDH（-）GBM 往往好发于老年人（高峰年龄为 60~75 岁），而 IDH（+）GBM 则好发于 10~20 岁之前。

临床表现　癫痫发作、局灶性神经功能缺损和精神状态改变是最常见的症状，颅内压升高引起的头痛也很常见。大约 2% 的 GBM 表现为突然卒中样发作，这是由急性瘤内出血引起的。

自然病程　IDH（-）GBM 患者的平均生存期从症状发作起不到 1 年。*MGMT* 启动子甲基化（"甲基化"肿瘤）是对烷化剂的敏感的强预测因子，并与长期存活相关。

影像

CT 表现　大多数 IDH（-）GBM 在平扫 CT 上表现为中心低密度、边缘等至稍高密度的肿块，出血常见，但钙化很少见。典型的间接征象是有明显的占位效应和明显低信号的瘤周水肿。

增强 CT 表现为显著、不均质、不规则的环形强化，紧邻肿块的线性强化病灶则是血供丰富的 GBM 中的血管。

MR 表现　T$_1$W 表现为边缘不规整的混杂信号肿块，常见亚急性出血。T$_2$/FLAIR 表现为不均质高信号，伴有模糊的肿瘤边缘和明显的血管源性水肿（图 17-28），还可以看到坏死、囊变、不同阶段的出血、碎屑液平面和广泛新生血管形成的"流空"。T$_2$* 成像常显示有磁敏感伪影的病灶。

T$_1$ 增强表现为明显但不规则的环形增强，包绕肿瘤的无强化坏死中心（图 17-25）。肿块主体周围的结节状、点状或斑片状强化病灶意味着肉眼可见的肿瘤侵犯了邻近结构。镜下的活性肿瘤细胞区域总是远远超出标准成像序列上可见的增强或水肿区域。

大多数 GBM 在 DWI 上不受限。DTI 可显示因

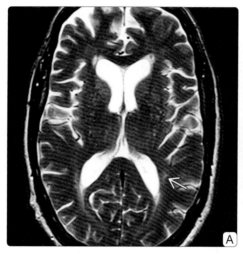

图 17-28A　69 岁男性，患有头痛。轴位 T$_2$W MR 示常规神经系统检查可见一些明显的血管周围间隙和一些散在的白质高信号➡️，MR 显示其余均正常

图 17-28B　2 年后，患者出现左侧肢体无力。T$_2$W MR 显示左侧额叶不均匀高信号肿块➡️

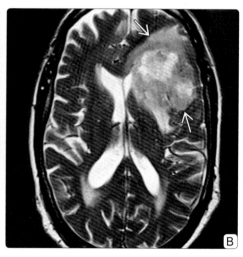

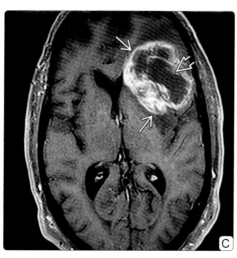

图 17-28C　T$_1$C+ FS MR 可见不规则强化的厚壁➡️，包绕无强化的坏死中心➡️

图 17-28D　冠状位 T$_1$C+ MR 显示病灶边缘环形强化➡️。注意侵犯累及 / 透过邻近颅骨及硬脑膜➡️。这是一例 IDH（-）GBM，WHO 4 级，患者在 8 个月后死亡

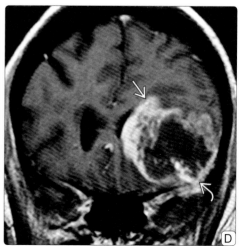

肿瘤侵袭而降低的各向异性分数和破坏的白质束。MRS 通常显示胆碱升高，NAA 和 mI 降低，1.33 ppm 可见脂质 / 乳酸峰。pMR 显示肿瘤 "外壁" 的 rCBV 升高和血管通透性增加。

GBM 的传播模式　GBM 因其能够多处转移而臭名昭著，包括 "脑内" 转移（图 17-30）。

白质扩散：GBM 最常见的传播途径是白质扩散（图 17-29，图 17-33）。病灶沿致密的白质束传播，如胼胝体（图 17-27）、穹窿、前连合和皮质脊髓束，可导致肿瘤种植在位置偏远的区域，例如，脑桥、小脑、延髓和脊髓（图 17-30）。瘤周水肿中可见散在分布活性肿瘤细胞（并可超出水肿范围）。

脑脊液播散：GBM 常播散于脑脊液，累及脑沟和脑池（图 17-34），脑神经和软脑膜表面的弥漫性包膜也很常见。这种 "癌性脑膜炎" 的表现在影像学检查中可能难以与化脓性脑膜炎相区分（图

17-31，图 17-34B）。病灶直接侵犯硬脑膜 – 蛛网膜罕见（图 17-28D）。

室管膜和室管膜下扩散：GBM 可以沿脑室室管膜扩散，但不如弥漫性脑脊液播散常见（图 17-34A）。随着肿瘤 "蔓延" 并在脑室边缘匍匐生长，室管膜下的肿瘤扩散会产生厚厚的肿瘤 "外壳"（图 17-32）。

中枢神经系统外转移：GBM 可以随着血液传播至全身部位，但很少见。GBM 可以发生骨髓（尤其是椎体）、肝、肺甚至淋巴结转移。

鉴别诊断

间变性星形细胞瘤通常不会强化，部分病例有强化，此时仅靠影像学很难与 GBM 鉴别。GBM 的主要鉴别诊断是转移瘤，转移瘤通常呈圆形或卵圆形，与 GBM 的浸润性表现不一样。

胶质肉瘤（gliosarcoma, GS）是一种罕见的

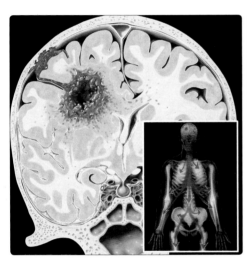

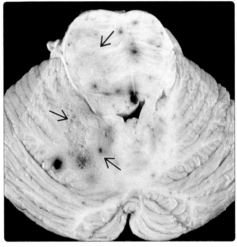

图 17-29　图解显示 GBM 潜在的传播途径。肿瘤优先沿致密的脑白质束扩散，但也可以沿室管膜、软脑膜下、弥漫性脑脊液扩散（"癌性脑膜炎"）。硬脑膜、颅骨侵犯、颅外转移则很少发生

图 17-30　尸检显示 GBM 的传播模式。脑桥和小脑的轴位切面显示多个散在分布的实性肿瘤病灶➡（图片提供者：E. T. Hedley-Whyte, MD.）

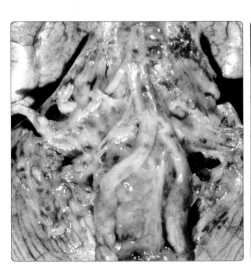

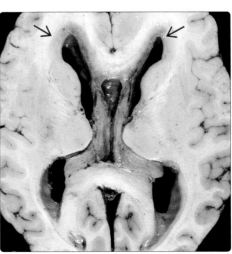

图 17-31　来源于 GBM 的 "癌性脑膜炎"，病灶覆盖在脑干和小脑、基底动脉和脑神经的表面，从外观上与化脓性脑膜炎几乎无法区分（图片提供者：R. Hewlett, MD.）

图 17-32　胶质母细胞瘤扩散至两侧脑室周围，表现为室管膜下厚厚的肿瘤带➡（图片提供者：R. Hewlett, MD.）

图 17-33A　T₂W MR 显示该名老年患者弥漫性融合的斑片状白质高信号，伴有意识模糊和左侧无力

图 17-33B　同一患者的冠状位 T₁ C+ MR 示左侧大脑半球白质和胼胝体的强化灶➡。活检证实为弥漫性浸润性 GBM

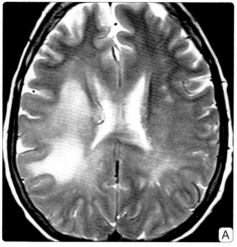
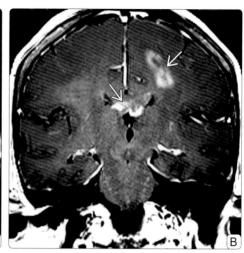

图 17-34A　T₁ C+ FS MR 扫描显示 GBM➡具有广泛的 CSF 播散。注意室管膜➡和脑沟➡的强化

图 17-34B　较低的 T₁ C+ FS MR 显示原发性肿瘤➡以及中脑的弥漫性包膜，整个鞍上池的强化累及至外侧裂和嗅沟➡

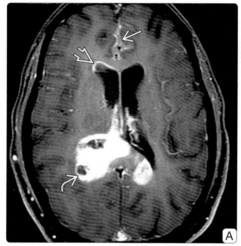
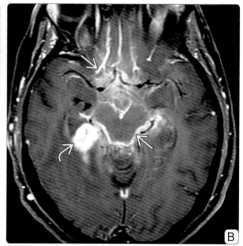

IDH（−）GBM 变异，其特点是双相组织模式，表现为神经胶质（胶质瘤样）和间质（肉瘤样）分化。病灶最常位于周边，表现为不均匀强化的实性肿块伴中度至明显的瘤周水肿。GS 通常紧邻脑膜，但可能不会表现出硬脑膜附着或明显侵犯。

　　GBM 非肿瘤性的鉴别诊断主要是脓肿，脓肿通常具有更薄、更规则的边缘并且在 DWI 上受限。MRS 常可见琥珀酸和胞质氨基酸峰，而这在 GBM 中很少见。

　　皮层下白质中的"肿瘤样"脱髓鞘病变可能表现为外周边缘强化，与 GBM 表现相似。"肿瘤样"脱髓鞘病变的典型表现是"马蹄形"改变，即病灶边缘不完整强化，并且开口指向皮层。

胶质母细胞瘤，IDH 野生型

术语，病因
- 也称为"原发性"GBM
  - 原发［起源于与 IDH（+）胶质瘤不同的祖细胞］

病理
- 占所有 GBMs 的 95% 以上
- 坏死和微血管增生
- *IDH1* 阴性，*PTEN* 突变，*EGFR* 扩增
- WHO 4 级

临床
- 高发年龄 = 55~85 岁
  - 生存期 <1 年

影像
- 大脑半球任何位置
- 出血、坏死常见
- 中央坏死区周围有厚且不规则的强化肿瘤"外壳"

儿童弥漫性胶质瘤

过去，儿童弥漫性浸润性胶质瘤与成人胶质瘤混为一谈。尽管二者在微观上类似，但它们的分子特征和生物学行为往往非常不同。例如，儿童少突胶质瘤通常缺乏成人肿瘤特有的1p19q共缺失，大多数儿童高级别胶质瘤也缺乏 *IDH1* 突变。

与成人高级别星形细胞瘤不同，儿童高级别星形细胞瘤常发生在中线（脑桥、丘脑和脊髓）。一种以位于中线和组蛋白 *H3* 基因突变为特征的新定义实体，包括以前称为弥漫性脑桥胶质瘤（Diffuse intrinsic pontine glioma, DIPG）的肿瘤，现在被正式定名为 H3 K27M 突变型弥漫性中线胶质瘤。

儿童脑干胶质瘤（pediatric brainstem glioma, BSG）占儿童脑肿瘤的10%，可累及中脑、脑桥或延髓。并非所有儿童 BSG 都具有相同的——好发位置、分子表达谱和肿瘤分级，患者预后差异很大！

病理

根据位置，儿童 BSG 可分为两组，最常见的位置是脑桥（占病例的2/3）。这些脑桥胶质瘤称为 DIPG（图17-35）。大约80%的病例是高级别肿瘤。脑桥内的肿瘤组织学变异很常见，各部位的 WHO 2、3和4级星形细胞瘤都可以起源自肿瘤密集的脑桥内。这些 DIPG 大多数是 IDH 野生型的，存在组蛋白突变（图17-36）。

非脑干的弥漫性高级别中线胶质瘤不太常见，可累及中脑（15%）或延髓/脑桥交界处（20%）。这些肿瘤与 DIPG 有许多共同的临床和生物学特征，并且具有相似的不良预后。

第二组中线胶质瘤由局灶性、侵袭性较小的肿瘤组成，这些肿瘤主要局限于顶盖板/导水管周围区域，并且通常在很长一段时间内病灶稳定。

顶盖胶质瘤常见于年龄稍大的儿童和青年，通常表现为阻塞性脑积水的症状而不是脑神经症状。大多数顶盖胶质瘤是毛细胞型星形细胞瘤（WHO 1级肿瘤）或 IDH 突变型弥漫性 WHO 2级星形细胞瘤（10%~20%）。

临床问题

DIPG 是所有儿童癌症中最致命的之一，即使采用多模式治疗，总体中位生存期仍 <1年。成人的 DIPG 罕见，大多数是 IDH 野生型间变性星形细胞瘤或 GBM。DIPG 的生存期与有类似分级和组织学表现的幕上 IDH 野生型肿瘤相似。

影像

DIPG 弥漫性浸润脑桥并使其肿胀，病灶边缘模糊，在 T_1W 上呈低信号，在 T_2/FLAIR 上呈高信号。DIPG 通常向前扩张，包绕并有时几乎完全包绕基底动脉；病灶可能存在坏死甚至瘤内出血。大多数 DIPG 无强化或相对少量片状强化（图17-36）。

顶盖胶质瘤是散在分布的、边缘光整的病变，可使丘脑

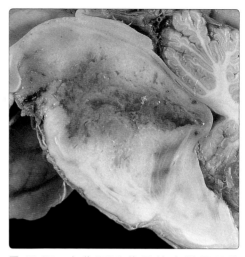

图 17-35　小儿 DIPG 的尸检病例显示脑桥弥漫性肿胀，脑脊液转移（来自 Ellison, Neuropathology, 2013.）

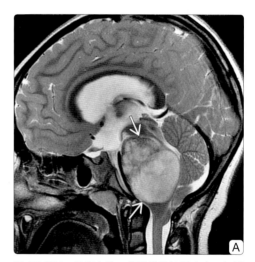

图 17-36A　5岁女孩，多发性脑神经麻痹。矢状位 T_2W MR 示肿瘤呈不均匀高信号➡，脑桥整体肿胀

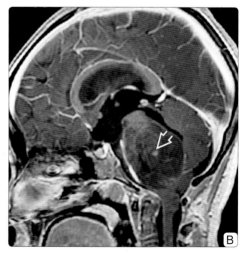

图 17-36B　矢状位 T_1 C+ FS MR 显示肿瘤内轻度强化的孤立灶➡。此例为已证实的弥漫性中线胶质瘤，H3 K27M 突变型

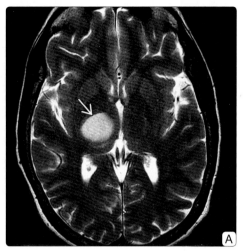

图 17-37A　T₂W MR 示位于右侧丘脑的高信号肿块➡️。肿块在 T₁ C+ FS MR 上无强化，该肿块没有进行活检

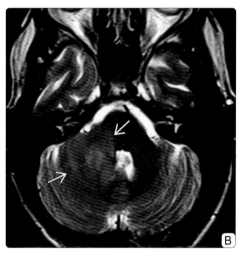

图 17-37B　18 个月后，T₂W MR 示右侧桥臂和小脑半球稍高信号肿块➡️

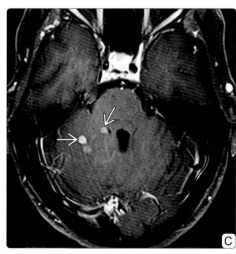

图 17-37C　T₁ C+ FS MR 显示多发转移灶➡️，证实为 H3 K27M 突变，见于约 2/3 的单侧高级别丘脑星形细胞瘤中

或中脑被盖局部性扩大，并常阻塞中脑导水管。病灶在 T₁W 上呈等低信号，在 T₂/FLAIR 上呈高信号，增强扫描少量强化或无强化。顶盖胶质瘤是惰性病变，病灶通常在数年内均保持稳定。

鉴别诊断

小儿 BSG 的一般鉴别诊断是脑干脑炎、脱髓鞘疾病（MS、ADEM）、1 型神经纤维瘤病（NF1）和渗透性脱髓鞘。"肿胀"的脑桥与低颅压表现相似，大脑"下移"会使中脑和脑桥在轴位图像上看起来异常大，但在 T₂/FLAIR 上信号正常。

脑干胶质瘤

病理

- 儿童（占儿童脑肿瘤的 10%）
  - 2/3 发生于脑桥［弥漫性浸润性脑桥胶质瘤（DIPG）］
  - 大多数存在 H3（组蛋白）突变，IDH 野生型
- 成人（不常见）
  - 60% 位于延髓，30% 位于脑桥，10% 位于中脑 / 顶盖
  - 低级别 > 高级别

预后

- 儿童
  - 最致命的儿童癌症之一
  - H3 突变型 DIPG = 预后差；2 年生存率 <10%
  - WHO 分级不一（与生存率相关性差）
- 成人：一般预后较好

影像

- "肿胀的"脑桥、顶盖或髓质
  - T₂/FLAIR 高信号
  - 儿童脑干胶质瘤（BSG）通常无或少量强化
  - 在成人 BSG 中常见病灶强化

鉴别诊断

- 脑干脑炎
- 脱髓鞘病变
- 代谢性疾病（如渗透性脱髓鞘）
- 低颅压
  - 脑干"下移"→脑桥"肿胀"

弥漫性中线胶质瘤，H3 K27M 突变型

术语

H3 K27M 突变型弥漫性中线胶质瘤是一种浸润性、高级别的胶质瘤，主要是由星形胶质细胞分化和 K27M 突变而来。

病因

这组由分子检测确定的肿瘤以组蛋白 H3 基因 *H3F3A* 中的 K27M 突变为特征。K27M 突变似乎与 *IDH1* 突变和 *EGFR* 扩增相互排斥，而 *BRAF* 突变罕见。

病理

大体病理特征　脑桥对称或不对称的梭形扩大是 DIPG 的典型表现（图 17-35）。丘脑是颅内第二常见的发生部位，其他位置包括脊髓、第三脑室、下丘脑、松果体区和小脑。

脑桥肿瘤可向上延伸至丘脑或向下延伸至颈髓上段。H3 突变型肿瘤偶尔表现为脑胶质瘤样的弥漫性扩散；约 40% 的病例发生软脑膜播散。

显微镜下特征　绝大多数 H3 中线胶质瘤表现为星形细胞形态，但已有广泛形态变异的报道。肿瘤可能存在局部坏死、出血和微血管增生的区域，有丝分裂数很高。

H3 K27M 突变型弥漫性中线胶质瘤属 WHO 4 级肿瘤。

临床问题

H3 K27M 突变型弥漫性中线胶质瘤好发于儿童，但也可发生在成人。脑桥肿瘤诊断的中位年龄为 7 岁，而非脑干（主要是丘脑和脊髓）组蛋白突变型胶质瘤平均诊断年龄为 20 岁。H3 K27M 突变型的弥漫性高级胶质瘤预后差，且预后与肿瘤位置无关。

影像

H3 K27M 突变型脑干胶质瘤的影像特征与之前讨论的 DIPG 相同。

丘脑弥漫性 H3 突变型胶质瘤表现为丘脑肿大，伴有 T_2/FLAIR 高信号。肿瘤的强化方式多样，但通常是微小的或零星的强化，且强化区域小于肿瘤的 25%。在所有 H3 K27M 突变型中线胶质瘤中，软脑膜播散和"脑 – 脑"转移都很常见（图 17-37），因此在初始评估时应观察整条神经轴。

鉴别诊断

H3 K27M 突变型脑桥弥漫性中线胶质瘤的鉴别诊断与之前讨论的 DIPG 相同。

单侧丘脑 H3 K27M 突变型胶质瘤的鉴别诊断与其他 IDH 野生型 WHO 2 级和 3 级星形细胞瘤相同。双侧丘脑肿瘤与非肿瘤性疾病相似，例如脑内静脉血栓形成、Percheron 动脉梗死和 Wernicke 脑病（韦尼克脑病）。

第 18 章

非星形细胞胶质肿瘤

非星形细胞胶质肿瘤是由维持神经胶质特征的前体细胞衍生而来的广谱肿瘤。这类肿瘤较星形胶质瘤少见，但仍包括一些重要的肿瘤，范围从边界相对清楚和生物学上不敏感的肿瘤（如脉络丛乳头状瘤）到高恶性肿瘤，如间变性少突胶质细胞瘤和室管膜瘤。

少突胶质细胞肿瘤

形态学上类似于少突胶质细胞的肿瘤被称为少突胶质细胞肿瘤（oligodendrogliomas, OGs）——是第三种最常见的胶质肿瘤类型（仅次于间变性星形细胞瘤和胶质母细胞瘤）。目前少突胶质细胞瘤分为两种类型：分化良好的肿瘤（少突胶质细胞瘤）和恶性变异型（间变性少突胶质细胞瘤）。

少突胶质细胞瘤

术语

少突胶质瘤是弥漫浸润、生长缓慢的神经胶质瘤，并具有特定的分子标记，即 *IDH1* 或 *IDH2* 突变叠加染色体臂 1p 和 19q 缺失（称为 1p/19q 共缺失）。因此少突胶质细胞瘤的病理学全称是少突胶质细胞瘤、IDH 突变型和 1p/19q 共缺失。

病因

少突胶质细胞瘤和弥漫性星形细胞瘤具有相同的早期"驱动因素"——IDH 突变。之后少突胶质细胞分化，经历随后的基因改变（1p 和 19q 缺失），使其区别于星形细胞瘤和其他神经胶质瘤（图 18-1）。组织学上与少突胶质细胞瘤相似的儿童肿瘤较为罕见，多为 IDH 野生型，无 1p/19q 共缺失。

病理

位置 大多数少突胶质细胞瘤出现在灰白质交界处（图 18-2）。绝大多数（85%~90%）在幕上。最常见的部位是额叶（50%~65%），其次是顶叶、颞叶和枕叶。

虽已有原发性软脑膜少突胶质细胞瘤的报道，但现认为其可归为另一种疾病，弥漫性软脑膜胶质神经元肿瘤（见下一章）。

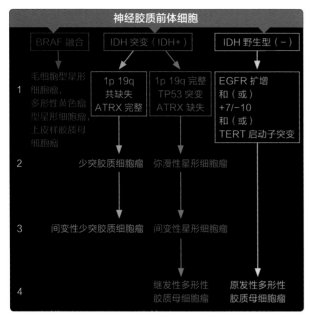

图 18-1　胶质瘤发生"驱动因素"IDH 突变后，后续连续的突变（1p19q 共缺失）导致少突胶质细胞瘤形成。少突胶质细胞瘤（OGs）是 WHO 2 级肿瘤；间变性少突胶质细胞瘤是 WHO 3 级

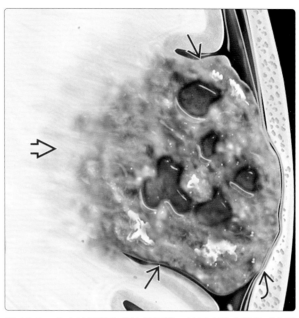

图 18-2　少突胶质细胞瘤边界不清，基于大脑皮层的"肉质样"肿块➡️，浸润皮层和皮层下白质▣➡️。邻近的骨性结构重塑▣➡️是常见的

大体病理特征　少突胶质细胞瘤通常是实性的、柔软的、"肉质样"的，基于大脑皮层生长的棕褐色至粉色的肿块。肿瘤边界不清，逐渐浸润邻近结构，导致灰白质分界不清，累及一个或多个脑回。钙化多见，瘤内可出血。

少突胶质细胞瘤是由 *IDH* 突变和 1 号染色体短臂（1p）和 19 号染色体长臂（19q）缺失所引起，被 WHO 指定为 2 级肿瘤。

临床问题

流行病学　少突胶质细胞瘤占所有原发中枢神经系统肿瘤的 2%~5%，占胶质瘤的 5%~20%。约 1/2 的少突胶质细胞肿瘤是 WHO 2 级肿瘤，1/2 是 3 级（间变性少突胶质细胞瘤，稍后讨论）。

少突胶质细胞瘤主要发生于成人，仅 1%~5% 发生于儿童。大多数少突胶质细胞瘤发病于 35 岁至 55 岁之间，发病高峰为 40 岁至 45 岁。

自然病程　少突胶质细胞瘤是生长缓慢但具有局部侵袭性的肿瘤，临床上常伴有癫痫发作。5 年生存率近 80%，中位生存时间为 10~12 年。少突胶质细胞瘤是相对惰性的肿瘤，但切除后局部复发常见。

影像

CT 表现　少突胶质细胞瘤通常位置表浅，基于大脑皮层生长。常见局灶性脑回肿胀伴邻近颅骨变薄和重塑。CT 平扫，约 2/3 的病例呈低密度（图 18-3A），1/3 为混合密度。

70%~90% 的病例可见粗大的结节状或块状钙化。脑回样钙化具有很强的提示作用。囊变的发生率为 20%，大范围出血和瘤周水肿较少见，不提示恶变。

无强化到中度强化不等；约 50% 的少突胶质细胞瘤显示出一定程度的强化。典型表现为斑片状多灶强化模式。

MR 表现　少突胶质细胞瘤在 T_1W 上轮廓相对清晰，较灰质呈低信号。T_2W/FLAIR（图 18-3B）（图 18-3C）上呈典型的不均匀高信号。血管源性水肿并不常见。钙化在 T_2^* 序列可见"晕染效应"。

较多少突胶质细胞肿瘤 T_1 C+（图 18-3D）无强化。约 1/2 病例存在中度不均匀强化。DWI 不受限。由于其相对富血供，MRI 灌注上显示 rCBV 增高。因此，少突胶质细胞瘤 rCBV 升高并不一定意味着组织病理 WHO 分级高！

鉴别诊断

少突胶质细胞瘤的主要鉴别诊断是弥漫性星形细胞瘤。弥漫性浸润性星形细胞瘤更常累及白质，较少累及皮层，没有强化。

仅凭影像可能很难区分 WHO 2 级少突胶

质细胞瘤和间变性少突胶质细胞瘤（anaplastic oligodendroglioma, AO）。出血和坏死在间变性少突胶质细胞瘤更常见，但不具备诊断意义。

　　其他基于皮层的、生长缓慢的肿瘤，通常伴有癫痫发作，包括神经节胶质瘤和胚胎发育不良神经上皮肿瘤（dysembryoplastic neuroepithelial tumor, DNET）。这两种肿瘤多见于儿童和青少年。神经节胶质瘤多见于颞叶，表现为"囊 + 结节"。胚胎发育不良神经上皮肿瘤典型的影像表现为"气泡状"，可伴相关的皮质发育不良。

　　中枢神经细胞瘤在光镜下与少突胶质细胞瘤难以区分，需要免疫组织化学染色（如突触素）进行诊断。大多数中枢神经细胞瘤位于脑室内，而少突胶质细胞瘤位于脑叶，通常表现为基于皮层的肿块。

少突胶质细胞瘤

病理学
- 由 IDH（+）、1p/19q 共缺失定义
- 85%～90% 位于大脑半球（额叶为最常见位置）
- 基于皮层生长，延伸至深部脑白质
- 界限不清，浸润性

临床问题
- 第三常见的原发性脑肿瘤（2%～5%）
- 大多数发生于中年人（儿童罕见）
- 生长缓慢；生存期：10～12 年

影像
- 钙化发生率为 70%；出血、水肿不常见
- MR 信号非常不均匀；50% 病例可见强化

图 18-3A　女性，31 岁，首次癫痫发作，平扫 CT 显示右侧额叶后部有楔形低密度➡

图 18-3B　在同一病例中，轴位 FLAIR 显示肿块呈高信号➡，累及皮层，浸润皮层下白质并扩大至整个脑回

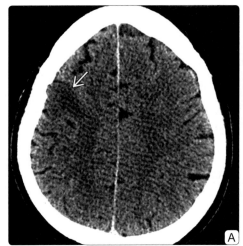
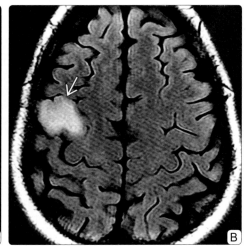

图 18-3C　冠状位 T₂W MR 显示，不均匀高信号肿块➡累及皮层，浸润皮层下白质

图 18-3D　T₁ C+ MR 显示肿块➡呈低信号，无强化。WHO 2 级少突胶质细胞瘤，IDH 突变和 1p/19q 共缺失

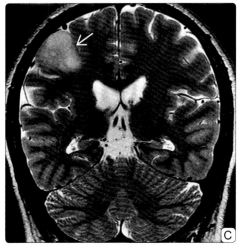
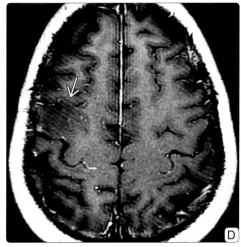

间变性少突胶质细胞瘤，IDH 突变型和 1p/19q 共缺失型

术语

IDH 突变和 1p/19q 共缺失的少突胶质细胞瘤，具有局灶性或弥漫性组织学间变特性，被定义为间变性少突胶质细胞瘤，WHO 3 级。

病因

间变性少突胶质细胞瘤可为新发，也可由先前存在的 WHO 2 级少突胶质细胞瘤进展而来。从 WHO 2 级少突胶质细胞瘤进展为 WHO 3 级间变性少突胶质细胞瘤平均需要 6~7 年。

间变性少突胶质细胞瘤具有与 WHO 2 级少突胶质细胞瘤相同的基本免疫特征。除了 IDH 突变、1p/19q 共缺失和 TERT 启动子突变，间变性少突胶质细胞瘤通常还有后续基因改变。9p 杂合性缺失和多倍体常见，但没有 EGFR 扩增。

一小部分经典的少突胶质细胞瘤和间变性少突胶质细胞瘤缺乏 IDH 突变和 1p/19q 共缺失。大多数儿童和青少年的"少突胶质样"肿瘤在生物学上和遗传学上都与成年人不同。BRAF 融合很常见。

病理

25%~35% 的少突胶质细胞肿瘤是间变性的。间变性少突胶质细胞瘤和少突胶质细胞瘤都好发于额叶。除坏死灶外，间变性少突胶质细胞瘤的宏观特征与 WHO 2 级少突胶质细胞瘤相似。

间变性少突胶质细胞瘤具有局灶性或弥漫性恶性肿瘤特征，它比少突胶质细胞瘤具有更高的细胞密度，更多的核多形性和深染性。增殖活性较高，通常大于 5%。间变性少突胶质细胞瘤是 WHO 3 级肿瘤。

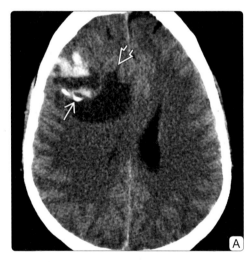
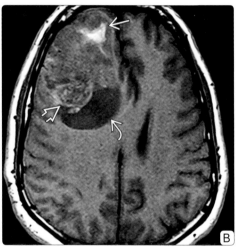
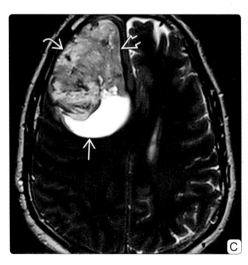
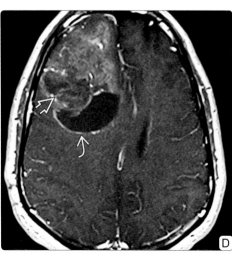

图 18-4A　男性，39 岁，头痛就诊，平扫 CT 显示右额叶混合密度肿块➡️伴明显钙化➡️

图 18-4B　T₁W MR 显示了一个信号非常不均匀的肿瘤，从皮层浸润到深部白质。注意肿块出血➡️、实性➡️和囊性部分➡️

图 18-4C　T₂W MR 示囊性部分➡️呈脑脊液样高信号，实性部分➡️信号不均匀。肿块累及至额叶皮层表面➡️

图 18-4D　T₁ C+ MR 显示实性部分➡️呈斑块状、不均匀强化，囊性部分囊壁➡️强化。这是间变性少突胶质细胞瘤，WHO 3 级，IDH 突变和 1p/19q 共缺失

临床问题

间变性少突胶质细胞瘤患者的发病年龄比少突胶质细胞瘤患者大 6 岁左右。平均发病年龄为 50 岁。生存期从几个月到长达十年不等。

影像

间变性少突胶质细胞瘤的一般影像特征与少突胶质细胞瘤非常相似，不能可靠地预测肿瘤分级。瘤周水肿、出血和囊变较多见（图 18-4）。增强程度多样，可表现为无强化至显著强化。MRS 上 Cho/Cr 值 >2.33 提示间变性少突胶质细胞瘤。

鉴别诊断

间变性少突胶质瘤的主要鉴别诊断是少突胶质瘤。肿瘤强化对鉴别间变性少突胶质瘤和低级别少突胶质瘤帮助不大。仅凭影像表现，间变性星形细胞瘤或甚至胶质母细胞瘤也很难与间变性少突胶质瘤相鉴别。

室管膜肿瘤

室管膜肿瘤是一组异质性的肿瘤，可发生在神经轴的任何位置。2016 年 WHO 将表现为室管膜分化的肿瘤分为几种不同的肿瘤类型：室管膜下瘤（SE）、黏液乳头型室管膜瘤、室管膜瘤、*RELA* 基因融合阳性的室管膜瘤和间变性室管膜瘤（图 18-5）。

室管膜瘤的分子生物学特征具有异质性，并且随着解剖位置变化。幕上和颅后窝室管膜瘤是不同类型的肿瘤，具有不同的遗传、转录和表观遗传学改变。

我们首先讨论室管膜瘤（包括间变性室管膜瘤和幕上室管膜瘤），它主要（但不完全）是一种儿童肿瘤。中老年人最常见的组织病理亚型是室管膜下瘤。黏液乳头型室管膜瘤几乎均位于脊髓圆锥、马尾和终丝。

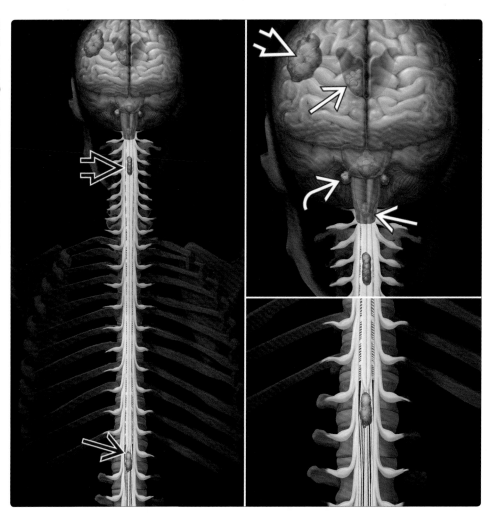

图 18-5　图示室管膜瘤亚型及其与位置的相关性。室管膜下瘤见于侧脑室额角（ST-SE）和 obex 区域（脊髓中央管起始处）（PF-SE）➡。幕上室管膜瘤➡最常为 *RELA* 或 *YAP* 基因融合阳性肿瘤。颅后窝室管膜瘤➡分为 PF-EPN-A 或 PF-EPN-B。脊髓室管膜瘤可以是黏液乳头型室管膜瘤（SP-MPE）➡，它几乎只发生在圆锥/终丝，也可以是细胞型室管膜瘤或间变性室管膜瘤（SP-EPN）➡，它发生在脊髓中央管，是髓内肿瘤

室管膜瘤

颅后窝（posterior fossa, PF）室管膜瘤既可以是室管膜下瘤，也可以是"经典"室管膜瘤。室管膜瘤可分为两组，分别命名为 PF-EPN-A 和 PF-EPN-B。尽管它们在大体病理和影像研究上看起来相似，但在年龄和生物学行为上都不同。

病理

位置　大约 60% 的室管膜瘤位于幕下。其中 95% 位于第四脑室，其余病变发生于桥小脑角池（cerebellopontine angle, CPA）。

30%~40% 的室管膜瘤位于幕上。大部分幕上室管膜瘤是直径超过 4 cm 的占位效应明显的肿瘤。大多数起源于侧脑室或第三脑室。40% 发生在大脑半球，与脑室系统没有明显的联系。

大体病理特征　PF-EPN 具有轮廓清晰、分叶状"铸型"外观，通过 Luschka 孔和 Magendie 孔挤入桥小脑池（图 18-6，图 18-7）。钙化、囊变和出血常见。

临床问题

人口学特征和自然病程：室管膜瘤是儿童期第三大常见的颅后窝肿瘤（仅次于髓母细胞瘤和星形细胞瘤）。PF-EPN-A 室管膜瘤几乎只发生在 3 岁以下的儿童。PF-EPN-B 主要见于青少年和青年（中位年龄 = 30 岁）。PF-EPN-A 亚组 4 年无进展生存率约为 70%，而 PF-EPN-B 组为 85%~90%。

影像

一般特征　幕下室管膜瘤是一种轮廓相对清晰的"可塑型"肿瘤，通常起源于第四脑室底部，并通过外孔突出。它们向外侧穿过 Luschka 孔延伸至桥小脑角池（图 18-8），后下方穿过 Magendie 孔进入枕大池。

矢状位图像显示肿块填满了大部分第四脑室，并向下延伸至枕大池（图 18-9B）。轴位和冠状位图像显示从两侧进入桥小脑角池（图 18-8B）。

梗阻性脑积水是幕下室管膜瘤的常见伴发特征。细胞外液体经常聚集在脑室周围，使边缘看起来很模糊。

脑脊液扩散是影响分期、预后和治疗的关键因素，因此对于任何有颅后窝肿瘤的儿童，尤其是当怀疑髓母细胞瘤或室管膜瘤时，应进行全脑脊髓的术前影像检查。幕上室管膜瘤相对罕见，通常表现为体积较大、侵袭性征象明显的大脑半球肿瘤。大的囊变、钙化和出血比幕下病变更常见。

室管膜瘤

位置
- 颅后窝 60%~70%
- 幕上 30%~40%

病理
- 从第四脑室延伸至枕大池、桥小脑角池
- WHO 2 级或 3 级

临床问题
- 占儿童脑肿瘤的 10%
- PF-EPN-A
  - 中位年龄：3 岁，男性：女性 = 2 : 1
  - 共济失调，脑积水
  - 4 年，无进展生存率：70%
- PF-EPN-B
  - 年龄较大的儿童和成人（中位年龄：30 岁）
  - 5 年生存率：85%~90%

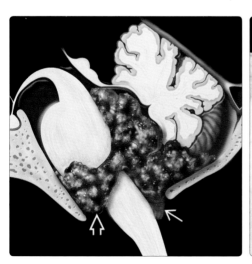

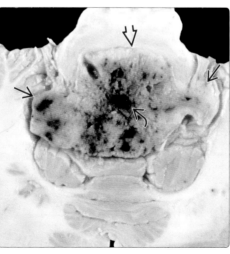

图 18-6　"典型的"第四脑室细胞型室管膜瘤通过内侧孔（Magendie 孔）进入小脑延髓池（枕大池）➡️，在脑桥周围、桥臂下，并通过外侧隐窝进入桥小脑角池 ➡️

图 18-7　典型的室管膜瘤充满第四脑室 ➡️，通过外侧隐窝延伸至外侧孔（Luschka 孔）➡️。注意多发出血灶 ➡️（图片提供者：E. Ross, MD.）

图 18-8A　一名 3 岁男童，因抽搐发作、呕吐就诊，轴位平扫 CT 显示密度不均质的肿块➡填充并扩张第四脑室➡。注意瘤内钙化➡

图 18-8B　T₂W MR 显示肿物充满第四脑室➡，并通过两侧外侧孔（Luschka 孔）➡向外侧延伸。这是典型的"塑型"外观室管膜瘤

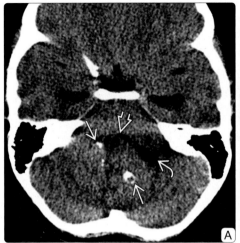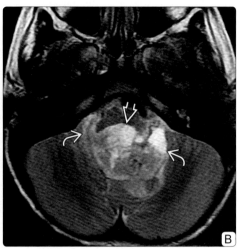

图 18-9A　一名 3 岁男童，FLAIR MR 显示第四脑室信号混杂的肿块➡，经双侧外侧孔（Luschka 孔）向前外侧延伸至桥小脑角池➡

图 18-9B　同一患者矢状位 T₁ C +MR 显示第四脑室不均匀强化的肿块➡通过内侧孔（Magendie 孔）向后下方进入枕大池➡

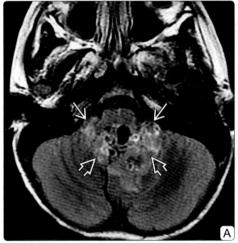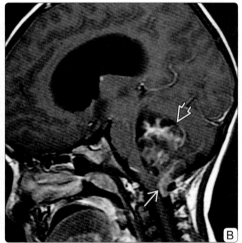

图 18-9C　同一患者轴位 T₁ C+ FS MR 显示不均匀强化的囊实性肿瘤➡，扩张并填充第四脑室➡

图 18-9D　冠状位 T₁ C+ MR 显示肿瘤从第四脑室往下延伸至枕大池➡，通过外侧孔（Luschka 孔）向两侧延伸➡。注意梗阻性脑积水➡。组织病理为间变性室管膜瘤（WHO 3 级），PF-EPN-A。该患儿生存期为两年

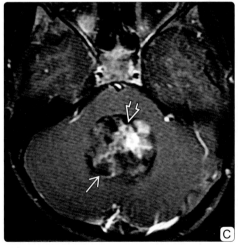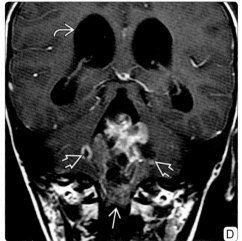

CT 表现 室管膜瘤在平扫 CT 上通常为混合密度，瘤内低密度囊肿混有等密度和高密度软组织部分。约 1/2 的室管膜瘤中出现粗大钙化。10% 的病例出现出血。大多数室管膜瘤在增强 CT 上表现为轻度至中度不均匀强化。

MR 表现 室管膜瘤 T₁W 上较脑实质呈不均匀低信号，T₂/FLAIR（图 18-9）呈高信号，大多数增强区域具有显著较均匀的增强，混合有轻度或无增强的病灶。

T₂* 成像（GRE，SWI）通常显示钙化和（或）陈旧性出血引起的"晕染"病灶。

幕上室管膜瘤（通常是 *RELA* 或 *YAP* 融合性）是一种大的、混合的实性/囊性肿块，几乎只发生在大脑半球。影像显示一个不均匀的肿块，有不同程度的强化，周围很少或没有水肿。

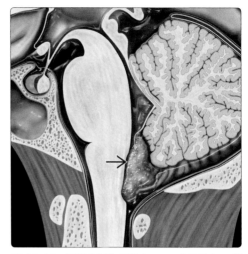

图 18-10 图示位于第四脑室 obex（四脑室 – 脊髓中央管移行处）水平 → 的室管膜下瘤

室管膜瘤：影像

幕下室管膜瘤
- 填充第四脑室
- 延伸至桥小脑角池、枕大池
- 梗阻性脑积水
- 平扫 CT：囊肿，钙化（50%），出血（10%）
- MR：信号混杂，明显强化
- T₂* 常见"晕染效应"
- DWI 弥散不受限

幕上室管膜瘤
- 多为 *RELA* 融合阳性的室管膜瘤
- 通常较大，占位效应明显，具有侵袭性表现
  - 明显囊变，钙化，出血常见
- 预后不佳

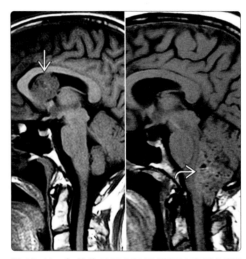

图 18-11 矢状位 T₁W MR 显示侧脑室额角 → （左）、第四脑室 obex 水平 → （右）室管膜下瘤

鉴别诊断

室管膜瘤的鉴别诊断与发病部位有关。幕下室管膜瘤的主要鉴别诊断是髓母细胞瘤，室管膜瘤多见囊变、出血和钙化，而髓母细胞瘤的特征是弥散受限。毛细胞型星形细胞瘤是儿童和青年常见的颅后窝肿瘤，但多见于小脑半球。

幕上室管膜瘤的主要鉴别诊断是间变性星形细胞瘤或胶质母细胞瘤。在幼儿中，原始神经外胚层肿瘤和非典型畸胎样/横纹肌样肿瘤可引起类似于室管膜瘤的大脑半球肿块。

室管膜下瘤

术语

室管膜下瘤（subependymoma，SEs）是一种罕见的良性、生长缓慢、非侵袭性肿瘤，通常在进行影像学检查或尸检中偶然发现。

病理

位置 室管膜下瘤通常位于室管膜空间内或邻近室管膜。

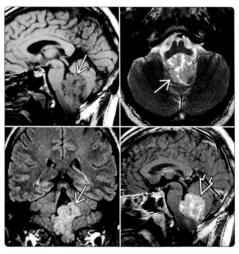

图 18-12 大的室管膜下瘤显示为第四脑室肿块 → ，T₁ 等/低信号，T₂/FLAIR 高信号，明显强化 →

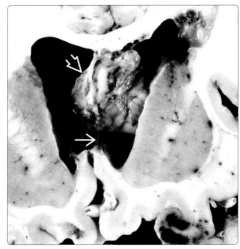

图 18-13　病理示清晰的侧脑室额角肿块⇨附着于透明隔➡。这是室管膜下瘤（ST-SE）

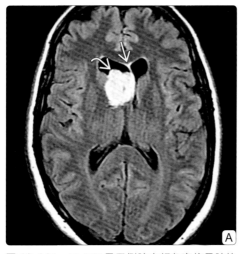

图 18-14A　FLAIR 显示侧脑室额角高信号肿块➡附着于透明隔➡。无侧脑室旁积液的证据

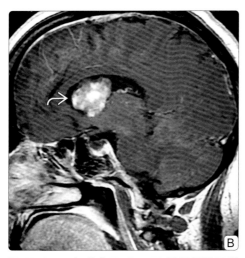

图 18-14B　矢状位 T_1 C+ MR 显示局限于侧脑室额角的分叶状不均质肿块⤴。室管膜下瘤（ST-SE），WHO 1 级

近 1/2 的病例发生在侧脑室额角，靠近孟氏孔，常附着于透明隔（图 18-13）。第四脑室是第二常见的部位（图 18-10）。

大体病理特征　室管膜下瘤是实性的，圆形或分叶状，轮廓清晰的肿块。在较大的病灶中常见钙化、囊变和出血。室管膜下瘤是 WHO 1 级肿瘤。

临床问题

临床表现　室管膜下瘤常发生于中老年人。大多数室管膜下瘤是在影像学检查中偶然发现的。约 40% 的肿瘤出现临床症状，大多与脑脊液阻塞或占位效应有关。

自然病程　室管膜下瘤表现出惰性的生长模式，缓慢扩张到侧脑室腔内。较大的肿瘤可能引起梗阻性脑积水，但很少侵犯邻近的大脑。

治疗原则　通过连续的影像"观察等待"适用于无症状的患者。完全手术切除是有症状的室管膜下瘤患者首选的治疗方法。复发罕见。

影像

一般特征　室管膜下瘤是边界清楚的结节状肿块，可使侧脑室扩张，但通常不会引起占位效应。大的病灶可能引起梗阻性脑积水。

CT 表现　在平扫 CT 中，室管膜下瘤较脑组织呈等或稍低密度。可出现钙化和瘤内囊变，尤其是在大的肿瘤中。出血很少见。增强 CT 上轻度或无强化。

MR 表现　在 T_1W 上，与脑组织相比，室管膜下瘤呈低至等信号（图 18-11）。肿瘤内囊变常见于较大的病变；T_2W/FLAIR 上呈不均匀高信号（图 18-12）。通常没有瘤周水肿。T_2^*（GRE，SWI）可显示"晕染"病灶，可能继发于钙化。10%~12% 的病灶可见出血。强化程度从无或轻度到中度不等（图 18-14）。

室管膜下瘤的 DWI 扩散不受限。MRS 显示胆碱峰（Cho）正常，但 N- 乙酰天门冬氨酸（NAA）峰轻度降低。

室管膜下瘤

病理
- 可在所有 3 个解剖部位中发现
  - 颅后窝（第四脑室）＞幕上（侧脑室额角）＞脊髓
  - WHO 1 级

临床问题
- 中老年人
- 经常无症状，偶然发现

影像特征
- 常见钙化，出血罕见
- T_1W 等 / 低信号，T_2W 高信号
- 强化程度多样

鉴别诊断

室管膜下瘤的鉴别诊断因年龄和发病部位而异。在老年患者中，主要的鉴别诊断是脑室内转移瘤。在中青年中，应该考虑与中枢神经细胞瘤进行鉴别，尽管后者常见于侧脑室的体部，而不是额角。脉络丛乳头状瘤通常位于侧脑室体部，而不是下方的第四脑室。

在儿童中，需要考虑与室管膜瘤和（结节性硬化症患者）室管膜下巨细胞型星形细胞瘤鉴别。儿童脉络丛乳头状瘤通常位于侧脑室内。脉络丛乳头状瘤也有叶状外观，典型表现为明显均匀强化。

黏液乳头型室管膜瘤

黏液乳头型室管膜瘤（myxopapillary ependymoma, MPE）是一种生长非常缓慢的室管膜瘤，多发生于年轻人。肿瘤几乎完全发生于脊髓圆锥、马尾和终丝。

原发性颅内黏液乳头型室管膜瘤非常罕见，但在脑室和脑实质中有报道。影像学表现是非特异性的，但通常表现为囊肿伴强化的结节。

脉络丛肿瘤

脉络丛上皮和室管膜细胞有共同的胚胎学起源。因此脉络丛肿瘤被认为是神经上皮组织肿瘤，并构成非星形细胞胶质瘤的一个重要亚群。

脉络丛肿瘤有三种组织学亚型：脉络丛乳头状瘤（choroid plexus papilloma, CPP）、非典型脉络丛乳头状瘤（atypical choroid plexus papilloma, aCPP）和脉络丛癌（choroid plexus carcinoma, CPCa）。

除了对脉络丛肿瘤进行组织病理学诊断，最近的甲基化分析研究揭示了三种临床上不同的脉络丛肿瘤分子亚群：儿童低风险脉络丛肿瘤（组1）、成人低风险脉络丛肿瘤（组2）和儿童高风险脉络丛肿瘤（组3）。第1组（好发于儿童，主要位于幕上）和第2组（好发于成年人，主要位于幕下）的特点是肿瘤进展的风险低。第3组（好发于儿童，幕上位置）的特点是具有较高的进展风险，包括许多非典型脉络丛乳头状瘤和几乎所有的脉络丛癌。

在本节中，我们将讨论每一种类型，并重点讲述脉络丛乳头状瘤——最常见的原发性脉络丛肿瘤。

脉络丛乳头状瘤

术语

脉络丛乳头状瘤（CPP）是良性程度最大的脉络丛肿瘤。

病因

遗传学 周期性局部染色体复制是所有散发性脉络丛乳头状瘤的共同点，最常见参与脉络丛上皮发育和生物学行为的基因（即 OTX2 和 TRPM3）。

综合征性脉络丛肿瘤，尤其是癌，可发生于 Li-Fraumeni 综合征患者（一种由 TP53 种系突变引起的癌症易感性综合征）。SMARCB1 突变伴 INI1 蛋白改变和脉络丛乳头状瘤已在横纹肌易感性综合征中被报道。这两种突变在散发性脉络丛乳头状瘤中很少被发现。

脉络丛乳头状瘤也是 Aicardi 综合征的一部分，Aicardi 综合征是一种几乎只发生于女性患者的 X 连锁显性综合征。Aicardi 综合征中脉络丛乳头状瘤的患病率估计为 3%~5%。1% 的病例出现侧脑室和第三脑室脉络丛乳头状瘤。

病理

发病部位 脉络丛乳头状瘤来源于脑室脉络丛组织，与脉络丛在每个位置的正常数量成比例。因此，绝大多数出现在侧脑室（50%）和第四脑室（40%）。侧脑室三角区最常见（图 18-15）。

只有 5%~10% 的脉络丛乳头状瘤发生在侧脑室和第四脑室以外的位置。5% 位于第三脑室。脉络丛乳头状瘤偶尔被发现为原发性桥小脑角（CPA）肿瘤，是由于肿瘤通过 Luschka 孔挤入相邻的桥小脑角池所致。

年龄对脉络丛乳头状瘤发病部位有很大的影响。80% 以上的婴儿脉络丛乳头状瘤发生在侧脑室。第四脑室和桥延池是成人典型的发病部位。侧脑室是老年患者罕见的脉络丛乳头状瘤发病部位。

大体病理特征 脉络丛乳头状瘤大小不一，从小病灶到大肿块。脉络丛乳头状瘤是边界清楚的乳头状或菜花状肿块（图 18-16），可能黏附在脑室壁，但通常不会穿透。囊变和出血很常见。有丝分裂活性很低，通常 <1%。脉络丛乳头状瘤通常起源于脑室，很少表现出浸润性生长。脉络丛乳头状瘤是 WHO 1 级肿瘤。

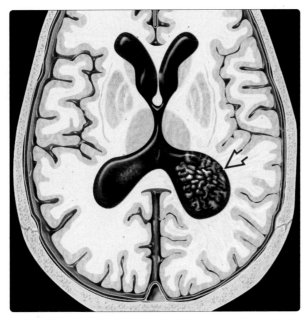

图 18-15　轴位示左侧脑室内叶状肿块 ⇨。脑脊液分泌过剩导致侧脑室中等程度扩张。这是脉络丛乳头状瘤

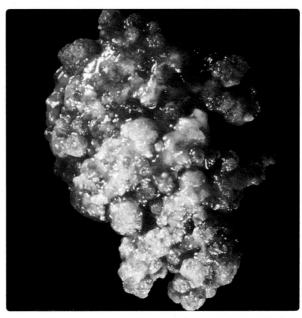

图 18-16　切除的脉络丛乳头状瘤具有典型的"花椰菜样"外观。多发血管乳头状赘生物是典型表现（来源于 Perry et al: Practical Neuropathy: A Diagnostic Approach, 2nd ed, 2018.）

临床问题

人口统计学特征　脉络丛乳头状瘤是罕见的病变，占所有原发性颅内肿瘤不到 1%。然而，脉络丛乳头状瘤占 1 岁内婴儿脑肿瘤的 10%~20%。侧脑室和第三脑室脉络丛乳头状瘤平均发病年龄为 1.5 岁，第四脑室脉络丛乳头状瘤的平均年龄为 22.5 岁，桥小脑角池内脉络丛乳头状瘤的平均发病年龄为 35.5 岁。

临床表现和自然病程　脉络丛乳头状瘤往往会阻塞正常的脑脊液循环通路。婴儿表现为头颅增大和颅内压升高。儿童和成人可能会出现头痛、恶心和呕吐。

手术切除通常可治愈。全切除术后的复发率很低，只有 5%~6%。已有报道脉络丛乳头状瘤恶变为脉络丛癌，但较为罕见。

影像

一般特征　典型的表现是轮廓分明、分叶状的脑室内肿块，伴有叶状乳头状赘生物。弥漫性软脑膜播散并不常见，但在良性的脉络丛乳头状瘤中确实会发生，因此建议对全脑脊髓进行术前 MRI 成像。

CT 表现　平扫 CT 显示，大多数脉络丛乳头状瘤与脑组织相比，呈等密度至高密度（图 18-17）。25% 可见钙化（图 18-18）。梗阻性脑积水和因脑脊液产生过多造成的脑积水都很常见。增强 CT 扫描显示肿瘤呈明显均匀强化。

MR 表现　T_1W 上可见边缘清晰的分叶状肿块，相对于大脑呈等或稍低信号。脉络丛乳头状瘤在 T_2W 和 FLAIR 上呈等至高信号。线状和分支状的内部"流空效应"反映了脉络丛乳头状瘤中血管增多。T_2^*（GRE，SWI）可能显示继发于钙化或瘤内出血的低信号。增强后呈明显均匀强化（图 18-17）。

脉络丛乳头状瘤

病理学
- 侧脑室（50%，通常为儿童）
- 第四脑室，桥小脑角池（40%，通常为成人）
- 第三脑室（10%，通常为儿童）
- 分叶状，叶状结构
- WHO 1 级

临床问题
- 占 1 岁内婴儿脑肿瘤的 13%
- 侧脑室、第三脑室脉络丛乳头状瘤的平均发病年龄为 1.5 岁
- 常见梗阻性脑积水
- 伴有 Aicardi、Li-Fraumeni、横纹肌易感性综合征

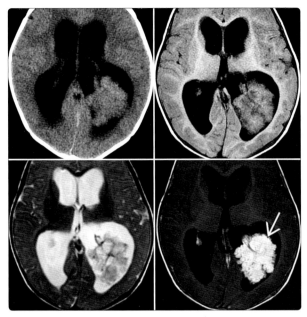

图 18-17　平扫 CT 和一系列 MR 图像显示典型的脉络丛乳头状瘤。脑室内分叶状肿块明显增强➡️。注意因脑脊液分泌过多引起的脑积水

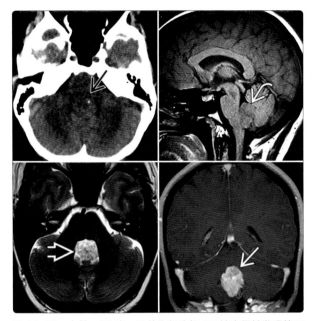

图 18-18　女性，39 岁，因外伤经头颅 CT 检查偶然发现第四脑室钙化肿块➡️。T₁ 显示肿块边界清晰➡️，T₂ 显示肿块呈高信号➡️，增强后明显强化➡️；脉络丛乳头状瘤（WHO 1 级）

影像学表现
- CT
  - 等 / 高密度分叶状肿块
  - 脑积水常见
  - 钙化（25%）
  - 明显强化
- MR
  - T_1W 呈等 / 低信号
  - T_2W/FLAIR 呈等 / 高信号
  - "流空效应"很常见
  - T_2^* 可见"晕染效应"
  - 明显强化，弥散不受限
  - 偶尔可见脑脊液播散（术前全脑脊髓成像！）

鉴别诊断

脉络丛乳头状瘤的主要鉴别诊断是非典型脉络丛乳头状瘤，两者具有相似的影像特征。脉络丛黄色肉芽肿是一种常见于侧脑室脉络丛的良性偶发病变，多见于中老年患者。脉络丛转移瘤发生于中老年人，不在儿童脉络丛乳头状瘤的鉴别诊断中。

非典型脉络丛乳头状瘤

非典型脉络丛乳头状瘤（aCPP）是介于脉络丛乳头状瘤（WHO 1 级肿瘤）和脉络丛癌（WHO 3 级肿瘤）之间的恶性肿瘤，约占所有脉络丛肿瘤的 15%，影像特征与脉络丛乳头状瘤有重叠，因此诊断依赖于组织病理学。据报道，大肿块、内部形态不规则或"模糊"、坏死和水肿提示较高级别的肿瘤。

脉络丛癌

病因

脉络丛癌是一种罕见的恶性肿瘤，几乎只发生在幼儿。近 1/2 的脉络丛癌存在 *TP53* 突变。

脉络丛癌几乎均发生于侧脑室。这种异质性的、巨大的脑室内肿瘤通常表现为大出血和坏死灶。浸润邻近脑实质常见。恶性肿瘤的普遍特征包括频繁的有丝分裂、细胞增多、核多形性和坏死。

脉络丛癌是 WHO 3 级的肿瘤。

临床问题

人口统计学特征　脉络丛癌占所有原发脉络丛肿瘤的 20%～40%，70%～80% 的脉络丛癌发生在 3 岁以下的儿童中，确诊时的中位发病年龄为 18 个月。

临床表现和自然病史　最常见的症状是恶心、呕吐、头痛和反应迟钝，是由梗阻性脑积水引起。预后差，尤其是 *TP53* 基因突变型未完全切除的患者。

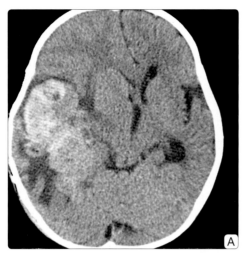

图 18-19A　视乳头水肿的 2 岁女童，平扫 CT 显示右侧脑室高密度分叶状肿块，侵犯邻近脑实质

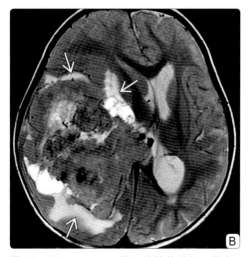

图 18-19B　T_2W MR 显示肿块信号极不均匀。肿瘤浸润脑实质，瘤周可见水肿➡

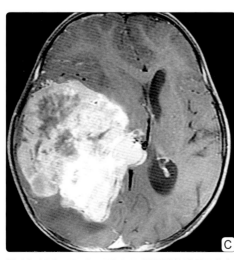

图 18-19C　T_1C +FS MR 显示肿块明显不均匀强化。这是脉络丛癌

影像

脉络丛癌常通过室管膜侵犯邻近脑组织。常见水肿、坏死、瘤内囊肿和出血（图 18-19）。典型表现为不均匀明显强化。脑脊液扩散常见。

鉴别诊断

主要鉴别诊断为脉络丛乳头状瘤（CPP）和非典型脉络丛乳头状瘤（aCPP）。三种原发性脉络丛肿瘤的影像学特征均有重叠，良恶性均可发生脑脊液播散。

其他神经上皮肿瘤

"其他神经上皮性肿瘤"是 2016 年 WHO 分类中一组不常见的肿瘤，包括星形母细胞瘤、第三脑室脊索样胶质瘤和血管中心性胶质瘤。

星形母细胞瘤

星形母细胞瘤（astroblastoma, AB）是一种少见的神经胶质肿瘤，主要影响儿童、青少年和青壮年。那些在浸润性星形细胞瘤中常发生的基因突变（如 IDH1、ATRX 或 TP53），在星形母细胞瘤并不发生。

"星形母细胞瘤"似乎是一种组织形态模式，可以在一系列分子上不同的肿瘤实体中看到。一些表现与最近发现的伴有 MN1 改变的中枢神经系统高级别神经上皮性肿瘤的特征一致。

影像学表现不具特异性，几乎发生于幕上，通常位于大脑半球。肿瘤边界清楚，很少或没有瘤周水肿。大多数都表现为囊实性，经常呈现"泡状"的外观（图 18-20）。

第三脑室脊索样胶质瘤

脊索样胶质瘤（chordoid glioma, CG）是一种罕见的生长缓慢的非侵袭性成人肿瘤，其特点是其发生位置（第三脑室区域）、常规组织学（包括神经胶质和脊索成分）和影像特征。

脊索样胶质瘤为实性、圆形或稍分叶的肿块，发生在第三脑室的前部（图 18-21）。显微镜下，脊索样胶质瘤类似于脊索瘤或脊索样型脑膜瘤，胶质细胞标志物 GFAP 呈强阳性，IDH-1 免疫染色阴性。脊索样胶质瘤是 WHO 2 级肿瘤。

已报道的脊索样胶质瘤的放射学特征非常一致。大多数是边界清楚的卵圆形肿块，位于第三脑室前部，与垂体和漏斗明显分离（图 18-22）。严重的脑部侵犯很少见。脊索样胶质瘤在 T_1W 上呈等信号，在 T_2W 上呈等至稍高信号，典型特征为显著均匀强化。

成人原发第三脑室肿瘤并不常见，鉴别诊断有限。虽然已有少数报道纯粹的三脑室垂体大腺瘤和颅咽管瘤，但由

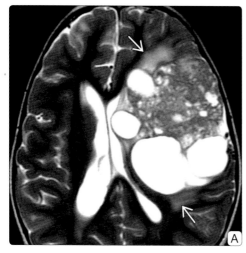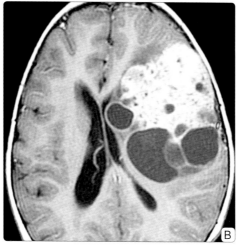

图 18-20A T₂W MR 显示典型的星形母细胞瘤有无数微小的和多发大囊肿。肿块体积大，几乎无瘤周水肿➡

图 18-20B T₁ C+ MR 显示肿块实性部分强化，而囊性部分没有强化

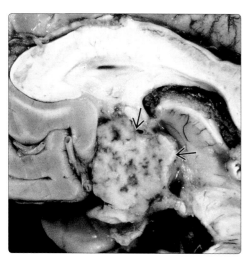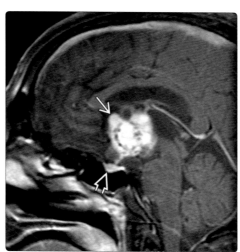

图 18-21 中线矢状解剖标本显示，脊索样胶质瘤呈分叶状肿块，充满第三脑室➡（图片提供者：P. Burger, MD.）

图 18-22 矢状位 T₁ C+ MR 显示第三脑室边缘清晰、明显不均匀强化的肿块➡。垂体柄和垂体显示完全正常➡。病理诊断为第三脑室脊索样胶质瘤

于脊索样胶质瘤与垂体明显分离，垂体大腺瘤通常不在鉴别诊断中。脊索样型脑膜瘤可以看起来像脊索样胶质瘤，但第三脑室是一种罕见的脑膜瘤变异型的发病位置。转移瘤很少发生在第三脑室。灰结节错构瘤（tuber cinereum hamartomas, TC hamartomas）最常见于伴有性早熟的青春期前男性患者。虽然灰结节错构瘤在 T₁W、T₂W 上呈等信号，但无强化。由于脊索样胶质瘤好发于成人，故儿童下丘脑肿瘤，如造釉细胞型颅咽管瘤和毛细胞型星形细胞瘤，不在诊断考虑范围内。

血管中心性胶质瘤

血管中心性胶质瘤（angiocentric glioma, AG）又名血管中心性神经上皮肿瘤，是一种癫痫相关的低级别胶质瘤。由于其不确定的组织来源，WHO

将血管中心性胶质瘤与星形母细胞瘤和脊索状胶质瘤一起归入"其他胶质瘤"类别。

血管中心性胶质瘤——又名"血管中心性神经上皮肿瘤"，是一种与癫痫相关的 WHO 1 级胶质瘤。最常见的发病部位是额叶和颞叶皮层。

血管中心性胶质瘤通常好发于儿童和年轻人。超过 95% 的患者存在难治性局灶性癫痫。手术切除通常可治愈。

MR 显示弥漫性浸润性膨胀性皮层肿块，边界不清。大多数血管中心性胶质瘤在 T₂/FLAIR 上呈高信号。有些病例可见边缘稍短 T₁ 信号环和向脑室柄状延伸，增强后强化不明显。通常可以在肿瘤附近发现局灶性皮质发育不良（focal corticaldysplasia, FCD）。

第 19 章

神经元肿瘤和胶质神经元肿瘤

神经元肿瘤和混合性胶质神经元肿瘤比星形细胞瘤和少突胶质细胞瘤少见得多，仅占所有原发性脑肿瘤的 1%~2%。然而，胶质神经元混合肿瘤很重要，它们相对良性、生长缓慢，通常与癫痫相关。

胶质神经元肿瘤

本节我们首先讨论组织学上最常见的混合性胶质神经元肿瘤，即节细胞胶质瘤。然后，再讨论现在被认为是颞叶癫痫较常见原因之一的胚胎发育不良性神经上皮肿瘤（dysembryoplastic neuroepithelial tumor, DNET）。

神经节细胞肿瘤概述

神经节细胞肿瘤是一种以异型增生的神经节细胞为特征的良性、分化良好的肿瘤。神经节细胞肿瘤有两种类型：节细胞胶质瘤和节细胞瘤。节细胞瘤相对罕见，是仅由神经节细胞组成的神经节细胞肿瘤，在下一节将其与神经元肿瘤和肿瘤样病变一起讨论。

绝大多数神经节细胞肿瘤在组织学上是混合性病变，包含肿瘤性神经节细胞和胶质成分。这些肿瘤被称为节细胞胶质瘤，并被指定为 WHO 1 级。侵袭性较强的肿瘤（如伴有大量的有丝分裂活性、微血管增生和偶尔坏死的肿瘤）被称为间变性节细胞胶质瘤，被定为 WHO 3 级。

节细胞胶质瘤

术语

节细胞胶质瘤（ganglioglioma, GG）是一种由发育不良的神经节细胞和肿瘤性胶质细胞组成的分化良好、生长缓慢的肿瘤。

病因

节细胞胶质瘤中的神经元和胶质成分可能都来自一个共同的前体细胞。最常见的基因突变是 BRAF V600E 突变（40%~60%）。H3F3A 突变发生于中线区儿童 1 级节细胞胶质瘤，但其预后好于弥漫性脑桥胶质瘤。

病理

节细胞胶质瘤可发生于整个中枢神经系统。大部分为单发，大于 75% 的肿瘤起源于颞叶；其次最常见的部位是额叶，占节细胞胶质瘤的 10%；大约 15% 的节细胞胶质瘤位于颅后窝，通常位于脑干或小脑。病灶大小 1 cm 至 6 cm 不等，几乎不发生转移。

节细胞胶质瘤是位于浅表、边界清楚的肿瘤，通常会使皮层增大。最常见的表现是囊性病变伴壁结节（图 19-1）或实性肿瘤。钙化常见，但严重出血和明显坏死罕见。

节细胞胶质瘤的组织学特征是神经元和胶质细胞成分的组合，它们可以是混合的或是区域上分开的。不同数量的发育不良神经元散布在胶质细胞成分中，构成了肿瘤的增生性和肿瘤性成分。具有毛细胞或纤维样特征的星形细胞是最常见的胶质细胞成分。

节细胞胶质瘤是良性肿瘤，被定为 WHO 1 级。伴有间变性特征的节细胞胶质瘤在组织学上符合 WHO 3 级。节细胞胶质瘤的恶性特征不常见，但存在时几乎总是涉及胶质成分。节细胞胶质瘤的恶变不常见，发生率为 1%~5%。

临床问题

节细胞胶质瘤主要好发于儿童和青年，80% 的患者年龄小于 30 岁。发病高峰年龄为 15~20 岁。大多数病例中存在慢性、抗药性颞叶癫痫。癫痫通常为复杂的部分性发作型。

节细胞胶质瘤通常为生长非常缓慢的肿瘤。彻底的手术切除通常可治愈，80% 的患者在肿瘤切除后无癫痫发作。

影像

一般特征　节细胞胶质瘤是位于皮层的表浅脑实质病变，有两种常见影像模式：① 边界清晰的实性或部分囊性占位伴壁结节（图 19-2）和 ② 弥漫浸润性、边界不清的肿块，斑片状强化不常见。

CT 表现　平扫 CT 示节细胞胶质瘤密度不均匀。近 60% 的病例可见囊性成分。大约 30% 的病例表现为边界清楚的低密度囊肿伴等密度壁结节（图 19-3A），而 40% 主要为低密度。30%~50% 的节细胞胶质瘤可发生钙化。出血罕见。注射对比剂后，一半节细胞胶质瘤可有增强强化，强化模式可表现为单纯实性强化、边缘性强化或囊结节病变中的结节强化。

MR 表现　节细胞胶质瘤在 T_1W 上相对于脑皮层呈低至等信号，在 T_2/FLAIR 上呈高信号（图 19-3B）。病灶周围通常无水肿。部分病例出现肿瘤邻近的局灶性皮质发育不良。

病灶强化程度从无、轻微至中度不均匀强化。典型的模式是囊性肿块伴强化的壁结节（图 19-3C）。实性成分可均匀强化。不规则的斑片状强化是不典型的表现，与较差的预后相关（图 19-4）。

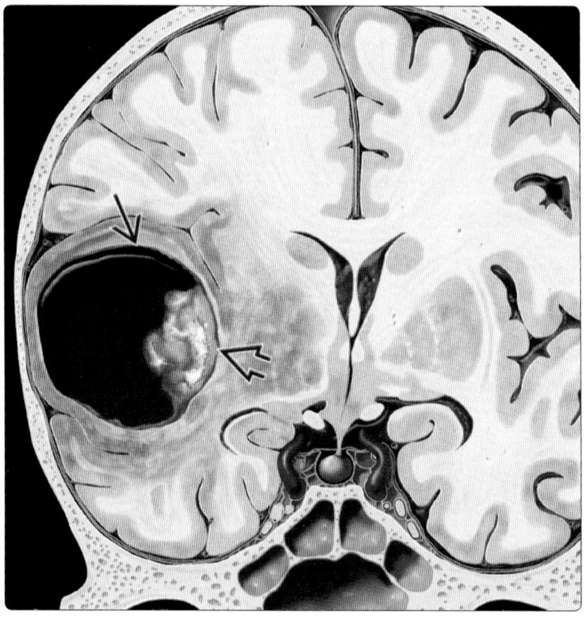

图 19-1　冠状位图像示典型的颞叶节细胞胶质瘤伴囊肿➡和部分钙化的壁结节 ⊡

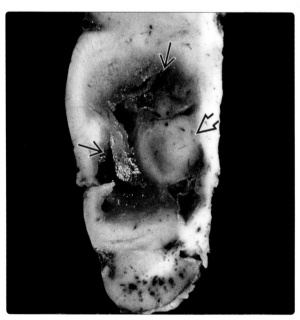

图 19-2　节细胞胶质瘤的部分颞叶切除术标本，可见肿瘤结节 ⊡，部分塌陷的囊肿➡。出血主要来自外科手术（图片提供者：R. Hewlett, MD）

鉴别诊断

弥漫性星形细胞瘤通常呈浸润性，且边界不清，无强化。幕上的毛细胞型星形细胞瘤可表现为囊性病变伴强化结节，钙化较节细胞胶质瘤罕见。多形性黄色星形细胞瘤（PXA）常表现为"囊肿＋壁结节"，可与节细胞胶质瘤相仿，但 PXA 常有硬脑膜"尾"征。

胚胎发育不良性神经上皮肿瘤（DNET）是一种发生于浅表皮层的肿瘤，通常表现为多囊"泡"状外观。FLAIR 像肿块周围常见高信号边缘。与节细胞胶质瘤相反，DNET 强化罕见。少突胶质细胞瘤常累及皮层，但通常比节细胞胶质瘤更具弥漫性，边界更不清楚。"囊肿＋壁结节"表现的少突胶质细胞瘤并不常见。

颞叶癫痫的原因

最常见 ＝ 内侧颞叶硬化
肿瘤相关的颞叶癫痫
- 节细胞胶质瘤（40%）
- DNET（20%）
- 弥漫性低级别星形细胞瘤（20%）
- 其他（20%）
  ○ 毛细胞型星形细胞瘤
  ○ 多形性黄色星形细胞瘤
  ○ 少突胶质细胞瘤

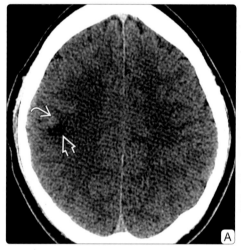

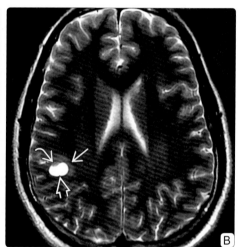

图 19-3A　男性，24 岁，顽固性癫痫，CT 平扫显示右侧额叶后部囊肿➡伴稍高密度结节➤。病灶位于脑沟底部的皮层

图 19-3B　T₂W MR 显示囊肿为极高信号➡，小的壁结节➤呈等信号，与肿块周围皮层信号一致➡

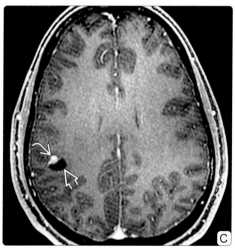

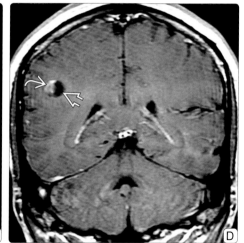

图 19-3C　T₁ C+ SPGR 显示结节➤显著强化，而囊壁➡无强化

图 19-3D　冠状位 T₁ C+ MR 很好地显示了节细胞胶质瘤的囊肿➡伴强化壁结节➤的典型表现。节细胞胶质瘤被完全切除，患者的长期癫痫消失

间变性节细胞胶质瘤

间变性节细胞胶质瘤（anaplastic ganglioglioma，AGG）罕见，仅占所有节细胞胶质瘤的 5%~6%。大多数来自节细胞胶质瘤的恶变（图 19-4），几乎总是来自于胶质成分。间变性节细胞胶质瘤是 WHO 3 级肿瘤。

节细胞胶质瘤

节细胞胶质瘤

- 术语
  - 高分化、生长缓慢的肿瘤
  - 神经元、胶质细胞成分的变量组合
- 病因学和遗传学
  - *BRAF* V600E 突变
  - IDH1（−）、无 1p/19q 共缺失
- 病理
  - 发育不良的神经节细胞 + 肿瘤性胶质细胞
  - 浅表的，以皮层为中心的
  - 实性或混合囊实性，通常为非浸润性
  - 颞叶、额叶 > 顶叶 > 脑干、脑室
  - WHO 1 级
- 临床问题
  - 最常见的混合性胶质神经元肿瘤
  - 儿童，青年
  - 常见表现：癫痫发作
- 影像学表现
  - 边界清晰（通常为颞叶）的肿块
  - 囊肿 + 强化结节最常见

间变性节细胞胶质瘤

- 病理
  - 通常来自良性节细胞胶质瘤的恶变
  - 发育不良的神经节细胞 + 间变性胶质细胞成分
  - WHO 3 级
- 影像学表现
  - 非典型部位常见（如，深部而不是皮层）
  - 通常更大，更具侵袭性 / 边界不清

胚胎发育不良性神经上皮肿瘤

节细胞胶质瘤和胚胎发育不良性神经上皮肿瘤（dysembryoplastic neuroepithelial tumor，DNET）是两种最常见的长期癫痫相关性肿瘤（称为"LEAT"）。2016 年 WHO 分类将 DNET 纳入"神经元和混合性神经胶质肿瘤"的范畴。

术语

DNET 是一种以多结节结构为特征的良性、通常位于皮层的病变（图 19-5）。由于 DNET 常伴有皮质发育不良，一些神经病理学家认为其可能是一种先天性畸形而非真正的肿瘤性病变。

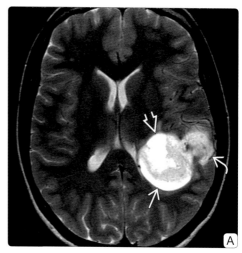

图 19-4A　T₂W MR 显示左顶叶不均匀高信号肿块⇨和囊肿➡，向皮层浅表延伸➡

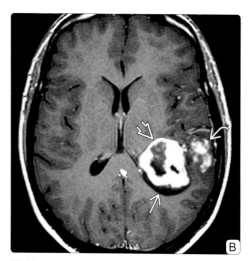

图 19-4B　T₁ C+ 显示囊性➡、实性强化肿块➡、皮层片状强化➡；此例为 WHO 1 级的具有"非典型"特征的节细胞胶质瘤

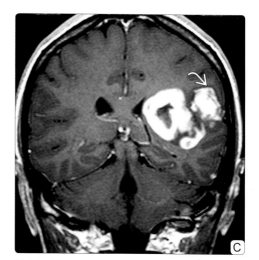

图 19-4C　T₁ C+ MR 显示深部肿瘤不规则强化➡。次全切除后复发伴间变性特征，为 WHO 3 级

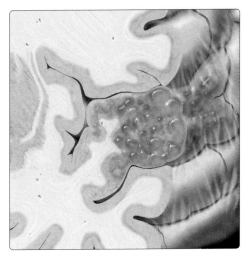

图 19-5　具有多囊和多结节成分的 DNET

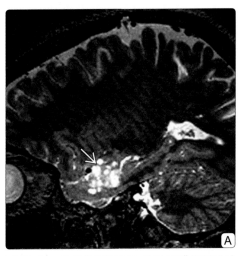

图 19-6A　矢状位 T₂W MR 显示"泡"状颞叶肿块 →

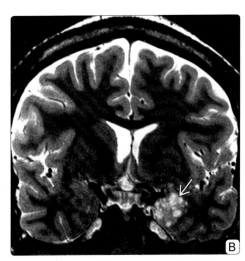

图 19-6B　同一患者的冠状位 T₂W MR 可见一位于皮层的"泡"状肿块，具有 DNET → 的典型外观

病因

虽然确切的组织发生尚不清楚，但 *FGFR1* 的改变和 MAP 激酶通路的激活是 DNET 发病机制中的关键事件。30%~60% 的病例发生 *BRAF* V600E 突变。无 *TP53* 和 IDH 突变以及 1p/19q 共缺失。

病理

DNET 为皮质起源的肿瘤，其中 45%~50% 位于颞叶，1/3 位于额叶，其他部位（如侧脑室）的罕见。一种罕见的"弥漫性"DNET 也曾被报道。大体上，DNET 使脑回增厚并扩大。大多数病灶为孤立性，大小从数毫米至数厘米不等（图 19-7）。近 80% 的 DNET 邻近皮质发育不良。DNET 为 WHO 1 级肿瘤。

DNET：病因和病理

病因
- *FGFR1*、*BRAF* 突变

病理
- 良性（WHO 1 级）
- 罕见（占所有神经上皮肿瘤 <1%）
- 位置
  ○ 幕上，浅表
  ○ 皮层内
  ○ 颞叶是最常见的好发部位
- 通常与皮质发育不良相关
  ○ 分类为 ILAE FCD Ⅲb 型

临床问题

DNET 是一种好发于儿童和青年的肿瘤，绝大多数出现在 20 岁之前，典型表现是耐药性复杂部分性癫痫发作。尽管 DNET 仅占所有神经上皮肿瘤的 1%，但是在引起颞叶癫痫发病原因中，其排名仅次于节细胞胶质瘤。

DNET 轻度生长或不生长，但由于皮质发育不良通常与 DNET 相关，通常会采用更积极的手术切除。

即使在次全切除患者中，长期临床随访也通常无肿瘤复发。

影像

DNET 在神经影像学检查中具有独特的表现。在患有长期复杂部分性癫痫发作的年轻患者中，边界清楚的三角形"假性囊性"或"泡"状皮层 / 皮层下肿块高度提示该病变（图 19-6）。

平扫 CT 示皮层 / 皮层下低密度肿块。20% 的病例可见钙化。明显瘤内出血罕见。紧靠颅骨内板的肿瘤常见邻近局灶性骨扇形表现或颅骨变形。

MR 可见典型的多囊或分隔表现（图 19-8A）。DNET 在 T_2W 上呈显著高信号（图 19-8B）。75% 的病例在 FLAIR 上表现为沿肿瘤外周的高信号边缘（图 19-8C）。无瘤周水肿。少数病例在 T_2^*（GRE，SWI）上出现"放大"低信号，相较于出血更可能与钙化相关。

DNET 在 T_1W 增强上一般表现为轻微强化或无强化。当有强化时，强化通常为局限性的轻度结节样或点状强化。

鉴别诊断

主要鉴别诊断是局灶性皮质发育不良（通常相关）、节细胞胶质瘤以及大脑多结节空泡性神经元肿瘤（MVNT）。DNET 的"泡"状外观和 FLAIR 高信号边缘有助于鉴别。MVNT 通常为多灶性，发生在皮层和白质的深层，不像 DNET 一样位于表面。血管中心性胶质瘤在图像上与 DNET 非常相似，但在 T_1W 上而不是 FLAIR 上可见高信号边缘。

DNET：临床问题和影像

临床问题
- 大多数患者年龄 <20 岁
- 顽固性癫痫常见
- 生长缓慢，手术通常可治愈

影像
- 楔形皮层 / 皮层下肿块
- "尖端"朝向脑室
- 多囊 / 分隔的"泡"状外观
  - T_2W 高信号
  - FLAIR 高信号边缘
  - 无水肿
  - 通常无强化

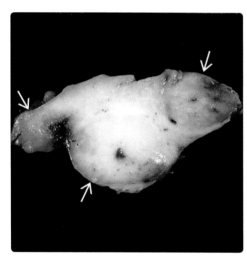

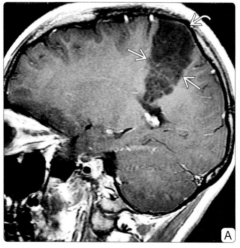

图 19-7　切除的手术标本显示 DNET 典型的结节状、微小的"黏液样"囊肿➡️（图片提供者：R. Hewlett, MD）

图 19-8A　男性，14 岁，右侧身体长期复杂部分性癫痫发作。矢状位 T_1 C+ MR 显示一楔形、位于浅表的"泡"状肿块➡️。肿块为低信号，未见强化。注意邻近颅骨的形变➡️

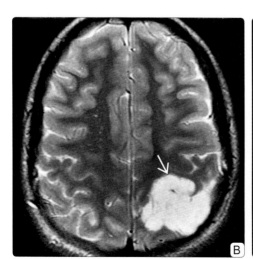

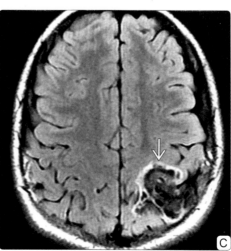

图 19-8B　在同一病例中，T_2W MR 显示"泡"状肿块➡️呈极高信号，且边界清晰，周围无水肿

图 19-8C　在同一病例中，FLAIR MR 显示肿块为不均匀的低信号伴边缘高信号➡️。手术证实为典型 DNET

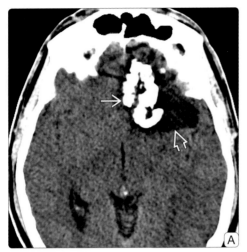

图 19-9A　29 岁男性患者，癫痫发作。平扫 CT 扫描显示左额叶部分钙化➡️、部分囊性➡️的肿块

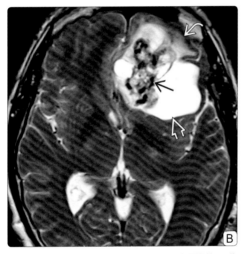

图 19-9B　T₂W MR 示肿块实性部分➡️信号非常不均匀，邻近囊肿➡️为高信号，水肿轻微➡️

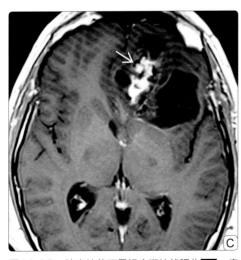

图 19-9C　肿瘤结节可见轻度斑片状强化➡️。病理证实为节细胞瘤

神经元肿瘤

仅存在神经节细胞或神经细胞分化的肿瘤较为罕见。神经元肿瘤分为两类：节细胞瘤和神经细胞瘤。

我们从单纯的神经节细胞肿瘤，即节细胞瘤，以及其最常见的临床表现小脑节细胞瘤［更多地被称为 Lhermitte-Duclos 病（LDD）］开始讨论。

我们以一种独特的、新的神经节细胞肿瘤，即大脑多结节空泡性神经元肿瘤来结束本节讨论。

大脑节细胞瘤

术语

节细胞瘤（gangliocytoma, GCyt）是一种良性的、边界清楚的肿瘤，它仅含有分化的神经节细胞，不存在胶质细胞成分。大脑半球 GCyt 非常罕见。

病理

GCyt 可以是实性或混合囊实性病变，由外观奇特但成熟的神经节细胞组成。核分裂象很少或不存在。GCyt 是 WHO 1 级肿瘤。

临床问题

GCyt 最常发生于儿童和 30 岁以下的青年人。大多数患者表现为耐药性癫痫。GCyt 如有生长，生长缓慢。手术切除一般可治愈。

影像

GCyt 在平扫 CT 上为混杂密度，常含有囊实性成分（图 19-9A）。钙化常见，约 1/3 的病例可伴有钙化，无出血和坏死。

GCyt 在 T₁W 上相对于皮层呈低至等信号，在 T₂/FLAIR 上呈高信号。肿瘤实性部分的强化从无至显著均匀强化不等（图 19-9）。

鉴别诊断

GCyt 的主要鉴别诊断是节细胞胶质瘤。节细胞胶质瘤更常见，在影像学检查中可能与 GCyt 无法区分。

皮质发育不良是年轻患者难治性癫痫的另一常见原因，在所有序列上均沿着灰质分布，且不强化。

小脑发育不良性神经节细胞瘤

术语

小脑发育不良性神经节细胞瘤是一种罕见的良性小脑肿块，由发育不良的神经节细胞组成，通常称为 Lhermitte-Duclos 病（LDD）。

LDD 可作为多发性错构瘤综合征［也称 Cowden 综合征（CS）］的一部分发生。当 LDD 和 CS 同时发生时，有时称为

Cowden-Lhermitte-Duclos 或 COLD 综合征。CS 也被称为多发性错构瘤 – 肿瘤综合征或 PTEN 错构瘤肿瘤综合征。CS 是一种常染色体显性遗传性肿瘤。绝大多数患者有皮肤错构瘤性肿瘤，并伴有其他多个器官的肿瘤和错构瘤。乳腺癌、甲状腺癌、子宫内膜癌和胃肠道癌是 CS 中最常见的其他肿瘤。

病因

LDD 是否构成肿瘤性、畸形或错构瘤性病变尚存争议。大多数病例为散发性，伴有 CS 的 LDD 倾向于源自错构瘤。

大约 40% 的小脑发育不良性神经节细胞瘤是 CS 的一部分。CS 是由 PTEN 种系突变引起的，导致多发性错构瘤和恶性肿瘤。

病理

LDD 常位于幕下，通常累及小脑半球或小脑蚓部。小脑发育不良性神经节细胞瘤通常体积很大，使第四脑室移位，引起梗阻性脑积水。

LDD 的大体外观是肿瘤样肿块，扩张并取代正常小脑结构（图 19-10A）。在切面上，小脑叶明显增宽，并有明显的"脑回样"外观（图 19-10B）。

显微镜下，LDD 的特征为正常小脑皮层明显破坏。典型的表现为颗粒细胞层弥漫性肥大伴小脑浦肯野层缺失，无有丝分裂和坏死。

目前尚不清楚小脑发育不良性神经节细胞瘤（LDD）是肿瘤性还是错构瘤性。如果是肿瘤，LDD 相当于 WHO 1 级。

临床问题

LDD 可发生在任何年龄段，但大多数病例发生在 20~40 岁的成人中，确诊的平均年龄为 34 岁。患者可能无症状或出现颅内压升高症状，如头痛、恶心和呕吐。脑神经麻痹、步态障碍和视觉异常也很常见。

LDD 长期增长非常缓慢。目前尚无转移性扩散或 CSF 播散病例的报道。有症状的脑积水患者可选择分流术或外科减瘤术。

影像

一般特征 中年患者的单侧小脑肿块无强化，在 MR 上显示突出的"虎纹"征（图 19-11），是 LDD 的典型特征。

CT 表现 大多数 LDD 病例在平扫 CT 上为低密度。占位效应伴第四脑室受压、桥小脑角池消失和阻塞性脑积水很常见。钙化罕见。增强 CT 通常显示无明显强化。

MR 表现 典型表现为 T_1W 上出现具有线性低信号带的膨胀性小脑肿块。T_2W 可见几乎是特征性的"虎纹"征，即在增厚的小脑叶中交替出现内部高信号和外部低信号层（图 19-12）。

T_2^*（GRE，SWI）显示显著增厚的小脑叶周围可见明显的静脉走行。T_1 C+ 显示这些异常静脉在叶间显著线状强化。

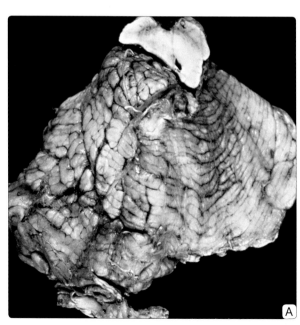

图 19-10A 尸检标本显示小脑发育不良性节细胞瘤使小脑半球增大（图片提供者：数据库）

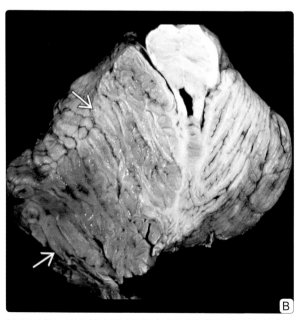

图 19-10B 肿块切片显示小脑叶明显增厚➡（图片提供者：数据库）

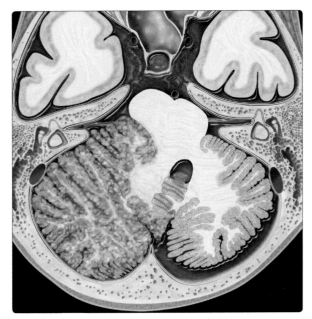

图 19-11 图示小脑发育不良性神经节细胞瘤（Lhermitte-Duclos 病）

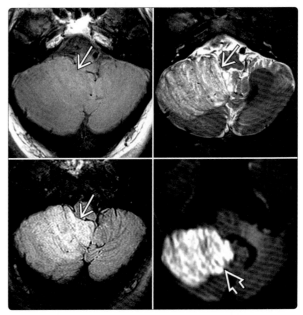

图 19-12 MR 序列显示 LDD 患者的小脑叶增厚和占位效应➡️的典型表现。LDD 为细胞性的，可能显示弥散受限➡️

DWI 可显示弥散受限，可能反映了 LDD 的细胞过多和轴突密度增高的特征。PWI 显示相对脑血容量增加，反映了叶间静脉的明显扩张，而不是恶性肿瘤。MRS 示 NAA 正常或轻度减低，Cho：Cr 比值正常。可能存在乳酸双峰。

鉴别诊断

LDD 的影像学表现具有特征性，通常无需活检证实即可诊断。

髓母细胞瘤，尤其是 Shh 促纤维增生型，可能表现为小脑外侧肿块，但通常发生在较年轻的患者中，且很少出现 LDD 的"虎纹"特征。小脑梗死局限于特定血管区域，症状发作呈急性或亚急性，而不是慢性。

偶发于颅后窝的节细胞胶质瘤可能与 LDD 相似。节细胞胶质瘤通常会强化，尽管有时会出现异常表现，但很少表现出明显的"虎纹"。

少数罕见的小脑皮质发育不良的表现可类似于 LDD。但是，这些小脑皮质发育不良无进行性增大，很少引起的占位效应伴脑积水。

文献报道了少数、颅后窝结节性硬化症（TSC）的影像表现类似 LDD。但是，这些患者通常更年轻，并且伴有 TSC 的其他特征。

大脑节细胞瘤

节细胞瘤

• 病理
  ◦ 由分化的神经节细胞组成的罕见肿瘤
  ◦ 颞叶（75%）
  ◦ WHO 1 级
• 临床问题
  ◦ 大多数患者 <30 岁
  ◦ 癫痫
• 影像学表现
  ◦ "囊肿 + 结节"或实性
  ◦ 无出血、坏死
  ◦ 钙化常见，多样化的强化

小脑发育不良性神经节细胞瘤

• 术语
  ◦ Lhermitte-Duclos 病（LDD）
  ◦ LDD + 多发性错构瘤 = Cowden-Lhermitte-Duclos（COLD）
• 病理
  ◦ 小脑叶增大、增厚呈"脑回状"
  ◦ 颗粒层肥厚，无浦肯野纤维
  ◦ WHO 1 级
• 影像学表现
  ◦ "虎纹"状、层状肿块
  ◦ 小脑叶增厚周围静脉线样强化

大脑多结节和空泡状神经元肿瘤

• 节细胞瘤的独特模式（见下一章）
• T_2/FLAIR 沿皮层内表面高信号"泡"征

大脑多结节空泡性神经元肿瘤

术语

大脑多结节空泡性神经元肿瘤（multinodular and vacuolating neuronal tumor, MVNT）是最近描述的一种临床病理学病变，其分类不确定。2016 年 WHO 将 MVNT 纳入节细胞瘤的一种"类型"。

病因

最初尚不清楚 MVNT 是代表真正的肿瘤还是错构瘤 / 畸形发育过程（"类肿瘤"）。最近的分析表明，MVNT 是一种克隆性肿瘤，由激活 MAP 激酶信号通路的基因改变所致。

病理

MVNT 由多个表现出不同程度基质空泡化的离散和聚集结节组成。它们主要位于深部皮层和浅表皮层下白质内，但有时在深部和脑室周围白质也会出现单独的结节（图 19-13）。

在组织病理上，MVNT 表现为或模糊或可辨的神经元细胞和（或）伴细胞质空泡的发育不良性神经节细胞，缺乏 *IDH1/2*、*BRAF* 和 *1p19q* 突变。

临床问题

大多数 MVNT 病例是在影像学检查中偶然发现的。癫痫发作和头痛是主要的临床表现。

影像

MVNT 是良性的、无侵袭性表现的病变，在连续成像过程中保持稳定。CT 扫描通常是正常的。大量结节聚集可能表现为边界不明确的皮层下低密度灶（图 19-15），无钙化、出血或占位效应（图 19-15A）。

MR 扫描显示了一种独特的几乎是特有的模式，即沿皮层内带和皮层下白质分布的多个大小不等（通常较小）的分散和融合结节（图 19-14A）（图 19-14C）。结节在 T₁W 上呈等灰质信号，在 T₂W 上为高信号。

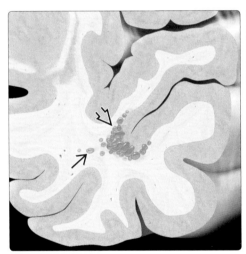

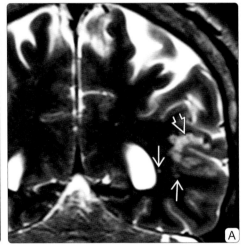

图 19-13　图示节细胞瘤的 MVNT 模式，表现为皮层内侧、白质浅层聚集的⇨和分散的➡、大小不等的囊样结节

图 19-14A　冠状位 T₂W MR 显示浅表白质中大小不等的簇状囊肿，紧贴内皮层，呈独特的 U 形结构➡。注意深部白质内相似外观的散在结节➡，是 MVNT 的典型模式

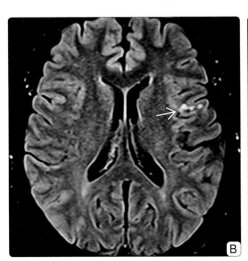

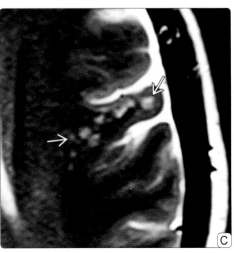

图 19-14B　头痛和非局灶性神经病学检查患者的轴位 FLAIR MR 显示数个分散的皮层下结节➡，无压迫且不引起占位效应

图 19-14C　同一病例的 T₂W 放大图像显示，散在的高信号结节➡大小不一，位于皮层和皮层下白质的深部边缘。推测该例为 MVNT

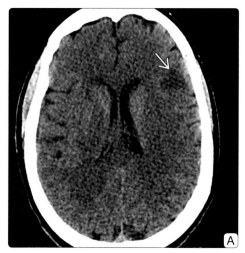

图 19-15A　63 岁女性，头痛。CT 平扫显示左额叶皮层下楔形低密度➡

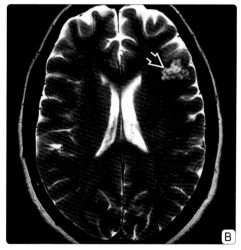

图 19-15B　T₂W MR 显示皮层下延伸至白质的聚集高信号结节➡。FLAIR 结节信号无抑制

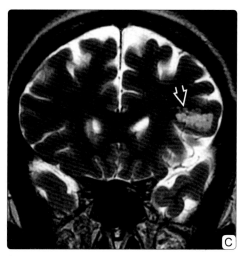

图 19-15C　冠状位T₂W MR显示浅表皮层未受累，聚集结节➡位于深部边缘。推测该例为 MVNT

MVNT 在 FLAIR 上（图 19-14B）不被抑制，并且可能嵌入高信号白质。特征表现为带状或结节状，并"杯"样覆盖皮层下表面，呈 U 形（图 19-14A）。偶尔，更弥散的融合脑回样或"虎纹"T₂/FLAIR 高信号浸润皮层。无占位效应和水肿。强化罕见。

鉴别诊断

MVNT 在影像学检查中常被误诊为"非典型血管周围间隙"。血管周围间隙在 FLAIR 上被抑制，而 MVNT 呈高信号。

MVNT 的主要鉴别诊断包括胚胎发育不良性神经上皮肿瘤（DNET）和局灶性皮质发育不良。DNET 通常累及整个皮层并延伸至表面。MVNT 的结节通常较小，有多个分散的离散结节，而不是 DNET 的实性聚集肿块。在所有序列中，大多数皮质发育不良病灶与灰质呈等信号。

大脑多结节和空泡状神经元肿瘤（MVNT）

术语
- 2016 年 WHO 认为 MVNT 是节细胞瘤的一种"类型"
- 畸形还是肿瘤？
  - 真正的克隆性肿瘤伴 MAP 激酶改变

病理
- 离散的，聚集的空泡化结节
- 皮层带深部 / 皮层下白质
- 良性、非侵袭性（WHO 1 级）

临床问题
- 通常在影像检查时偶然发现
- 最常见表现：头痛、癫痫

影像学特征
- 多个离散的小 T2/FLAIR 高信号结节
  - 微小"泡泡"
- 沿皮层下表面分布
  - 在皮层周围形成"杯"状
  - U 形高信号带
- 可嵌入 FLAIR 高信号白质内
- MRS、DWI 正常

鉴别诊断
- DNET（较大，皮层表面）
- 皮质发育不良 / 错构瘤

中枢神经细胞瘤

一种罕见的好发于青年人的良性脑室内肿瘤，最初被认为是一种少突胶质细胞瘤的亚型，现在被认为是神经元谱系肿瘤，并命名为中枢神经细胞瘤（central neurocytoma, CNC）。脑实质中类似表现的肿瘤较少见，称为脑室外神经细胞瘤。

术语

CNC 是一种分化良好的神经上皮肿瘤,具有成熟的神经细胞成分。

病理

CNC 是侧脑室体部的肿瘤,通常附着于透明隔并生长于室间孔附近(图 19-16)。病灶大小不一,从小至巨大病变不等,通过室间孔扩展并累及对侧脑室(图 19-17)。

CNC 的大体外观与少突胶质细胞瘤相似。界限清楚的分叶状、中等量血管的脑室内肿块是其特征。CNC 很少侵犯邻近脑实质。免疫组化突触素阳性,OLIG2 阴性。

MIB-1 通常 <2%。CNC 是 WHO 2 级肿瘤。

临床问题

流行病学 CNC 是中青年最常见的原发性脑室内肿瘤,占所有病例的近 1/2。在儿童或老年人中很少发生。总体而言,它们是罕见的,占颅内肿瘤的 0.25%~0.50%,占所有脑室内肿瘤的 10%。

临床表现 症状通常为颅内压升高。头痛、精神状态改变和视力障碍常见,局灶性神经功能缺损罕见。突发的脑室梗阻或急性瘤内出血可致临床急剧恶化,甚至死亡。

自然病程 CNC 是生长缓慢的肿瘤,彻底的手术切除后很少复发。5 年生存率为 90%。

影像

一般特征 侧脑室体部或前角"泡泡"状肿块是 CNC 的典型特征。

CT 表现 平扫 CT 显示脑室内附着于透明隔的混杂密度的囊实性肿瘤(图 19-18A)。阻塞性脑积水常见。50%~70% 的病例存在钙化。肿瘤内出血可发生,但较为罕见。CNC 在增强 CT 上表现为中度不均匀的强化。

MR 表现 CNC 为不均匀肿块,T_1W 上多呈等灰质信号。瘤内囊肿和明显的血管"流空"常见。T_2W 上呈典型的"泡泡"状表现。CNC 在 FLAIR(图 19-18B)上为不均匀高信号,在对比剂注射后显示中度至高度"泡泡"状不均匀强化(图 19-18D)。

MRS 显示 NAA 降低和 Cho 中度升高。NAA 和甘氨酸峰的存在,以及 1.5 ppm 处,TE 为 135 ms 的丙氨酸峰倒置,高度提示神经细胞瘤。

鉴别诊断

CNC 的主要鉴别诊断是室管膜下瘤。幕上室管膜下瘤通常位于室管膜孔附近,可能表现非常相似。CNC 是好发于青年人的肿瘤,而室管膜下瘤在老年人中更常见。

室管膜下巨细胞型星形细胞瘤也发生在类似部位,邻近室间孔。通常存在结节性硬化症的临床和其他影像学特征(如室管膜下结节和皮层结节)。

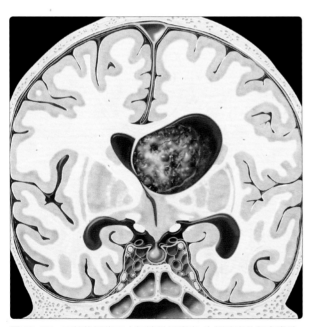

图 19-16 冠状位图像示中枢神经细胞瘤,为侧脑室体部多囊性、血管相关的、偶发出血的肿块

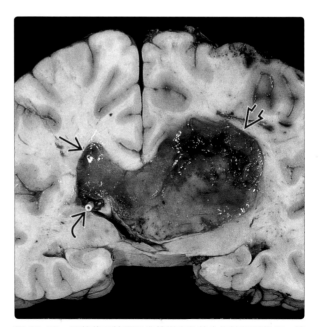

图 19-17 冠状位尸检显示血管样肉色的中枢神经细胞瘤,扩张左侧脑室 ➡,穿过室间孔填充右侧脑室 ➡。注意脑室分流 ➡(Neuropatholgy, 2013.)

图 19-18A　急诊室的 18 岁女性患者，头痛加重 1 个月，平扫 CT 显示双侧脑室肿块伴高密度➡和低密度➡成分及局灶性钙化➡

图 19-18B　FLAIR MR 显示脑室周围液体积聚➡和多发囊肿，液体抑制不完全

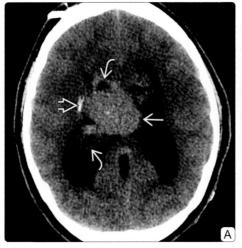
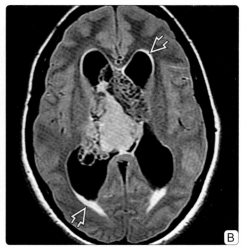

图 19-18C　T_1 C+ FS MR 显示肿块的实性部分明显强化➡，以及大小不一的囊肿壁强化➡。注意明显的血管➡供应肿块的实性成分

图 19-18D　冠状位 T_1 C+ MR 显示中枢神经细胞瘤典型的"肥皂泡"表现➡

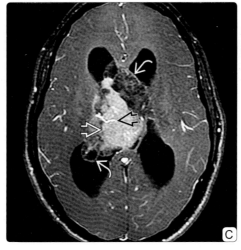
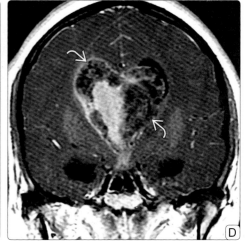

　　脑室内转移瘤通常发生于老年患者中。脉络丛是比侧脑室体部更常见的部位。

　　脑膜瘤在侧脑室三角区（脉络丛球）也比侧脑室前角或体部更常见。

　　真正的脑室内少突胶质细胞瘤罕见。由于影像学表现与 CNC 难以区分，需根据免疫组化和基因检测诊断脑室内少突胶质细胞瘤。

　　少突胶质细胞瘤为突触素阴性，常显示 OLIG2 和 1p，19q 突变。

　　脑室外神经细胞瘤在组织学上与 CNC 相同。这些不常见的肿瘤在影像表现上差异很大；有些类似于 CNC 或 DNET，表现为 T_2 "泡泡"状高信号。

第 20 章

松果体和生殖细胞肿瘤

松果体及其周围区域是颅内解剖结构最复杂的部位之一。广泛的肿瘤和非肿瘤性病变可能起源于松果体本身或其附近的结构。

总体而言,松果体区肿瘤罕见,占所有颅内肿瘤的 1%～3%。松果体区肿瘤可分为三个简单的大类。最重要的两类起源于松果体本身的细胞:① 生殖细胞肿瘤(germ cell tumor, GCT)和 ② 松果体实质细胞肿瘤。我们从这两种主要类型的松果体肿瘤开始讨论,然后以 ③ 松果体中的"其他细胞"肿瘤的简要讨论结束。

生殖细胞肿瘤

概述

最常见的松果体肿瘤是 GCT,占 40%。GCT 分为两个基本的类型,生殖细胞瘤性和非生殖细胞瘤性。

生殖细胞瘤性约占所有 GCT 的 2/3。1/3 为非生殖细胞瘤性 GCT(nongerminomatous GCT, NGGCT)。NGGCT 包括畸胎瘤和一组异质性非生殖细胞瘤性恶性生殖细胞肿瘤。

生殖细胞瘤

病因

正常成熟的松果体不含有生殖细胞。GCT 曾经被认为来自原始生殖细胞层的"异常迁移",最近研究表明,MAPK 和(或)PI3K-AKT 信号转导通路的激活是纯 GCT 以及 NGGCT 的基因驱动因素。

病理

位置 颅内生殖细胞瘤特别好发于中线结构(图 20-1)。其中 80%～90% "紧贴"中线,并沿中线从松果体延伸至鞍上区域。1/2～2/3 的病例位于鞍上松果体区,为第二好发部位,占生殖细胞瘤的 1/4～1/3。

中线外生殖细胞瘤仅发生在 5%～10% 的病例中。基底节和丘脑是最常见的中线外发生部位。

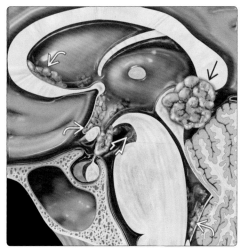

图 20-1　松果体生殖细胞瘤⟹：可见 CSF 播散➡ 至第三脑室、侧脑室和第四脑室➡

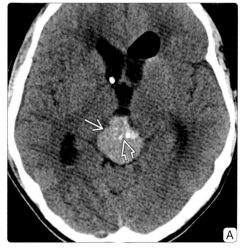

图 20-2A　19 岁男性患者行脑室引流术后。平扫 CT 显示松果体高密度肿块➡ "吞噬" 松果体钙化➡

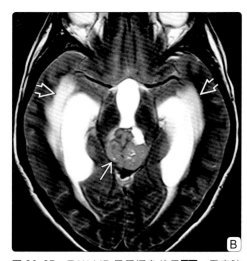

图 20-2B　T₂W MR 显示混杂信号➡，重度脑积水伴双侧颞角周围有液体的 "晕" 征➡。这是一例生殖细胞瘤

大小和数量　对于未侵犯顶盖区或未导致脑积水的松果体区生殖细胞瘤，在初次诊断时即可有数厘米大。漏斗柄生殖细胞瘤可能在高分辨率对比增强 MR 检测到之前即出现症状（通常引起中枢性尿崩症）。

大约 20% 的颅内生殖细胞瘤为多发性。最常见的组合是松果体加鞍上（"双灶" 或 "双中线"）生殖细胞瘤（图 20-1）。

大体病理特征　生殖细胞瘤一般为实性肿块，常浸润邻近结构。瘤内囊变、小出血灶和 CSF 播散常见。

显微镜下特征　典型的表现为肿瘤性的生殖细胞瘤细胞与良性淋巴细胞混合的双相模式。有些肿瘤表现出这种明显的免疫细胞浸润，以至于可能会掩盖肿瘤成分。有丝分裂常见，甚至可能很明显，但明显的坏死罕见。

临床问题

人口统计学特征　生殖细胞瘤是最常见的颅内 GCT，占所有原发性脑肿瘤的 1%~2%。超过 90% 的患者在初次诊断时年龄小于 20 岁，高峰年龄为 10~14 岁。松果体生殖细胞瘤男：女比例为 10：1，鞍上生殖细胞瘤无性别倾向。

临床表现　松果体生殖细胞瘤通常表现为头痛和 Parinaud 综合征。鞍上生殖细胞瘤最常见的表现是中枢性尿崩症。

CSF 细胞学检查很少发现肿瘤细胞阳性。血清或 CSF 标志物（甲胎蛋白、β-HCG）升高在纯生殖细胞瘤中罕见，但在混合型 GCT 中常见。

自然病程　CSF 播散和侵袭常见，但单纯生殖细胞瘤对放疗非常敏感。单纯生殖细胞瘤患者治疗后的 5 年生存率大于 90%。

治疗原则　组织学检查后进行放疗是标准的一线治疗方案。辅助化疗适用于播散性或复发性肿瘤。

影像

一般特征　CSF 播散常见，因此对疑似生殖细胞瘤的患者应进行整条神经轴的 MR 成像。注意：在 MR 图像上发现病灶以前，一些鞍上生殖细胞瘤就可能出现伴发尿崩症。在这些病例中，应进行连续多次的影像学检查。

CT 表现　生殖细胞瘤在平扫 CT 上通常为高密度。松果体钙化可以表现为被 "吞噬" 征象并被肿瘤包绕（图 20-2A）。阻塞性脑积水常见。增强 CT 典型表现为明显均匀强化。

MR 表现　生殖细胞瘤在 T₁W 和 T₂W（图 20-2B）上呈等或稍高于皮层的信号。瘤内大小不等的囊变常见，尤其是在较大的和 "异位" 的病灶中。除基底神经节生殖细胞瘤外，出血一般不常见。T₂*（GRE，SWI）可能因瘤内钙化而呈 "放大" 效应。由于细胞数量高，生殖细胞瘤可能表现为弥散受限（图 20-2E）。

增强一般呈明显均匀强化（图 20-2D）。近 20% 的生殖细胞瘤为多发性，因此应在鞍上区（第三脑室前隐窝、漏斗柄）（图 20-2C）仔细寻找第二病灶。

"炎性"生殖细胞瘤可能表现为广泛的、无强化的瘤周 T_2/FLAIR 高信号，延伸至邻近结构，如中脑和丘脑。在这种情况下，活检——尤其是小的立体定位样本——可能仅显示肉芽肿反应，并被误认为肺结核或神经肉瘤。

鉴别诊断

松果体生殖细胞瘤的主要鉴别诊断是混合性 GCT 以及 NGGCT。NGGCT 往往比生殖细胞瘤更大，更具异质性。双灶性病变几乎均为生殖细胞瘤。

一些松果体母细胞瘤可能与生殖细胞瘤有相似表现，但是，在松果体母细胞瘤中，松果体钙化为"爆裂征"而非"包埋征"。中分化松果体实质瘤好发于中老年人。

鞍上生殖细胞瘤的主要鉴别诊断是朗格汉斯细胞组织细胞增生症（langerhans cell histiocytosis, LCH）。两者均常见于儿童，常引起尿崩症，且仅靠影像学检查可能无法区分。但是，LCH 不会产生癌蛋白。成人神经肉瘤病可引起类似生殖细胞瘤的鞍上肿块。

生殖细胞瘤：影像表现和鉴别诊断

CT
- 平扫 CT：高密度，"包埋"松果体钙化
- 增强 CT：明显、均匀强化

MR
- T_1 等 / 低信号，T_2 等 / 高信号
- 炎性生殖细胞瘤周围 T_2/FLAIR 呈广泛高信号
- GRE 显示钙化，出血
- DWI 弥散常受限
- 不均匀明显强化
- CSF 常见播散（寻找其他病灶）
- 第三脑室前下段，漏斗柄
- 术前需对整条神经轴成像

鉴别诊断
- 非生殖细胞瘤性 GCT
- 松果体实质细胞肿瘤（松果体母细胞瘤，中分化松果体实质瘤）
- 组织细胞增多症（儿童垂体柄病变）
- 神经肉瘤病（成人垂体柄病变）

畸胎瘤

畸胎瘤是起源于"错误折叠"或移位胚胎干细胞的三胚层肿块。畸胎瘤是体细胞发育的缩影，分为外胚层、中胚层和内胚层细胞类型（图 20-3）。畸胎瘤有三种公认的类型。从良性高分化的"成熟"畸胎瘤，到未成熟畸胎瘤，再到恶性

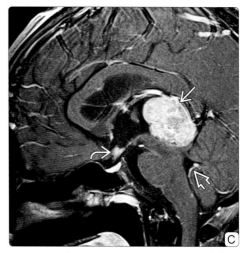

图 20-2C　与图 20-2 为同一患者，显示肿块强化➡️。注意第三脑室肿瘤➡️和第四脑室底部肿瘤➡️

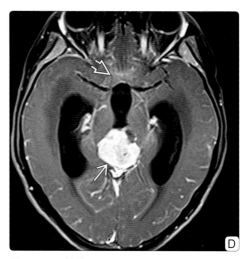

图 20-2D　轴位 T_1 C+ FS MR 显示肿块强化➡️和脑沟 – 脑池强化➡️，提示 CSF 播散

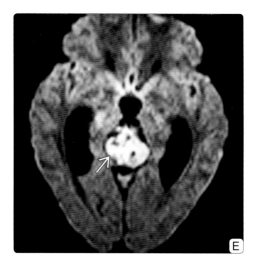

图 20-2E　DWI MR 显示弥散受限➡️。此例为典型的生殖细胞瘤

分化的畸胎瘤。这三者都具有一些共同的影像学特征，例如复杂的肿块，其密度和（或）信号强度具有显著的异质性。囊变和出血常见。

尽管畸胎瘤可以起源于身体的任何部位，但最常见的部位是骶尾部、性腺、纵隔、腹膜后、颈面部和颅内。畸胎瘤优先累及中线；颅内病变最常见于松果体或鞍上区。

畸胎瘤占儿童原发性脑肿瘤的 2%~4%，几乎占所有先天性（围产期）脑肿瘤的 1/2。畸胎瘤在亚洲人和男性患者中更常见。

成熟畸胎瘤的影像表现为复杂的多房性病变，伴脂肪、钙化、大量囊肿和其他组织（图 20-4）。出血常见。强化方式多样。

未成熟畸胎瘤含有一些至少是胚胎类型组织的复杂混合物，其来源于所有三个生殖细胞层与更成熟的组织成分的结合。软骨、骨、肠黏液和平滑肌与原始神经外胚层组织混合常见。出血和坏死常

见。CT 或 MR 显示复杂的混合密度或信号肿块几乎完全取代了脑组织。

发生恶变的畸胎瘤一般来自未成熟畸胎瘤，包含体细胞型肿瘤，如横纹肌肉瘤或未分化肉瘤。

其他生殖细胞肿瘤

生殖细胞瘤是迄今为止最常见的生殖细胞肿瘤。非生殖细胞瘤性恶性生殖细胞肿瘤（nongerminomatous malignant GCT, NGMGCT）是一种罕见的肿瘤，含有未分化的上皮细胞，通常混合有其他生殖细胞成分（最常见的是生殖细胞瘤）。包括卵黄囊（内胚窦）瘤、胚胎癌、绒毛膜癌、混合性生殖细胞肿瘤。

NGMGCT 通常发生在青少年，10~15 岁为发病高峰。预后通常较差，总生存期小于 2 年。

仅根据影像学检查鉴别颅内生殖细胞肿瘤是困难的。所有颅内 GCT，无论是良性还是恶性，均倾

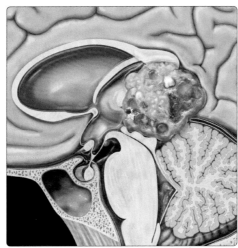

图 20-3　图示松果体畸胎瘤，具有典型的异质性组织成分（囊肿、实体瘤、钙化、脂肪等）

图 20-4A　8 岁男孩伴头痛、恶心和呕吐。轴位平扫 CT 可见松果体区一密度极不均匀的肿块。低密度脂肪组织 ➡️ 包绕着非常像牙齿的高密度钙化成分 ➡️

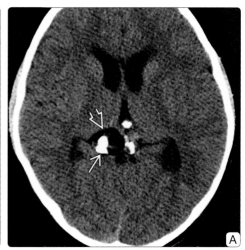

图 20-4B　轴位 T_1W MR 可见肿块 ➡️ 边缘呈短 T_1 信号，与脂肪一致。内部是由致密钙化成分导致的信号缺失 ➡️，第三脑室后部可见分叶状混合信号成分 ➡️

图 20-4C　矢状位 T_2MR 显示不均匀的肿块，包含许多囊变 ➡️

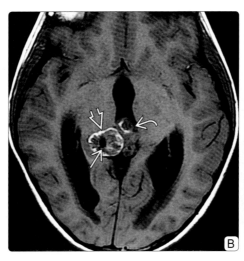

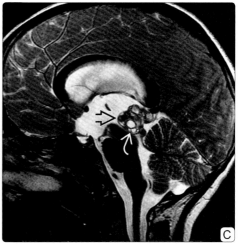

向于"贴近"中线。血清和 CSF 生物标志物可有助于术前评估松果体肿块。胚胎癌、未成熟畸胎瘤和内胚窦瘤可引起甲胎蛋白升高。绒毛膜癌和生殖细胞瘤与 β-hCG 升高相关。生殖细胞瘤还与乳酸脱氢酶和胎盘碱性磷酸酶升高有关。

许多松果体肿瘤表达不同的癌基因蛋白，因此活检组织的免疫组化分析是诊断的重要部分。

松果体实质肿瘤

松果体实质肿瘤（pineal parenchymal tumor, PPT）是由松果体细胞或者其前体细胞产生的原发性肿瘤。PPT 占所有脑肿瘤的不到 0.2%，但是占松果体肿瘤的 15%~30%。

可分为 3 个级别：① 松果体细胞瘤；② 中分化松果体实质肿瘤（PPTID）；③ 松果体母细胞瘤，恶性程度最高的实质细胞肿瘤。

在最近的流行病学研究中，松果体细胞瘤占松果体实质肿瘤的 13%~15%（可能代表性不足，因为许多推测的病例未手术切除或活检）。PPTID 占病例的近 2/3，松果体母细胞瘤约占 20%。

目前，驱动 PPT 的基因改变在很大程度上是未知的，除了在 *RB1* 种系突变患者中出现的松果体母细胞瘤的亚组或作为其同义肿瘤易感综合征的一部分。

松果体细胞瘤

在最近的流行病学研究中，松果体细胞瘤占松果体实质肿瘤的 13%~15%（可能代表性不足，因为许多推测的病例未手术切除或活检）。

病理

大体上，松果体细胞瘤为边界清楚的圆形或分叶状灰褐色肿块，位于第三脑室后方，很少侵犯邻近结构。虽然曾有"巨大"肿瘤的报道，但大多数肿瘤的直径 <3 cm。

松果体细胞瘤由类似松果体细胞的均匀小细胞组成，突触素和神经丝蛋白均呈阳性。大的"松果体细胞瘤花环"是最具特征的表现。不存在有丝分裂。松果体细胞瘤被定为 WHO 1 级肿瘤。

临床问题

松果体细胞瘤可发生于所有年龄段，但大多数为成人肿瘤。诊断时的平均年龄为 43 岁。女性略多于男性（男性：女性 = 0.6：1）。

许多小的松果体细胞瘤是在影像学检查中偶然发现的。较大病灶可压迫邻近结构或引起脑积水。有症状的患者中，头痛和 Parinaud 综合征（向上凝视麻痹）常见。

松果体细胞瘤生长非常缓慢，大小通常在数年内保持稳定。"密切观察等待"常适用于小病灶。通常仅在患者症状改变时才进行影像学检查。手术彻底切除病灶一般可治愈，无复发或转移性肿瘤扩散。

影像

松果体细胞瘤是球形、边界清楚的肿块，平扫 CT 扫描呈等/低混杂密度。钙化通常表现为朝向松果体边缘的"爆裂"征（图 20-5A）。

松果体细胞瘤是边界清楚的圆形或小叶状肿块，T_1W 呈等低信号，T_2W 和 FLAIR 呈高信号（图 20-5C）。T_2^* GRE 可显示继发于钙化或出血的"明显放大"病灶。

松果体细胞瘤通常表现为实性、环状或甚至结节状明显强化（图 20-5D）。

鉴别诊断

松果体细胞瘤的主要鉴别诊断是良性、非肿瘤性松果体囊肿。松果体囊肿在影像学检查中可能与松果体细胞瘤难以区分。

松果体细胞瘤

病理
- 大部分为 1~3 cm
- 边界清楚，圆形/分叶状
- WHO 1 级

临床问题
- 成人（平均 = 40 岁）
- 生长非常缓慢，通常可稳定数年

影像
- CT
  - 混合性等/低密度
  - 松果体钙化呈"爆裂"样
- MR
  - T_1 呈等/低信号，T_2 呈高信号
  - 常见囊肿，可能出血
  - 不同程度的强化（实性、环状、结节）

鉴别诊断
- 良性松果体囊肿（可能无法区分）
- 生殖细胞瘤（"包埋"样钙化；男性青少年）
- PPTID（更具"侵袭性表现"）

图 20-5A　平扫 CT 显示松果体细胞瘤的典型表现。松果体样囊性肿块伴朝向病灶边缘的"爆裂"样钙化➜

图 20-5B　同一患者的 T₂W MR 图像显示一个由实性的薄环➡围绕的囊肿➡

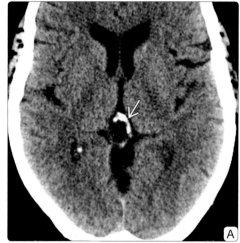
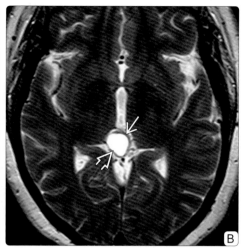

图 20-5C　FLAIR MR 显示囊壁➡为稍高信号，囊液➡不被抑制

图 20-5D　T₁ C+ FS MR 显示囊壁强化➡。病理证实此例为松果体细胞瘤，WHO 1 级

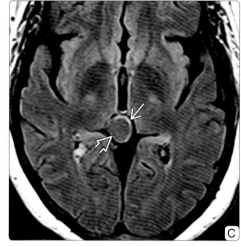
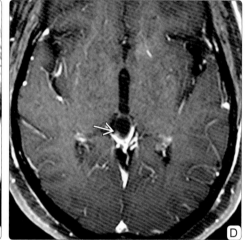

生殖细胞瘤的松果体钙化通常呈"包埋"样而不是"爆裂"样，在男性青少年中最常见，并呈明显均匀的强化。松果体中分化实质肿瘤（PPTID）是一种中老年肿瘤。PPTID 的影像学表现比松果体细胞瘤更具"侵袭性"。

中分化松果体实质肿瘤

中分化松果体实质肿瘤（pineal parenchymal tumor of intermediate differentiation, PPTID）是介于松果体细胞瘤和松果体母细胞瘤之间的恶性肿瘤。PPTID 取代术语"非典型"或"侵袭性"松果体细胞瘤。

病理

大体上，PPTID 是一个较大的不均质肿块，伴边缘钙化和多样的囊变。显微镜下，PPTID 是中度至高度细胞密集的肿瘤，具有致密小叶结构。最近描述了两种形态学亚型，即小细胞型和大细胞型。

PPTID 可以是 WHO 2 级或 3 级，但明确的组织学分级标准仍有待制订。

临床问题

PPTID 是最常见的松果体实质肿瘤，占所有病例的 1/2～2/3。PPTID 可发生于任何年龄，但好发于中年人。

复视、Parinaud 综合征和头痛是最常见的症状。生物学行为多变，在 WHO 2 级和 3 级 PPTID 中均可见临床进展。肿瘤往往会缓慢增大并在局部复发，尽管可能也会发生脑脊液播散。少数病例报告可恶变为松果体母细胞瘤。

目前没有可用于 PPTID 诊断或治疗的血清或 CSF 生物标志物。

影像

PPTID 的影像表现比松果体细胞瘤更具"侵袭性"（图 20-6）。扩展至邻近结构（如脑室和丘脑）常见。肿块直径从小于 1 cm 至 4～6 cm 不等。CSF

播散不常见，但确实会发生，因此在手术干预前应对整条神经轴进行影像学评估。

平扫 CT 扫描显示高密度肿块"包埋"松果体钙化。PPTID 通常呈明显且均匀的强化。

PPTID 在 T₁W MR 上表现为等、低混杂信号，在 T₂W 上表现为等灰质信号，在 FLAIR 上表现为高信号。T₂*（GRE，SWI）平扫可呈低信号"放大"病灶。T₁C+ 上通常呈明显但不均匀的强化（图 20-7）。

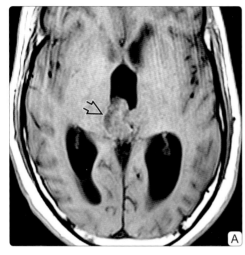

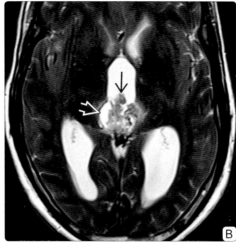

图 20-6A　57 岁头痛患者的轴位 T₁W 显示松果体内分叶状等／低信号混合性肿块➾，引起阻塞性脑积水

图 20-6B　同一病例轴位 T₂W MR 可见肿块的实性➾和囊性部分➾

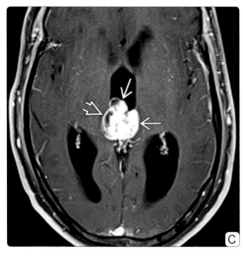

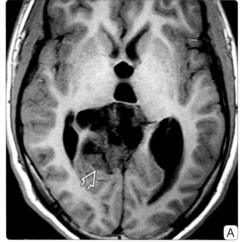

图 20-6C　轴位 T₁C+ FS MR 可见肿块的实性➾和囊性部分➾，强化明显。该例为 PPTID，WHO 2 级

图 20-7A　21 岁 Parinaud 综合征患者。轴位 T₁W MR 可见一较大的不均质肿块➾，引起中度梗阻性脑积水

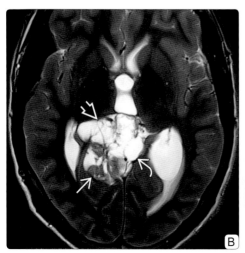

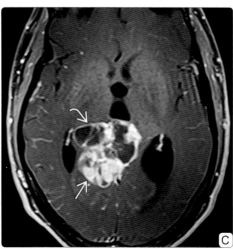

图 20-7B　T₂W MR 显示由多发高信号囊肿➾和实性等信号结节➾组成的肿块➾

图 20-7C　T₁C+ FS MR 显示肿块实性部分➾和囊壁的明显强化➾。病理为 PPTID，WHO 3 级

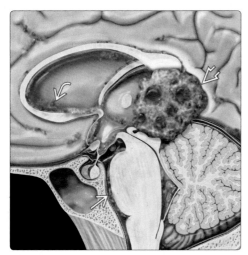

图 20-8 矢状位图像显示松果体母细胞瘤➡️。CSF 播散至脑室➡️、蛛网膜下腔➡️

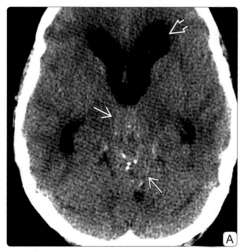

图 20-9A 平扫 CT 松果体母细胞瘤呈较大的、模糊的、稍高密度的松果体区肿块➡️，引起梗阻性脑积水➡️

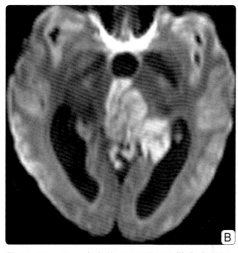

图 20-9B 同一患者的 DWI 显示弥散中度受限，与细胞数量高相符合。这是一例松果体母细胞瘤，WHO 4 级

鉴别诊断

PPTID 的主要鉴别诊断是松果体细胞瘤。中老年人的松果体肿瘤更具侵袭性，与 PPTID 最为一致。松果体母细胞瘤通常好发于更年轻的患者。生殖细胞瘤多见于男性青少年。松果体区乳头状肿瘤在影像学检查中可能表现相同，但非常罕见。

中分化松果体实质肿瘤

病理
- 占松果体实质肿瘤的 50%~68%
- WHO 2 级或 3 级

临床问题
- 中年人

影像
- 比松果体细胞瘤更具有"侵袭性"
- 通常较大，更不均匀
- 可能通过 CSF 传播

鉴别诊断
- 松果体细胞瘤 >> 松果体母细胞瘤
- 生殖细胞瘤

松果体母细胞瘤

松果体母细胞瘤（pineoblastoma, PB）是所有松果体实质肿瘤中最原始和具有生物学侵袭性的肿瘤。

已知 PB 发生在 *RB1* 基因异常的患者中。家族性（双侧）视网膜母细胞瘤（即所谓的"三侧视网膜母细胞瘤综合征"）患者也会发生 PB，家族性腺瘤性息肉病中也有此类病例的报告。DICER1 综合征患者发生 PB 的风险升高。

病理

大体上，典型表现为质软、易碎、弥漫性浸润的肿瘤，侵犯邻近的大脑并阻塞脑导水管。坏死和瘤内出血常见，同时也会发生 CSF 播散伴脑和脊髓片状覆盖（图 20-8）。

显微镜下，PB 是低分化、高度恶性的肿瘤，由具有核深染的未分化小圆形蓝色细胞组成，其表现出高的核质比。PB 被定为 WHO 4 级肿瘤。

临床问题

流行病学 PB 占原发性脑肿瘤的 0.5%~1.0%，占松果体区肿瘤的 15%，占松果体实质肿瘤的 20%~35%。其可发生在任何年龄，包含成人，但 PB 明显更好发于儿童。

临床表现和自然病程 典型的颅内压升高症状，如头痛、恶心和呕吐。Parinaud 综合征常见。

手术减瘤联合辅助化疗和全脑全脊髓放疗是经典的治疗方案。预后较差，中位生存期为 16~25 个月。CSF 播散经常发生，是最常见的死亡原因。

影像

PB 是形态和体积巨大、具有侵袭性表现的松果体区肿块，可侵犯邻近大脑，通常会导致梗阻性脑积水。CSF 播散常见，因此在手术干预前应对整条神经轴进行影像学检查。

平扫 CT 显示为大的、高密度的、不均匀强化肿块，伴阻塞性脑积水（图 20-9A）。如果存在松果体钙化，则表现为朝向肿瘤周边的"爆炸"征。

PB 是一种异质性肿瘤，MR 常显示坏死和瘤内出血，在 T_1W 上通常呈混杂等 – 低信号，在 T_2W 上为混杂等 – 高信号。强化明显但不均匀（图 20-10）。由于肿瘤细胞密集，DWI 上弥散常受限（图 20-9B）。

鉴别诊断

PB 的主要鉴别诊断是 PPTID。PB 易发生于儿童，诊断时 CSF 播散更常见。生殖细胞瘤也经常表现出 CSF 扩散，但更常见于青少年和青年男性中。非生殖细胞瘤性恶性生殖细胞肿瘤是一类异质性肿瘤，在影像学检查上可能与 PB 难以区分。

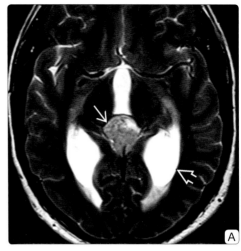

图 20-10A　43 岁男性出现头痛、恶心、呕吐 11 天。T_2W MR 显示高信号松果体肿块➡及急性阻塞性脑积水➡

松果体母细胞瘤

病理
- 所有 PPT 中最原始、恶性的
- 弥漫性浸润邻近结构
- 早期、广泛的 CSF 播散常见
- WHO 4 级
- 一些表现出 *RB1*，*DICER1* 突变

临床问题
- 占松果体区肿瘤的 15%
- 占 PPT 的 20%~35%
- 所有年龄，但主要是儿童（小于 20 岁）
- 预后一般较差

影像
- CT
  ◦ 不均匀高密度
  ◦ 钙化"爆炸"样
- MR
  ◦ 体积大、侵袭性表现
  ◦ 坏死，常见肿瘤内出血
  ◦ 不均匀明显强化
  ◦ DWI 弥散受限（细胞密集）
  ◦ 寻找 CSF 播散表现（对整条神经轴成像）

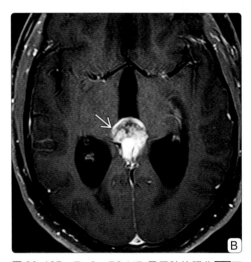

图 20-10B　T_1 C+ FS MR 显示肿块强化➡不均匀，无 CSF 播散证据。影像学诊断为 PPTID

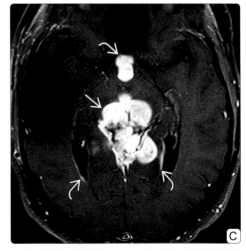

图 20-10C　5 周后 T_1 C+ FS MR 显示肿块➡显著增大，并有 CSF 播散➡。松果体母细胞瘤，WHO 4 级

"其他细胞"松果体和松果体区肿瘤

其他松果体肿瘤

极少数情况下，发生于松果体的肿瘤由实质细胞或生殖细胞以外的肿瘤成分组成。

原发性胶质细胞肿瘤，如星形细胞瘤（包括胶质母细胞瘤）（图 20-11）和少突胶质细胞瘤，可发生在松果体本身，松果体黑色素细胞产生的黑色素瘤也可以发生于松果体内部。颅外来源的转移也偶尔表现为松果体肿块。

一般而言，松果体内部肿块的影像学表现是非特异性的，通常无法区分多种组织学类型。鉴别诊断的一般方法见附框。

松果体占位的诊断方法

需要考虑的关键问题
- 肿块是在松果体内还是松果体邻近结构？
- 患者的年龄、性别？
- 是否有血清或 CSF 证据表明存在癌基因蛋白？
- 是否存在其他病变？

松果体占位
- 最常见的是良性、非肿瘤性囊肿！
- 次常见
  - 松果体细胞瘤
  - 生殖细胞瘤
  - PPTID
- 罕见但重要
  - 松果体母细胞瘤
  - 畸胎瘤
  - 罕见的松果体肿瘤（如松果体区乳头状肿瘤）
  - 其他（如胶质瘤、转移瘤）

松果体区占位
- 松果体邻近结构，但不位于松果体内
  - 蛛网膜囊肿
  - 皮样或表皮样囊肿
  - 脑膜瘤
  - 脂肪瘤（四叠体板）
  - 星形细胞瘤（如顶盖胶质瘤）
  - 转移瘤
  - 动脉瘤（基底动脉尖，PCA）

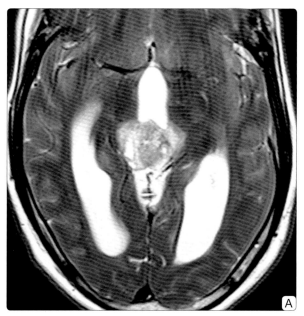

图 20-11A　56 岁男性患者，有 4 周头痛和复视病史。轴位 T$_2$W MR 显示第三脑室后部 / 松果体区混杂的等高信号肿块

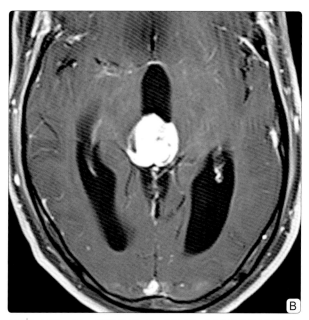

图 20-11B　同一病例的 T$_1$ C+ FS MR 显示肿块强化明显。术前诊断为 PPTID。组织病理学检查发现是 IDH 野生型间变性星形细胞瘤

第 21 章
胚胎性肿瘤

快速发展的脑肿瘤分子分类从根本上改变了对胚胎性肿瘤的认识。在 2016 年 WHO 方案中，对胚胎性肿瘤的最大组别（髓母细胞瘤）的分类进行了修订，以反映临床相关的分子亚型。

2016 年 WHO 分类确定了胚胎性肿瘤的三大分类：① 髓母细胞瘤，② 其他（非髓母细胞瘤）胚胎性肿瘤，和 ③ 非典型畸胎瘤 / 横纹肌样瘤。术语"原始神经外胚层肿瘤（primitive neuroectodermal tumor, PNET）"已从诊断词典中删除，同时通过分子数据对既往包含在这一类别的肿瘤重新定义。

髓母细胞瘤

髓母细胞瘤：组织学和遗传学

髓母细胞瘤是最常见的儿童中枢神经系统恶性肿瘤，也是仅次于星形细胞瘤的、第二常见的儿童脑肿瘤。总体来说，髓母细胞瘤约占儿童中枢神经系统肿瘤的 20%。

髓母细胞瘤不是单一的肿瘤实体，而是由多个不同的、临床相关分子亚型组成的异质性集群。目前国际共识认定四种分子亚型，每种亚型在人口统计学、推荐治疗方法和临床结局上均有所不同。

髓母细胞瘤组织学分类

髓母细胞瘤是由密集排列的小圆形未分化（"蓝色"）细胞组成。中度细胞核多形性和高有丝分裂指数（MIB-1 或 Ki-67）是其特征。

2016 年 WHO 分类确认了经典型髓母细胞瘤和三种组织病理学变异体：① 促纤维增生型 / 结节型髓母细胞瘤；② 广泛结节型髓母细胞瘤；③ 大细胞 / 间变性髓母细胞瘤。所有髓母细胞瘤目前都被确定为 WHO 4 级肿瘤。

髓母细胞遗传学分类

髓母细胞瘤是一种遗传异质性疾病，有 4 个主要的分子亚型。髓母细胞瘤的所有 4 种亚型均有不同的起源、好发解剖部位和人口统计学特征，以及截然不同的预后和治疗效果。这四种亚型中的每一种都被进一步细分为不同的分子亚型，提高基于患者的风险分层的准确性。

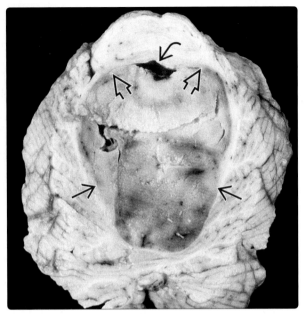

图 21-1　尸检标本示一个巨大的髓母细胞瘤➡️除脑室最顶部外，第四脑室几乎被充满➡️。脑桥受压前移➡️（图片提供者：Courtesy R. Hewlett, MD.）

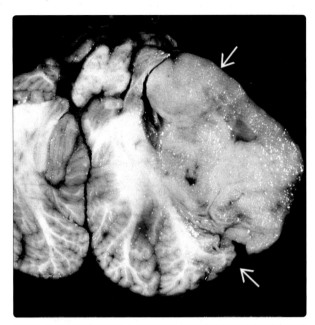

图 21-2　切面显示位于小脑半球外侧面的典型促纤维增生型髓母细胞瘤➡️。发生于该部位的大多数肿瘤都是 SHH 活化型（图片提供者：Courtesy R. Hewlett, MD.）

两条被命名的信号通路分别是 WNT 活化通路和 SHH 活化通路。另两组非 WNT、非 SHH 型则被简单地命名为"group 3"和"group 4"。

Wingless 或 WNT- 活化型髓母细胞瘤　WNT-活化型髓母细胞瘤是最少见的分子亚型（10%），其在起源、外观和预后方面与其他类型髓母细胞瘤截然不同。WNT 活化型髓母细胞瘤是起源于 Luschka 孔周围、原始脑干背外侧下菱唇的肿瘤（图 21-3）。

WNT 活化型髓母细胞瘤在婴幼儿中非常罕见，常累及年龄较大的儿童和年轻人。他们几乎总是表现为经典型组织学。WNT 活化型髓母细胞瘤在儿童患者中预后良好（5 年生存率超过 90%），通常采用低强度风险适应治疗。

抑制 WNT 信号通路的 APC 的胚系突变会使得患有 Turcot 综合征的患者更容易发生髓母细胞瘤。

SHH- 活化型髓母细胞瘤　SHH 亚型占所有髓母细胞瘤的 25%~30%，SHH- 活化型髓母细胞瘤起源于小脑外部颗粒层中的颗粒神经元前体细胞。SHH 活化型髓母细胞瘤通常位于小脑半球的侧面（图 21-2）。同其他所有亚型相比，SHH 活化型髓母细胞瘤在病理学上更多表现为促纤维增生型或结节型。

突变状态和预后随年龄而异　*PTCHD1* 突变发生在所有年龄组中，而 *SUFU* 突变在婴儿中更为常见，成人则是 *SMO* 突变更为常见。SHH 受体 *PTCHD1* 胚系突变的个体会发生基底细胞痣（Gorlin）综合征，并且更容易发生 SHH 活化型髓母细胞瘤。

临床上 SHH 活化型髓母细胞瘤已被确认有四种重要亚型，其中婴幼儿组 SHH β 型预后差、SHH γ 型预后好。儿童 SHH α 型髓母细胞瘤伴有 *TP53* 突变，即使接受大剂量颅脊髓放疗和辅助化疗，预后也较差。SHH Δ 型髓母细胞瘤发生在伴有 *TERT* 突变的成年人。

非 WNT/ 非 SHH 活化型髓母细胞瘤　非 WNT/非 SHH 活化型髓母细胞瘤分为两组（"group 3"和"group 4"）。

Group 3 型是第三常见的髓母细胞瘤亚型（20%~25%），预后最差。Group 3 型髓母细胞瘤好发于婴幼儿，在成年人中极为罕见。*MYC* 扩增常见，并且约 50% 的患者伴有转移（图 21-5）。NOTCH1 已被确定为 Group 3 型髓母细胞瘤转移和自我更新的关键驱动因素。

Group 4 型是髓母细胞瘤四个分子亚型中最常见的（约 35%）。大多数 Group 4 型髓母细胞瘤表现为经典的组织学类型。Group 4 型髓母细胞瘤影响所有年龄段，但在儿童中最常见。男女比例为 2：1。少数 Group 4 型髓母细胞瘤伴有转移。总体预后一般，但成人预后差。

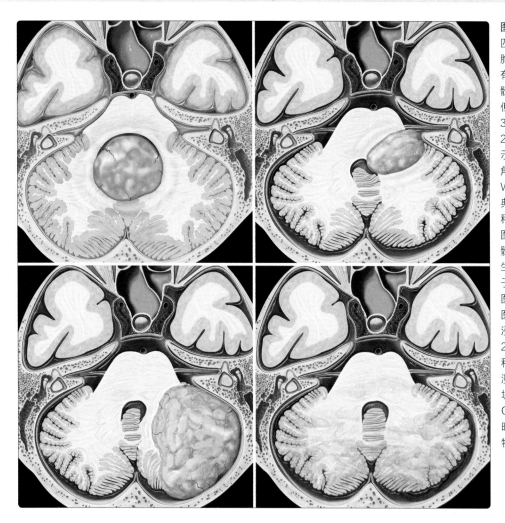

图 21-3　（左上）图示第四脑室中线区的典型髓母细胞瘤，伴有脑脊液播散。所有的分子亚型和组织学类型髓母细胞瘤都可以位于此处，但最常见的亚型是 Group 3 型和 Group 4 型（与图 21-9 相比）。（右上）图示一例位于小脑脚 / 桥小脑角池的髓母细胞瘤。这是 WNT 活化型髓母细胞瘤的典型发生部位（与图 21-10 和图 21-12 相比）。（左下）图示一例小脑半球外侧面的髓母细胞瘤。这是促纤维增生型髓母细胞瘤、SHH 分子亚型的典型发生部位（与图 21-11 相比）。（右下）图示一例非局灶性、弥漫浸润性髓母细胞瘤（与图 21-13 比较）。Group 3 型和 Group 4 型可表现为弥漫浸润性生长而无明显肿块。在 T_1 增强压脂序列上，Group 4 型髓母细胞瘤有时表现为轻微强化或无强化特征（与图 21-9 相比）

髓母细胞瘤分类

组织学定义髓母细胞瘤

- 经典型髓母细胞瘤
- 髓母细胞瘤亚型
  - 促纤维增生 / 结节型髓母细胞瘤
  - 广泛结节型髓母细胞瘤
  - 大细胞型 / 间变性髓母细胞瘤

遗传学定义髓母细胞瘤

- WNT 活化型髓母细胞瘤
- SHH 活化型髓母细胞瘤
  - TP53 突变型
  - TP53 野生型
- 非 WNT/ 非 SHH 活化型髓母细胞瘤
  - Group 3 型髓母细胞瘤
  - Group 4 型髓母细胞瘤

髓母细胞瘤：病理、临床和影像特征

病理

位置　虽然任何组织学类型可位于任何部位，但超过 85% 的经典型、Group 3 型和 Group 4 型髓母细胞瘤发生于中线区。它们通常填充第四脑室，推移并压迫前方的脑桥（图 21-1）。常向后下方延伸入枕大池。不同于室管膜瘤，髓母细胞瘤很少向侧方延伸到桥小脑角。

WNT 活化型髓母细胞瘤也可位于桥小脑角区和第四脑室侧隐窝。SHH 活化型髓母细胞瘤最常位于小脑外侧面。少数情况下髓母细胞瘤表现为弥漫浸润性病变，无显性局灶性肿块。

显微镜下特征　髓母细胞瘤是细胞密集性肿瘤（"小蓝圆细胞肿瘤"）。在 40% 的病例中可发现神经母细胞（Homer Wright）菊形团，即肿瘤细胞围绕纤丝突起放射状排列。

髓母细胞瘤：病理与临床

病因
- 所有 4 种分子亚型均有表达
  - 所有 WNT 活化型髓母细胞瘤都是经典型髓母细胞瘤

病理
- 中线区（超过 85% 位于第四脑室）
- "小蓝圆细胞肿瘤"
- 神经母细胞（Homer Wright）菊形团
- WHO 4 级

临床特征
- 髓母细胞瘤占所有儿童脑肿瘤的 20%
- 最常见的儿童颅后窝恶性肿瘤
- 大多数经典型髓母细胞瘤患者小于 10 岁
  - 第 2 个发病高峰期为 20~40 岁

临床问题

流行病学和人口统计学特征 大多数髓母细胞瘤发生在 10 岁之前。在 20~40 岁的成人中还有第二个较小的高峰。

临床表现 髓母细胞瘤最常见的临床表现为呕吐（90%）和头痛（80%）。由于它们的发生位置，髓母细胞瘤容易压迫第四脑室并引起梗阻性脑积水。

自然病程 风险因分子亚型而异。例如，几乎所有 WNT 活化型髓母细胞瘤都表现为经典型组织学，并且被认为是低风险肿瘤。

影像

可以帮助预测髓母细胞瘤分子亚型的三个主要影像征象：① 解剖部位（图 21-3）；② 强化方式；③ 转移。

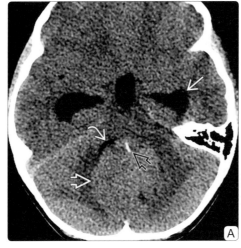

图 21-4A　8 岁男孩意识模糊、头痛以及呕吐 3 周。平扫 CT 显示一个稍高密度肿块➡，位于颅后窝中线并填充第四脑室➡。可见梗阻性脑积水➡和肿块内小点状钙化➡

图 21-4B　矢状位 T₂W MR 显示肿块➡填充第四脑室，并通过 Magendie 孔向后下方延伸至枕大池

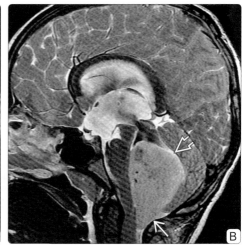

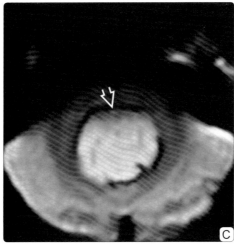

图 21-4C　同一个病例的轴位 DWI MR 示肿块➡表现为均匀扩散受限

图 21-4D　轴位 T₁ 增强压脂 MR 示肿块中央轻度不规则强化➡。此例是 Group 4 型，经典型组织学，WHO 4 级，标准风险

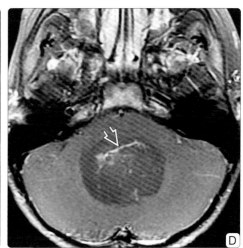

近期有报道称，影像组学和机器学习方法在个体病例中可显著提高对髓母细胞瘤亚型的预测。

由于 40%～50% 的髓母细胞瘤在初诊时存在脑脊液播散，推荐术前对整个神经轴进行对比增强 MR 检查。

CT 表现 平扫 CT 扫描显示一个中等高密度、边界相对清晰的肿块，分别位于颅后窝中线（经典型髓母细胞瘤）（图 21-4A）、Luschka 孔附近（WNT 亚型髓母细胞瘤）（图 21-7）或小脑外侧面（SHH 亚型髓母细胞瘤）（图 21-6）。囊变（40%）和钙化（20%～25%）常见（图 21-4A）。出血少见。增强 CT 可见明显不均匀强化。

若存在密集的小脑幕或大脑镰钙化灶，应评估患者是否为基底细胞痣（Gorlin）综合征。

MR 表现 相比于灰质，几乎所有髓母细胞瘤在 T_1 图像呈低信号、T_2 图像上呈高信号（图 21-4B）。1/3 的病例存在瘤周水肿。梗阻性脑积水伴脑室周围脑脊液积聚常见，在 FLAIR 上显示最佳。

由于肿瘤细胞密集，髓母细胞瘤在 DWI 上通常表现为中度受限（图 21-4C）。MR 灌注成像表现为低 rCBV 及高通透性。

强化方式表现出明显的差异。2/3 的髓母细胞瘤表现为明显强化，而 1/3 髓母细胞瘤仅表现为轻微、边缘或线性强化（图 21-4D）。在广泛结节型髓母细胞瘤中可发现明显均匀强化的、多灶性葡萄串样肿瘤病灶。

Group 4 型髓母细胞瘤通常表现为轻微强化或无强化。强化的脑脊液转移瘤在初次诊断中常见（"糖衣化"），并且通常发生在 Group 3 型和 4 型（图 21-5）。

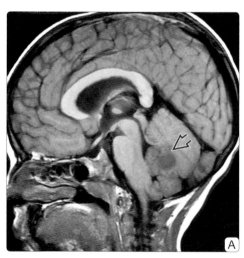

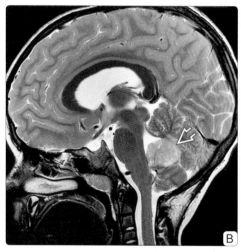

图 21-5A 4 岁男童伴呕吐和囟门膨隆。矢状位 T_1W MR 显示位于颅后窝中线的等低混合信号肿块⇨

图 21-5B 同一病例的矢状位 T_2W MR 示肿块⇨突向第四脑室，并且与灰质相比呈等至稍高信号

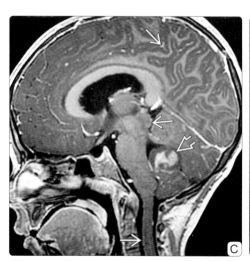

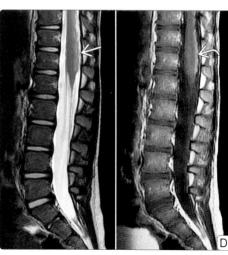

图 21-5C 矢状位 T_1 增强 MR 示肿块明显片状强化⇨。可见沿顶盖、半球形沟及脊髓表面的轻微软脑膜强化➡

图 21-5D （左）矢状位 T_2W MR 示沿着末端脊髓增厚结节样"凹凸不平"高信号➡。（右）矢状位 T_1 增强 MR 显示这些是强化的软脑膜转移瘤➡。此例是首发表现为脑脊液播散的 Group 3 型髓母细胞瘤

髓母细胞瘤影像

CT

- 平扫 CT 高密度
- 囊变（40%）
- 钙化（20%~25%）
- 出血罕见

MR

- T_1 低信号，T_2 高信号
- DWI 通常受限
- 强化：无强化至明显强化
  - 明显不均匀强化常见
  - Group 4 型特点为微弱强化或无强化

鉴别诊断

- 非典型畸胎瘤 / 横纹肌样瘤
- 小脑发育不良性神经节细胞瘤（成人）
- 转移瘤（成人）

鉴别诊断

　　儿童髓母细胞瘤的主要鉴别诊断是非典型畸胎瘤（atypical teratoid, AT）/ 横纹肌样瘤（rhabdoid tumor, RT）。单从影像检查上非典型畸胎瘤 / 横纹肌样瘤可能与经典型髓母细胞瘤无法区分。

　　小脑发育不良性神经节细胞瘤（Lhermitte-Duclos disease, LDD）可见于儿童，但更常见于青年人。尽管 LDD 的"虎纹"征很有特征性，LDD 和 SHH 活化、促纤维增生型髓母细胞瘤可表现相似。

　　成人髓母细胞瘤的鉴别诊断有所不同。成人最常见的颅后窝实质性肿瘤是转移瘤。

图 21-6A　24 岁女性伴头痛、头晕，轴位 T_1W MR 示右侧小脑半球一枚稍低信号肿块➡

图 21-6B　同一病例的 T_2W MR 示肿块➡相对皮层呈高信号

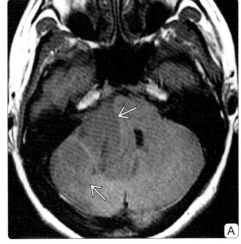
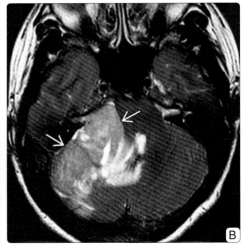

图 21-6C　同一病例的 T_1 增强压脂 MR 示分叶状、实性肿块➡明显均匀强化

图 21-6D　DWI MR 示肿块明显均匀受限➡。外科手术证实为促纤维增生型髓母细胞瘤。在儿童和成人中，大多数位于小脑外侧面的促纤维增生型髓母细胞瘤是 SHH 活化型、低风险肿瘤

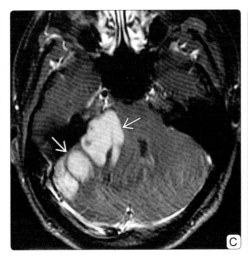
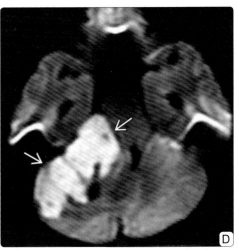

其他中枢神经系统胚胎性肿瘤

中枢神经系统胚胎性肿瘤是除髓母细胞瘤以外、由多种低分化肿瘤组成的一组异质性肿瘤。这些非髓母细胞瘤的胚胎性肿瘤分类发生了变化，删除了"原始神经外胚层肿瘤"这一概念，新增了伴多层菊形团的胚胎性肿瘤（embryonal tumor with multilayered rosettes, ETMR）。

除了以前被命名为原始神经外胚层肿瘤的很多儿童中枢神经系统胚胎性肿瘤之外，新的伴多层菊形团的胚胎性肿瘤组还包括了不同的实体，包括富含神经毡和真性菊形团的胚胎性肿瘤（embryonald tumor with abundant neuropil and true rosettes, ETANTR）、室管膜母细胞瘤和髓上皮瘤。不符合已知遗传学定义实体肿瘤的胚胎性肿瘤现在被命名为中枢神经系统胚胎性肿瘤，未另行说明。

伴多层菊形团的胚胎性肿瘤

术语

伴多层菊形团的胚胎性肿瘤是侵袭性中枢神经系统胚胎性肿瘤，组织学上以多层菊形团为特征。伴多层菊形团的胚胎性肿瘤还包括以前被称为富含神经毡和真性菊形团的胚胎性肿瘤、室管膜母细胞瘤和髓上皮瘤。它们都有一个共同的分子特征，即C19MC位点扩增，因此组成了一个单一的临床病理实体。

病理

大约 70% 的伴多层菊形团的胚胎性肿瘤为幕上肿块，表现为边界相对清晰、周围水肿较少。肿瘤直径通常大于 5 cm，部分为巨型肿块，可占据大脑半球的大部分（图 21-8）。30% 的病例以小脑和脑干为原发部位。

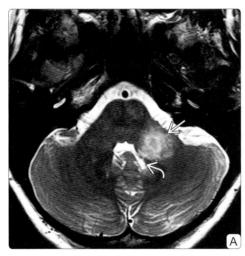
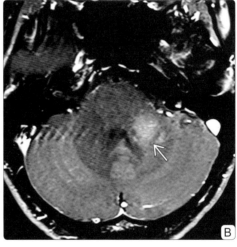

图 21-7A 22 岁女性伴头痛，T₂W MR 示一位于左侧小脑脚➡️的不均匀高信号肿块，压迫第四脑室侧隐窝➡️并发生移位

图 21-7B 轴位 T₁ 增强压脂 MR 示脑桥臂肿块➡️轻度强化

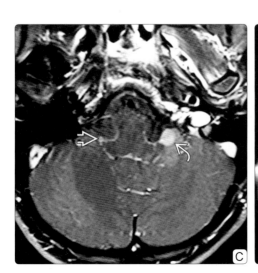
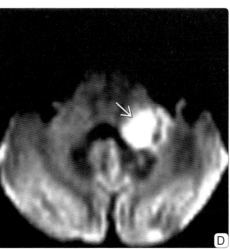

图 21-7C 更下层面轴位 T₁ 增强压脂 MR 示一靠近左侧 Luschka 孔的强化肿块➡️。可见软脑膜强化➡️，提示脑脊液转移

图 21-7D 同一病例的轴位 DWI MR 示肿块➡️明显扩散受限。外科手术证实为经典型组织学、WNT 活化型。此例被认为是一种低风险肿瘤。尽管存在脑脊液播散，患者 5 年后依旧存活

显微镜下，伴多层菊形团的胚胎性肿瘤含有丰富的神经毡和真性菊形团，即假复层神经上皮围绕着中心圆形或裂隙状管腔。有丝分裂频繁，并且脑脊液播散常见。C19MC 变化型伴多层菊形团的胚胎性肿瘤组织学上符合 WHO 4 级。

临床问题

几乎所有的伴多层菊形团的胚胎性肿瘤都发生在 4 岁以下，其中大多数发生在 2 岁之前。头围增大和颅内压升高症状常见。伴多层菊形团的胚胎性肿瘤是侵袭性极强的肿瘤，临床预后差。

影像

一般特征　伴多层菊形团的胚胎性肿瘤生长迅速，通常是非常巨大的、不均质外观肿块，可导致下方大脑结构严重变形和消失（图 21-9）。

CT 表现　典型平扫 CT 表现为一个混杂不均匀等 - 高密度肿块，合并混杂囊性及实性成分。坏死、肿瘤内出血以及营养不良钙化常见。增强 CT 扫描显示中等、不均匀强化。

MR 表现　瘤内出血在所有序列表现为信号强度不均，伴有 T_1 缩短（图 21-9A）和 T_2^* 晕染。典型 T_2/FLAIR 表现为肿块囊变或坏死区呈高信号，实性部分呈等信号。瘤周水肿通常很轻微或无水肿（图 21-9B）。

由于其相对致密的细胞结构，C19MC 变化型伴多层菊形团的胚胎性肿瘤表现为病灶中等程度扩散受限（图 21-9C）。MR 灌注显示相对脑血容量及血管通透性升高区域。

典型表现为实性部分不均匀强化及边缘强化（图 21-10）。

图 21-8　8 个月的婴儿，尸检（左）和生前 FLAIR 扫描（右）图，显示患有幕上胚胎肿瘤，呈巨大的、外观上具有侵袭性的大脑半球肿块，合并坏死和出血融合区域。瘤周水肿相对较轻（图片提供者：Courtesy R. Hewlett, MD.）

图 21-9A　轴位 T_1W MR 示一巨头畸形婴儿的右侧额叶巨大肿块➡️，伴坏死➡️和出血➡️

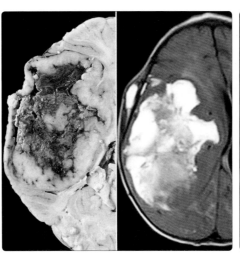
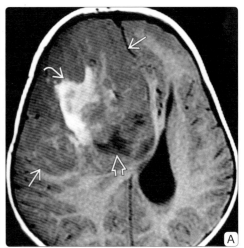

图 21-9B　同一例患者的 T_2W MR 示肿块边界相对清晰➡️，大部分区域呈高信号而点状出血➡️呈不均匀低信号

图 21-9C　病灶在 DWI➡️上扩散受限。这是一种幕上胚胎性肿瘤（既往被命名为原始神经外胚层肿瘤）（图片提供者：Courtesy G. Hedlund, DO.）

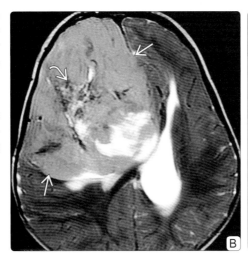
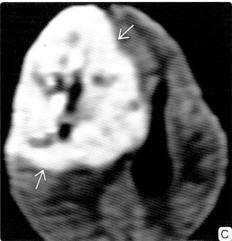

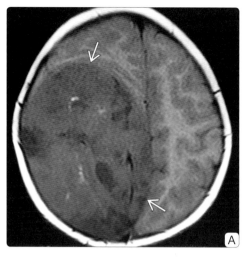

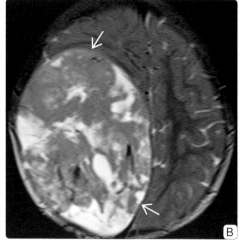

图 21-10A　轴位 T₁W MR 示一 2 岁女童的巨大混杂信号➡️肿块，占据右侧大脑半球大部分区域

图 21-10B　同一病例的轴位 T₂ 压脂 MR 示肿块呈明显不均匀高信号➡️，边界相对清晰。肿块周围无明显水肿

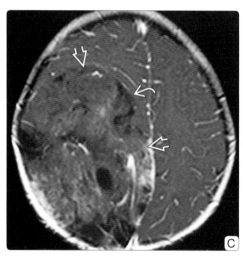

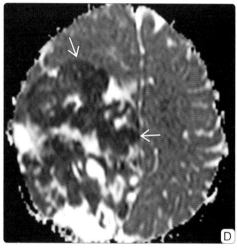

图 21-10C　轴位 T₁ 增强 MR 示肿块部分区域呈轻至中度、片状强化➡️，而其他区域表现为轻微强化或无强化➡️

图 21-10D　ADC 图示肿瘤实性部分扩散受限。记录为伴多层菊形团的胚胎性肿瘤、C19MC 变化型（图片提供者：Courtesy M. Warmuth-Metz, MD.）

鉴别诊断

婴幼儿和儿童 C19MC 变化型伴多层菊形团的胚胎性肿瘤的鉴别诊断为其他巨大的大脑半球肿块，包括非典型畸胎瘤 / 横纹肌样瘤、RELA 基因融合阳性室管膜瘤、星形母细胞瘤、胶质母细胞瘤和罕见的中枢神经系统神经母细胞瘤或节细胞神经母细胞瘤。

恶性横纹肌样瘤

恶性横纹肌样瘤是侵袭性肿瘤，最初在婴幼儿肾脏和软组织中被发现。头部横纹肌样瘤后来被认为是独立的病理学实体，并被称为非典型畸胎瘤 / 横纹肌样瘤。通过不同的免疫组织化学、组织病理学和分子特征，可将非典型畸胎瘤 / 横纹肌样瘤与其他中枢神经系统胚胎肿瘤和非中枢神经系统恶性横纹肌样瘤区分开来。

非典型畸胎瘤 / 横纹肌样瘤

术语

非典型畸胎瘤 / 横纹肌样瘤是一种罕见的、高度恶性中枢神经系统胚胎肿瘤，由低分化成分和恶性横纹肌样细胞组成。

病因

非典型畸胎瘤 / 横纹肌样瘤现在是一种遗传学定义肿瘤，其特征是 *SMARCB1/SNF5* 基因的缺失和双等位基因失活突变。在非典型畸胎瘤 / 横纹肌样瘤中 SMARCB1 蛋白缺失会导致 *LIN28B*（一个在胚胎发育中和维持干细胞多潜能的关键基因）的无对抗表达。

分子分析已鉴定出三种表观遗传学和临床上不同的非典型畸胎瘤 / 横纹肌样瘤亚型，目前被命名为非典型畸胎瘤 / 横纹肌样瘤 -TYR（ATRT-TYR）、非典型畸胎瘤 / 横纹肌样瘤 -SHH（ATRT-SHH）和非典型畸胎瘤 / 横纹肌样瘤 -MYC（ATRT-MYC）。

病理

位置　非典型畸胎瘤 / 横纹肌样瘤在幕上和幕下都可发生。位置与分子亚型密切相关。

略多于 1/2 的非典型畸胎瘤 / 横纹肌样瘤位于幕上，通常发生在大脑半球（图 21-11），但也有其他部位的病例报告，包括鞍上池、脑室和松果体。大多数幕上典型畸胎瘤 / 横纹肌样瘤是非典型畸胎瘤 / 横纹肌样瘤 -MYC 或非典型畸胎瘤 / 横纹肌样瘤 -SHH 亚型。

颅后窝非典型畸胎瘤 / 横纹肌样瘤好发于小脑半球（图 21-12），它们也可以发生在第四脑室，表现类似于髓母细胞瘤。尽管非典型畸胎瘤 / 横纹肌样瘤 -MYC 和非典型畸胎瘤 / 横纹肌样瘤 -SHH 亚型偶尔发生在此，但大约 75% 非典型畸胎瘤 / 横纹肌样瘤 -TYR 肿瘤好发于颅后窝。

大体病理特征　大体外观——一个巨大的、柔软的、饱满的、出血性、坏死性的肿块——与其他中枢神经系统胚胎肿瘤相似。

非典型畸胎瘤 / 横纹肌样瘤：病因和病理

病因
- SMARCB1 蛋白（INI1）表达缺失是诊断必须
- 3 个表观遗传学不同的非典型畸胎瘤 / 横纹肌样瘤亚型
  - 非典型畸胎瘤 / 横纹肌样瘤 -TYR、非典型畸胎瘤 / 横纹肌样瘤 -SHH、非典型畸胎瘤 / 横纹肌样瘤 -MYC

病理
- 幕上：大约 50%
  - 大多数为非典型畸胎瘤 / 横纹肌样瘤 -MYC 或非典型畸胎瘤 / 横纹肌样瘤 -SHH
- 幕下：大约 50%
  - 所有 3 种亚型（75% 为非典型畸胎瘤 / 横纹肌样瘤 -TYR）
- 低分化神经上皮细胞成分 + 横纹肌样细胞
- WHO Ⅳ 级

图 21-11A　18 个月大女童，呕吐 1~2 周，平扫 CT 示右侧额叶混合型高密度肿块 ➡️，伴有明显的血管源性水肿 ⇨

图 21-11B　T₂W MR 示肿块信号混杂，以低或等信号为主

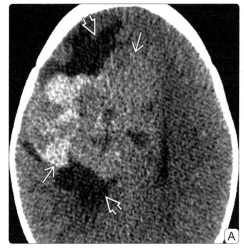
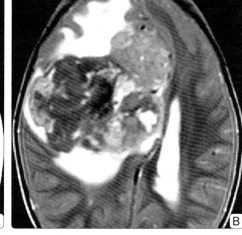

图 21-11C　T₁ 增强 MR 示弥漫性、但明显不均匀强化

图 21-11D　由于肿瘤富细胞性，ADC 图示明显扩散受限 ➡️。MRS（未展示）证实胆碱峰和乳酸峰升高。组织学诊断为非典型畸胎瘤 / 横纹肌样瘤（图片提供者：Courtesy B. Jones, MD.）

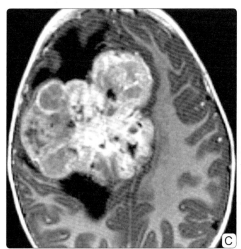
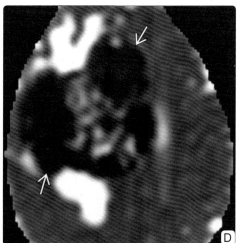

显微镜下特征　非典型畸胎瘤 / 横纹肌样瘤由低分化神经、上皮和间充质成分以及显性横纹肌样细胞共同组成。INI1 核染色缺失可诊断为非典型畸胎瘤 / 横纹肌样瘤。

临床问题

流行病学　非典型畸胎瘤 / 横纹肌样瘤占所有儿童脑肿瘤的 1%~2%，并且 20% 的患者为 3 岁以下。非典型畸胎瘤 / 横纹肌样瘤可发生在成人，但是罕见。男性较多。

非典型畸胎瘤 / 横纹肌样瘤可偶发或发生在横纹肌样瘤易感综合征（rhabdoid tumor predisposition syndrome, RTPS）中。横纹肌样瘤易感综合征是一种家族性癌症综合征，其特征是由于 *SMARCB1* 基因缺失或失活（更少见的是 *SMARCA4* 基因突变）而引起恶性横纹肌样瘤（包括非典型畸胎瘤 / 横纹肌样瘤）的发病风险明显升高。

与散发性肿瘤相比，患有横纹肌样瘤易感综合征和非典型畸胎瘤 / 横纹肌样瘤的儿童年龄更小，疾病范围更广并且进展更快。其他与横纹肌样瘤易感综合征相关的中枢神经系统肿瘤包括脉络丛癌和横纹肌样脑膜瘤。

自然病程　非典型畸胎瘤 / 横纹肌样瘤是一种高度恶性肿瘤，一般预后差。中位生存时间约为 17 个月。即使接受积极治疗，大多数儿童仍会在 6~8 个月内死亡。成人的生存时间稍长，平均为两年。

非典型畸胎瘤 / 横纹肌样瘤：临床问题

流行病学
- 占儿童脑肿瘤的 1%~2%
  - 儿童小于 5 岁，大多数小于 2 岁
  - 婴幼儿中枢神经系统肿瘤的 10%
  - 偶尔发生于成人（罕见）

横纹肌样瘤易感综合征
- 恶性横纹肌样瘤
- 脉络丛癌

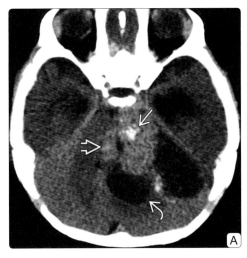

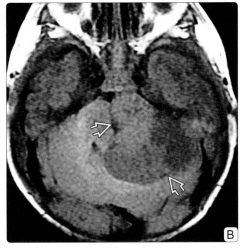

图 21-12A　4 个月大男童伴呕吐、头部倾斜和囟门膨隆，平扫 CT 示一部分实性 ⮕、部分囊性外观 ↗ 的颅后窝肿块，局部见钙化 ⮕

图 21-12B　同一病例的轴位 T₁W MR 示肿块 ⮕ 相对灰质呈混合等或低信号

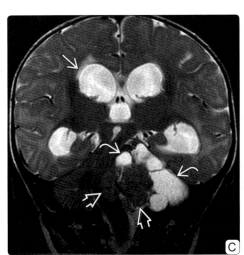

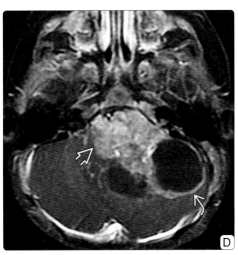

图 21-12C　同一病例冠状位 T₂W MR 示混合实性 ⮕、囊性 ↗ 肿块引起严重梗阻性脑积水 ⮕

图 21-12D　轴位 T₁ 增强压脂 MR 示肿块实性部分 ⮕ 明显不均匀强化。囊性部分表现为边缘强化 ↗。此例是非典型畸胎瘤 / 横纹肌样瘤，WHO 4 级

影像

一般特征　非典型畸胎瘤/横纹肌样瘤与其他胚胎肿瘤有许多共同的影像特征，即它们是富细胞性肿瘤，常有出血、坏死、囊肿和钙化。典型表现为中等大小、巨块型、混合囊实性成分，密度/信号强度不均匀。

脑脊液播散常见，因此在外科手术干预前应对整个神经轴进行影像检查。

CT表现　平扫CT表现为轻度至中度高密度肿块，伴有囊变和出血灶（图21-11A）。肿瘤边缘囊变在不同部位的所有分子亚型中均可出现，但在非典型畸胎瘤/横纹肌样瘤-TYR中最常见。钙化和梗阻性脑积水常见，尤其是在颅后窝非典型畸胎瘤/横纹肌样瘤中。增强通常呈明显不均匀强化。

MR表现　非典型畸胎瘤/横纹肌样瘤在T_1W上呈不均匀低至等信号，在T_2W上呈等至高信号（图21-11）。"晕染"在T_2^*（GRE，SWI）上常见。大多数病例可见轻度至中度扩散受限（图21-11D）。MRS表现为胆碱峰升高、N-乙酰天门冬氨酸峰降低或缺失。

T_1W增强表现为明显不均匀强化，特别是在非典型畸胎瘤/横纹肌样瘤-TYR和非典型畸胎瘤/横纹肌样瘤-MYC肿瘤中。尽管在大多数非典型畸胎瘤/横纹肌样瘤中不存在，围绕中央低信号曲带状强化这一与众不同的强化方式仍可在38%的非典型畸胎瘤/横纹肌样瘤和所有分子亚类中被发现。15%的病例初次影像检查时即存在软脑膜播散，并且在所有亚型中发生率相等。

鉴别诊断

幕上非典型畸胎瘤/横纹肌样瘤的主要鉴别诊断包括C19MC基因变化型胚胎肿瘤、RELA基因融合阳性室管膜瘤、畸胎瘤和恶性星形细胞瘤。由于所有这些肿瘤都可能体积较大，甚至是巨大

的，伴有明显不同的影像表现，需要通过活检和*SMARCB1*（INI1）染色明确诊断。

颅后窝非典型畸胎瘤/横纹肌样瘤的主要鉴别诊断是髓母细胞瘤。在影像检查中两者看起来几乎完全相同。

非典型畸胎瘤/横纹肌样瘤：影像与鉴别诊断

影像
- 平扫CT呈不均匀高密度
- T_1、T_2信号不均匀
- 明显但不均匀强化
- 15%~20%的病例诊断存在脑脊液播散
- DWI扩散受限

鉴别诊断
- 幕上非典型畸胎瘤/横纹肌样瘤的鉴别诊断
  - 中枢神经系统胚胎性肿瘤，C19MC基因变化型
  - RELA基因融合阳性室管膜瘤、畸胎瘤和恶性星形细胞瘤
- 颅后窝非典型畸胎瘤/横纹肌样瘤的鉴别诊断
  - 髓母细胞瘤（与中线区非典型畸胎瘤/横纹肌样瘤可能难以区分）

其他具有横纹肌样特征的中枢神经系统肿瘤

具有横纹肌样特点的中枢神经系统胚胎肿瘤是一种高度恶性肿瘤，由低分化成分和伴有SMARCB1或SMARCA4表达的横纹肌样细胞组成。这些极其罕见的肿瘤在组织学上符合WHO 4级。

横纹肌样脑膜瘤是一种含有横纹肌样细胞层、少见的WHO 3级脑膜瘤亚型。大多数有高增殖指数并表现出恶性肿瘤的其他细胞学特征。横纹肌样脑膜瘤在婴幼儿中非常罕见，同时保留INI1染色，这在组织病理学上可与非典型畸胎瘤/横纹肌样瘤区分开来。

第 22 章

脑膜肿瘤

脑膜会发生很多肿瘤，通常以轴外肿块的形式出现（即在脑实质外但在颅骨内）。2016 年 WHO 分类将脑膜肿瘤分为两个独立的组：① 脑膜瘤和脑膜瘤亚型；② 间叶性非脑膜上皮性肿瘤。

在本章中，我们将重点关注脑膜瘤——所有颅内肿瘤中最常见的一种，也是迄今为止最大的一组脑膜上皮性肿瘤。然后，我们会简要讨论间叶性非脑膜上皮性肿瘤，即与身体其他部位发现的软组织或骨肿瘤相对应的中枢神经系统肿瘤。

脑膜肿瘤

脑膜瘤是最常见的颅脑肿瘤，占所有原发性颅内肿瘤的 1/3 以上。脑膜瘤是一种良性病变，呈非侵袭性生长，复发风险低，在组织学上符合 WHO 1 级。

一些组织学亚型或多种形态学特征和基因组不稳定的脑膜肿瘤会表现出侵袭性的临床表现和较差的预后。非典型脑膜瘤符合 WHO 2 级。最具侵袭性的脑膜瘤是间变性（"恶性"）脑膜瘤。间变性脑膜瘤是 WHO 3 级肿瘤。

脑膜瘤

术语

脑膜瘤由一组相对良性、生长缓慢的肿瘤组成，最可能起源于蛛网膜脑膜上皮细胞。它们有时被称为常见或典型脑膜瘤（typical meningiomas, TM）。

病因

尽管脑膜瘤看似附着于硬脑膜（图 22-1）（图 22-4），但它们实际上起源于蛛网膜脑膜上皮细胞（"帽"）的祖细胞。

脑膜瘤的突变情况很复杂。人们已经提出了四种不同的突变亚组，包括神经纤维瘤病 2 型（*NF2*）、肿瘤坏死因子受体相关因子 7 型（*TRAF7*）、刺猬信号通路型和聚合酶（RNA）Ⅱ（DNA 引导）肽（*POLR 21*）突变型。为了便于讨论，我们将脑膜瘤分为 NF2 突变型和非 NF2 突变型脑膜瘤。

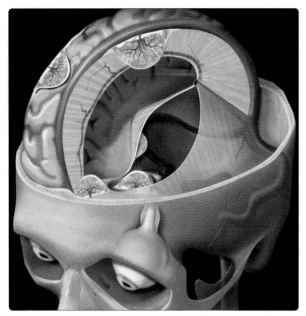

图 22-1　脑膜瘤最常见的发生部位是大脑凸面、矢状窦旁，其次是蝶骨嵴、嗅沟、鞍区 / 鞍旁，8%～10% 位于幕下。颅外部位主要包括视神经鞘、鼻和鼻旁窦

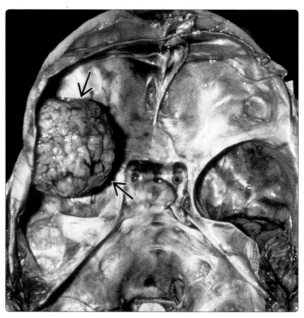

图 22-2　尸检标本显示典型的球形脑膜瘤□→为圆形、"凸起"的肿块，宽基底附着于硬脑膜（图片提供者：Courtesy R. Hewlett, MD.）

NF2 突变型脑膜肿瘤。脑膜瘤中最常见的细胞遗传学改变是 22 号染色体上神经纤维瘤病 2 型（neurofibromatosis 2, NF2）的肿瘤抑制基因的双等位基因突变或丢失，这会导致其蛋白产物 Merlin（即神经鞘蛋白）缺失，它能够调节多种关键信号通路（如 Ras/Raf/MEK），并且能够作为一种肿瘤抑制因子。

在大多数与神经纤维瘤病 2 型（NF2）相关的脑膜瘤中能够检测到 NF2 突变，并且在大约 50% 的散发性脑膜瘤中发现了 NF2 突变。NF2 突变在所有三个 WHO 等级中的发生频率大致相同。

NF2 突变型脑膜瘤通常表现为纤维型或过渡型的组织学分型，起源于大脑后半球或上半球、后颅底、侧颅底和脊髓。

非 NF2 突变型脑膜瘤。在 50% 的野生型 NF2 脑膜瘤中发现了许多其他驱动突变，包括 TRAF7、NOTCH2、SMARCB1 和 SMO（调节 hedgeog 通路信号）。

这些非 NF2 突变型脑膜瘤通常是良性的，一般起源于内侧颅底和大脑半球前部。在脑膜上皮型、分泌型和微囊型脑膜瘤亚型中很常见。

病理

位置　脑膜瘤几乎可以发生在中枢神经系统内的任何部位（图 22-1）。超过 90% 的患者位于幕上，50% 位于矢状窦旁 / 大脑凸面（图 22-3），

15%～20% 位于蝶骨嵴（图 22-2）。其他常见的颅底位置是嗅沟和鞍区 / 鞍旁（包括海绵窦），比较少见的幕上部位包括脉络丛和小脑幕顶端。

桥小脑角区是到目前为止最常见的幕下部位，其次是颈静脉孔和枕骨大孔，通常位于斜坡或颅颈交界处。

脑膜瘤：位置

通常
- 幕上（90%），幕下（8%～10%）
- 多发性（10%；神经纤维瘤病 2 型，脑膜瘤病）

位置
- 最常见（60%～70%）
  - 矢状窦旁（25%）
  - 大脑凸面（25%）
  - 蝶骨嵴（15%～20%）
- 不太常见（20%～25%）
  - 颅后窝（8%～10%）
  - 嗅沟（5%～10%）
  - 鞍旁（5%～10%）
- 罕见（2%）
  - 脉络丛
  - 松果体区 / 小脑幕顶端
  - 颅外（视神经鞘、鼻窦）
  - 骨内（板障内）

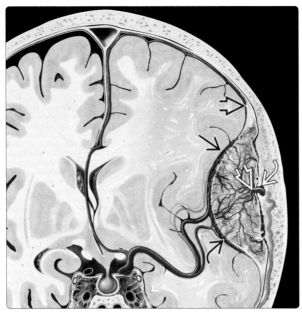
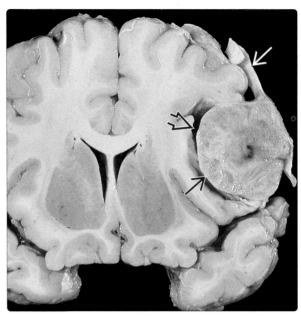

图 22-3　典型的脑膜瘤以宽基底附着于硬脑膜、反应性硬脑膜增厚（"硬脑膜尾"征）⇨、内生性"骨刺"➚、脑脊液血管"裂隙"⇨，脑膜中动脉以"日光放射状"模式营养肿瘤核心⇨；软脑膜血管供应外围⇨

图 22-4　尸检标本显示典型的球形脑膜瘤⇨。注意明显的脑脊液血管裂隙⇨和反应性硬脑膜增厚（"硬脑膜尾"征）⇨

1%～2% 的脑膜瘤位于颅外，例如眼眶（视神经鞘）和鼻窦。在大约 1% 的病例中可见颅骨穹隆（"板障内"或"骨内"）脑膜瘤。

大小和数量　脑膜瘤的大小差异很大。大多数脑膜瘤都较小（<1 cm），一般是在影像或尸检时偶然发现。有些脑膜瘤，特别是位于颅前窝嗅沟处的脑膜瘤，在引起症状之前就长得很大。

脑膜瘤可以是单发的（90%），也可以是多发的。多发性脑膜瘤发生在神经纤维瘤病 2 型和多发性脑膜瘤病综合征中。

大体病理特征　脑膜瘤一般有两种形态：圆形（"球形"）（图 22-2，图 22-4）和扁平、片状或地毯状（"斑块"）。大多数表现为宽基底附着于硬脑膜上的边界清楚的肿块。随着肿瘤的生长，脑膜瘤通常会压迫邻近的大脑皮层，可见脑脊液血管"裂隙"通常位于于肿瘤和大脑皮层之间（图 22-3，图 22-4）。组织学上，良性的脑膜瘤很少侵犯脑实质。

脑膜瘤通常会引起相邻硬脑膜的反应性非肿瘤性增厚（影像学上称为"硬脑膜尾"征）（图 22-6，图 22-7）。它们通常侵及邻近的硬脑膜静脉窦，并可能延伸穿过硬膜累及颅骨，导致颅骨骨质增生。

虽然小的"微囊"在脑膜瘤中并不罕见，但大的囊性改变却很罕见。严重出血在脑膜瘤中并不常见，仅发生在 1%～2% 的病例中。

极少数情况下，会发生从颅外原发性肿瘤到颅内脑膜瘤的转移。这种"碰撞肿瘤"通常是肺或乳腺转移到组织学良性的脑膜瘤中。

显微镜下特征　2016 年 WHO 分类列出了许多脑膜瘤亚型，最常见的是脑膜上皮型、纤维型、混合型和过渡型脑膜瘤。

绝大多数脑膜瘤是 WHO 1 级良性肿瘤，根据定义，其复发和侵袭性生长的风险以及核分裂指数较低，MIB-1 增殖指数通常 <1%。

显示肉眼或微观脑浸润的组织学良性表现的脑膜瘤被定义为 2 级肿瘤。

临床问题

流行病学　脑膜瘤是最常见的原发性脑肿瘤，占所有中枢神经系统肿瘤 1/3 以上，90%～95% 为 WHO 1 级病变。

许多脑膜瘤较小，通常是在影像学检查时偶然发现。患脑膜瘤的终生风险约为 1%，在 1%～3% 的尸检中发现脑膜瘤。

多发性脑膜瘤在 NF2 和非 NF2 突变型多发性脑膜瘤综合征患者中常见。散发性多发性（即非综合征性）脑膜瘤在约 10% 的病例中发生。

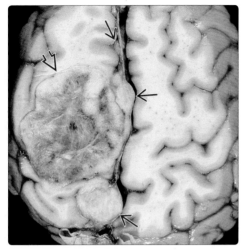

图 22-5　尸检的脑膜瘤病显示脑膜瘤陷入脑内➡，多发性大脑镰脑膜瘤➡（图片提供者：R. Hewlett, MD.）

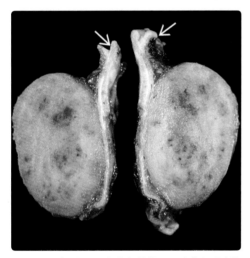

图 22-6　切片显示脑膜瘤附着于硬脑膜，反应性硬脑膜增厚（"硬脑膜尾"征）➡（图片提供者：Courtesy R. Hewlett, MD.）

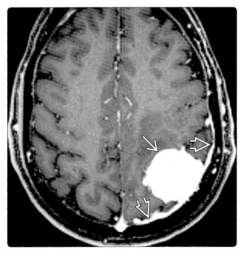

图 22-7　轴位 T₁W 增强 MR 图像显示典型脑膜瘤明显强化➡，相邻硬脑膜增厚（"硬脑膜尾"征）➡是常见的

人口统计学特征　脑膜瘤是典型的中年和老年人肿瘤，发病高峰年龄在 60~70 岁（平均年龄约 65 岁）。尽管脑膜瘤占儿童原发性脑肿瘤的比例略低于 3%，但其仍然是该年龄组最常见的基于硬脑膜的肿瘤。许多（但不是全部）与 NF2 有关。与非综合征性脑膜瘤相比，NF2 相关脑膜瘤的发生年龄明显更小。

脑膜瘤是少数以女性好发的脑肿瘤之一，女：男的比率随年龄而变化，在 35~44 岁年龄段的绝经前妇女中达到（3.5~4.0）：1.0 峰值。

大多数 WHO 1 级脑膜瘤都表达孕激素受体，而孕激素受体的表达与脑膜瘤分级呈负相关。

临床症状　症状与肿瘤的大小和位置有关，小于 10% 的脑膜瘤会有临床症状。

自然病程　纵向研究表明，大多数小脑膜瘤（<2.5 cm）如果有生长的话至少要超过五年，并且表现出缓慢的生长，大多数小的、无症状的、偶然发现的脑膜瘤在一系列成像中均表现出很缓慢的生长。

甲基化等级对预后很重要，具有中间甲基化类别的 WHO 1 级脑膜瘤患者的预后较差，与 WHO 2 级脑膜瘤相当。WHO 1 级脑膜瘤恶变为非典型或间变性脑膜瘤的情况很少见。

治疗方式　分层治疗风险：获益率不仅取决于肿瘤类型、分级和甲基化状态而变化，还取决于肿瘤大小和位置、血管供应以及是否存在脑 / 肿瘤剥离面。

影像引导下手术切除有症状病灶通常是可以治愈的，与脑膜瘤复发相关的主要因素是次全切除。

脑膜瘤：临床问题

流行病学
- 最常见的颅内原发性肿瘤
  - 占所有原发性中枢神经系统肿瘤的 36%
- 大多数无症状
  - 在成像 / 尸检（1%~3%）中偶然发现
- 单发（>90%）
  - 在 NF 2、脑膜瘤病中多发

人口统计学特征
- 女：男 = 2：1
  - 绝经前的性别差异最大
- 诊断时的中位年龄：65 岁
- 罕见于儿童，除非 NF2

自然病程
- 生长缓慢
- 很少转移
- 恶性变性罕见

影像学表现

一般特征　脑膜瘤一般表现为圆形或分叶状、边界清楚、宽基底附着于硬脑膜的肿块，向内压迫皮层，在 MR 图像上通常可见脑脊液血管"裂缝"，对脑实质的侵犯并不常见，若侵及脑实质，则提示为非典型脑膜瘤，WHO 2 级。

4%～7% 的病例中会出现脑膜瘤相关性囊变，这些囊变可以发生在瘤内、瘤外或瘤周，偶尔，脑脊液池会出现在肿瘤和邻近的大脑皮层之间。

CT 表现

平扫 CT：与皮层相比，几乎 3/4 的脑膜瘤呈轻至中等高密度（图 22-10），大约 1/4 呈等密度（图 22-11A），低密度脑膜瘤有但不常见（图 22-15A）。在脑膜瘤中明显的坏死或出血很少见。

约 60% 的病例会出现瘤周血管源性水肿，表现为邻近脑实质低密度影。

大约 25% 的脑膜瘤会出现钙化（图 22-8，图 22-9），表现为局灶性球状或弥漫性沙状（"沙粒样"）钙化。

CT 骨窗可以显示出轻微到明显不等的骨质增生（图 22-12），骨质增生常与肿瘤侵袭有关，但并非总是如此。颅底脑膜瘤可能会导致邻近鼻窦显著扩大（图 22-13），也可能发生骨溶解或明显破坏。脑膜瘤的骨质受累在良性和恶性脑膜瘤中均可出现，其并不能预测肿瘤分级。

增强 CT：绝大多数脑膜瘤表现为明显均匀性强化（图 22-10）。

MR 表现

一般特征：大多数脑膜瘤在所有序列上与皮层相比均呈等信号。10%～25% 的病例中会出现囊变或坏死，但是明显的出血并不常见。

T_1W：与皮层相比，脑膜瘤通常呈等信号或略低信号。T_1W 上的显著低信号和 T_2W 上的高信号提示小囊变（图 22-15）。

T_2W：在 T_2W 上，与脑皮层相比，大多数脑膜瘤呈等到中等的高信号。T_2W/FLAIR 上表现为低信号的肿瘤往往"坚硬"且有砂粒样改变。致密性纤维化和钙化的脑膜瘤（在平扫 CT 上显示为"脑石"）在 T_2W 可能表现为非常低的信号。

脑脊液 - 血管"裂缝"（图 22-3）在 T_2W 上显示特别清晰，被认为是介于肿瘤和大脑之间的高信号环。在"裂缝"中经常可以看到许多代表移位血管的"流空效应"。

有时表现为"日光放射状"改变，提示硬脑膜血管供应肿瘤，并向肿块周边放射状延伸（图 22-14B）。

FLAIR：相对于大脑皮层，FLAIR 上脑膜瘤从等信号到高信号不等。FLAIR 对于瘤周水肿的显示很有用，在所有脑膜瘤中约有 1/2 的病例会出现瘤周水肿。瘤周水肿与软脑膜血

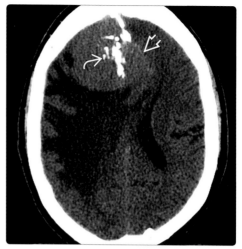

图 22-8　67 岁，女，头痛。轴位平扫 CT 显示右侧额部可见一稍高密度➡伴明显钙化➡的肿块

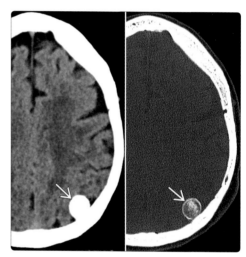

图 22-9　88 岁，女。平扫 CT 的软组织窗（左）和骨窗（右）显示一个明显钙化的脑膜瘤➡，这是一个偶然的发现

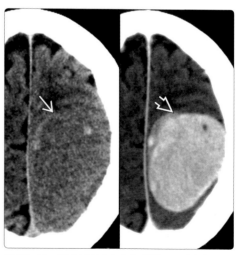

图 22-10　平扫 CT（左）和增强 CT（右）显示左侧大脑凸面一个均匀增强➡的等密度肿块➡，这是典型的脑膜瘤，WHO 1 级

供和血管内皮生长因子的表达有关，与肿瘤大小或几级别无关。

位于肿瘤和大脑之间裂隙中的脑脊液池（非肿瘤性"瘤周囊肿"）内容物通常是蛋白质，在FLAIR上可能呈高信号。

T₁W增强：几乎所有脑膜瘤，包括致密钙化的"脑石"和骨内肿瘤，在增强序列中至少表现出一些强化。超过95%的病例表现为明显且均匀的强化（图22-11B）。

在大多数脑膜瘤中都可以看到"硬脑膜尾"，硬脑膜的增厚和强化范围从肿瘤邻近的相对局灶性区域（图22-7）到远远超出肿瘤附着的部位。"硬脑膜尾"通常比肿瘤本身强化的更明显、更均匀。"硬脑膜尾"征不是脑膜瘤的特征性表现。

大多数增强的"硬脑膜尾"代表良性、反应性硬脑膜增厚，超出其基底部1cm的肿瘤很少见。

大约5%的病例中可见不强化的瘤内囊肿，非肿瘤性瘤周囊肿也不强化。

囊肿边缘环状强化表明囊肿壁中存在边缘肿瘤，因此，如果技术可行，建议完全切除囊肿。

其他序列：T₂*序列有助于显示瘤内钙化，继发于瘤内出血的"晕染"征象很少见。在DWI序列，大多数脑膜瘤弥散不受限。

灌注MR可能有助于区分典型脑膜瘤和非典型/恶性脑膜瘤。病变处或周围水肿区域相对较高的脑血容量提示肿瘤分级更具侵袭性。

在脑膜瘤中丙氨酸（Ala，峰值1.48 ppm）通常是升高的，尽管谷氨酸－谷氨酰胺（Glx，峰值2.1~2.6 ppm）和谷胱甘肽（GSH，峰值2.95 ppm）可能是更特异性的潜在标记物。

血管造影　CTA非常有助于检测硬脑膜静脉窦侵犯或闭塞，虽然它可能有助于描述脑膜瘤血管供应的一般情况，但DSA更适合在栓塞或手术前详细勾画肿瘤血管。MRV能很好地显示肿瘤侵犯硬

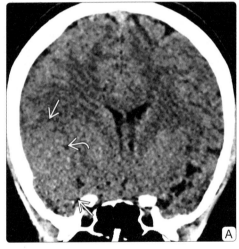
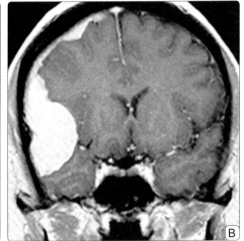

图22-11A　女性，43岁，头痛。冠状位平扫CT显示右侧外侧裂➡️被与皮层等密度的肿块➡️压迫轻微消失

图22-11B　同一病例的冠状T₁增强MR图像显示出一个广泛的"斑块状"脑膜瘤。由于非钙化脑膜瘤通常与皮层等密度，因此在平扫CT上难以显示出来

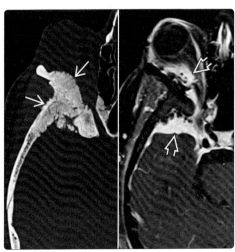
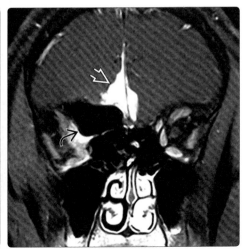

图22-12　（左）CT骨窗显示一名中年妇女的蝶骨翼➡️骨质明显增生。（右）T₁W增强MR图像显示强化的"斑块状"脑膜瘤➡️

图22-13　与鼻窦相邻的颅底脑膜瘤偶尔会导致鼻窦腔扩大，这种情况称为扩张性气化。这种相对较小的脑膜瘤➡️导致额窦腔明显的扩大➡️

脑膜静脉窦。

DSA 上脑膜瘤的典型表现是从肿瘤基底部向其周围延伸的动脉呈"日光放射状"改变。硬脑膜血管供应病变的核心或中心，然后从肿瘤的血管蒂向外放射（图 22-16A）。来自颈内动脉分支的软脑膜血管可能会"寄生"并供应肿块周围（图 22-16C）。

在 DSA 中，持续到静脉晚期的血管"红晕"是脑膜瘤典型的征象（图 22-16B）。在某些情况下，会发生动静脉分流并出现"早期引流"静脉显影（图 22-16B）。另外，应仔细检查静脉期以发现硬脑膜窦侵犯或闭塞。

脑膜瘤：影像学表现

CT
- 高密度（70%～75%），钙化（20%～25%）
- 囊变（瘤内 / 周围）（10%～15%）
- 出血罕见
- >90% 强化

MR
- 通常与灰质呈等信号
- 脑脊液血管"裂缝"± 血管"流空血管"
- 明显，通常不均匀性强化（>98%）
- 非肿瘤性"硬脑膜尾"征（60%）

血管造影表现
- "日光放射状"血管分布
- 外侧硬脑膜动脉，内侧软脑膜动脉
- 持续的、致密的血管"红晕"
- 发现硬脑膜窦侵犯，闭塞

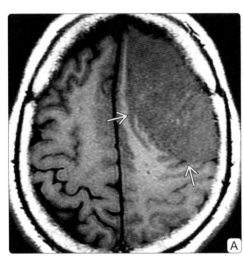
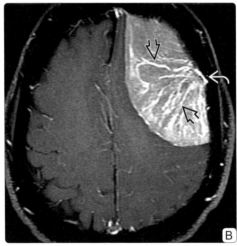

图 22-14A　大脑凸面脑膜瘤典型的 MR 表现。肿瘤宽基底附着于硬脑膜表面，并出现皮层"塌陷"和灰白质界面向内移位➡️。脑膜瘤在 T₁W 上常与皮层呈等信号

图 22-14B　T₁ 增强 MR 显示肿瘤明显强化，并能清晰的显示出供应肿瘤的呈"日光放射状"分布的高信号血管⊡，从肿瘤的血管蒂向外放射➡️

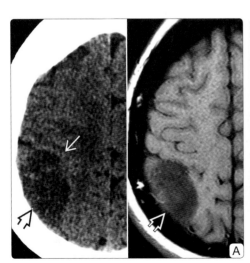
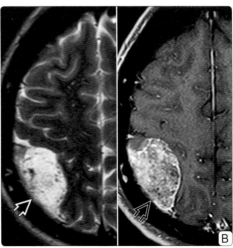

图 22-15A　女性，48 岁。（左）平扫 CT 显示右侧顶叶低密度肿块⊡，相邻皮层➡️向内移位，表明该肿块位于轴外。（右）肿块⊡在 T₁W 上呈低信号

图 22-15B　（左）同一病例的 T₂W MR 显示肿块⊡相对于邻近的大脑皮层呈明显高信号。（右）肿块⊡呈明显且不均匀性强化。这是 WHO 1 级微囊性脑膜瘤

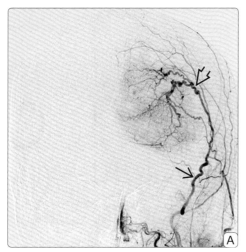

图 22-16A   颈外动脉造影前后位显示脑膜中动脉 →增粗，血管呈"日光放射状"⇨供应脑膜瘤

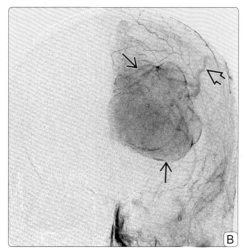

图 22-16B   颈外动脉造影晚期显示脑膜瘤典型的征象持续的血管"红晕"→，并可见"早期引流"静脉⇨

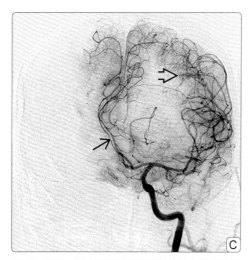

图 22-16C   颈内动脉造影显示肿块使大脑前动脉移位→，只有极少量来自大脑中动脉软脑膜分支的血管供应肿瘤周边⇨

鉴别诊断

典型脑膜瘤主要与不典型或恶性脑膜瘤鉴别。目前还没有可靠的影像学特征能够准确地区分良性脑膜瘤和这些更具侵袭性的亚型，但 WHO 1 级病变在统计学上更为常见。恶性脑膜瘤通常侵袭大脑，并可能表现为一种"快速增长"的模式。

硬脑膜转移，原发灶通常来自乳腺或肺，在影像学表现上与脑膜瘤几乎无法区分。其他脑膜瘤鉴别诊断包括肉芽肿（结核、结节病）和炎性假瘤，但它们都没有脑膜瘤密集的血管分布。

类似于脑膜瘤的罕见实体肿瘤包括血管瘤和孤立性纤维性肿瘤 / 血管外皮细胞瘤。硬脑膜或静脉窦的血管瘤是一种真正的血管源性肿瘤，可类似于脑膜瘤。大多数血管瘤在 T_2W 上呈明显高信号，而大多数脑膜瘤是呈等到稍高信号。动态增强 MR 上肿块表现为延迟缓慢向心性"填充"式强化，提示血管瘤。

颅内孤立性纤维瘤 / 血管外皮细胞瘤相对少见。大多数位于硬脑膜和静脉窦附近。影像学检查可能无法区分孤立性纤维瘤与典型脑膜瘤。

髓外造血（extramedullary hematopoiesis, EMH）可表现为融合性或多灶性硬脑膜疾病，类似于"斑块状"单发性或多发性脑膜瘤病。EMH 一般发生在慢性贫血或骨髓造血障碍的情况下。

脑膜瘤鉴别诊断

常见
- 转移性
  - 最常见：乳腺、肺、结肠、前列腺
- 淋巴瘤

不常见
- 肉芽肿性
  - 结核、结节病最常见
  - 炎性假瘤

罕见但重要
- IgG4 相关疾病
- 硬脑膜 / 静脉窦血管瘤
- 孤立性纤维瘤 / 血管外皮细胞瘤
- Rosai-Dorfman 病
- 神经胶质肉瘤、其他肉瘤（如尤文肉瘤）
- 髓外造血

非典型脑膜瘤

术语

非典型脑膜瘤（atypical meningioma, AM）是根据组织病理学定义的级别介于良性和恶性之间的脑膜瘤。

病因

NF2 失活突变的数量与肿瘤分级之间存在显著相关性，几乎 60% 的非典型脑膜瘤显示染色体臂 1q 增加。

病理

位置 大多数非典型和恶性脑膜瘤起源于颅骨。对于这些更具侵袭性的病变，颅底是一个相对罕见的位置。

大体病理特征 大约 1/2 的非典型性脑膜瘤侵犯了邻近的脑实质。在这种情况下，浸润性肿瘤和下层脑实质之间没有介于两者之间的软脑膜层。

显微镜下特征 2016 年 WHO 规定将脑浸润以及核分裂象增高（>4/10 个 HPF）作为诊断非典型脑膜瘤的标准。肿瘤细胞呈簇状或不规则的指状突起浸润邻近脑实质。脑实质浸润与其他非典型性的病理组织学标准密切相关。

非典型脑膜瘤也可以根据以下三个或更多组织学特征的存在进行诊断：自发性坏死病灶、片状结构（涡状结构或束状结构缺失或者无模式、片状生长）、核仁明显、细胞密度高、小细胞（肿瘤细胞呈簇伴大核：核质比高）。

一些脑膜瘤亚型被归类为 WHO 2 级肿瘤，仅仅因为它们更容易复发和（或）更具有侵袭性的行为，这些包括脊索样型和透明细胞型脑膜瘤亚型。

所有非典型脑膜瘤均为 WHO 2 级肿瘤。

临床问题

流行病学 非典型脑膜瘤占所有脑膜瘤的 10%~15%。

人口统计学特征 与典型脑膜瘤相比，非典型脑膜瘤往往发生在较年轻的患者中，小儿脑膜瘤往往更具侵袭性。与典型脑膜瘤相比，非典型脑膜瘤男性发病率略高。

伴有 *SMARCE1* 肿瘤抑制基因杂合功能丧失种系突变的、新的常染色体显性遗传肿瘤易感综合征能够导致脊髓和颅内发生透明细胞型脑膜瘤。有症状的男性患者在儿童时期肿瘤发生，而女性携带者则在青春期或成年早期肿瘤发生。

自然病程 与典型脑膜瘤相比，非典型脑膜瘤通常具有较高的复发率（25%~30%）和较短的无复发生存期。Simpson 和改良的 Shinsu 分级系统是肿瘤切除后复发的最佳预测因子。Ⅰ级代表宏观上肿瘤完全切除，包括切除其硬脑膜附着和任何骨质异常。Ⅱ~Ⅳ级为渐进不完全切除，Ⅴ级为伴或不伴活检的简单减压。

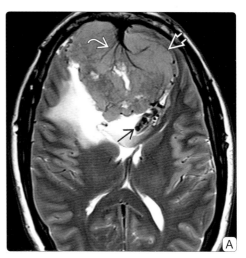

图 22-17A　T₂W MR 显示双额叶等信号肿块 ⇨。注意肿块内明显的"日光放射状"血管 →，脑脊液 - 血管"裂缝" ⇨

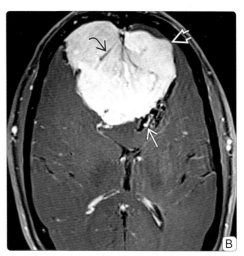

图 22-17B　肿块 ⇨ 明显、均匀的强化。注意肿瘤内明显的"流空血管" ⇨ 以及脑脊液 - 血管"裂缝" ⇨

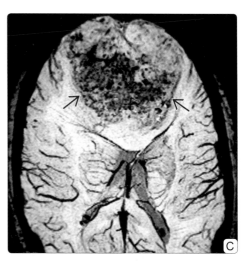

图 22-17C　T₂* SWI 显示肿瘤内充满扩张的血管，由于血流缓慢导致磁化率伪影 ⇨，WHO 2 级脑膜瘤

影像学表现

一般特征 通常情况下，很难根据影像学表现预测脑膜瘤的分级。然而，由于脑实质浸润是非典型脑膜瘤的一个常见（但并不总是可见的）特征，因此，通常在非典型脑膜瘤中看到的脑脊液－血管"裂缝"经常受损或缺失。

CT 表现 非典型脑膜瘤通常呈高密度，边缘不规则，很少或无钙化，并且通常有明显的骨质浸润伴骨质破坏，另外，肿瘤可能穿透颅骨浸润头皮。

MR 表现 肿瘤边缘通常不清，肿瘤与邻近皮层之间无边界，脑脊液血管"裂缝"经常缺失或部分消失。瘤周水肿和囊肿形成是常见但并非特异性的影像学表现（图 22-17），增强扫描通常明显不均匀强化（图 22-17B）。

除了脊索样型脑膜瘤组织学亚型（升高）外，与典型脑膜瘤相比，ADC 在非典型和恶性脑膜瘤中显著降低。灌注 MR 可能显示相对脑血容量升高（图 22-18）。MRS 通常显示丙氨酸升高。

鉴别诊断

由于仅根据影像学表现难以确定脑膜瘤的肿瘤分级，非典型脑膜瘤主要与 WHO 1 级脑膜瘤鉴别诊断。硬脑膜转移和恶性脑膜瘤也可能与非典型脑膜瘤难以区分。肉瘤也可能难以与具有生物学侵袭性的脑膜瘤区分。

间变性脑膜瘤

术语

间变性脑膜瘤——也称为恶性脑膜瘤——表现出明显的恶性组织学特征和（或）核分裂象明显增高。

病因

与非典型脑膜瘤相比，染色体突变增加，有一些基因与脑膜瘤的恶性进展有关。在大多数间变性脑膜瘤中发现了肿瘤抑制基因 *CDKN2A*（ARF）和 *CDKN2B* 的纯合子缺失或突变。一种新的脑膜瘤相关肿瘤抑制基因 *NDRG2* 在间变性脑膜瘤和具有侵袭性临床行为的非典型脑膜瘤中表达下调。

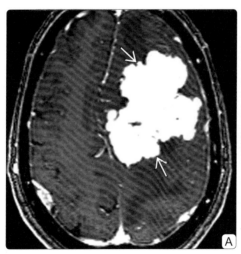
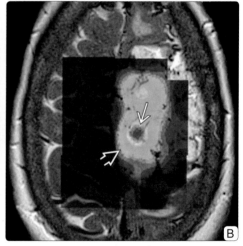

图 22-18A T₁W 增强 MR 显示分叶状、明显强化的肿块➡️。冠状位 T₁W 增强（未展示）显示肿块宽基底附着于硬脑膜上并表现出"硬脑膜尾"征

图 22-18B MRS 显示 Cho 显著升高➡️，NAA 降低。胆碱图显示病变中心➡️ Cho 水平最高。非典型脑膜瘤，透明细胞型，WHO 2 级（图片提供者：Courtesy M. Thurnher, MD.）

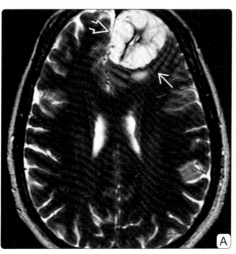
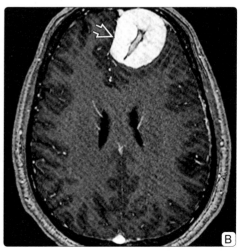

图 22-19A 男性，40 岁，头痛。T₂W MR 显示边缘清晰、呈明显高信号的轴外肿块➡️，注意肿块周围移位的皮层➡️

图 22-19B 边界清晰的肿块➡️明显强化，平均 ADC 值（未展示）升高。手术时未见脑实质浸润，但这是一个脊索样型脑膜瘤，属于 WHO 2 级（非典型）脑膜瘤

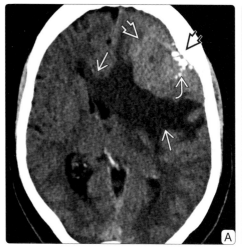
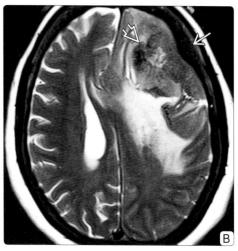

图 22-20A　平扫 CT 显示左额叶高密度肿块 ⟹，伴有明显的白质水肿 ➡，注意钙化 ➡ 和邻近的颅骨骨质增生 ⇨

图 22-20B　T₂W MR 显示肿块信号非常不均匀 ⇨，并可见颅骨骨质增生伴内侧增厚 ➡，肿瘤与大脑之间无明显裂隙

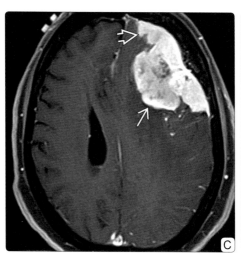
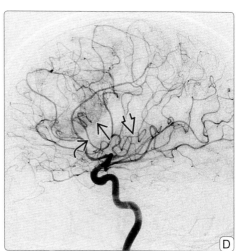

图 22-20C　T₁W 增强 MR 显示位于硬脑膜的明显强化的肿块 ⇨，类似"蘑菇"状突入大脑 ➡

图 22-20D　侧面观，左侧颈内动脉造影动脉期显示占位效应移位 ⇨、拉伸大脑中动脉分支 ➡，注意肿块周围微弱的血管"红晕" ➡

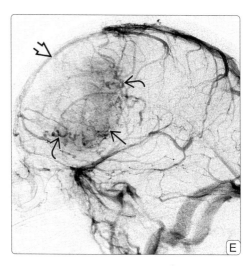
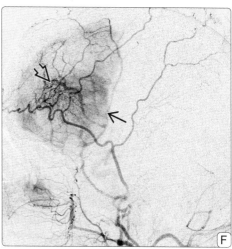

图 22-20E　左侧颈内动脉造影静脉期显示肿块周围有明显的血管"红晕" ➡、迂曲的引流静脉 ➡，肿块中心 ⇨ 没有对比剂填充

图 22-20F　同侧颈外动脉造影的侧视图显示扩张的中脑膜、硬脑膜血管分支营养肿块 ➡ 中心 ⇨。这是 WHO 2 级脑膜瘤

病理

大多数间变性脑膜瘤浸润大脑并表现出明显恶性肿瘤的组织学特征（图 22-21），包括细胞异型性增加和核分裂象增高（>20 个 /10HPF）。恶性脑膜瘤亚型包括乳头样型和横纹肌样型脑膜瘤以及具有高增殖指数的任何组织学亚型的脑膜瘤。

间变性脑膜瘤在组织学上符合 WHO 3 级。

临床问题

通常，恶性脑膜瘤很少见，仅占所有脑膜瘤的 1%~3%，并且预后很差。肿瘤切除后的复发率为 50%~95%，随切除范围而异，生存期为 2~5 年。

影像学表现

一般特征　大多数（而非所有）间变性脑膜瘤都表现为颅外肿块、骨质破坏和"蘑菇样生长"的颅内肿块的影像学三联征（图 22-21，图 22-22），钙化很少见，增强扫描通常呈明显不均匀强化。

鉴别诊断

非典型脑膜瘤与恶性脑膜瘤仅凭影像学检查无法区分，因为两者均可发生脑实质浸润。间变性脑膜瘤的另一个主要鉴别诊断是硬脑膜——蛛网膜转移，一些罕见的肿瘤［如孤立性纤维瘤（血管外皮细胞瘤）］和肉瘤（如脑膜纤维肉瘤）与间变性脑膜瘤影像表现均相似。

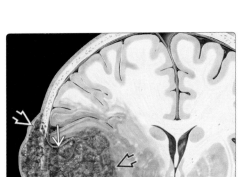
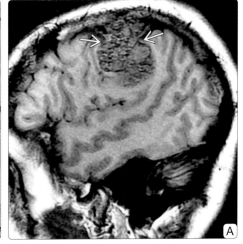

图 22-21　示意图显示恶性脑膜瘤侵犯脑➾，脑脊液血管"裂缝"消失，肿瘤穿透硬脑膜，侵犯颅骨，并伴有明显的颅外肿块➡️，注意"蘑菇状"结构➡️，这可能提示更具侵袭性的脑膜瘤

图 22-22A　男性，50 岁，左侧肢体无力。矢状位 T₁W MR 显示混杂等 / 低信号轴外肿块呈"蘑菇状"➡️突入脑内

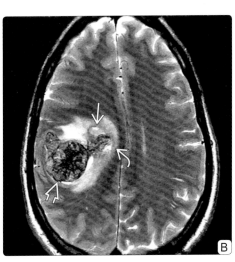
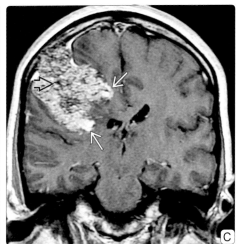

图 22-22B　轴位 T₂W MR 图像显示病灶➡️呈明显混杂信号，"蘑菇状"的局灶性脑浸润➡️和邻近脑实质水肿➡️

图 22-22C　冠状位 T₁W 增强 MR 显示明显强化的肿块包绕许多"流空血管"➾并侵入邻近的脑实质➡️。这是乳头样型脑膜瘤 WHO 3 级

间叶性非脑膜上皮性肿瘤

间叶性非脑膜上皮性肿瘤很少累及中枢神经系统，出现在中枢神经系统时，通常表现为轴外病变，与身体其他部位发生的软组织或骨肿瘤相对应，每种类型都有良性和恶性亚型，范围可以从良性（WHO 1 级）到高度恶性（WHO 4 级）的肉瘤性肿瘤。

良性间叶性肿瘤（BMTs）

除血管瘤和脂肪瘤外，颅内间叶性非脑膜上皮性肿瘤都很罕见。良性间叶性肿瘤占所有颅内肿瘤 <1%。总体而言，软骨瘤 / 内生软骨瘤是颅底最常见的良性骨软骨肿瘤（图 22-23），骨瘤是颅骨中最常见的良性骨肿瘤。

孤立性纤维瘤（solitary fibrous tumors，SFTs）可以发生在任何部位，但通常以硬脑膜为基础，其和血管外皮细胞瘤现在被认为构成了一个连续的病理谱系，将单独讨论。

骨瘤是一种起源于膜性骨的良性肿瘤。最常见的发生部位在头部、副鼻窦和颅骨。

大多数良性间叶性肿瘤以孤立性非综合征性病变发生。多个良性间叶性肿瘤通常以遗传性肿瘤综合征的一部分发生。多发性骨瘤以加德纳综合征（同时伴有皮肤肿瘤和结肠息肉）的一部分发生。多发性软骨瘤或"内生软骨瘤病"是 Ollier 病一部分。内生软骨瘤和软组织血管瘤均可见于马富奇综合征。

影像学表现随肿瘤类型不同而异。大多数良性间叶性肿瘤表现为头皮、颅骨或硬脑膜的非侵袭性肿块，与身体其他部位发生的同类病变表现相似。

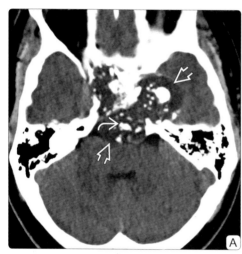
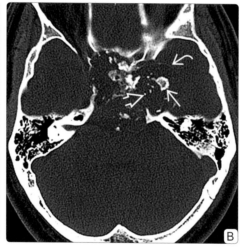

图 22-23A　男性，21 岁，视物模糊。平扫 CT 显示中颅凹底低密度肿块➡️伴有大量基质钙化➡️

图 22-23B　同一病例的 CT 骨窗显示肿块侵蚀中颅凹底和前床突，注意肿块内基质矿化➡️、弧状钙化➡️和发育不良的皮层骨➡️

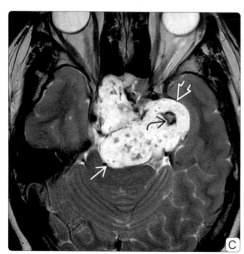
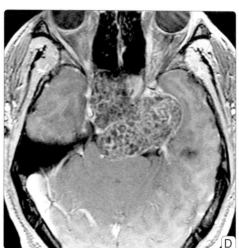

图 22-23C　同一病例的轴位 T₂W MR 显示明显高信号、边界清晰的分叶状肿块➡️，邻近脑桥受压、移位➡️。肿块内发育不良的皮层骨➡️显示很清楚

图 22-23D　T₁W 增强 MR 显示肿块内呈"泡状"强化。病理证实为内生软骨瘤并伴有软骨肉瘤形成

血管瘤

　　血管瘤是良性的间叶性非脑膜上皮性肿瘤，是常见的血管肿瘤，与正常血管非常相似，可发生于身体的任何器官中。

　　血管瘤与海绵状血管瘤完全不同，也不应与之混淆，后者是血管畸形而不是肿瘤。

　　颅内血管瘤发生在颅骨（图 22-24）、硬脑膜静脉窦和硬脑膜。当发生在颅骨时，板层骨的放射状骨针间分布着大小不同的血管通道（图 22-25）。静脉窦和硬脑膜的血管瘤不含骨，但在其他方面类似于颅骨血管瘤，由柔软、可压缩的肿块中的大血管通道组成。血管瘤是 WHO 1 级肿瘤，通常生长非常缓慢，并且不会发生恶变。

　　在平扫 CT 上颅骨血管瘤显示为边缘清晰的、向两侧膨胀生长的肿块。CT 骨窗显示颅骨两侧变薄但通常完好无损，病灶周围可能有薄的硬化边缘。血管瘤内存在较少、较厚的骨小梁引起的"辐轮"状或网状高密度，表现为"蜂窝"或"栅栏"样外观。

　　在 T_1W 上主要呈混杂低 - 等信号，病变内散在的高信号通常是由脂肪而非出血引起的。大多数血管瘤在 T_2W 上呈明显高信号（图 22-26）。增强扫描显示弥漫性明显强化，动态扫描显示病灶呈缓慢向心"填充"式强化（图 22-27）。

　　硬脑膜 / 静脉窦血管瘤的主要鉴别诊断是脑膜瘤。除微囊型脑膜瘤外，脑膜瘤不会出现在大多数血管瘤中出现的 T_2W 上明显的高信号。在快速序列动态增强 T_1W 上，血管瘤也表现出典型的从病变周围到病变中心的"填充"式强化。

颅骨和硬脑膜血管瘤

病理
- 良性血管形成性肿瘤
  - 毛细管型生长模式
- 颅骨 > 硬脑膜、硬脑膜静脉窦

临床表现
- 任何年龄，大多是小的 / 无症状的

影像学表现
- CT：放射状"轮辐状"骨针
- MR：T_2W"蜂窝状"高信号
  - 动态 T_1W 增强显示病灶"填充"式强化

鉴别诊断
- 颅骨：静脉通道、蛛网膜颗粒等
- 硬脑膜 / 静脉窦：脑膜瘤

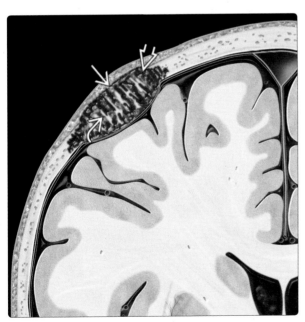

图 22-24　冠状位图显示典型的颅骨血管瘤➡️为板层骨骨针➡️中间散布着血管通道➡️

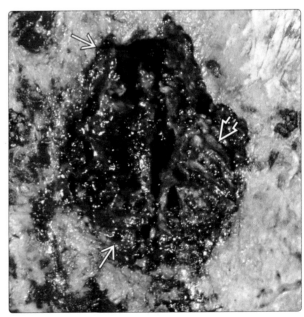

图 22-25　已切除的颅骨血管瘤的图片显示一个无包膜的伴有放射状骨针➡️及富血管的肿块➡️

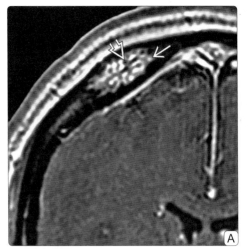
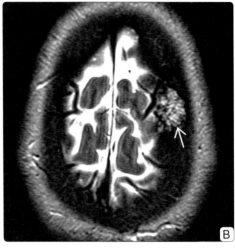

图 22-26A 冠状位 T₁W 增强 MR 显示典型的颅骨血管瘤➡️，颅骨向两侧轻微膨胀性扩张。血管通道明显增强，而病变内表示骨针"点"➡️则无强化

图 22-26B 另一个颅骨血管瘤的轴位 T₂W MR 显示肿块➡️大部分呈高信号，而代表放射状骨针的低信号"点"使病变呈现条纹状外观

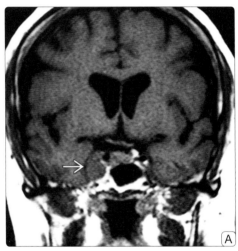
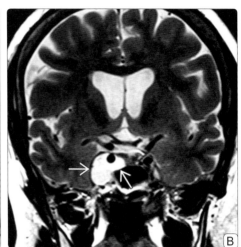

图 22-27A 女性，66 岁。冠状位 T₁W MR 显示右侧海绵窦➡️与灰质呈等信号的肿块，外院 MR 诊断为脑膜瘤

图 22-27B 同例冠状位 T₂W MR 显示肿块➡️呈明显均匀高信号

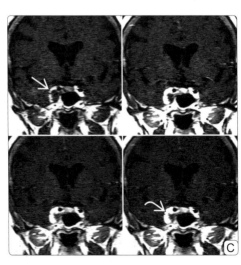
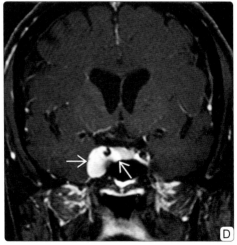

图 22-27C 动态对比增强的脂肪抑制 T₁W MR 显示肿块呈渐进的"填充"式强化，病变周围首先强化➡️，随时间延长病变向心（中心）强化➡️

图 22-27D 动态 T₁W 增强 MR 序列显示在对比剂注射 5 分钟后整个肿块➡️出现明显且均匀的强化，因此，这是海绵窦血管瘤，手术被取消

恶性间叶性肿瘤

恶性间叶性肿瘤是罕见的肿瘤，总体来说，其占颅内肿瘤的 0.5%~2.0%。大多数恶性间叶性肿瘤是肉瘤（许多组织学类型）和其他肿瘤，例如未分化多形性肉瘤 / 恶性纤维组织细胞瘤（malignant fibrous histiocytoma, MFH）。大多数是 WHO 4 级肿瘤。

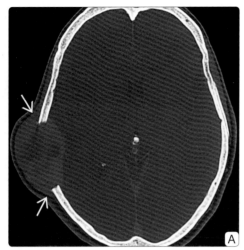

图 22-28A 女性，64 岁。CT 骨窗显示头部有破坏性的软组织肿块→，瘤内无钙化

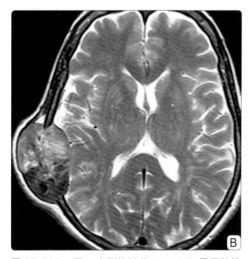

图 22-28B 同一病例的轴位 T₂W MR 显示肿块呈不均匀的等、低信号

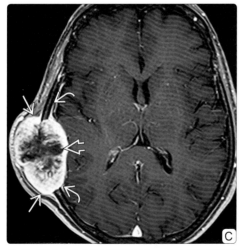

图 22-28C 肿块→明显强化，中央坏死区→不强化，可见"硬脑膜尾征"→。纤维肉瘤，WHO 4 级

大多数颅内恶性间叶性肿瘤发生于硬脑膜或颅底，有些发生在头皮或颅骨。软骨肉瘤通常起源于岩枕裂。

恶性间叶性肿瘤的影像学表现为高侵袭性的硬脑膜、颅底、颅骨或头皮病变，侵犯邻近结构（图 22-28）。

平扫 CT 显示为一个混杂密度的软组织肿块，邻近骨质破坏。软骨肉瘤可能有点状或典型的"环状和弧形"钙化。有时在骨肉瘤中可以观察到"日光放射状"的钙化。除尤文肉瘤外，一般无骨膜反应。

除高度侵袭性外，恶性间叶性肿瘤在 MR 上无典型影像学表现。纤维、软骨和骨样组织在 T₁W 和 T₂W 上通常呈低信号。FLAIR 有助于显示脑实质浸润。大多数恶性间叶性肿瘤增强呈明显不均匀强化，其内局灶性坏死很常见。

无特异性的影像学表现能够区分大多数恶性间叶性肿瘤与其他侵袭性肿瘤，如恶性脑膜瘤或转移瘤。肉瘤的亚型很难仅根据影像学表现来确定。例如，一个组织学上明确的脂肪肉瘤可能在影像学上几乎无特征性脂肪的存在。

孤立性纤维瘤 / 血管外皮细胞瘤

术语

孤立性纤维瘤（SFT）是一种细胞增多的间充质肿瘤。因孤立性纤维瘤和血管外皮细胞瘤（hemangiopericytomas, HPC）具有相同的分子遗传特征，2016 年版 WHO 中枢神经系统肿瘤组织学分类中使用了孤立性纤维瘤 / 血管外皮细胞瘤（SFT/HPC）的组合术语来描述此类病变，这类肿瘤恶性程度分为 3 级。

虽然相对罕见，但孤立性纤维瘤 / 血管外皮细胞瘤是最常见的原发性颅内间叶性非脑膜上皮性肿瘤。这些肿瘤具有较多细胞性成分、血管较丰富，以其侵袭性的临床行为、高复发率和全手术切除之后的远处转移而闻名。

病理

位置 大多数孤立性纤维瘤 / 血管外皮细胞瘤是以硬脑膜为基础，通常位于大脑镰或小脑幕，最常见的部位是枕骨区，肿瘤通常横跨横窦。脑实质内孤立性纤维瘤 / 血管外皮细胞瘤发生在大脑和脊髓中，通常无明显的硬脑膜附着。脑室是另一个常见的发病部位。

大小和数量 孤立性纤维瘤 / 血管外皮细胞瘤几乎都是孤立的病变。是一种相对较大的肿瘤，直径可达 10 cm，病变大于 4～5 cm 的并不少见。

大体病理特征 孤立性纤维瘤是实性、分叶状、边界相对清楚的肿瘤（图 22-29）。血管外皮细胞瘤含有丰富的血管间隙，瘤内出血和坏死是很常见的。

显微镜下特征 通过免疫组化可检测到 STAT6 的核表达，这能够明确孤立性纤维瘤 / 血管外皮细胞瘤的诊断。大多数具有孤立性纤维瘤表型的肿瘤为低级别病变，因此，核分裂象及间变性都是罕见的。

分期、分级和分类　2016 年版 WHO 中枢神经系统肿瘤组织学分类中将孤立性纤维瘤 / 血管外皮细胞瘤分为 3 个级别。Ⅰ 级对应于具有高度胶原性、低细胞性的梭形细胞病变，以前被诊断为孤立性纤维瘤。Ⅱ 级对应的是一种具有较多胞成分和"鹿角样"脉管系统的肿瘤，以前被诊断为血管外皮细胞瘤。Ⅲ 级孤立性纤维瘤 / 血管外皮细胞瘤与先前诊断的间变性血管外皮细胞瘤相对应，核分裂象≥ 5 个 /10 HPF，Ki-67 ≥ 10%。

临床问题

血管外皮细胞瘤是一种罕见肿瘤，占所有原发性颅内肿瘤的 1%，占所有脑膜肿瘤的 2%~4%，患者发病的平均年龄约为 43 岁。

治疗方式包括手术切除加放疗或放射外科手术，然而，即使是完全切除，也会有局部复发。大多数脑膜的血管外皮细胞瘤最终会向颅外转移到骨、肺和肝。Ⅱ 级和 Ⅲ 级的血管外皮细胞瘤之间的生存率无显著差异。

影像学表现

CT 表现　血管外皮细胞瘤是一种能够浸润和破坏骨的高密度轴外肿块，在头皮下向颅外延伸常见，一般无钙化和反应性骨质增生。增强扫描表现为典型的显著不均匀强化。

MR 表现　低级别颅内孤立性纤维瘤通常是基于硬脑膜的局限性肿块，类似于脑膜瘤，病变在 T_1W 上呈等信号，在 T_2W 上信号多变，通常呈高、低混杂信号，富含胶原纤维的区域可能呈极低信号（图 22-30A）。注射对比剂后呈明显强化（图 22-30B）。

大多数血管外皮细胞瘤在所有序列上都表现为混杂信号。T_1W 上（图 22-31A）主要呈等信号，在 T_2W 上（图 22-31）上呈等 – 高信号。病灶中通常可见"流空血管"影（图 22-31B）。

增强扫描呈明显不均匀强化，病灶中不强化的坏死区常见，通常无"硬脑膜尾"征。

血管造影表现　血管外皮细胞瘤可能侵入并闭塞硬脑膜窦，因此 CTV 或 MRV 是检验静脉窦是否通畅的有用且无创技术。

DSA 显示血管外皮细胞瘤为富含血管的肿块，其内有明显的血管分布，可见"早期引流"静脉和明显持续的肿瘤"染色"。血管外皮细胞瘤通常由硬脑膜和软脑膜血管供血。

鉴别诊断

低级别孤立性纤维瘤的主要鉴别诊断是典型（WHO 1 级）脑膜瘤。血管外皮细胞瘤的主要鉴别诊断是具有丰富血管的侵袭性脑膜瘤，特别是非典型或恶性脑膜瘤。血管外皮细胞瘤很少钙化或引起骨质增生，通常不存在"硬脑膜尾"征。

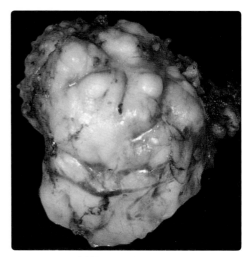

图 22-29　孤立性纤维瘤为坚硬的、边界清楚的肿块，表现与脑膜瘤相同（图片提供者：Courtesy E. Rushing, MD.）

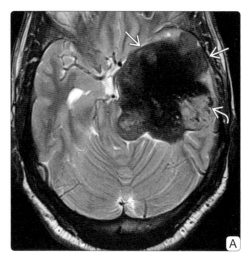

图 22-30A　T_2W MR 显示左侧颅中窝边界清楚的低信号肿块➡，注意肿块内明显的"流空血管"影➡

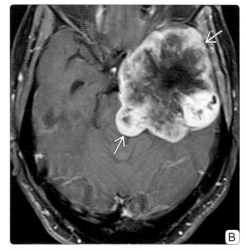

图 22-30B　T_1W 压脂增强 MR 显示肿块➡周边明显强化，中心坏死区无明显强化。孤立性纤维瘤，WHO 1 级

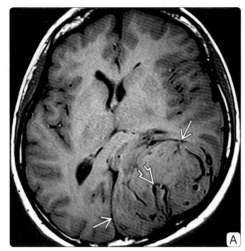

图 22-31A　女性，21 岁。T₁W MR 示左顶枕骨等信号肿块➡，注意肿块内明显的"流空血管"影➡

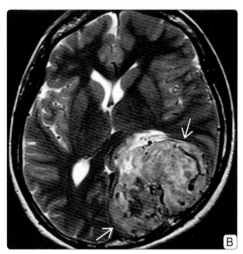

图 22-31B　同一病例的轴位 T₂W MR 显示大肿块推压周围的大脑皮层➡，提示起源于轴外

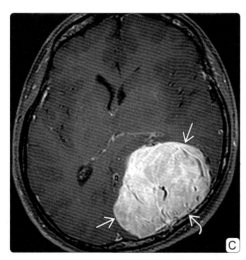

图 22-31C　T₁W 压脂增强 MR 示宽基底➡附着于硬脑膜的肿块➡呈明显不均匀强化。SFT/HPC，WHO 3 级

伴有颅骨侵犯的硬脑膜转移与血管外皮细胞瘤难以区分。与血管外皮细胞瘤表现类似的罕见肿瘤包括神经胶质肉瘤和恶性间叶性肿瘤。极少数情况下，颅内孤立性纤维瘤 / 血管外皮细胞瘤或恶性间叶性肿瘤可导致严重的低磷血症和代谢性骨病，而且无法用任何其他代谢或遗传性疾病解释。以上骨软化诱导肿瘤（osteomalacia-inducing tumors, OITs）可能会与侵袭性脑膜瘤相混淆。

孤立性纤维瘤 / 血管外皮细胞瘤

术语、病因

- 孤立性纤维瘤（SFT）/ 血管外皮细胞瘤（HPC）
  - 具有共同分子特征的肿瘤谱
  - *NAB2* 与 *STAT6* 融合→ *STAT6* 核表达（可通过免疫组化检测）

病理

- SFT/HPC WHO 1 级
  - 高胶原性、低细胞性的梭形细胞病变
  - 先前被诊断为 SFT
- SFT/HPC WHO 2 级
  - 较多胞成分和"鹿角样"脉管系统
  - 先前在中枢神经系统中被诊断为 HPC
- SFT/HPC WHO 3 级
  - 核分裂象≥ 5 个 /10HPF
  - 先前的间变性 HPC

临床表现

- 罕见（在原发性颅内肿瘤中占比 <1%）
  - 最常见的中枢神经系统间叶性非脑膜上皮性肿瘤
  - SFT/HPC WHO 2 级和 3 级可复发、转移

影像学表现

- T₂W 上 WHO 1 级 SFT/HPC 呈低信号
- WHO 2 级 SFT/HPC 类似于侵袭性脑膜瘤
  - 无钙化
  - T₁W 呈等至稍高信号
  - T₂W 呈等信号或不均匀高信号
  - 血供丰富，明显的"流空血管"影
  - 明显而不均匀的强化
  - "硬脑膜尾"征通常不存在

鉴别诊断

- WHO 1 级 SFT/HPC：脑膜瘤
- WHO 2、3 级 SFT/HPC
  - 非典型 / 恶性脑膜瘤
  - 硬脑膜转移瘤
  - 胶质肉瘤
  - 恶性间叶性肿瘤

其他相关肿瘤

血管母细胞瘤

术语

血管母细胞瘤（hemangioblastoma, HGBL）是良性的、生长缓慢的、相对惰性的血管肿瘤，可表现为散发或多发。

多发性血管母细胞瘤几乎总是与常染色体显性遗传癌症综合征希佩尔 - 林道综合征（von Hippel-Lindau disease, VHL）有关。一种罕见的非 VHL 形式的多发性血管母细胞瘤被称为软脑膜血管母细胞瘤病。

病因

VHL 突变（丢失或失活）存在于 20%～50% 的散发性血管母细胞瘤中，多个关键的血管生成通路（包括 VEGF/VEGFR2 和 Notch/DII4）在血管母细胞瘤中被大量激活，并协同促进肿瘤血管的形成。

病理

位置　血管母细胞瘤可发生在中枢神经系统的任何部位，但绝大多数（90%～95%）的颅内血管母细胞瘤位于颅后窝，小脑是最常见的部位（80%），其次是蚓部（15%），大约 5% 发生在脑干，通常位于延髓。血管母细胞瘤的结节位于表面，通常毗邻软脑膜表面（图 22-32）。

幕上肿瘤很少见，占所有血管母细胞瘤的 5%～10%。大多数聚集在视神经通路周围并且是伴发于 VHL 中。

大小和数量　肿瘤大小不一，特别是当伴有囊肿时。除非是综合征，否则血管母细胞瘤是孤立的病变。如果存在多个血管母细胞瘤，则根据定义，患者患有 VHL。多发性血管母细胞瘤、阳性家族史或存在其他 VHL 标记物（如内脏囊肿、视网膜血管瘤、肾细胞癌）的患者应及时进行基因筛查。

大体病理特征　常见的外观是紧靠软脑膜表面的红色、血管状结节（图 22-23），50%～60% 的病例存在大小不等的囊肿，囊壁一般光滑，囊液通常呈淡黄色。大约 40% 的血管母细胞瘤是实性肿瘤。

显微镜下特征　大多数血管母细胞瘤的囊肿壁是非肿瘤性的，由压缩的脑组织组成，血管母细胞瘤中的囊肿形成是肿瘤血管渗漏的结果，而不是肿瘤液化、坏死或活性分泌的结果。

血管母细胞瘤中的核分裂象很少或没有（MIB-1 增殖指数通常 <1），是 WHO 1 级肿瘤，无公认的非典型或间变性亚型。

临床问题

流行病学　血管母细胞瘤占原发性中枢神经系统肿瘤的 1.0%～2.5%，大约占成人所有原发性颅后窝肿瘤的 7%，是成人中第二常见的幕下实质性肿块（仅次于转移）。25%～40% 的血管母细胞瘤与 VHL 相关。

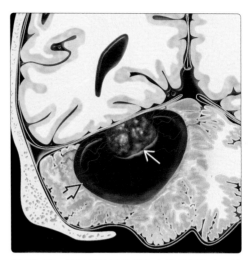

图 22-32　该图描绘了典型的血管母细胞瘤，其囊肿壁⇨由受压的小脑组织组成，血管瘤结节➡紧邻软脑膜表面

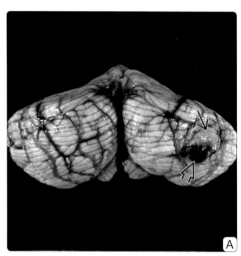

图 22-33A　尸检标本显示典型的血管母细胞瘤，紧贴软脑膜➡的浅表结节以及出血性囊肿⇨（图片提供者：Courtesy E. Ross, MD.）

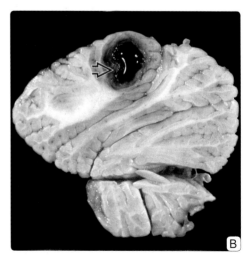

图 22-33B　同一病例的矢状切面显示出血性囊肿⇨，肿瘤结节未见（Courtesy E. Ross, MD.）

人口统计学特征　血管母细胞瘤通常发生在 30~65 岁的成人。儿童发病罕见。VHL 相关的血管母细胞瘤往往发病年龄较小，但在 15 岁以下的儿童中仍然相对罕见。

临床表现　囊性血管母细胞瘤患者的大多数症状是由囊肿而不是肿瘤结节引起的。头痛是大约 85% 的病例的主要症状。血管母细胞瘤能够产生促红细胞生成素，这可能导致约 5% 的患者出现继发性红细胞增多症。

自然病程和治疗原则　由于血管母细胞瘤表现出"间歇性"的生长模式，所以通常是稳定的，可以长时间无症状。尽管肿瘤/囊肿生长速率可用于预测症状的形成和未来治疗的需要，但单独的影像学表现并不能作为治疗的指征。

虽然血管母细胞瘤无内在的转移倾向，但也有零星的椎管内播散的报道。完全性切除是手术的首先方式，完全切除可以消除肿瘤复发，尽管在 VHL 的情况下可能会发生新的血管母细胞瘤。

血管母细胞瘤：病理和临床问题

病理
- 颅后窝（9%~5%）
  - 小脑是最常见的部位
- 囊肿 + 结节（60%），实性（40%）

临床问题
- 流行病学 / 人口统计学
  - 不常见（占原发性脑肿瘤的 1.0%~2.5%）
  - 占所有成人原发性颅后窝肿瘤的 7%
  - 高峰年龄：30~65 岁（VHL 更年轻）；小于 15 岁罕见
- 临床症状 / 自然病程
  - 可能导致脑积水
  - 失语、共济失调
  - 5% 有继发性红细胞增多症
  - 缓慢、"间歇性"生长
  - 罕见转移

图 22-34A　女性，70 岁，共济失调。轴位 T₁W MR 显示囊性 ⇨ 小脑肿块伴附壁结节 ➡

图 22-34B　同例轴位 T₂W 压脂 MR 显示囊液 ⇨ 呈高信号，而结节与邻近脑组织相比呈等信号 ➡

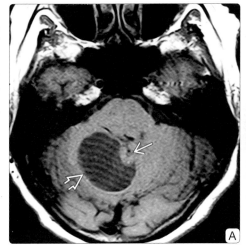
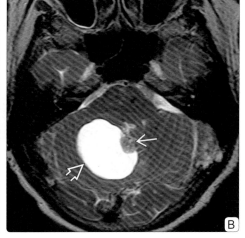

图 22-34C　FLAIR 像 MR 显示囊液 ⇨ 信号未被抑制，壁结节 ➡ 相对于对脑实质呈高信号

图 22-34D　T₁W 增强 MR 显示，附壁结节 ➡ 明显强化，而囊肿壁 ⇨ 无强化。这是典型的孤立性血管母细胞瘤，WHO 1 级

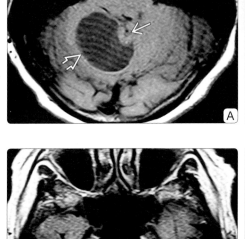
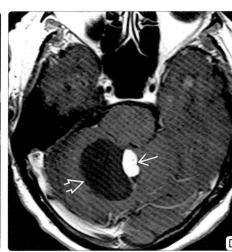

影像学表现

一般特征　血管母细胞瘤有四种基本影像学表现：① 无相关囊肿的实性血管母细胞瘤；② 伴有瘤内囊肿的血管母细胞瘤；③ 伴有瘤周囊肿的血管母细胞瘤（非肿瘤性囊肿伴实性肿瘤结节）以及 ④ 伴有瘤周和瘤内囊肿的血管母细胞瘤（非肿瘤性囊肿伴肿瘤结节内的囊肿）。非肿瘤性瘤周囊肿伴实性结节是最常见的影像学表现，见于 50%~65% 的病例，第二常见的表现是实性病灶，约发生于 40% 的病例中。

CT 表现　最常见的表现是边界清楚的等或稍高密度结节伴有低密度囊肿，一般无钙化和出血，增强后结节呈明显均匀强化。

MR 表现　在 T_1W 上可观察到具有明显"流空血管"影的等信号结节，如存在相关的瘤周囊肿，在 T_1W 上相对于脑实质通常呈低信号，但与脑脊液相比呈高信号（图 22-34）。

与脑实质相比，血管母细胞瘤的肿瘤结节在 T_2W 和 FLAIR 上呈中高信号，瘤内囊肿和明显的"流空血管"影很常见。在 T_2W 和 FLAIR 上囊液呈明显高信号（图 22-34）。

偶尔，血管母细胞瘤会伴随出血，如果存在这种情况，在 T_2^* 上血液成分表现为"晕染"。结节（而非囊肿本身）明显强化是典型的表现，囊壁强化提示肿瘤浸润的可能性，因为受压的非肿瘤性脑组织不会发生强化。

非囊性血管母细胞瘤通常是明显不均匀强化（图 22-35）。在 VHL 中可见多个血管母细胞瘤，从微小的点状到大的实体瘤不等（详见第 40 章）。

幕上血管母细胞瘤很少见，大多数发生在视神经或视交叉周围。血管母细胞瘤偶尔会表现为具有"囊肿 + 结节"的半球形肿块（图 22-37）。

血管造影　最常见的表现是一个明显血管性肿瘤结节表现为持续的血管"红晕"（图 22-36），常见"早期引流"静脉。若存在肿瘤相关的囊肿，血管可能会出现移位并"覆盖"在无血管肿块周围。

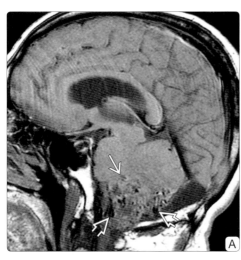

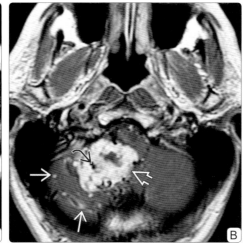

图 22-35A　男性，63 岁，眩晕。矢状位 T_1W MR 显示颅后窝肿块➘伴有许多明显的"流空血管"影➘

图 22-35B　轴向 T_1 增强 MR 显示肿块➡明显不均匀的强化。注意血管的"流空效应"➱和强化、扩张的引流静脉➡

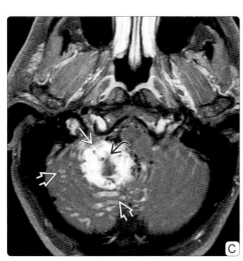

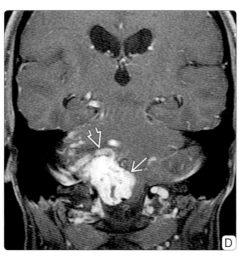

图 22-35C　同一病例其他轴位 T_1W 增强 MR 显示实性肿块➡呈明显强化，中央有坏死区➱。注意相邻小脑实质中有许多明显强化的蛇形血管影➡

图 22-35D　冠状位 T_1W 增强 MR 显示实性肿块➡和明显的引流静脉➡。这是血管母细胞瘤，WHO 1 级

血管母细胞瘤：影像学表现

一般特征
- "囊肿 + 结节"（60%）：结节紧贴软脑膜表面
- 实性（40%）

CT
- 低密度囊肿
- 明显强化的结节

MR
- 囊肿
  ○ 相对于脑脊液呈稍高信号
  ○ 通常是非肿瘤性的囊壁
- 结节
  ○ 相对于脑实质呈等信号
  ○ 常见"流空血管"影
  ○ 明显强化

鉴别诊断

血管母细胞瘤的鉴别诊断因年龄而异。在中年或老年人中，颅后窝轴内（实性）强化肿块统计学上最常见的是转移，而不是血管母细胞瘤，DWI 和 DSC-PWI 有助于表征和鉴别血管母细胞瘤与脑转移瘤。与转移瘤相比，血管母细胞瘤具有更高的最小 ADC 值和相对 ADC 比。

儿童或年轻人表现为"囊肿 + 结节"的小脑肿块很可能是毛细胞型星形细胞瘤，而不是血管母细胞瘤或转移瘤。有时，海绵状血管畸形表现类似伴有出血的血管母细胞瘤。

图 22-36A　小脑血管母细胞瘤患者的椎基底动脉造影侧视图的动脉早期，值得注意的是，血管性肿瘤的肿块 ⇨ 主要由小脑前动脉 ⇨ 和后下动脉 ⇨ 扩大的分支供血

图 22-36B　同一病例的动脉晚期表现出特征性的持续的肿瘤"红晕" ⇨，来自扩大的小脑后下动脉 ⇨ 和小脑前下动脉 ⇨ 的分支

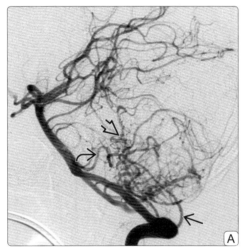
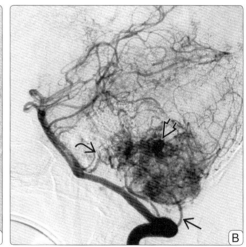

图 22-37A　女性，84 岁，VHL 家族史阳性，轴位 T₁W 增强 MR 显示左侧颞叶后内侧囊性病变 ⇨ 伴有强化结节 ⇨

图 22-37B　同一病例冠状位 T₁W 增强 MR 显示结节 ⇨ 明显均匀强化，⇨ 囊壁不强化，病变已经稳定存在 5 年，这可能是 VHL 患者的幕上血管母细胞瘤

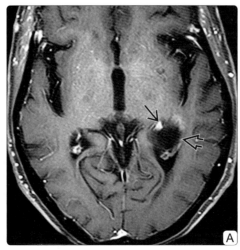
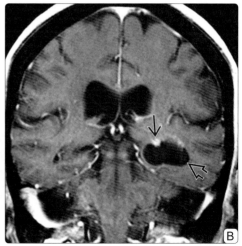

第 23 章

神经鞘瘤

2016 年的 WHO 分类对于颅内和椎旁神经的肿瘤分类的方式改动相对较少。4 种基本类型被保留，包括神经鞘瘤、神经纤维瘤、神经束膜瘤和恶性周围神经鞘瘤。

除前庭神经鞘瘤（vestibular schwannoma, VS）外，所有颅内神经鞘肿瘤都很少见。它们偶尔发生或作为肿瘤相关家族性肿瘤综合征的一部分，如神经纤维瘤病 1 型和 2 型。

绝大多数神经鞘肿瘤是良性的。颅内和颅底或颅底附近的两种主要肿瘤类型是神经鞘瘤和神经纤维瘤。这两方面都将在本章中讨论。

神经鞘瘤

概述

术语

神经鞘瘤是良性的、生长缓慢的有包膜的肿瘤，由分化良好的施万细胞组成。其他不太常见的术语又称为神经细胞瘤和神经鞘膜瘤。

病因

一般概念　神经鞘瘤起源于胚胎时期的神经嵴的施万细胞。神经鞘瘤可能出现在任何周围神经或动眼神经～舌下神经（CNs Ⅲ～Ⅻ）走行区。嗅神经和视神经不含施万细胞，所以神经鞘瘤不会来自 Ⅰ 和 Ⅱ 对脑神经。"嗅觉沟神经鞘瘤"很可能是来自嗅鞘细胞的肿瘤。

施万细胞也不是正常脑实质的组成部分，罕见的实质内神经鞘瘤被认为起源于神经嵴残余物表达异常施万细胞分化。

遗传学　*NF2* 基因的双等位基因失活（经典的"双打击机制"）可见于几乎所有散发性前庭神经鞘瘤及 50%～70% 脑膜瘤。

病理

位置　神经鞘瘤起源于动眼神经～舌下神经（CNs Ⅲ～Ⅻ）的神经胶质和施万细胞连接处（图 23-1）。每对脑神经的脑组织到神经胶质覆盖止点的距离和施万细胞覆盖起始位置都不同。部分神经：例如动眼神经（CN Ⅲ）的连接处与脑组

图 23-1　嗅神经（CN Ⅰ），视神经（CN Ⅱ），动眼神经（CN Ⅲ），滑车神经（CN Ⅳ）在环池前方穿行，三叉神经（CN Ⅴ）及其眼支（CN V1）、上颌支（CN V2）和下颌支（CN V3）显示。展神经（CN Ⅵ）和舌下神经（CN Ⅻ）未显示。面神经（CN Ⅶ）和前庭蜗神经（CN Ⅷ）桥小脑角池段显示。舌咽神经（CN Ⅸ）迷走神经（CN Ⅹ）脊髓副神经（CN Ⅺ）向颈静脉孔走行（图片提供者：Courtesy M.Nielsen, MS.）

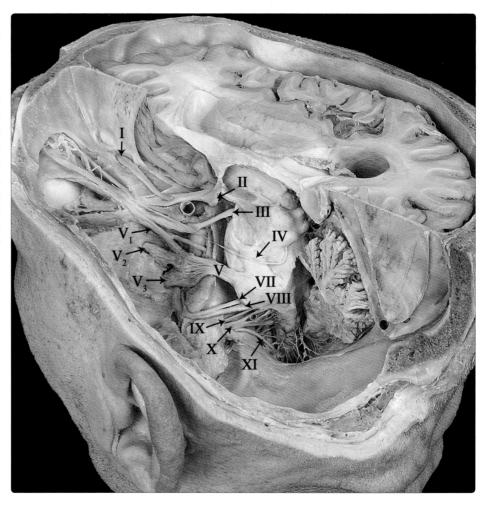

织邻近，起源于此处的神经鞘瘤位置则邻近其起源的神经穿出处的脑组织。在某些神经：如前庭蜗神经（CN Ⅷ），其连接处的位置距离神经穿出或进入脑干的距离较远。

与单纯的运动脑神经相比，神经鞘瘤更容易发生于感觉神经。前庭蜗神经是最常见的颅内神经鞘瘤发生部位（90%），第二常见的部位是三叉神经（CN Ⅴ）（2%~4%）。除前庭蜗神经（CN Ⅷ）和三叉神经（CN Ⅴ）外的脑神经神经鞘瘤（如颈静脉孔或舌下瘤）非常罕见，仅占1%~2%。

大小和数量　大多数颅内神经鞘瘤体积较小，特别是那些起源于运动神经的。有些则不是，尤其是三叉神经的神经鞘瘤，可以体积很大，并可跨越颅内和颅外生长。

大多数神经鞘瘤是"散发性的"或"孤立的"。当一个患者表现为多发性神经鞘瘤则提示其可能存在肿瘤易感综合征（见第39章）。

大体病理特征　神经鞘瘤呈偏心性起自于其母神经，表现为光滑或结节状的包膜完整的肿块（图

23-2，图 23-3），囊变常见，有微出血，但肉眼可见的出血很少。

颅内神经鞘瘤：病理

位置
- 前庭（CNV Ⅲ）最常见（90%~95%）
  ○ 其他位置（1%~5%）
- 三叉神经（CN Ⅴ）第二常见
- 颈静脉孔（CNs Ⅸ、Ⅹ、Ⅺ）第三常见
- 单发远多于多发［神经纤维瘤病2型（neurofibromatosis type 2, NF2）、神经鞘瘤病］

病理
- 起源于神经胶质–施万细胞连接处
  ○ 不同脑神经的连接处与脑组织的距离不同
- 良性、有包膜的神经鞘肿瘤
- 分化良好的肿瘤性施万细胞
- 双相组织型，由两部分组织
  ○ 紧凑、高度有序的细胞结构（"AntoniA"）
  ○ 细胞较少、黏液样基质（"AntoniB"）

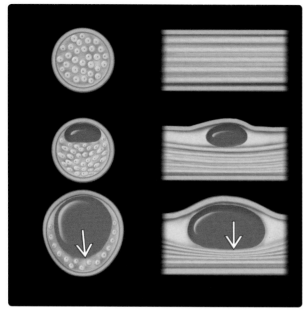

图 23-2 轴面（左图）和矢状位（右图）图像显示在单束神经鞘内的神经鞘瘤。肿瘤推压了周围的其他神经纤维➡

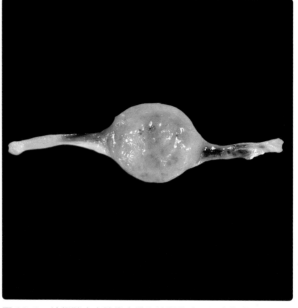

图 23-3 神经鞘瘤由神经束膜和神经外胶原蛋白包裹，并偏离起源神经生长（图片提供者：DP: Neuropathology, 2e.）

显微镜下特征 传统的神经鞘瘤是一种典型的双相型结构。"AntoniA"结构由细长的梭形细胞束组成。细胞较少、纹理松散、更随意地排列被称为"AntoniB"结构（图 23-4）。神经鞘瘤为 WHO 1 级肿瘤。

临床问题

颅内神经鞘瘤相对少见，约占所有原发肿瘤的 7%。所有年龄段都可发生，但发病高峰在 40~60 岁。神经鞘瘤也发生于儿童，但并不常见，一般与神经纤维瘤病 2 型（NF2）相关。临床症状与病灶位置相关。

神经鞘瘤是一种生长非常缓慢的良性肿瘤，神经纤维瘤病 2 型年轻患者的双侧前庭神经鞘瘤(VSs)除外，这些肿瘤具有较高的 MIB-1 指数。

影像

一般特征 神经影像学表现反映了它们的缓慢生长和良性的生物学行为。典型的表现为边界清楚的轴外肿块，起源于脑神经内或附近，对邻近结构呈推压但不侵犯（图 23-5）。

CT 表现 大多数神经鞘瘤在平扫 CT 上表现为低到中等密度，在 CT 骨窗上显示骨孔的平滑扩张 / 重塑，囊变常见，肿瘤内肉眼可见的出血少见，钙化罕见。典型表现为增强后呈明显或中度不均匀的强化。

MR 表现 神经鞘瘤通常在 T_1W 上相对皮层呈等信号，在 T_2W 和 FLAIR 上呈不均匀高信号（图 23-7A）。虽然肉眼可见的肿瘤内出血很罕见，但 T_2^*（GRE，SWI）扫描经常显示"晕染状"的微出血灶。

运动神经的神经鞘瘤可继发性肌肉水肿或去神经支配引起的萎缩和脂肪浸润。迷走神经的神经鞘瘤可引起声带麻痹。

几乎所有的神经鞘瘤都会明显强化。大约 15% 的神经鞘瘤有不强化的瘤内囊变。非肿瘤性瘤周囊肿发生在 5%~10% 的病例中，特别是较大的病变（图 23-10）。

鉴别诊断

孤立性增粗强化脑神经的鉴别诊断包括神经鞘瘤、多发性硬化症、病毒性和病毒性感染后神经炎、莱姆病、结节病、缺血和恶性肿瘤（转移瘤、淋巴瘤和白血病）。

多发性脑神经强化最常见的原因是转移。神经纤维瘤病 2 型（NF2）、神经炎（特别是莱姆病）、淋巴瘤和白血病的发病率明显低于转移。其他罕见但重要的原因包括多发性硬化症和慢性炎症性脱髓鞘性多发性神经病变，其通常影响脊神经，但偶尔也可能累及脑神经。

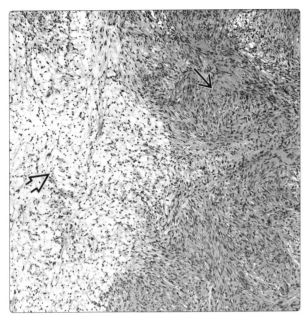

图 23-4 细胞密集排列的"AntoniA" ⇨ 和松散的 "AntoniB" ⇨ 结构的并存是传统神经鞘瘤的典型特征（图片提供者：DP: Neuropathology, 2e. ）

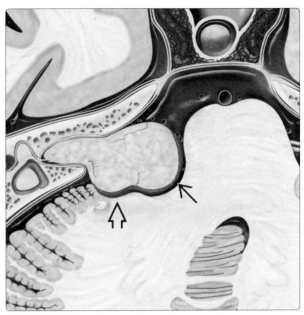

图 23-5 大前庭神经鞘瘤的示意图显示了典型的"冰淇淋锥"形态。注意小脑中脚⇨和小脑半球⇨之间明显的脑脊液血管间隙

前庭神经鞘瘤

术语

前庭神经鞘瘤（VS）是颅内第Ⅷ对脑神经鞘瘤的名称，也常被称为听神经鞘瘤或听神经瘤。

病因

前庭神经鞘瘤起源于第Ⅷ对脑神经前庭段的神经胶质 – 施万细胞连接处，位于耳门附近的内耳道内，神经鞘瘤很少起源于听神经的耳蜗部分。大多数散发性前庭神经鞘瘤均有神经纤维瘤病 2 型基因的失活突变。

病理

前庭神经鞘瘤可发生在神经走行区的任何位置。体积小的前庭神经鞘瘤常完全位于内听道内，大病灶常通过耳门突入桥小脑角池。

小前庭神经鞘瘤常为直径 2~10 mm 的圆形或椭圆形病灶，延伸进桥小脑角池的前庭神经鞘瘤体积可很大，直径可达 5 cm。双侧前庭神经鞘瘤是 NF2 的特异性表现。

临床问题

前庭神经鞘瘤是颅内最常见的神经鞘瘤，也是桥小脑角池最常见的肿瘤，占桥小脑角池肿瘤的 85%~90%。

高发年龄段为 40~60 岁。成人最常见的临床表现为进行性的单侧感音神经性听觉丧失

（sensorineural hearing loss, SNHL）。小前庭神经鞘瘤首发症状为耳鸣症状，较大病灶常表现为三叉神经和（或）面神经症状。

前庭神经鞘瘤的生长速度不同。平均一年增大 1~2 mm。大约 60% 的病灶生长缓慢（每年增大 <1 mm），10% 的患者病灶生长快速（每年增大 >3 mm）。

影像

一般特征 前庭神经鞘瘤的典型影像表现为明显强化的肿块，形状类似"冰淇淋锥"（图 23-6）。很多前庭神经鞘瘤起源于内听道，内听道内的肿瘤部分代表冰淇淋的"锥"，如果其穿过耳门，它通常会在桥小脑角区扩张，形成锥上的"冰淇淋"。

精准确定前庭神经鞘瘤的大小和范围是成像最重要的目标之一。部分前庭神经鞘瘤表现为完全局限于内听道内生长缓慢的小病变（图 23-8，图 23-9）。很多内听道的前庭神经鞘瘤有一个独特的脑脊液"帽"，位于病变和耳蜗轴之间（图 23-9）。其他的向外侧生长，延伸到内听道基底部，最终可能通过耳蜗孔进入耳蜗轴。

CT 表现 CT 通常为阴性，除非病灶大到引起内听道或桥小脑角区脑池段扩张。

MR 表现 前庭神经鞘瘤通常在 T_1W 上相对脑组织呈等 / 低信号（图 23-7B）。在 CISS 序列内听道内的前庭神经鞘瘤表现为明亮的脑脊液内低信号

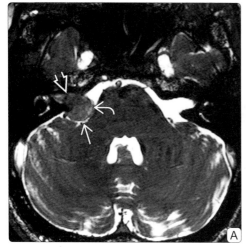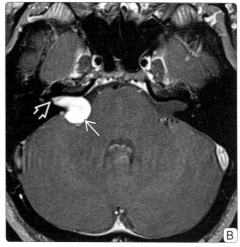

图 23-6A 薄层 CISS 序列显示典型的前庭神经鞘瘤，表现为位于"锥"→上的"冰淇淋"→和纤细的脑脊液－血管间隙→，肿瘤轻微推压邻近脑桥和小脑中脚

图 23-6B MR 的 T₁ 压脂增强序列显示明显、均匀强化病灶→，肿瘤延伸至内听道基底部→

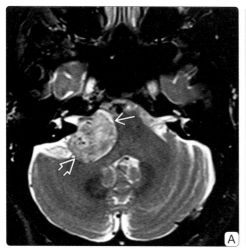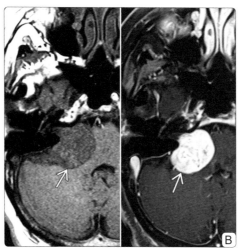

图 23-7A MR 轴位 T₂ 压脂序列显示典型的不均匀明显强化的大前庭神经鞘瘤→，肿瘤压迫脑桥及小脑脚，第四脑室受压变形。注意肿瘤和脑干之间的脑脊液间隙→

图 23-7B 同一病例的未增强的 T₁ 序列（左图）和增强后的 T₁ 压脂序列（右图）显示肿瘤→明显强化，信号不均匀。这是具有常规组织学特征的前庭神经鞘瘤

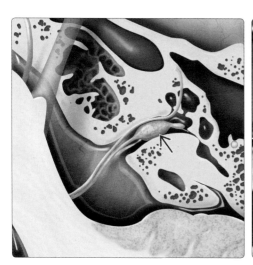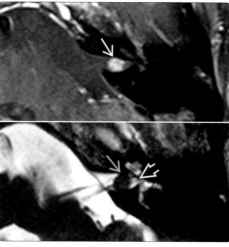

图 23-8 图示内听道内前庭神经鞘瘤，表现为神经的圆形或梭状增粗→

图 23-9 轴位 T₁ 增强 MR 显示内听道的小前庭神经鞘瘤→（上），同一患者的高分辨率轴位 T₂W MR（下）很好地显示内听道的前庭神经鞘瘤，为圆形等信号肿块。请注意内听道基底部脑脊液形成的"帽"→

的充盈缺损（图 23-6A）。较大的前庭神经鞘瘤在 T_2W 上呈等信号或不均匀高信号并可伴有囊肿（图 23-10）。T_2^* 序列常见微出血，但肉眼可见的出血很少见（占所有新诊断的前庭神经鞘瘤的 0.4%，但抗凝患者占 5%~6%）。

几乎所有的前庭神经鞘瘤在增强后均明显强化（图 23-6B）。神经鞘瘤相关的"硬脑膜尾"征可以发生，但与桥小脑角区的脑膜瘤相比较罕见。

鉴别诊断

最主要的鉴别诊断是桥小脑角区脑膜瘤。大多数脑膜瘤盖住内听道，但不向孔道内延伸。然而，内听道中的反应性"硬脑膜尾"可能导致很难区分前庭神经鞘瘤和脑膜瘤，除非出现其他沿着岩脊的"硬脑膜尾"。

局限于内听道的面神经鞘瘤可能很难与前庭神经鞘瘤鉴别。面神经鞘瘤很少见，通常可见迷路段"尾部"。转移瘤可以侵犯内听道的面神经和耳蜗神经，其通常为双侧病变且伴发其他病灶。

其他桥小脑角区病灶，如表皮样囊肿、蛛网膜囊肿和动脉瘤，通常很容易与前庭神经鞘瘤区分。前庭神经鞘瘤偶尔有明显的瘤内囊肿，但完全囊变且没有边缘强化的神经鞘瘤非常罕见。

三叉神经鞘瘤

尽管三叉神经鞘瘤是第二常见的颅内神经鞘瘤，但仍为罕见肿瘤。肿瘤可累及三叉神经的任意节段，包括颅外周围神经的分支。近 2/3 发生于的 Meckel 腔的肿瘤为神经鞘瘤。

影像

三叉神经鞘瘤起源于半月神经节和三叉神经根的连接处（图 23-11）。小的病变可局限于 Meckel 腔，病变在冠状位 T_2W 上表现很典型，即"Meckel 腔眨眼"征。因为通常每个 Meckel 腔至少 90% 都充满脑脊液，任何出现在 Meckel 腔中的软组织病灶，均与对侧正常地充满脑脊液的明亮信号形成鲜明对比（图 23-12）。

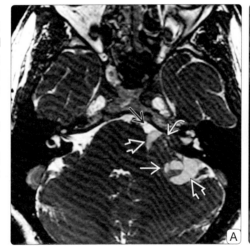
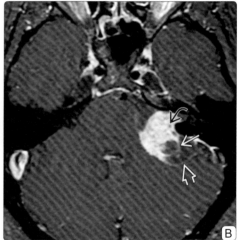

图 23-10A　31 岁，男性，头痛，左侧面部麻木，轴位 FIESTA MR 显示瘤内➡️和边缘囊肿伴液平提示出血➡️。瘤周囊肿➡️可见，表现为与正常桥小脑角池脑脊液不同的信号➡️

图 23-10B　T_1 增强压脂显示无强化的瘤内囊肿➡️，边缘环形强化➡️和瘤周囊肿➡️。该例为囊性前庭神经鞘瘤合并囊变内出血

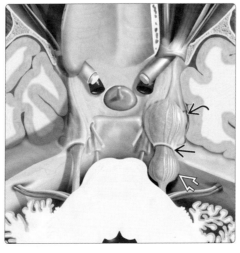
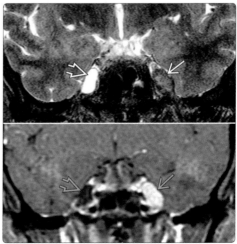

图 23-11　"哑铃"状三叉神经鞘瘤，显示脑池内肿瘤部分➡️在通过三叉神经孔时狭窄➡️当神经鞘瘤进入 Meckel 腔时，神经鞘瘤体积再次扩大➡️

图 23-12　冠状位 T_2W MR（上图）显示左侧三叉神经鞘瘤的"Meckel 腔眨眼"征。脑脊液填充的右侧 Meckel 腔➡️与左侧肿瘤填充的 Meckel 腔➡️形成对比。神经鞘瘤强化➡️而右侧➡️正常（下图）

双室肿瘤常见，起源于 Meckel 腔的神经鞘瘤可以延伸入颅后窝（穿过三叉神经孔），这些肿瘤具有典型的"哑铃"结构（图 23-13）。累及所有这三个部位的肿瘤并不常见，被称为"三室"三叉神经鞘瘤（图 23-14）。

累及三叉神经下颌支的神经鞘瘤（CN V 3）可导致咀嚼肌的去神经支配萎缩。

鉴别诊断

双室或三室三叉神经鞘瘤的外观较独特。Meckel 腔神经鞘瘤的主要鉴别诊断是脑膜瘤和转移瘤。

颈静脉孔区神经鞘瘤

虽然神经鞘瘤占所有颈静脉孔区（JF）肿瘤的40%，但颈静脉孔区神经鞘瘤仅占所有颅内神经鞘瘤的 2%~4%。

舌咽神经鞘瘤是最常见的颈静脉孔区神经鞘瘤，但仍然较罕见。绝大多数患者表现为继发于压迫和移位导致的前庭耳蜗症状，而非舌咽神经（CN Ⅸ）的神经症状。舌咽神经鞘瘤可发生在舌咽神经走行的任何位置，但大多数有症状的病例发生在颅内 / 骨内。

大多数迷走神经鞘瘤为"哑铃"型病变，从基底池经颈静脉孔区延伸至较高、深部的颈动脉间隙（图 23-15，图 23-16）。

颈静脉孔区神经鞘瘤的主要鉴别诊断包括脑膜瘤、颈静脉球瘤和转移瘤。只有颈静脉孔区神经鞘瘤能引起颈静脉窝平滑扩大和重塑。

面神经鞘瘤

虽然面神经鞘瘤（facial nerve schwannomas, FNSs）是少见肿瘤，可发生于面神经走行的任何位置，从桥小脑角区的起始部位到腮腺间隙的颅外分支都可发生（图 23-17，图 23-18）。

桥小脑角区 – 内听道的面神经鞘瘤如果没有延伸到面神经管迷路段，在影像学上则与前庭神经鞘瘤难以区分。穿过迷路段的病变外观常呈"哑铃"状。

几乎 90% 的面神经鞘瘤累及一个以上的面神经节段（图 23-19）。膝状窝是最常见的累及部位，占所有面神经鞘瘤的 80%（图 23-20）。迷路段和鼓室段受累分别占 1/2 以上。鼓室段面神经鞘瘤常表现为进入中耳腔内的带蒂肿块，中耳腔失去其原有的管状结构。

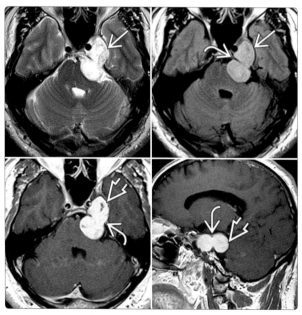

图 23-13　大的"哑铃"状三叉神经鞘瘤。T$_2$W 和 FLAIR ➡ 序列呈高信号，T$_1$ 增强序列 ➡ 呈明显强化。可见肿瘤经过三叉神经孔的硬膜环明显受压缩窄 ➡

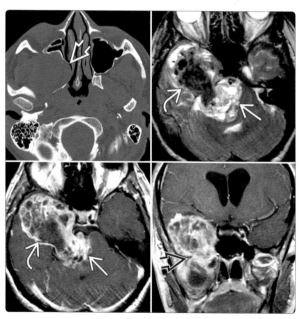

图 23-14　三叉神经上颌支（V2）和下颌支（V3）巨大的"三室"神经鞘瘤伴囊变和出血，翼腭窝扩大 ➡，从颅后窝 ➡ 延伸到颅中窝 ➡，通过卵圆孔进入咀嚼肌间隙 ➡

图 23-15 冠状位显示迷走神经鞘瘤，肿瘤扩大颈静脉孔、骨边缘重塑➡️。"鹰"的"喙"被侵蚀

图 23-16A 平扫 CT 显示右侧颈静脉孔骨重塑。颈静脉棘➡️被侵蚀，但邻近骨皮层➡️完整（与图 23-6 对比）

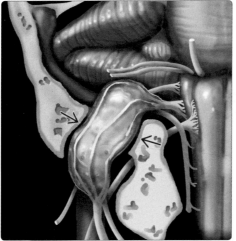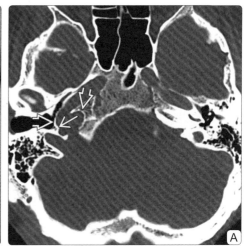

图 23-16B 轴位 T₁增强压脂序列显示颈静脉孔内强化肿块➡️

图 23-16C 冠状位 T₁增强压脂序列显示肿块明显强化➡️。与正常强化的左颈静脉球和静脉形成对比➡️。手术证实该颈静脉孔区神经鞘瘤起源于迷走神经（CN X）

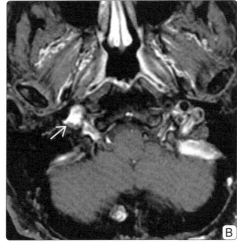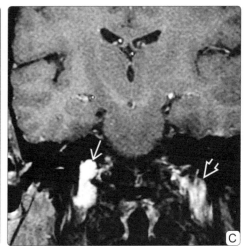

图 23-17 轴位图显示视神经 CN VII 上的较小管状面神经鞘瘤，累及迷路段➡️、膝状神经节➡️和前鼓室段➡️

图 23-18 图示较大的面神经鞘瘤，可见肿瘤位于桥小脑角区段➡️和内听道段➡️。该表现类似前庭神经鞘瘤（"冰淇淋锥"外观），除了肿瘤的"尾部"➡️延伸至面神经迷路段

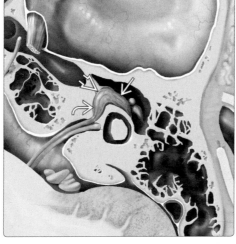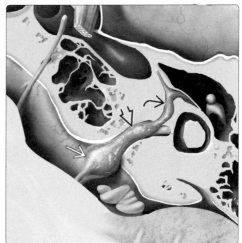

其他颅内神经鞘瘤

不到1%的颅内神经鞘瘤来自前庭蜗神经(Ⅷ)、三叉神经（Ⅴ）、面神经（Ⅶ）和舌咽神经（Ⅸ）/迷走神经（Ⅹ）以外的中枢神经。大多数表现类似于常见的神经鞘瘤。

嗅神经"神经鞘瘤"实际上起源于变异的神经胶质细胞，而不是施万细胞。这些肿瘤曾经被称为"嗅沟神经鞘瘤"或"额下神经鞘瘤"。这些肿瘤更准确地应被称为嗅鞘细胞（olfactory ensheathing cell, OEC）肿瘤。许多病灶体积较大（图23-21），引起额叶症状，如情绪不稳定和复杂的部分癫痫发作。

发生于视神经（颅内束）的肿瘤是星形细胞瘤，不是神经鞘瘤。眶内神经鞘瘤起源于滑车神经（Ⅳ）、三叉神经眼支（Ⅴ1）或展神经（Ⅵ）的外周支，或交感神经或副交感神经纤维（而非视神经）。

动眼神经鞘瘤是所有纯运动神经神经鞘瘤中最常见的（图23-22）。动眼神经鞘瘤最常见的发生部位是神经穿出中脑的脚间池（图23-23）。

滑车神经鞘瘤不常见（图23-24）。其会导致复视（孤立性单侧上斜肌麻痹）和代偿性头部倾斜，临床上可能被误诊为"斜颈"。大多数滑车神经（Ⅳ）神经鞘瘤很小，可随访观察或佩戴棱镜眼镜治疗。

舌下神经鞘瘤是"其他"神经鞘瘤中最罕见的，仅占所有非前庭神经鞘瘤的5%（图23-25）。90%以上表现为舌去神经性偏侧萎缩。大多数起源于颅内（图23-26），但也可以向颅外延伸形成"哑铃"状肿瘤，扩张并重塑舌下神经管（图23-27）。

脑实质内神经鞘瘤

由于脑实质通常不含施万细胞，与脑神经无关的所谓"异位"神经鞘瘤是非常罕见的（<1%的病例）。大多数脑实质内神经鞘瘤是单发、非综合征型。

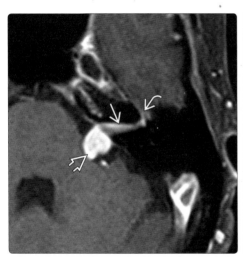
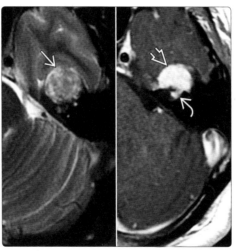

图 23-19　T₁增强压脂序列显示桥小脑角区内的面神经鞘瘤➡，延伸至内听道➡和膝状神经节➡

图 23-20　膝状窝面神经（CN Ⅶ）神经鞘瘤。T₂W（左图）显示球状不均匀高信号肿块➡沿着岩浅大神经向硬膜外延伸至颅中窝。迷路段➡、膝状神经节段➡（右图）明显强化（图片提供者：Courtesy P. Hildenbrand, MD.）

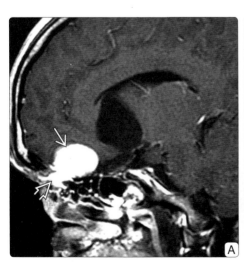
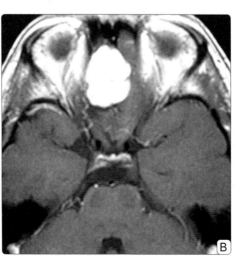

图 23-21A　矢状位 T₁增强序列显示明显强化的额叶下"哑铃"状肿块➡穿过被侵蚀的筛板延伸至鼻腔➡

图 23-21B　同例患者轴位 T₁增强序列显示以筛板为中心、边界清晰、明显强化的肿块。该例诊断为嗅神经的神经鞘瘤。大多数有相似影像学表现的病例可能是嗅鞘细胞瘤，而不是神经鞘瘤（图片提供者：Courtesy G. Parker, MD.）

图 23-22　冠状位尸检标本显示在偶然发现的左侧动眼神经鞘瘤➡️，与正常右侧动眼神经（CN Ⅲ）对比➡️，其位于上方的大脑后动脉➡️和下方的小脑上动脉➡️之间（图片提供者：Courtesy E. T. Hedley-Whyte, MD.）

图 23-23A　冠状位 T₁ 增强序列显示右侧动眼神经增粗、明显强化➡️

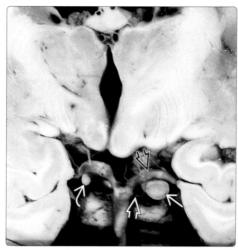
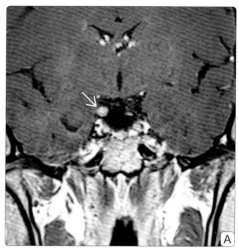

图 23-23B　同一患者的矢状位 T₁ 增强序列显示管状增粗的动眼神经➡️从中脑穿出延伸至海绵窦

图 23-23C　同一患者轴位 T₁ 增强序列显示右眼运动神经增粗并明显强化➡️，该病灶随访 3 年未见变化，考虑为神经鞘瘤

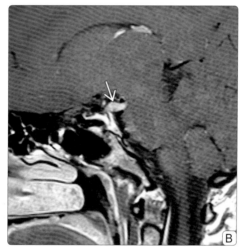
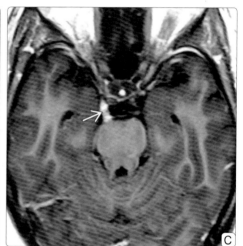

图 23-24A　轴位 T₁ 增强压脂序列显示左侧环池内小的强化肿瘤➡️

图 23-24B　同一患者冠状位 T₁ 增强压脂序列显示肿瘤➡️位于滑车神经（CN Ⅳ）走行区。该例可能是滑车神经鞘瘤

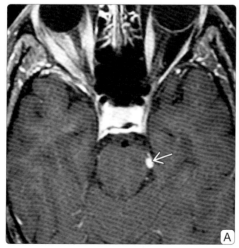
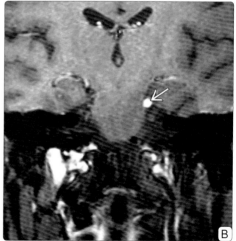

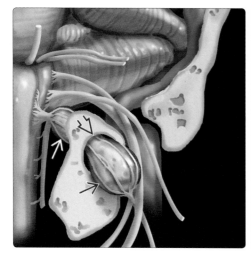
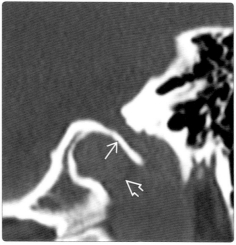

图 23-25　图示为舌下神经鞘瘤。舌下神经（CN XII）神经鞘瘤脑池段呈"哑铃"状➡️，骨性舌下神经管段体积相对缩窄⇨，颅外部分相对较大➡️

图 23-26　冠状位 CT 骨窗显示舌下神经鞘瘤伴舌下管扩大➡️，颈静脉结节变薄、重塑➡️（"鹰"的"头"和"喙"）

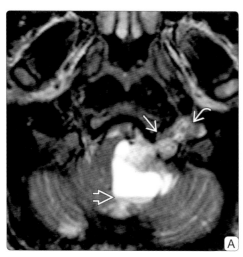
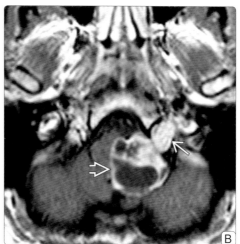

图 23-27A　轴位 T_2 压脂序列显示一名症状为左臂剧痛患者的颅后窝不均匀高信号肿块，肿块颅内部分有较大的部分囊变，内伴血 - 液平面➡️。图示肿瘤通过扩大的舌下神经管➡️延伸至较高、深部的颈动脉间隙➡️

图 23-27B　T_1W 增强序列显示部分囊性➡️、部分强化的实性肿块➡️。该例为"哑铃"型舌下神经鞘瘤

在影像学研究中，大多数脑实质内神经鞘瘤边界清晰。最常见的影像学表现为伴壁结节囊性病灶、周围强化。1/3 是实性肿块，均匀或不均匀明显强化，无瘤周水肿或中度瘤周水肿。

黑色素性神经鞘瘤

黑色素性神经鞘瘤（melanotic schwannoma, MS）是一种罕见的，由产生黑色素细胞组成的肿瘤，具有类似施万细胞的超微结构特征。脊柱旁和神经外部位（如皮肤、软组织、骨骼和内脏）是最常见的部位，发生在颅面和颅内罕见。

黑色素性神经鞘瘤发病高峰年龄比传统神经鞘瘤大约年轻 10 岁。黑色素性神经鞘瘤可以是散发的，也可以是综合征性的。大约 1/2 的沙粒体型黑色素性神经鞘瘤患者有 Carney 综合征。

由于黑色素导致 T_1 时间缩短，大多数黑色素性神经鞘瘤在 T_1W 呈高信号，T_2W 呈低信号。强化程度从轻度强化到显著强化不等。

黑色素性神经鞘瘤的主要影像学鉴别诊断是转移性黑色素瘤和出血性普通神经鞘瘤。

神经鞘瘤病

非综合征性神经鞘瘤几乎总是孤立性的病变。多发性神经鞘瘤发生在两种家族性肿瘤综合征，神经纤维瘤病 2 型（NF2）和神经鞘瘤病。双侧前庭神经鞘瘤是 NF2 的病理特征。多发性的、大多非前庭神经鞘瘤，缺乏其他 NF2 表现是神经鞘瘤病的特征。这两种症状均在第 39 章中讨论。

神经纤维瘤病

颅内神经纤维瘤（Intracranial neurofibromas, NFs）远不如神经鞘瘤常见。与神经鞘瘤不同，神经纤维瘤由施万细胞和成纤维细胞共同组成。神经纤维瘤可以累及头皮、颅骨、一些脑神经（尤其是三叉神经眼支 CN V 1），也可累及脑组织，但罕见。各个年龄段均可发生，男女无性别差异。

神经纤维瘤的外观与神经鞘瘤不同。神经鞘瘤是边界清楚的有包膜病变，偏心性起源于其母神经，神经鞘瘤通常将正常的母神经纤维推压向对侧。而神经纤维瘤通常表现为更弥漫性的神经增粗，其表现为出入受累神经的单个或多发纤维束。母神经的轴突穿过神经纤维瘤，并与肿瘤细胞混合，这与神经鞘瘤不同。

神经纤维瘤可以是孤立性的，也可多发。多发性神经纤维瘤和丛状神经纤维瘤仅发生在神经纤维瘤病 1 型（neurofibromatosis type 1, NF1）。

孤立性神经纤维瘤

头颈部孤立性神经纤维瘤很罕见，即便发生，也很少累及脑神经。孤立性神经纤维瘤可见于所有年龄的患者，通常是散发的（非综合征型），大多数不伴有神经纤维瘤病 1 型，表现为无痛头皮或皮肤肿块。

头皮孤立性神经纤维瘤影像学表现为边界清楚、局灶性增强的肿块，毗邻但不侵犯颅骨（图 23-28）。孤立性神经纤维瘤为 WHO 1 级肿瘤，不发生恶变。

丛状神经纤维瘤

术语和病因

丛状神经纤维瘤（plexiform Neurofibroma, PNFs）是浸润性的神经内和神经外肿瘤，几乎只发生在神经纤维瘤病 1 型患者（图 23-29）。丛状神经纤维瘤和神经纤维瘤累及的主要神经被认为是发生恶性周围神经鞘瘤（malignant peripheral nerve sheath tumors, MPNSTs）的潜在前体。

病理

颅内丛状神经纤维瘤通常累及中枢神经三叉神经（CN V）、舌咽神经（CN IX）或迷走神经（CN X）。最典型的位置是头皮（图 23-29）、眼眶、翼腭窝和腮腺。头皮和眼眶丛状神经纤维瘤最常累及三叉神经的眼支。腮腺丛状神经纤维瘤累及面神经的周围分支。

丛状神经纤维瘤的典型表现为多发性、弥漫性、浸润性病变，具有独特的"虫袋"状外观（图 23-30）。丛状神经纤维瘤表现为主要在神经束内生长模式（图 23-31），增粗的神经束迂曲环形蔓延，与胶原纤维和黏液样物质混合。丛状神经纤维瘤为 WHO 1 级肿瘤，但约 5% 会恶变为恶性周围神经鞘瘤。

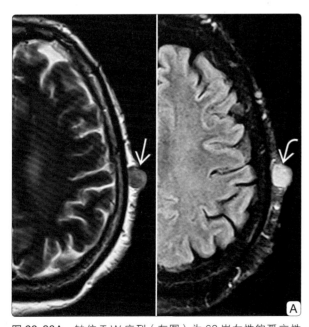

图 23-28A　轴位 T₂W 序列（左图）为 62 岁女性的孤立性头皮神经纤维瘤➡️，肿块边界清楚，从颅骨延伸至皮肤表面。FLAIR 上神经纤维瘤呈高信号➡️

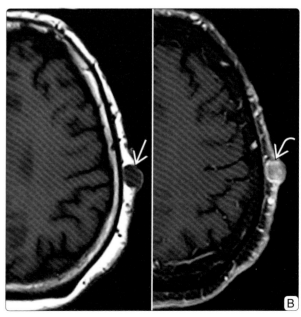

图 23-28B　轴位 T₁W 平扫序列（左图）与增强压脂序列（右图）对比，显示病变➡️明显强化，并在某种程度上呈现出"靶征"➡️

影像

丛状神经纤维瘤为边界不清的蠕虫样、弥漫性、浸润性生长的软组织，典型发生部位为头皮和眶周。平扫 CT 上相对肌肉一般为等密度，钙化和出血罕见，增强 CT 呈不均匀强化，CT 骨窗可显示眶上裂及翼腭窝扩张。

丛状神经纤维瘤在 T_1W 呈等信号，T_2W 呈高信号，常呈明显不均匀强化（图 23-32）。在一些 PNFs 中可以看到强化的肿瘤束内低信号的"靶征"，但不是特异性的。

鉴别诊断

丛状神经纤维瘤的主要鉴别诊断为恶性周围神经鞘瘤（MPNST）。如果先前稳定的丛状神经纤维瘤迅速增大或出现疼痛，应怀疑恶变为恶性周围神经鞘瘤。大多数恶性周围神经鞘瘤是侵袭性、浸润性病变。

神经鞘瘤是累及中枢神经的边界清楚的孤立性病变，尤其是前庭蜗神经（CN Ⅷ）。与丛状神经纤维瘤相反，头皮和眼眶的神经鞘瘤不常见。基底细胞癌和浸润性皮肤 / 头皮转移常累及邻近颅骨。

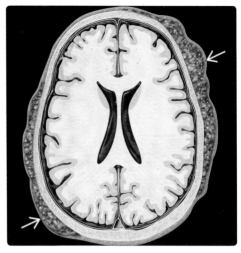

图 23-29　图示丛状神经纤维瘤弥漫浸润生长，并致头皮变形➡

神经纤维瘤

孤立性神经纤维瘤
- 大多数是散发的（非综合征）
- 所有年龄均可发病（儿童到成人）
- 结节状到息肉样
- 头皮，皮肤
- 很少累及脑神经

丛状神经纤维瘤
- 病理
  ○ 由施万细胞 + 成纤维细胞组成，黏液样物质
  ○ 梭状，浸润神经
  ○ 常为多室性肿块
  ○ 不受筋膜限制
- 临床问题
  ○ 通常诊断为神经纤维瘤病 1 型（NF1）
  ○ "散发性"丛状神经纤维瘤（PNF）可不伴神经纤维瘤病 1 型，但大多数有神经纤维瘤病 1 型基因改变
  ○ 丛状神经纤维瘤恶变的风险 = 5%
  ○ 肿块快速 / 疼痛性增大，考虑伴侵袭性可能，需考虑恶性周围神经鞘瘤（MPNST）可能！
- 影像
  ○ 多灶性头皮、眼眶病变最常见
  ○ "虫袋"样表现
  ○ 眶上裂可扩大，蔓延至海绵窦
  ○ 颅内受累罕见，除非恶变
- 鉴别诊断
  ○ 恶性周围神经鞘瘤（侵袭性）
  ○ 神经鞘瘤（多为单发；皮肤 / 头皮病变，丛状神经鞘瘤罕见）
  ○ 转移

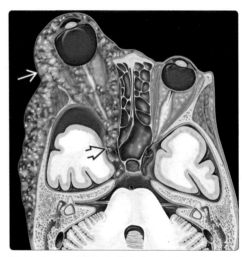

图 23-30　一例神经纤维瘤病 1 型（NF1）患者，右侧面部和眼眶的弥漫性丛状神经纤维瘤➡浸润海绵窦⇨

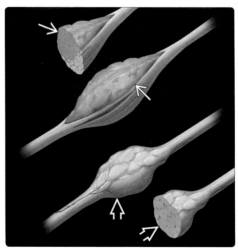

图 23-31　神经鞘瘤➡替代神经束，而神经纤维瘤➡浸润到神经束之间

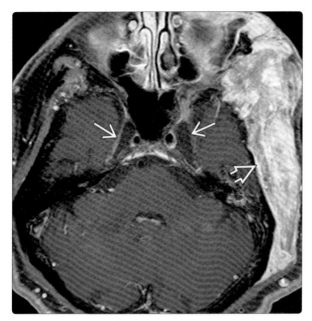

图 23-32　神经纤维瘤病 1 型患者的 T₁ 增强压脂序列显示头皮广泛浸润生长的丛状神经纤维瘤➡️，呈明显不均匀强化。注意扩大的 Meckel 腔➡️，在一些神经纤维瘤病 1 型患者中可见硬脑膜扩张

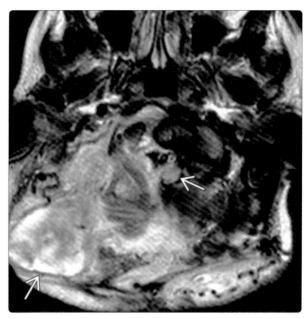

图 23-33　神经纤维瘤病 1 型患者的 T₁ 增强序列表现为明显但不均匀的肿块➡️，其大小、范围和颅底侵犯与先前的基线影像学检查明显不同。活检证实为恶性周围神经鞘瘤

恶性周围神经鞘瘤

恶性周围神经鞘瘤

恶性周围神经鞘瘤（MPNST）是起源于周围神经或表现为神经鞘分化的恶性肿瘤，约 2/3 的外周恶性周围神经鞘瘤与神经纤维瘤病 1 型相关的肿瘤恶变相关。神经纤维瘤病 1 型患者任何部位病变恶变为恶性周围神经鞘瘤的风险为 8%~13%。

恶性周围神经鞘瘤在周围神经或脊神经中比在脑神经中更常见，最常受累的脑神经是前庭神经、面神经和三叉神经。

2016 年 WHO 确认了恶性周围神经鞘瘤的两种组织学亚型：上皮样恶性周围神经鞘瘤和伴神经束膜分化的恶性周围神经鞘瘤。目前还没有临床验证和可重复的恶性周围神经鞘瘤（MPNSTs）分级系统，因此肿瘤通常分为低级别（15%）和高级别（85%）。

在单一基线成像中，无特异性表现可以将恶性周围神经鞘瘤与良性神经鞘瘤区分开来。只有一系列多次随访成像有助于显示肿瘤特性，区分恶性周围神经鞘瘤与良性神经鞘肿瘤。恶性周围神经鞘瘤的典型表现为侵袭性生长，侵犯脑组织和邻近骨（图 23-33）。

其他神经鞘瘤和相似疾病

颅内神经束膜瘤仅占所有神经鞘瘤的 1%。神经周围瘤累及脑神经非常罕见。神经纤维肉瘤更适合被称为恶性周围神经鞘瘤（外周或颅内）。

部分非肿瘤性浸润性疾病是良性的，很少累及脑神经，如慢性炎性脱髓鞘性多发性神经根神经病（chronic interstitial demyelinating polyneuropathy, CIDP）和进行性神经肌萎缩症（Charcot-Marie-Tooth disease）。累及脑神经时，可以看到单个或多个脑神经弥漫性增粗和强化。

第 24 章
淋巴瘤、造血和组织细胞肿瘤

本章侧重于造血系统肿瘤和肿瘤样病变。我们从越来越常见的肿瘤——淋巴瘤和相关疾病开始，然后将注意力简要地转移到组织细胞肿瘤上，例如朗格汉斯细胞组织细胞增生症。

影响颅骨和大脑的浆细胞骨髓瘤和孤立性浆细胞瘤通常继发于颅外疾病，但它们是成熟 B 细胞肿瘤的一种形式，因此被包含在本文中，而不是在第 27 章"转移瘤"。在本章的最后，我们简要地讨论了髓外造血——良性的、造血成分非肿瘤性增殖——这与恶性造血系统肿瘤几乎完全相同。

淋巴瘤和相关疾病

2016 年，WHO 将原发性中枢神经系统淋巴瘤分为弥漫性大 B 细胞淋巴瘤（diffuse large B-cell lymphoma, DLBCL）（超过 95% 的病变）、免疫缺陷相关性中枢神经系统淋巴瘤，血管内大 B 细胞淋巴瘤和一组多种亚型，包括 T 细胞淋巴瘤、NK/T 细胞淋巴瘤以及硬脑膜 MALT 淋巴瘤。

本章节开始关注弥漫性大 B 细胞淋巴瘤。然后将探讨免疫缺陷相关性中枢神经系统淋巴瘤谱系疾病（包括淋巴样肉芽肿和移植后淋巴细胞增生性疾病）。

接着将讨论血管内大 B 细胞淋巴瘤，这是一种罕见但越来越多被公认为老年患者认知能力下降的原因。然后简要讨论罕见的原发性中枢神经系统淋巴瘤，比如硬脑膜 MALT 淋巴瘤。最后，我们简要回顾中枢神经系统转移性淋巴瘤以结束此章节。

中枢神经系统弥漫性大 B 细胞淋巴瘤
术语
中枢神经系统弥漫性大 B 细胞淋巴瘤是一种仅发生在中枢神经系统的结外 B 细胞淋巴瘤。绝大多数原发性中枢神经系统淋巴瘤（primary CNS lymphoma, PCNSL）是弥漫性大 B 细胞淋巴瘤。为了便于讨论，在本文中，术语原发性中枢神经系统淋巴瘤和弥漫性大 B 细胞淋巴瘤可互换使用。

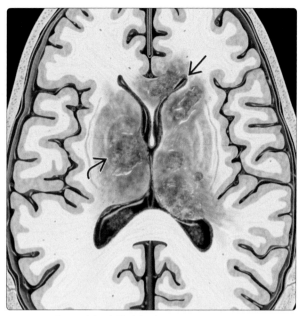

图 24-1　这是一例原发性中枢神经系统淋巴瘤。脑室周围病变➡包括基底节、丘脑、胼胝体以及室管膜下广泛扩散的病变➡

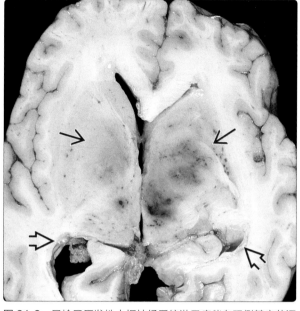

图 24-2　尸检示原发性中枢神经系统淋巴瘤伴有双侧基底节深部和丘脑肿块➡、室管膜扩散➡（图片提供者：Courtesy R. Hewlett, MD.）

2016 年 WHO 原发性中枢神经系统淋巴瘤分类

中枢神经系统弥漫性大 B 细胞淋巴瘤

中枢神经系统免疫缺陷相关性淋巴瘤

- 艾滋病相关性弥漫性大 B 细胞淋巴瘤
- EB 病毒阳性弥漫性大 B 细胞淋巴瘤，非特殊类型
- 淋巴瘤样肉芽肿病
- 移植后淋巴细胞增生性疾病

血管内大 B 细胞淋巴瘤

各种罕见中枢神经系统淋巴瘤

- 低级别 B 细胞淋巴瘤
- T 细胞和 NK/T 细胞淋巴瘤
- 间变性大细胞淋巴瘤

硬脑膜 MALT 淋巴瘤

病因

脑实质通常几乎不含淋巴细胞。因此，在免疫功能健全的患者中淋巴瘤是如何以及为什么作为原发性中枢神经系统肿瘤出现，目前尚不清楚。迄今为止，尚未确认原发性中枢神经系统淋巴瘤有遗传倾向性。

清楚的是，淋巴瘤细胞无论起源于脑内还是脑外，对中枢神经系统微环境及其脉管系统都表现出明显的、高度选择性的嗜神经性。血管内和血管周围肿瘤扩散是常见的。

病理

位置　弥漫性大 B 细胞淋巴瘤可影响神经系统

的任何部位。高达 75% 的原发性中枢神经系统淋巴瘤接触脑脊液表面，即脑室室管膜或软脑膜（图 24-1）。病变通常位于深部并好发于脑室周围白质，尤其是胼胝体（图 24-4）。基底节和丘脑是第二常见的位置（图 24-2）。

下丘脑、漏斗和垂体是比较少见的部位。原发性弥漫性大 B 细胞淋巴瘤也可能发生在软脑膜、颅骨穹窿和中颅凹底，尽管这些区域更常发生脑外原发肿瘤的转移扩散。

大体病理特征　弥漫性大 B 细胞淋巴瘤病灶大小不一，从微小的种植灶到巨大的肿块。2/3 为孤立性病变。

典型者为单个或多个半球肿块，其边界相对清晰，而不是弥漫性浸润性病变。大面积的明显坏死和瘤内大出血融合区在艾滋病相关性原发中枢神经系统淋巴瘤中更为常见（图 24-5）。

弥漫性大 B 细胞淋巴瘤很少弥漫性浸润大脑灰质和白质结构。所谓的"大脑淋巴瘤病"是一种类似于"大脑胶质瘤病"的解剖模式，而不是一种独特的疾病实体。

显微镜下特征　原发性中枢神经系统淋巴瘤是一种富细胞性肿瘤。MIB-1 很高，通常超过 50%（明显高于胶质母细胞瘤）。WHO 没有确定原发性中枢神经系统淋巴瘤的分级。

原发性中枢神经系统淋巴瘤：病因和病理

病因

- 中枢神经系统缺少淋巴管，正常情况下几乎没有淋巴细胞
- 在免疫功能健全的个体中，其确切来源尚不清楚

病理

- 在所有原发性中枢神经系统肿瘤中占 3%～6%
- 绝大多数（90%～95%）为弥漫性大 B 细胞淋巴瘤
  - 大的非典型细胞
  - CD20（+），CD45（+）
  - MIB-1 大于 50%
- 好发于大脑深部
  - 脑室周围白质、基底节
  - 血管周围淋巴团同样常见
- 孤立性（2/3），多发（1/3）
  - 可累及多区域
- 局灶性病变多于弥漫性浸润性病变（大脑淋巴瘤病）
- 在免疫功能健全的患者中，出血和坏死罕见
- 与 MS 或 ADEM 难以区分的"前哨"脱髓鞘病变可能发生在原发性中枢神经系统淋巴瘤之前！
- 糖皮层激素→↑细胞凋亡，可混淆原发性中枢神经系统淋巴瘤的诊断！

临床问题

尽管原发性中枢神经系统淋巴瘤仅占所有恶性中枢神经系统肿瘤的 3%，但由于人类免疫缺陷病毒（HIV）感染/艾滋病（AIDS）的流行和免疫抑制疗法的使用，全世界范围内的患病率正在上升。原发性中枢神经系统淋巴瘤通常发生于中老年人。发病高峰年龄（在免疫功能健全的患者中）为 60 岁。

大多数患者表现为局灶性神经功能受损、精神状态改变和神经精神系统紊乱。患者癫痫发作不如其他原发性脑肿瘤常见。

中枢神经系统弥漫性大 B 细胞淋巴瘤是一种侵袭性肿瘤，未经治疗的患者中位生存期仅为几个月。总的来说，60 岁以下的免疫功能健全的患者要比老年患者和获得性免疫缺陷综合征患者的情况稍好。

早期诊断对原发性中枢神经系统淋巴瘤的正确治疗至关重要。立体定向活检通常用于明确诊断和肿瘤组织学分型。治疗方案包括皮层类固醇、基于甲氨蝶呤大剂量综合化疗和放疗。

大约 70% 的患者最初对治疗有反应，但复发非常普遍。无进展生存期约为 1 年，总生存期约为 3 年。只有 20%～40% 的患者经历了长时间的无进展生存期。

影像

一般特征　增强头颅 MR 是评估疑似原发性中枢神经系

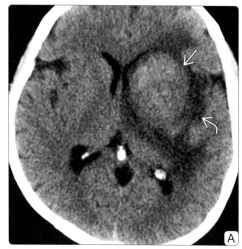

图 24-3A　63 岁女性伴右侧肢体无力，平扫 CT 示左侧基底节孤立性高密度肿块➡️，伴中度水肿➡️

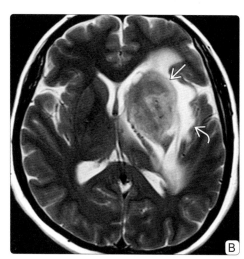

图 24-3B　T₂W MR 示肿块➡️相对于皮层呈混合性等、低信号。周围存在中度、高信号水肿➡️

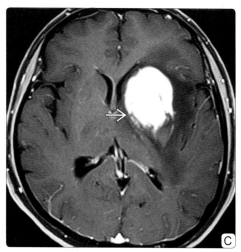

图 24-3C　T₁ C+ FS MR 示肿块➡️明显均匀强化。外科手术发现为弥漫性大 B 细胞淋巴瘤

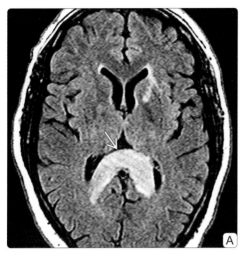

图 24-4A　一例原发性大 B 细胞淋巴瘤患者的 FLAIR MR 显示位于胼胝体压部➡的一枚高信号肿块

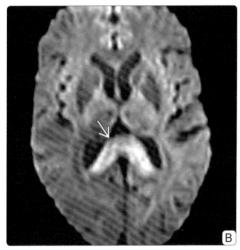

图 24-4B　DWI MR 显示扩散受限➡是细胞密集型肿块的特征

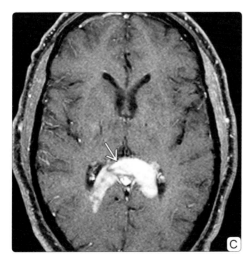

图 24-4C　同一病例的 T₁ C+ FS MR 显示肿块➡均匀显著强化

统淋巴瘤患者的首选方式。对于怀疑原发性中枢神经系统淋巴瘤的患者，通常建议对胸部、腹部和盆部进行增强 CT 或 PET/CT，以寻找疾病的颅外来源。在 5%~8% 的假定原发性中枢神经系统淋巴瘤患者中可发现隐匿性全身性淋巴瘤。

CT 表现　所有原发性中枢神经系统淋巴瘤都是富细胞性肿瘤。典型表现为与脑脊液表面接触的白质或基底节病变。在平扫 CT 扫描上大多数病变相对于正常大脑呈高密度（图 24-3A）。明显的瘤周水肿常见，但大范围的坏死、出血和钙化罕见（2%~5%），除非患者免疫功能不全。

在免疫功能健全的患者中，弥漫性大 B 细胞淋巴瘤在增强 CT 上表现为轻度至中度、相对均匀的强化。不规则的环形强化罕见，除非患者免疫功能不全。

MR 表现　在免疫功能健全的患者中，相比于灰质，超过 3/4 的弥漫性大 B 细胞淋巴瘤在 T₁W 上呈等信号或稍低信号，在 T₂W 呈等信号。

FLAIR 信号多变，但通常为等信号或高信号（图 24-4A）。5%~8% 的病例存在微出血，其在 T₂* 上出现瘤内"晕染"，但大出血少见，除非患者免疫功能不全。

在免疫功能健全的患者中，几乎所有原发性中枢神经系统淋巴瘤均有强化（图 24-4C）。实性均匀强化（图 24-3C）或轻度不均匀强化（图 24-4C）常见，环形强化罕见。MRS 通常显示胆碱峰和脂峰升高。

由于细胞密度高，95% 以上的原发性中枢神经系统淋巴瘤表现为轻度至中度扩散受限，ADC 值低（图 24-4B）。MRS 无特异性，表现为胆碱峰增高，N- 乙酰天门冬氨酸和肌醇峰降低，脂质峰明显增高。原发性中枢神经系统淋巴瘤中缺乏肿瘤新生血管，因此，相对脑血容量相对较低，并且即使肿瘤高度恶性，DCE pMR 的通透性也不会增加。

大脑淋巴瘤病类似于弥漫性白质病变，在 T₂/FLAIR 上呈融合性高信号。强化可以是细微的、不均匀的或者无强化。

类固醇治疗可显著改变原发性中枢神经系统淋巴瘤的影像学表现。40%~85% 的皮层类固醇治疗的原发性中枢神经系统淋巴瘤患者可见细胞溶解、肿瘤消退和血 - 脑屏障正常化。肿瘤通常会缩小。对比增强也会减弱甚至完全消失（"鬼瘤"），尽管一些 T₂ 和 FLAIR 上的异常信号可能持续存在。

鉴别诊断

原发性中枢神经系统淋巴瘤的主要鉴别诊断是胶质母细胞瘤。虽然两者都可跨越胼胝体，但出血和坏死在原发性中枢神经系统淋巴瘤中罕见。在免疫功能健全的患者中，原发性中枢神经系统淋巴瘤强化明显且相对均匀，而胶质母细胞瘤则是典型的边缘环形强化。MR 新技术，如 DWI、MRS 和 DCE pMR 有助于区分原发性中枢神经系统淋巴瘤和其他高度侵袭性的原发性脑肿瘤。

原发性中枢神经系统淋巴瘤第二常见的鉴别诊断是转移瘤。位于硬脑膜的原发性中枢神经系统淋巴瘤可能类似于脑膜瘤，或者由于其高密度，甚至看起来像急性硬膜外或硬膜下血肿。

在实质器官或造血干细胞移植的情况下，淋巴瘤样肉芽肿病和移植后淋巴细胞增生疾病（posttransplant lymphoproliferative disorder, PTLD）可能与原发性中枢神经系统淋巴瘤非常相似。活检对于明确诊断和患者管理是必要的。

一般特征
- 常见部位为脑室周围白质、基底节
  - 95% 接触脑脊液表面
- 注意事项
  - 表现因免疫状态而异
  - 类固醇可能会掩盖 / ↓影像学发现！

CT
- 平扫 CT 表现为高密度
- 出血、坏死罕见

MR
- 在 T_1、T_2W 图像上，相对于灰质一般呈等信号
- 点状出血发生在免疫功能健全的患者中
- 大出血、坏死罕见
- 明显、相对均匀强化
- DWI 通常受限
- 大脑淋巴瘤病
  - 类似于弥漫性白质病变，在 T_2/FLAIR 上呈融合性高信号
  - 强化可以是轻微的、片状的或者偶尔无强化

鉴别诊断
- 胶质母细胞瘤，转移瘤
- 大脑淋巴瘤病
  - 脑小血管病变
  - 脑炎（感染性、炎性、自身免疫性）
  - 中毒 – 代谢性紊乱
  - 弥漫浸润性胶质瘤

免疫缺陷相关性中枢神经系统淋巴瘤

与遗传或获得性免疫缺陷相关的淋巴瘤被一起归为免疫缺陷相关性中枢神经系统淋巴瘤。免疫缺陷相关性中枢神经系统淋巴瘤包括艾滋病相关性弥漫性大 B 细胞淋巴瘤、在无已知免疫缺陷老年患者中的 EB 病毒（Epstein-Barr virus, EBV）阳性弥漫性大 B 细胞淋巴瘤、淋巴瘤样肉芽肿病和移植后淋巴细胞增生疾病。

与 EB 病毒相关的原发性中枢神经系统淋巴瘤占所有病例的 10%～15%。先天性免疫缺陷综合征增加淋巴瘤的发生风险，严重的获得性免疫抑制和自身免疫性疾病也是如此。

艾滋病相关弥漫性大 B 细胞淋巴瘤

尽管随着高效抗逆转录病毒疗法的引进，艾滋病相关性弥漫性大 B 细胞淋巴瘤变得更加少见，但仍有 2%～12% 的 HIV 感染 /AIDS 患者会最终进展为中枢神经系统淋巴瘤，通常处于疾病晚期。

病理

通常为多灶，可见大范围、融合性坏死区域和瘤内出血（图 24-5）。

临床问题

HIV 感染 /AIDS 患者的平均发病年龄为 40 岁，比免疫功能健全的患者早 20 年。移植受者的淋巴瘤甚至更早，一般在 35～40 岁。遗传性免疫缺陷儿童发病的平均年龄为 10 岁。

影像

多发病变常见，范围更大的融合性坏死区更加常见（图 24-6A）。瘤内出血伴 T_1 缩短（图 24-6B）和 T_2* 扫描"晕染"是常见的。强化方式多变，但通常是轻度强化。典型者表现为无强化坏死组织周围环形强化。

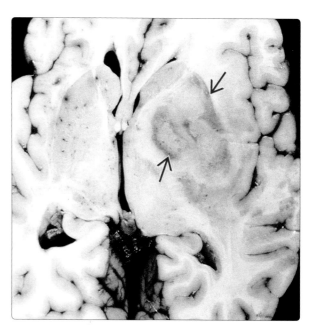

图 24-5　尸检显示 HIV 感染 /AIDS 患者的原发性中枢神经系统淋巴瘤，表现为出血性、坏死的左侧基底节肿块➡️（图片提供者：Courtesy R. Hewlett, MD.）

图 24-6A　该例 HIV 阳性的原发性中枢神经系统淋巴瘤患者增强 CT 扫描显示坏死➡️和仅有少许边缘强化➡️

图 24-6B　T₁W MR 显示由亚急性出血➡️引起的 T₁ 缩短，在病灶➡️的坏死核心中有更加急性的出血

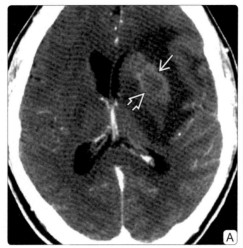
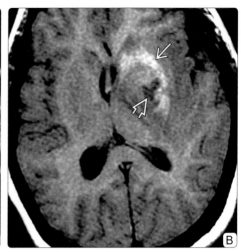

鉴别诊断

在免疫功能不全的患者中，原发性中枢神经系统淋巴瘤的主要鉴别诊断是弓形虫病。在 HIV 感染 /AIDS 患者中，孤立性的环形强化病变通常为淋巴瘤，而多发病变更多是弓形虫病的特征。"偏心性靶征"提示弓形虫病，尽管坏死性淋巴瘤偶尔也表现为"环形强化伴壁结节"的强化方式。

血管内（血管中心）淋巴瘤

血管内淋巴瘤（intravascular lymphoma, IVL）是弥漫性大 B 细胞瘤的一种罕见亚型，以中小型血管腔内增殖的恶性细胞为特征。虽然血管内淋巴瘤可累及任何器官，但它通常影响皮肤和中枢神经系统。

术语

血管内淋巴瘤也被称为血管中心性或血管内皮性淋巴瘤、血管性大细胞淋巴瘤、血管内淋巴瘤和恶性血管内皮瘤病。

病因

血管内淋巴瘤是一种侵袭性恶性淋巴瘤，通常发生于 B 细胞。T 细胞或 NK 细胞偶尔也可能是细胞来源。据报道，血管内淋巴瘤（尤其是 NK 型）与 EB 病毒可能存在关联。

病理

大体外观可以是正常，也可以是不同年龄段皮层和皮层下白质多发小梗死灶。局限性大脑肿块是罕见的。可能存在点状微出血，并且比融合性肉眼可见的出血更常见。

在组织学检查中，中小型血管内可见明显非典型细胞，即细胞核大而圆和核仁明显。向邻近血管周围间隙内延伸很少见或不存在。CD20 染色有助于识别肿瘤细胞，特别是当肿瘤细胞稀疏和广泛分散时。

临床问题

流行病学　血管内淋巴瘤是罕见的。75%～85% 的患者中枢神经系统受累。

人口统计学特征　血管内淋巴瘤通常是中老年患者的肿瘤。平均发病年龄为 60～65 岁。

临床表现　感觉和运动缺陷、神经病变和多次中风样发作是常见症状。一些患者表现为进行性神经退化和认知能力下降，表现为意识错乱和记忆丧失。在所有病例中，有 1/2 的患者出现隆起斑块或结节样的皮肤变化。

自然病程　预后通常很差。在最初临床表现出现时，大多数患者已患有晚期播散性病变。血管内淋巴瘤是一种无情的、进展迅速的疾病，死亡率很高。平均生存期为 7～12 个月。

治疗原则　由于血管内淋巴瘤是一种广泛播散性疾病，推荐系统性化疗。大剂量化疗和自体干细胞移植常被用于年轻患者。

影像

血管内淋巴瘤没有特异的神经影像学表现。缺血灶伴梗死样病变是最常见的影像学表现。CT 表现可能正常或无特异性，仅显示散在白质低密度。MR 显示多发 T₂/FLAIR 高信号（图 24-7A）。大出血和微出血都很常见，因此 T₂*（GRE，SWI）上常出现"晕染"（图 24-7B）。沿穿支动脉和血管周围间隙的线性 / 点状强化提示血管内淋巴瘤（图 24-8）。可能存在多灶性扩散受限区域。

鉴别诊断

血管内淋巴瘤在临床和影像学研究上都是一个"强大的模仿者"。因此，立体定向活检是建立明确诊断的必要条件。单从影像检查上，具有点状和线状强化病灶的血管炎可能与血管内淋巴瘤几乎难以区分。

原发性中枢神经系统淋巴瘤，特别是在免疫缺陷综合征的情况下，可能类似于血管内淋巴瘤。血管内淋巴瘤通常是多灶性的，而 2/3 的原发性中枢神经系统淋巴瘤是孤立性病变。弥漫性多灶性原发性中枢神经系统淋巴瘤，尤其是以大脑淋巴瘤病的形式发生时，可能难以与血管内淋巴瘤区分。大脑淋巴瘤病通常表现为少许或无强化。

快速进展性白质脑病伴融合性无强化白质病变是弥漫性浸润性中枢神经系统血管内淋巴瘤的罕见表现，可能类似于大脑脱髓鞘疾病。

弥漫性亚急性病毒性脑炎同样可以类似于血管内淋巴瘤，尤其是在活检上。在影像检查中，伴血管周围结节样扩散的实质性神经结节病也可以类似于血管内淋巴瘤。

血管内（血管中心）淋巴瘤

病理
- 充满肿瘤的中小型血管
- 少许或没有实质性肿瘤，局灶性肿块罕见
- 微出血常见
- 多灶性梗死

临床问题
- 老年患者伴痴呆、认识能力下降、暂时性缺血性卒中
- 皮肤病变（50%）

影像
- 多灶性 T_2/FLAIR 高信号
- T_2^* 上点状出血（SWI>GRE）
- 点状扩散受限
- 线状或点状强化

常见的鉴别诊断
- 原发性中枢神经系统淋巴瘤
- 血管炎

各种罕见中枢神经系统淋巴瘤

除了弥漫性大 B 细胞淋巴瘤，其他类型的原发性中枢神经系统淋巴瘤是罕见的。

低级别淋巴瘤，大多数是 B 细胞，大约占所有中枢神经系统淋巴瘤的 3%，几乎只影响免疫功能健全的成人。

原发性中枢神经系统 T 细胞淋巴瘤和 NK/T 细胞淋巴瘤非常罕见，约占所有原发性中枢神经系统淋巴瘤的 2%（图 24-9）。大多数已被报道过的病例与感染过 EB 病毒有关。影像

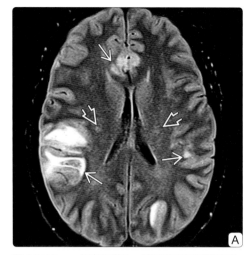

图 24-7A 一名意识错乱、精神状态异常的患者，FLAIR MR 显示位于皮层下 ➡、深部 ➡ 白质的多发高信号

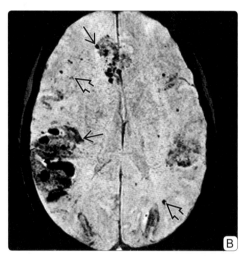

图 24-7B T_2^* SWI MIP 显示白质 ➡ 多发点状、皮层 / 皮层下融合性的出血 ➡。活检结果为血管内淋巴瘤

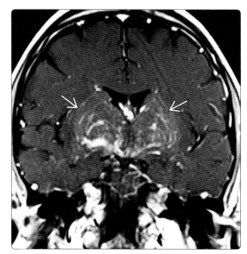

图 24-8 冠状位 T_1 C+ MR 显示沿着穿支动脉走行、明显的曲线样强化。活检发现为血管内弥漫性大 B 细胞淋巴瘤

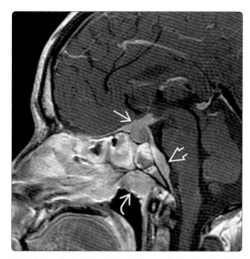

图 24-9　结外 NK/T 细胞淋巴瘤的 T_1 C+ MR 显示鼻咽部➡、斜坡肿块➡累及垂体腺体和垂体柄➡

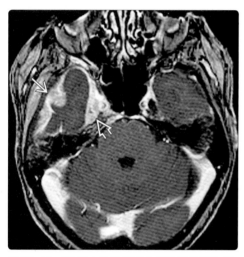

图 24-10　67 岁女性患者伴右侧外展神经麻痹，T_1 C+ FS 显示位于右侧颅中窝➡、海绵窦➡以硬脑膜为基底的肿块。MALT 淋巴瘤

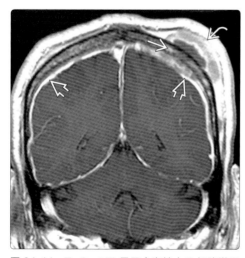

图 24-11　T_1 C+ MR 显示全身性大 B 细胞淋巴瘤转移到颅骨➡、头皮➡和硬脑膜➡

学表现通常与实质性弥漫性大 B 细胞淋巴瘤难以区分。

硬脑膜 MALT 淋巴瘤

头颈部黏膜相关淋巴样组织（mucosa-associated lymphoid tissue, MALT）结外边缘区淋巴瘤为最常见的眼附属器肿瘤，发生在结膜、泪腺、眼眶和眼睑。脑膜，尤其是硬脑膜，偶尔是颅内发生 MALT 淋巴瘤的部位。弥漫性硬脑膜 – 蛛网膜增厚伴一个或多个脑膜瘤样肿块是最典型的影像学表现（图 24-10）。脑实质病变罕见。预后良好，5 年生存率为 85%。

转移性颅内淋巴瘤

转移性颅内淋巴瘤又被称为继发性中枢神经系统淋巴瘤（secondary CNS lymphoma, SCNSL）。3%~5% 的弥漫性大 B 细胞全身性淋巴瘤患者最终发展为中枢神经系统受累。

转移性淋巴瘤很少表现为实质性肿块。与原发性中枢神经系统淋巴瘤相比，颅骨和硬脑膜受累更加常见。颅顶和颅底转移均常见。

颅顶病变通常累及邻近头皮和硬膜外隙（图 24-11）。"硬脑膜尾"征常见。软脑膜和下方脑实质受累可作为晚期并发症出现。在没有颅骨和硬脑膜疾病的情况下，脑实质病变少见。可发生软脑膜和脑脊液播散伴脑神经、脉络丛和脊柱"滴状"转移，但是很少见。

组织细胞肿瘤

中枢神经系统组织细胞肿瘤是一组异质性肿瘤，在组织学和免疫学上与相应的颅外肿瘤相同。

2016 年 WHO 分类确认了影响中枢神经系统的 5 种组织细胞肿瘤：朗格汉斯细胞组织细胞增生症（Langerhans cell histiocytosis, LCH）、Erdheim-Chester 病、Rosai-Dorfman 病（Rosai-Dorfman disease, RDD）、幼年性黄色肉芽肿和组织细胞肉瘤。本章将讨论其中最常见的朗格汉斯细胞组织细胞增生症和 Rosai-Dorfman 病。

朗格汉斯细胞组织细胞增生症

朗格汉斯细胞组织细胞增生症是未成熟、部分活化的树突状朗格汉斯细胞的克隆性肿瘤增殖。50%~60% 的朗格汉斯细胞组织细胞增多症患者存在 *BRAF* V600E 突变，但 RAF-MEK-ERK 通路在所有患者中均被激活。编码 MEK1 的 *MAP2K1* 在 25% 的病例中发生突变。

朗格汉斯细胞组织细胞增生症现在根据疾病范围分为单灶性、多灶性（通常为多骨型）和播散性疾病。大多数孤立病变病例见于 2 岁以下的幼儿。多灶性疾病的发病年龄一般为 2~5 岁。

具有"斜边"的地图样破坏性骨病变是朗格汉斯细胞组织细胞增生症最常见的表现（80%~95% 的病例）。颅面骨和颅底是最常见的受累部位（55%）（图 24-12A）。一半的朗格汉斯细胞组织细胞增多症病例影响下丘脑－垂体区，通常为垂体后叶"亮点"消失、漏斗柄增厚、增强而非变细（图 24-12B）。近 1/3 的病例累及脑膜。

大约 1/3 的患者出现实质性病变。接近 1/3 的朗格汉斯细胞组织细胞增生症病例（图 24-12C）出现白质脑病样改变，通常伴有齿状核和（或）基底节的退行性改变。

朗格汉斯细胞组织细胞增生症：影像

CT
- 超过 50% 有溶解性颅面病变
- "斜面"病变 > 地图样破坏

MR
- 邻近骨病变的软组织肿块
- 下丘脑 / 垂体柄
  - 垂体后叶"亮点"消失
  - 增厚（大于 3 mm）、非变细的垂体柄
- 强化病变
  - 以硬脑膜为基底的肿块
  - 脉络丛
  - 点状 / 线状实质性强化病灶
- 非肿瘤性退行性改变
  - 小脑 / 齿状核、基底节的对称性 T_2/FLAIR 高信号

Rosai-Dorfman 病

Rosai-Dorfman 病（Rosai-Dorfman disease, RDD），又称为窦组织细胞增生症伴巨大淋巴结病，是一种罕见的良性组织细胞增生性疾病，病因不明。其组织病理学定义为 CD68 阳性、S100 阳性和 CDE1a 阴性的增殖组织细胞聚集，完整的、成熟血淋巴细胞在其细胞质内自由漂浮（"穿入现象"）。肿瘤肿块内也经常出现明显的淋巴浆细胞浸润。

Rosai-Dorfman 病可发生在任何年龄，但近 80% 的患者在初始诊断时年龄小于 20 岁。双侧大量但无痛性颈部淋巴结肿大是最常见的临床表现。中枢神经系统受累罕见，发生时通常无颈淋巴结肿大或其他结外受累。

Rosai-Dorfman 病具有多变的影像学表现，但最常表现为双侧颈部淋巴结肿大。在 50% 的病例中可发现结外受累。皮肤、鼻子、鼻窦和眼眶（尤其是眼睑和泪腺）经常受累。

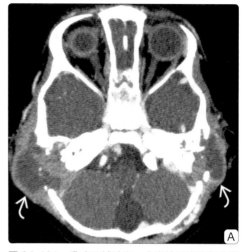

图 24-12A　乳突区域肿胀、中央性尿崩症和共济失调的 15 月龄女孩的对比增强 CT 显示双侧破坏性颞骨肿块 ↗

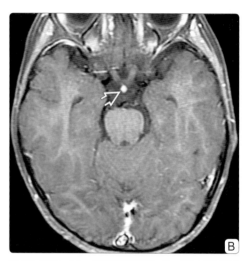

图 24-12B　同一病例的轴位 T_1 C+ FS MR 显示漏斗柄增厚、增强 ⇒

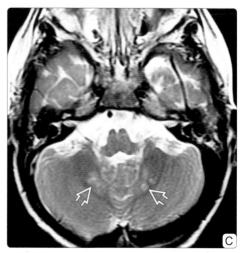

图 24-12C　T_2W MR 显示齿状核高信号 ⇒，代表自身免疫介导的脱髓鞘。为朗格汉斯细胞组织细胞增生症

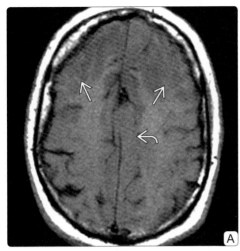

图 24-13A　T₁W MR 显示两侧额叶➡及沿着纵裂➡的脑沟和灰白质分界面消失

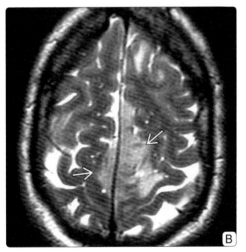

图 24-13B　T₂W MR 显示分叶状、大脑镰旁肿块➡，相对于皮层呈等至稍高信号

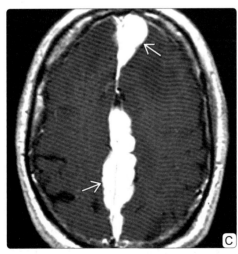

图 24-13C　T₁ C+ MR 显示分叶状、明显强化的大脑镰旁肿块➡。通过颈部淋巴结活检诊断为 Rosai-Dorfman 病

颅内 Rosai-Dorfman 病发生在 5% 的病例中。典型表现为孤立性或多发以硬脑膜为基底的肿块，在 T₁W（图 24-13A）上相比灰质呈等信号，在 T₂W（图 24-13B）上呈稍低信号。对比剂注射后出现明显均匀强化（图 24-13C）。不太常见的是，可以识别出多根强化的脑神经和外周神经。鞍区/鞍上和脊柱内病变更不常见。它们可以是孤立的，也可以与更典型的以硬脑膜为基底的和（或）眼眶病变同时发生。

颅内 Rosai-Dorfman 病的主要影像学鉴别诊断为脑膜瘤。基于硬脑膜和鞍区/鞍上受累的神经结节病可类似于 Rosai-Dorfman 病，其他以硬脑膜为基底的肿块也可类似于 Rosai-Dorfman 病，例如转移瘤、浆细胞肉芽肿、感染性肉芽肿（例如结核）、IgG4 相关疾病和髓外造血（图 24-15）。

造血系统肿瘤及肿瘤样病变

白血病

白血病是儿童癌症中最常见的形式，约占所有病例的 1/3。急性淋巴细胞白血病（ALL）占 80%，而急性髓细胞白血病（AML）在剩余 15%~20% 中占绝大部分。慢性髓细胞白血病（CML）和淋巴细胞白血病在成年人中更为常见。不管哪种类型，白血病的一般临床特征都是相似的。

白血病肿块最初被称为绿色瘤（由于在未成熟细胞中高水平的髓过氧化物酶引起的绿色变色）。这些肿瘤已被重新命名为粒细胞肉瘤。

较明显的中枢神经系统白血病表现为三种形式：① 脑膜病变（"癌性脑膜炎"），② 血管内肿瘤聚集伴弥漫性脑病（"癌性脑炎"）和 ③ 局灶性肿瘤肿块（粒细胞肉瘤）（图 24-14）。

大多数颅内病变位于眼眶、鼻旁窦、颅底或颅顶的恶性病灶附近。典型者表现为多灶性受累。轴外病变通常较大，表现为广泛的骨浸润和基以硬脑膜为基底的肿块（图 24-15）。轴内粒细胞肉瘤发生但不太常见，并且通常较小，范围从几毫米到 1 cm 或 2 cm。

影像是诊断中枢神经系统受累的关键，因为脑脊液检查可能为阴性。

粒细胞肉瘤在平扫 CT 上典型表现为一个或多个基于等或高密度的、以硬脑膜为基底的肿块。典型者为明显均匀强化。骨窗常显示浸润性、渗透性、破坏性病变。可能存在邻近的软组织肿块。

接近 75% 的白血病伴有脑脊液细胞学阳性患者在 MR 上有异常表现。典型的强化类型为硬脑膜（30%）、软脑膜（25%）、脑神经（30%）和脊膜（70%）。脑实质病变（"绿色瘤"）比脑膜疾病少得多。绿色瘤在 T₁W1 上呈低至等信号，在 T$_2$/FLAIR 上呈不均匀等至低信号。实质性和局灶性硬脑膜绿色瘤的强化通常明显且相对均匀。

鉴别诊断取决于位置。以硬脑膜为基底的粒细胞肉瘤可能类似于轴外血肿、淋巴瘤或脑膜瘤。在年幼的儿童中，转移性神经母细胞瘤和朗格汉斯细胞组织细胞增生症可与粒细胞肉瘤相似。髓外造血是一种诊断性考虑因素，但其在 T$_2$W 上通常比粒细胞肉瘤信号更低。

浆细胞肿瘤

已知的肿瘤浆细胞增殖有三种主要形式：① 孤立性骨浆细胞瘤（solitary bone plasmacytoma, SBP），② 孤立性髓外浆细胞瘤（extramedullary plasmacytoma, EMP）和③ 多发性骨髓瘤（multiple myeloma, MM）。

孤立性骨浆细胞瘤有时简称为浆细胞瘤或孤立性浆细胞瘤。孤立性浆细胞瘤的特征是在骨骼或软组织中有大量的肿瘤单克隆浆细胞，没有全身性疾病的证据。孤立性浆细胞瘤很少见（占所有浆细胞肿瘤的 5%~10%），最常见于椎骨和颅骨。

髓外浆细胞瘤通常出现在头部和颈部，典型者在鼻腔或鼻咽部。

多发性骨髓瘤是多灶性疾病（图 24-16）。浆母细胞淋巴瘤是一种罕见的侵袭性淋巴瘤，最常发生在 HIV 感染患者的口腔。罕见情况下，非典型单克隆浆细胞增生以颅内炎性假瘤的形式发生（在第 28 章讨论）。

多发性骨髓瘤在 CT 骨窗上显示大量溶骨性病变（图 24-17），通常集中在脊柱、颅底（图 24-18）、颅顶或面骨。斑驳的"椒盐"征是典型征象。

在 T$_1$W 上骨质病变取代正常的高信号脂肪髓，通常呈低信号。T$_2$ 和脂肪饱和序列，例如 T$_2$W STIR 成像，也可以突出骨髓浸润的程度。局灶性和弥漫性病变表现为高信号。在对比剂注射后，孤立性骨浆细胞瘤和多发性骨髓瘤均明显强化。软脑膜和脑实质病变可以发生但不常见。

多发性"穿凿样"的破坏性骨髓瘤病灶与溶解性转移瘤表现几乎相同。脊柱和颅底多发性骨髓瘤类似于白血病或非霍奇金淋巴瘤。侵袭性垂体大腺瘤可能难以与多发性骨髓瘤区分，因为两者与灰质相比均呈等信号。大腺瘤常伴有催乳素升高，并且垂体与肿块无法区分。

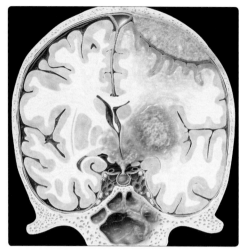

图 24-14 图示中枢神经系统白血病伴颅骨、硬脑膜、鼻窦、脑实质和鞍旁病变

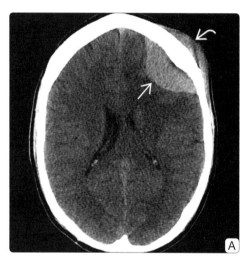

图 24-15A 28 岁男性急性髓细胞白血病患者伴头皮"肿块"，平扫 CT 显示左额部帽状腱膜下的 ⇗、高密度脑外肿块 ⇒

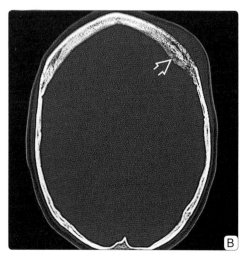

图 24-15B 边缘强化的 CT 骨窗显示邻近颅骨 ⇒ 的渗透性、破坏性改变

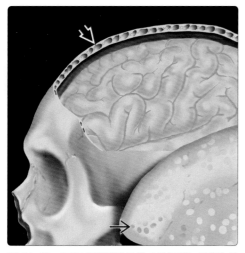

图 24-16　图示多发性溶骨性病灶⇒为多发性骨髓瘤的特征。矢状位切面显示板障内的"穿凿样"病灶⇒

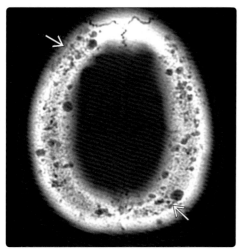

图 24-17　CT 骨窗显示多发性骨髓瘤。无数溶骨性"穿凿"样病变⇒使颅骨呈现特征性的"椒盐"样外观

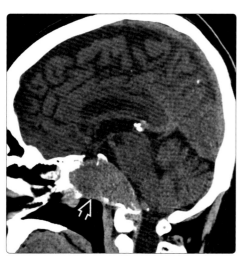

图 24-18　一名患有多发性脑神经病的 67 岁男性的矢状位平扫 CT 显示高密度的、破坏性的中颅凹底肿块⇒

髓外造血

髓外造血（extramedullary hematopoiesis, EMH）是由于髓质造血减少而导致的血液成分的代偿性形成。各种贫血（地中海贫血、镰状细胞病、遗传性球形红细胞增多症等）是最常见的病因，占病例的 45%。骨髓纤维化 / 骨髓增生异常综合征（35%）是与髓外造血相关的第二常见的潜在病因。

典型者为多个光滑的、骨旁的、局限的富细胞性肿块（图 24-19）。最常见的部位是沿中轴骨分布。面部和颅骨是最常见的头颈部发生位置。硬膜下间隙是最常见的颅内发病部位。

髓外造血在平扫 CT 上呈高密度（图 24-20A），在对比增强 CT 上明显均匀强化，并且可能在 CT 骨窗上显示潜在疾病的发现（例如，地中海贫血中的"竖发"征，骨硬化病中致密骨占据板障空间）。

典型者为圆形或分叶状硬膜下肿块，在 T_1W 上相比于灰质呈等至稍高信号，在 T_2W 上呈低信号（图 24-20B）。髓外造血在增强 T_1W 上明显均匀强化（图 24-20C）。

颅内髓外造血的主要鉴别诊断是硬脑膜转移瘤和脑膜瘤。神经结节病和淋巴瘤也是需要考虑的。Rosai-Dorfman 病和其他组织细胞增生症可引起起源于硬脑膜的多发性肿块。

髓外造血

病因
- 骨髓造血减少
- 血液成分的代偿性形成
- 贫血（45%），骨髓纤维化 / 骨髓增生异常综合征（35%）

影像
- 多发光滑的、骨旁肿块
  ◦ 脊椎，面部，颅骨，硬脑膜
- 平扫 CT 呈高密度
- T_1 呈等信号 / 低信号，T_2 呈低信号
- 明显强化

鉴别诊断
- 硬脑膜转移瘤
- 脑膜瘤
- 神经结节病
- 淋巴瘤

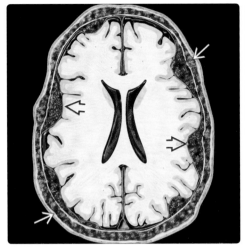

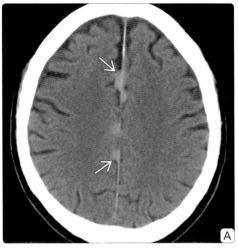

图 24-19　图示髓外造血、造血颅顶骨髓➡️和分叶状轴外肿块⇨

图 24-20A　图示髓外造血，平扫 CT 示数个沿着大脑镰分布的高密度结节➡️

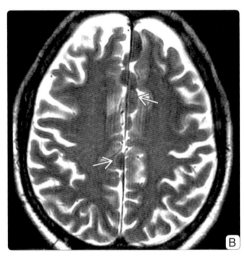

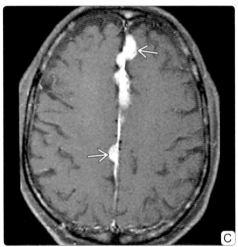

图 24-20B　这些分叶状病灶在 T₂W ➡️上呈明显低信号

图 24-20C　T₁ C+ FS MR 示同一个患者髓外造血明显均匀➡️强化

第 25 章

鞍区肿瘤和肿瘤样病变

鞍区是大脑中解剖结构最复杂的区域之一。它包含骨性蝶鞍、垂体以及其周围的所有正常结构（图 25-1）。这些部位的几乎任何病变都可以引起从偶然、无害的到危急、可能威胁生命的疾病。

至少有 30 种不同的病变发生在垂体或者垂体周围，即起源于垂体自身或其周围的结构（图 25-1）。包括海绵窦及其内容物、动脉（Willis 环）、脑神经、脑膜、脑脊液间隙（鞍上池和第三脑室）、中颅底和脑实质（下丘脑）。

尽管这个区域可以发生各种各样的病变，但至少75%~80% 的鞍部 / 鞍旁肿块是由以下"五大类"之一引起的：垂体大腺瘤、脑膜瘤、动脉瘤、颅咽管瘤及星形细胞瘤。其他鞍区肿块占比小于 25%。

本章从正常的变异开始介绍，如生理性肥大，类似垂体病理性改变；描述了会被误诊为恶性病理的先天性病变（如灰结节错构瘤）；然后讨论垂体和漏斗柄肿瘤；最后简要概述以下各种病变：淋巴细胞性垂体炎、垂体卒中和术后蝶鞍等。

影像学检查的目的是准确确定鞍区肿块的位置和特征，描述其与周围结构的关系和累及范围，并提出合理、有限的鉴别诊断，以帮助指导患者的管理。最后总结了蝶鞍肿块的鉴别诊断方法。

诊断要点

解剖亚区定位是建立鞍区肿块正确鉴别诊断的最重要的关键。第一步是将病变归类到三个解剖腔隙之一，确定其为 ① 鞍内、② 鞍上或 ③ 漏斗柄病变。

准确确定解剖亚区定位的关键问题是："能否找到与肿块分开的垂体？"如果不能，那么腺体就是肿块，最可能的诊断是大腺瘤。

如果肿物与垂体分界清晰，则考虑为垂体外病变而不是大腺瘤。此类患者应考虑其他病变，如颅咽管瘤或发生在成人的脑膜瘤。

临床要点

对鞍区肿块进行正确鉴别诊断的最重要的临床特征是患者年龄。常见于成人的病变（大腺瘤、脑膜瘤和动脉瘤）通常罕见于儿童。发生于青春期前儿童的病变，尤其是男孩，

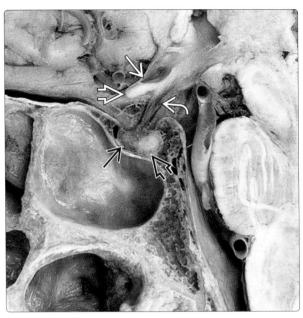

图 25-1 中线解剖层面显示蝶鞍及其周围结构。图示腺垂体 →、神经垂体 ⇨ 以及视交叉 ➘、视神经 → 和第三脑室漏斗隐窝 ➚（图片提供者：MS. M. Nielsen）

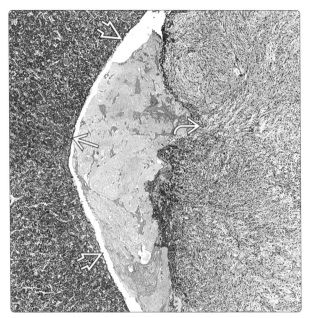

图 25-2 正常垂体切片显示垂体前叶 → 和后叶 ⤳ 之间的 Rathke 囊残余部分为"裂缝" ⇨（图片提供者：A. Ersen, MD, B. Scheithauer, MD.）

看起来像大腺瘤但几乎都不是肿瘤。儿童非肿瘤性的垂体增大远比肿瘤更常见。因此，儿童垂体增大可能是正常生理性肥大或者是继发于晚期器官衰竭（最常见的是甲状腺功能减退）的非生理性、非肿瘤性增生。

常见于儿童的一些病变（例如，视交叉 / 下丘脑毛细胞型星形细胞瘤和颅咽管瘤）在成人中相对少见。

性别也很重要。年轻月经期女性和产后女性的影像学检查经常展现出外观饱满的垂体，是由暂时性生理性增生导致。

影像学要点

影像学表现对评估鞍区病变非常有帮助。在确定了病灶的解剖位置之后，寻找影像线索。是否存在其他病变？病变是否存在钙化、囊变、出血？病灶是局灶性还是浸润性？有无强化？是否扩大或侵犯鞍结节？

正常影像变异

垂体和蝶鞍周围可以发生许多正常变异，影像学上不应该把这些误认为疾病。垂体增生可以是异常的，但也可以是正常生理性的。空蝶鞍是常见的正常变异，但也可以是特发性颅内高压（假性脑瘤）的一种表现。

垂体增生

在许多情况下垂体体积生理性增大是常见和正常的（图 25-3）。青春期的生理性肥大和年轻经期女性患者的垂体增大是很常见的（图 25-4）。垂体增大也可发生于妊娠期、哺乳期或是对外源性雌激素治疗的反应。

病理性增生最常出现于晚期器官衰竭的反应。原发性甲状腺功能减退症，通常在长期原发性甲状腺功能减退的情况下，是引起病理性垂体增生的最常见原因（图 25-5）。

平扫 CT 显示腺体上缘向上凸起，高度为 10~15 mm。没有鞍结节骨质侵蚀的证据。在增强 CT 上强化明显且通常均匀。

MR 显示垂体增大向上凸出，甚至可能接触视交叉。增大的垂体与脑皮层信号相似，在 T_1W 和 T_2W 上均呈等信号。层厚 2~3 mm 的小视野动态对比增强 MR 扫描显示腺体均匀强化。

垂体增生必须与垂体大腺瘤相鉴别。年龄、性别和内分泌状态有助于鉴别。原发性垂体肿瘤在儿童中罕见，而生理性肿大很常见。记住：青春期前男性患者的垂体肿大几乎总是增生，不是腺瘤！

弥漫性垂体增大的其他重要原因包括淋巴细胞性垂体炎。淋巴细胞性垂体炎最常见于妊娠和产后的女性患者，仅通过影像学检查很难与生理性增生区别开来。如果存在垂体柄增粗，则更可能是垂体炎而不是增生。

低颅压可导致 50% 的患者出现垂体增大超过鞍结节。这些患者典型表现为与脑脊液压力下降相关的头痛。低颅压的典型影像学表现包括弥漫性硬脑膜增厚并强化、脑组织通过小脑幕裂孔向下移位（"下滑的中脑"）以及静脉结构和硬脑膜静脉窦扩张。

空蝶鞍

空蝶鞍是内衬蛛网膜、充满脑脊液的囊腔，从鞍上池通过鞍膈延伸进入蝶鞍（图 25-6）。空蝶鞍很少完全"空虚"，在骨性蝶鞍的底部几乎总是会发现小的扁平残存垂体（图 25-7），即使在影像学检查中不明显。

空蝶鞍的主要鉴别诊断是疝入蝶鞍的鞍上蛛网膜囊肿。骨性蝶鞍往往不仅仅被扩大，而且会被侵蚀、变平。矢状位 T_2W 常表现为受压上升的第三脑室覆盖在鞍上蛛网膜囊肿之上。

空蝶鞍患者的另一个主要鉴别诊断是特发性颅内高压，又称为"假性脑瘤"。偶发性空蝶鞍和特发性颅内高压均好发于肥胖女性患者。影像学表现也有重叠，两者通常表现为空蝶鞍。在特发性颅内高压中，视神经鞘常扩张，同时脑室和脑脊液池较正常小。特发性颅内高压患者典型症状为视神经乳头水肿，在 MR 上表现为视神经乳头突出进入眼球后方。

由梗阻性脑积水引起的颅内压增高通常导致扩大的第三脑室前部移位（而不是鞍上池）朝向或进入骨性蝶鞍。脑室周脑脊液移位常见于颅内压增高，在空蝶鞍中则不常见。

图 25-3　冠状位图像显示生理性垂体增生。腺体均匀增大，上缘微凸

图 25-4　同一患者冠状位 T_1 C+ MR 显示上凸的腺体➡️几乎触及视交叉➡️。垂体的总体积几乎是绝经后女性垂体的 2 倍

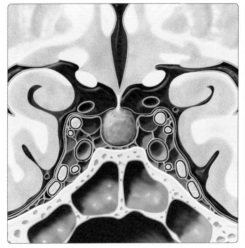
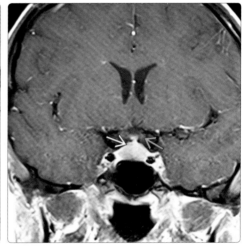

图 25-5A　甲状腺功能减退的青春期前男性患者冠状位 T_1 C+ MR 显示垂体增生➡️，腺体向上凸起，类似大腺瘤。

图 25-5B　开始甲状腺激素替代治疗几周后的重复扫描显示脑垂体恢复到正常大小➡️

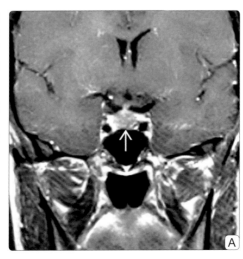
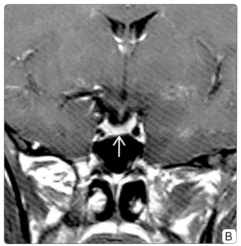

先天性病变

垂体异常

垂体发育不良是单一生长激素缺乏的儿童最常见的异常，而垂体柄异常更常见于有多种激素缺乏的儿童。近75%的垂体功能减退症患儿为男性。

影像学异常包括小的蝶鞍和垂体前叶、垂体柄发育不全或缺如和垂体后叶"亮点""异位"，即脑垂体后叶 T_1- 高信号异位到下丘脑漏斗或正中隆起处（图 25-8，图 25-9）。

下丘脑错构瘤

下丘脑错构瘤，又称间脑或灰结节错构瘤，是一种与性早熟、行为障碍和痴笑样癫痫相关的非肿瘤性先天性畸形。

大多数下丘脑错构瘤好发于灰结节，即位于前方的漏斗柄和后面的乳头体之间。下丘脑错构瘤可以是有蒂的或无蒂的。有蒂的病变从下丘脑向下延伸进入鞍上池，而无蒂的下丘脑错构瘤从第三脑室底向腔内生长。下丘脑错构瘤可以表现为小到几毫米的实性病变，也可为大到数厘米的巨大混合囊实性病变。

大多数下丘脑错构瘤发生在 1～3 岁。经组织学证实的下丘脑错构瘤患者中 75% 有性早熟，50% 有癫痫发作、常为"痴笑样"（阵发性大笑）。痴笑样癫痫更常见于无蒂肿瘤，而性早熟则在小的有蒂病灶患者中更为常见。

平扫 CT 显示均匀的鞍上肿块，与脑组织相比呈等至稍低密度。在增强 CT 上下丘脑错构瘤无强化。

在矢状位 T_1W 上，有蒂的下丘脑错构瘤形似领扣，向下延伸至鞍上池。在 T_1W 上与正常脑灰质相比通常呈等信号，在 T_2/FLAIR 上呈等至稍高

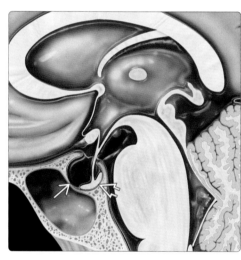

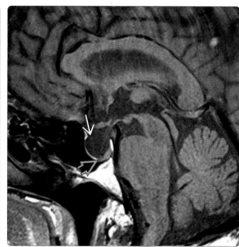

图 25-6　图示原发性空蝶鞍 ➡️，充满脑脊液的蛛网膜池向下方伸入扩大的蝶鞍，使垂体扁平紧贴后下方的鞍底 ➡️

图 25-7　58 岁库欣综合征女性患者的矢状位 T_1W MR 显示典型的空蝶鞍 ➡️ 伴蝶鞍扩大。垂体变薄并贴于鞍底 ➡️

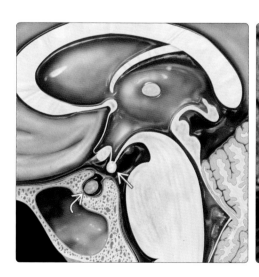

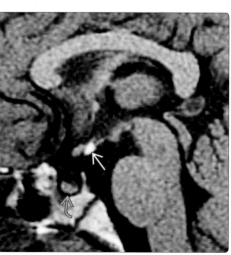

图 25-8　矢状位图片显示垂体后叶异位 ➡️，位于截断的垂体柄的远端。蝶鞍和腺垂体均较小 ➡️

图 25-9　矢状位 T_1W MR 显示在下丘脑正中隆起处异位的垂体后叶 ➡️，漏斗缺如，并且垂体前叶小 ➡️。正常的垂体后叶"亮点"不在其典型位置

信号（图 25-12A）。较大的下丘脑错构瘤病灶内可出现囊变。下丘脑错构瘤增强后无强化（图 25-12B）。

下丘脑错构瘤的鉴别诊断为颅咽管瘤和视交叉/下丘脑星形细胞瘤。颅咽管瘤是儿童最常见的鞍上肿块。超过 90% 的颅咽管瘤为囊性，90% 伴钙化，90% 伴结节样和环形强化。视神经通路/下丘脑毛细胞型星形细胞瘤是儿童第二常见的鞍上占位。星形细胞瘤在 T₂/FLAIR 上呈高信号，同时在增强 T₁ 上通常有强化。

Rathke 裂囊肿

Rathke 裂囊肿是一种良性的鞍区内胚层囊肿，被认为起源于胎儿 Rathke 囊的残留部分。大约 40% 完全位于鞍内，60% 位于鞍上或同时位于鞍内和鞍上（图 25-13）。

大多数 Rathke 裂囊肿是无症状的，在影像学检查时偶然被发现。有症状的 Rathke 裂囊肿会导致垂体功能障碍、视觉障碍和头痛。平均发病年龄为 45 岁。

平扫 CT 显示鞍内或鞍上轮廓清晰的圆形或卵圆形肿块。3/4 的 Rathke 裂囊肿为低密度，20% 为混合密度，5%～10% 为高密度。钙化罕见。

信号强度随囊内成分变化而变化，50% 的 Rathke 裂囊肿在 T₁W 呈低信号，而其余 50% 呈高信号（图 25-14）。大多数在 T₂W 上呈高信号（图 25-15），而 25%～30% 呈等信号至低信号。低信号囊内结节发生于 40%～75% 的病例（图 25-15）。Rathke 裂囊肿在 FLAIR 上几乎都是高信号。在 T₁ C+ 上无强化的囊肿周围常可见受压的垂体环形强化（"爪"征）（图 25-16）。

Rathke 裂囊肿的主要鉴别诊断是颅咽管瘤。钙化在颅咽管瘤中常见。比起包绕在无强化 Rathke 裂囊肿周围的、强化垂体的"爪"征，颅咽管瘤的

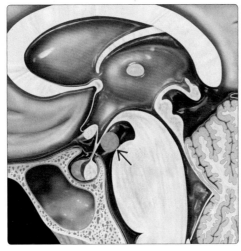

图 25-10　矢状位图片显示一个有蒂的下丘脑错构瘤➡️，位于前侧漏斗和后侧乳头体之间。肿块类似于脑灰质

图 25-11　颏顶位视图显示一个典型的、"领扣"样带蒂下丘脑错构瘤➡️，位于前方的漏斗柄➡️和后方的乳头体（不可见）、脑桥➡️之间（图片提供者：Courtesy R. Hewlet, MD.）

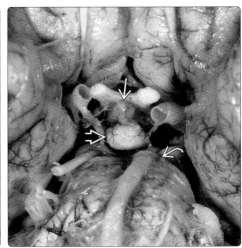

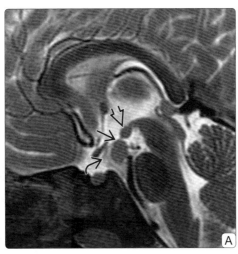

图 25-12A　一个 12 月龄幼儿伴中枢性性早熟，矢状位 T₂W MR 显示一典型的"领扣"样下丘脑错构瘤➡️，位于漏斗柄➡️和乳头体➡️之间。肿块与灰质呈等信号

图 25-12B　同一患者的矢状位 T₁ C+ MR 显示下丘脑错构瘤➡️无强化。如果肿块强化，应考虑胶质瘤

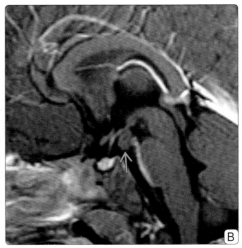

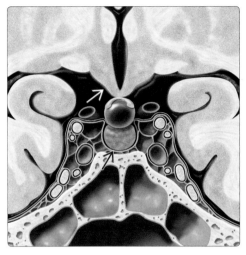

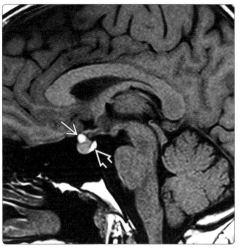

图25-13 冠状位图片显示一个典型的鞍上 Rathke 裂囊肿，位于垂体➡️和视交叉➡️之间

图25-14 无症状患者的矢状位 T_1W MR 显示一个微小的高信号鞍上肿块➡️，与神经垂体➡️的"亮点"分开。推测为 Rathke 裂囊肿

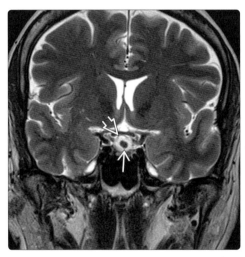

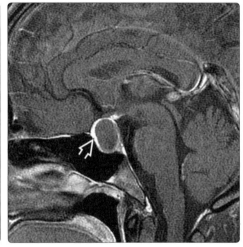

图 25-15 62 岁女性伴头痛，冠状位 T_2W MR 显示一枚位于鞍内及鞍上的高信号囊肿➡️，伴一枚低信号囊内结节➡️。这是 Rathke 裂囊肿

图 25-16 42 岁 Rathke 裂囊肿患者，矢状位 T_1 C+ MR 显示典型的"爪"征➡️，即受压的垂体包裹囊肿的前部

环形或结节样强化通常更厚且更不规则。囊性垂体腺瘤，尤其是无功能囊性微腺瘤，很难与小的鞍内 Rathke 裂囊肿区分。

发生在鞍区的其他非肿瘤性囊肿有皮样囊肿（脂肪、钙化常见）和表皮样囊肿（很少发生在中线、通常为脑脊液样、DWI 高信号）、蛛网膜囊肿（较大、脑脊液样、缺乏囊内结节）和炎症性囊肿（例如，神经囊尾蚴病，多发性囊肿远比孤立性囊肿常见）。

肿瘤

垂体腺瘤

术语

垂体腺瘤是由产生垂体激素的分泌细胞组成的腺垂体肿瘤。微腺瘤被定义为直径 ≤ 10 mm 的肿瘤，而更大的腺瘤被定义为大腺瘤（图 25-17，图 25-18，图 25-19）。

病理

位置 腺瘤起源于腺垂体。每种肿瘤所在的特定的亚区源于含肽细胞的正常分布。催乳素瘤和生长激素分泌肿瘤——两种最常见的垂体腺瘤——往往发生在腺垂体的外侧，而促甲状腺激素和促肾上腺皮层激素分泌肿瘤更常发生在中线。

大小和数量 腺瘤大小不一，从微小病变到侵入颅底并延伸至多个颅窝的巨大肿瘤都可以发生。

大体病理特征 大腺瘤为棕红色、分叶状肿块，常通过鞍隔开口向上隆起（图 25-18），或少见的向外侧延伸至海绵窦。大约 1/2 的大腺瘤包含囊肿和（或）出血灶。垂体腺瘤为 WHO 1 级肿瘤。

临床问题

流行病学 垂体腺瘤是所有中枢神经系统肿瘤中最常见的一种，占原发性颅内肿瘤的 10%～15%。微腺瘤比大腺瘤更常见，在 15%～25% 的尸检中可发现临床上无症状的、偶发的微腺瘤。

图25-17　冠状位图片显示类似雪人样或"8字征"的鞍部和鞍上肿块➡️。病变内可见小点状出血➡️和囊变➡️。垂体不能与肿块区分；实际上腺体就是肿块

图25-18　尸检标本显示大腺瘤向上突入鞍上池➡️（图片提供者：Courtesy R. Hewlett, MD.）

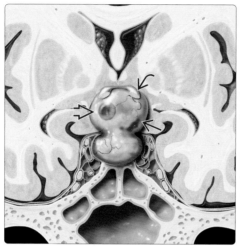
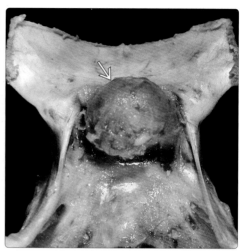

图25-19A　垂体腺瘤➡️是边界清楚的肿块，压迫并推移正常的垂体➡️（图片提供者：Courtesy A. Ersen, MD, B. Scheithauer, MD.）

图25-19B　矢状位低倍显微图片显示催乳素瘤侵蚀鞍底➡️，压迫并推移后方正常的垂体➡️（图片提供者：Courtesy A. Ersen, MD, B. Scheithauer, MD.）

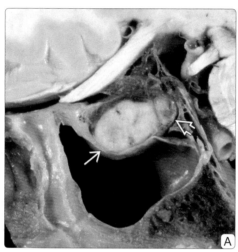
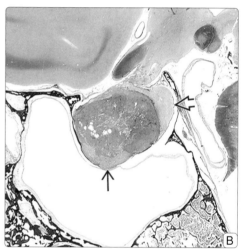

发病高峰年龄在40~70岁。只有2%的垂体腺瘤见于儿童。大多数垂体腺瘤发生在青春期女性。发生在青春期前男孩的垂体腺瘤是非常罕见的。

临床表现　近2/3的垂体腺瘤分泌一种激素（40%~50%为催乳素，10%为生长激素，6%为促肾上腺皮层激素，1%为促甲状腺激素）并引起典型的分泌亢进综合征。1/3的垂体腺瘤不产生激素，被归类为"无功能"或"裸细胞"腺瘤。

大腺瘤通常表现为占位效应。常见头痛和视觉障碍。尿崩症很少与垂体腺瘤相关，因此如果存在应考虑其他诊断。

虽然垂体腺瘤的生长速度变化很大，但大多数在几年内增长缓慢。恶变为垂体腺癌是非常罕见的。治疗原则多样，包括药物治疗和手术切除。

影像

一般特征　最具特征性的影像表现为鞍区或鞍内、鞍上混合肿块，无法与垂体区分开来（肿块即是垂体）。

CT表现　垂体腺瘤在平扫CT上表现为不同程度的衰减。与脑灰质相比大腺瘤通常呈等密度，但常伴囊变（15%~20%）和出血（10%）。钙化罕见（<2%）。大腺瘤在增强CT上通常表现为中度但不均匀强化。

CT骨窗可显示扩大、重塑的蝶鞍。"巨大"垂体腺瘤可侵蚀并广泛侵犯颅底（图25-23）。

MR表现

垂体大腺瘤：大腺瘤在T_1W上与皮层相比通常呈等信号（图25-20，图25-21）。小囊变和出血灶常见。可见液-液平，但在垂体卒中患者中更为常见。

腺瘤在T_2W上与灰质相比通常表现为等信号，但也可表现为不均匀信号强度（图25-22）。出血性腺瘤在T_2^*上呈现"晕染"征。

大多数大腺瘤在T_1 C+上明显不均匀强化（图

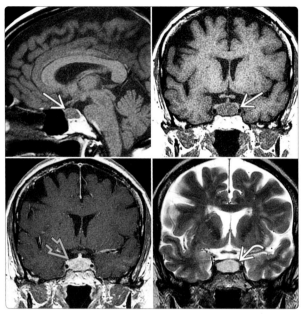

图 25-20 MR 序列显示一枚高 12 mm 的、小的垂体大腺瘤。在 T_1 和 T_2W ➡️上与脑灰质呈等信号➡️，并且明显均匀强化 ➡️

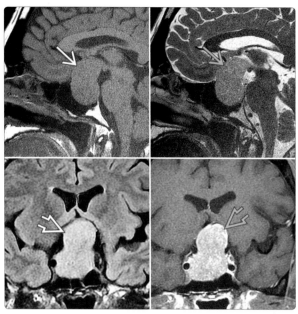

图 25-21 矢状位 T_1W ➡️、T_2W ➡️、FLAIR ➡️ 和 T_1 C+ ➡️ 显示一个非常大的"雪人"或"8 字"形状的鞍区和鞍上肿块。垂体无法与肿块（大腺瘤）区分开来

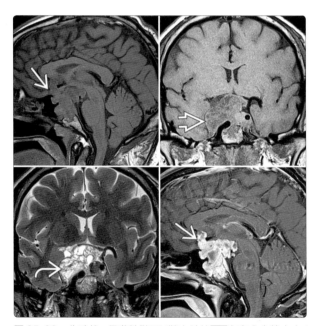

图 25-22 分叶状、侵袭性鞍区 / 鞍上肿块➡️有多个中等大小 / 小的 T_2 高信号囊肿➡️。大腺瘤还侵犯右侧海绵窦 ➡️

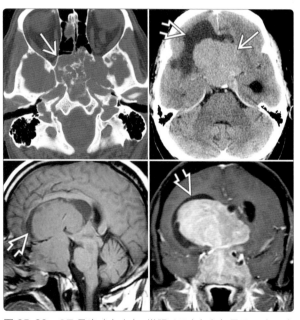

图 25-23 CT 骨窗（左上），增强 CT（右上）显示一个巨大的侵袭性垂体大腺瘤➡️。增强 CT、矢状位 T_1W、冠状位 T_1 C+ FS 均显示肿瘤旁的脑脊液滞留池➡️。这些是非肿瘤性的瘤周囊肿

25-21）。5%~10% 的病例可见轻微的硬脑膜增厚（"脑膜尾"征）。

垂体微腺瘤：除非伴有出血，小的微腺瘤在标准的非增强序列上可能显示不清（图 25-24）。许多微腺瘤在 T_1 C+ 上表现为稍低信号（图 25-25，图 25-26）。部分微腺瘤强化更明显，并可能与强化的

垂体呈等信号，使病灶显示不清。

微腺瘤的强化比正常垂体组织慢。这种增强时间上的差异可以使用薄层冠状位动态对比增强扫描加以利用。在对比剂注射期间通过快速图像采集通常可以区分缓慢增强的微腺瘤和快速增强的正常腺体。10%~30% 的微腺瘤仅在动态 T_1 C+ 影像上可见。

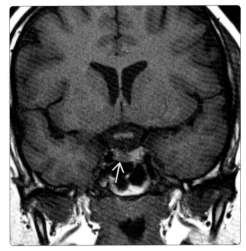

图 25-24 闭经、催乳素升高患者的 T₁W 显示位于垂体右侧的低信号肿块➡️

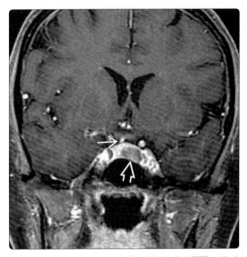

图 25-25 T₁ C+ 显示小的垂体大腺瘤➡️，漏斗移位➡️。肿块强化比腺体慢，呈低信号

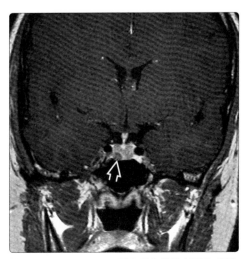

图 25-26 T₁ C+ MR 显示垂体微腺瘤➡️。微腺瘤强化但弱于明显强化的正常腺体

鉴别诊断

垂体大腺瘤的主要鉴别诊断是垂体增生。类似于垂体腺瘤的肿瘤包括脑膜瘤、转移瘤和颅咽管瘤。鞍膈脑膜瘤通常可以被识别，因其与下方的垂体明显分界。

颅外原发肿瘤转移至垂体柄和（或）腺垂体并不常见。肺、乳腺和全身性淋巴瘤是最常见的来源。

颅咽管瘤是儿童最常见的鞍上肿瘤，而垂体腺瘤在儿童中罕见。中年人颅咽管瘤通常为实性乳头状肿瘤，很少钙化。在成人颅咽管瘤中，垂体通常可以被识别，因其在解剖上与肿块分离。

类似大腺瘤的非肿瘤性实体包括垂体炎（和罕见的动脉瘤）。

垂体微腺瘤很难与偶发的非肿瘤性垂体内囊肿区分开来，如 Rathke 裂囊肿或腺垂体中间部囊肿。垂体微腺瘤可见强化，囊肿在明显强化的垂体内呈非强化灶。

垂体大腺瘤：影像和鉴别诊断

CT
- 蝶鞍通常扩大、重塑、骨皮层完整
- 侵袭性腺瘤侵蚀、破坏骨质
- 与脑实质相比大部分呈等密度
  ○ 囊变（15%~20%）、出血（10%）
  ○ 钙化罕见（1%~2%）

MR
- 与皮层相比通常呈等信号
- 常呈不均匀信号（囊变、出血）
- 明显不均匀强化
- 微腺瘤有时只在动态 T₁ C+ 上可见

鉴别诊断
- 垂体增生（了解患者年龄、性别和内分泌状态）
- 其他肿瘤
  ○ 脑膜瘤、颅咽管瘤、转移瘤、淋巴瘤
  ○ 看似侵袭性的腺瘤几乎都不是恶性的！
- 非肿瘤性病变
  ○ 垂体炎
  ○ 动脉瘤（通常偏心、"流空"）

生殖细胞瘤

生殖细胞瘤在第 20 章中已详细讨论。鞍上区生殖细胞瘤在 CT 上呈典型的高密度，类似于淋巴瘤。当生殖细胞瘤累及垂体轴时，可累及漏斗和（或）神经垂体，并且在儿童中常表现为垂体后叶"亮点"缺失。典型的 MR 表现为 T₂ 低信号和扩大的漏斗和第三脑室前部弥漫性强化。DWI 通常呈扩散受限。

颅咽管瘤

术语和病因

颅咽管瘤是一种可能起源于 Rathke 囊上皮残余成分的、良性的、常为部分囊性的鞍区 / 鞍上肿块。

病理

完全位于鞍内的颅咽管瘤罕见。颅咽管瘤主要为鞍上肿瘤（75%）。20%~25% 的病例表现为小的鞍内占位。偶然情况下，颅咽管瘤（尤其是乳头型）大部分或全部发生在第三脑室内。

病灶常大于 5 cm。巨大的颅咽管瘤可延伸至颅前窝和颅中窝。异常巨大的病变可沿着斜坡和脑桥之间向后下延伸至枕骨大孔。

颅咽管瘤被分为两种类型：造釉细胞型（90%）和乳头状型（10%）。造釉细胞型颅咽管瘤的典型大体外观为多分叶、部分实性但大部分为囊性的鞍上肿块（图 25-27）。多发囊腔常见。囊肿常含有深色的、黏稠的、富含胆固醇结晶的"机油"样液体（图 25-28）。造釉细胞型颅咽管瘤常附着于邻近结构，如下丘脑。

乳头状型颅咽管瘤通常是一个离散的有包囊的肿块，表面光滑，不附着于邻近的脑组织。乳头状型颅咽管瘤通常呈实性及菜花样外观（图 25-32）。当它们含有囊肿时，液体是透明的（不像造釉细胞型颅咽管瘤中富含胆固醇的"机油"样内容物）。

造釉细胞型和乳头状型颅咽管瘤都是 WHO 1 级肿瘤。MIB-1 值低。

颅咽管瘤：病因与病理

病因
- Rathke 囊的上皮残留

病理
- 2 种类型
  - 造釉细胞型（90%）
  - 乳头状（10%）
  - 均是 WHO 1 级
- 造釉细胞型
  - 多囊
  - 鳞状上皮、"湿性"角蛋白
  - 富含胆固醇的"机油"样液体
- 乳头状
  - 实性多于囊性（透明液体）
  - 几乎都是成人（40~55 岁）

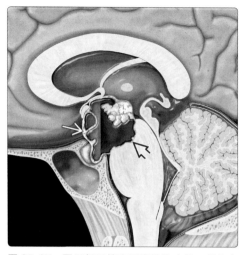

图 25-27　图示颅咽管瘤是囊性为主的、部分实性的鞍上肿块，伴环形钙化➡️、黑色黏稠液体➡️

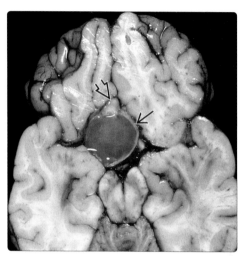

图 25-28　标本显示囊性为主的颅咽管瘤➡️伴小肿瘤结节存在➡️（图片提供者：Courtesy R. Hewlett, MD.）

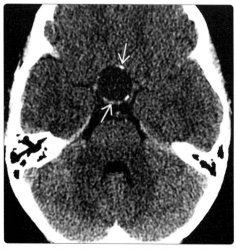

图 25-29　平扫 CT 显示鞍上囊性肿块伴环形钙化➡️。此为造釉细胞型颅咽管瘤

临床问题

颅咽管瘤是儿童最常见的非胶质肿瘤，占所有儿童脑肿瘤的6%～10%及鞍上肿瘤的一半多一点。

颅咽管瘤在儿童和成人的发病率几乎相同。造釉细胞型颅咽管瘤具有双峰年龄分布，在5～15岁之间有一个较大的峰，在45～60岁有第二个较小的峰。颅咽管瘤在新生儿和婴儿中罕见，只有5%发生于5岁以下的患者中。乳头状型颅咽管瘤几乎总是发生在成人，发病高峰在40～55岁。

患者最常表现为视觉障碍，伴有或不伴有头痛。常见的内分泌缺陷包括生长停滞、青春期延迟和尿崩症。

颅咽管瘤是一种生长缓慢的肿瘤，术后有复发的倾向。超过85%的患者在确诊后至少存活3年。然而，即使是肿瘤完全切除的患者，其10年复发率仍接近20%～30%。

影像

一般特征　儿童颅咽管瘤的典型表现为部分钙化、混合囊实性的轴外鞍上肿块。受压移位的垂体有时可与肿块分离。

CT表现　造釉细胞型颅咽管瘤遵循"90法则"，即90%为混合囊性/实性，90%钙化以及90%强化（图25-29）。乳头状型颅咽管瘤很少钙化，它们通常是实性或大部分实性。

MR表现　信号强度随囊内容物变化而变化（图25-30）。多囊常见，在T$_1$W上与脑组织相比，每个囊肿内的囊液从低到高信号不等（图25-30B）。

颅咽管瘤囊肿在T$_2$W和FLAIR上呈不同程度的高信号。实性结节常有钙化且为中等低信号。常见沿视束延伸的高信号，通常代表水肿而不是肿瘤侵犯。注射对比剂后（图25-30D）囊壁（图25-31）和实性结节通常强化。

图25-30A　与图25-29为同一患者，矢状位T$_1$W MR显示分叶状的鞍区和鞍上肿块➡️，与胼胝体中的白质信号几乎相同

图25-30B　肿块➡️在矢状位T$_2$W上呈极高信号。在囊性为主的肿块底部可见一些片状低信号➡️。蝶鞍轻度扩大

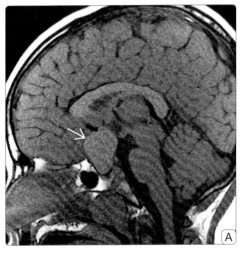
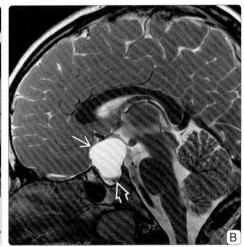

图25-30C　矢状位T$_1$ C+ MR显示肿块周围纤细环状强化➡️

图25-30D　冠状位T$_1$ C+ MR显示纤细强化的肿瘤环➡️，伴小的肿瘤结节➡️。手术发现为造釉细胞型颅咽管瘤。颅咽管瘤是儿童最常见的非胶质肿瘤。强化的结节有助于将此肿瘤与Rathke裂囊肿区分开来

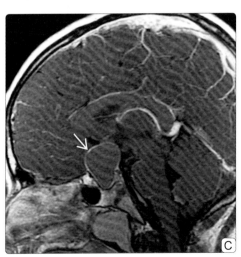
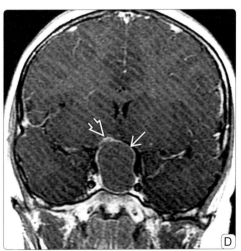

　　磁共振波谱成像显示一个大的脂质 – 乳酸峰，这是颅咽管瘤中的胆固醇和脂质成分特征。灌注 MR 显示低的相对脑血容量。

鉴别诊断

　　颅咽管瘤的主要鉴别诊断是 Rathke 裂囊肿。Rathke 裂囊肿无钙化，异质性较少，并且没有结节样强化。Rathke 裂囊肿的 ADC 值明显高于囊性颅咽管瘤的 ADC 值。免疫组化有助于鉴别，因为 Rathke 裂囊肿表达特定的细胞角蛋白，而颅咽管瘤不表达。

　　下丘脑 / 视交叉星形细胞瘤通常是位于脑实质内的实性鞍上肿块。钙化和囊变不常见。这些肿瘤 T₂ 呈高信号并且有不同程度的强化。

　　垂体腺瘤在青春期前儿童中罕见（颅咽管瘤的发病高峰年龄期）。皮样囊肿在 T₁W 上呈高信号，可能伴钙化。表皮样囊肿通常偏离中线、DWI 弥散受限。鞍上表皮样囊肿不常见。皮样囊肿和表皮样囊肿均无强化。

颅咽管瘤：临床问题、影像和鉴别诊断

临床问题

- 儿童、成人发病率相同
  - 儿童发病高峰年龄为 5～15 岁（造釉细胞型常见）
  - 成人发病高峰年龄为 40～55 岁（乳头状多见）

影像

- CT
  - 造釉细胞型：90% 囊性、90% 钙化、90% 强化
  - 乳头状：实性多于囊性
- MR
  - 在 T₁W 上信号多样
  - 在 T₂W 和 FLAIR 上通常呈高信号
  - 90% 有强化（结节样或环形）
  - 磁共振波谱成像：大的脂质 – 乳酸峰
  - 主要鉴别诊断为 Rathke 裂囊肿

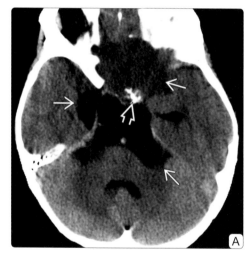

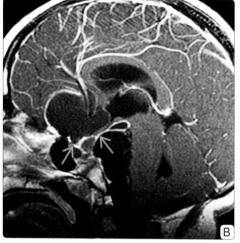

图 25-31A　9 岁男孩的轴位平扫 CT 显示一广泛低密度的肿块，累及前、中、后颅窝➡️。肿块内可见一小结节状钙化➡️

图 25-31B　同一患者的矢状位 T₁ C+ MR 显示鞍区和鞍上肿块周围的纤细环形强化➡️。此为造釉细胞型颅咽管瘤

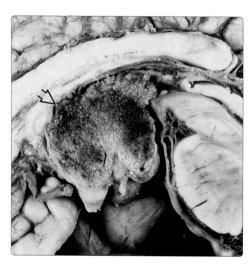

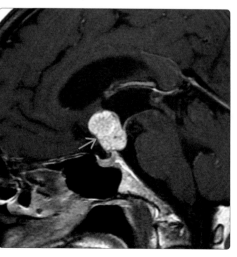

图 25-32　中线矢状位解剖切片显示一枚实性肿块充满第三脑室➡️。此为乳头状型颅咽管瘤（图片提供者：Courtesy B. Scheithauer, MD.）

图 25-33　一名 60 岁男性的矢状位 T₁ C+ MR 显示一枚位于第三脑室前部的实性强化肿块➡️。注意垂体与肿块分离。此为乳头状型颅咽管瘤的典型影像表现

非腺瘤性垂体肿瘤

2016 年 WHO 确认了三种罕见的、不同组织学的垂体区域肿瘤：垂体细胞瘤、嗜酸细胞腺瘤和颗粒细胞瘤。均为 WHO 1 级肿瘤。它们都很少出现尿崩症，通常有视觉障碍或全垂体功能减退症。

垂体细胞瘤起源于位于漏斗柄和神经垂体的修饰胶质细胞（"垂体细胞"）。大多数垂体细胞瘤在 T_1W 上与脑组织相比呈等信号，在 T_2W 上呈高信号。它们通常沿漏斗或神经垂体生长，并且对比增强后均匀强化。

嗜酸细胞腺瘤的影像表现与垂体腺瘤或淋巴细胞性垂体炎相似，且不能被区分。

与垂体细胞瘤一样，颗粒细胞瘤是一种起源于神经垂体的鞍上肿瘤。颗粒细胞瘤通常为鞍上肿块。颗粒细胞瘤在平扫 CT 上呈高密度，并且在 T_1W 和 T_2W 上均与脑组织呈等信号。注射对比剂后，颗粒细胞瘤明显均匀强化。

其他病变

垂体炎

垂体炎是垂体的一种炎症。垂体炎主要有两种组织学形式：淋巴细胞性垂体炎（图 25-34）和非淋巴细胞性垂体炎。我们关注的是淋巴细胞性垂体炎，这是垂体炎最常见的一种表现形式。然后我们简要讨论非淋巴细胞性垂体炎，包括肉芽肿性垂体炎和一些通常以浆细胞浸润为特征的、新近被描述的病变。

淋巴细胞性垂体炎

淋巴细胞性垂体炎又称淋巴细胞性腺垂体炎、原发性垂体炎和垂体柄炎。淋巴细胞性垂体炎是一种罕见的垂体自身免疫性炎症疾病。80%～90% 的淋巴细胞性垂体炎患者为女性，30%～60% 的病例发生在围产期。

最常见的症状是头痛和多种内分泌缺陷，伴部分或全部垂体功能减退。尿崩症常见。通常首先出现肾上腺皮层激素缺乏。1/3 的患者有高泌乳素血症，可能是继发于垂体柄受压。

影像显示鞍内和鞍上肿块，伴有增厚、饱满的漏斗柄（图 25-35）。垂体呈圆形、对称性增大。鞍底是完整的，没有被扩张或侵蚀。75% 的病例垂体后叶"亮点"消失。淋巴细胞性垂体炎呈明显均匀强化。

淋巴细胞性垂体炎的主要鉴别诊断是无功能性垂体大腺瘤。做出鉴别非常重要，因为治疗方法差异很大。淋巴细胞性垂体炎是药物治疗，而垂体大腺瘤的主要治疗方法是手术切除。大腺瘤可以是巨大的，但淋巴细胞性垂体炎的直径偶尔超过 3 cm。临床表现也有帮助，淋巴细胞性垂体炎通常表现为

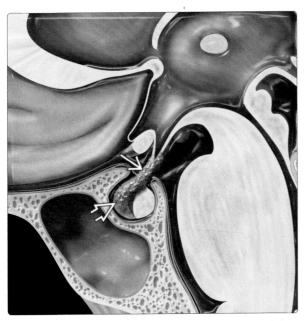

图 25-34　矢状位图像显示淋巴细胞性垂体炎。可见漏斗增厚➡并浸润至垂体前叶➡

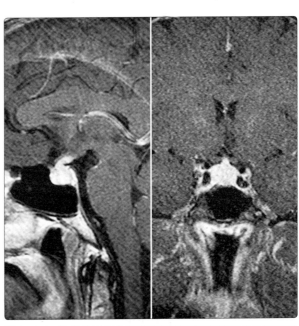

图 25-35　转移性黑色素瘤患者在接受伊匹单抗治疗后出现浸润垂体柄和腺垂体的药物诱发性垂体炎

尿崩症。

虽然患者年龄和性别相似，但在垂体增生中垂体柄通常正常。转移瘤通常发生于有已知全身性原发肿瘤的老年患者。

肉芽肿性垂体炎可能继发于感染、结节病或朗格汉斯细胞组织细胞增多症。肉芽肿性垂体炎比淋巴细胞性垂体炎少见，具有不同的流行病学特征，并且倾向于更加不均匀强化。IgG4 和药物相关性垂体炎非常罕见。

肉芽肿性垂体炎

肉芽肿性垂体炎与淋巴细胞性垂体炎有不同的流行病学特征。肉芽肿性垂体炎在两种性别中同样常见，且与妊娠无关。

肉芽肿性垂体炎可为原发性（特发性）或继发性。继发性肉芽肿性垂体炎远比原发性肉芽肿性垂体炎更常见，通常由坏死性肉芽肿性炎症引起。感染性 / 炎症性继发性肉芽肿性垂体炎可由结核病、肉瘤、真菌感染、梅毒、朗格汉斯细胞组织细胞增生症、韦格纳肉芽肿病、埃德海姆 – 切斯特病、肉芽肿性自身免疫性垂体炎、破裂的 Rathke 裂囊肿或颅咽管瘤引起。继发性肉芽肿性垂体炎也可发生为对全身炎症性疾病的反应，如克罗恩病。影像表现无特异性，与淋巴细胞性垂体炎或垂体腺瘤相似。

原发性肉芽肿性垂体炎是一种罕见的炎性疾病，没有明确的感染病原体。原发性肉芽肿性垂体炎的确切病因尚不清楚。典型表现是非坏死性肉芽肿，伴有多核巨细胞、组织细胞和不同数量的浆细胞和淋巴细胞。原发性肉芽肿性垂体炎常伴有尿崩症。在影像检查上可见明显不均匀强化的、对称性鞍区肿块。

其他垂体炎变异体

一些新的垂体炎变异体最近已被描述。IgG4 相关垂体炎具有明显的单核浸润，主要表现为 IgG4 阳性浆细胞数量增多。影像表现与淋巴细胞性漏斗神经垂体炎相似。注射对比剂后，垂体柄和垂体后叶增大和明显强化。

药物相关垂体炎已被报道见于使用刺激 T 细胞反应抗体的癌症免疫治疗病例中（如伊匹单抗）（图 25-35）。临床医师和放射科医师应该意识到自身免疫诱导的垂体炎是新的治疗方法的并发症。药物相关脑垂体炎的影像表现通常为伴或不伴漏斗的垂体肿大。

朗格汉斯细胞组织细胞增生症

朗格汉斯细胞组织细胞增生症已在第 24 章中被详细讨论。朗格汉斯细胞组织细胞增生症的典型表现为尿崩症。典型的患者年龄小于 2 岁。

垂体轴朗格汉斯细胞组织细胞增生症的典型影像表现为后部亮点缺失，伴垂体漏斗增厚、强化。朗格汉斯细胞组织细胞增生症也可以表现为鞍区和鞍上肿块。儿童朗格汉斯细胞组织细胞增生症的主要鉴别诊断是生殖细胞瘤。在成人中，影响垂体轴的朗格汉斯细胞组织细胞增生症的主要鉴别诊断是神经结节病或垂体炎。

神经结节病

神经结节病是一种多系统炎症性疾病，以非干酪样上皮样细胞肉芽肿为特征。神经结节病在第 15 章中有更详细的讨论。神经结节病可表现为弥漫性或局灶性硬脑膜和（或）软脑膜增厚和强化、垂体漏斗和（或）下丘脑的增厚和强化、脑神经强化、脑实质病变、或更少见的脉络丛病变。

垂体轴神经结节病的主要鉴别诊断是淋巴细胞性垂体炎、淋巴瘤和转移性疾病。

漏斗柄肿块

成人

- 神经结节病（孤立性漏斗柄病变罕见）
- 垂体炎（漏斗柄炎）
- 转移瘤
- 淋巴瘤
- 垂体细胞瘤
- IgG4 相关疾病

儿童

- 生殖细胞瘤
- 朗格汉斯细胞组织细胞增生症（寻找其他病变）
- 异位神经垂体（PPBS 移位）
- 白血病

垂体卒中

垂体卒中是一种详细描述的急性临床综合征，伴有头痛、视觉缺陷和多种内分泌缺陷。在某些情况下，严重的垂体功能不全会发展并可能会危及生命。

病因

垂体卒中由垂体出血或缺血性坏死引起（图25-36）。65%～90%的病例（图25-37）先前存在大腺瘤，但垂体卒中也可发生在微腺瘤或组织学正常的垂体中。导致出血或坏死的原因尚不清楚。

在极少数情况下，接受溴隐亭或卡麦角林治疗的垂体腺瘤患者可发生危及生命的垂体卒中。更常见的是，这种药物治疗导致腺瘤的亚临床出血。

病理

垂体卒中最常见的大体外观是巨大的鞍内肿块或鞍内和鞍上肿块（图25-36）。85%～90%的病例表现为肉眼可见的出血性梗死（图25-37）。非出血性（"温和"）垂体梗死导致垂体肿大、水肿。显微镜下特征是非特异性的，并且通常是不显著的。

临床问题

垂体卒中是罕见的，发生于大约1%的所有垂体大腺瘤患者。年龄高峰为55～60岁。垂体卒中在15岁以下的患者中罕见。男：女为2：1。

头痛几乎是垂体卒中患者的普遍症状，也是最常见的症状，然后是恶心（80%）和视野障碍（70%）。延伸到海绵窦的出血性肿瘤可能压迫脑神经Ⅲ、Ⅳ、Ⅴ和Ⅵ。几乎80%的垂体卒中患者有全垂体功能减退症。

垂体卒中从临床上的良性事件到伴有永久性神经缺损的灾难性表现不等。严重的情况下可能出现昏迷或者甚至死亡。

影像

垂体肿大伴边缘环形强化是垂体卒中的典型表现。腺体内常见明显出血，但也不是一成不变的。

平扫CT通常正常。20%～25%的病例可见垂体出血所致的鞍区/鞍上高密度肿块。

MR是评估疑似垂体卒中的首选方法。信号强度取决于垂体卒中是出血性还是非出血性的。85%～90%的病例可发现出血（图25-38）。

信号强度取决于血块时间。在T_1W上急性垂体卒中与脑组织相比呈不均匀等至低信号。起初T_2W呈等至稍高信号，随后垂体卒中迅速变为T_2W低信号。在T_2/FLAIR扫描上，下丘脑和视交叉的急性压迫可引起视束的明显水肿。

如果存在出血成分，T_2^*上的"晕染"/磁敏感伪影是常见的，但可能被邻近鼻旁窦的伪影所掩盖。T_1 C+显示环形强化（图25-39）。50%的患者可见硬脑膜增厚和强化，80%的患者可见邻近蝶窦黏膜增厚。垂体卒中在DWI通常弥散受限。

鉴别诊断

垂体卒中的主要鉴别诊断是出血性大腺瘤。腺瘤局灶性出血常见，但与垂体卒中不同，其临床病程通常是亚急性或慢性的。大多数腺瘤明显不均匀强化，而垂体卒中表现为明显无强化的、扩大的垂体周围的环形强化。

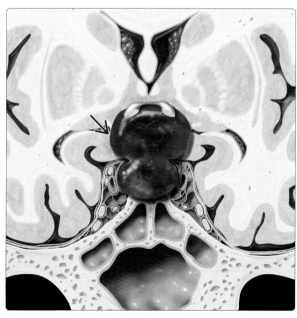

图25-36　冠状位图片显示垂体大腺瘤伴急性出血➡️导致垂体卒中

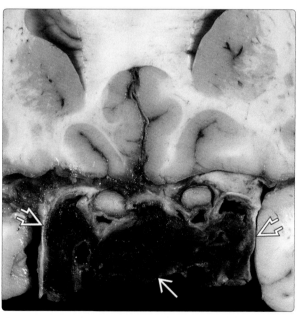

图25-37　垂体卒中尸检标本显示出血性大腺瘤➡️延伸至两侧海绵窦➡️（图片提供者：Courtesy R. Hewlett, MD.）

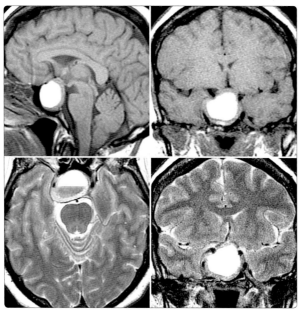

图 25-38　一名 50 岁垂体卒中女性，视觉改变 4 天，显示为垂体亚急性出血伴血 - 液平

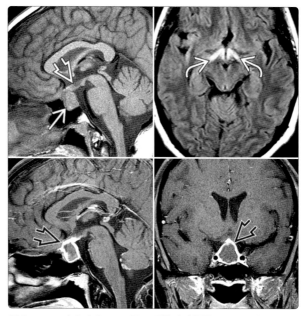

图 25-39　（左上）T₁W 显示垂体肿大➡️、下丘脑增厚➡️。（右上）双侧视束在 FLAIR 呈高信号➡️。（下）可见环形强化➡️。此为非出血性垂体卒中

垂体卒中

病因
- 出血性或非出血性垂体坏死
- 既往存在大腺瘤（65%～90%）

临床问题
- 突然发作
- 头疼、视觉缺陷
- 垂体功能减退症（80%）
- 可能会危及生命
- 可导致永久性垂体功能不全
- 希恩综合征为产后垂体坏死

影像
- 垂体增大
  ○ ± 出血（85%～90%）
- 无强化腺体周围的环形强化
- 可引起下丘脑、视束水肿

鉴别诊断
- 出血性大腺瘤不伴卒中
- Rathke 裂囊肿卒中
- 垂体脓肿
- 急性血栓性动脉瘤

术前和术后蝶鞍

术前评估

大多数手术入路（经筛窦、经鼻或经鼻中隔）通过蝶窦到达蝶鞍。无论使用哪种操作技术——显微镜或内镜——描绘蝶窦解剖结构和识别可能影响手术的解剖变异对患者的成功预后非常重要。

CT 和 MR 对术前蝶鞍病变的完整评估均有独特的贡献。多平面 MR 是确定病变特征和其范围的首选方法。与 MR 配合，术前 CT 有助于确定相关骨解剖。

蝶窦气化的位置和范围以及骨间隔的存在和位置是主要的关注点。蝶骨平台和鞍背的气化也应该被注意。具体的气化类型一般由矢状位 MR 确定。

术后评估

为了评估术后蝶鞍，矢状位和冠状位薄层、小视野成像是必要的。标准的序列包括增强前 T₁W 和 T₂W 图像及增强后压脂序列。

术后 MR 扫描的表现因出血、使用止血剂、填充物（肌肉、脂肪、阔筋膜）和残留肿瘤而复杂化。典型表现包括蝶窦前壁骨缺损、窦内液体和黏膜增厚、蝶鞍内脂肪填充、出血和不同量的残余肿块效应（图 25-40）。

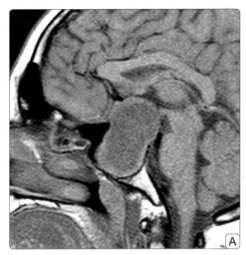

图 25-40A　术前矢状位 T₁W MR 显示鞍区 / 鞍上有一个巨大的囊实性肿块，扩大、侵蚀并加深蝶鞍

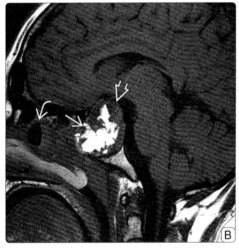

图 25-40B　减瘤术后 T₁ C+ MR 显示脂肪填充 ➡、残余肿瘤 ➡ 以及蝶窦内气 – 液平 ➡

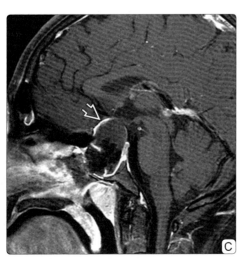

图 25-40C　T₁ C+ FS MR 显示信号被抑制的脂肪和纤细环形强化的组织 ➡

术后第一次扫描提供了与后续影像对比的基线。随着时间的推移，出血不断演变和吸收，脂肪填充纤维化和收缩，占位效应降低。在初次手术后的几个月或几年内，典型表现为伴或不伴对漏斗柄和视交叉牵引的部分空蝶鞍。

并发症通常是暂时的，如尿崩症、垂体柄阻断和电解质紊乱。长期并发症包括脑脊液漏和脑神经病变。

鞍区肿块的鉴别诊断

在建立鞍区肿块的有效鉴别诊断时，确定解剖定位是第一步，也是最重要的一步。病变是 ① 鞍内的，② 鞍上的，③ 在漏斗柄，或者是这些位置的组合？

鞍区 / 鞍上肿块是垂体本身还是与垂体分离是最重要的影像学任务，也是最有用的发现（图 25-41，图 25-42，图 25-43，图 25-44）。与垂体分离而可被明显区分的肿块很少考虑大腺瘤。

最有用的临床特征是患者年龄。有些病变在成人中常见但在儿童中罕见。性别和内分泌状态是有用的辅助线索。例如，垂体大腺瘤很少引起尿崩症，但它是垂体炎最常见的症状之一。

最后，考虑一些特定的影像表现。肿块是囊性的吗？有钙化吗？ MR 信号强度如何？病变有强化吗？

鞍内病变

鞍内病变可为肿块样或非肿块样。记住两个概念：① 并不是所有的"垂体增大"都是异常的。垂体的大小和高度因性别和年龄而异。垂体"肥胖"也可发生于低颅压。② 垂体"偶发瘤"常见（可见于 15%~20% 的常规 MR 扫描），通常为囊性微腺瘤或 Rathke 裂囊肿（图 25-47）。

当肿块无法与垂体分离开来
常见
• 垂体大腺瘤
• 垂体增生（生理性、病理性）
少见
• 神经结节病
• 朗格汉斯细胞组织细胞增生症
• 垂体炎
罕见但重要
• 转移瘤
• 淋巴瘤
• 生殖细胞瘤

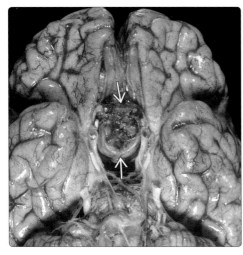

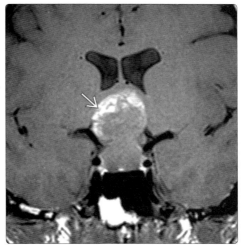

图 25-41　尸检大脑颅顶位视图显示大的鞍内和鞍上肿块➡。垂体无法与肿块区分开来，实际上垂体就是肿块（图片提供者：Courtesy R. Hewlett, MD.）

图 25-42　冠状位 T₁W MR 显示大腺瘤典型的"雪人"或"8 字"形状➡。肿块与垂体互相之间难以区分

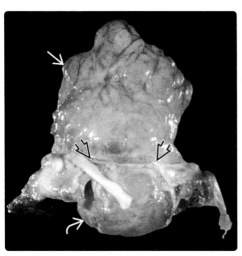

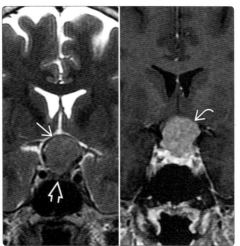

图 25-43　冠状位显示尸检的鞍上脑膜瘤。脑膜瘤起源于鞍膈⬛，肿瘤➡与下方的垂体➡通过鞍膈区分开来（图片提供者：Courtesy J. Paltan, MD.）

图 25-44　（左）起源于鞍膈的脑膜瘤➡ T₂ 信号强度与下方正常垂体不同➡。（右）T₁ C+ FS MR 显示脑膜瘤➡不如下方垂体强化明显

常见鞍上肿块

最常见的五种鞍上肿块，即"五大类"，是垂体大腺瘤、脑膜瘤、动脉瘤、颅咽管瘤和星形细胞瘤。它们加在一起占所有鞍区肿块的 75%~80%。"五大"中的三种——腺瘤、脑膜瘤、动脉瘤——在成人中常见，但在儿童中罕见（图 25-45，图 25-46）。

图 25-45 尸检标本显示未破裂的鞍上动脉瘤➡（图片提供者：Courtesy R.Hewlett, MD.）

图 25-46 一名 55 岁男性，有头痛，平扫 CT 显示位于鞍上池的高密度非钙化肿块➡。在成人中考虑的鉴别诊断包括大腺瘤、脑膜瘤和动脉瘤。该例是巨大的基底尖动脉瘤

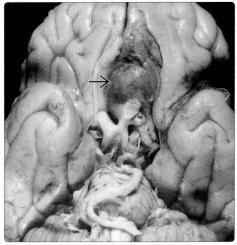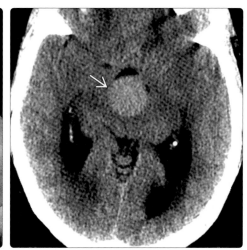

图 25-47 冠状位 T₂W MR 显示一鞍内囊性肿块➡，发生在一名催乳素升高的年轻成人。切除后发现为囊性微腺瘤。影像表现类似于 Rathke 裂囊肿

图 25-48 冠状位 T₂W MR 显示一鞍内和鞍上囊性肿块➡。视交叉➡被抬高并覆盖在囊肿上。手术发现为蛛网膜囊肿。在所有 MR 序列上，蛛网膜囊肿信号强度同脑脊液

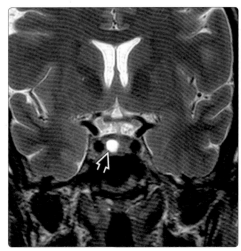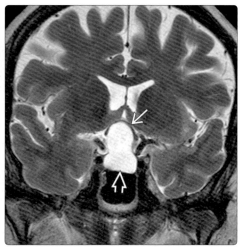

少见的鞍上肿块

一些少见病变的存在通常可以从影像检查中推断出来（图 25-48）。

少见鞍上病变

- Rathke 裂囊肿（边界清、与垂体分离）
- 蛛网膜囊肿（表现类似于脑脊液）
- 皮样囊肿（看起来像脂肪）
- 神经囊尾蚴病（常多发）

罕见的鞍上肿块

记住这些病变——它们可以与常见的病变混淆，但适用的治疗方法截然不同。

罕见但重要的鞍上肿块

- 垂体炎（可能看起来像腺瘤）
- 下丘脑错构瘤（"领扣"在漏斗柄和乳头体之间）
- 转移瘤（全身性癌症，寻找其他病灶）
- 淋巴瘤（常浸润邻近结构）

鞍内 / 鞍上囊性肿块

如果鞍内或鞍上肿块主要或完全为囊性，则鉴别诊断也随之改变。关键是区分囊性肿块是起源于鞍内还是鞍上病变延伸到鞍内（图 25-47）。除了 Rathke 裂囊肿，完全位于鞍内的非肿瘤性囊肿罕见，或者是完全位于鞍内的颅咽管瘤没有向鞍上延伸。

　　若儿童有鞍上囊性肿块,应考虑第三脑室增大、颅咽管瘤、神经囊尾蚴病和星形细胞瘤。在成人中,应考虑蛛网膜囊肿、神经囊尾蚴病、Rathke 裂囊肿、腺瘤和动脉瘤（图 25-48）。

鞍内囊性肿块

常见
- 空蝶鞍
- 特发性颅内高压症

少见
- 囊性垂体腺瘤
- Rathke 裂囊肿
- 神经囊尾蚴病囊肿

罕见但重要
- 颅咽管瘤
- 表皮样囊肿、蛛网膜囊肿

鞍上囊性肿块

常见
- 扩大的第三脑室
- 蛛网膜囊肿
- 颅咽管瘤
- 神经囊尾蚴病囊肿

少见
- Rathke 裂囊肿
- 皮样囊肿
- 表皮样囊肿

罕见但重要
- 垂体大腺瘤,垂体卒中
- 星形细胞瘤（常为实性）
- 室管膜囊肿
- 动脉瘤（开放性或血栓性）

第 26 章
其他肿瘤和瘤样病变

包括一些累及颅骨、颅底和脑膜的肿瘤，但并未被列入世界卫生组织（WHO）最新的中枢神经系统肿瘤标准分类中。本章涵盖了这些特殊性的肿瘤以及肿瘤样病变。

颅外肿瘤和肿瘤样病变

纤维结构不良

纤维结构不良（FD）是一种发育不良的良性纤维性病变。成骨细胞异常分化导致正常骨髓和松质骨被未成熟的"编织"骨和纤维间质取代。

事实上，头颈部的任何骨骼都可能受到 FD 的影响。头颅和面部骨骼占所有单发性 FD 病变的 10%～25%。额骨是颅骨中最常见的受累部位，其次是颞骨、蝶骨和顶骨。累及斜坡的极为罕见。眼眶、颧骨、上颌骨和下颌骨是面部最常受累的部位。

病理

FD 病变的大小，可从相对较小（<1 cm）到几乎累及整个骨骼的巨大病变。病变性成骨可能发生在单个骨骼（"单骨型 FD"）或多个骨骼（"多骨型 FD"）内。

单骨型 FD 占所有病变的 60%～80%，其余为多骨型 FD 病变，其中多骨型 FD 伴内分泌疾病被称为麦氏综合征（MAS），发生率为 3%～5%。

FD 为棕褐色至灰白色（图 26-1）。纤维组织和骨组织以不同比例混合。不同类型的基质［脂肪变质（20%～25%），黏液样间质（15%）和钙化（12%）］，常与成纤维细胞混合在一起。囊性变不常见。

临床问题

尽管 FD 可发生于任何年龄段，但多数患者的首诊年龄小于 30 岁，其中多骨型 FD 发病较早，平均为 8 岁。FD 发病率低，约占所有活检原发性骨肿瘤的 1%。

影像学表现取决于疾病的分期。一般来说，病变早期表现为透亮度增加，随后发生进行性钙化，使得病变在 CT 骨窗上呈现磨玻璃样外观。以上表现常同时存在。

典型表现为非侵袭性骨重塑和受累骨增厚。平扫 CT 显示位于髓腔中心的扩张性病变。病变与邻近正常骨之间的变化具有特征性。

影像

CT 表现因纤维组织与骨组织的相对含量而异。FD 分为硬化性、囊性或混合性（有时称为页状）。在约 1/2 的病例中可见混合性区域（图 26-2A）。典型的、相对均匀的磨玻璃样改变发生率约 25%。密集硬化病变常见于颅底。近 1/4 的 FD 病例发生囊性变，可见中央透亮区，边缘变薄但硬化。

T_1W 上 FD 通常呈均匀低信号。T_2W 信号特点是可变的。中度低信号是病变的骨化和（或）纤维部分的典型特征（图 26-2B）。活动性病变可能是不均匀的，在 T_2W 或 FLAIR 上可见高信号区域，囊变表现为类圆形高信号影。对比剂注射后的强化特点因病变阶段而异，在活动性病变中可从无强化到弥漫性明显强化。

鉴别诊断

颅面 FD 主要同 Paget 病和骨化性纤维瘤（OF）相鉴别。

Paget 病通常发生于老年患者，通常累及颅骨和颞骨。颅骨 DR 片和 CT 骨窗上显示为典型的棉絮状外观。

另一个需要鉴别的疾病是骨内脑膜瘤。它好发于颅骨而非颅底和面骨。明显强化的斑块状软组织肿块常与骨性病变有关。混合硬化破坏的颅底转移可能与 FD 相似。在大多数病例中，颅外原发部位是已知的。

纤维结构不良：影像学和鉴别诊断

影像学表现
- CT
  ○ 骨重塑、扩张
  ○ 典型磨玻璃样表现
  ○ 硬化性、囊性、混合性（"佩吉样"）改变
- MR
  ○ T_1 低信号，T_2 信号可变（通常为低信号）
  ○ 强化程度从不强化到明显强化不等

鉴别诊断
- Paget 骨病（老年患者）
- 骨化性纤维瘤，其他良性纤维性病变
- 骨内脑膜瘤
- 肾性骨营养不良

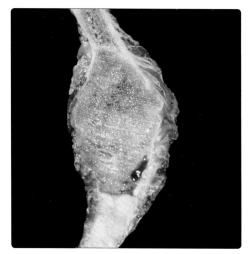

图 26-1 肋骨 FD 为实性棕褐色肿瘤，骨膨大，呈磨玻璃状外观（图片提供者：A. Rosenberg, MD, G. P. Nielsen）

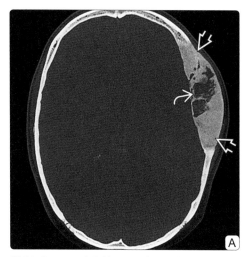

图 26-2A 26 岁女性 CT 骨窗显示典型的单发性 FD，呈磨玻璃状外观 ⇨，中心伴非钙化的纤维间质 ⇥

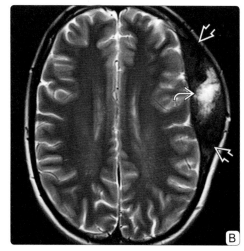

图 26-2B T_2W MR 显示致密骨化呈低信号 ⇨，但活动性疾病的中心区域呈高信号 ⇥

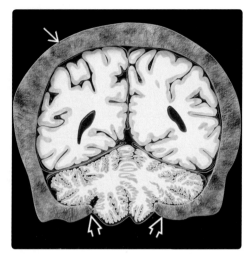

图 26-3　颅骨弥漫性 Paget 骨病表现为板障严重增宽➡️及颅底内陷➡️

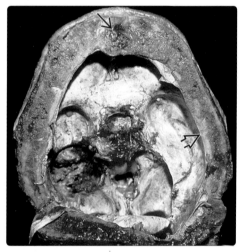

图 26-4　Paget 骨病尸检显示颅骨增厚伴硬化▢▷，纤维血管组织斑块➡️（From Dorfman, 2016）

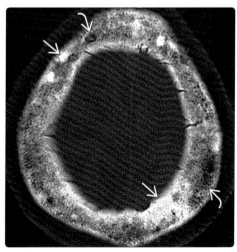

图 26-5　患 Paget 骨病的 63 岁女性，CT 骨窗显示颅骨增厚并混合有硬化区➡️和透亮区➡️

Paget 骨病

骨的 Paget 骨病，也称为畸形性骨炎，是最典型的骨重塑异常的例子。Paget 骨病的特征是在一个或多个离散的骨骼病变内快速骨改变。

病理

25%~65% 的患者颅骨（包括颅盖和颅底）受累（图 26-3）。与 FD 相比，Paget 骨病多为多骨型（65%~90%）。

患有 Paget 骨病的颅骨呈弥漫性增厚（图 26-4）。纤维血管组织取代了最初的脂肪骨髓。

在早期溶骨期，活跃的 Paget 骨病以细胞纤维性病变伴轻度钙化的骨样小梁为特征，常见血运增加。成骨细胞伴破骨细胞同时存在。

0.5%~1.0% 的病例恶变为骨肉瘤，通常见于多发性的患者。大多数骨肉瘤是高度恶性的，在诊断时已发生转移。2~3 年的生存率只有 15%。

临床问题

典型的 Paget 骨病好发于老年人。大多数患者年龄在 55~85 岁，40 岁以下发病率不足 5%，以男性为主。

其表现因部位不同而异，颅面复合体的所有骨骼均可受累。患有颅骨 Paget 骨病的患者可能会出现帽型变大的情况。脑神经病变常见于颅底病变，最常见于 CN Ⅷ。患者可能表现为传导性（听骨受累）或感音神经性听力损失（耳蜗受累或骨压迫）。血清碱性磷酸酶显著升高、钙和磷酸盐水平保持稳定是其典型特征。

影像学表现

Paget 骨病的影像学表现因分期不同而异。在早期 Paget 骨病中，可在颅骨中形成透光性病变，又被称为骨质疏松样改变。混合活动期，可见溶解性以及硬化性肿大骨，合并结节状钙化（棉絮样外观）（图 26-5）。不活跃或静止期呈致密性骨硬化。

多灶性 T_1 低信号病变取代脂肪骨髓（图 26-6A）。T_2W 信号强度通常不均匀（图 26-6B）。T_1 增强序列中斑块状强化可发生在活动 Paget 骨病的富血供区域（图 26-6C）。

鉴别诊断

FD 可能与颅面 Paget 骨病非常相似。然而，Paget 骨病主要发生在老年人中，与 FD 不同的是，它没有典型的磨玻璃状外观。

成骨性转移可能类似于 Paget 骨病，但无粗大的骨小梁或膨大。Paget 骨病的早期溶骨期可能类似于溶骨性转移或多发性骨髓瘤；两者都不会扩大受累骨骼的范围。

Paget 骨病

病理

- 单发（65%～90%）
- 颅骨、颅底受累（25%～60%）
- 纤维骨组织取代脂肪骨髓

临床问题

- 80 岁以上的患者中，有 10% 的患者受影响
- 颅骨增厚，CN Ⅷ神经病变常见
- 恶性转化（0.5%～1.0%）
  - 肉瘤＞巨细胞瘤

影像学表现

- 早期：溶骨性（"周围骨质疏松症"）
- 中期：混合性，硬化性（"棉絮"）
- 晚期：致密性骨硬化

鉴别诊断

- 纤维结构不良（年轻患者）
- 转移、骨髓瘤

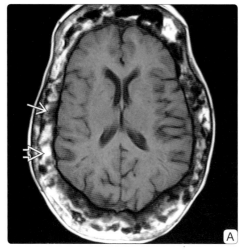

图 26-6A　T$_1$ 图像上表现为高➡️－低➡️混合信号。Paget 病导致颅骨板障增宽

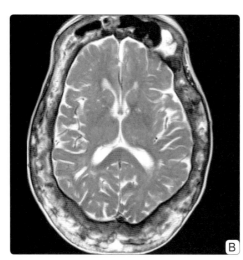

图 26-6B　同一病例的 T$_2$ 图像表现为颅骨 Paget 病的花斑状不均质表现

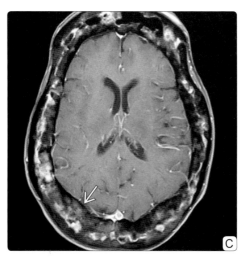

图 26-6C　T$_1$ 增强压脂图像可见不均匀强化➡️，表明该长期病例存在一些活动性病灶

脊索瘤

脊索瘤是一种罕见的具有局部侵袭性的原发性恶性肿瘤，其病理表型与脊索相似。

病因

颅底脊索瘤可能起源于原始脊索颅端的残余。在一些脊索瘤中发现了癌症干细胞亚群。

病理

脊索瘤是中线肿瘤，可沿原始脊索发生。骶骨是最常见的部位（占所有脊索瘤的 50%），其次是蝶枕部（斜坡）（35%）和脊柱（15%）。

大多数蝶枕部脊索瘤位于中线区（图 26-7）。偶发于骨外及中线外，通常发生在鼻咽部或海绵窦。

脊索瘤的三种主要组织学形式分为：常规（"经典"）、软骨样和去分化。常规脊索瘤是最常见的类型，由含有黏蛋白和糖原液泡的泡状细胞组成，具有典型的泡沫状细胞质外观。

软骨样脊索瘤的间质成分类似于透明软骨，肿瘤细胞嵌在间隙内。去分化脊索瘤占脊索瘤的比例＜5%，通常发生在骶尾骨区，而不是斜坡，预后不佳。

临床问题

脊索瘤占所有原发性骨肿瘤的 2%～5%，占骶骨肿瘤的 40%。脊索瘤可以发生在任何年龄，但患病率高峰在 40～60 岁，男性为主。

斜坡脊索瘤（CCh）通常表现为展神经受压所引起的头痛和复视。大脊索瘤可引起多发脑神经病变，包括视力丧失

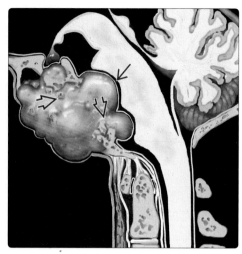

图 26-7　破坏性、分叶性斜坡肿块呈拇指状改变 ⇨ 缩进脑桥。可见碎骨片 ⇨ 漂浮在脊索瘤中

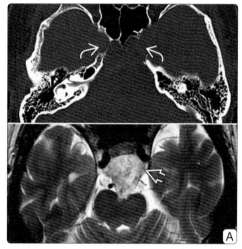

图 26-8A　（上）CT 骨窗显示颅底中央破坏性病变 ⇨（底部）病变 ⇨ 表现为 T_2W 高信号

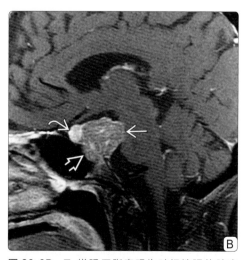

图 26-8B　T_1 增强压脂表现为破坏性强的肿瘤 ⇨，向前推移脑垂体 ⇨，向后方缩进脑桥 ⇨，为脊索瘤

和面部疼痛。脊索瘤生长缓慢但致命性高，需手术切除且配合质子束照射治疗。根治性切除术后患者的 5 年生存率可达 75%。

影像学

平扫 CT 显示一个边界相对清晰、等高密度的斜坡中线或偏正中肿块，伴通透性溶骨改变（图 26-8A）。瘤内钙化通常代表脱落的坏死骨（图 26-9A）。脊索瘤在 MR 上表现出明显的异质性。大多数经典脊索瘤在 T_1W 上表现为中 – 低信号。矢状位图像上，肿瘤组织呈"拇指"状，向斜侧皮层后方延伸，挤压脑桥（图 26-9B）。经典脊索瘤在 T_2W（图 26-9C）上信号非常高，反映出浆泡细胞内液体含量高。瘤内钙化和出血可导致高信号肿块内信号的降低。增强后病灶呈中度至明显不均匀强化（图 26-8B）。

鉴别诊断

大的侵袭性垂体腺瘤可类似 CCh。CChs 通常推移但不侵犯脑垂体，而垂体大腺瘤与腺垂体组织分界不清。

颅底软骨肉瘤的信号强度与 CCh 非常相似。软骨肉瘤通常发生在中线外，沿岩枕骨裂生长。颅内良性脊索细胞瘤（EP）是一种罕见的非肿瘤性脊索残体，可发生于颅底至骶骨的任何部位。大多数体积都很小，是在尸检或影像检查时偶然发现的。它们通常位于脑桥前面，与较小的腔内部分有细柄状连接。

颅底转移和浆细胞瘤是破坏性病变，在所有序列上通常与大脑信号强化相似。骨内脑膜瘤颅底少见。它通常导致骨硬化和肥厚，而不是溶骨性骨质破坏。EP 是一种小的（通常 <1 cm）胶状软组织肿块，代表异位脊索残余。在 MR 上最具特征性表现是，在 T_1W 上 EP 相对于大脑呈低信号，而在 T_2W 上相对于脑脊液呈高信号。EP 区别于脊索瘤和其他类似病变的重要影像学特征是存在一个小蒂或柄，连接斜坡病变和前额神经池的硬膜内部分。

脊索瘤

病因
- 起源于原始脊索颅端的残余

病理
- 典型中线起源
  - 50% 骶骨
  - 35% 蝶枕部（斜坡）
  - 15% 椎体
- 3 种类型
  - 典型的（"经典的"）有嗜泡细胞
  - 类软骨样
  - 去分化（<5%，通常位于骶骨）

临床表现
- 任何年龄，高峰 40~60 岁
- 脑神经病变

影像学表现
- CT
  - 颅底中央浸润性破坏性病变
  - 通常含有分散的骨碎片
- MR
  - T$_1$ 低信号
  - T$_2$ 高信号
  - 拇指状肿瘤向后方延伸，挤压脑桥
  - 通常表现为中度强化
  - 多样性

鉴别诊断
- 侵袭性垂体大腺瘤
  - 发现移位但完整的垂体有助于鉴别
- 软骨肉瘤
  - 通常偏离中线
  - 岩枕裂隙
- 良性脊索细胞瘤

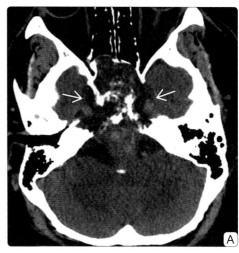

图 26-9A　39 岁男性，平扫 CT 显示破坏性的，不均匀的颅底中央肿块➡

颅内假瘤

纺织瘤

术语

纺织瘤是指由手术残留（无意或故意留下）及其相关的异物炎症反应形成的肿块。术语"棉棉瘤""纱布瘤"和"棉布瘤"，特指残留的不可吸收的棉花或编织材料。

病因

止血剂可以是可吸收的或不可吸收的。所有类型的可吸收和不可吸收的药物都可能引发过敏反应产生纺织瘤。

可吸收剂包括明胶海绵、氧化纤维素和微纤维胶原蛋白。不可吸收剂包括各种形式的脱脂棉、布(即棉布)和合成人造丝。生物可吸收的止血剂通常留在原位，不可吸收的止血物通常在手术结束前被移除。这些材料中的任何一种都可能诱发炎症反应，从而形成纺织瘤。

纺织瘤并不常见。据报道，腹部手术和骨科手术后的患病率最高。颅内纺织瘤少见，仅有不足 75 例报道。

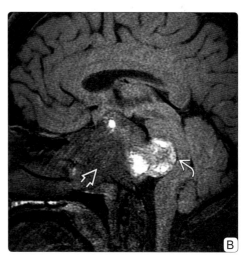

图 26-9B　矢状位 T$_1$ FS 图像显示肿块几乎破坏了整个蝶骨➡肿瘤呈"拇指"状➡挤压脑桥

病理

进入中枢神经系统的止血材料偶尔会引起过度的炎症反应。大多数纺织瘤发生在手术切除部位或动脉瘤周围。

典型的组织学表现为中央变性的惰性止血材料，周围有炎症反应。

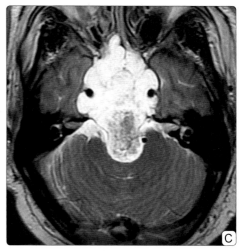

图 26-9C　分叶状肿块呈显著高信号，同时推移颈动脉和基底动脉。这是脊索瘤典型的影像学表现

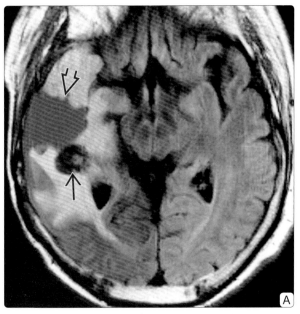

图 26-10A　轴位 FLAIR 图像显示邻近肿瘤切除位置 ⇨ 的低信号肿块 ⟶

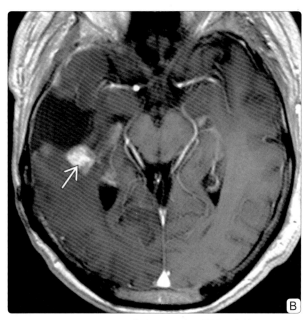

图 26-10B　T_1C+ FS 图像上显示肿瘤 ⟶ 呈实性但不均匀强化

常可见异物、巨细胞和组织细胞。每一种材料都有其独特的组织学特征，通常可进行特异性鉴定。

影像

颅内纺织瘤在 T_1W 上通常呈等或低信号。T_2/FLAIR 上约 45% 为等信号，40% 为低信号（图 26-10A）。T_2^* 上可能出现晕染。所有报告的病例均在注入对比剂后强化。病灶呈环形和不均匀实性强化的比例相当（图 26 10B）。

鉴别诊断

主要鉴别诊断为复发性肿瘤或放射性坏死。肿瘤残留或复发可与纺织瘤共存。如果存在，T_2 低信号有助于区分纺织瘤与肿瘤或脓肿。确诊通常需要活检和包括常规染色和偏振成像的组织学检查。

神经轴钙化性假瘤

术语

神经轴钙化性假瘤（CAPNON）是一种罕见但独特的中枢神经系统非肿瘤性病变。钙化性假瘤也被称为纤维性骨性病变，"脑结石"和"脑岩石"。

病因

CAPNON 的特征是有异物反应性巨细胞、组织骨化和板层骨或散在沙粒体形成。周围脑组织常表现为炎性变化，胶质增生和水肿，导致占位效应。

病理

CAPNON 是非肿瘤性、非炎症性病变。它们是离散的轴内或轴外肿块，包含各种组合的软骨黏液和纤维血管间质、化生钙化和骨化。波形蛋白和上皮膜抗原阳性是典型的免疫反应。GFAP 和 S100 蛋白通常为阴性，有助于将 CAPNON 与星形细胞瘤和脑膜瘤区分开来。

临床问题

颅内 CAPNON 通常无症状，在影像学检查中偶然发现。在个别病例中伴随癫痫和头痛，也有少量报道认为与脑膜血管瘤病和 2 型神经纤维瘤病有关。

影像

平扫 CT 显示密集钙化的软脑膜、加深的脑沟或脑实质"岩石"。颞叶是最常见的部位（图 26-11）。

在 MR 上，CAPNON 很少表现出占位效应，在 T_1W 上呈等信号，在 T_2W 和 FLAIR 上呈一致的低信号。T_2^* 上可见轻度晕染。病灶周围水肿从无到广泛不等。强化程度从无到中度不等。实性、线形、蛇形和外周边缘样强化的表现均有报道（图 26-12）。

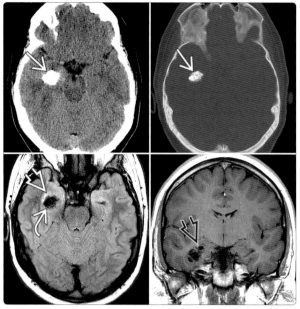

图 26-11 平扫 CT（上左）和 CT 骨窗（上右）显示致密钙化的肿块➡️，FLAIR（下左）显示低信号肿块➡️被水肿包围➡️无强化➡️（下右）。这是 CAPNON（图片提供者：S. Blaser, MD.）

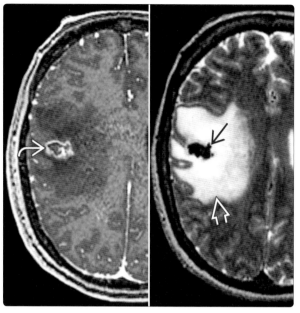

图 26-12 有时手术证实的 CAPNON 在 T₂W 上信号极低➡️，引起明显水肿➡️，和边缘强化➡️（图片提供者：B. K. Kleinschmidt-DeMasters, MD.）

鉴别诊断

CAPNON 的鉴别诊断包括骨化血管病变（最常见的是海绵状畸形）和密集钙化肿瘤，如少突胶质瘤、脑膜瘤和伴有骨化生的脉络丛乳头状瘤。尽管海绵样畸形通常可以通过 T₂W 上的"爆米花"混合高信号来区分，但仍需要活检来明确诊断。

颅内假性肿瘤

纺织瘤
- 异物反应
  - 通常是止血材料
  - 其他包括引入的栓塞物
- T₂W 呈等 / 低信号
- T₁ 增强呈环形不均匀强化

神经轴钙化性假瘤（CAPNON）
- 软骨钙化或骨化的肿块
  - 通常位于脑沟裂
- T₂/FLAIR 上信号非常低
- 不同程度强化（无边缘样改变）

第 27 章
转移瘤和副肿瘤综合征

高达 40% 的晚期癌症患者（特别是肺癌和乳腺癌）最终会发展为中枢神经系统受累。即使是在系统性疾病得到控制的情况下，脑转移也通常是导致患者死亡的最终原因。

本章首先简述中枢神经系统转移瘤，然后按解剖位置讨论颅脑转移，从脑实质开始（最常见的中枢神经系统转移位置）。最后以癌症对中枢神经系统的间接影响，即所谓的副肿瘤综合征结尾。

转移性病变

转移瘤是由另一部位原发肿瘤引起的继发性肿瘤。转移瘤是成人最常见的中枢神经系统肿瘤。

概述

病因

传播途径：颅内外原发肿瘤均可发生中枢神经系统转移。来自颅外原发肿瘤的转移（"体脑转移"）最常通过血行播散。

邻近组织中病变的直接侵犯（如鼻咽部鳞状细胞癌）时有发生，但远不如血行播散常见。侵入通常是通过薄骨或无骨的天然孔和裂缝。神经周围和血管周围的侵犯不太常见，但却是头颈部肿瘤进入中枢神经系统的重要途径。

原发性颅内肿瘤有时会从中枢神经系统的一个部位扩散到另一个部位，导致脑–脑或脑–脊髓转移。扩散优先发生在紧密的白质束，如胼胝体和内囊，但也可累及室管膜、脑膜和血管周围间隙。

脑脊液播散伴"癌性脑膜炎"可发生于颅外和颅内原发肿瘤。

中枢神经系统转移的起源：转移的来源和位置随着患者年龄的不同有显著差异。大约 10% 的脑转移在最初诊断时原发肿瘤不明确。

儿童：颅内转移最常见的来源是恶性血液系统疾病，如白血病和淋巴瘤。好发部位是颅骨和硬脑膜。与成人相比，儿童脑实质内的转移较少见。

成人：肺、乳腺和黑色素瘤至少占成人脑转移瘤来源的 2/3。最常见的脑转移的原发肿瘤是肺癌，排名第二位的是乳腺癌，其次是黑色素瘤、肾癌和结直肠癌。

颅骨、硬脑膜和脊柱转移通常由前列腺癌、乳腺癌或肺癌引起，其次是恶性血液病和肾癌。

中枢神经系统转移瘤：流行病学和病因

流行病学
- 成人 > 儿童
  - 转移瘤——成人中最常见的中枢神经系统肿瘤
  - 过去 50 年增长了 5 倍
  - 脑转移瘤在癌症患者中的发病率 >30%~40%

传播途径
- 最常见——颅外原发肿瘤至中枢神经系统
  - 血行扩散
  - 直接侵犯（鼻咽、鼻窦）
  - 神经周围、血管周围侵犯
- 不常见
  - 中枢神经系统原发肿瘤的脑内扩散
  - 中枢神经系统原发肿瘤的脑脊液扩散
- 罕见
  - 肿瘤到肿瘤的转移
  - 有时被称为碰撞瘤
  - 最常见的"供体"肿瘤：乳腺、肺
  - 最常见的"受体"肿瘤：脑膜瘤

起源
- 10% 的肿瘤初次诊断时原发灶不明
  - 儿童：白血病、淋巴瘤、肉瘤
  - 成人：肺癌、乳腺癌、黑色素瘤、肾癌、结直肠癌

病理

位置　脑实质是最常见的部位（80%），其次是颅骨和硬脑膜（15%）。弥漫性软脑膜（pial）和蛛网膜下腔浸润相对少见，仅占所有病例的 5%。

绝大多数脑实质转移瘤位于大脑半球，特别是在皮层和皮层下白质的交界处（图 27-1，图 27-2）。只有 15% 的转移瘤发生在小脑。

不常见的转移部位包括脑桥和中脑、脉络丛、室管膜、腺垂体 / 垂体柄和视网膜脉络膜。肿瘤细胞弥漫性浸润脑血管周围间隙的情况很少，这一过程被称为"癌性脑炎"。

大小和数量　大多数实质转移瘤在几毫米到 1.5 cm 之间。大脑半球的转移瘤通常不会很大。相比之下，颅骨和硬脑膜的转移瘤可以很大。

单发及多发转移各占一半，其中 20% 的患者有 2 个病灶，30% 的患者有 3 个或以上病灶，只有 5% 的患者有 5 个以上病灶。

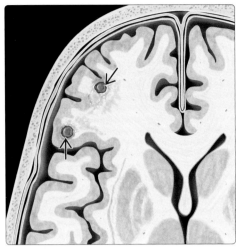

图 27-1　脑实质转移➡️在灰白质交界处，最常见的部位。大多数转移瘤呈圆形，无浸润性

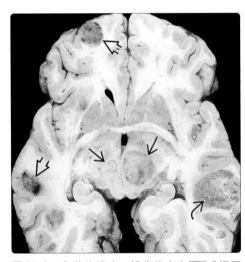

图 27-2　多发转移瘤，部分伴出血➡️或坏死➡️。中脑病变呈灰褐色➡️（图片提供者：R. Hewlett, MD.）

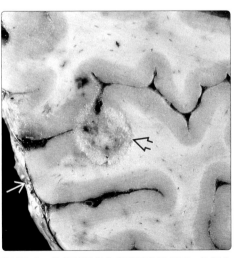

图 27-3　转移瘤常发生在脑沟深处➡️。此标本也有脑膜转移➡️

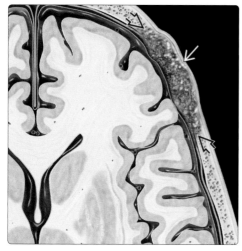

图 27-4　颅骨转移➡️，板障扩大、侵犯 / 增厚的硬脑膜（浅蓝色线性结构）▣➡️

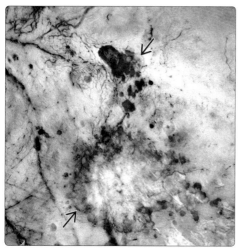

图 27-5　颅骨转移为浸润性、溶骨性和破坏性病变▣➡️

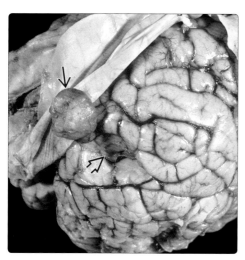

图 27-6　孤立性硬脑膜转移▣➡️挤压大脑▣➡️看起来和脑膜瘤一样（图片提供者：R. Hewlett, MD.）

大体病理特征

实质转移：实质转移灶是圆形、相对局限的病灶，与邻近的脑实质交界明显（图 27-3）。弥漫性浸润性实质转移罕见。瘤周水肿、坏死、出血和占位效应从无到显著不等。

颅骨 / 硬脑膜转移：颅骨和颅底转移是典型的破坏性、边缘不清的病变（图 27-4，图 27-5）。

硬脑膜转移通常合并邻近颅骨病变，表现为局灶性结节（图 27-6）或更弥漫性的斑块状肿瘤。不累及颅骨的硬脑膜转移较少见。

软脑膜转移：术语"软脑膜转移"实际上描述了蛛网膜下腔和软脑膜的转移（图 27-7）。弥漫性糖衣样包膜是其典型的表现（图 27-8）。血管周围（Virchow-Robin）间隙可发生多发结节沉积和浸润，并延伸至邻近皮层（图 27-9）。

显微镜下特征　与原发灶相比，转移灶核分裂像增多，增殖指数增高。

中枢神经系统转移：病理

位置
- 成人
  - 大脑（80%，大脑半球 > 小脑）
  - 颅骨 / 硬脑膜（15%）
  - 软脑膜，脑脊液（5%）
  - 其他（1%）
- 儿童
  - 颅骨 / 硬脑膜 > 脑实质

大小
- 实质转移
  - 从镜下可见到几厘米的大小（大多数 0.5~1.5 cm）
- 颅骨 / 硬脑膜转移
  - 大小不一；可以非常大

数量
- 孤立性 (50%)
- 2 个病灶 (20%)
- ≥3 个病灶 (30%)
  - 仅有 5% 为 >5 个病灶

大体病理特征
- 圆形，边界清晰 > 浸润
- 不同程度水肿、坏死、出血

显微镜下特征
- 保留原发肿瘤的一般特征
- 可能更易发生有丝分裂，标记指数升高

临床问题

人口统计学特征　高达 40% 的全身性癌症患者最终会发生脑转移。发病高峰在 65 岁以上。只有 6%~10% 患有颅外恶性肿瘤的儿童发生脑转移。

症状　癫痫发作和局灶性神经功能障碍是脑实质转移瘤最常见的症状。颅骨 / 硬脑膜转移的患者中一半伴发头痛。其他常见症状包括癫痫发作，感觉或运动障碍，脑神经病变，或头皮下可触及的肿块。

自然病程　脑实质转移瘤的病程进展很快。转移瘤的数量和大小都在不断地增加。诊断后的中位生存期很短，平均为 3 至 6 个月。

影像

影像学表现和鉴别诊断因转移部位不同而异。每个解剖部位都有自己的特点，本章将分别进行讨论。

脑实质转移

影像

CT 表现　大多数转移灶在平扫 CT 图像上相对于灰质呈等密度或稍低密度（图 27-10A）。除了经治疗的转移瘤外，钙化很少见。偶尔，颅内转移的首发表现是脑出血（图 27-11）。

绝大多数实质内转移灶在增强后明显强化（图 27-10B）。双剂量延迟扫描可更加清晰地显示病灶，出现实性、点状、结节状或环状强化。

MR 表现

T_1W：大多数转移灶 T_1W 呈等至稍低信号。黑色素瘤转移除外，由于黑色素具有缩短 T_1 时间的特性，因此表现为不同程度的高信号（图 27-13）。亚急性出血性转移表现为紊乱、不均匀的信号强度，常伴有复杂的 T_1 高、低信号混合灶。

T_2/FLAIR：T_2W 信号特点随肿瘤类型、病变细胞密度、出血残留和肿瘤周围水肿程度的不同而有很大差异。许多转移灶 T_2W 和 FLAIR 呈低信号（图 27-12A）。而黏液性肿瘤、囊性转移瘤和大量中央坏死的肿瘤例外，所有这些都可能表现为中等程度的高信号。

一些高信号转移灶周围很少或没有水肿。多发小的高信号转移（"粟粒转移"）可被误认为小血管疾病，需结合增强鉴别诊断。

T_2^*：亚急性出血和黑色素在 T_2^*（GRE，SWI）图像上都引起明显的信号强度下降（"晕染"）（图 27-13B）。

T_1 C+：几乎所有的非出血性转移在注射对比剂后都会强化（图 27-12B）。形态各异，从实性、均匀强化到结节性、"囊变 + 结节"和环状病变。同一患者的多发性转移可能表现出不同的强化模式。

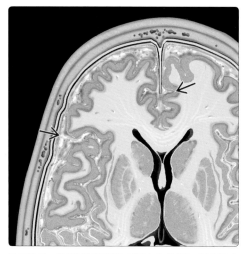

图 27-7　软脑膜转移瘤"糖衣"外观 ⇨ 覆盖大脑并延伸到脑沟

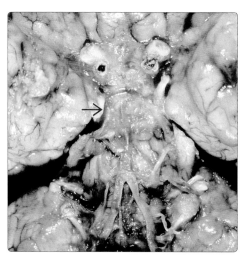

图 27-8　蛛网膜下腔（"软脑膜"）转移覆盖大脑，充满蛛网膜下腔 ⇨（图片提供者：R. Hewlett, MD.）

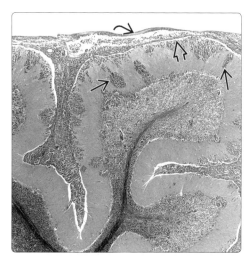

图 27-9　会填充蛛网膜之间的空隙 ⇨ 和软脑膜 ⇨ 并沿血管周围空间延伸至皮层 ⇨（图片提供者：P. Burger, MD.）

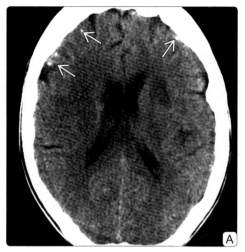

图 27-10A 一位 63 岁女性乳腺癌患者的轴位平扫 CT 显示一些分散的双额叶高密度➡️

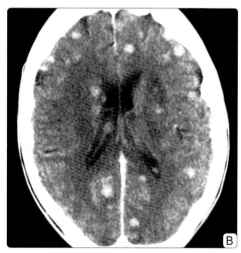

图 27-10B 增强 CT 显示"太多而无法计数"的强化转移灶,其中大多数在增强前不可见

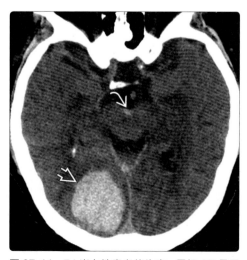

图 27-11 74 岁女性患者伴头痛,平扫 CT 显示血肿➡️蛛网膜下腔出血➡️,肾细胞癌病史,诊断时未知

DWI,MRS:DWI 信号多样,但转移瘤通常不表现出弥散受限。一些富细胞性肿瘤的 ADC 值较低。MRS 可见明显的脂质峰。

鉴别诊断

点状和环形强化转移的主要鉴别诊断是脑脓肿。脑脓肿和脓毒性栓塞通常表现为弥散受限。像胶质母细胞瘤这样的原发恶性肿瘤往往是浸润性的,而转移瘤几乎是圆形的,并且边界相对清晰。

转移性和多发栓塞性梗死都倾向于动脉"边界区"和灰 – 白质界面。大多数急性梗死 DWI 表现明显高信号,很少在 T₁ C+ 扫描上表现为环形强化。慢性梗死和老年性微血管疾病在 T₂W 上呈高信号,增强后不强化。

实质转移:影像和鉴别诊断

CT
- 密度不均(大多数等密度,低密度)
- 增强后大部分可见强化
- 颅盖、颅底转移需观察骨窗

T₁W
- 大多数转移:等信号到轻微低信号
- 黑色素瘤转移:高信号
- 出血性转移:不均匀高信号

T₂/FLAIR
- 因肿瘤类型、细胞大小、出血而异
- 最常见:等至稍高信号
- 类似小血管病

T₂*
- 亚急性出血,黑色素"晕染"

T₁ C+
- 几乎所有的非出血性转移都明显强化
- 实性,点状,环状,"囊变 + 结节"

DWI
- 多变;最常见的:没有弥散受限
- 富细胞的转移瘤可弥散受限

MRS
- 最显著特征:脂质峰
- Cho 升高,Cr 抑制或缺失

鉴别诊断
- 最常见
  - 脓肿
  - 脓毒性栓子
- 不常见
  - 恶性胶质瘤
  - 多发栓塞性梗死
  - 小血管(微血管)疾病
  - 脱髓鞘疾病
  - 多发海绵状血管畸形

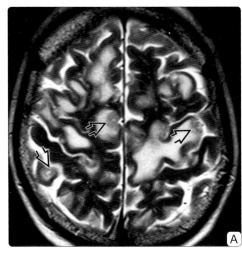
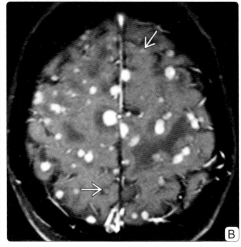

图 27-12A　63 岁 男 性，泌尿生殖系统原发癌，伴癫痫发作。T_2 上示灰白质交界面多发等至轻度高信号结节 ⇨ 周围可见水肿带

图 27-12B　T_1 C+ FS 可见病变明显强化。许多微小的强化结节 ➡ 在 T_2 或 FLAIR 上均未显示

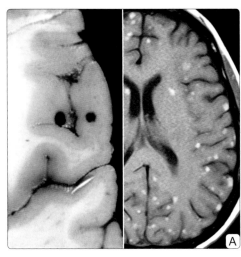
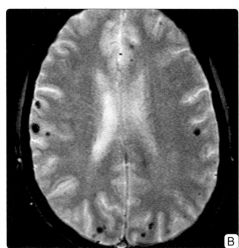

图 27-13A　（左）尸检显示皮层、灰白质交界处有圆形黑色结节，这是黑色素瘤转移。（右）转移性黑色素瘤患者的 T_1 上显示无数的高信号转移

图 27-13B　只有少数 T_1W 上高信号的黑色素转移瘤在 T_2* GRE 可见 "晕染效应"，这表明 T_1W 高信号大多数是因为黑色素，而不是亚急性出血导致的

多发海绵状血管畸形可类似出血性转移，但通常被完整的含铁血黄素包围。多发性硬化症常见于年轻患者，并好发于脑室周围深层白质，而不是灰 - 白质界面。

原发性幕下实质脑瘤在成人中很少见。无论影像学表现如何，在确诊之前，中年或老年人的孤立性小脑肿块应首先考虑转移。

颅骨和硬脑膜转移

术语

术语 "头骨" 既指颅骨，也指颅底。由于不能区分骨膜和脑膜硬膜层的肿瘤受累，我们将这些硬膜层统称为 "硬脑膜"。事实上，蛛网膜——软脑膜的最外层——附着在硬脑膜上，所以肿瘤侵入硬脑膜时几乎总会累及蛛网膜。

概述

颅骨和硬脑膜是颅外原发肿瘤转移的第二常见部位。颅骨和颅底转移在硬脑膜受累或不受累的情况下均可发生。

相反，不合并颅骨病变的硬脑膜转移较少见。8%~10% 的晚期全身癌症患者有硬脑膜转移。乳腺癌（35%）和前列腺癌（15%~20%）是最常见的转移来源。单发硬脑膜转移灶较多见。

影像

一般特性　单发或多发灶病变累及颅骨、硬脑膜（及蛛网膜）或两者。较少见的是弥漫性硬脑膜 - 蛛网膜增厚，可见肿瘤沿颅骨内表呈曲线层状。

CT 表现　完整的评估需要对成像数据进行软组织和骨骼算法重建（图 27-14）。软组织重建扫描掩盖了颅骨病变，除非使用骨算法，否则这些病变很可能看不到。

用骨窗观察软组织重建的图像不能提供足够的细节来进行充分的评估。

平扫 CT：大的硬脑膜转移瘤将脑组织向内推

移，使灰质 – 白质界面向内侧屈曲（图 27-15）。脑内低密度提示实质侵犯或静脉缺血。

CT 骨窗通常显示一个或多个局限性的骨内病变。浸润性、弥漫性破坏性病变是第二常见的病变类型（图 27-14）。少数骨转移——主要来自前列腺癌和治疗过的乳腺癌——可能是成骨性和硬化性的。

增强 CT：最常见的表现为以板障为中心的局灶性软组织肿块。典型的双凸型，帽状腱膜下和硬脑膜均有延伸（图 27-14）。大多数硬脑膜转移瘤强化明显。

MR 表现

T_1W：板障的高信号脂肪提供了与颅骨转移极好的自然分界。转移灶取代高信号黄色骨髓，表现为低信号浸润灶（图 27-15）。硬脑膜转移使硬脑膜 – 蛛网膜增厚，典型表现为与其内侧皮层相比为等或低信号（图 27-16，图 27-17）。

T_2/FLAIR：T_2W 显示大多数颅骨转移灶相对于骨髓呈高信号，但硬脑膜转移灶的信号多变。FLAIR 像邻近脑沟高信号提示蛛网膜下腔肿瘤播散。50% 的病例出现邻近脑组织的高信号，提示肿瘤沿着血管周围间隙侵犯或静脉引流受阻。

T_1 C+：近 70% 的硬脑膜转移伴有邻近颅骨转移（图 27-16）。相邻头皮受累也很常见。T_1W 增强应在脂肪抑制（T_1 C+ FS）下进行，以获得最佳的显示效果，因为一些颅骨病变增强后可能与脂肪信号强度类似。

大多数硬脑膜转移灶明显强化，表现为双凸状肿块，以邻近的板障为中心（图 27-15）。大约 1/2 的病例出现"硬脑膜尾"征。1/3 的病例可见肿瘤浸润邻近脑组织（图 27-17）。硬脑膜增厚可以是平滑的弥漫性的，也可以是结节样的。

DWI：伴有细胞核增大和细胞外基质减少的富细胞转移可表现为弥散受限（高信号）和 ADC 值降低（低信号）。

图 27-14 （左）平扫 CT 软组织窗显示病变➡️，以颅骨板障为中心。（右）软组织窗显示溶解性、破坏性转移的范围➡️。更好地勾勒出帽状腱膜下和硬膜外部分➡️

图 27-15 转移性乳腺癌转移至颅骨，硬脑膜可见左顶骨的浸润性破坏性病变➡️。T_1W、T_2W 上病变多呈等信号➡️，DWI 可见弥散受限➡️

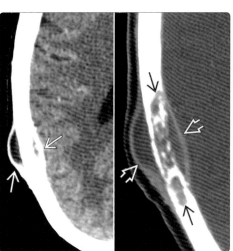
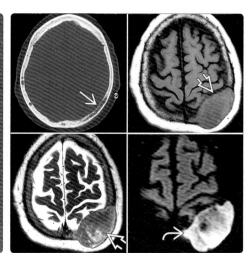

图 27-16 （左）微小的硬脑膜 – 蛛网膜转移瘤表现为轻度增厚➡️。（右）T_1 C+ FS 显示增厚的硬脑膜可见强化➡️，可识别板障中强化的病灶➡️

图 27-17 前列腺癌转移使硬脑膜变厚，填满蛛网膜下腔➡️。水肿➡️显示沿血管周围间隙渗入脑实质（图片提供者：N. Agarwal, MD.）

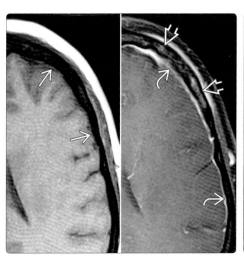
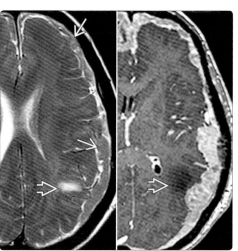

颅骨和硬脑膜转移

一般特征

- 中枢神经系统转移的第二常见部位
- 单独颅骨或颅骨 + 硬脑膜 >> 孤立性硬脑膜转移
- 硬脑膜转移：通常是硬脑膜加蛛网膜！

CT

- 同时使用软组织与骨窗重建
- 颅骨：穿凿样溶骨性病变
- 头皮、硬脑膜：双凸肿块以颅骨中心

MR

- T_1W：转移性病灶替代高信号脂肪
- T_2W：大多数颅骨转移灶为高信号
- FLAIR：发现
  - 脑沟裂池信号增高（提示蛛网膜下腔肿瘤）
  - 脑实质信号增高（提示沿血管周围间隙侵犯大脑）
- $T_1 C+$
  - 使用脂肪饱和序列
  - 颅骨 / 头皮 / 硬脑膜病变可为局灶性或弥漫性，明显强化
  - "硬脑膜尾"征 (50%)
  - 不常见：弥漫性硬脑膜 – 蛛网膜增厚（"块状 – 凹凸"或光滑）
- DWI：富含细胞的转移瘤可显示弥散受限

鉴别诊断

- 颅骨转移
  - 手术缺损，静脉湖 / 蛛网膜颗粒
  - 骨髓瘤
  - 骨髓炎
- 硬脑膜转移
  - 脑膜瘤（单发或多发）

鉴别诊断

颅骨转移的主要鉴别诊断是手术缺损和正常结构。手术缺损，如钻孔或开颅手术，可通过临床病史和覆盖头皮缺损的存在与转移相区分。静脉湖，血管槽，蛛网膜颗粒，有时甚至颅缝也可表现为类似颅骨转移。正常结构通常皮层良好，下层硬脑膜正常。

骨髓瘤与多发颅骨溶骨性转移难以区分。颅底骨髓炎是一种罕见但危及生命的感染，类似于弥漫性颅底转移。感染病变的 ADC 值一般高于恶性肿瘤。

孤立性或多灶性硬脑膜蛛网膜转移的主要鉴别诊断是脑膜瘤。特别是乳腺癌的转移瘤，仅根据影像学几乎无法与单发或多发脑膜瘤区分。

弥漫性硬脑膜 – 蛛网膜增厚的鉴别诊断更为广泛。非肿瘤性肥厚性硬脑膜炎，如脑膜炎、慢性硬膜下血肿和低颅压，均可引起弥漫性硬脑膜 – 蛛网膜增厚。转移性硬膜增厚通常（虽然不是一成不变）表现为"凹凸不平"（图 27-16，图 27-17）。

软脑膜转移

术语

解剖学术语"软脑膜"指的是蛛网膜和软脑膜。广泛使用的术语"软脑膜转移"（LM）是不准确的，它表示当肿瘤侵犯蛛网膜下腔和软脑膜时所看到的影像（图 27-9）。

软脑膜转移的同义词包括脑膜癌病、肿瘤性脑膜炎和癌性脑膜炎。

流行病学与病因

来自全身癌症的 LM（图 27-8）很罕见，发生率约占 5%。最常见的来源是乳腺癌和小细胞肺癌。

颅内原发肿瘤更容易引起 LM。在成人中，最常见的两种是胶质母细胞瘤和淋巴瘤。儿童 LM 最常见的颅内来源是髓母细胞瘤和其他胚胎性肿瘤，如 C19MC 变异有多层菊形团的胚胎性肿瘤、室管膜瘤和生殖细胞瘤。

影像

一般特征　LM 沿着大脑表面及脑回弯曲并浸入脑沟。增强扫描的一般表现是脑脊液"变白"（图 27-7）。

CT 表现　平扫 CT 可能正常或仅显示轻度脑积水。在增强 CT 检查中有时可以看到脑沟池强化，尤其是在大脑底部，也可能显示正常。

MR 表现　T_1W 可能正常或仅显示脑脊液浑浊。大多数 LM 在 T_2W 为高信号，可能与正常脑脊液难以区分。FLAIR 像的脑沟池高信号很常见（图 27-18A）。如果肿瘤已从脑膜延伸至血管周围间隙，脑实质可表现为高信号的血管源性水肿。

增强 T_1 扫描显示脑膜炎样表现（图 27-18B）。弥漫性的或结节性强化覆盖脑表面，填充脑沟（图 27-18C），有时几乎覆盖了整个蛛网膜下腔，包括硬膜囊。脑神经增厚伴线状、结节状或局灶性肿物样强化在有或无播散性疾病时均可发生。

皮层及皮层下白质微小强化粟粒结节或线状强化灶沿血管周围间隙延伸。

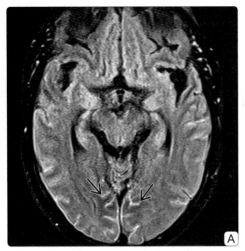

图 27-18A　患者 61 岁，有乳腺癌病史，FLAIR 图示颅内弥漫性对称沟裂状高信号→

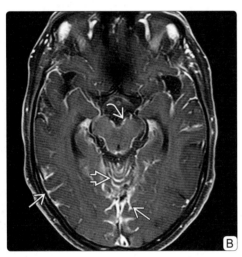

图 27-18B　T₁ C+ FS 上显示大脑半球→中脑→和小脑→的蛛网膜下腔弥漫性强化

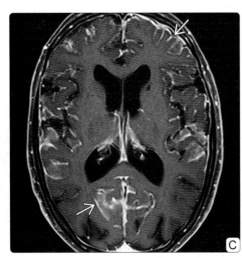

图 27-18C　T₁ C+ FS 显示双侧侧脑室旁弥漫性强化的软脑膜转移

鉴别诊断

软脑膜转移的主要鉴别诊断是感染性脑膜炎。仅凭影像学表现很难或几乎不可能区分癌性脑膜炎和感染性脑膜炎。其他诊断考虑包括神经系统结节病。临床病史和实验室特征是明确诊断的基础。

软脑膜转移

一般特征
- 软脑膜 + 蛛网膜下腔转移
- 罕见的
  - 5% 的全身癌症
  - 多见于原发肿瘤 (如 GBM、髓母细胞瘤、生殖细胞瘤)

CT
- 平扫 CT：可能是正常 ± 轻度脑积水
- 增强 CT：脑沟强化 (看起来像化脓性脑膜炎)

MR
- T₁W：脑脊液正常或 "浑浊"
- T₂W：正常
- FLAIR：脑沟池高信号 (非特异性)
- T₁ C+：脑沟池强化 (非特异性)

鉴别诊断
- 脑膜炎
- 神经系统结节病

其他转移

一些 "难以觉察" 的部位也可能发生转移。脑室和脉络丛、脑垂体 / 漏斗柄、松果体和眼睛是颅内转移较不明显的部位，可能很难发现。

脑脊液转移

颅内、外转移均可造成脑脊液播散转移。颅内脑脊液转移在 T₁W 和 FLAIR 上通常表现为 "脏" 脑脊液 (图 27-18A)，常伴有弥漫性脑膜扩散。脊髓蛛网膜下腔的 "滴性转移" 是广泛性脑脊液扩散的一种表现。

原发性中枢神经系统肿瘤较颅外来源肿瘤更容易发生脑室壁的室管膜播散。

脑室 / 脉络丛转移

侧脑室脉络丛是脑室转移最常见的部位，其次是第三脑室。只有 0.5% 的脑室转移发生在第四脑室。孤立性脉络丛转移更为常见。

脉络丛转移灶扩大脉络丛 (图 27-20)，平扫 CT 显示与正常脉络丛等密度。它们在增强 CT 和 T₁ C+ (图 27-19) 上呈明显不均匀强化。

大多数非出血性脉络丛转移在 T₁W 上呈低信号，在 T₂/FLAIR 上呈高信号。其典型表现为增强后明显强化。

对于老年患者（特别是已知系统性癌症，如肾细胞癌），脉络丛肿块应注意与转移瘤鉴别。老年患者常见的脉络丛病变还有脑膜瘤和脉络丛黄色肉芽肿。脉络丛脑膜瘤明显均匀强化。脉络丛囊肿（黄色肉芽肿）通常为双侧多囊性病变。

垂体 / 漏斗柄转移

转移引起的脑垂体肿瘤占所有肿瘤的 1%，占尸检检出率的 1%～2%，其 2/3 的病例来源于乳房和肺。

大多数转移瘤累及垂体后叶，可能因为其通过垂体动脉直接供血。同时常伴有脑转移，但单独的病变也会发生。

鞍区肿块伴或不伴骨侵蚀、柄部增厚、垂体后"亮点"缺失和海绵窦侵犯是典型但非特异性表现。浸润性、强化的垂体和（或）柄部肿块是最常见的表现（图 27-19）。

垂体转移的主要鉴别诊断是大腺瘤。大腺瘤很少出现尿崩症。在已知系统性癌症的背景下，脑垂体肿块快速生长伴临床尿崩症高度提示，但不能确诊垂体转移。淋巴细胞性脑垂体炎在影像学上也类似于垂体转移。

松果体转移

虽然松果体原发性中枢神经系统肿瘤是造成脑脊液播散转移的一个常见来源，但松果体却是最罕见的转移位点之一。只有 0.3% 的颅内转移涉及松果体。肺、乳房、皮肤（黑色素瘤）和肾脏是最常见的转移来源。当松果体转移发生时，它们通常是孤立的病变，当没有其他转移灶的证据时，在影像学中与原发性松果体肿瘤难以区分。

眼部转移

眼部转移是罕见的。脉络膜血管丰富是迄今为止最易受影响部位，约占所有眼部转移的 90%。乳腺癌是眼部转移的最常见原因，其次是肺癌。

CT 和 MR 的表现无特异性，眼球后肿块在对比剂注射后呈明显强化（图 27-21）。推荐全脑成像，因为 20%～25% 的脉络膜转移患者同时伴有中枢神经系统病变。

脉络膜转移的鉴别诊断包括其他位于球后部的高密度肿块。原发性脉络膜黑色素瘤和血管瘤在 CT 和 MR 上表现相似，黑色素瘤转移也可引起出血性脉络膜或视网膜脱离。

神经周围转移

神经周围肿瘤（PNT）的扩散是恶性肿瘤沿神经鞘的延伸。鳞状细胞癌（SCCa）和大 / 小唾液腺恶性肿瘤，如腺样囊性癌，都容易发生 PNT 扩散。其他肿瘤，如非霍奇金淋巴瘤，也经常沿主要神经鞘扩散。神经周围侵犯约占皮肤头颈部基底癌和 SCCas 的 2%～6%。

受 PNT 影响最常见的神经是三叉神经（CN V 2）（图 27-22）和面神经（CN VII）。受累神经管状肿大和强化伴骨管或骨孔增宽是典型表现。如果转移性病变沿神经周围蔓延，穿过富含脂肪的结构，如翼腭窝，局部脂肪信号表现为不均匀

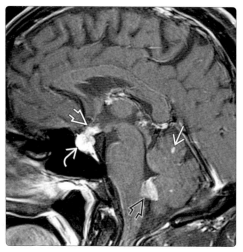

图 27-19　T₁ C+ FS 图示垂体腺体 / 柄转移 ➡️ 第三脑室 ⇨ 第四脑室脉络丛 ⇨ 蚓叶 ➡️

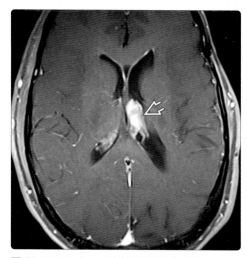

图 27-20　T₁ C+ 图示大脉络丛转移 ➡️

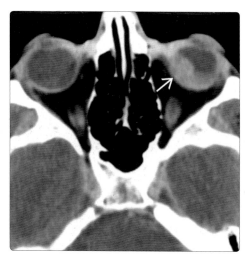

图 27-21　增强 CT 显示左眼球后壁可见分叶状强化肿块 ➡️ 这是转移性乳腺癌

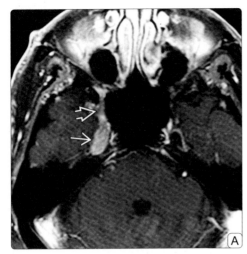

图 27-22A　右侧 Meckel 腔内转移灶可见强化 ⇨，浸润并增厚 CN V2 ⇨。肿瘤侵犯 CN V3（未显示）

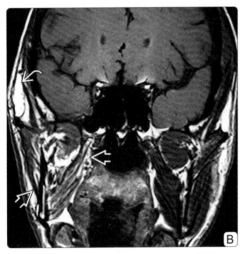

图 27-22B　冠状位 T₁ C+ 图示咀嚼肌 ⇨ 颞肌 ⇨ 萎缩，脂肪浸润，属于去神经萎缩

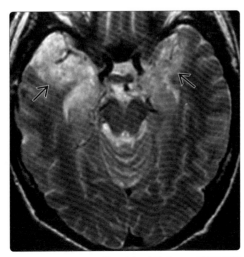

图 27-23　75 岁男性，小细胞肺癌，T₂ 图示双颞叶前内侧副肿瘤性边缘脑炎 ⇨

（提示脂肪浸润）。CN V 3 病变常见的去神经萎缩表现为咀嚼肌小、萎缩并伴有脂肪浸润（图 27-22B）。

副肿瘤综合征

本章最后简要讨论的是癌症对神经系统的间接影响，统称为副肿瘤综合征或副肿瘤神经系统疾病（PNDs）。根据定义，PNDs 与直接（局部或转移性）肿瘤侵袭、化疗不良反应、营养不良或感染无关。在副肿瘤综合征中，中枢神经系统外肿瘤对大脑间接产生不利影响。

副肿瘤神经系统综合征是罕见的，在全身性癌症患者中发病率不足 1%。在大多数情况下，副肿瘤综合征是在排除其他病因（主要是转移性疾病）后才被诊断出来的。然而，在 70% 的 PND 患者中，神经系统症状是肿瘤的第一表现。

大多数 PND 是由针对已知神经抗原的抗体介导的（"肿瘤神经元抗体"）。有几种类型的 PND 已经被确认。这些疾病包括副肿瘤性边缘脑炎、副肿瘤性脑脊髓炎、副肿瘤性小脑变性、副肿瘤性斜视性眼阵挛 – 肌阵挛、副肿瘤性感觉运动神经病变、视网膜病变、僵人综合征和 Lambert-Eaton 肌无力综合征。

PND 可累及中枢神经系统（大脑、脊髓）或周围神经系统的任何部分，其中颞叶最常受累，副肿瘤性边缘脑炎是最常见的 PND。

副肿瘤性脑脊髓炎

副肿瘤性脑脊髓炎最常见的形式是副肿瘤性边缘脑炎（PLE）。注意，边缘脑炎是一组异质免疫介导的疾病，也包括非副肿瘤性自身免疫性脑炎，如抗 GAD 和 LGI1 脑炎。第 15 章讨论了非副肿瘤自身免疫脑炎。

术语

副肿瘤性边缘脑炎属于边缘系统疾病。最先累及内侧颞叶，但额下区、岛叶皮层和扣带回也可受累。

病因

与 PLE 相关的最常见肿瘤是小细胞肺癌，约占所有病例的 50%。其他相关肿瘤包括睾丸肿瘤（20%）、乳腺癌（8%）、胸腺瘤和淋巴瘤。

在 PLE 患者的脑脊液或血清中经常发现抗神经元抗体，但也存在例外。最常见的是抗 Hu 抗体，在约 50% 的小细胞肺癌相关的 PLE 患者中存在。抗 Ma2 PLE 与睾丸生殖细胞肿瘤相关。

其他神经元自身抗体包括抗 Ri（乳腺癌，小细胞肺癌），抗 Yo（卵巢癌，乳腺癌），抗 Ma2（睾丸生殖细胞癌）。这些通常影响脑干（中脑、脑桥、髓质）或孤立或作为更广泛的自身抗体介导脑炎的一部分。

临床问题

神经系统症状往往出现在肿瘤确诊前几周或几个月。混淆和短期记忆丧失与其他认知功能的相对保留——有无情绪和行为变化——是神经系统症状的典型表现。以癫痫的复杂部分性发作常见。

影像

MR 是诊断 PLE 的首选方法。T_2/FLAIR 显示一侧或两侧颞叶内侧高信号（图 27-23）。

鉴别诊断

PLE 的主要鉴别诊断是疱疹性脑炎。类似 PLE 的边缘脑炎的其他原因包括谷氨酸脱羧酶 65（GAD65）自身抗体相关 LE、移植后急性边缘脑炎（PALE）综合征和人类疱疹病毒 6（HHV-6）脑炎。

HHV-6 脑炎与血液系统恶性肿瘤有关，如霍奇金和血管免疫母细胞 T 细胞淋巴瘤和白血病。

副肿瘤神经系统疾病和抗神经抗体

副肿瘤性边缘脑炎
- 原发性自身抗体 = 抗 Hu（小细胞肺癌）
- 其他 = 抗 Ma2（睾丸生殖细胞）

副肿瘤脑干脑炎
- 抗 Hu，抗 Ri（乳腺）
- 抗 NMDA（卵巢畸胎瘤）

副肿瘤性小脑变性
- 原发性自身抗体 = 抗 Yo（卵巢，乳房）
- 抗 Hu，抗 Ri，抗 Tr 或 pmGLuR1（霍奇金淋巴瘤）
- 抗 VGCC（小细胞肺癌）

Stiff-Person 综合征
- 原发性抗神经抗体 = 抗 GAD65
- 其他 = 抗双载蛋白

Opsoclonus-Myoclonus 综合征
- 原发性抗神经元抗体 = 抗 Ri
- 其他 = 抗 Yo，抗 Hu，抗双载蛋白，抗 Nova 1/2

主要副肿瘤神经系统疾病的影像学表现

副肿瘤性脑脊髓炎
- 边缘性脑炎最常见
- T_2/FLAIR 高信号见于一侧或两侧内颞叶
- T_1 C+ 无强化

副肿瘤性小脑变性
- 一般正常
- 亚急性 / 慢性可表现为小脑萎缩

Stiff-Person 综合征
- 一般正常
- 伴有边缘脑炎的 SPS 可在内侧颞叶表现为 T_2/FLAIR 高信号
- ^{18}F-FDG-PET 可表现为内侧颞叶高代谢

电压门控钾通道 – 复杂疾病
- 只有 25% 与全身恶性肿瘤相关
- 基底神经节内侧颞叶 T_2/FLAIR 高
- 基底神经节 PET/CT 高摄取

第 28 章

非肿瘤性囊肿

颅内囊肿有多种类型。有些是偶发的，没有临床意义。有些囊肿可能会导致严重的甚至危及生命的症状。

在本章中，我们将讨论几种不同的颅内囊肿：可能被误认为疾病的囊状解剖变异、先天性／发育性囊肿和各类复杂性囊肿。寄生虫囊肿、囊性脑畸形和囊性肿瘤在各自章节中进行讨论，本章中不再重复。

虽然有许多不同的方法来对囊肿进行分类，但因为这些病变大多是在 CT 或 MR 检查中发现的，所以基于影像学的颅内囊肿分类方法是最实用的。

基于影像学的方法我们总结出三个容易明确的特征：① 解剖位置；② 成像特征［即内容物的密度／信号强度，有无钙化和（或）强化］；③ 患者年龄。三个特征中解剖位置是最有帮助的。

虽然许多类型的颅内囊肿可发生在多个部位，但某些囊肿有自己特定的好发部位。本章按照囊肿部位由外向内讨论，从颅内轴外囊肿开始，最后讨论轴内（实质和脑室内）囊肿。

关于颅内囊性病变，有四个关键的解剖学问题需要考虑（见下文）。表 28-1 总结了关于本章中讨论的囊肿的四个简单问题。

四个关键的解剖学问题

- 囊肿是轴外还是轴内？
- 囊肿是在幕上还是幕下？
- 如果囊肿在轴外，它是在中线上还是中线外？
- 如果囊肿在轴内，它是在脑实质内还是在脑室内？

轴外囊肿

轴外囊肿位于颅骨和大脑之间。除少数例外，大多数都包含在蛛网膜内或蛛网膜下腔中。

确定轴外囊肿的位置（幕上与幕下、中线与中线外）有助于确定有意义的鉴别诊断（表 28-1）。例如，蛛网膜囊肿是唯一的、常见于颅后窝的囊肿类型。部分轴外囊肿通常（并非全部）发生在中线外。其他的如松果体和 Rathke 裂囊肿只发生在中线。

轴外囊肿
　蛛网膜囊肿
　脉络膜裂囊肿
　表皮样囊肿
　皮样囊肿
　松果体囊肿
实质囊肿
　扩大的血管周围间隙
　海马沟残余囊肿
　神经胶质囊肿
　脑穿通性囊肿
脑室内囊肿
　脉络丛囊肿
　胶质囊肿
　室管膜囊肿

表 28-1　颅内囊性病变

	幕上	幕下
轴外		
中线	松果体囊肿	神经管肠源性囊肿
	皮样囊肿	蛛网膜囊肿（小脑后）
	Rathke 裂囊肿	
	蛛网膜囊肿（鞍上）	
中线外	蛛网膜囊肿（颅中窝，大脑凸面）	表皮样囊肿（CPA）
	表皮样囊肿	蛛网膜囊肿（CPA）
	肿瘤相关囊肿	肿瘤相关囊肿
	毛囊（"皮脂腺"）囊肿（头皮）	
	软脑膜囊肿（"生长性骨折"）	
轴内		
脑实质	扩大的血管周围间隙	扩大的血管周围间隙（齿状核）
	神经胶质囊肿	
	脑穿通性囊肿	
	海马沟残余囊肿	
脑室内	脉络丛囊肿	表皮样囊肿（第四脑室、枕大池）囊性（"闭
	胶质囊肿	塞"）第四脑室
	脉络膜裂囊肿	
	室管膜囊肿	

CPA（cerebellopontine angle）＝桥小脑角。其中软脑膜囊肿、Rathke 裂囊肿和囊性 / 闭塞性第 4 脑室分别在第 2 章、第 25 章和第 34 章讨论。本章将讨论表中列出的所有其他类型囊肿。

蛛网膜囊肿

蛛网膜囊肿（arachnoid cyst，AC）是一种因脑膜发育异常引起的含有脑脊液的囊肿。在胚胎发育时期，内膜无法融合并保持分离的状态，从而形成"重复"的蛛网膜。囊壁中的细胞分泌脑脊液，并在各层之间积聚。

病理

蛛网膜囊肿边缘光整，囊内充满清亮透明的脑脊液（图 28-1）。囊肿没有内部分隔，完全被一层由成熟的、组织学上正常的蛛网膜细胞所组成的半透明膜所包裹（图 28-2）。

大多数蛛网膜囊肿位于幕上，通常位于中线外，是最常见的中线外幕上囊肿。大约 2/3 位于颞叶前内侧的颅中窝。15% 的蛛网膜囊肿发生于大脑凸面，主要位于额叶上方。10%～15% 的蛛网膜囊肿位于颅后窝，主要位于桥小脑角池。

蛛网膜囊肿：病理

位置
- 幕上（90%）
  - 颅中窝（67%）
  - 大脑凸面（15%）
  - 其他（5%～10%）：鞍上池、四叠体池
- 幕下（10%～12%）
  - 主要位于桥小脑角池（桥小脑角池第二常见的囊性病灶）
  - 不太常见的位置：枕大池

大体病理
- 囊壁薄而半透明，囊液清亮透明
- 内衬成熟的蛛网膜细胞

临床问题

蛛网膜囊肿是所有先天性颅内囊肿中最常见的一种，约占所有颅内占位性病变的 1%。1%～2% 的患者可在影像学检查中发现。蛛网膜囊肿可发生于任何年龄，但大多数（近 75%）发生于青少年。

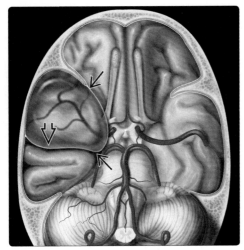

图 28-1　图示蛛网膜 ➡ 分隔，包围着脑脊液。颅中窝扩张，颞叶 ➡ 受压向后移位

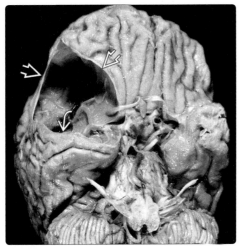

图 28-2　颅中窝蛛网膜囊肿包含在"重复"蛛网膜层之间 ➡。颞叶 ➡ 移位（图片提供者：J. Townsend, MD.）

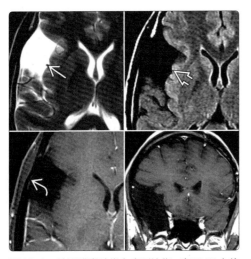

图 28-3　蛛网膜囊肿常有扇形边缘，在 T₂W 上信号与脑脊液一样 ➡，在 FLAIR 上受到抑制 ➡，邻近颅骨重塑 ➡，增强后不强化

大多数的蛛网膜囊肿没有临床症状，是偶然发现的，它可以多年保持稳定。如果变大，也是一个非常缓慢的过程。

临床症状因囊肿位置和大小不同而多样。头痛是最常见的临床表现。一些鞍上蛛网膜囊肿变得很大后会导致梗阻性脑积水。

颅内蛛网膜囊肿内出血（无论是外伤性的还是自发性的）虽然罕见，但可能会导致囊肿突然增大。蛛网膜囊肿可轻度增加发生硬膜下血肿的风险。

影像

蛛网膜囊肿的大小不一，从小的偶发囊肿至大到引起占位效应的都有。单纯的蛛网膜囊肿在 CT 和 MR 上的表现和脑脊液一样（图 28-3）。FLAIR 和 DWI 是区分颅内囊性病灶的最佳序列。

硬膜下血肿（subdural hematomas, SDH）和蛛网膜囊肿之间存在相关性，但目前尚不清楚这是病因性还是偶然性。创伤性硬膜下血肿破裂可形成蛛网膜囊肿。相反，蛛网膜囊肿破裂可导致自发性硬膜下血肿，但很少见。

CT 表现　单纯的蛛网膜囊肿表现为脑脊液样的密度（图 28-4）。如果发生了囊内出血，与脑脊液相比，囊液可呈中高密度。位于颅中窝大的蛛网膜囊肿可使颅窝扩大并引起颞叶发育不全或移位（图 28-2）。

中等大小的蛛网膜囊肿在 CT 骨窗上可能显示相邻颅骨的压力重塑。蛛网膜囊肿不会引起明显的骨破坏。蛛网膜囊肿不会强化。

MR 表现　蛛网膜囊肿是边界清晰的、有点扇型样的病变，在所有序列上与脑脊液信号强度类似。因此，在 T₁ 和 T₂W 像上，它们与脑脊液呈同等信号。蛛网膜囊肿引起中度占位效应，对邻近的大脑、血管和脑神经表现为推压移位而不是侵犯（图 28-4）。

蛛网膜囊肿的内部本质上是无特征的，既不包含分隔、血管，也不包含脑神经。

蛛网膜囊肿在 FLAIR 上呈低信号。偶尔大病灶内的脑脊液搏动可能导致自旋退相干，产生不均匀的信号强度和显著的相位编码伪影。蛛网膜囊肿在 DWI 弥散不受限。增强扫描病变不强化。

脑脊液成像技术，例如 2D PC-cine，可以显示囊肿与相邻蛛网膜下腔之间的关系。

鉴别诊断

蛛网膜囊肿的主要鉴别诊断是表皮样囊肿（epidermoid cyst, EC）。表皮样囊肿通常（但不完全）与 CSF 相似。它们与蛛网膜囊肿锐利的边缘不同，具有类似西兰花的分叶结构。表皮样囊肿可以围绕包裹血管神经，沿着脑池、蛛网膜下腔生长。表皮样囊肿在 FLAIR 上信号不会被完全抑制，在 DWI

上通常表现为中度至显著的高信号。

　　脑体积减小引起的蛛网膜下腔扩大通常表现为弥漫性脑脊液积聚，不会对邻近结构造成占位效应。

　　硬膜下血肿或慢性硬膜下血肿（chronic subdural hematoma, cSDH）不完全像脑脊液，通常

呈新月形而不是圆形或扇形。慢性硬膜下血肿通常有出血病史，特别是在 T_2^* 序列上，并可能有包膜强化。

　　脑穿通性囊肿看起来像脑脊液，但它位于轴内，内衬反应性神经胶质增生，在 FLAIR 上通常呈高信号。

脉络膜裂囊肿

　　脉络膜裂是穹窿和丘脑之间的脑脊液内陷。它通常是一个浅的、不显眼的 C 形裂隙，从前颞叶一直向后上方弯曲到侧脑室颞角的尖端。脉络膜动脉和脉络丛恰好位于脉络膜裂的内侧。

　　含脑脊液的囊肿可在脉络膜裂的任何地方形成。这些"脉络膜裂囊肿"可能是由胚胎脉络膜发育不良引起的。脉络膜是一种双层软脑膜，通过脉络膜裂内陷到达侧脑室。

影像

　　大多数脉络膜裂囊肿是在影像学检查中偶然发现的。它们位于海马体和间脑之间的侧脑室颞角的内侧。脉络膜裂囊肿在所有序列上都与脑脊液密度/信号强度一样（图 28-5）。在轴位和冠状位图像上，它们呈圆形至椭圆形，但在矢状位图像上，它们呈独特的、稍微拉长的"纺锤形"（图 28-5）。

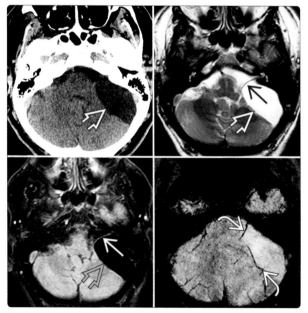

图 28-4 （左上）蛛网膜囊肿➡在平扫 CT 上呈脑脊液样密度，在 T_2W 上呈高信号（右上）。第 Ⅶ、Ⅷ 脑神经被蛛网膜囊肿推移➡。（左下）囊肿➡在 FLAIR 上呈低信号，推移神经➡。（右下）T_2^* SWI 显示蛛网膜囊肿周围血管➡受推压移位

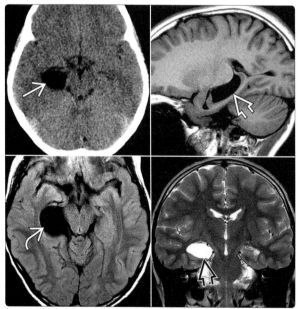

图 28-5 平扫 CT 显示脉络膜裂囊肿与脑脊液呈等密度➡。矢状位 T_1W 图像显示囊肿的典型细长"纺锤形"形状➡。在 FLAIR 上病灶呈低信号➡，T_2W 上与脑脊液呈等信号➡

表皮样囊肿

术语

颅内表皮样囊肿（EC）是一种来源于胚胎外胚层成分的发育性非肿瘤性包涵囊肿。

病理

位置　表皮样囊肿是一种好发于基底池的轴外病灶。桥小脑角池是最常见的单发部位，约占所有颅内表皮样囊肿的1/2。表皮样囊肿可以围绕包裹血管神经（图28-6）。

大体病理　表皮样囊肿的外表面通常有光泽，类似于珍珠母（图28-7）。多发的"菜花样"赘生物是典型的表现。囊壁由复层鳞状上皮组成。囊肿本身充满柔软的、蜡状的、奶油状的或片状的物质，含有角质碎屑和胆固醇结晶。没有真皮附属物，例如毛囊（皮样囊肿的特征）。

临床问题

表皮样囊肿可能在临床上多年没有症状。它们通过表皮细胞的逐渐积聚和脱落角蛋白的堆积而生长缓慢。表皮样囊肿在出现临床症状前往往已达到相当大的体积。症状因位置而异，发病高峰年龄为20~60岁。

表皮样囊肿：病因、病理和流行病学

病因
- 先天性包涵囊肿

病理
- 大体病理
  - 生长在脑脊液池内或周围
  - 包绕血管/脑神经
  - "菜花状"的赘生物
  - "珍珠般的"白色表面
  - 蜡状、奶油状或片状的内容物
- 显微镜下特征
  - 鳞状上皮 + 角蛋白碎片，胆固醇结晶
  - 没有真皮附属物！

流行病学
- 比皮样囊肿常见4~9倍
- 高峰年龄：20~60岁（儿童罕见）

影像

表皮样囊肿在影像学上类似于脑脊液。不规则的分叶状赘生物和脑脊液池内的缓慢生长模式是其特征。

CT表现　95%以上的表皮样囊肿呈低密度，CT平扫与脑脊液几乎相同。钙化的发生率约10%~25%。出血是非常罕见的。高密度的（"白色"）表皮样病变并不常见，占报道病变的3%。强化是罕见的。

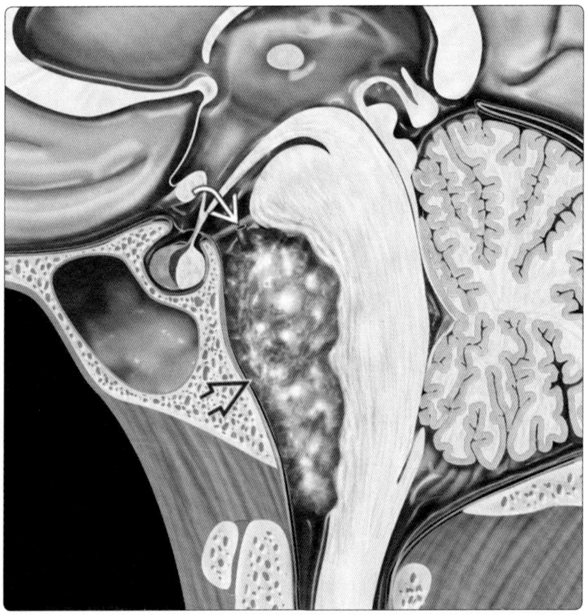

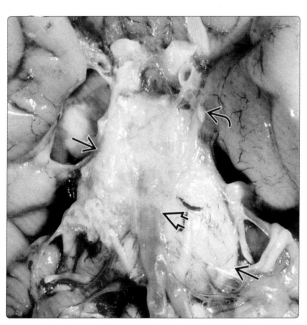

图28-6　图示桥前池内的多叶状表皮样囊肿⇨包围基底动脉➛并推移脑桥

图28-7　尸检显示表皮样囊肿为白色、"珍珠"状肿瘤➛。注意包裹的基底动脉⇨、动眼神经➛

MR 表现　在 T_1W 序列（图 28-8A）和 T_2W 序列（图 28-8B）上，与脑脊液相比，表皮样囊肿呈等信号或稍高信号。通常囊内信号轻度不均质。

表皮样囊肿在 FLAIR 像呈高或混杂信号，在 DWI 上，表皮样囊肿弥散受限，呈中度至显著高信号。增强后一般无强化，但 25% 的病例可见轻度外周强化。

鉴别诊断

主要鉴别诊断为蛛网膜囊肿。蛛网膜囊肿的边缘平滑，在所有序列上的表现与脑脊液完全相同，FLAIR 像呈低信号，DWI 没有弥散受限征象。蛛网膜囊肿对周围的神经和血管是挤压推移的表现，而表皮样囊肿表现为围绕和包裹周围的血管神经。皮样囊肿不应与表皮样囊肿混淆。皮样囊肿包含脂肪和真皮附属物，在影像学上与脑脊液不相似。

表皮样囊肿：特征、影像学及鉴别诊断

一般特征
- 类似于脑脊液（VS 脂肪样皮样囊肿）
- 在脑脊液池周围 / 沿脑脊液生长
- 包裹、使血管和脑神经移位

影像
- 低密度（>95%）
- T_1W 示较脑脊液呈稍高信号
- FLAIR 示高信号
- DWI 示弥散受限

鉴别诊断
- 蛛网膜囊肿
  - FLAIR 示低信号，DWI 示弥散不受限
- 其他
  - 炎性囊肿（例如，脑囊虫病）
  - 神经管肠源性囊肿（不完全像脑脊液）

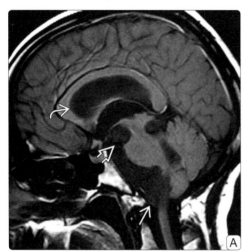

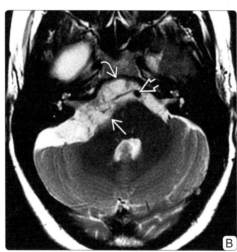

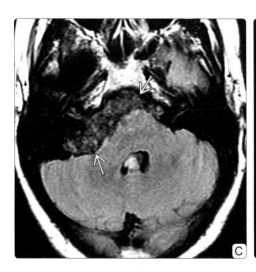

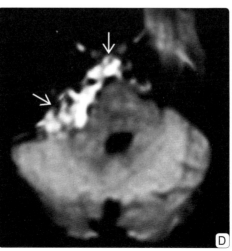

图 28-8A　矢状位 T_1 图像显示扇形颅后窝肿块➔包绕基底动脉➔，包裹中脑，抬高第三脑室，并使脑桥变形。与第三脑室内脑脊液相比，肿块呈轻度高信号➔

图 28-8B　同一病例的 T_2 图像显示右侧桥小脑角➔和基底池➔内可见分叶状不规则高信号肿块，包绕基底动脉➔。脑脊液看起来很"脏"

图 28-8C　图像示分叶状、花椰菜状的肿块➔在 FLAIR 上信号没有受到抑制

图 28-8D　DWI 显示肿块➔弥散受限，为典型的表皮样囊肿

皮样囊肿

病理

皮样囊肿（Dermoid cysts, DC）是先天性包涵囊肿。囊壁包含成熟的鳞状上皮、角质物质和附属结构（毛囊、皮脂腺和汗腺）。皮样囊肿通常包含一种厚的、油腻的皮脂物质，带有脂质和胆固醇成分。

皮样囊肿通常为轴外病变，多见于中线。鞍上池是最常见的发病部位（图 28-9），其次是颅后窝和额鼻区。

临床问题

皮样囊肿比表皮样囊肿少得多（后者是前者的 4～10 倍）。皮样囊肿生长缓慢，继发于内部真皮成分产生的毛发和油脂。

与表皮样囊肿相比，其发病年龄明显更小，在 20～30 岁达到高峰。皮样囊肿通常无症状，但破裂后可引起化学性脑膜炎，导致癫痫发作、昏迷、血管痉挛和脑梗死，甚至死亡。

影像

皮样囊肿类似于脂肪。通常表现为一个圆形、边界清晰、含脂肪的团块。

CT 表现：在平扫 CT 中，皮样囊肿的密度相当低。破裂后，低密度脂肪"液滴"在脑脊液池内播散（图 28-10A），可能导致脑室内出现脂肪 - 液体平面。

MR 表现：皮样囊肿的信号强度随囊肿内脂肪含量的变化而变化。大多数皮样囊肿在 T_1W 上呈不均匀高信号（图 28-10B）。T_1W 序列也是检测蛛网膜下腔中播散性脂肪"液滴"最敏感的序列，这个征象可以用来诊断皮样囊肿破裂（图 28-10C）。脂肪抑制序列有助于确认脂质成分的存在。

随着 TR 的延长，标准 PD 和 T_2 扫描在频率编码方向上显示出越来越明显的"化学位移"伪影。脂肪在标准 T_2W 上呈非常低的信号，但在快速自旋回波 T_2W 序列上呈高信号。如果囊肿内存在毛发，皮样囊肿呈不均匀的高信号，可见线性或条纹层状

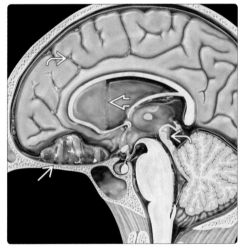

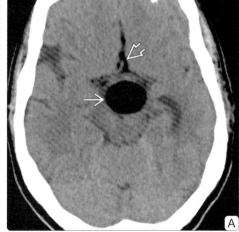

图 28-9　破裂的皮样囊肿➡表现为伴有脑室内脂 - 液平面➡、蛛网膜下腔内脂肪滴➡的一种不均匀的含脂肪的中线区肿块

图 28-10A　破裂的皮样囊肿的轴向平扫 CT 上显示为低密度的鞍上肿块➡和纵裂内的脂肪滴➡

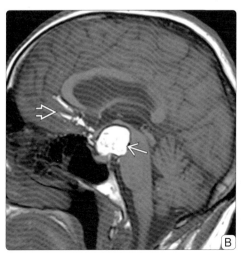

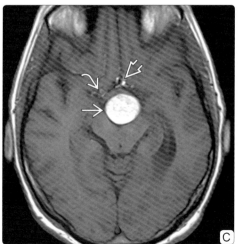

图 28-10B　矢状位 T_1 图像显示高信号的囊肿内容物➡和蛛网膜下脂肪滴➡

图 28-10C　轴位 T_1 图像显示中线不均匀高信号皮样囊肿➡。破裂使脂肪滴流入到鞍上池➡和大脑纵裂➡内

结构。

非复杂性的皮样囊肿在 FLAIR 上呈不均匀高信号。皮样囊肿破裂，在 FLAIR 可见脑沟信号增高，在 T_2^* GRE 或 SWI 上出现 "晕染" 征象。大多数皮样囊肿不强化，尽管破裂的皮样囊肿可引起显著的化学性脑膜炎，并有广泛的软脑膜反应性强化。

波谱成像技术可以显示在 0.9～1.3 ppm 的脂质峰升高。

皮样囊肿

病理
- 位置
  - 通常在轴外
  - 中线 > 中线外
  - 鞍上 > 颅后窝 > 额鼻区
- 囊壁含有鳞状上皮
  - 囊肿内含有富含脂肪的皮脂腺物质、角蛋白、真皮附属器

临床表现
- 成长缓慢
- 通常在破裂前没有症状

影像
- 平扫 CT
  - 低密度，20% 可出现钙化
  - 如果破裂，脑脊液池内会出现 "脂肪" 液滴
- MR
  - T1W/FSE T_2 上呈不均匀高信号
  - FLAIR 呈不均匀高信号
  - 破裂的皮样囊肿在 T_2^*GRE 可见 "晕染" 征象

鉴别诊断

皮样囊肿的主要鉴别诊断是表皮样囊肿。在 CT 和 MR 上，表皮样囊肿表现更像脑脊液，而皮样囊肿在影像学上表现更像脂肪。皮样囊肿经常破裂，脂肪滴溢出到蛛网膜下腔。表皮样囊肿破裂确实会发生，但较少见，可引起血清糖类抗原 CA199 升高。

脂肪瘤可能类似于皮样囊肿，但在 MR 上通常信号更均匀，并且往往与其他先天性畸形有关，例如胼胝体发育不全。

颅咽管瘤常呈多囊性，可延伸至蝶鞍，可见钙化，增强后可见强化。畸胎瘤可能类似于皮样囊肿，但常发生在松果体，比典型的皮样囊肿信号更不均匀。

皮样囊肿与表皮样囊肿

病理
- 皮样囊肿、表皮样囊肿均含有鳞状上皮 + 角蛋白碎片
- 只有皮样囊肿还含有脂肪和真皮附属器

临床问题
- 皮样囊肿不如表皮样囊肿常见
- 皮样囊肿在儿童 / 年轻人中更常见
- 皮样囊肿通常会破裂

影像
- 皮样囊肿的表现更像脂肪
  - 最常见于中线、鞍上或鞍旁
- 表皮样囊肿更像脑脊液
  - 最常见于中线
  - 最常见的部位：颅后窝（桥小脑角池）

松果体囊肿

松果体囊性病变常在 MR 检查中偶然发现。其中 1/2 的儿童和超过 1/4 的健康成人，只有非特异性症状，没有与松果体区有关的临床症状。

病理

25%～40% 的尸检结果显示松果体含有囊肿。松果体囊肿是在外观正常的松果体内的边界清楚的圆形或卵形扩张（图 28-11）。大多数直径 <10 mm。报道的最大松果体囊肿为 4.5 cm。松果体囊肿通常是单房的，但也会出现包含多个较小囊肿的病变。

大体病理 一般外观为光滑、柔软、黄褐色的松果体，内含单房或多房囊肿（图 28-12）。松果体囊肿没有室管膜或上皮内衬，因此囊肿 "壁" 实际上是压缩的松果体实质。由于病灶内出血，囊腔内表面常被含铁血黄素染色。囊液为透明至淡黄色。

没有区分有症状和无症状松果体囊肿的大体病理学或组织学特征。

临床问题

人口统计学特征 松果体囊肿可发生在任何年龄，但更常见于中老年人。

整体女性与男性发病率比为 2：1。21～30 岁女性的发病率明显高于其他群体。

临床表现 大多数松果体囊肿在临床上是良性和无症状的，多在影像学检查或尸检时偶然发现。大的松果体囊肿可能阻塞大脑导水管，导致脑积水和头痛。帕利诺综合征（顶盖压迫）较少见。

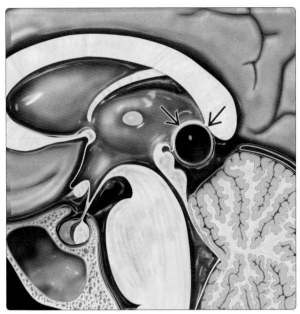

图 28-11　矢状位图像显示松果体内⇨有一个小的囊性病变。小的良性松果体囊肿常在尸检或影像学检查中偶然发现

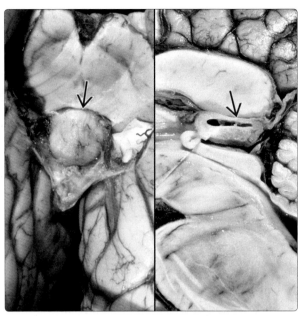

图 28-12　松果体囊肿⇨的轴位（左）和矢状位（右）尸检视图显示其典型位置位于顶板后（图片提供者：E. T. Hedley-Whyte, MD.）

松果体囊肿"卒中"伴随突发的囊内出血而发生。可能会出现头痛急性恶化并伴有视觉症状。"霹雳样"头痛可能类似于动脉瘤性蛛网膜下腔出血的症状。松果体囊肿"卒中"可导致急性梗阻性脑积水。

自然病史　大多数松果体囊肿都是随访观察的病变。对松果体区不确定的囊性病变的随访通常在几个月到几年内没有发生明显变化。大多数研究人员建议对偶然发现的松果体囊肿进行临床随访，不需要多次进行 MR 检查。MR 上病灶增大、强化不典型或出血的患者更容易发生脑积水和恶变，因此建议进行连续 MR 随访。

影像

CT 表现　至少 25% 的松果体囊肿显示囊肿壁内有钙化（图 28-13A）。与脑脊液相比，囊液为等密度或稍高密度。严重头痛患者的高密度松果体囊肿应该怀疑可能为囊肿"卒中"出血。环状、新月状或结节状强化方式均可见于松果体囊肿。脑室通常是正常的。脑室增大伴脑室边缘"模糊"提示急性梗阻性脑积水。

MR 表现　与其他囊肿一样，松果体囊肿信号强度随成像序列和囊肿内容物而变化。与脑脊液相比，50%~60% 的松果体囊肿在 T_1W 上呈轻度高信号，约 40% 呈等信号，1%~2% 为极高信号，提示囊内出血，可能出现血 - 液平。

大多数松果体囊肿都很小，不会产生占位效应。大囊肿可引起梗阻性脑积水。在这些病例中，PD 和 T_2/FLAIR 扫描显示由于室管膜下脑组织间液积聚而延伸至脑室周围白质的"指状"高信号。这些在矢状位扫描上表现得尤为明显。

绝大多数松果体囊肿在 T_2W（图 28-13C）上呈等到轻度高信号，并且在 FLAIR（图 28-13B）上呈稍高信号。20%~25% 的病例可见内部分隔，10% 为多囊状。如果发生急性出血，T_2W 上的囊内血可能会出现非常低的信号，并在 T_2^*（GRE、SWI）上出现"晕染"效应。松果体囊肿通常弥散不受限。1/3~2/3 的松果体囊肿可见强化。最常见的强化方式是边缘环形强化（图 28-13D）。不太常见的方式包括结节状、新月形或不规则状强化。

鉴别诊断

最常见的鉴别诊断是正常的松果体。正常的松果体常包含一个或多个小囊肿，可呈结节状、新月形或环状强化。

与松果体囊肿相鉴别的最重要的病理实体是松果体细胞瘤。松果体细胞瘤是 WHO 1 级的松果体实质性肿瘤，通常为实性或至少部分实性 / 囊性。纯囊性松果体细胞瘤不太常见，在影像学上与松果体囊肿无法区分。松果体细胞瘤可以连续多年保持稳定，在定期的影像学检查上无显著变化。

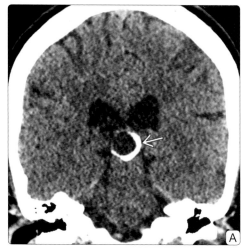

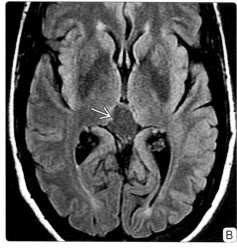

图 28-13A　49 岁有慢性头痛症状的女性冠状位平扫 CT 图像显示巨大的松果体囊肿伴边缘钙化➡️

图 28-13B　同一病例的轴向 FLAIR 图像显示松果体囊肿➡️其内液体的信号没有完全受到抑制

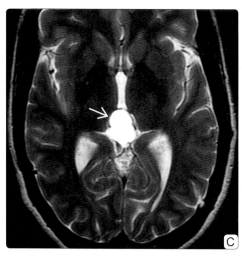

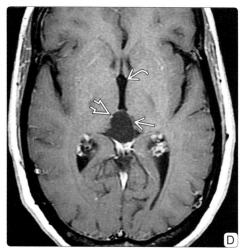

图 28-13C　同一病例的 T₂ 图像显示囊液➡️信号较脑脊液稍高

图 28-13D　T₁ 增强图像显示与邻近第三脑室➡️内的脑脊液相比，囊液➡️信号稍高，囊壁➡️轻度强化。这是一个非肿瘤性松果体囊肿

松果体囊肿

病理
- 通常 <1 cm；单囊 > 多囊
- 壁由压缩的松果体实质组成
- 囊液为透明至淡黄色

临床问题
- 常见
  - 常规 MR 检查的检出率 23%；尸检中检出率 25%~40%
- 可发生于任何年龄；在成年人中更常见
- 通常无临床症状，偶然发现

影像
- 钙化发生率约 25%
- MR 上的较脑脊液呈稍高信号
- 边缘、结节状或新月形强化

鉴别诊断
- 正常松果体，松果体细胞瘤

　　如果在怀疑为松果体囊肿或松果体细胞瘤的影像中发现了不典型的影像学表现、局灶性浸润或显著的间隔改变，那么应怀疑是否为更具侵袭性的中分化松果体实质瘤（PPTID），该肿瘤为 WHO 2 或 3 级病变。

实质囊肿

　　实质（轴内）囊肿比轴外或脑室内囊肿更常见。一旦囊肿被确定为位于大脑内部，其鉴别诊断是有限的。最常见的实质囊肿（扩大的血管周围间隙和海马沟残余囊肿）是解剖学上的变异。神经胶质囊肿和脑穿通性囊肿相对少见。所有其他非肿瘤性、非感染性脑囊肿都是罕见的。

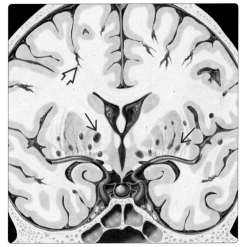

图28-14　图示基底节区➡️及皮层下白质⇨内沿着穿通动脉走行的正常的血管周围间隙

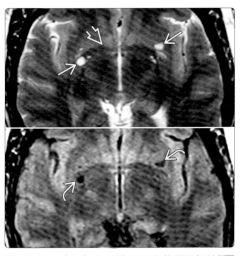

图28-15　（上）T₂图像显示血管周围间隙➡️聚集在前连合周围⇨。充填着间质液的血管周围间隙在FLAIR上信号受到抑制➡️（下）

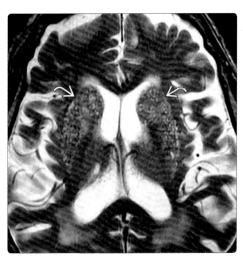

图28-16　基底节区的血管周围间隙在老年患者➡️中会表现得非常明显，这种情况被称为"筛状状态"

扩大的血管周围间隙

到目前为止，最常见的脑实质"囊肿"是扩大的血管周围间隙（perivascular spaces, PVSs）。它们表现为脑脊液样的液体积聚，形式多样，可单发或多发、可小可大，形态多样。它们通常不对称，可能引起占位效应，并经常被误认为是多囊性脑肿瘤。

术语

血管周围间隙也被称为Virchow-Robin间隙。血管周围间隙是伴随穿支动脉和小动脉进入脑实质的软膜内衬间隙（图28-14）。血管周围间隙不直接与蛛网膜下腔相通。

病因

一般概念　脑内血管周围间隙形成一个复杂的脑实质内网络，分布在整个大脑半球、中脑和小脑。它们中间充满了组织间液（interstitial fluid, ISF），而不是脑脊液。血管周围间隙被认为是组织间液和脑代谢物代谢的主要途径。最近的证据表明血管周围间隙在维持颅内压稳态方面也起着重要作用。

某些血管周围间隙变大的准确原因尚不清楚。大多数研究人员认为组织间液的出口被阻塞，导致血管周围间隙囊性增大。

遗传学　散发的血管周围间隙增大没有已知的遗传倾向。Hurler、Hunter或Sanfilippo病患者在增大的血管周围间隙内存在积聚的、未降解的黏多糖。一些先天性肌营养不良症也与囊性血管周围间隙有关。

病理

位置　尽管血管周围间隙几乎可以在大脑的任何地方发现，但它们更多见于基底神经节的下1/3，特别是前连合附近（图28-14）。它们在皮层下和深部白质以及中脑和小脑的齿状核中也很常见。

大小和数量　增大的血管周围间隙往往成群出现。多发的大小不一的血管周围间隙比单发的单房病变更常见。大多数血管周围间隙小于2 cm。血管周围间隙的大小和患病率随着年龄的增长而增加（图28-16）。据报道，已发现有直径可达9 cm的巨大膨胀性血管周围间隙。

大体病理　扩大的血管周围间隙表现为边界平滑的囊肿集合，囊内充满透明无色液体（图28-17）。

显微镜下特征　血管周围间隙以单层或双层内陷的软脑膜为界。皮层内血管周围间隙衬有单层软脑膜，而豆纹动脉和中脑动脉则有两层。当血管周围间隙渗透到皮层下白质时，它变得有孔且不连续。软脑膜层在毛细血管水平完全消失。扩大的血管周围间隙周围的脑实质通常是正常的，没有神经胶质增生、炎症、出血或可辨别的淀粉样蛋白沉积。

临床问题

流行病学　血管周围间隙是最常见的非肿瘤性脑实质"囊肿"。在高分辨率 3T MR 中，几乎所有年龄的患者（图 28-15），在所有位置都可找到小的血管周围间隙。25%～30% 的儿童在高分辨率 MR 扫描中能找到可识别的血管周围间隙。

人口统计学特征　扩大的血管周围间隙多见于中老年患者，且大小和数量随年龄增长而增加（图 28-16）。最近的研究将扩大的血管周围间隙与年龄、腔隙性脑梗死亚型和白质病变联系起来，并将其作为脑小血管疾病的 MR 标志物。

表现　大多数扩大的血管周围间隙不会引起症状，只是在影像学检查或尸检时偶然发现，且神经心理评估是正常的。一些病例报道中提到了部分非特异性症状，如头痛、头晕、记忆障碍和帕金森样症状，但它们与扩大的血管周围间隙的关系尚不清楚。中脑内大的血管周围间隙可引起梗阻性脑积水并伴有头痛。

自然病史　虽然报道过一些进行性扩大的血管周围间隙的病例，但血管周围间隙往往大小稳定并且多年保持不变。

治疗原则　扩大的血管周围间隙可以"随访观察"，不属于严重疾病。如果位于中脑的扩大的血管周围间隙导致阻塞性脑积水，常规的治疗方案是对脑室进行引流，而不是对囊肿进行引流。

影像

一般特征　扩大的血管周围间隙的常见形态是一个或多个大小不一的脑脊液样密度的囊肿群。它们通常会引起局部占位效应。例如，如果发生在皮层下白质中，则上覆脑回将增大伴邻近脑沟狭窄（图 28-19）。

CT 表现　扩大的血管周围间隙是一组圆形 / 卵形 / 线状 / 点状脑脊液样密度的病变，没有钙化或出血，增强后不强化。

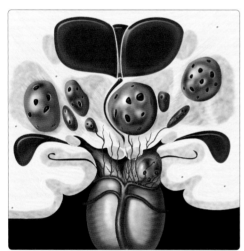

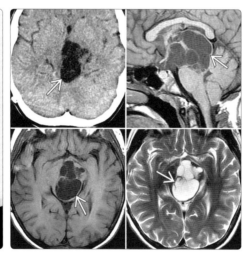

图 28-17　冠状位图像显示中脑和丘脑血管周围间隙增大，造成第三脑室和导水管占位效应，导致脑积水

图 28-18　平扫 CT 和 MR 图像显示一簇大小不一的脑脊液样囊肿➡在中脑明显扩张。这些是巨大的"膨胀性"血管周围空间

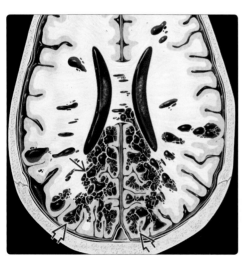

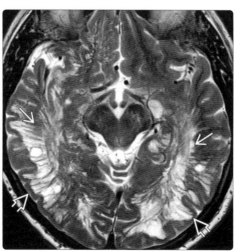

图 28-19　图示皮层下深层白质中无数半球扩大的血管周围间隙➡。注意上面的脑回⬅扩张，但其他方面正常

图 28-20　一位 69 岁中度痴呆男性的轴向 T$_2$ 图像显示无数扩大的血管周围间隙➡。注意上覆皮层的扩张➡（图片提供者：M. Warmuth-Metz, MD.）

MR 表现　尽管血管周围间隙中充满了组织间液，但血管周围间隙在所有成像序列上都与脑脊液的信号非常接近。占位效应很常见。皮层下白质中扩大的血管周围间隙会使上覆脑回扩张（图 28-19，图 28-20）。中脑内扩大的"肿胀的"血管周围间隙可能会压迫中脑导水管和第三脑室，导致脑室内阻塞性脑积水（图 28-17）。

血管周围间隙在 T_1、PD 和 T_2W 上与脑脊液信号一致。在 FLAIR 上呈低信号（图 28-15）。邻近脑组织无水肿，但 25% "肿胀的"血管周围间隙在囊肿周围信号轻度增加。

血管周围间隙不会出血、强化或弥散受限。

鉴别诊断

主要鉴别诊断为陈旧性腔隙性脑梗死。虽然腔隙性脑梗死常累及基底节区并在 FLAIR 上表现为低信号，但它不会聚集在前联合周围。通常形状不规则，且邻近脑区常表现为高信号。

在一些老年患者中，基底节区有非常明显的血管周围间隙。这种情况被称为"筛状状态"，不能误认为是多发腔隙性脑梗死。血管周围间隙一般呈圆形 / 卵形，形态规则，邻近脑实质正常，无胶质增生和水肿。

感染性囊肿（特别是薄壁的脑囊虫病囊肿）通常很小。虽然常为多发性或多房性，但通常不像典型的扩大的血管周围间隙那样，出现在大小不等的囊肿群中。

扩大的血管周围间隙

术语
- 又名 Virchow-Robin 间隙
- 在穿支血管周围发现
- 内衬软脑膜；充满组织间液
- 不直接与蛛网膜下腔相通

病理
- 正常血管周围间隙一般小于 2 cm
- 有报道过 9 cm 的巨大"膨胀性"血管周围间隙
- 基底节区、皮层下白质最常见

影像
- 通常奇形怪状
- 成群出现
- 大小不一的囊肿
- 类似于脑脊液

海马沟残余囊肿

病因

在胎儿 15 周时，海马体通常围绕着一个"开放的"浅裂隙——海马沟——沿着颞叶的内侧表面。海马沟壁逐渐融合，并最终消失。（海马沟壁未融合形成的）一个或多个残留的囊腔可能会保留并持续到成年（图 28-21）。这些残余空腔——海马残余囊肿——是正常的解剖变异，没有临床意义。

影像

海马沟残余囊肿在高分辨 MR 扫描中的检出率在 10%~15%。图像上可看到在侧脑室颞角内侧的多个小圆形或卵圆形的囊肿。这些囊肿沿着海马体在齿状回和下托之间弯曲，呈一个"串珠样"的表现（图 28-22）。海马沟残余囊肿在所有序列上的信号强度均与脑脊液相同，在 FLAIR 呈低信号，增强后不强化，DWI 成像也没有弥散受限的表现。

鉴别诊断

主要的鉴别诊断是扩大的血管周围间隙。发生在颞叶的扩大的血管周围间隙一般位于岛叶皮层下白质和颞叶前部尖端，而不是海马沟残余囊肿好发的侧脑室颞角内侧。

神经胶质囊肿

术语

神经胶质囊肿（neuroglial cysts, NGCs）有时被称为胶质室管膜囊肿或神经上皮囊肿。它们是包埋在脑白质内的良性含液空腔。

病理

额叶是最常见的部位。神经胶质囊肿通常位于脑室附近，但不直接与脑室相通。大多数表现为孤立的单房囊肿，大小从几毫米至几厘米不等。

神经胶质囊肿表现为圆形的表面光滑的单房囊肿，囊腔内充满透明的脑脊液样的液体。大多数神经胶质囊肿的内壁由简单的无复层的低柱状 / 立方上皮构成。

临床问题

脑实质内神经胶质囊肿不常见，占所有颅内囊肿的 1% 以下。神经胶质囊肿可发生于所有年龄组，但通常在成年人中更常见。发病率没有性别差异。

神经胶质囊肿一般没有临床症状，通常是在影像学检查或尸检中偶然发现。许多神经胶质囊肿（虽然不是绝大多数）在多年的连续复查中大小未见明显改变。临床上针对它一般是采取定期的影像学复查，即便是部分较大的已经做过开窗或引流手术的神经胶质囊肿。

影像

神经胶质囊肿在平扫 CT 图像上表现为类似于脑脊液的液体密度。无钙化和出血。

在 MR 上的信号随囊肿内容物的不同而改变。大多数的神经胶质囊肿与脑脊液相比呈等或稍高信号（图 28-23）。在 FLAIR 上信号受抑制，没有弥散受限的表现，增强后不强化（图 28-24）。神经胶质囊肿周围的脑实质通常是正常的，也可显示为轻度胶质细胞增生。

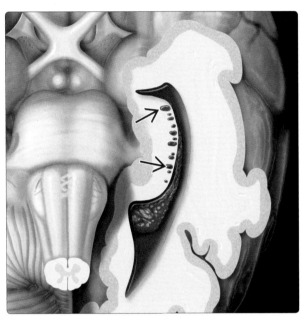

图 28-21 正常颞叶图显示海马外侧沿着原始海马沟有一串囊肿➡️。海马沟残余囊肿是偶然发现的正常表现

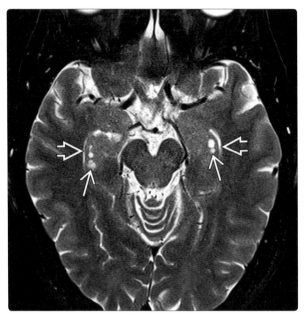

图 28-22 轴位 T₂ 图像显示双侧海马沟残余囊肿➡️位于侧脑室颞角内侧➡️。FLAIR 上囊肿信号完全受抑制（图中未显示）

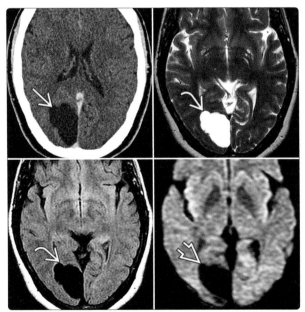

图 28-23 经病理证实的右侧枕叶神经胶质囊肿在增强 CT ➡️上不强化，在 T₂/FLAIR ➡️上与脑脊液信号一致，弥散不受限➡️

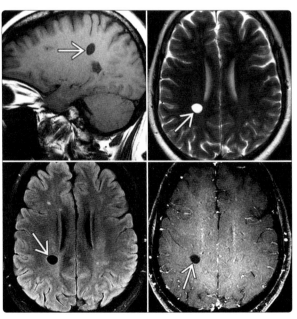

图 28-24 MR 图像示一个推测为神经胶质囊肿➡️的右侧顶叶小囊肿。囊肿与脑脊液的信号在所有序列上一致，并且已经稳定存在了 9 年

鉴别诊断

神经胶质囊肿的诊断主要是排除法，即排除其他诊断的可能。

神经胶质囊肿的主要鉴别诊断是孤立性的扩大血管周围间隙。大多数扩大的血管周围间隙是多发的（不是单发）。在影像上表现为大小不等的囊肿簇。脑穿通性囊肿是脑实质受到损伤的结果。脑穿通性囊肿与脑室相通，内衬神经胶质或海绵状白质。

蛛网膜囊肿位于轴外而非轴内，内衬扁平的蛛网膜细胞。表皮样囊肿几乎都是轴外囊肿，在FLAIR上不受抑制，在DWI上受限。室管膜囊肿在脑室内。肿瘤性和炎性囊肿通常与脑脊液不同，常表现为囊壁强化或钙化，并且周围脑组织常常可见水肿征象。

脑穿通性囊肿

术语

"脑穿通"的字面意思是大脑内的一个洞。脑穿通性囊肿是一种先天性或后天形成的充满脑脊液的空腔，通常，但并非总是与脑室系统相通。

病理

脑穿通性囊肿是脑实质因多种原因（如创伤、感染、血管损伤、手术）受到损伤而最终演变的结果。它们的大小从几厘米到几乎累及整个大脑半球不等。

脑穿通性囊肿通常是位置较深、单侧或双侧的、壁光滑的空腔或脑实质内的空洞。它们通常是从脑室延伸到皮层的"全层"病变（图28-25）。有时室管膜或室管膜下白质的薄边缘可能将囊肿与脑室分开。

临床问题

脑穿通性囊肿相对常见，尤其在儿童中，占到先天性脑部病变的2.5%。痉挛性偏瘫、医学上难治性癫痫和精神运动障碍是最常见的临床症状。

大多数脑穿通性囊肿可在多年内保持不变。偶见脑穿通性囊肿会持续流入液体并扩大，造成占位效应。

影像

CT 表现　脑穿通性囊肿是边缘锐利、壁光滑、充满脑脊液的空腔，通常直接与相邻的脑室相通（图28-26）。同侧脑室常因邻近脑实质的容积减少而增大。钙化很少见。CT骨窗可显示慢性脑脊液搏动引起的颅骨变薄和重塑。脑穿通性囊肿增强后不强化。

MR 表现　所有序列均显示为脑脊液样信号（图28-26）。大的囊肿可表现出继发于自旋失相的内部不均匀信号。这些囊肿在FLAIR上信号完全受抑制，但囊肿周围常有一圈高信号的胶质或海绵样白质。DWI上不显示弥散受限。

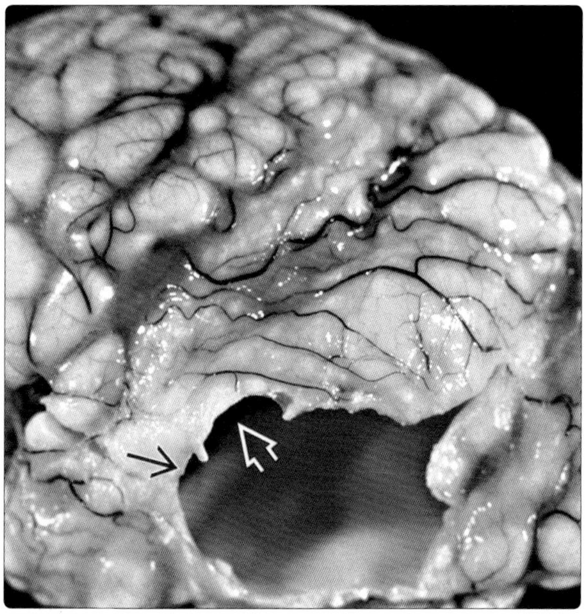

图28-25　尸检标本显示，典型的穿通性囊肿为脑脊液填充腔，从脑表面延伸至室管膜➡️（图片提供者：J. Townsend, MD.）

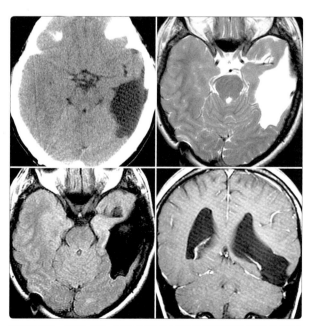

图28-26　平扫CT、MR扫描显示创伤后穿通性囊肿从颞叶表面延伸到侧脑室的颞角。囊肿内含有脑脊液

鉴别诊断

主要的鉴别诊断是囊性脑软化症。脑软化腔通常更不规则，也不与相邻的脑室相通。

颅内脑穿通性囊肿内衬有反应性胶质细胞增生（胶质"瘢痕"），这是组织学上良性的星形胶质细胞在受损的脑实质内和周围增殖所产生的。伴有周围反应性胶质样增生的脑穿通性囊肿必须与脑海绵样变性区分开来。脑海绵样变性表现为组织丢失（不是星形细胞增生），并在大脑中形成空的（海绵状）区域（"孔"）。神经胶质增生是一种低到中等细胞结构的病变，在 T_2W 及 FLAIR 上呈高信号。海绵样变性在 T_2W 上呈高信号，但在 FLAIR 上呈低信号。

蛛网膜囊肿位于轴外，不与脑室相通。脑裂畸形（字面意思是"脑裂"）是一种先天性病变，可以是"开放型"或"闭合型"。"开放型"脑裂看起来很像穿通性囊肿，但它的内衬是发育不良的灰质，而不是胶质白质。

脑室内囊肿

脑室内囊肿包括脉络丛囊肿、胶质囊肿和室管膜囊肿。

脉络丛囊肿

脉络丛囊肿（choroid plexus cysts，CPCs）又称脉络丛黄色肉芽肿，是最常见的颅内囊肿类型之一。大多数体积很小。偶尔大的囊肿可能会有不典型的表现从而导致误诊。

术语

脉络丛囊肿又称脉络丛黄色肉芽肿。脉络丛囊肿是脉络丛的非肿瘤性非炎症性囊肿（图 28-27）。

病因

一般特征　脉络丛囊肿可以是先天性的也可以是获得性的。获得性病变更为常见。从脱屑、退化的脉络丛上皮中积累的脂质聚结成巨囊并引起黄色瘤反应。

遗传学　较大（>10 mm），先天性脉络丛囊肿可能与染色体的异常有关，特别是 18 三体综合征。脉络丛囊肿与脉络丛乳头状瘤也可出现在 Aicardi 综合征中。

病理

大多数脉络丛囊肿位于侧脑室三角区，在脉络丛球内（图 28-28）。大多数囊肿很小，从几毫米到 1 cm 不等，偶尔也有直径超过 2 cm 的大囊肿。双侧多发比单发单侧更常见。脉络丛囊肿是结节状、部分囊性、黄灰色肿块，最常见于脉络丛球。它们富含蛋白质，通常呈胶状。脉络丛囊肿引起的大出血很少见。

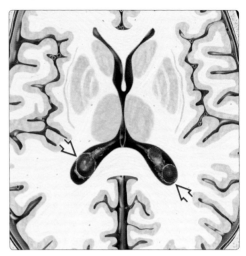

图 28-27　脉络丛内多发囊性肿块➡；在成人中，它随着年龄的增长而增加。大多数为退行性黄色肉芽肿

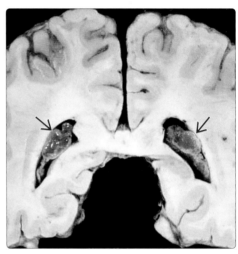

图 28-28　尸检标本显示双侧脑室脉络丛球部有多个囊肿➡（图片提供者：N. Nakase, MD.）

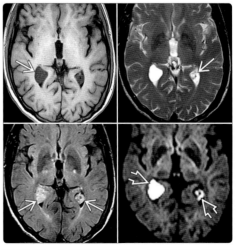

图 28-29　与脑脊液➡相比，脉络丛囊肿通常是双侧的和高信号的，并且在 DWI 上通常为高信号➡

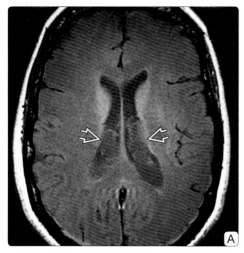

图 28-30A　变异型脉络丛囊肿位于侧脑室体部。与脑脊液相比，囊肿内容物 ⇨ 信号略高

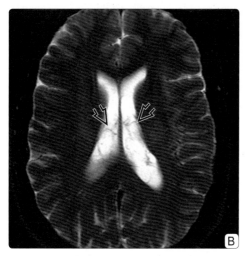

图 28-30B　囊肿在 T_2W 上信号非常高信号，薄的囊肿壁几乎看不见 ⇨

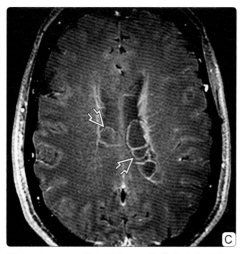

图 28-30C　T_1 增强图像显示这些多房的脉络丛囊肿的薄壁呈中度增强 ⇨

临床问题

脉络丛囊肿是所有颅内囊肿中最常见的，在尸检中的检出率高达 50%。在年龄谱系两端的胎儿 / 婴儿、老年人中均有发现。成年人的患病率随着年龄的增长而增加，而胎儿的患病率则随着胎龄的增加而下降。患病率没有性别偏好。

大多数成年人的脉络丛囊肿是偶然发现的，一般无临床症状，可以长期保持大小稳定。在妊娠中期，有 1% 的胎儿可在产前超声检查中发现先天性的脉络丛囊肿，一般在妊娠晚期消失。如果胎儿出生后的其他方面检查正常，检出脉络丛囊肿没有临床意义。

脉络丛囊肿：病因、病理和临床问题

病因

- 先天性
  - Aicardi 综合征
  - 18 三体综合征
- 获得性
  - 脱落、退化的上皮细胞
  - 黄色瘤反应

病理

- 双侧的，通常是多房的
- 最常见于脉络丛球
- 蛋白质、凝胶状内容物

临床问题

- 最常见的颅内囊肿
- 大多数是偶然发现的
- 最常见于胎儿 / 婴儿、老年人

影像

CT 表现　与脑室内脑脊液相比，脉络丛囊肿呈等或稍高密度。边缘有不规则钙化是常见表现。增强后囊肿的强化方式从边缘无强化到完整的边缘强化不等。

MR 表现　脉络丛囊肿的信号与脑脊液并不完全相同。与 T_1W 上的脑脊液相比，呈等或稍高信号，在 PD 和 T_2W 上是高信号。FLAIR 上信号是可变的（图 28-29）。

增强后的强化方式从没有强化到显著强化不等。可见实性成分强化、环状强化和结节型强化等不同方式（图 28-30）。

60%~80% 的脉络丛囊肿在 DWI 上显得相当明亮，但在 ADC 上通常与实质保持等亮。因此，这可能代表伪弥散受限，而不是真正的弥散受限。

鉴别诊断

脉络丛囊肿的主要鉴别诊断是室管膜囊肿。室管膜囊肿通常挤压和推移脉络丛，而不是起源于脉络丛。室管膜囊肿的表现通常比脉络丛囊肿更像脑脊液。神经囊尾蚴病囊肿相

对少见，与脉络丛无关。

　　侧脑室脉络丛乳头状瘤是一种好发于5岁以下儿童的肿瘤。无明显囊肿形成的、可强化、扩大的脉络丛也可见 sturgweber 畸形、侧支静脉引流和弥漫性绒毛增生。

脉络丛囊肿：影像学及鉴别诊断

CT
- 等或稍高密度
- 钙化常见

MR
- 对比 T_1W 上脑脊液，呈等或稍高信号
- PD 和 T_2W 上高信号；FLAIR 上信号可变
- 强化方式不一（通常是薄边缘）
- DWI 高信号，ADC 等信号

鉴别诊断
- 最常见：室管膜囊肿
- 不常见 / 罕见
  - 表皮样囊肿（很少见于脑室内）
  - 囊性转移

胶质囊肿

术语

　　胶质囊肿（colloid cysts, CC）也称为旁突体囊肿。它们是单房的含有黏蛋白的内胚层囊肿。它们最常发生在孟氏孔附近的第三脑室顶部（图 28-31）。

病理

　　胶质囊肿几乎总是单发病变。大小从几毫米到 3 cm 不等，平均直径为 1.5 cm。胶质囊肿是壁光滑、界限清晰的球形或卵圆形囊肿，具有薄的纤维囊和黏度可变的凝胶状中心。它们内衬单层或假复层柱状上皮，各种分泌黏蛋白的杯状细胞散布在整个囊肿衬里。

临床问题

　　胶质囊肿占所有颅内肿瘤的 1%，但占所有脑室肿瘤的 15%~20%。

　　大多数有症状的胶质囊肿患者年龄在 30~50 岁，高峰年龄为 40 岁。胶质囊肿在儿童中很少见，不到 8% 的患者在初次诊断时年龄小于 15 岁。

　　胶质囊肿的临床表现多种多样，可从无症状、偶然发现的囊肿（近 1/2 的患者）到急性恶化、昏迷和死亡。当胶质囊肿在孟氏孔阻碍脑脊液流动时，就会引起临床症状。50%~60% 有症状患者的主要症状是头痛。

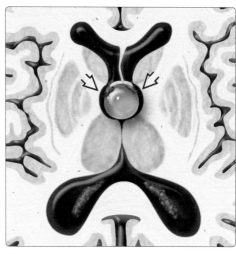

图 28-31　图示位于孟氏孔处的胶质囊肿，引起轻度 / 中度梗阻性脑积水

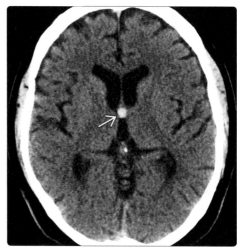

图 28-32　平扫 CT 显示一个典型的胶质囊肿，即在孟氏孔处边界清楚的高密度肿块

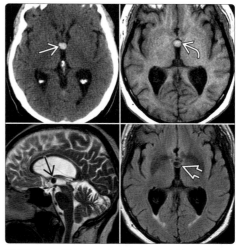

图 28-33　平扫 CT 表现为高密度的胶质囊肿，在 T_1W 呈高信号，T_2W 呈低信号，FLAIR 呈混合信号

90%以上的胶质囊肿（尤其是在老年患者中发现的小囊肿）是稳定的，不会增大。其余大约10%会增大的往往是较大的病变，它们经常导致脑积水，并且在年轻患者中更常见。偶然发现的囊肿很少会引起急性梗阻性脑积水或突发性神经功能恶化。囊肿"卒中"伴囊内出血和突然增大虽然可以发生，但比较罕见。

治疗原则　偶然发现的无症状的小胶质囊肿很少会增大或引起梗阻性脑积水。然而它们的治疗方法存在争议。神经内镜治疗已经成为一种安全有效的替代方法。

胶质囊肿：病理、病因及临床问题

病因
- 内胚层囊肿
- 可能来源于间脑顶盖的异常成分

病理
- 孟氏孔（>99%）
- 大小从几厘米到3 cm不等
- 纤维囊
- 囊肿内层
  ○ 柱状上皮
  ○ 分泌黏蛋白的杯状细胞
- 凝胶状中心（可变黏度）

临床问题
- 流行病学
  ○ 占所有颅内肿瘤的1%
  ○ 脑室内肿块的15%~20%
- 峰值年龄：40岁（儿童罕见）
- 无症状，偶然发现（50%）
- 头痛是最常见的症状
- 突发性梗阻性脑积水可导致昏迷、死亡
- 稳定，不增大（90%）

影像

胶质囊肿为轮廓清晰的圆形或卵圆形肿块。影像学表现取决于其黏度以及胆固醇含量。黏液物质、胆固醇、蛋白质和水含量的相对数量都会影响密度/信号强度。缺乏水的、致密的囊肿与富含水的病变有很大不同。

CT表现　平扫CT上的密度与囊肿内容物的水合状态直接相关。与大脑相比，近2/3的胶质囊肿为高密度（图28-32），而1/3为等密度或低密度。脑积水是可变的。囊内出血及钙化非常罕见。

大多数胶质囊肿增强后没有强化。偶尔囊肿周围可见薄的强化边缘。实质或结节性强化几乎没有。

MR表现　信号强度随囊肿内容物的变化而变化。

T_1W上的信号强度反映胆固醇浓度。大多数胶质囊肿与大脑相比呈高信号（图28-33），但有1/3是等信号。小的等信号胶质囊肿在T_1W上可能很难识别。

PD和T_2W上的信号更多变，因为它们反映的是含水量。大多数胶质囊肿在PD上与大脑相比是最低限度的高信号，而在T_2W上通常为等信号（图28-33）。一些含高浓度内容物的胶质囊肿是低信号。大约25%的患者表现出高低信号的混合（"黑洞"效应）。液平很少见。

胶质囊肿FLAIR呈高信号，DWI弥散不受限。
胶质囊肿通常不强化。在某些情况下可以看到薄的强化边缘。

鉴别诊断

平扫CT图像上孟氏孔处轮廓清晰的局灶性高密度病变实际上是胶质囊肿的特征性表现。在MR图像上，最常见的类似胶质囊肿的"病变"是脑脊液流动伪影。

肿瘤在平扫CT图像上可呈高密度，如转移瘤和室管膜下瘤（通常发生在侧脑室额角或孟氏孔，而不是第三脑室前上部分）。大的颅咽管瘤和垂体大腺瘤偶尔会向上方延伸至孟氏孔。

胶质囊肿：影像学和鉴别诊断

影像
- CT
  ○ 2/3高密度
  ○ 1/3等－低密度
  ○ 一般不强化
- MR
  ○ 信号强度随序列、囊肿内容物不同而不同
  ○ 典型：T_1W高信号，T_2W低信号
  ○ 高浓度：T_2W低信号
  ○ "黑洞"效应（25%）
  ○ 在FLAIR上不受抑制
  ○ 一般不强化
  ○ 可能出现薄的周缘强化
  ○ DWI上无弥散受限

鉴别诊断

- 最常见
  - 扩张基底动脉（平扫 CT）
  - 脑脊液流动伪影（MR）
- 不常见
  - 转移
  - 室管膜下瘤
  - 垂体大腺瘤
  - 颅咽管瘤
- 罕见但重要
  - 低级别星形细胞瘤
  - 淋巴瘤
  - 脉络丛乳头状瘤
  - 脉络丛囊肿
  - 黄色肉芽肿

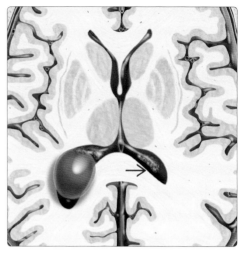

图 28-34　图示侧脑室室管膜囊肿▱➡为含脑脊液的单纯性囊肿，其周围脉络丛移位

室管膜囊肿

室管膜囊肿也称为胶质瘤室管膜囊肿。一些学者认为室管膜囊肿是神经上皮囊肿的一种亚型。

室管膜囊肿为薄壁的单发病变，通常为单房囊肿，囊内充满透明的脑脊液样液体。它们最常出现在侧脑室的三角区，可能导致显著的脑室不对称（图 28-34）。较少发生在脑实质。

临床问题

室管膜囊肿通常没有症状，一般在影像学检查或尸检时偶然发现。大多数患者为青壮年（40 岁以下）。头痛和认知功能障碍等非特异性症状比较常见。大的室管膜囊肿偶尔会引起梗阻性脑积水和颅内压升高。

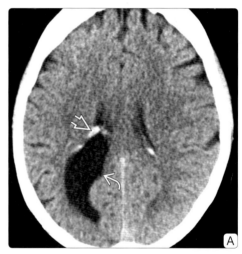

图 28-35A　轴位的平扫 CT 显示含有脑脊液的室管膜囊肿▱➡推移其周围钙化的脉络丛▱➡

影像

室管膜囊肿的密度/信号强度与脑脊液类似（图 28-35）。它们在 FLAIR 呈低信号，增强后不强化，也不表现出弥散受限。薄层的重 T_2W 序列，如稳态构成干扰序列（CISS），可能是描绘囊肿壁所必需的。

鉴别诊断

类似于室管膜囊肿的主要脑室内肿块是脉络丛囊肿。脉络丛囊肿通常是双侧多房的，并且位于脉络丛内。室管膜囊肿如出现在脉络丛外，通常会将其推移到外上侧。

表皮样囊肿在侧脑室很少见。它们在 FLAIR 呈稍高信号，并在 DWI 上表现为弥散受限。蛛网膜囊肿在密度和信号强度方面与室管膜囊肿相同，但很少发生在脑室内。脉络丛的囊性转移很少见，它们的典型表现是结节状或不规则的边缘强化。

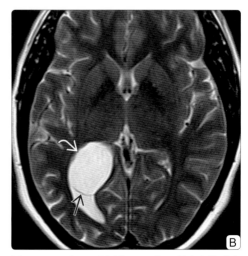

图 28-35B　同一病例的 T_2 图像示单房室管膜囊肿▱➡信号与脑脊液完全相似。注意明显的囊肿壁▱➡

室管膜囊肿

术语

- 也称为胶质室管膜囊肿或神经上皮囊肿

病理

- 占颅内囊肿的 1%
- 单发，通常为单房
- 内衬柱状上皮
- 含有脑脊液

临床问题

- 大多数无症状，偶然发现
- 所有年龄段，通常 <40 岁

影像

- 密度，信号强度 = 脑脊液
- 无强化，无弥散受限

鉴别诊断

- 最常见的
  - 脉络丛囊肿
- 不常见 / 罕见
  - 表皮样囊肿
  - 蛛网膜囊肿
  - 囊性转移

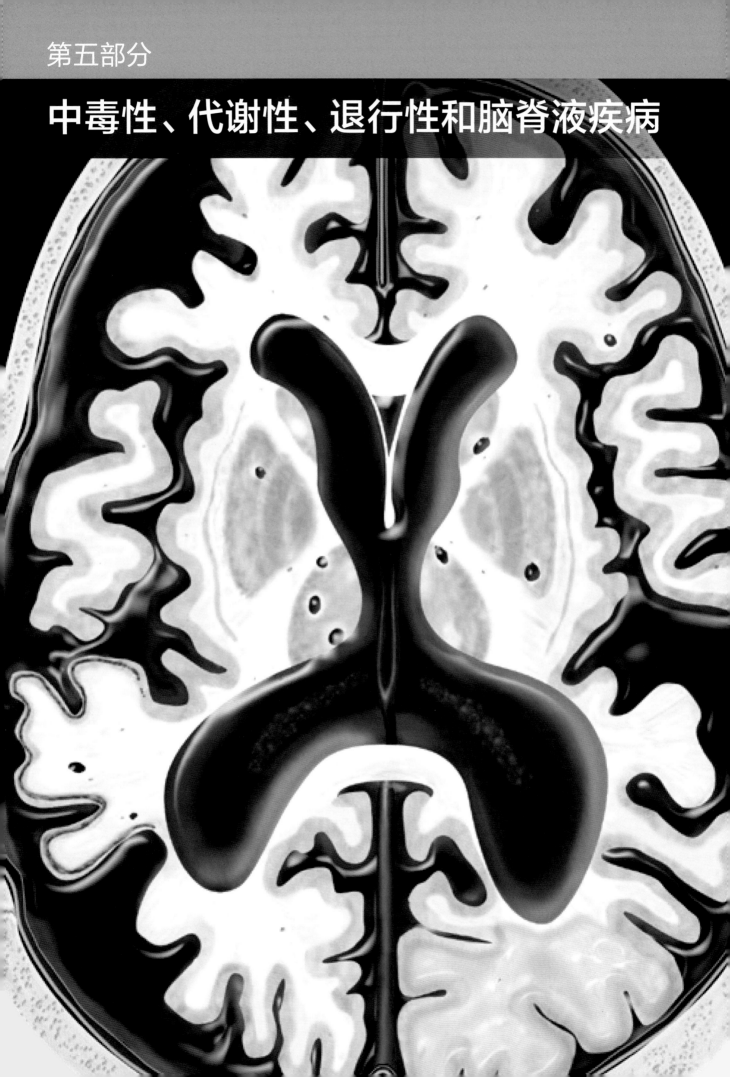

第五部分

中毒性、代谢性、退行性和脑脊液疾病

第 29 章

中毒性、代谢性、退行性和脑脊液疾病的处理方法

代谢紊乱是一种相对不常见但重要的疾病，影像学在早期诊断和适当的患者管理中发挥关键作用。吸毒和酗酒在世界各地都在增加，并且能够影响中枢神经系统的环境毒素也在不断增加。识别毒性和代谢引起的脑病已成为临床和影像学的当务之急。这两种病因通常是相关的，因为许多毒素会引起代谢紊乱，一些全身代谢性疾病对大脑有直接的毒性作用。

随着老龄化人口的迅速增加，痴呆和大脑退行性疾病也成为全球关注的问题。对精神状态改变的老年患者进行脑部扫描是目前最常规的影像学检查之一，因此本节将讨论与年龄相关的正常和病理性中枢神经系统的改变。

基底神经节和丘脑的解剖及生理

生理因素

从重量和体积上看，大脑是一个很小的结构。然而，相对于它的大小，大脑是所有器官中新陈代谢最活跃的器官之一。它通常接收约 15% 的总心输出量，消耗约 20% 的血氧，并代谢高达 20% 的血糖。

由于其有很高的内在代谢需求，大脑对血液、氧气和葡萄糖的输送或利用受阻的过程非常敏感。多种有毒物质正是这样发挥作用。

大脑的两个区域特别容易受到毒性和代谢损伤：深部的灰质核团和大脑白质（white matter, WM）。基底神经节（basal ganglia, BG）富含血管和线粒体，并含有丰富的神经递质。基底神经节，尤其是壳核和苍白球（globus pallidus, GP），特别容易受到低氧或缺氧的影响，并且通常还受到毒素和代谢紊乱的影响。大脑白质特别容易受到亲脂性有毒物质的影响。

正常大体解剖

基底神经节是对称成对的皮层下（深部灰质）核团，它们构成锥体外系的核心并控制运动活动。基底神经节由① 尾状核（caudate nucleus, CNuc）、② 壳核、③ 苍白球（图 29-1）组成。

丘脑是最大和最突出的深部灰质核团，但通常不包括在术语"基底神经节"中。

正常影像解剖

平扫 CT

与正常大脑白质相比，基底神经节和丘脑表现为对称性的高密度核团。苍白球的生理性钙化在成人中很常见（图 29-4）。

T_1W

在 T_1W 扫描中，尾状核、壳核和丘脑与大脑皮层呈等信号（图 29-2）。作为生理钙化和与年龄相关的铁沉积的部位，苍白球的各亚区信号强度各不相同（图 29-3）。钙化可能导致 T_1 缩短和内侧亚区轻度高信号。

T_2W

在 T_2 扫描中，尾状核、壳核和丘脑与大脑皮层呈等信号（图 29-3）。随着年龄的增长，铁沉积增加，壳核信号逐渐减低。"深色"壳核在 70 或 80 岁时是正常的。

T_2^*

在 GRE 或 SWI 影像上，苍白球相对于大脑皮层呈低信号。在 70 或 80 岁时，壳核中的铁沉积"晕染"，外侧壳核相对于丘脑呈低信号，但不像苍白球那样明显低信号。

毒性和代谢紊乱

许多毒性、代谢性、全身性和退行性疾病以严格的对称性方式影响基底神经节和丘脑（图 29-5，图 29-6）。病变最常继发于弥漫性全身或代谢紊乱。斑片状、离散性、局灶性和不对称性病变则更常见于感染、感染后、创伤性或肿瘤性起源的疾病。

双侧基底神经节病变的鉴别诊断

最常见的双侧基底神经节病变是正常变异（例如，生理性钙化和扩大的血管周围间隙）。血管疾病、缺氧缺血性损伤和常见的代谢紊乱，如慢性肝功能衰竭，是最常见的病因（图 29-10）。感染、毒素、药物滥用或代谢紊乱，如渗透性脱髓鞘和 Wernicke 脑病，是双侧基底神经节病变较不常见的原因。

常见的双侧基底神经节病变

正常变异
- 生理性钙化
  - 内侧苍白球 >> 尾状核、壳核
- 扩大的血管周围间隙
  - 脑脊液信号在 FLAIR 上被抑制

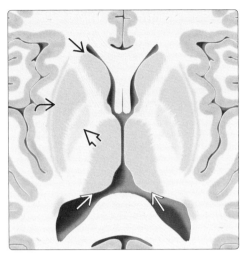

图 29-1　图描绘了基底神经节、尾状核 ⇥、壳核 ↱ 和苍白球 ⇨。丘脑 ⇥ 构成第三脑室的边界

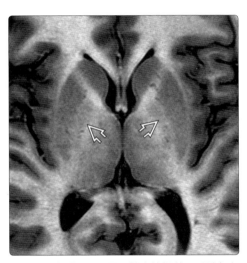

图 29-2　轴位 T_1W 显示基底神经节、丘脑与灰质等信号。苍白球 ⇨ 比尾状核和壳核信号稍高

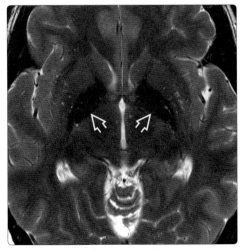

图 29-3　在 T_2W 上，苍白球 ⇨ 比壳核、尾状核信号低。壳核在 70 岁或 80 岁时达到相同的低信号

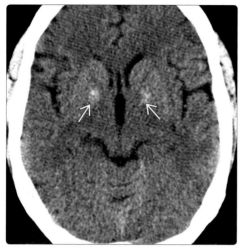

图 29-4　一名 34 岁头痛女性的平扫 CT 显示内侧苍白球正常的双侧对称性生理性钙化 →

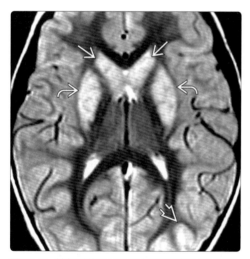

图 29-5　缺氧时的 T₂W MR 显示尾状核 →、壳核、苍白球 → 和大脑皮层 → 双侧高信号。丘脑则相对不受影响

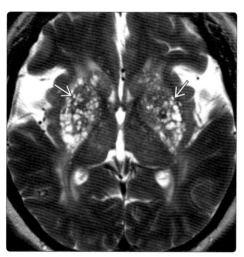

图 29-6　T₂W MR 显示脑脊液样基底神经节囊肿 → 代表扩大的血管周围间隙（"筛状状态"）

血管疾病

- 腔隙性脑梗死
  - 多发双侧、分散、不对称
- 弥漫性轴突 / 血管损伤
  - 出血、其他病变

缺氧缺血性损伤

- 缺氧缺血性脑病（hypoxic-ischemic encephalopathy, HIE）
  - 基底神经节 ± 皮层 / 分水岭、海马、丘脑

代谢紊乱

- 慢性肝病
  - 苍白球、黑质高信号

非常见的双侧基底神经节病变

感染 / 感染后

- 病毒性
  - 尤其是黄病毒性脑炎（西尼罗河病毒、日本脑炎等）
- 病毒感染后、疫苗接种后
  - 急性播散性脑脊髓炎（acute disseminated encephalomyelitis, ADEM）：斑片状 > 融合状；大脑白质、丘脑、脊髓常受累
  - 急性纹状体坏死

中毒和药物滥用

- 一氧化碳
  - 苍白球（脑白质可能显示延迟受累）
- 海洛因
  - 基底神经节、脑白质（"服用毒品"）
- 甲醇
  - 壳核、大脑白质
- 氰化物
  - 壳核（常出血）
- 硝基咪唑
  - 齿状核、下丘、胼胝体压部、基底神经节

代谢紊乱

- 髓鞘溶解症（"脑桥外"）
  - 基底神经节、± 脑桥、脑白质
- 韦尼克脑病
  - 内侧丘脑、中脑（导水管周围）、乳头体

血管疾病

- 大脑内静脉 / 大脑大静脉（盖伦静脉）/ 直窦血栓形成
  - 基底神经节、深部脑白质
- Percheron 动脉梗死
  - 双侧丘脑、中脑（"V"征）

肿瘤

- 原发性中枢神经系统淋巴瘤
  - 脑室周围（脑白质、基底神经节）
- 星形细胞瘤
  - 双侧丘脑"神经胶质瘤"

罕见但重要的双侧基底神经节病变

代谢紊乱

- 急性糖尿病尿毒症
  - 苍白球、壳核、尾状核
- 急性高氨血症
  - 急性肝衰竭
  - 鸟氨酸转氨甲酰酶缺乏症等
- 急性高血糖
  - 苍白球、尾状核
- 严重低血糖
  - 枕叶皮层、海马、± 大脑白质

感染和炎症

- 弓形体病
  - 通常为 HIV 阳性，其他环形强化病变
- 白塞病
  - 中脑常受累
  - 口腔生殖器溃疡
- 慢性长期多发性硬化症（multiple sclerosis, MS）
  - 基底神经节信号显著减低
  - 壳核、丘脑 > 苍白球、尾状核
  - 广泛的大脑白质疾病，体积减小
- 克 – 雅病（Creutzfeldt-Jakob disease, CJD）
  - 基底神经节前部（尾状核、壳核）
  - 后内侧丘脑（T_2-/FLAIR- 高信号 "曲棍球棒" 征）
  - 皮层广泛受累（病变若累及枕部 = Heidenhain 变异性）

遗传性疾病

- I 型神经纤维瘤病（neurofibromatosis type 1, NF1）
  - 苍白球 T_1 高信号、T_2 高信号灶
- 线粒体脑病
  - 线粒体脑肌病伴高乳酸血症和卒中样发作（mitochondrial encephalopathy with lactic acidosis and stroke-likeepisodes, MELAS）、肌阵挛癫痫伴破碎红纤维（myodonic epilepsy with ragged red fibers，MERRF）
  - Leigh 病（壳核、导水管周围区、大脑脚）
- Wilson 病
  - 壳核、尾状核、腹外侧丘脑
- 泛酸激酶相关神经变性（pantothenate kinase-associated neurodegeneration, PKAN）
  - 苍白球（"虎眼"）
- 亨廷顿病
  - 尾状核、壳核萎缩
- Fahr 病
  - 致密对称基底神经节、丘脑、齿状核、皮层下大脑白质钙化
- 铁蓄积病
  - 对称性基底神经节 "晕染" 低信号

壳核病变

毒性、代谢性、缺氧缺血事件和退行性疾病是造成对称性壳核病变的主要原因。一般而言，壳核比苍白球或丘脑更不容易受到影响。影响壳核的最常见病变是高血压性出血。

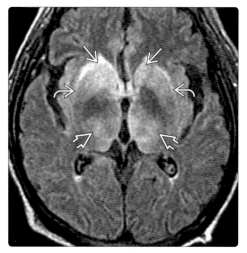

图 29-7 FLAIR MR 显示双侧尾状核➡️、壳核➡️、丘脑高信号➡️；西尼罗河脑炎（图片提供者：M. Colombo, MD）

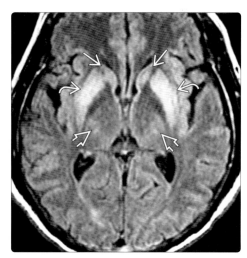

图 29-8 轴位 FLAIR 显示尾状核➡️、壳核➡️、丘脑➡️对称性高信号。这是脑桥外髓鞘溶解症

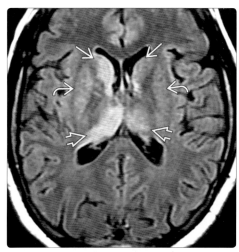

图 29-9 轴位 FLAIR MR 显示双侧但不对称的尾状核➡️、壳核➡️、丘脑➡️高信号。这是深静脉闭塞

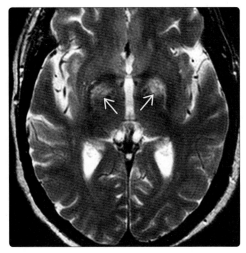

图 29-10　麻醉剂过量后低血压梗死患者的 T_2W MR 显示双侧苍白球高信号➡️

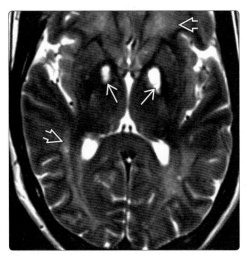

图 29-11　T_2W MR 显示双侧内侧苍白球高信号➡️，融合的脑白质高信号➡️；此病例是一氧化碳中毒

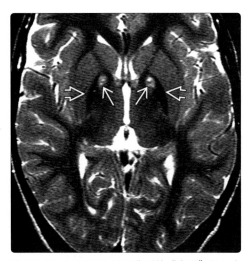

图 29-12　T_2W MR 显示典型的"虎眼"征，内侧苍白球高信号➡️，周围环绕边界清晰的低信号➡️。此病例是泛酸激酶相关神经变性

急性高血压出血通常是单侧的，但 T_2^* 扫描通常会发现既往出血的证据。

常见的壳核病变

代谢紊乱
- 高血压性出血
  - 外侧壳核 / 外囊

缺氧缺血性脑病
- 足月儿的缺氧缺血性脑病
- 低血压梗死

　　双侧对称壳核病变通常伴有更广泛的基底神经节受累。然而，有些病变主要或几乎完全仅受累壳核（图 29-17）。

非常见的壳核病变

中毒性疾病
- 甲醇毒性 *
  - 经常出血
  - ± 皮层下大脑白质
- 渗透性脱髓鞘
  - 脑桥外髓鞘溶解症

遗传性疾病
- Leigh 病
- 神经铁蛋白病
  - 壳核、苍白球、齿状核

* 主要或几乎仅涉及壳核

罕见但重要的壳核病变

退行性疾病
- 亨廷顿病
  - 尾状核、壳核
- 帕金森病
  - 壳核低信号
- 多系统萎缩
  - 帕金森型 *（壳核高信号边缘）

其他
- 克雅病 *
  - 前壳核、尾状核
  - 后内侧丘脑
  - 皮层广泛受累（± 主要或完全受累）

* 主要或几乎仅累及壳核

苍白球病变

　　苍白球（globus pallidus, GP）是基底神经节中对缺氧最敏感的部分。绝大多数对称性苍白球病变继发于缺氧、毒性或代谢过程。大多数会导致影像学检查出现双侧对称性异常（图 29-10，图 29-11，图 29-12）。

常见的苍白球病变

正常变异
- 生理性钙化
  - 内侧苍白球

缺氧缺血性脑病
- 缺氧、低氧（接近溺水状态、脑灌注不足）
- 新生儿缺氧缺血性脑病（超急性）

毒性 / 代谢紊乱
- 慢性肝病
  - T_1 高信号、T_2^* 低信号
- 一氧化碳
  - 内侧苍白球 T_2 高信号

非常见的苍白球病变

毒性 / 代谢紊乱
- 阿片类药物中毒后脑病
  - 常合并缺氧缺血性脑病结合
- 营养过度
  - 锰沉积、短 T_1
- 慢性甲状腺功能减退
  - 点状钙化
  - T_1 高信号、T_2 低信号

遗传性疾病
- Ⅰ 型神经纤维瘤病
- Leigh 病

罕见但重要的苍白球病变

毒性 / 代谢紊乱
- 核黄疸
  - T_1 缩短
- 氰化物中毒
  - 苍白球出血、皮层层状坏死

遗传性疾病
- Fahr 病
  - 对称致密融合钙化
- Wilson 病
  - 苍白球、壳核 T_2 高信号
  - 中脑 "熊猫脸" 征
- PKAN
  - "虎眼" 征（中央 T_2 高信号，外周低信号）
  - 并不总是出现！
- 神经退行性疾病伴脑铁沉积（neurodegeneration with brain iron accumulation, NBIA）
  - 苍白球、黑质低信号 ± 壳核
- 枫糖尿症（maple syrup urine disease, MSUD）
  - 水肿（苍白球、脑干、丘脑、小脑脑白质）

- 甲基丙二酸血症（methylmalonic acidemia, MMA）
  - 苍白球对称性 T_2 高信号 ± 脑白质

退行性疾病
- 肝脑变性
  - 1% 的肝硬化患者、门体分流术
  - T_1 缩短
- 进行性核上性麻痹
  - 也影响丘脑底核、黑质

苍白球病变的外观表现

　　部分苍白球病变可以通过 CT 上的典型密度减低或 MR 上的信号强度来区分。

特征性外观的苍白球病变

平扫 CT 低密度
- 缺氧缺血性脑病
- 一氧化碳中毒

平扫 CT 高密度
- 生理性钙化
- 甲状腺功能减退
- Fahr 病

T_1 高信号
- 慢性肝性脑病
- 营养过度（锰沉积）
- Ⅰ 型神经纤维瘤病
- 甲状腺功能减退
- 核黄疸（急性）
- Wilson 病

T_2 高信号
- 缺氧缺血性脑病
- 吸毒
- 一氧化碳中毒
- Ⅰ 型神经纤维瘤病
- Leigh 病
- 核黄疸（慢性）
- Wilson 病
- 泛酸激酶相关神经变性、枫糖尿症、甲基丙二酸血症

丘脑病变

　　由于腔隙性脑梗死和高血压出血非常常见，因此单侧丘脑病变比双侧对称性异常更常见。

　　相反，双侧对称性丘脑病变相对少见，并且鉴别诊断有限。与之前讨论的对称性基底神经节病变类似，双侧丘脑病变往往和毒性、代谢性、血管性、感染性或缺氧缺血性疾病有关（图 29-13，图 29-14，图 29-15，图 29-16，图 29-17，图 29-18）。

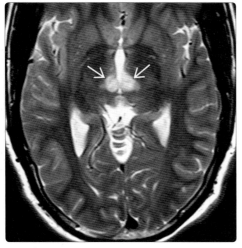

图 29-13　轴位 T₂W MR 显示由 Percheron 动脉闭塞引起的双侧内侧丘脑梗死➡

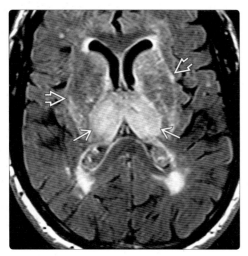

图 29-14　轴位 FLAIR 显示双侧丘脑病变➡，壳核➡和苍白球受累范围较小。这是大脑内静脉闭塞

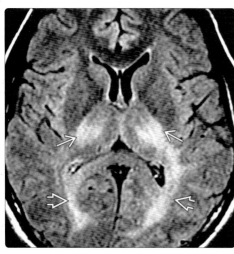

图 29-15　一名 EB 病毒性脑炎患者的 FLAIR MR 显示双侧丘脑➡和枕叶脑白质受累➡

单侧丘脑病变

常见病因
- 腔隙性脑梗死
- 高血压性颅内出血

不常见病因
- Ⅰ型神经纤维瘤病
- 弥漫性星形细胞瘤（低级别纤维状）
- 多形性胶质母细胞瘤
- 间变性星形细胞瘤
- 急性播散性脑脊髓炎

罕见但重要病因
- 多发性硬化
- 单侧大脑内静脉血栓形成
- 生殖细胞瘤

常见的双侧丘脑病变

血管疾病
- 深静脉闭塞
  - 丘脑 > 苍白球、壳核
  - 尾状核 ± 深部脑白质
- 动脉性缺血
  - Percheron 动脉梗塞
  - "基底动脉顶部"血栓形成
- 血管炎

缺氧缺血性脑病
- 严重低灌注
  - 基底神经节、海马、皮层
- 通常发生于足月新生儿

不常见的双侧丘脑病变

感染 / 感染后 / 炎症性疾病
- 急性播散性脑脊髓炎
  - 通常伴有脑白质病变
- 病毒性脑炎
  - 许多药物影响丘脑
  - EB 病毒、西尼罗河病毒、日本脑炎等。
- 克 – 雅病
  - "曲棍球棒"征
  - 丘脑后结节、内侧丘脑

毒性 / 代谢紊乱
- 髓鞘溶解症
  - 脑桥外多受累
  - 丘脑
  - 外囊、壳核、尾状核
- 韦尼克脑病
  - 内侧丘脑（第三脑室周围）
  - 丘脑后结节

○ 中脑（导水管周围）
○ 乳头体
○ 皮层广泛受累
- 溶剂吸入
  ○ 甲苯
  ○ 胶水
  ○ 乙二醇
- 急性高血压脑病（PRES）
  ○ 枕叶、分水岭区
  ○ "非典型" PRES 可能涉及基底神经节、丘脑
- 癫痫持续状态
  ○ 丘脑后结节
  ○ 胼胝体压部（通常是短暂的兴奋性毒性）
  ○ 常累及海马 ± 皮层

肿瘤
- 双侧丘脑低级别星形细胞瘤
- 生殖细胞瘤
- 淋巴瘤

罕见但重要的双侧丘脑病变

感染 / 感染后 / 炎症性疾病
- 多发性硬化（重度、慢性）
  ○ 基底神经节 T_2^* 低信号
- 儿童急性坏死性脑病
- 黄病毒脑炎
- 神经白塞病

遗传性疾病
- 线粒体疾病
- Krabbe 病
  ○ CT 高密度、T_2 低信号
- Wilson 病
  ○ 壳核、尾状核 > 丘脑
- Fahr 病
  ○ 苍白球 > 丘脑
- Fabry 病
  ○ T_1- 后丘脑高信号（"丘脑枕"）
  ○ 男性 >> 女性
  ○ 中风（区域性、腔隙性）
  ○ 肾脏、心脏病

肿瘤
- 胶质母细胞瘤
- 间变性星形细胞瘤

副肿瘤综合征
- 副肿瘤可以表现为朊病毒病（克 – 雅病的变种）
- 边缘受累并不总是存在

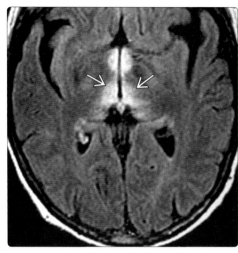

图 29-16　韦尼克脑病患者的 FLAIR MR 显示两侧丘脑内侧对称性病变➡️

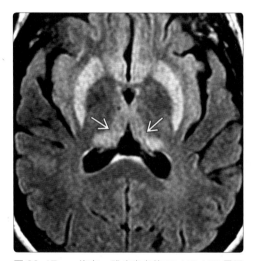

图 29-17　一位克 – 雅病患者的 FLAIR MR 显示典型的"曲棍球"征➡️以及尾状核前部和壳核高信号

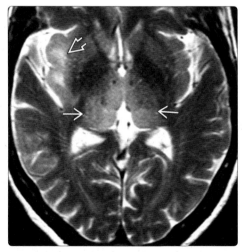

图 29-18　T_2W MR 显示大脑胶质瘤病患者的双侧丘脑➡️和右侧岛叶➡️高信号，WHO 2 级星形细胞瘤

第 30 章
中毒性脑病

影响中枢神经系统的毒素和毒物种类很多，而且还在不断增加。有些药物是主动注射、吸入或摄入的，有些是在医疗管控环境下偶然摄入的。有些毒素缓慢累积，临床表现不易察觉，起病隐匿。有些毒素对中枢神经系统具有直接毒性作用，发病严重，迅速出现昏迷和死亡。还有其他药物——如乙醇，有急性和慢性双重作用。

"街头"毒品、阿片类药物、合成化合致幻药物和芬太尼的出现加速了毒品的全球流行。药物过量（overdoses, ODs）越来越普遍。疑似药物过量的患者通常很难获得准确的病史，而且临床症状往往是非特异性的。临床表现也可能被"多药"滥用或缺氧等继发性反应所混淆。

本章中，我们重点关注中毒性脑病中最常见的类型，先讲述酒精对大脑的急性和长期影响，然后讨论药物滥用和影响中枢神经系统的各种毒物。最后，简要讨论与治疗相关的疾病。

酒精及相关疾病

本章首先探讨酒精及酒精性中毒急性脑损伤，其次探讨慢性酒精性脑病，最后探讨酒精滥用导致的并发症，包括酒精诱导脱髓鞘综合征和韦尼克脑病。

急性酒精中毒

病因

酗酒的急性并发症非常惊人，急性酒精中毒可导致危及生命的细胞毒性脑水肿及非惊厥癫痫持续状态（图 30-1），血液酒精浓度达到 0.40% 时通常会出现意识丧失，超过 0.50%通常会致命。

影像

急性酒精中毒的影像表现包括弥漫性脑肿胀，T_2/FLAIR 上的幕上皮层下及深部脑白质融合性高信号（图 30-2）。癫痫引起的皮层改变，与脑回高信号和弥散受限有关。

慢性酒精性脑病

影像

一般特征　慢性酒精性脑病表现为进行性脑容积减少。起初，上蚓部萎缩，小脑裂增宽（图 30-3）。晚期，额叶白质受累，表现为脑沟加宽，侧脑室扩大（图 30-5B）。最终，出现全脑萎缩（图 30-3）。

CT 表现　平扫 CT 显示广泛的脑室及脑沟增宽（图 30-5A）。小脑的大水平裂和上蚓部出现不符合患者年龄的增宽和突出（图 30-5）。

MR 表现　脑容积减小，最常发生于前额叶皮层，上蚓部局灶性萎缩常见，T_2/FLAIR 序列上常出现局灶性和融合性的脑白质高信号。

继发于肝硬化的慢性肝衰竭在 T_1W 上表现为基底节高信号，可能继发于锰积累。基底节和齿状核内铁沉积增加。

急性 / 慢性酒精性脑病

急性酒精中毒
- 罕见；酗酒所致
- 影像
  - 弥漫性脑水肿
  - 急性脱髓鞘

慢性酒精性脑病
- 对神经元的原发性毒性作用
- 与肝脏、胃肠道疾病相关的继发影像
  - 肝性脑病
  - 营养不良，吸收不良，电解质失衡
- 影像
  - 脑萎缩（上蚓部、小脑、全脑）
  - 白质髓鞘溶解

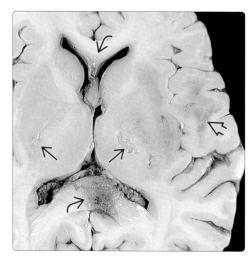

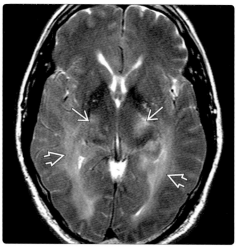

图 30-1　乙醇中毒表现为脑组织肿胀伴白质（white matter, WM）坏死 ⇨，尤其是胼胝体 ⇨。基底节 / 丘脑肿胀、苍白、梗死 ⇨（图片提供者：R. Hewlett, MD.）

图 30-2　一例昏迷患者，每天饮用 3.7 升（1 加仑）伏特加或威士忌，连续饮用 1 周。T_2W MR 显示弥漫性脑肿胀和脑白质高信号 ⇨、双侧丘脑病变 ⇨。这是急性酒精中毒

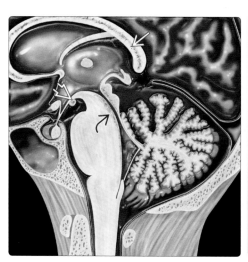

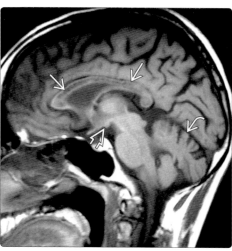

图 30-3　图示酒精滥用患者的大脑皮层、小脑上蚓部萎缩，胼胝体部坏死 ⇨。乳头体 ⇨、导水管周围灰质坏死 ⇨ 为韦尼克脑病的特征性表现

图 30-4　慢性酒精性脑病及 Marchiafava-Bignami 病患者的矢状位 T_1W MR 表现为整个胼胝体中部低信号 ⇨。乳头体 ⇨ 和上蚓部 ⇨ 萎缩（图片提供者：A. Datir, MD.）

韦尼克脑病

病理

乳头体、下丘脑、丘脑内侧核（毗邻第三脑室）、顶盖部和导水管周围灰质最常受累（图30-6）。小脑（尤其是齿状核）、红核、胼胝体压部和大脑皮层较少受累。

韦尼克脑病（Wernicke encephalopathy, WE）急性期常出现脱髓鞘和点状出血。慢性期可见胼胝体坏死、白质疏松伴脑容量减少、乳头体萎缩。

临床问题

酗酒是韦尼克脑病最常见的原因。然而，大约1/2的韦尼克脑病病例无酗酒史。虽然非酒精性韦尼克脑病在成人中更常见，但也可以发生于儿童！

非酒精性韦尼克脑病的基本病理生理学与酒精性韦尼克脑病相同，但病因不同。典型病例见于妊娠剧吐继发的营养不良、进食障碍或减肥手术后硫胺素摄入量大幅减少者。呕吐（如妊娠、化疗）和长期静脉营养是非酒精性韦尼克脑病的其他常见病因。

只有30%的韦尼克脑病患者表现为典型的临床三联征：①眼部功能障碍（如眼球震颤、共轭凝视麻痹、眼肌麻痹）；②共济失调；③精神状态改变。未经治疗的韦尼克脑病死亡率很高，快速静脉注射硫胺素是预防严重后遗症的必要措施。

影像

MR是评估可疑韦尼克脑病的首选方法。T₁W显示第三脑室和导水管周围低信号。严重者可合并点状出血，表现为丘脑内侧和乳头体 T_1 高信号。T_2^* SWI序列有助于检出受累区域微出血。

急性期，受累区域在 T_2/FLAIR上呈高信号（图30-7）。85%病例可在第三脑室周围的壳核和内侧丘脑出现对称性病变（图30-8）。近2/3病例累及顶盖部和导水管周围灰质。50%~60%的病例可见

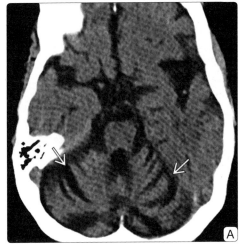
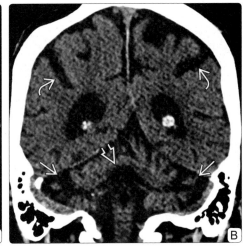

图30-5A　女性，56岁，慢性酒精性中毒伴多次跌倒史。CT平扫显示严重的小脑萎缩，脑沟明显增宽➡

图30-5B　同一病例冠状位CT增强扫描显示小脑容积明显缩小➡。第四脑室扩大➡。大脑半球中度萎缩并伴有明显的浅沟➡

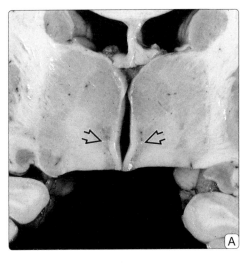
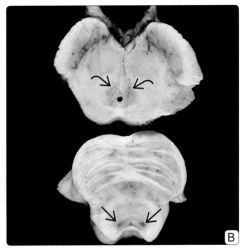

图30-6A　韦尼克脑病冠状位尸检显示第三脑室壁周围的双侧丘脑坏死➡

图30-6B　同一病例中脑（上图）和脑桥上部（下图）显示导水管周围灰质➡和顶盖➡的出血性坏死

乳头体 T₂/FLAIR 高信号。

　　延髓背侧受累少（图 30-8），可出现双侧但非对称的皮层高信号（图 30-7C）。

　　DWI 显示受累区域弥散受限。部分病例可见胼胝体压部局灶性弥散受限（图 30-8C）。

　　在大约 1/2 的酒精性韦尼克脑病病例脑室周围和中脑导水管周围病变在增强后有强化。高达 80% 的急性病例中可见到乳头体明显均匀强化的特征性表现。慢性韦尼克脑病可导致乳头体萎缩。

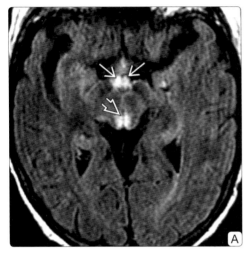
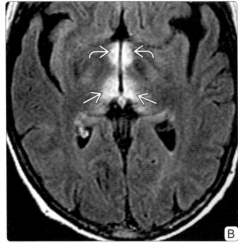

图 30-7A　急性 WE 的 FLAIR MR 表现为导水管周围灰质➡和乳头体➡高信号

图 30-7B　第三脑室壁周围➡的内侧丘脑的高信号。累及下丘脑➡

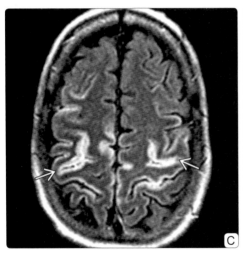
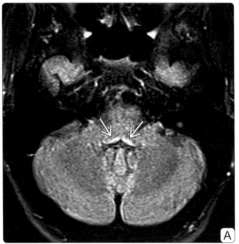

图 30-7C　FLAIR MR 显示双侧大脑皮层对称性高信号➡

图 30-8A　一例厌食症女性患者，呕吐数日后，FLAIR MR 显示延髓背侧对称性高信号➡

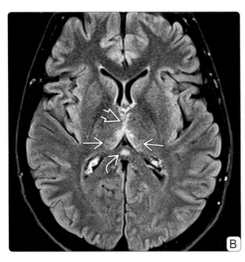
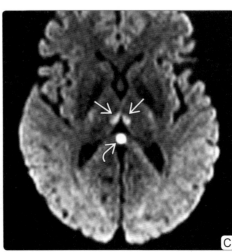

图 30-8B　FLAIR 显示丘脑后结节➡、第三脑室壁周围➡和胼胝体压部➡对称性高信号

图 30-8C　DWI MR 显示内侧丘脑➡和胼胝体压部➡弥散受限。顽固性呕吐引起非酒精性 WE

鉴别诊断

丘脑内侧和中脑对称性受累可见于 Percheron 动脉梗死（artery of Percheron, AOP）和脑深静脉血栓形成（cerebral vein thrombosis, CTV）。病毒感染，如甲型流感和西尼罗河病毒脑膜脑炎，可引起丘脑内侧和中脑对称性损害，与韦尼克脑病表现类似。乳头体通常不受累。

一种罕见但有报道的鉴别诊断是视神经脊髓炎谱系障碍（neuromyelitis optica spectrum disorder, NMOSD）导致的脱髓鞘。因此，若无明显的硫胺素缺乏原因，需测定水通道蛋白 4 抗体。

韦尼克脑病

病因
- 硫胺素缺乏（维生素 B₁）
- 与酒精相关（50%），非酒精性（50%）

病理
- 急性：点状出血（尤其是乳头体），脱髓鞘
- 慢性：胼胝体坏死，乳头体萎缩

临床问题
- 经典三联征：眼功能障碍、共济失调、精神状态改变
- 可见于儿童！
- 静脉注射硫胺素是必要措施

影像
- MR 优于 CT，CT 通常无用
- T₂/FLAIR 高信号，DWI 弥散受限
  - 常见受累部位：内侧丘脑（85%），导水管周围灰质（65%），乳头体（60%），顶盖（30%）
  - 少见受累部位：延髓背侧（8%）、小脑 / 脑神经核（1%），胼胝体压部
- SWI 显示微出血
- 增强方式多样
  - 更常见于酒精性 WE
  - 乳头体强化为特征性表现

鉴别诊断
- Percheron 动脉梗死，脑深静脉血栓形成
- 病毒感染（如甲型流感病毒、西尼罗河病毒）
- 视神经脊髓炎

苯丙胺和衍生物

中枢神经系统兴奋剂包括可卡因、苯丙胺、甲基苯丙胺、亚甲基二氧甲基苯丙胺（methylenedioxymethamphetamine, MDMA）和哌甲酯。虽然尼古丁不是典型的中枢神经系统兴奋剂，但它是一种典型的可自主服用并具有刺激性的药物。以上这些药物都有较高的人群滥用风险。

大多数成瘾性药物具有兴奋毒性，可导致两种主要的病理改变：血管事件（如缺血、出血）和脑白质病变。

甲基苯丙胺

甲基苯丙胺（Methamphetamine, MA）也称为"冰毒"，是一种极易上瘾的精神兴奋剂。"晶体"甲基苯丙胺的滥用在过去十年中稳步增长。即使是一次急性甲基苯丙胺暴露也会导致脑血流剧烈变化。出血性卒中或缺血性脑卒中均可发生（图 30-9）。

慢性甲基苯丙胺成年使用者的 MR 显示 T₁W 上以额叶为主的灰质体积减小，T₂/FLAIR 显示与年龄不符的脑白质高信号，MRS 显示额叶的胆碱和肌醇水平升高。DTI 显示额叶的各向异性分数较低，基底节区 ADC 值较高。

MDMA（"摇头丸"）

3-，4- 亚甲二氧甲基苯丙胺（3-，4-Methylenedioxymethamphetamine, MDMA）也被称为 MDMA 或摇头丸。MDMA 可引起动脉收缩、血管炎或血管痉挛伴急性缺血性梗死。MDMA 引起的缺血在富含血清素的脑区最为明显，如苍白球和枕叶皮层最易受累。

苯二氮䓬类药物

苯二氮䓬类药物有时也被称为"苯并"，是一种精神活性药物，用于治疗焦虑、失眠、癫痫、肌肉痉挛和酒精戒断。苯二氮䓬类药物，如替马西泮和咪达唑仑，可以选择性地作用于脑内 GABA-A 受体，抑制或降低神经元的活性。

过量苯二氮䓬与缺氧缺血性脑病（图 30-10）、出血缺血性脑卒中和迟发性中毒性脑病有关。

可卡因

可卡因通过鼻吸、烟吸或静脉注射的方式摄入。其最常见的形式（盐酸可卡因）是通过鼻黏膜摄入的。"快克"是盐酸可卡因的生物碱游离形式，也可以通过烟雾吸入。

不论给药途径如何，可卡因对大脑的不良作用主要与其对血管的影响有关。重度全身性高血压可导致自发性出血性卒中。

病因

45 岁以下脑卒中患者中，近 1/3 与药物相关。其中 80%~90% 发生在 40~50 岁。用药后的前 6 个小时内卒中风险最高。

既往存在动脉瘤破裂或潜在的血管畸形占所有可卡因相关出血性卒中的近 1/2。可卡因还能促进血小板凝聚，并可能导致血栓性血管闭塞。

急性脑血管收缩和（或）可卡因引起的血管病变可能导致缺血性卒中。吸食可卡因可导致鼻中隔黏膜静脉丛（克氏静脉丛）严重血管收缩，长期滥用可导致鼻中隔坏死和穿孔。

影像

缺血性和出血性脑卒中是可卡因所致脑损伤的主要表现（图 30-11）。出血可以是实质出血（继发于高血压或血管畸形）或蛛网膜下腔出血（动脉瘤破裂）。高血压脑出血通常发生在外囊 / 壳核或丘脑内。

缺血性脑卒中可由血管痉挛、可卡因引起的血管收缩、血管炎或血栓形成引起。也有报道称双侧苍白球梗死是可卡因滥用的一种卒中亚型。

急性可卡因引起的脑卒中在 DWI 上呈高信号。MRA、CTA 或 DSA 可显示动脉狭窄和不规则的病灶。

可发生急性高血压性脑病伴可逆性后部脑病综合征（posterior reversible encephalopathy syndrome, PRES），常见枕叶血管源性水肿。

鉴别诊断

中青年不明原因的脑实质出血应及时评估药物滥用可能性。栓塞性梗死和血管炎表现可能与可卡因性血管病变相同。

可卡因和苯丙酮对大脑的影响

苯丙酮
- 甲基苯丙胺
  - 出血性，缺血性卒中
- MDMA（"摇头丸"）
  - 血管痉挛，梗死
  - 枕叶皮层，苍白球
- 苯二氮䓬类药物
  - 迟发性中毒性白质脑病

可卡因
- 颅内出血
  - 高血压性颅内出血（50%）
  - 已知的动脉瘤或动静脉畸形（50%）
- 缺血性卒中
  - 血管痉挛，血管炎
- 急性高血压性脑病
  - 可逆性后部白质脑病综合征（PRES）
  - 血管源性水肿（通常为双枕叶）

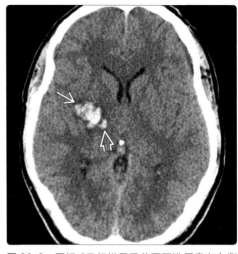

图 30-9　平扫 CT 扫描显示苯丙酮滥用患者右侧基底节➡️及内囊后肢➡️的局限性急性脑出血

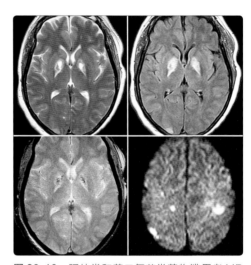

图 30-10　阿片类和苯二氮䓬类药物滥用者 MR 扫描显示苍白球，皮层梗死。合并出血性小脑梗死（图中未显示）

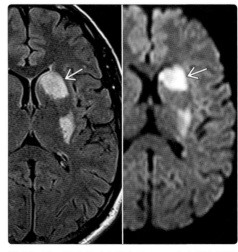

图 30-11　FLAIR（左图）和 DWI（右图）显示急性可卡因诱发的基底节梗死➡️

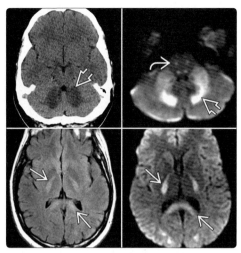

图 30-12　吸入海洛因导致脑桥 ⇨、小脑 ⇨、胼胝体和内囊 ⇨ 的信号异常（图片提供者：K. Nelson, MD.）

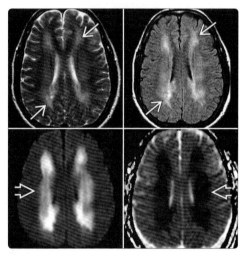

图 30-13　"追龙"表现为脑室周围白质高信号 ⇨ 和扩散受限 ⇨（图片提供者：M. Michel, MD.）

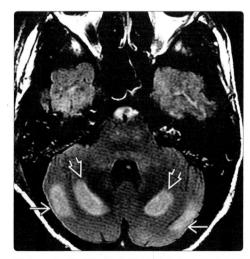

图 30-14　羟考酮过量的 FLAIR MR 显示小脑 ⇨ 及白质 ⇨ 的对称性高信号

阿片类药物及其衍生物

最常导致过量死亡的十种药物包括几种阿片类药物：海洛因、羟考酮、美沙酮、吗啡、氢可酮和芬太尼。其中，海洛因是最常被滥用的阿片类药物。

海洛因

海洛因通常通过静脉注射。注射海洛因最常见的急性并发症是卒中。苍白球缺血很常见，与一氧化碳中毒的表现类似。

最剧烈的急性反应发生在吸入海洛因时。海洛因粉末放在铝箔上加热，吸入加热过程中释放的白色蒸汽（称为"追龙"），会引起严重的中毒性白质脑病。

吸入海洛因引起的急性中枢神经系统毒性以小脑白质对称性低密度为特征，有时被描述为为"蝶翼"征（图 30-12）。大脑白质、内囊后肢和苍白球也经常受累，一般不累及内囊前肢。

早期海洛因相关性白质脑病患者的 T₂ 和 FLAIR 扫描显示小脑白质对称性高信号，齿状核保留（图 30-12）。内囊后肢、皮质脊髓束、内侧丘系和孤束选择性对称性受累（图 30-12）。

脑白质和胼胝体融合性高信号在海洛因蒸气吸入性脑病的危重病例中最常见（图 30-13）。DWI 显示受累区域急性弥散受限；MRS 显示脑白质出现乳酸峰。

美沙酮

合成阿片类药物美沙酮是一类替代药物，常用于药物滥用/依赖的药物辅助治疗，及顽固性疼痛的管理。随着使用和供应增加，美沙酮滥用的情况也在增加。

据报道，美沙酮过量使用可导致类似吸入海洛因引起的阿片类迟发性中毒性白质脑病。T₂/FLAIR 表现为脑白质弥漫性、对称性、融合性高信号（图 30-15）。皮层下 U 形纤维保留为特征性表现。与海洛因中毒不同，成年人的小脑和脑干变化很少或不发生。MRS 显示胆碱含量升高，NAA 含量降低，乳酸含量升高。

羟考酮

少数报道羟考酮和奥施康定过量的病例中，影像学显示小脑半球和苍白球弥散受限（图 30-14）。

芬太尼

意外或故意的芬太尼及芬太尼类似物过量使用在全球范

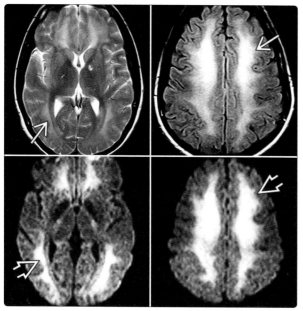

图 30-15　女性，33 岁，过量服用美沙酮。MR 扫描显示 FLAIR ➡️ 对称性融合性高信号（脑白质高信号），DWI ➡️ 弥散受限

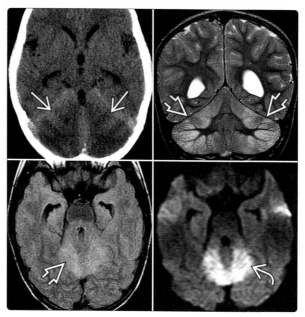

图 30-16　儿童，因美沙酮意外中毒。CT 平扫 ➡️ 显示双侧小脑半球低密度。T$_2$/FLAIR 高信号 ➡️，伴弥散受限 ➡️

围内激增，并成为与服药有关死亡的主要原因之一。由于芬太尼在非法制造中经常与海洛因和其他阿片类药物混在一起。中毒性海绵状白质脑病与海洛因过量类似，报道称与迟发性缺氧缺血性脑病相关。

阿片类药物

海洛因
- 注射
  - 最常见：缺血性卒中
  - 苍白球，白质（类似一氧化碳中毒）
- 吸入
  - "追龙"
  - 最常见：白质脑病
  - 小脑，脑白质

美沙酮
- 成人
  - 中毒性脑白质病
- 儿童
  - 通常是意外摄入
  - 小脑水肿

羟考酮
- 小脑、苍白球缺血
- 少见：中毒性白质脑病

芬太尼
- 脑白质病（类似"追龙"）
- 基底节缺氧缺血性改变，白质

吸入性气体和毒素

一氧化碳和一氧化二氮是纯吸入的毒素。氰化物等有些毒素可以通过皮肤吸收、摄入，易挥发的液体试剂如亚硝酸戊胺（"膨胀剂"）和工业溶剂（如甲苯）的蒸汽也有毒。

一氧化碳中毒

一氧化碳（carbon monoxide, CO）是由各种燃料不完全燃烧产生的无色、无臭、无味的气体。一氧化碳中毒是由故意（自杀）或意外吸入（通风不足）引起的。

病因

CO 与血红蛋白（hemoglobin, Hb）可逆结合，亲和力比氧气高 200 倍以上。如果碳氧血红蛋白（carboxyhemoglobin, CO-Hgb）水平超过 20%，常易损伤脑和心脏。

病理

苍白球对缺氧非常敏感，急性 CO 中毒的特点是苍白球对称性坏死（图 30-18）。大脑白质是第二常见的受累部位，通常表现为迟发型性脱髓鞘和坏死，可能在初次损伤几周后出现（图 30-17）。除双侧苍白球和脑白质外，还常累及大脑皮层、小脑、海马体、杏仁核、胼胝体压部和岛叶。

临床问题

急性 CO 中毒最初会引起恶心、呕吐、头痛和意识障碍。预后取决于暴露的持续时间和强度，可能会出现癫痫发作、昏迷甚至死亡。

CO 中毒的幸存者通常发展为迟发性脑病。常出现帕金森样症状、记忆缺陷和认知障碍。

影像

CT 表现　早期平扫 CT 可能是正常的。几小时之内苍白球呈对称性低密度。严重出血罕见。严重者可见大脑半球白质弥漫性低密度。

MR 表现　多模态 MR（如 FLAIR、T_2W 和 DWI）是早期检测 CO 中毒病变最敏感的技术。T_2W 显示苍白球轻度低信号，伴有出血或凝固性坏死引起的轻度边缘高信号（图 30-19A）。

T_2/FLAIR 显示双侧苍白球内侧高信号（图 30-18B），壳核和尾状核较少受累。病变周围可能存在较薄的低信号边缘。

除了 T_2W 上可见的高信号区域外，FLAIR 可能显示尾状核、丘脑、海马、胼胝体、穹窿和大脑皮层的轻微受累。

DWI/ADC 图显示受累区域的弥散受限。典型表现为双侧苍白球高信号及皮层下白质弥散受限灶。脑白质 ADC 值明显增加，反映广泛的微结构损伤。DTI 显示相关皮层区域的分数各向异性下降。

T_2^* GRE 或 SWI 显示苍白球低信号，提示有点状出血。

暴露后一周内，MRS 显示 Cho/Cr 升高，NAA/Cr 降低。表明膜代谢增加，神经轴突活力降低。

多达 1/3 的 CO 中毒患者会进展为迟发性白质脑病伴进行性白质脱髓鞘，这是 CO 中毒"间隔期"（亚急性）的表现。特征性表现为 T_2/FLAIR 上广泛的双侧对称性融合性高信号（图 30-20）。

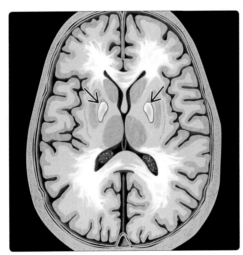
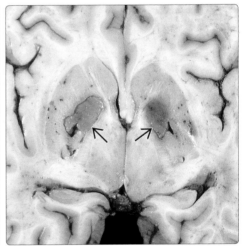

图 30-17　轴位图显示 CO 中毒大脑的典型表现。苍白球▱受累最严重，其次是脑白质。病理上，苍白球坏死，伴随不同面积的 WM 坏死和脱髓鞘

图 30-18　CO 中毒尸检显示双侧内侧苍白球对称性凝固性坏死（非出血性）坏死▱（图片提供者：R. Hewlett, MD.）

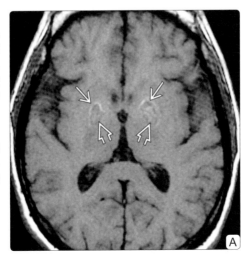
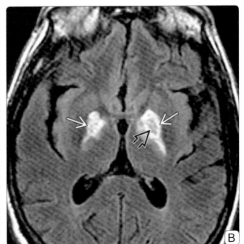

图 30-19A　男性，49 岁，CO 中毒，T_1W MR 表现为双侧内侧苍白球对称性病变。边缘呈轻度高信号，边缘下有薄薄的低信号，病变中央凝固性坏死呈轻度高信号▱

图 30-19B　同一患者，FLAIR MR 显示病变大部分是高信号▱，病变中心为等信号▱。T_1 C+，等信号有强化（图中未显示）

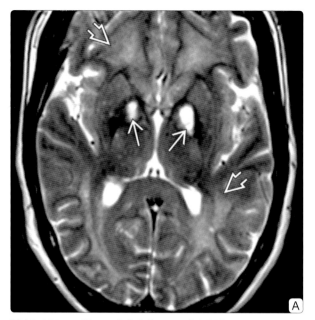

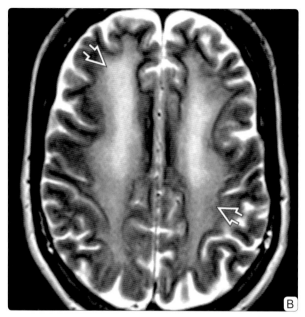

图 30-20A　1 例 CO 中毒患者，2 周前行轴位 T_2W MR 扫描，典型表现为双侧苍白球高信号➡。除了皮层下的 U 形纤维，几乎所有的大脑白质➡呈弥漫性融合性高信号

图 30-20B　头颅 T_2W MR 显示高信号主要累及大部分的放射冠➡，大部分为皮层下白质。这是 CO 中毒的"间隔期"（亚急性）形式，伴有中毒性脱髓鞘

鉴别诊断

CO 中毒的鉴别诊断主要是缺氧缺血性脑病（hypoxicischemic encephalopathy，HIE）和药物滥用。由于它们具有共同的病理生理学特征，影像表现通常重叠。HIE 一般累及整个基底节和海马，很少累及白质或仅累及苍白球。

一氧化二氮

麻醉气体，包括 N_2O，吸入后有欣快感。过量的 N_2O 不可逆地氧化维生素 B_{12} 中的钴离子，后者是髓鞘磷脂甲基化所必需的。长期滥用一氧化二氮会导致进行性脊髓病和周围神经病变。最终导致脊髓亚急性联合变性。脊柱和皮质脊髓束最先受累（图 30-21）。脑损伤罕见。

甲苯滥用

甲苯是一种无色液体，存在于胶水、油漆稀释剂、油墨和其他工业产品中。由于其具有脂溶性，所以能被中枢神经系统迅速吸收。

常见的滥用溶剂方式包括"嗅"（直接从容器中吸入）、"吸"（经鼻和嘴吸入浸泡过的湿布）和"装袋"（从塑料袋中吸入）。溶剂滥用在青少年和年轻人中尤其普遍。

急性甲苯滥用患者的影像学检查通常是正常的。只有长期滥用吸入计数年后才会出现异常。近 1/2 的患者可见弥漫性白质病变，最初表现为脑室周围深部白质 T_2/FLAIR 高信号，随后扩散到半卵圆中心和皮层下区域。内囊、小脑和脑桥常受累（图 30-22）。

氰化物中毒

氰化物（cyanide，CN）是所有毒药中最致命的一种。氰化物可能存在于家庭或工作场所的物质中，并被故意或意外摄入。

氰化物以气体、固体和液体的形式存在。氰化物中毒可通过吸入、摄入或经皮吸收发生。

织物和塑料等常见材料在燃烧时，可能会释放氰化物和含氰化合物。

有些食物中也含有氰化物，如杏仁、核果核、利马豆和木薯根。

首次损伤幸存的患者在 T_2W 和 FLAIR 上表现为基底节对称性高信号和皮层线状高信号（图 30-23）。

氰化物中毒最重要的鉴别诊断是缺氧缺血性脑病。可能会使氰化物中毒复杂化。氰化物中毒通常不累及海马，但其他特征经常重叠，因为这两种疾病中基底节均受累。

图 30-21　一例一氧化二氮滥用患者，轴位 T₂W MR 显示后柱➡️选择性对称性脱髓鞘，是亚急性联合变性的特征（图片提供者：C. Glastonbury, MBBS.）

图 30-22　矢状位 T₁W MR 显示胼胝体变薄➡️，T₂/FLAIR 显示白质融合性高信号➡️。这是由于长期吸入胶水引起的甲苯中毒（图片提供者：S. Lincoff, MD.）

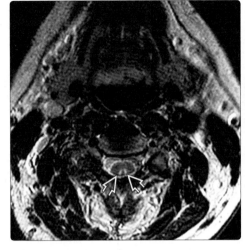
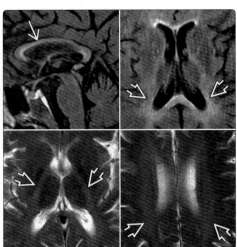

图 30-23A　燃烧塑料致 CN 中毒，FLAIR 显示尾状核和壳核对称性高信号➡️，丘脑内侧细微病变➡️，皮层曲线形高信号➡️

图 30-23B　同一患者，头颅 MR 扫描显示皮层高信号➡️，枕叶病变尤为明显➡️

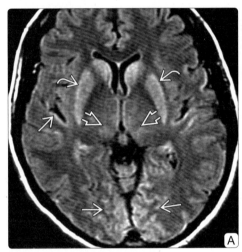
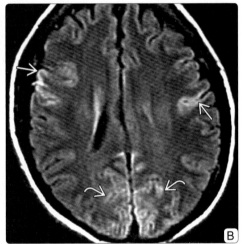

吸入气体和毒素

一氧化碳中毒
- 急性：对称性苍白球坏死
- 亚急性（"间隔期"）：融合性白质脑病

一氧化二氮滥用
- 脑损害罕见
- 脊髓亚急性联合变性
  ○ 脊柱高信号

甲苯（溶剂）滥用
- 长期、反复使用
  ○ 萎缩
  ○ 白质病变
  ○ 丘脑，黑质，红核，齿状病变

有机磷（农药）中毒
- 基底节出血、坏死
- "虎眼"征

氰化物中毒
- 自杀、吸入烟雾
- 基底节出血，坏死
- 皮层层状坏死

金属中毒和毒性

多种金属过量沉积在中枢神经系统可导致严重的神经功能障碍。锰蓄积最易导致慢性肝功能衰竭（见第 32 章）。其他环境毒素，如铅和汞，是引起神经毒性的罕见原因。

近 30 年来，钆对比剂（Gadolinium-based contrast agents, GBCAs）已被常规用于临床神经成像。钆脑沉积是现在引起导致重金属中毒的一个日益常见的原因。

钆沉积

钆生理学

钆是镧系元素中的一种稀土重金属。它的七个未配对电子具有强顺磁性效应，因此广泛用于 MR 对比增强序列中。游离钆毒性极强，因此常与各种配体形成螯合物来避免游离钆的不良影响。血液中的钆在由肾脏排泄之前必须保持螯合状态。脑脊液中的 GBCAs 通过嗅神经经"类淋巴"系统从脑脊液排出。

钆对比剂（GBCAs）

GBCAs 分为线型和大环型两种。在大环分子中，游离钆被隔离在配体剂形成的笼状结构中。由于离子试剂的化学稳定性高于非离子试剂，因此离子试剂中的供体螯合物更强。实验室证据表明，线性 GBCAs 的钆残留量比大环型 GBCAs 高 10 倍。

GBCA 引起的危及生命的不良反应非常罕见。2006 年首次提出了肾功能衰竭患者使用 GBCA 后导致的潜在致命性肾源性系统性纤维化（nephrogenic systemic fibrosis, NSF）。

GBCA 脑沉积

钆脑沉积机制的第一步是从完整的 GBCA 中分离出游离钆。2014 年首次报道了 GBCA 脑沉积，研究人员证实齿状核和苍白球的高 T_1 信号与多次使用 GBCA 有关（图 30-24）。沉积部位与铁和锰沉积导致的神经退行性疾病累及部位相同，即齿状核、苍白球内侧和丘脑枕部这些富含铁的区域。信号强度变化主要与线型对比剂沉积有关，大环型对比剂也可能发生极少量沉积。

目前为止，尚无有力证据表明残留 GBCAs 具有中枢神经系统毒性。虽然美国 FDA 拒绝限制某些 GBCAs 的使用，但欧洲机构已建议暂停四种线性 GBCAs 的上市许可。除了极少数情况（如既往存在过敏反应），临床实践大多已转而使用大环 GBCAs。

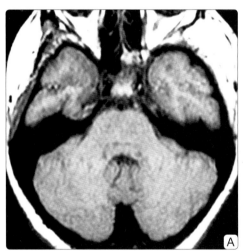

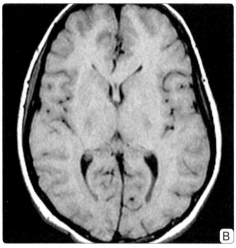

图 30-24A　多发性脑膜瘤患者，经第四脑室基线轴位 T_1W MR，显示无异常

图 30-24B　同一患者，头颅 MR，T_1W 无异常

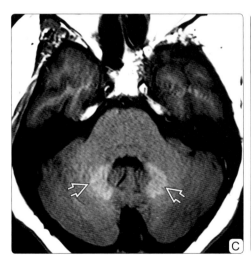

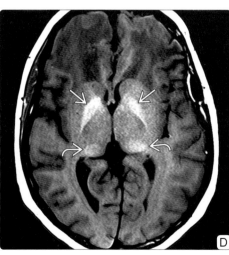

图 30-24C　15 年及 30+ 年后的 MR 增强检查，经第四脑室基线轴位 T_1 显示双侧齿状核对称性高信号

图 30-24D　头颅 T_1MR 显示双侧苍白球和丘脑枕部对称的高信号。GBCAs 的重复使用导致钆沉积

治疗相关疾病

医源性脑异常的综合治疗远远超出了本文的范围。在这里我们讨论最常见的疾病，重点是在影像研究中需要认识到的治疗效应，即放疗和化疗。

辐射损伤

许多研究者将辐射损伤（radiation-induced injury, RII）分为三个阶段：急性损伤、早期延迟性损伤和晚期延迟性损伤。病理上，防辐射损伤从轻微的一过性血管源性水肿到明显的坏死。XRT造成的损害取决于许多变量，包括总剂量、照射野大小、数量/频率/分割剂量，以及化疗是否与XRT联合使用有关。

血管内皮细胞、少突胶质细胞、星形胶质细胞、小胶质细胞和神经元可能在大脑应对辐射损伤的反应中相互作用，其中少突胶质细胞尤其脆弱。

急性辐射损伤

急性辐射损伤发生在照射后数天或数周，在现代XRT方案中很少发生。标准的影像学检查通常表现正常，尽管MRS、DTI和fMRI可以在神经认知症状和解剖学改变之前检测到异常。T_2/FLAIR序列偶可见一过性白质水肿。

早期迟发性辐射损伤

在早期迟发性辐射损伤中，最早可在XRT完成后1~6个月检测到影像异常。早期迟发性辐射损伤的病理特征是一过性脱髓鞘，临床表现为嗜睡、注意力缺陷和短期记忆丧失。

典型影像表现为平扫CT上融合性低密度区及T_2/FLAIR上脑室周围白质高信号。在此阶段，放射性损伤的变化轻微且可逆，通常可自行缓解。

晚期迟发性辐射损伤

晚期迟发性辐射损伤通常发生在照射后至少6个月。由于胶质细胞和血管内皮细胞损伤，迟发性损伤进行性加重并不可逆。

凝固性坏死灶呈"马赛克"状，在大脑深部白质形成坏死性白质脑病。皮层下联合或U形纤维及胼胝体通常不累及。血管改变包括纤维素样坏死、玻璃样变和硬化伴血栓形成。晚期迟发性放射性坏死最初呈扩张性和块状，主要局限于白质。

最初，迟发性辐射损伤在影像学检查中表现为肿块效应和不同程度的强化。随后表现为体积减小，白质海绵状病变伴融合高信号，以及钙化（图30-25）。

辐射损伤的长期后遗症

除了坏死性白质脑病，XRT的长期并发症还包括血管病变、矿化性微血管病变、毛细血管扩张（XRT诱发的血管畸形）和辐射诱发肿瘤。

放射性血管病变伴内皮细胞增生可导致大、中型动脉弥漫性狭窄，可能导致缺血性卒中和烟雾病（图30-26）。

矿化微血管病变通常见于接受XRT和化疗联合治疗后的患者，一般在治疗后至少2年才会出现。典型表现为基底节和皮层下白质钙化（图30-27）。

放射性血管畸形（radiation-induced vascular malformations, RIVMs）主要是毛细血管扩张或海绵状血管畸形，最常见于因急性淋巴细胞白血病接受全脑放疗的儿童。T_2^*（GRE，SWI）序列显示大多数患者中出现"晕染效应"微出血灶（图30-25B）。XRT术后3年以上很少发生放射性血管畸形。10岁以下接受照射的儿童发生风险更高。

辐射导致肿瘤罕见，但往往更具有毁灭性。XRT是发生新的原发性中枢神经系统肿瘤最重要的危险因素。大约70%为脑膜瘤，20%为恶性星形细胞瘤或髓母细胞瘤，10%是肉瘤。脑膜瘤平均发生年限为治疗后17~20年，而胶质瘤平均发生年限为治疗后9年。肉瘤平均潜伏期7~8年。

辐射诱导脑损伤

病理
- 小胶质细胞激活；促炎细胞因子

RII 的 3 个阶段
- 急性辐射损伤
  ○ 罕见
  ○ T_2/FLAIR 表现为白质水肿
  ○ TSPO-PET 可能表现为神经炎症
- 早期迟发性损伤（至少 6 个月）
  ○ 坏死性白质脑病
  ○ 融合性高信号
- 长期后遗症
  ○ 坏死性白质脑病
  ○ 血管病变，矿化性微血管病
  ○ 血管畸形（T_2^* "黑点征"）
  ○ 辐射诱导肿瘤

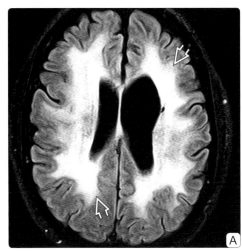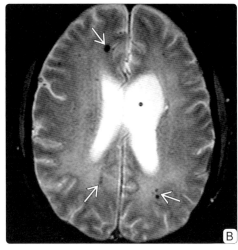

图 30-25A　一例白血病患者，接受全脑 XRT 治疗后 3 年，认知功能减退，FLAIR MR 显示白质融合性高信号➡

图 30-25B　T₂* MR 显示多发散在病灶➡，坏死性白质脑病伴 XRT 诱导的血管畸形

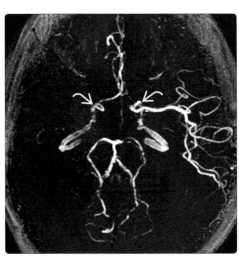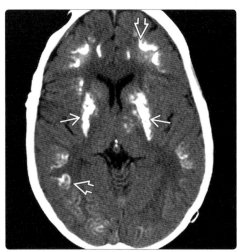

图 30-26　一例 XRT 后数年的患者，右侧 MCA 卒中，MRA 表现为烟雾病和放射后血管病变。双侧 ICAs 床突上段狭窄➡。右侧 MCA 闭塞（图片提供者：P. Hildenbrand, MD.）

图 30-27　男性，20 岁，8 岁时因髓母细胞瘤行化疗和 XRT，平扫 CT 显示 BG➡和皮层下 WM 钙化➡，是矿化性微血管病的典型表现（图片提供者：P. Chapman, MD.）

化疗效应

目前，与中枢神经系统毒性相关的最常见化疗药物是甲氨蝶呤、阿糖胞苷、长春新碱、天冬酰胺酶和皮层类固醇。与放射性损伤不同，化疗相关的急性中毒性中枢神经系统损伤更常见。最常见的两种异常是可逆性后部脑病综合征和治疗相关性白质脑病。

可逆性后部脑病综合征（posterior reversible encephalopathy syndrome, PRES）详见第 32 章。化疗相关的 PRES 影像表现通常不典型。枕叶常不受累，小脑、脑干和基底神经节常受累。出血、强化和弥散受限常见（这些在"典型"PRES 中相对罕见）。

治疗诱导性白质脑病在接受甲氨蝶呤治疗的患者中尤其常见。接受急性淋巴细胞白血病治疗的儿童中，有 5%～18% 会发生急性神经毒性。典型表现为 T₂/FLAIR 脑室周围白质双侧对称性融合性高信号。影像学异常通常在治疗后消失。

化疗对大脑的影响

临床问题

- 急性效应常见，通常可逆

影像

- PRES 常见
  - 非典型性＞典型影像学表现
  - 枕叶通常不累及
  - 出血、强化、弥散受限常见
- 急性白质脑病
  - 反映急性神经毒性
  - 一过性 T₂/FLAIR 脑室周围高信号

第 31 章

遗传性代谢疾病

遗传性代谢疾病（Inherited metabolic disorders, IMDs），即先天性代谢异常，其代表遗传缺陷导致蛋白质（例如酶或非酶蛋白质）缺乏的情况，进而影响体内分子的合成、降解、运输和或储存机制。IMDs 几乎可以出现在任何年龄段，从婴儿期一直到 50～60 岁，以婴儿期和儿童期最为常见。

IMDs 是相对罕见的疾病。影像科医生可以将对 IMDs 的各种病因和病理形态学基础的理解与影像学表现相结合。具体来说，我们观察大脑的受累区域（例如，灰质与白质），具体哪些部位受累（例如，皮层、基底神经节、皮层下白质、深部或脑室周围），以及哪些部位受影响最大（例如，额叶）；此外，对于囊肿、钙化、扩散受限和病理性增强的观察也有助于明确影像学鉴别诊断。

由于白质异常是许多（即使不是大多数）先天性代谢疾病的一个固有组成部分，熟悉白质髓鞘形成的正常进展是检测和理解 IMDs 的先决条件。因此，我们在本章的开始简要回顾从出生到两岁内正常髓鞘的发育过程。

之前我们介绍了基于磁共振评估正常髓鞘的形成模式，我们将继续概述和介绍 IMDs。在此，我们描述了对分类系统的讨论和分析成像的实用方法。脑白质营养不良症和非脑白质营养不良症不在本章讨论的范围，但将介绍代表其分组的选定 IMDs。

正常髓鞘形成与白质发育

总论

髓鞘形成

髓鞘形成是一个有序的、高度规范的、多步骤的过程，从胎儿的第 5 个月开始，到出生后的 18～24 个月基本完成。有些结构（如脑神经）在胎儿发育相对较早的时候开始髓鞘化，而另一些结构（如视辐射以及相关脑区的纤维连接）通常直到三四十岁才完成髓鞘化。

脑髓鞘形成遵循一种典型的拓扑模式，从下到上，从中央到周围，从后到前。例如，脑干髓鞘形成早于外周小脑半球，内囊后肢髓鞘形成早于前肢，深部脑室周围白质（White matter, WM）髓鞘形成早于皮层下 U 形纤维。脑干背侧髓鞘形成早于脑干前侧，除了顶枕联合束外，枕部白质髓鞘形成早于颞叶和额叶白质。

CT

出生时，白质大部分是无髓鞘的，所以与局部灰质（Gray matter, GM）相比，它会出现对称性低衰减，因为无髓鞘的白质含水量相对较高。

MRI

白质成熟的 MR 表现受两个重要因素影响，即患者年龄和所使用的成像序列。相较于灰质，无髓鞘白质在 T_1W 呈低信号，在 T_2W 上呈高信号。

随着白质逐渐成熟，它在 T_1W 上信号强度逐渐升高。随着髓鞘的成熟和质子密度降低，在出生后的前两年，T_2 信号逐渐缩短（低信号）。

在前 6~8 个月，T_1 高信号比 T_2 低信号发生更早、更明显，因此 T_1W 是评估白质成熟和脑形态的最佳方法（图 31-1，图 31-2）。重 T_2W 的序列对评估 6~18 个月的白质成熟很敏感。全髓鞘白质具有高 T_1 信号和低 T_2 信号。

表 31-1 总结了 T_1 和 T_2W 像上正常髓鞘形成的主要里程碑。

遗传性代谢疾病的分类

概述

本书不对 IMDs 展开详尽的讨论。感兴趣的读者可以参考 A. James Barkovich 出色的权威著作。在本章中，我们涵盖了主要的遗传性神经代谢疾病，总结了每种疾病的病理、遗传学、人口统计学特征、临床表现和主要影像学表现。

有几种策略可以用来构建 IMDs 的概念框架。一种方法是根据主要受影响的细胞器（如线粒体，溶酶体）来区分 IMDs。另一个特征是特定代谢途径的缺陷（如碳水化合物代谢障碍）。然而，这些方法缺乏实用性，需要影像科医生作为临床护理团队的重要成员。因此，我们强调并提倡使用由 A. James Barkovich 开创的一种主要基于解剖位置和特定成像特征的成像分析方法，重点是基于 MR 成像的方法。

基于细胞器的方法

三种细胞器在 IMDs 中受到主要影响，即溶酶体，过氧化物酶体和线粒体。根据受影响的细胞器

表 31-1 选定的髓鞘形成里程碑

年龄	T_1 高信号	T_2 低信号
出生	背侧脑干 内囊后肢 中央旁回 皮质脊髓束	背侧脑干 部分内囊后肢 中央旁回 皮质脊髓束
3~4 个月	腹侧脑干 内囊前肢 胼胝体压部 中央、后放射冠	内囊后肢
6 个月	小脑白质 胼胝体膝部 顶枕部脑白质 9 个月额叶白质	腹侧脑干 内囊前肢 8~9 个月胼胝体膝部、压部
12 个月	颅后窝（近似成人） 大部分放射冠 皮层下后部白质	大部分放射冠 皮层下后部白质 枕部脑白质
18 个月	除去颞部、额部 U 形纤维的白质	除去颞部、额部 U 形纤维、枕部辐射束
24 个月	颞叶前部、额部 U 形纤维	颞叶前部、眶额 U 形纤维

CC= 胼胝体；IC= 内囊；WM= 脑白质。脑白质成熟在 T_1W 上更早能观察到。

图 31-1A　4 个月大时，T₁W 显示髓质高信号➡️，小脑半球中等信号➡️，外周无髓鞘白质低信号➡️

图 31-1B　MR 内囊后肢（PLIC）表现为 T₁ 信号缩短➡️，内囊前肢（ALIC）轻微变化➡️，视辐射白质开始髓鞘化➡️

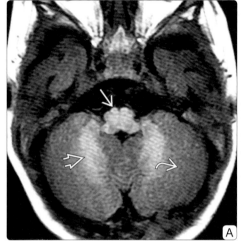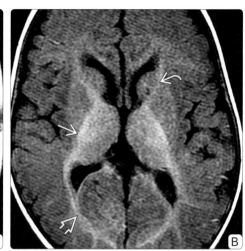

图 31-1C　MR T₁ 显示放射冠无髓鞘➡️，但在周围区域的白质有髓鞘形成➡️

图 31-2A　6 个月大时，T₁MR 显示脑桥➡️，小脑脚➡️完全髓鞘化。高信号进一步延伸到小脑半球➡️

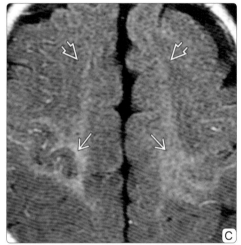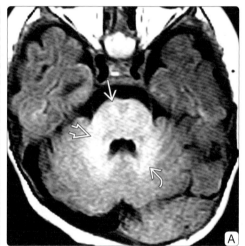

图 31-2B　MR T₁ 显示 PLIC ➡️、ALIC ➡️、胼胝体压部➡️、膝部➡️髓鞘化，皮层下白质未髓鞘化➡️

图 31-2C　MR T₁ 显示高信号延伸至皮层下白质，特别是顶叶、枕叶➡️。与 4 个月相比变化是显著的

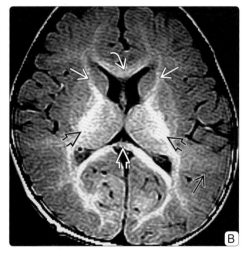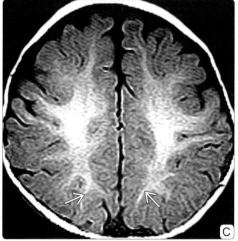

对 IMDs 进行分类，优点是概念简单，但许多 IMDs 并非由于细胞器形成或功能紊乱而产生，因此这个分类方案不够全面。IMDs 的基于细胞器的方法总结如下。

基于细胞器的 IMDs 分类

溶酶体疾病
- 黏多糖贮积症
- 神经节苷脂沉积症
- 异染性脑白质营养不良
- 克拉伯病
- 法布里病

过氧化物酶体疾病
- 过氧化物酶体形成异常
  - 齐维格综合征
  - 新生儿肾上腺脑白质退化症
  - 婴儿雷弗苏姆病
- 过氧化物酶体功能异常
  - X 连锁肾上腺脑白质营养不良
  - 典型雷夫叙姆病

线粒体疾病
- 亚急性坏死性脑脊髓病
- 线粒体脑肌病伴乳酸酸中毒和中风样发作（mitochondrial encephalomyopathy with lactic acidosis and strokelike episodes, MELAS）
- 肌阵挛型癫痫伴破碎红纤维综合征（Myoclonic epilepsy with ragged red fibers, MERRF）
- 卡恩斯 – 赛尔综合征
- 戊二酸尿症 1 型和 2 型

基于成像的方法

Barkovich 等从 van der Knaap 和 Valk 的开创性工作中阐述了一种基于影像学诊断 IMDs 的实用方法。这种方法是基于确定疾病是否主要涉及或仅涉及 ① 白质，② 主要是灰质，或 ③ 两者都有。此外，对大脑中受累最严重区域（如脑室周围白质 *vs.* 皮层下白质，额叶与顶枕叶）以及其他表现［例如囊肿和（或）钙化］的高度认识会提高特异性。

在本文中，我们遵循基于影像学的方法，基于三种主要成像特征（如白质，灰质，或两者都涉及）的临床实用分类。然后，我们讨论每个成像组中的主要诊断内容。

IMDs 主要影响白质

过去，几乎所有的白质异常都被描述为"脑白质营养不良"。"脑白质营养不良"被分为三类：① 髓鞘发育不良（即不发生正常的髓鞘形成），② 脱髓鞘病（即髓鞘形成正常，在轴突周围沉积，但后来分解或被破坏），和 ③ 髓鞘减少性疾病（即，在这里，白质可能部分髓鞘形成，但从未完全髓鞘化）。髓鞘减少性白质脑病是一种重要但不常见的遗传性疾病，可导致髓鞘成熟延迟或髓鞘形成不足。

从影像学的角度来看，可能很难确定一种疾病是否是髓鞘发育不良、脱髓鞘或髓鞘减少。鉴别诊断时，确定这种疾病是主要影响深部白质（脑室周围）还是皮层下短联合白质纤维（U 形纤维）很重要。在少数疾病中，深部和外周白质均受累。

以早期深部白质受累为主的脑白质营养不良的病例包括异染性脑白质营养不良和 X 连锁肾上腺脑白质营养不良。早期皮层下 U 形纤维受累的脑白质营养不良疾病包括伴有囊肿的巨脑白质脑和婴儿亚历山大病。后两种诊断也涉及头部增大。

几乎所有的白质（包括脑室周围和皮层下）都无髓鞘的疾病很罕见。这些疾病的影像表现类似于一个未成熟，几乎完全无髓鞘化白质的正常新生儿大脑。T_2W 显示包括皮层下 U 形纤维在内的整个脑白质呈现均匀高信号。

脑室周围白质为主

典型疾病通常始于对称性深部白质，病程晚期影响到皮层下 U 形纤维，即异染性脑白质营养不良（metachromatic leukodystrophy, MLD）。类似具有脑室周围受累模式的疾病包括克拉伯病（球细胞脑白质营养不良）、肾上腺脑白质营养不良和白质消融性脑病（vanishing WM disease, VWMD）。

以脑室周围 WM 为主的 IMDs

常见
- 异染性脑白质营养不良
- 典型的 X 连锁肾上腺脑白质营养不良

不常见
- 球状细胞脑白质营养不良（克拉伯病）
- 白质消融性脑病

少见但很重要
- 苯丙酮尿症
- 枫糖尿病
- 层黏连蛋白缺陷型先天性肌营养不良症

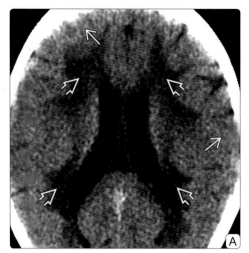

图 31-3A　6 岁 MLD 男童轴向平扫 CT 显示脑室周围白质低密度 ⇨，皮层下 U 形纤维也有累及 ⇨

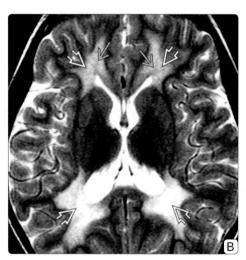

图 31-3B　MR 轴位 T₂ 显示白质脱髓鞘（高信号）⇨。注意"颗粒"低信号为未受累的侧脑室额部旁髓鞘 ⇨

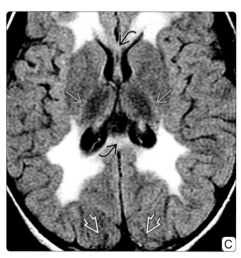

图 31-3C　MR 轴位 FLAIR 显示 MLD 的"蝶形"图案，U 形纤维呈正常形态 ⇨，胼胝体 ⇨ 和内囊后肢 ⇨ 也受累

异染性脑白质营养不良（MLD）

病因　MLD 是由于芳基硫酸酯酶 A（arylsul-fatase A，ARSA）减少或完全缺失而引起的一种毁灭性溶酶体贮积症。ARSA 减少或缺失导致硫苷脂溶酶体储存增加，最终导致致命性脱髓鞘改变。

病理　硫醇脂沉积发生在胶质细胞、质膜、髓鞘内层、神经元、施万细胞和巨噬细胞内。受 MLD 影响的大脑最初可能是正常的，但表现出进行性的体积减小。脑室周围白质呈灰白色变（如"虎纹"或"豹纹"），皮层下 U 形纤维相对正常。

临床问题　MLD 是所有遗传性白质疾病中最常见的一种。目前有三种不同的临床表现形式：晚期婴儿（发病早于 3 岁）、青少年（发病早于 16 岁）和成人 MLD。晚期婴儿型最常见，典型表现为 2 岁开始出现视觉运动障碍、步态障碍和腹痛，逐渐衰退并预计在 4 年内死亡。青少年型出现在 5～10 岁，通常表现为学习成绩下降，鲜有活过 20 岁。成人型可出现早发性痴呆、类似 MS 的症状和进行性小脑体征。

影像

CT 表现：早期 CT 平扫表现为中央半球白质对称性低密度（图 31-3A）。增强 CT 无强化。

MR 表现：早期 MLD 的典型 MR 特征是 T₂/FLAIR 融合的、对称的"蝴蝶状"高信号，累及脑室周围白质（图 31-3）。皮层下 U 形纤维和小脑一般在疾病晚期最后累及。

随着疾病进展，脱髓鞘的离心扩散累及胼胝体（即压部）、顶枕部白质、额部白质、颞部白质。脑内髓静脉周围的正常髓磷脂岛可在融合的高信号中形成明显的"老虎""类虎形"或"豹形"线性低信号（图 31-4）。在 T₁ 增强序列上无强化。

其他成像：活动性脱髓鞘区可见弥散减低。"烧毁"区域，老化或慢性脱髓鞘区域弥散增加。磁共振波谱（magnetic resonance spectrum，MRS）具有非特异性，在早期活动性病变中，胆碱和肌醇可能会升高。

鉴别诊断　MLD 的主要鉴别诊断包括其他主要影响脑室周围白质的 IMDs。球状细胞白质脑病（克拉伯病）在平扫 CT 上显示双侧丘脑高度衰减，早期累及小脑，并且通常表现为视神经和视交叉肿大。

佩 - 梅病通常发生于新生儿，表现为几乎完全无髓鞘，在 MR 序列上没有显示间隔改善。小脑可出现明显萎缩。

脑室周围白质损伤（periventricular white matter injury，PVL）与低出生体重 / 早产史和临床静态痉挛性双侧或四肢轻瘫有关，并表现为非进行性脑室周围容量损失和 T₂/FLAIR 高信号。

白质消融性脑病（vanishing white matter disease，VWMD）始于脑室周围白质，但最终会影响到整个大脑半球白质，VWMD 常发生空洞并且不会强化。

异染性脑白质营养不良（MLD）

病因和病理
- 溶酶体贮积障碍
- ARSA 减少→鞘脂积聚
- 脑室周围脱髓鞘

临床问题
- 最常见的遗传性脑白质营养不良
- 3 种形式
  - 晚期婴儿（最常见）
  - 青少年
  - 成人（晚发）

影像
- 脱髓鞘的离心扩散
  - 始于胼胝体压部，深部顶枕部白质
  - 额部，颞部白质随后受累
  - 皮层下 U 形纤维、小脑不受累
- 经典 = 蝴蝶模式
  - 额角、中隔周围对称的高信号
- 老虎模式
  - 白质中周围髓鞘保留的"条纹"

鉴别诊断
- 主要影响脑室周围 WM 的其他疾病
  - 球状细胞白质脑病营养不良（克拉伯病）
  - 佩 – 梅病
  - 白质消融性脑病
- 破坏性疾病
  - 脑室周围白质软化

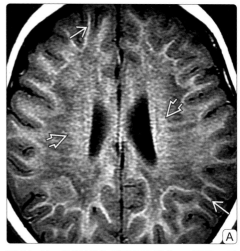

图 31-4A　2 岁 MLD 男童 MR 轴位 T₁ 显示 U 形纤维未受累 ➡，保留有条纹状髓鞘包围的小静脉（小静脉模式）⇨

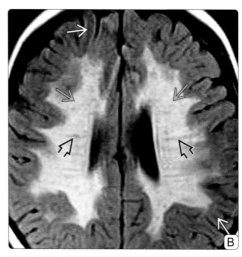

图 31-4B　MR 矢状位 FLAIR 显示高信号脱髓鞘 ➡，保留小叶周围髓鞘 ⇨（类固醇模式），U 形纤维尚正常 ➡

X 连锁肾上腺脑白质营养不良（X-ALD）

病因　X-ALD 是一种过氧化物酶体代谢的遗传性疾病。缺失或缺乏酰基辅酶 A 合成酶，导致极长链脂肪酸（very-longchain fatty acids, VLCFAs）氧化受损。VLCFAs 在白质中积聚，导致严重的炎性脱髓鞘（"脆性"髓鞘）。颅后窝和脊髓的轴突变性也是这种疾病的典型特征。X-ALD 的明确诊断是通过组织检测 VLCFAs 含量增加来确定的。

病理　ALD 可见三个不同的髓鞘缺失区（图 31-5）。最内层为伴星形胶质细胞增生的脱髓鞘坏死核心，伴或不伴钙化。坏死的、"烧毁"的病变核心外围是活跃的脱髓鞘和血管周围炎症中间带。最外围是未发生炎症改变的脱髓鞘晚期边缘。

临床问题　X-ALD 是儿童最常见的单一蛋白或酶缺乏症。已经报道过几种临床形式的 ALD 和相关疾病。经典的 X 连锁 ALD 是最常见的形式（45%），几乎只见于 5～12 岁的男孩。多表现为行为困难和学习障碍。大约 10% 的患者出现急性癫痫发作、肾上腺危象、急性脑病或昏迷。

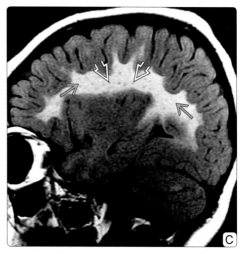

图 31-4C　MR 轴位 FLAIR 显示脱髓鞘白质 ➡ 内保存的髓鞘 ⇨ 低信号点（豹纹），U 形纤维未受累

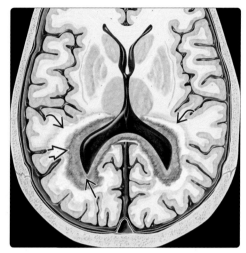

图 31-5　X-ALD 的深部烧毁带▣→，活动性脱髓鞘的中介带⇨，脱髓鞘边缘➡

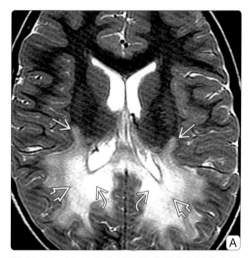

图 31-6A　X-ALD 的 MR T₂ 表现为烧毁的白质▣→，脱髓鞘 / 炎症⇨，无炎症的边缘➡

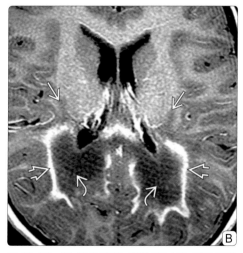

图 31-6B　X-ALD 的 T₁ 增强 FS MR 显示活动性脱髓鞘区有强化⇨，而前缘▣→和中心烧毁核心区➡则没有

肾上腺髓神经病变（adrenomyeloneuropathy, AMN）是第二常见的类型（35%）。这是另一种主要发生在男性患者中的 X 染色体连锁疾病。发生在 14～60 岁，因此比经典的 X-ALD 出现得晚。AMN 的特征是脊髓轴突变性，而非大脑和周围神经。

肾上腺脑白质营养不良（ALD）：病因，病理和临床问题

病因
- 过氧化物酶障碍
- VLCFAs 氧化受损

病理
- 严重炎症性脱髓鞘
- 三分区
  - 坏死的"烧毁"核心区
  - 活跃脱髓鞘 + 炎症中间带
  - 无炎症的外周脱髓鞘区

临床问题
- 经典的 X 连锁 ALD
  - 最常见的类型（45%）
  - 13 岁以下的男孩
  - 认知减退，学习成绩下降
- 肾上腺髓质神经病（adrenomyeloneuropathy, AMN）
  - 第二常见类型（35%）
  - 最常见于男性患者
- 无中枢神经系统受累的 Addison 病（20%）

影像　虽然病因不明的儿童脑病可在初步筛查中使用 CT 扫描，但磁共振加或不加静脉造影是首选的方法。

CT 表现：CT 平扫显示胼胝体压部、三角区和枕角周围白质密度减低。受累的白质可出现钙化。典型的 CT 增强表现为中央低密度白质周围增强。

MR 表现：80% 的 X-ALD 患者表现为后部优势型（图 31-6）。最早见于胼胝体压部中央 T₂/FLAIR 高信号。随着病情进展，高信号从后向前、从中心向外周扩散。最终周边三角白质、皮质脊髓束、穹窿、联合纤维、视觉和听觉通路都可能受累。

脱髓鞘的前缘在 T₁W 上出现高信号，但没有强化。活动性炎症性脱髓鞘中间带在 T₁ 增强上明显强化（图 31-6B）。

X 连锁 ALD 发病年龄不典型，受累部位不典型，无强化。10%～15% 的典型 X-ALD 脱髓鞘改变位于前部；T₂/FLAIR 高信号最初出现在胼胝体膝部（而不是压部）并扩散到额叶白质（图 31-7）。

在 AMN 患者中，大脑半球相对较少受累，主要累及小脑、皮质脊髓束和脊髓。通常不强化。

扩散加权成像（diffusion-weighted imaging, DWI）/ 弥散张量成像（diffusion tensor imaging, DTI）表现为脱髓鞘活动区

扩散降低，"烧毁"脱髓鞘区扩散增加。DTI 表现为在白质异常和"正常"区域的连接减低（即分数各向异性的减低）。

MRS 显示，TE 为 35 ms 时，峰值在 0.8~1.4（即胞质氨基酸和 VLCFA 分子）。MR 异常之前即可检测到 N- 乙酰 L- 天冬氨酸（N-acetyl-Laspartate，NAA）减低，可用于预测进展。肌醇、胆碱（Choline，CHO）增加和乳酸双峰是典型的表现。

鉴别诊断：当 X-ALD 出现在典型年龄和性别的患者（即 5~12 岁的男孩）中，并且影像学表现具有典型的后部优势时，鉴别诊断是非常有限的。

ALD：影像表现和鉴别诊断

影像
- 80% X 连锁 ALD 为后部优势型
  - 最早期表现：胼胝体压部高信号
  - 从后向前扩散，从中心向外围扩散
  - 中间带通常会增强，弥散受限
- 变异模式
  - 前部优势 X 连锁 ALD（10%~15%）
  - AMN 中皮质脊髓束、小脑、脊髓受累多于大脑半球 WM

鉴别诊断
- X 连锁 ALD 的病理特征与性别、年龄、影像学表现一致

白质消融性脑病

白质消融性脑病（vanishing white matter disease，VWMD）已成为公认的最常见的遗传性白质脑病之一。VWMD 以脑白质弥散异常为特点，且随着时间的推移逐渐"消失"。VWMD 是一种常染色体隐性遗传疾病，由负责编码真核翻译抑制因子 2B（EIF2B）的五个亚基中的任何一个的基因点突变引起。

病理 VWMD 是一种缓慢进展、最终导致空洞化的白质脑病，主要累及额顶叶深部，颞叶受累较少。基底神经节、胼胝体、前联合、内囊和皮层特征性地不受累。最终会出现白质空洞引发的区域性囊性变。

临床问题 典型的 VWMD 出现在 2~5 岁儿童中。发育最初是正常的，但随后会出现进行性运动和认知障碍，伴有小脑和锥体体征。疾病进展通常很缓慢，典型者会在青春期死亡。

大约 15% 的 VWMD 病例发生在青少年和成人中，晚发性 VWMD 的平均年龄为 30 岁。

影像 VWMD 早期阶段的典型表现是无钙化的白质低信号。最终可出现严重的白质体积减小。

白质 T_1 低信号广泛融合与 T_2/FLAIR 高信号为典型改变。这种疾病最初发生在脑室周围（图 31-8），之后累及皮层下弓状纤维。随着时间的推移，受影响的白质会变得稀疏。最终会形成类脑脊液信

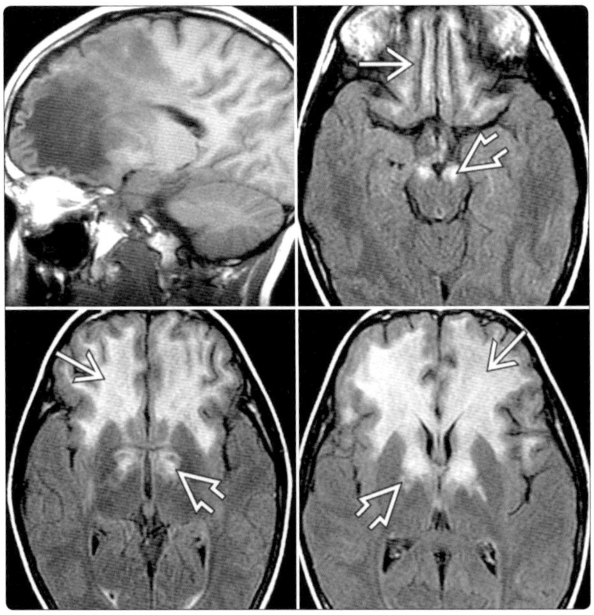

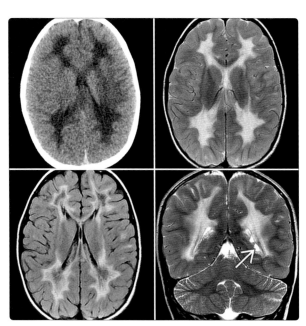

图 31-7　非典型变异 ALD 的 MR 多平面成像显示对称、融合性的额叶病变➡️，顶枕部 WM 未受累。注意内囊和大脑脚的受累➡️

图 31-8　图像为 5 岁男孩白质消融性脑病，最初被诊断为 MLD。注意对称性脑室旁疾病，U 形纤维未受累，以及早期囊肿形成➡️（图片提供者：S. Harder, MD.）

号的空洞（图 31-8）。在以往研究中多表现为弥漫性体积减小、脑室扩大和脑沟增宽。VWMD 无强化。

鉴别诊断　VWMD 并不是唯一导致大脑白质"融化"或"消失"的白质脑病。亚历山大病和线粒体脑病可能与白质稀疏和囊性变性有关。亚历山大病表现为大头畸形，与 VWMD 特有的发作性神经功能恶化无关，而是表现出疾病的额顶部梯度，额部白质囊肿发生在疾病终末期。大约 10% 的线粒体脑病主要影响脑白质，并可能形成空洞。

苯丙酮尿症

苯丙酮尿症（phenylketonuria, PKU）是氨基酸代谢异常最常见的先天性疾病。苯丙氨酸（phenylalanine, Phe）积累对发育中的大脑有毒。新生儿通常无症状，大多数病例是通过新生儿代谢疾病筛查确诊的。坚持饮食蛋白限制，可以减轻这种疾病的破坏性，早期治疗是最大程度减轻认知障碍的关键。

PKU 初始成像正常！当检测到异常时，T_2/FLAIR 成像表现为脑室周围白质高信号，特别是额叶和周围区域（图 31-9）。皮层下弓形纤维未受累。注射对比剂后无强化。离心进展最终导致终末期疾病。MRS 显示于 7.37 ppm 可见 Phe 峰（常规临床 MRS 仅显示为 4 ppm 而忽略了 Phe 峰）。

鉴别诊断包括脑室周围白质损伤（periventricular, PVL）（低出生体重的高危人群，早产儿最终出现脑性瘫痪和异染性脑白质退化症的体征和症状（表现为 WM 深部 T_2/FLAIR 高信号融合区）和克拉伯病（视神经和脑神经肿大，CT 平扫丘脑高衰减，MR 显示皮质脊髓束 T_2/FLAIR 高信号、深部脑白质和小脑早期受累）。

枫糖尿病

枫糖尿症（maple syrup urine disease, MSUD）是一种支链氨基酸（亮氨酸、异亮氨酸、缬氨酸）代谢紊乱导致的常染色体隐性遗传病。亮氨酸和其他白质毒性代谢物水平升高会导致细胞毒性或髓鞘内水肿和海绵状变性。

患有典型 MSUD 的婴儿最初是正常的。在出生后的几天内，可能会出现喂养不良、嗜睡、呕吐、癫痫发作和脑病。在严重的情况下，尿液闻起来有枫糖浆或焦糖的味道。

CT 平扫显示有髓鞘的白质内以及背侧脑干、小脑、大脑脚和内囊后肢（图 31-10）有明显的低密度。MR 显示小脑白质、背侧脑干、大脑脚、丘脑、苍白球、内囊后肢、髓内板、锥体束和被盖束出现明显的 T_2/FLAIR 高信号。

MRS 的峰值为 0.9 ppm，这是由于支链 α-酮氨基酸的积累造成的。采用 PRESS MRS 检测时该峰存在于短 TE（35 ms），中间 TE（144 ms）和长 TE（288 ms），可将其与仅在短 TE（35 ms）处共振的广泛胞质氨基酸峰区分开来。

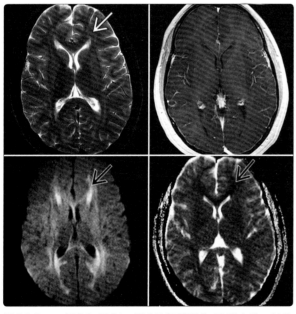

图 31-9　一名患有 PKU、轻度认知障碍的 13 岁女孩，轴位 MR 显示轻微的脑室旁高信号➡️，无强化，并且 DWI 受限➡️

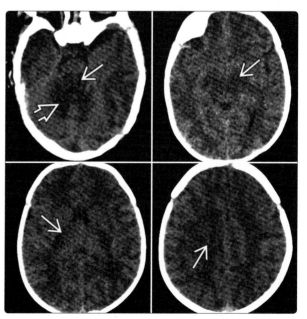

图 31-10　一名 13 天大的 MSUD 男孩，轴位 CT 平扫可见背侧中脑和小脑中央白质➡️，大脑脚（右上）、内囊（左下）和半卵圆中心水肿（低密度）➡️

鉴别诊断包括败血症（脑 MR 预计正常）、亚历山大病（额叶白质 T_2 高信号且强化）、缺氧缺血性脑损伤（有围产期窘迫史，无明显无症状期）和线粒体细胞病（发作性中风样临床事件，严重程度取决于疾病的基因型）。

皮层下白质为主

最初或主要影响皮层下白质的 IMDs 远不如开始于脑室周围深部白质受累的 IMDs 常见。最典型的皮层下白质受累为主的 IMD 是伴皮层下囊肿的巨脑性白质脑病（megaloencephalic leukodystrophy with subcortical cysts, MLC）。

伴皮层下囊肿的巨脑性白质脑病（MLC）

MLC 又称空泡性巨脑白质脑病，是一种罕见的常染色体隐性遗传性疾病，具有特征性 MR 表现。

病理、临床问题 大体病理显示脑半球白质肿胀，枕叶相对不受累，皮层下弓形纤维有时累及，外囊经常受累，内囊不受累。典型表现为最先累及颞叶的多个大小不同的皮层下囊肿（图 31-11，图 31-12）。

MLC 在临床上与其他白质脑病的区别在于其神经系统退化过程非常缓慢。婴儿发病的大头畸形是特征性的，但神经系统的恶化往往延迟出现。出现症状的年龄差异很大，从出生到 25 岁不等。随着疾病进展，认知能力缓慢下降。

影像 有症状的婴儿颅内超声表现为受累白质不明原因的高回声，CT 平扫大脑半球白质低密度。

MLC 的诊断通常由 MR 确定，典型表现是大头畸形伴弥漫性融合 T_2/FLAIR 皮层下白质高信号。受累的皮层下 WM 出现"水样"和肿胀。上方的脑回似乎在肿胀的白质上方延伸。视辐射、枕部皮层下白质、胼胝体以及基底节和内囊通常不受累。

特征性脑脊液样皮层下囊肿发生在颞前叶，其次是额顶部囊肿。与表现为 T_2/FLAIR 高信号的"水样"白质不同，囊肿在 FLAIR 上接近脑脊液的信号强度。囊肿的数量和大小可能会随着时间推移而增加。异常白质和囊肿在 T_1 增强上无明显强化。

鉴别诊断 MLC 必须与其他表现为大头畸形的 IMDs 区分开。两个主要的考虑是海绵状脑白质营养不良和亚历山大病，这两个病的特点是临床残疾更严重。

海绵状脑白质营养不良几乎总是累及基底神经节，通常不会出现皮层下囊肿，而且 MRS 会有高大的 NAA 峰。海绵状脑白质营养不良皮层下 U 形纤维很早受累，这可能 MLC 的早期表现无关。

亚历山大病出现额部白质梯度样改变，累及基底神经节，并且通常在注射对比剂后强化。

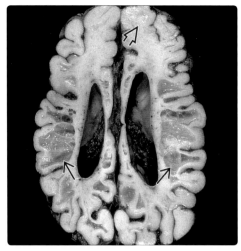

图 31-11 MLC 尸检显示额叶皮层下白质有多个皮层下囊肿➡️和白质稀疏⇨（图片提供者：R. Hewlett, MD.）

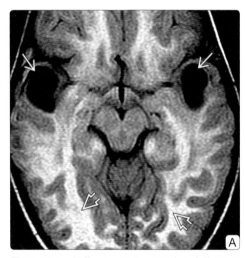

图 31-12A 轴位 FLAIR 显示 22 个月大的 MLC 患儿出现肿胀、高信号、"水样"白质➡️和脑脊液样颞叶皮层下囊肿➡️

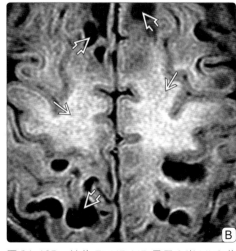

图 31-12B 轴位 FLAIR MR 显示 2 岁 MLC 儿童水肿，皮层下白质高信号➡️。注意充满液体的皮层下低信号囊肿⇨

IMDs 主要影响灰质

累及灰质（GM）而不影响白质（WM）的遗传性代谢疾病（IMDs），可细分为累及皮层和主要影响深部灰质核团。累及深部灰质核团的遗传性 GM 疾病比那些主要影响大脑皮层的更为常见。

主要影响深部灰质核团的 IMDs

许多遗传性疾病主要影响基底节和丘脑。最常累及深部灰质核团的三种遗传性代谢缺陷包括：① 泛酸激酶相关神经退行性疾病（pantothenate kinase-associated neurodegeneration, PKAN），② 肌酸缺乏综合征，和 ③ 胞嘧啶腺嘌呤鸟嘌呤（cytosine-adenineguanine, CAG）重复异常的亨丁顿舞蹈症。

在将注意力特别转向 PKAN 和亨丁顿舞蹈症之前，我们先从脑铁沉积障碍的概述开始。最后我们讨论铜代谢异常最重要的遗传性疾病——威尔逊病。

脑铁沉积疾病

基底神经节和齿状核内的一些铁沉积是正常衰老的一部分（见第 33 章）。脑铁沉积神经退行性疾病（neurodegeneration with brain iron accumulation, NBIA）代表了一组临床和遗传异质性的疾病，以进行性神经退行性疾病和脑铁异常升高为特点。我们集中讨论最常见的 NBIA 类型：PKAN 和亨廷顿病。

MR 在诊断 NBIAs 中特别有用，共有的特征是苍白球（globus pallidus, GP）铁沉积，但其他相关发现是不同的。T_2 或 T_2^* 低信号的分布有助于区分不同的 NBIA 亚型（见下方框）。

PKAN

术语和病因　PKAN，原名 Hallervorden-Spatz 病，是一种罕见的家族性常染色体隐性遗传性疾病，以苍白球和黑质（substantia nigra, SN）中铁沉积过量为特点。

病理　大体而言，PKAN 的特征是内侧苍白球、黑质的网状区，有时还有齿状核的萎缩和铁锈棕变色，红核通常不受累。显微镜下，苍白球内部和部分网状黑质发现铁含量增加。铁沉积存在于星形胶质细胞、小胶质细胞、神经元和血管周围。"虎眼征"对应前内侧苍白球中的反应性星形胶质细胞、营养不良轴突和空泡区域。

临床问题　PKAN 或 NBIA 1 型可以在任何年龄出现。大多数病例是在十岁左右或青春期早期诊断的。这种疾病的典型症状是慢性进行性步态紊乱和精神运动发育迟缓，渐进性的智力退化最终导致痴呆。

影像　影像学表现反映了过量铁沉积的解剖分布。T_2W 显示 GP 和 SN 显著低信号。极低信号苍白球的中央点状高信号（经典的"虎眼"征），是由组织胶质增生和空泡化引起的（图 31-13）。请注意，并非所有的 PKAN 病例都表现出"虎眼征"（图 31-14）。

PKAN 在 T_1 增强上没有增强，也不出现弥散受限。

鉴别诊断　PKAN 和其他 NBIAs 均可发生基底节铁沉积异常。

血浆铜蓝蛋白缺乏症和神经铁蛋白病都是成人发病的疾病，两者都累及大脑皮层，而 PKAN 不受累。

苍白球内 T_2 信号增加的疾病可分为代谢紊乱和中毒 / 缺血性损伤，这些都不会出现苍白球 GRE 和 SWI 序列的"晕染效应"。

基底节区 T_2 高信号的鉴别诊断中，遗传性代谢疾病包括神经铁蛋白病（可变的苍白球 T_2 高信号）、威尔逊病、利氏综合征、婴儿双侧纹状体坏死和线粒体脑病，这些疾病表现为纹状体高信号（不是低信号或晕染效应）。这些疾病主要累及尾状核和壳核，而不是内侧苍白球。

NBIA T_2^* 高信号

PKAN
- 苍白球、黑质、齿状核
- 标志性"虎眼征"
- 皮层不受累

婴儿神经轴索营养不良
- 小脑萎缩（95%）
- 苍白球、黑质 T_2^* 低信号（50%）
- 皮层不受累

神经铁蛋白病变
- 苍白球、黑质 T_2^* 低信号
- 然后是齿状核 / 尾状核、丘脑
- 皮层受累

血浆铜蓝蛋白缺乏症
- 苍白球、尾状核、壳核、丘脑
- 红核、黑质、齿状核
- 影响大脑、小脑皮层

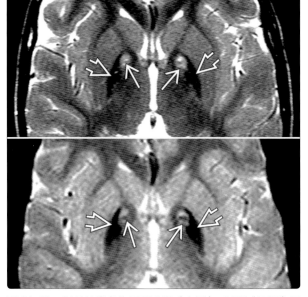

图 31-13 PKAN 患者的 T_2W MR（上图），GRE（下图）显示典型的"虎眼"征，周围明显低信号➡️的苍白球内侧，可见双侧中心高信号➡️

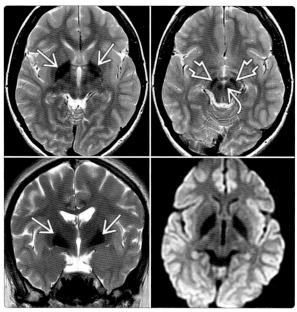

图 31-14 多平面 MR 显示一名 19 岁的 PKAN 女性。请注意，在苍白球➡️、黑质➡️、红核➡️的广泛低信号，未见"虎眼"征。DWI 正常（右下）

毒性 / 缺血性损伤包括缺氧缺血性损伤（阳性健康史，累及纹状体、苍白球、丘脑、皮质脊髓束的 T_2 高信号，无论皮层是否受累）、CO 中毒（T_2 高信号累及苍白球、其他深部核团，皮层和白质）、氰化物中毒（基底节 T_2 信号增加，伴有或不伴出血性坏死）和核黄疸（新生儿）（GP T_1/T_2 信号增加）。

亨廷顿病

术语和病因　亨廷顿病又名 HD，是一种常染色体显性慢性遗传性神经退行性疾病，外显率完全。亨廷顿蛋白基因包括可变长度的重复 CAG 三核苷酸片段。出现 >38 个重复序列可以诊断 HD。

病理　最典型的异常是尾状核、壳核、苍白球体积减小和稀疏（图 31-15，图 31-16）。青少年发病的 HD 中小脑也会萎缩。

临床问题　出现症状的平均年龄为 35~45 岁。只有 5%~10% 的患者在 20 岁以前发病（青少年期发病的 HD）。CAG 重复序列长度和年龄均影响 HD 的表达和进展。

成人期发病的 HD 特点是正常运动功能的逐渐丧失，舞蹈动作的发展，以及认知能力减退。一旦出现症状疾病会不断恶化，并在 10~20 年内导致死亡。

影像　CT 平扫表现为尾状核萎缩伴额角增大外凸，广泛性弥漫性萎缩（图 31-17），伴或不伴小脑萎缩。

MR 显示额叶弥漫性萎缩，尾状核头萎缩，T_2/FLAIR 高信号。壳核高信号也很常见（图 31-18）。基于 MR 的体积测量表明，在运动障碍发作前几年基底节体积就已经减少。

鉴别诊断　成人 HD 的鉴别诊断包括多系统萎缩（multiple system atrophy，MSA）、皮层基底变性和额颞叶痴呆，这些疾病常伴有基底节萎缩。与 HD 不同的是，尾状核不会受到不成比例的影响。

亨廷顿病

病因
- 常染色体显性、完全外显
- CAG 三核苷酸重复序列紊乱

病理
- 尾状核、壳核、GP
  - 亨廷顿蛋白核包体
  - 神经元丢失，胶质增生，铁累积

临床
- 成人发病 HD（35~45 岁）：90%
- 青少年发病 HD（<20 岁）：10%

影像
- 尾状核、壳核 T_2/FLAIR 高信号
- 额角向外凸

图 31-15　典型的亨丁顿征（HD）轴位图表现为尾状核萎缩➡️，额角向外凸出➡️

图 31-16　HD 的冠状位尸检显示额角向外凸➡️，尾状核严重萎缩➡️，壳核萎缩➡️（图片提供者：R. Hewlett, MD.）

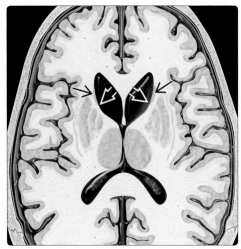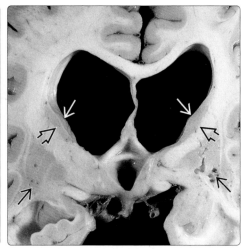

图 31-17　HD 患者轴位 CT 平扫显示中度广泛严重的尾状核萎缩，表现为额角外凸➡️（图片提供者：M. Huckman, MD.）

图 31-18　HD 患者轴位 FLAIR MR 显示尾状核头显示不清➡️，基底神经节萎缩和萎缩壳核高信号区变薄➡️

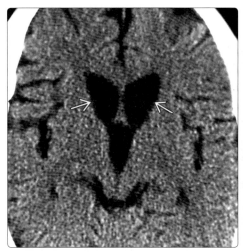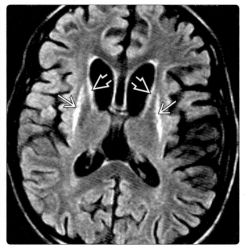

铜代谢紊乱

铜稳态是一种很微妙的平衡，需要足够的饮食摄入和适当的排泄来保持平衡。过量的铜具有神经毒性。最常见的铜代谢紊乱——威尔逊病（Wilson disease, WD）有明显的中枢神经系统表现。WD 的主要表现为基底节、中脑和小脑齿状核。

威尔逊病

病因　WD 是一种罕见的铜转运常染色体隐性遗传病。该突变导致铜与铜蓝蛋白的结合缺陷和胆道铜排泄受损。铜在肝细胞中过量积累后溢出到循环中。铜沉积主要对肝脏，大脑，肾脏，骨骼系统和眼睛造成氧化损伤（图 31-19）。

病理　WD 中基底节萎缩的主要原因是纹状体对线粒体功能障碍的选择性易感性（图 31-20）。严重病例的大体病理特征是非特异性的脑室扩大和脑沟增宽。

临床问题　WD 常见于儿童和年轻人。早发型

WD（8~16 岁）的症状通常与肝衰竭有关。晚发型 WD 症状主要是神经系统症状，通常在第二三十年才出现，常见构音障碍，肌张力障碍，震颤，共济失调，帕金森样症状和行为障碍。裂隙灯检查时角膜中的铜沉积会出现典型的黄绿色凯 - 弗环。

影像　CT 平扫可能是正常的，特别是在疾病早期。T_1W 上信号强度多变。有些病例表现出类似于慢性肝性脑病的 T_1 缩短（见第 32 章）。基底节 T_2 信号反映了铜的顺磁效应。

WD 在 MR 上最常见的表现是壳核（70%），尾状核（60%），腹外侧丘脑（55%~60%）和中脑（50%）双侧对称的 T_2/FLAIR 高信号（有时信号不均匀）（图 31-21）。脑桥（20%）、延髓（10%~15%）和小脑（10%）有时可见高信号。大脑（25%）和小脑白质（10%）可表现为局灶性或弥漫性融合性高信号。

在 10%~12% 的病例中，被盖（中脑）弥漫性

高信号，而红核不受累的表现，被称为"熊猫脸"征。

T$_2$*（GRE，SWI）序列显示在壳核、尾状核、丘脑腹外侧核和齿状核中出现晕染效应。增强后通常不显示强化。WD早期可见纹状体弥散受限。

PET 显示葡萄糖代谢明显降低，多巴脱羧酶活性降低，提示纹状体黑质多巴胺能通路功能障碍。

鉴别诊断　WD 的鉴别诊断包括其他影响基底神经节的遗传性代谢疾病，如 Leigh 综合征、NBIAs、有机酸尿症和日本脑炎（Japanese encephalitis, JE）。Leigh 综合征（亚急性坏死性脑脊髓病）表现为双侧对称性的海绵状和高信号病变，尤其是在壳核和脑干。Leigh 综合征中白质通常受累，而尾状核和丘脑则较少受累。MRS 显示基底节乳酸水平升高。

PKAN 也可以类似于 WD。WD 主要影响壳核和尾状核，而非内侧苍白球，缺乏 PKAN 常见的"虎眼"征。

威尔逊病

病因
- 铜代谢异常
- 常染色体隐性遗传
- *ATP7B* 基因突变

病理
- 铜在肝细胞、脑、眼中聚集
- 线粒体功能障碍损害基底节区

临床问题
- 儿童 WD：肝病
- 年轻人：类帕金森症
- 凯 - 弗环

影像
- T$_2$/FLAIR 高信号
  ○ 壳核、尾状核、丘脑、中脑
- T$_2$* 晕染效应

鉴别诊断
- Leigh 综合征
- PKAN

灰质和白质同时受累的疾病

在本章的最后一节，我们将讨论灰质和白质同时受累的遗传性代谢疾病（IMDs）。

黏多醣贮积症

术语和病因

黏多醣贮积症（mucopolysaccharidoses, MPSs）是溶酶体贮存障碍，其特征是降解不完全和毒性糖胺聚糖（glycosaminoglycan, GAG）在各个器官的进行性积累。在大脑中，血

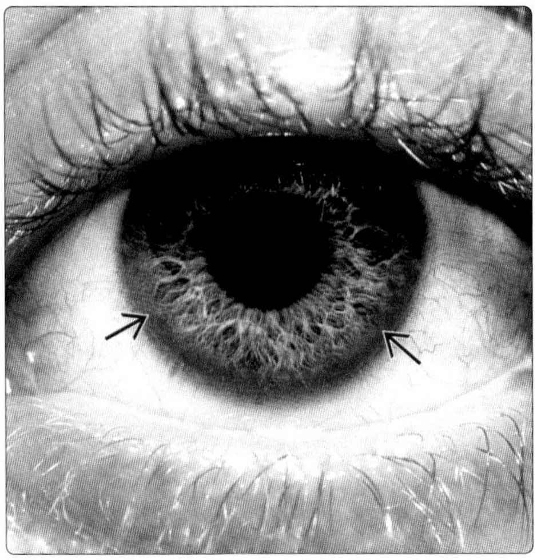

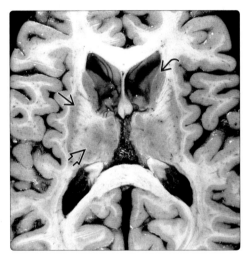

图 31-19　威尔逊病（WD）表现为典型的周边黄绿色凯 - 弗环 ⇥（图片提供者：AFIP Archives）

图 31-20　WD 尸检显示特征性的壳核 ⇥、尾状核 ⇗ 和基底节 ⇤ 萎缩（图片提供者：R. Hewlett, MD.）

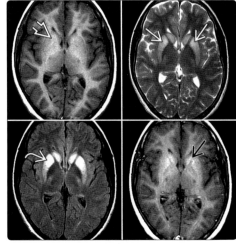

图 31-21　急性 WD 表现为 T$_1$ ⇥ 和 T$_2$ ⇥ 高信号，DWI 受限 ⇗，无强化 ⇥（图片提供者：M. Ayadi, MD.）

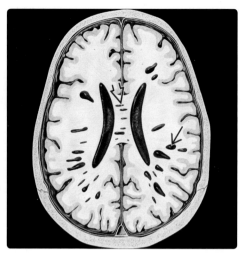

图 31-22　MPS 伴扩张的 PVS ⇨呈放射状指向 WM，后部占优势，可见胼胝体⇨受累

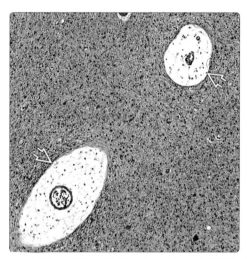

图 31-23　MPS 1HS（Hurler-Scheie）髓鞘染色显示巨大的 PVSs ⇨，充满未降解的黏多糖（图片提供者：P. Shannon, MD.）

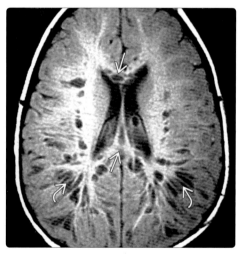

图 31-24　患有 MPS 1H（Hurler 病）的幼儿 T_1W MR 显示明显增大的白质➡ PVSs，包括胼胝体➡

管周围间隙（perivascular spaces, PVSs）、软脑膜和颅颈交界韧带结构中会出现 GAG 沉积。

MPSs 分为 1~9 级。每一级别中都有导致无法分解 GAG 的特定的酶缺乏和基因缺陷。例如，MPS 1H（Hurler）缺乏 α-L-糖醛酸酶（4p16.3），而 MPS 2（Hunter 疾病）的特点是缺乏糖醛酸 2-硫酸酯酶（Xq28）。

病理

MPSs 的两个显著特征是脑膜增厚和充满未降解 GAG 的扩张的 PVSs（图 31-23）。扩大的 PVSs 在病理和影像学上均呈筛状外观（图 31-22）。

临床问题

每个 MPS 亚型具有不同的临床表型。遗传性 MPS 不同的类型年龄不同、性别偏好不同、预后也不同。

Hurler（MPS 1H）和 Hunter（MPS 2）疾病是两种最常见的 MPS "原型"。Hurler 患者出生时表现正常，但很快会出现中枢神经系统症状，包括发育迟缓和智力障碍。未经治疗的 Hurler 病通常会导致 10 岁以内死亡。

MPS 2（Hunter 病）是一种 X 连锁疾病，仅见于男性患者。Hunter 病的特点是中枢神经系统、关节、骨骼、心脏、皮肤、肝脏、眼睛和其他器官的多系统进行性受累。患者通常能活到青少年中期，但通常死于心脏病。

影像

最典型的影像学表现是 Hurler（MPS 1H）和 Hunter（MPS 2）疾病。

大头畸形　CT 平扫和 MR 扫描发现头部肿大，常伴有侧位 "喙状" 和舟状头。矢状位 MR 扫描也显示头部较大，颅面不成比例。可见颅颈交界处的韧带囊。

血管周围间隙增大与白质异常　特征性表现是大脑后部白质和胼胝体出现明显的筛状物，是由许多扩张的 PVSs（图 31-24，图 31-25）引起的。虽然有时被称为 "Hurler 洞"，但扩大的 PVSs 是 Hurler 和 Hunter 疾病的典型表现，在其他 MPSs 中不太常见。

T_2 扫描显示扩大的 PVSs 表现为脑脊液样高信号。FLAIR 上 PVSs 信号被抑制。扩大的 PVSs 在 T_2^* 上不会出现晕染效应，并且增强后无强化。

硬脑膜病　脑膜，尤其是颅椎交界处的脑膜通常较厚，在 T_2W 像上表现为极低信号。在严重情况下，增厚的脑膜会压迫延髓或上颈髓。齿状突发育不良和 MPS 常见的短 C1 后弓可加重颅椎交界处狭窄，引起进行性脊髓病。

鉴别诊断

MPS 的鉴别诊断有限。任何年龄段患者都有可能出现明显的 PVSs，但在中老年患者中更为常见。这种正常变异不会伴随大头畸形。

海绵状脑白质营养不良症（Canavan Disease, CD）

海绵状脑白质营养不良症是一种致命的常染色体隐性遗传性神经退行性疾病，也是唯一一种已经证实的由代谢产物 N-乙酰 -L- 天冬氨酸（N-acetyl-L-aspartate, NAA）缺陷引起的遗传性疾病，NAA 仅在大脑中产生。位于 17 号染色体长臂上的 *ASPA* 基因突变会导致 NAA 在大脑中的异常积累，从而导致 CD。

病理

CD 患者的大脑严重肿胀。显微镜下可见苍白球和丘脑海绵状白质变性，星形胶质细胞肿胀。

临床问题

CD 有三种临床变异。先天性在刚出生几天出现，严重的低张力和头部控制不良，随之死亡。到目前为止最常见的形式是婴儿型 CD。婴儿型 CD 出现在 3~6 个月之间，特征性的表现是低张力、大头畸形和癫痫发作，通常在 1~2 年内死亡。青少年发病的 CD 始于 4~5 岁，是进展最缓慢的类型。

影像

CT 平扫显示头颅增大，大脑半球和小脑白质弥漫性低密度，苍白球也出现密度减低。

MR 表现为 T₂/FLAIR 上整个白质和苍白球融合性高信号，几乎完全没有髓鞘形成。在疾病早期，脑回可能肿胀，皮层下 U 纤维也会受累（图 31-26A）。随着疾病的进展，脑体积大面积减小，随之而来的是脑室和脑沟扩大。

DWI 显示受累的区域出现 DWI 高信号，ADC 值正常或减低。增强后没有强化。

MRS 是 CD 影像学诊断的关键。几乎在所有病例中都可见 NAA 显著升高（图 31-26），Cr 减低。有时肌醇峰升高，Ch/Cr 比值降低。

鉴别诊断

CD 的主要鉴别诊断是亚历山大病。CD 和亚历山大病都会导致大头畸形，但 MRS 的 NAA 峰升高和 T₁ 增强可以区分这两种疾病。

巨脑性白质脑病伴皮层下囊肿累及皮层下弓形纤维，CD 也会累及弓形纤维，但是基底节不受影响。佩 – 梅病表现为髓鞘几乎完全缺乏，但不引起大头畸形，也不影响基底节。

亚历山大病（AxD）

病因

超过 95% 的 AxD 患者在 *GFAP* 基因中有从头杂合显性突变（17q21）。*GFAP* 编码胶质纤维酸性蛋白，这是一种仅在星形胶质细胞中表达的蛋白质。*GFAP* 突变导致突变型 *GFAP* 聚

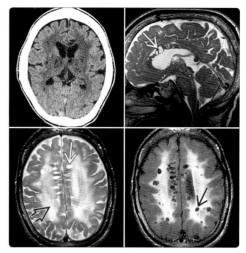

图 31-25 MPS 2（Hunter）显示胼胝体区 PVSs 扩大 ➡️，合并白质病变 ➡️。PVSs 在 FLAIR 上被抑制 ➡️，而白质病不抑制

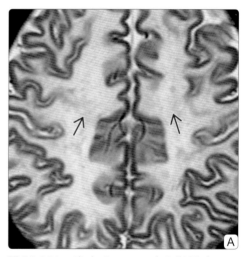

图 31-26A 患有 Canavan 病 2 岁男童 T₂W MR 可见放射冠白质高信号，几乎完全没有髓鞘形成 ➡️

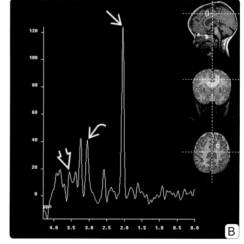

图 31-26B TE＝135ms 的 MRS 显示 NAA 峰值在 2.0 ppm 时升高 ➡️，Cr 显著降低 ➡️。存在一个小肌醇峰 ➡️

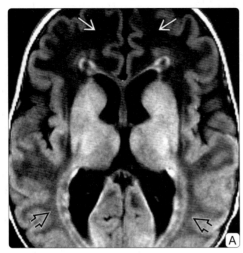

图 31-27A 患有 AxD 的 6 个月男孩 T₁W MR 表现为额叶白质异常低信号➡️，而顶枕部白质表现正常➡️

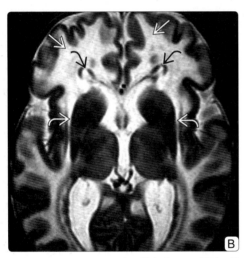

图 31-27B T₂W MR 显示前额部 WM ➡️、外囊➡️高信号，特征性表现为前额角周围边缘低信号➡️

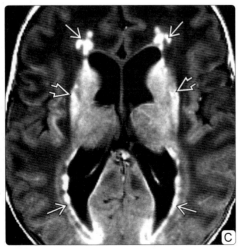

图 31-27C 轴位 T₁ 增强 MR 显示脑室周围白质➡️和基底节区➡️强化

集体积累，这个过程开始于胎儿发育期间。

病理

AxD 患儿的大脑星形胶质细胞密度显著增加，体积显著增大。显著的髓鞘丢失使得白质——特别是额叶——显得非常苍白。在严重的情况下，白质出现部分性或几乎全部囊性变。与 CD 相比，皮层下弓形纤维相对保留。

AxD 的标志性组织病理学特征是星形胶质细胞中存在大量的罗森塔尔纤维（Rosenthal fibers, RFs）。AxD 中几乎所有髓鞘的显著缺乏，这一次要现象被认为是由于严重破坏星形胶质细胞来源的髓鞘形成信号而引起。

临床问题

临床表现有三种：婴幼儿型、青少年型和成人型。在最常见的婴儿型中，2 岁以下的患者出现巨脑畸形、进行性精神运动迟缓和癫痫发作，痉挛并逐渐进展为四肢瘫痪，所有表现最终导致死亡，需要护理支持。

影像

患有 AxD 的婴儿的 CT 平扫可见头颅增大，额叶对称性 WM 低密度，向后延伸到尾状核和内 / 外囊。在病程早期的 CT 增强扫描中可以看到双侧额部脑室周围强化。

MR 表现为大头畸形，T₁ 低信号，T₂/FLAIR 高信号，累及额部白质、尾状核和壳核前部。虽然婴儿型 AxD 在疾病早期就累及皮层下 U 形纤维，但在青少年型和成人型中，脑室周围白质受累更严重（图 31-27）。典型的表现就是额角周围有 T₁ 高信号，T₂ 低信号的边缘。在更严重和病程长的病例中，FLAIR 可见额叶白质的囊性脑软化灶。

AxD 的特征是尾状核头部和穹窿增大，伴肿胀和高信号。丘脑、苍白球、脑干和小脑很少受累。

AxD 是少数几个在 T₁ 增强上表现强化的 IMDs 之一。在肿胀的尾状核和受累的额叶白质表面可见明显强化的边缘（图 31-27C）。在青少年型和成人型中，出现显著的脑干和小脑受累，甚至可能类似肿瘤。

鉴别诊断

AxD 的主要鉴别诊断是其他遗传性脑白质营养不良合并大头畸形。这些疾病主要包括海绵状脑白质营养不良症（canavan disease, CD）和黏多糖贮积症。尽管 AxD 和 CD 都表现为几乎完全缺乏髓鞘，T₂/FLAIR 白质高信号，但 AxD 更容易累及额叶、尾状核头，而且出现强化，这些特征有助于将其与 CD 区分开来。

黏多糖病，特别是 Hurler 病和 Hunter 病，由血管周围间隙增大引起的白质和胼胝体"筛状"外观。无深部灰质受累，病灶不强化。AxD 也无硬膜增厚。

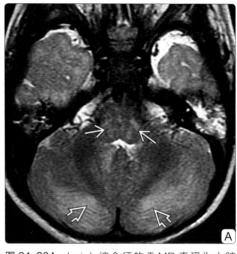

图 31-28A　Leigh 综合征的 T₂MR 表现为小脑半球➡️和延髓➡️白质的对称性高信号

线粒体疾病（呼吸链疾病）

　　线粒体是细胞器，是负责产生能量的"发电厂"。线粒体疾病是由线粒体脱氧核糖核酸（mitochondrial DNA, mtDNA）突变引起的，是所有 IMDs 中最常见的。尽管几乎身体的每个器官或组织都可能受到影响，但神经系统和骨骼肌尤其脆弱，因为它们能量需求高。

　　有四种主要的脑肌病综合征：Leigh 综合征，Kearns-Sayre 综合征，MELAS 和 MERRF。另外两种不太常见的疾病：戊二酸尿症 1 型和 2 型，也是由 mtDNA 介导的酶异常引起的。

　　线粒体疾病具有显著的临床和影像学重叠，难以彼此区分。我们主要研究 Leigh 综合征、MELAS 和戊二酸尿症 1 型。

Leigh 综合征

　　术语和病理　Leigh 综合征（Leigh syndrome, LS）也被称为亚急性坏死性脑病。表现为基底节、脑干、齿状核、丘脑和脊髓内的褐灰色胶状或空洞病灶，伴有多种白质海绵状变性和脱髓鞘变。

　　临床问题　LS 的临床表现多种多样。大多数 LS 患者在婴儿期或儿童时期出现发育停滞、中枢性肌张力减低、发育退化、共济失调、球部功能障碍和眼肌麻痹。血清和（或）脑脊液乳酸水平升高。

　　影像　LS 的 MR 表现为基底节两侧对称的 T₂/FLAIR 高信号（常为斑点）（图 31-28）。壳核（尤其是后部）和尾状核头受累。背内侧丘脑也可受累，而苍白球很少累及。急性期病变表现为基底节肿胀。

　　LS 的典型病变位于中下脑干（脑桥 / 延髓），在少数病例中，可能是唯一的表现。大脑脚对称性病变常见，且导水管周围灰质经常受累。脑干病变在细胞色素 c 氧化酶缺乏症中尤其常见。

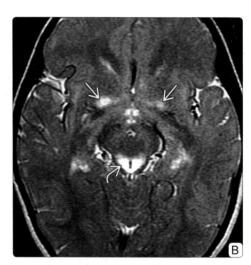

图 31-28B　头颅 T₂W MR 示导水管周围灰质➡️明显高信号，注意苍白球高信号➡️

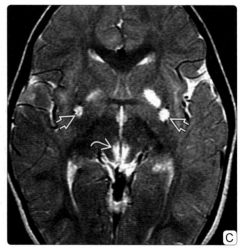

图 31-28C　同一患者 T₂ 轴位 MR 显示中脑上部➡️和基底神经节➡️对称高信号

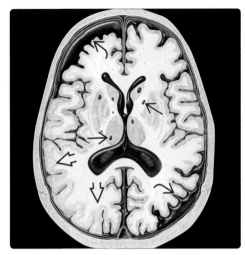

图 31-29　MELAS 伴急性脑回水肿，跨越血管区域 ⇨，未累及白质 →。陈旧性腔隙性脑梗死，皮层萎缩 ⇨

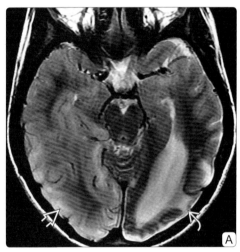

图 31-30A　患有 MELAS 的 10 岁女孩的 T_2MR 表现为陈旧性左侧顶枕叶脑梗死 →，急性右脑回肿胀 ⇨，而白质不受累

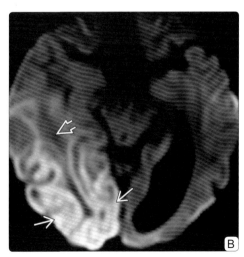

图 31-30B　DWI MR 显示急性水肿皮层弥散受限 →，而白质除外 ⇨。MRS 上的乳酸没有显示

急性病变 DWI 弥散受限，但不强化。脑和脑脊液的 MRS 成像在 1.3 ppm 可见典型的乳酸双峰。乳酸在短 TE（35 ms）和长 TE（288 ms）时高于基线共振，在中间 TE（144 ms）时反转。

鉴别诊断　由于影像学表现经常重叠，LS 的鉴别诊断包括其他线粒体脑肌病。MELAS 典型表现为皮层灰质的卒中样异常，在半球无血管分布区，位于外周，经常跨越血管区域，底层白质不受累。

MELAS

术语和病因　线粒体脑肌病伴乳酸酸中毒和卒中样发作（MELAS）是由几个不同的点线粒体 tRNA 点突变引起的。

临床问题　MELAS 是儿童卒中的一种罕见但重要的原因。当遇到以癫痫发作为表现的非典型卒中和脑炎的儿童或年轻人时，应始终考虑 MELAS 的诊断。

乳酸酸中毒、癫痫和卒中样发作的临床三联征是典型表现。其他常见症状包括进行性感音神经性听力丧失、偏头痛、偶发性呕吐、交替性偏瘫和进行性脑损伤。心脏异常、肾功能不全、胃肠运动障碍和全身肌肉无力也很常见。

出现症状的平均年龄为 15 岁，一些患者也可能直到 40~50 岁才出现症状。

影像　影像学表现随疾病的严重程度而变化（图 31-29）。急性 MELAS 常表现为脑回肿胀 T_2/FLAIR 高信号。皮层下的白质正常，皮层异常跨动脉区域，这一点可以用来鉴别 MELAS 和急性脑梗死（图 31-30）。顶叶和枕叶是最常见的受累部位（图 31-30B）。

不同年龄段出现卒中往往是诊断 MELAS 的线索。T_1 增强脑回强化很典型。MELAS 的 MRA 没有主要血管闭塞的表现。

慢性 MELAS 表现为多灶性腔隙性脑梗死、对称性基底节钙化、白质体积减小和顶枕部皮层进行性萎缩。

MRS 对大多数线粒体脑病的诊断非常有帮助。近 2/3 的 MELAS 患者常规 MR 序列并无异常，于 1.3 ppm 处出现明显的乳酸"双峰"。注意：1/3 的病例显示没有证据表明脑实质中乳酸水平升高，但可能表现为脑室脑脊液中的乳酸峰值。

鉴别诊断　急性 MELAS 的鉴别诊断包括区域性动脉梗死。MELAS 不影响皮层下和深部白质，并穿过血管分布区（通常是大脑中后部区域）。

癫痫持续发作可引起脑回肿胀、高信号和强化，与 MELAS 相似。MRS 显示脑脊液和正常表现的大脑中没有乳酸水平升高的证据。

LS 通常累及脑干，而脑干在 MELAS 中较少受累。MERRF 有累及基底神经节，尾状核和血管分水岭区的倾向。

戊二酸尿症 1 型

病因和病理　戊二酸尿症 1 型（Glutaric aciduria type 1, GA1）是由线粒体酶 GCDH 缺乏引起的常染色体隐性 IMD。过量的戊二酸积累具有神经毒性。基底节和白质的细胞尤其易感。GA1 的典型病理特征为海绵状改变伴有神经元丢失、髓鞘分裂和空泡化以及髓鞘内液体积聚。

临床问题　大多数 GA1 患儿出生时表现为大头畸形。超过 85% 的 GA1 患者在出生后的第一年出现症状，通常伴有急性脑病、癫痫发作、肌张力障碍、舞蹈性手足搐弱症、呕吐和（或）腹部反弓。这些偶发性危险症状通常由发热性疾病或免疫反应引起。患者还可能出现急性雷伊样脑病，并伴有酮症酸中毒和呕吐。

影像　典型 GA1 三个"标志性"影像学表现是① 大头颅，② 双侧脑测裂池增宽（"开放"）③ 双侧对称的基底节病变（图 31-31）。严重的 GA1 也可能导致弥漫性大脑半球白质异常（即中心和脑室周围）。

代谢危象期 GA1 婴儿常伴有急性纹状体坏死。典型的双侧弥漫性基底节肿胀，T₂/FLAIR 高信号（图 31-32），DWI 弥散受限。

慢性 GA1 可导致脑脊液间隙扩大和大脑萎缩。体积减小导致皮层硬膜桥静脉撕裂，引起复发性硬膜下血肿（图 31-33）。

GA1 在 T₁ 增强扫描时无强化。急性期或危象期苍白球内可见扩散受限。MRS 是非特异性的。

鉴别诊断　GA1 的主要鉴别诊断是外伤性头部创伤引起的硬膜下出血。然而，GA1 与骨折无关，表现为基底节病变，并且在没有脑脊液间隙扩大的情况下不会发生相关的硬膜下血肿。

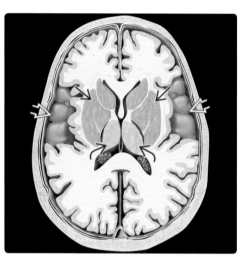
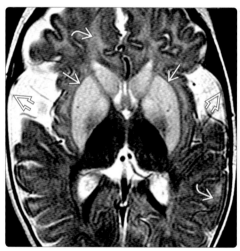

图 31-31　图示 GA 1 型的典型表现。注意对称增大的基底神经节➡和双侧"开放"的外侧裂或外侧大脑裂➡。丘脑➡正常

图 31-32　患有 GA1 的 7 月龄儿童轴位 T₂W MR 可见尾状核、壳核和苍白球➡增大、伴有高信号，丘脑未累累。外侧裂扩大➡，大脑半球髓鞘形成严重延迟➡

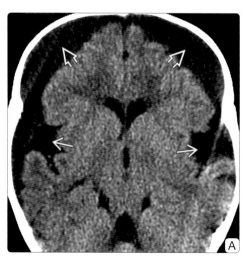
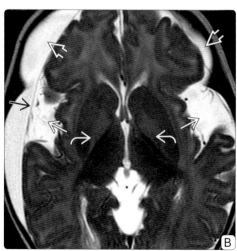

图 31-33A　7 月龄 GA1 患儿，有大头和发育迟缓，CT 平扫可见"开放的"外侧裂➡和双侧额部低密度的慢性硬膜下血肿（cSDH）➡

图 31-33B　同一患者的轴位 T₂W MR 显示"开放的"外侧裂➡，隔膜➡和硬膜下积液➡，7 月龄儿童髓鞘形成显著延迟。苍白球可见 T₂ 高信号➡

尿素循环 / 氨失调

尿素循环障碍导致血氨升高，血氨很容易透过血－脑屏障，引起弥漫性脑水肿。最常见的两种疾病是鸟氨酸转氨酶缺乏症（ornithine transcarbamylase deficiency, OTCD）和瓜氨酸血症。

OTCD 和瓜氨酸血症均以弥漫性脑肿胀为特征。MR 表现为基底神经节、皮层肿胀，T_2/FLAIR 高信号。岛叶周围皮层通常首先受到影响（皮层 T_2/FLAIR 高信号和弥散受限）（图 31-34）。病变随后进展到额叶、顶叶、颞叶，最后是枕叶。长时间高氨血症可影响苍白球、壳核和丘脑，并可表现为扩散受限。

急性高氨血症的主要影像鉴别诊断是缺氧缺血性脑病（hypoxic-ischemic encephalopathy, HIE）。HIE 的婴儿通常有更多的丘脑和周围皮层异常。

法布里病

法布里病是幼儿和成年男性隐源性卒中的一种罕见但重要的原因。

病因和病理

Fabry 病是一种 X 连锁的溶酶体储存障碍引发的糖鞘脂代谢病。α-半乳糖苷酶的突变导致血管内皮细胞和平滑肌细胞的糖鞘脂沉积。内皮功能受损导致进行性多系统血管病变。肾脏、心脏和脑血管会受到严重影响。心脏栓塞、大血管动脉病变和微血管病变都会发生。

临床问题

晚发型法布里病很难诊断。尽管男性首次卒中的平均发病年龄为 39 岁，女性为 45 岁，但近 22% 的患者在首次发病时年龄小于 30 岁。法布里病中超过 85% 的卒中是缺血性卒中。出血性卒中较少见，通常继发于肾血管性高血压。

影像

CT 平扫显示基底神经节和丘脑双侧对称钙化（图 31-35A）。在某些病例中可以发现与腔隙性脑梗死一致的多发深部 WM 低密度。长期患有法布里病的患者表现为脑体积减小伴脑室和脑沟扩大。

MR 可见基底神经节和后丘脑 T_1 缩短（"曲棍球"征）（图 31-35B），这是 Fabry 病罕见但典型的表现。45%～50% 的成年法布里病患者在基底节，丘脑和脑白质中有斑片状多灶性 T_2/FLAIR 高信号（图 31-36）。10% 的患者 T_2^*（GRE，SWI）由于微出血而出现"晕染效应"的低信号。

鉴别诊断

其他以基底神经节钙化为特征的疾病包括 Fahr 病，它引起双侧基底节和丘脑出现致密且较厚的钙化。法布里病通常不累及小脑和灰－白质交界面。甲状旁腺功能亢进、甲状旁腺功能减退和甲状腺功能减退可能出现类似的钙化，但缺乏法布里病典型的多灶性梗死。在各种克－雅病中也可以看到曲棍球征。

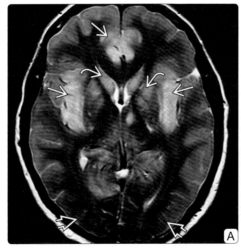
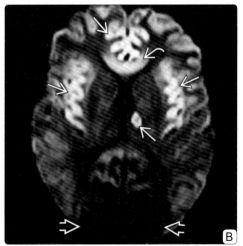

图 31-34A　OTCD 患者的轴位 T_2W MR 显示基底节➜和皮层高信号，尤其在岛叶周围和额叶皮层➜。注意枕叶�相对完好

图 31-34B　同一例患者轴位 DWI MR 可见岛叶周围、额叶皮层➜和左侧丘脑弥散高信号，胼胝体➜受累较轻。枕叶➜没有弥散受限的迹象

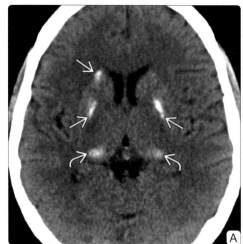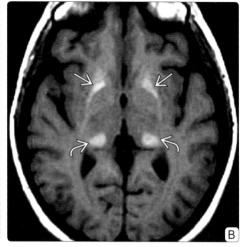

图 31-35A　Fabry 患者 CT 平扫可见基底节区➡️、丘脑后部（丘脑后结节）➡️对称性钙化

图 31-35B　同一例患者 T_1W MR 可见基底神经节➡️对称性 T_1 缩短。双侧丘脑后结节➡️的 T_1 缩短尤其明显

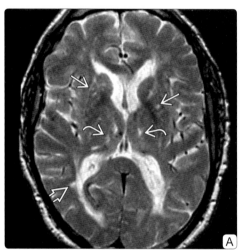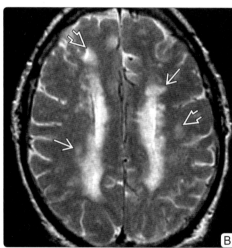

图 31-36A　50 岁多发隐源性腔隙性脑梗死男性患者 T_2W MR 可见基底节区➡️、丘脑➡️和深部侧脑室旁 WM ➡️高信号

图 31-36B　同一病例更多的头部 T_2W MR 显示多发皮层下➡️，深部侧脑室旁➡️腔隙性脑梗死。这是一例 Fabry 病

第 32 章
获得性代谢性和系统性疾病

在本章中，我们将重点介绍涉及中枢神经系统的获得性代谢性和系统性疾病。首先，是最常见的高血压相关疾病，其次是糖代谢和甲状腺／甲状旁腺功能异常相关疾病。

随后讨论癫痫发作疾病，其持续性发作活动伴随高代谢会对大脑产生深远影响；本部分还讨论了胼胝体细胞毒性病变和短暂性完全性遗忘症。

最后讨论复杂却又重要的获得性代谢性疾病，如肝性脑病（急性和慢性）和渗透性髓鞘溶解综合征。

高血压脑病

急性血压升高和慢性高血压（hypertension, HTN）如果不被发现和治疗，对大脑的影响可能是毁灭性的。本节我们首先讨论急性高血压脑病，再深入探讨慢性高血压对中枢神经系统的损伤。

急性高血压脑病
术语
急性高血压脑病最常见的表现是可逆性后部脑病综合征（posterior reversible encephalopathy syndrome, PRES）。尽管该综合征名为PRES，但病变很少局限于大脑的"后部"（顶枕部），而且非典型的 PRES 比"典型的" PRES 更常见。

病因
一般概念　可逆性后部脑病综合征的发病机制尚不完全清楚，最常见的解释是，严重的高血压导致大脑自主调节紊乱，并伴有血管扩张的异常高灌注。然而，有15%~20%的PRES患者血压正常甚至是低血压，不到一半的患者平均血压超过 140~150 mmHg。

发生 PRES 的另一种理论是伴有血管内皮损伤和功能障碍的血管病变。

伴随疾病　PRES 与多种不同的临床疾病相关，其中最常见的是子痫、高血压和免疫抑制治疗。

与 PRES 相关的其他疾病包括肾衰竭伴溶血性尿毒综合征（hemolyticuremic syndrome, HUS）、血栓性血小板减少性紫癜（thrombotic thrombocytopenic purpura, TTP）、自身免疫性疾病（如狼疮肾病和急性肾小球肾炎）、休克/脓毒症综合征、颈动脉内膜切除术后再灌注综合征、内分泌疾病、服用兴奋性药物如麻黄碱和伪麻黄碱，以及摄入某类食品（如甘草）。

病理

复杂 PRES 患者的尸检显示弥漫性脑水肿。颅内出血在 PRES 病例中占 15%～25%。最常见的表现是枕叶多发对称性点状微出血（图 32-1）。

微血管病理包括纤维样小动脉坏死伴点状出血、蛋白性渗出物和巨噬细胞沿血管周围间隙浸润。

尽管影像学上异常表现消失，病理结果显示部分 PRES 仍存在着不可逆的损伤，如散在微梗死，白质（white matter, WM）稀疏伴软脑膜下胶质增生和含铁血黄素沉积——尤其是在后脑。

临床问题

流行病学和人口统计学特征 虽然发病高峰年龄为 20～40 岁，但 PRES 可影响从婴儿到老年人的所有年龄段的患者。女性更好发，很大程度上是因为 PRES 和子痫前期关系密切。

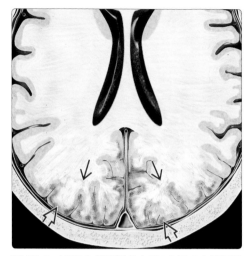

图 32-1 PRES 伴后循环皮层/皮层下血管源性水肿➡️可见一些点状出血➡️

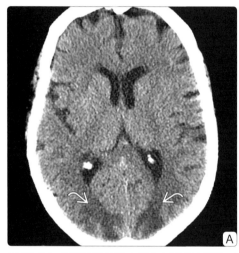

图 32-2A 平扫 CT 示重度高血压患者双侧枕叶皮层下白质低密度➡️

前言：术语、病因和临床问题

术语
- 可逆性后部脑病综合征（PRES）
- 病变通常不只在后部，也并不总是可逆的！

病因
- 高血压诱发的自律异常 *vs.* 血管痉挛，↓灌注
- ↑↑血压→自动调节失败→高灌注
  ○ 血管源性（非细胞毒性）水肿
  ○ 内皮功能障碍伴或不伴循环因子过多→血脑屏障"漏"
  ○ 体液、大分子伴或不伴血液渗出
- 原因（通常为高血压，但也有其他诱因）
  ○ 子痫前期/子痫
  ○ 化疗，免疫抑制药物
  ○ 血栓性微血管病变（如溶血性尿毒综合征/血栓性血小板减少性紫癜）
  ○ 肾功能衰竭
  ○ 休克/败血症
  ○ 肿瘤溶解综合征
  ○ 食物/药物引起的盐皮质激素过多

临床问题
- 所有年龄均可发病（高峰 20～40 岁）
- 女性远多于男性
- 血压经常明显升高，但
  ○ 不到 50% 的患者平均动脉压高于 140～150 mmHg
  ○ 15%～20% 患者血压正常或低血压
- 通常血压恢复正常伴随症状完全缓解

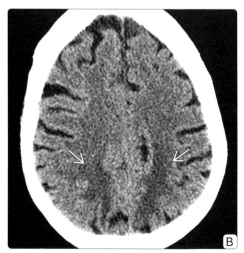

图 32-2B 更多头颅平扫 CT 显示顶叶后部和枕叶高部白质对称性低密度影➡️。这是典型的 PRES

子痫前期是 PRES 最常见的病因，典型表现为高血压（血压超过 140/90 mmHg）和蛋白尿。0.5% 的轻度子痫前期患者和 2%～3% 的重度子痫前期患者会进展为子痫（平均收缩压 ≥160 mmHg）。

临床表现 尽管 92% 的 PRES 患者有急性血压升高，但没有高血压时也可发生 PRES。PRES 患者最常见的临床症状和体征是脑病（50%～80%）、癫痫发作（60%～75%）、头痛（50%）、视觉障碍（33%）和局灶性神经功能障碍（10%～15%）。

自然病程和治疗原则 PRES 的典型特征是可逆性，有着良好的预后。如果消除刺激药物或诱因，高血压得到及时治疗，PRES 通常会治愈，极少甚至没有后遗症。

若最初的影像学表现为广泛的血管源性水肿、出血和弥散受限，则预示着较差的临床预后。严重的 PRES 可能危及生命。极少病例表现为不可逆性及永久性损伤，典型的表现是出血性皮层 / 皮层下或基底节梗死。

影像

一般特征 PRES 具有三种不同的影像模式。最常见的是顶枕叶分布为主型（经典或典型的 PRES）。两种不太常见的（非典型）模式是额上沟模式（累及额上沟的中部和后部）和整个大脑半球分水岭模式（累及额叶、顶叶和枕叶内部分水岭区）。这三种模式的组合以及其他解剖区域的累及也很常见（图 32-3）。

超过 90% 的 PRES 病例累及顶枕叶（图 32-2）。75%～77% 的病例累及额叶，也常累及颞叶（65%）和小脑（50%～55%）。其他非典型分布包括基底节和丘脑、深部脑白质、胼胝体压部、脑干和颈髓。

CT 表现 平扫 CT 通常作为初筛检查（图 32-4A）。因此，发现可能提示 PRES 的细微异常是极其重要的。如果平扫 CT 筛查正常且临床怀疑 PRES，除常规 MR 序列（T$_1$ 和 T$_2$/FLAIR）外，还应该进行 DWI 和 T$_2$* 扫描。

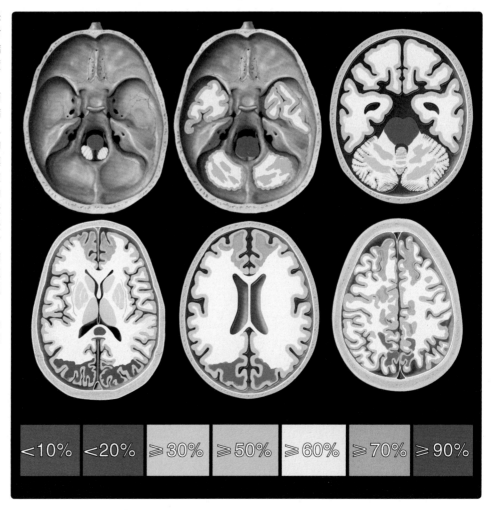

图 32-3 示意图显示 PRES 病变的位置和相对频率。虽然大于 90% 的病变位于顶枕部皮层下白质（经典 PRES，红色部分），注意多灶性是常见表现，而非特例。大多数 PRES 病例在典型的顶枕叶位置以外的区域也有病变。经典的 PRES（红色）和额上沟模式（橙色）常伴有沿半球皮层（浅表）分水岭分布的其他病变（见右下图）。近 1/2 的 PRES 病例小脑受累，而约 1/3 的 PRES 有基底节病变（浅蓝色）。脑桥、延髓、颈髓和胼胝体压部是 PRES 较不常见的累及部位，但在某些病例中，仅累及颅后窝。注意：非典型 PRES 实际上比经典的孤立性顶枕叶受累更常见！（改编自 Ollivier 等人）

| <10% | <20% | ≥30% | ≥50% | ≥60% | ≥70% | ≥90% |

所有PRES病例中,约1/4患者平扫CT正常(图32-4)。平扫CT(图32-2)可能只表现为顶枕叶、分水岭区和(或)小脑皮层/皮层下细小的、斑片状的低密度影。PRES相关的颅内出血并不常见。

MR表现 PRES具有经典和非典型(即变异)MR特征。请记住①非典型PRES实际上比经典(即单纯顶枕部)PRES更常见;②PRES很少仅累及后部;③PRES并不总是可逆的。

经典PRES表现为双侧顶枕皮层/皮层下T_1W低信号,T_2/FLAIR高信号(图32-4)。T_2^*(GRE或SWI)序列可见出血性病灶。增强可见一过性斑片状皮层–皮层下强化(图32-4C)。

非典型PRES的影像学表现可累及额叶、分水岭区、基底节和(或)丘脑、脑干、小脑,甚至脊髓(图32-5)。典型PRES和非典型PRES常同时出现。

在少见病例中,脑干和(或)小脑病变可能是唯一的异常。据报道,脊髓是罕见的PRES单一累及的部位。

Frank脑梗死在PRES中很少见,因为大多数PRES病例是由血管源性水肿引起的,而不是细胞毒性水肿,DWI通常没有弥散受限。然而,PRES有15%~30%的病例伴有弥散受限,通常表现为较大的非弥散受限的血管源性水肿区域内弥散受限的小病灶。

血压正常后,大多数PRES病例的影像学表现完全消失。不可逆病变相对少见,约占15%。

鉴别诊断

PRES的主要鉴别诊断包括急性缺血性脑梗死、血管炎、低血糖、癫痫持续状态、静脉窦血栓形成、可逆性脑血管收缩综合征(reversible cerebral vasoconstriction syndrome, RCVS)和血栓性微血管病变。

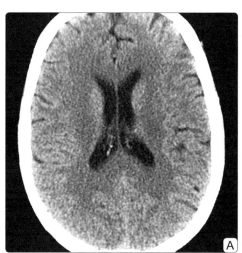
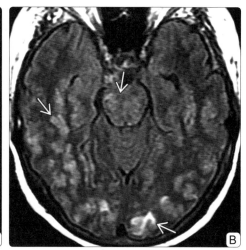

图32-4A 一名63岁的终末期肾病女性癫痫发作后摔倒。入院时血压为220/140 mmHg。为评估颅内出血行平扫CT检查,结果显示正常

图32-4B 在CT平扫1小时后,因怀疑PRES而行MR检查,FLAIR MR显示中脑、后下颞叶和顶枕叶皮层多灶性斑片状高信号➡️

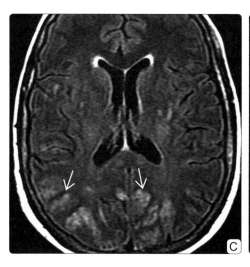
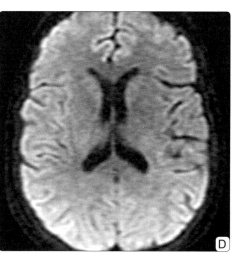

图32-4C 在侧脑室层面,FLAIR MR示双侧相对对称的顶枕叶皮层病变➡️

图32-4D 同一患者DWI MR未见弥散受限。PRES患者DWI扫描通常(但并不总是)正常,因为水肿主要是血管源性的,而不是细胞毒性的

图 32-5A　一位患有严重高血压（BP = 200/120）的 50 岁男性患者的轴位 FLAIR MR 图像显示整个延髓呈融合性高信号➡。小脑半球白质呈斑片状高信号➡

图 32-5B　丘脑➡、内囊➡、胼胝体压部➡和额叶白质➡也有病变

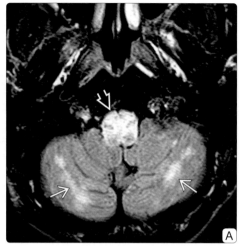

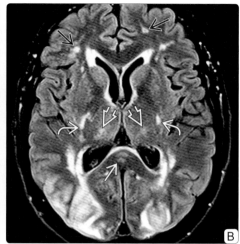

图 32-5C　更多头颅 FLAIR 显示沿分水岭分布的病变➡

图 32-5D　颈椎矢状位 STIR 显示融合性高信号，从延髓➡向下延伸至整个颈髓➡。注意："非典型"PRES 比"经典"PRES 更常见！

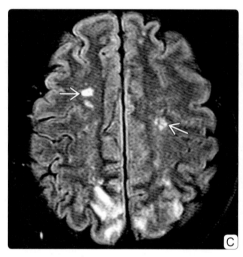

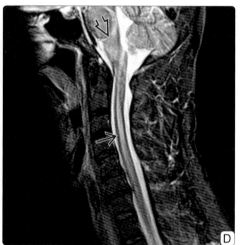

PRES 很少只累及后循环，因此与急性缺血性脑梗死往往很容易鉴别。血管炎在 CTA 或 DSA 的表现与 PRES 诱发的血管病变类似。

血管炎的病变分布更随机、不对称，通常不表现出 PRES 中所见的顶枕叶分布特点，增强扫描常有强化。与血管炎相反，PRES 的高分辨率血管壁成像通常为阴性。

低血糖通常影响顶枕叶皮层和皮层下白质，因此临床实验室表现（即低血糖，无高血压）是重要的鉴别特征。癫痫持续状态可引起短暂性脑回水肿，但很少发生在双侧，可累及皮层的任何部分。

与 PRES 相似的不太常见的疾病包括可逆性脑血管收缩综合征（RCVS）。RCVS 与 PRES 有一些相同的特征（如大脑凸面的蛛网膜下腔出血），但通常局限于单独的脑沟或几个相邻的脑沟。

PRES：影像学表现和鉴别诊断

3 种解剖分布模式
- 典型 PRES
  - 顶枕型（>90%）
- 变异型 PRES
  - 额上沟型（70%）
  - 大脑半球分水岭型（50%）
  - 其他：小脑（50%）、基底节（30%）、脑干（20%）、脊髓（<10%）
- 混合型非常常见（>90%）

CT
- 可表现为正常或者轻微异常
  - 如果怀疑 PRES 且 CT 正常，请做 MR！
- 后部皮层 / 皮层下低密度
- 大出血罕见（脑实质 > 凸面蛛网膜下腔出血）

MR
- T_2/FLAIR 高信号（最常见于顶枕叶）
- T_2^*（GRE/SWI）出血 15%~25%

- DWI 通常为阴性，并非全部为阴性
- 无 / 轻微强化（除非严重 PRES）

鉴别诊断
- 后循环缺血性脑梗死
  - 基底动脉尖综合征
- 血管炎
- 癫痫持续状态
- 低血糖
- 血栓性微血管病变
  - 原发性（ADAMTS13 介导的 TMA/TTP、志贺毒素介导的溶血性尿毒综合征）
  - 继发性（恶性高血压、HELLP 综合征、自身免疫性疾病、DIC）
- 静脉窦血栓形成
  - 大脑内静脉、大脑大静脉（盖伦静脉）/ 直窦
- 可逆性脑血管收缩综合征

恶性高血压

术语和病因

恶性高血压（malignant hypertension, mHTN）临床表现为血压极度升高和视神经乳头水肿。舒张压水平通常超过130～140 mmHg。血压升高的突发性似乎比收缩压或平均动脉压的绝对值更重要。

病理

肉眼可见大脑肿胀和水肿。可见大体实质血肿和血管周围微出血点。急性微梗死较为常见，尤其是基底节和脑桥。

影像

恶性高血压的影像学表现从经典 PRES 到"非典型"特征不等。"非典型"特征在恶性高血压中更为常见。脑干为主的高血压脑病和基底节及（或）分水岭病变是恶性高血压常见的脑表现。

皮层、基底节、脑桥和小脑的大叶性和（或）多灶性微出血在恶性高血压中很常见，T_2^* 序列（GRE，SWI）上表现为"晕染"灶（图 32-6）。据报道，有少数恶性高血压病例中出现大脑凸面蛛网膜下腔出血。

急性高血压脑病

术语
- 又名恶性高血压，高血压危象

病因
- 血压突然升高 > 血压绝对值
- 许多原因（高血压失控、药物滥用等）

影像
- 脑干、基底节 >> 皮层、分水岭
- T_2^*（GRE，SWI）常见微出血

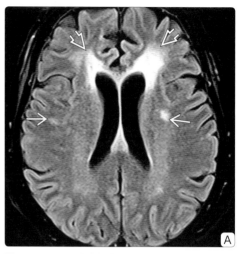

图 32-6A　54 岁女性患慢性肾功能衰竭、血栓性血小板减少性紫癜伴意识模糊，FLAIR 示双侧额叶融合性➡和散在的白质➡高信号

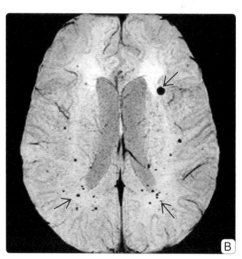

图 32-6B　T_2^* SWI 显示白质中多发"晕染"灶➡。皮层不受累

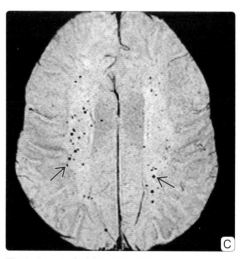

图 32-6C　更多头颅 T_2^* SWI 显示更多的白质"晕染样"低信号➡

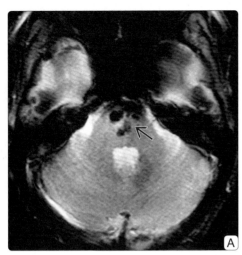

图 32-7A　一名患有长期高血压且控制不佳的 37 岁女性，T$_2$* GRE 显示脑桥多发"晕染"灶➡️

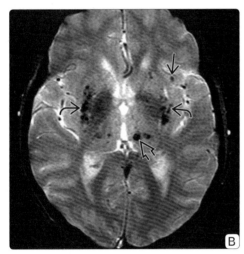

图 32-7B　基底节➡️和丘脑➡️大量低信号，左侧岛叶皮层➡️有一个单发病变

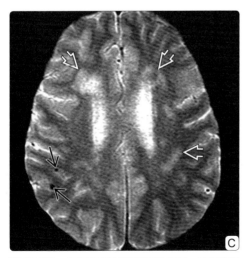

图 32-7C　皮层散在的梯度敏感灶➡️，广泛的侧脑室旁白质高信号➡️。慢性高血压

慢性高血压脑病

虽然可逆性后部脑病综合征和恶性高血压的临床和影像学表现可能是急剧且危急生命的，但是长期不治疗或治疗不佳的高血压引起的器官功能终末衰竭同样是毁灭性的，而且更常见。

病理

目前一致认为，慢性高血压脑病（chronic hypertensive encephalopathy, CHtnE）的组织病理学特征是以小动脉硬化和脂样玻璃样变为特征的微血管病变（见第 10 章）。微血管病变伴有髓鞘苍白、胶质细胞增生和海绵状脑白质体积丢失。常见多发腔隙性脑梗死。

临床问题

慢性高血压脑病多见于中老年患者。除了年龄和慢性高血压病史外，吸烟和代谢综合征（糖代谢受损、血压升高、向心性肥胖和血脂异常）一样也是独立危险因素。

影像

慢性高血压脑病的两个主要影像学特征是：① 弥漫性斑片状和（或）融合性脑白质病变；② 多灶性微出血。白质病变集中在放射冠和深部侧脑室旁白质，尤其是侧脑室三角区周围。受损的白质在平扫 CT 呈低密度，在 T$_2$/FLAIR 呈高信号。

多发性点状出血（微出血）是慢性高血压脑病的第二常见表现，在平扫 CT 上通常不易发现，在 MR 序列（T$_2$W 和 FLAIR）上可能也不显示。T$_2$*（GRE，SWI）显示多发"晕染"低信号影（"黑点"），通常集中在基底节和小脑（图 32-7）。

鉴别诊断

慢性高血压脑病的主要鉴别诊断是脑淀粉样血管病（cerebral amyloid angiopathy, CAA）。两种疾病的白质病变往往表现相似，两种疾病都可引起出血性微血管病。脑淀粉样血管病的微出血多为外周出血（如皮层、软脑膜铁质沉着），很少影响脑干或小脑。高血压微出血多见于基底节、脑桥和小脑。

不伴皮层下梗死和白质脑病的常染色体显性遗传性脑动脉病（cerebral autosomal dominant arteriopathy without subcortical infarcts and leukoencephalopathy, CADASIL）也与慢性高血压脑病相似。CADASIL 通常发生在年轻人，引起多发性皮层下腔隙性脑梗死，典型的影像学表现病变位于前颞叶和外囊。

慢性高血压脑病

病理
- 微血管病变
  - 小动脉硬化、脂质玻璃样变
  - 髓鞘苍白、腔隙性脑梗死
  - 微出血（小脑、基底节/丘脑＞皮层）

临床问题
- 代谢综合征、头痛
- 可有慢性高血压脑病急性发作

影像
- 弥漫性斑片状和（或）融合性白质病变
- T_2^* 示微出血（基底节、小脑）

鉴别诊断
- 脑淀粉样血管病（皮层＞基底神经节、小脑）
- CADASIL（年轻患者，前颞叶/外囊白质病变）

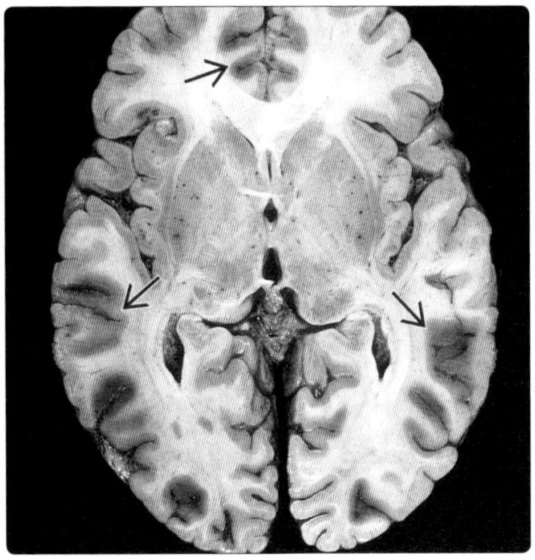

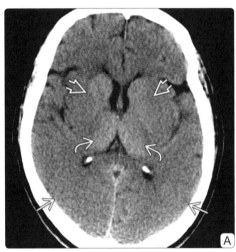

图 32-8　严重低血糖症患者尸检显示双侧对称性顶枕叶、额叶皮层坏死 ➡（图片提供者：R. Hewlett, MD.）

糖代谢紊乱

　　大脑是葡萄糖高代谢器官，消耗人体总葡萄糖的一半以上。因为大脑不以糖原的形式储存多余的能量，中枢神经系统的功能高度依赖稳定、持续的血糖供应。

　　血糖水平受到严格控制，通常维持在一个狭窄的生理范围内。葡萄糖代谢紊乱——低血糖和高血糖都可能损伤中枢神经系统。

　　糖代谢紊乱的神经学表现包括轻度可逆性局灶性缺损、癫痫持续状态、昏迷和死亡等。由于新生儿的临床和影像学表现不同于年龄较大的儿童和成人，因此分别讨论这两个年龄组的低血糖。

小儿/成人低血糖脑病

术语

　　低血糖症字面意思是低血糖，是由葡萄糖供应和葡萄糖利用之间的不平衡引起的。急性低血糖脑损伤称为低血糖脑病。

病因

　　儿童低血糖性脑病最常与 1 型糖尿病相关。成人型低血糖性脑病最常见于晚期 2 型糖尿病——低血糖通常是由绝对或相对胰岛素过量和葡萄糖调节功能受损之间的相互作用造成的；胰岛素本身没有神经毒性。大多数成人低血糖是胰岛素和磺酰脲类药物治疗糖尿病产生的副作用。

病理

　　皮层坏死是低血糖脑病中最常见的大体表现。尽管整个皮层带都可能受累，但顶枕区通常受累最严重（图 32-8）。其他易受累的区域包括基底节、海马体和杏仁核。丘脑、白质、脑干和小脑通常不受累。

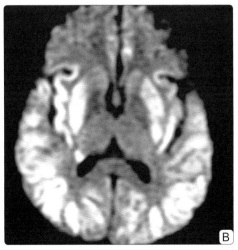

图 32-9A　平扫 CT 表现为典型的低血糖症的改变，伴顶枕叶脑回肿胀 ➡、壳核低密度 ➡，丘脑不受累 ➡

图 32-9B　同一典型 AHE 病例，DWI MR 显示顶枕叶皮层、壳核与丘脑弥散受限，白质不受累

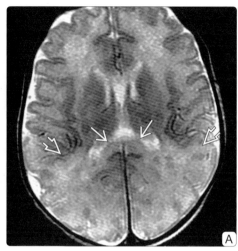

图 32-10A 5 天大的低血糖症婴儿 T₂W MR 显示顶枕叶➡、胼胝体压部➡水肿、高信号

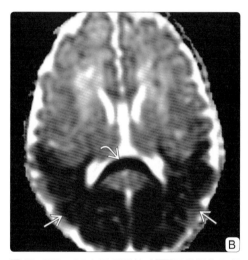

图 32-10B ADC 显示顶枕叶➡及胼胝体压部➡重度弥散受限

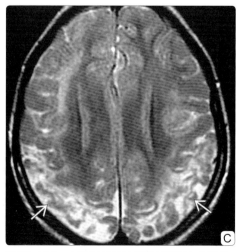

图 32-10C 1 岁时 T₂W MR 显示顶枕叶萎缩、高信号、皮层损失，脑白质出现软化➡

临床问题

典型的低血糖患者是接受胰岛素替代疗法并改变饮食中葡萄糖摄入量的老年糖尿病患者。有意或无意的胰岛素过量在儿童和青年或中年人中更为常见。

影像

CT 表现 平扫 CT 典型表现为顶枕叶对称性低密度。壳核经常出现低密度，而丘脑无受累（图 32-9A）。严重者表现弥漫性脑水肿和几乎全部脑沟消失、灰质 – 白质交界模糊。

MR 表现 急性低血糖脑病的典型表现为顶枕叶皮层和基底节 T₂/FLAIR 高信号。丘脑、皮层下 / 深部白质和小脑通常无受累。T₂* 上通常无或少量"晕染"征，此征提示出血。T₁ 增强图像表现各异，若有强化通常是轻度强化。

DWI 可见受累区域扩散受限，主要是后顶叶和枕叶皮层（图 32-9B）。有报道显示细胞毒性胼胝体压部病变伴扩散受限与低血糖有关。

鉴别诊断

低血糖脑病最重要的鉴别诊断是缺氧缺血性脑病（hypoxic-ischemic encephalopathy, HIE）。HIE 通常发生在心脏骤停或全身低灌注后。与低血糖脑病相反，HIE 通常累及丘脑和小脑。急性缺血性脑梗死呈楔形，累及皮层和皮层下白质。急性高血压性脑病（如 PRES）通常累及顶枕叶皮层，但大部分皮层下白质不受累，很少有 DWI 弥散受限。

新生儿 / 婴儿低血糖

与年龄较大的儿童和成人不同，新生儿的绝对葡萄糖需求较低，可以利用乳酸等其他基质来产生能量。然而长期和（或）严重的低血糖可导致新生儿毁灭性的脑损伤。

新生儿 / 婴儿低血糖脑病通常出现在出生后的前 3 天，通常在 24 小时内，最常由血糖控制不良的母体糖尿病引起。母体糖尿病控制不佳会导致胎儿在子宫内出现慢性高血糖。这导致新生儿短暂性高胰岛素血症和不同程度的低血糖。先天性高胰岛素血症（hyperinsulinism, HI）是新生儿和小儿持续性低血糖最常见、最严重的原因。

新生儿低血糖脑病急性期 MR 扫描表现为顶枕叶皮层、皮层下白质和胼胝体的 T₂/FLAIR 高信号和弥散受限（图 32-10）。

与年龄较大的儿童和成人一样，新生儿低血糖脑病的主要鉴别诊断是长期缺氧缺血性脑损伤（HII）。低血糖脑病与 HII 常同时存在，这加重了脑损伤程度。这两种疾病的影像学表现可能难以鉴别。

遗传性线粒体疾病，如线粒体脑病伴高乳酸血症和卒中样发作（mitochondrial encephalopathy with lactic acidosis and stroke-like episode, MELAS），可能表现为皮层肿胀，但皮层下白质不受累。MELAS 很少是双侧对称的，MRS 表现为明显的乳酸峰升高。

低血糖症

一般概念
- 葡萄糖供应、利用失衡→低血糖
- 可能是轻度的、短暂的、无症状的
- 脑损伤的程度取决于
  - 低血糖的程度和持续时间
  - 脑血流量、葡萄糖利用率
  - 替代能源（如乳酸）的可用性 / 利用率
  - 恶化因素（如缺氧）
  - 发现疾病，及时 / 适当的治疗

儿童 / 成人低血糖
- 病因
  - 通常与糖尿病有关
  - 绝对 / 相对胰岛素过量或葡萄糖不足
  - 能量产生 / 氧气利用减低，兴奋毒性神经递质升高
- 病理
  - 皮层坏死
- 影像
  - 顶枕皮层、基底节的低密度 / 高信号
  - 脑白质、丘脑、小脑不受累
  - 常见弥散受限
  - 可引起可逆性胼胝体压部损伤

新生儿 / 婴儿低血糖
- 病因
  - 短暂性低血糖最常见的原因是母体糖尿病
  - 胎儿高血糖→新生儿高胰岛素血症→低血糖
  - 严重、持续低血糖的最常见原因是先天性高胰岛素血症（KATP 突变占 60%）
- 临床问题
  - 通常出现在产后 3 天
  - 葡萄糖水平多变
- 影像
  - 通常与成人相似（后部显著）
  - 不同：皮层下白质、丘脑常受累
- 鉴别诊断
  - 长期缺氧缺血性脑病
  - 线粒体脑病（MELAS）

高血糖相关疾病

高血糖引起的脑损伤可以是慢性或急性的。随着全球肥胖率的上升和 2 型糖尿病患病率的飙升，人们逐渐认识到慢性高血糖对大脑的影响。2 型糖尿病患者有加快的小动脉硬化和脂质玻璃样变伴无症状脑梗死、脑体积减小和认知功能下降。

MR 显示皮层下和侧脑室周围 T_2/FLAIR 高信号增加，尤其是在额叶白质、脑桥和小脑。DTI 显示随着各向异性分数（fractional anisotropy, FA）降低，微结构的完整性逐渐缺失。MRS 上肌醇升高所代表的胶质细胞增生是脑损伤的一个指标。

急性高血糖脑损伤可表现为糖尿病酮症酸中毒（diabetic ketoacidosis, DKA）。影像学无特异性，最常见的异常为血管源性脑水肿。高血糖的高渗状态过快纠正可引发渗透性脱髓鞘，典型表现为脑桥中央髓鞘溶解。

甲状腺失调症

甲状腺疾病是相对常见的代谢紊乱，症状通常比较轻微，很少影响大脑功能。然而，一些惊人的影像学发现与甲状腺疾病有关。有些可能被误认为是更严重的疾病（如甲状腺功能减退诱发的垂体增生与垂体腺瘤相似），少数（如桥本脑病）可能危及生命。

获得性甲状腺功能减退
获得性甲状腺功能减退症比先天性甲状腺功能减退症更为常见。获得性甲状腺功能减退有两个重要的影像学表现：垂体增生和桥本甲状腺炎 / 脑病。

垂体增生
生理性垂体增生常见于年轻的月经期女性和怀孕 / 哺乳期女性。垂体体积的非生理性增生——病理性垂体增大——不常见，通常为器官衰竭终末期的反应性增生。

生理性和非生理性垂体增生已在第 25 章中详细讨论。大多数甲状腺功能减退所致的垂体增生可通过甲状腺激素替代治疗得到逆转（图 25-5）。注意：任何在影像学检查中发现患有"垂体大腺瘤"的青春期前男性患者都应该进行全面的内分泌评估，因为大腺瘤在这个年龄段非常罕见！

桥本脑病

桥本脑病是一种罕见但可治疗的疾病，通常与桥本甲状腺炎相关。桥本脑炎也被称为"自身免疫性甲状腺炎相关类固醇反应性脑病"。它是一种公认的自身免疫性甲状腺疾病的神经系统并发症，是获得性甲状腺功能减退最常见的原因。

桥本脑病发生于儿童和成人。精神症状（黏液性水肿狂）很常见。大约一半的患者有影像学异常。最典型的 MR 表现为皮层下和侧脑室周围深部白质弥漫性融合或局灶性 T_2/FLAIR 高信号，枕叶没有受累（图 32-11）。

图 32-11A　急性桥本脑病的 T_2W MR 显示为皮层下、深部白质⇨融合性对称性高信号

图 32-11B　更多头颅 T_2W MR 显示以额顶叶为主的白质水肿⇨，大部分枕叶⇨不受累

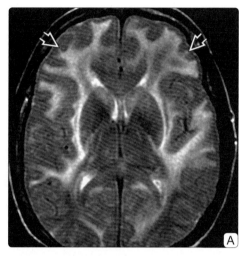
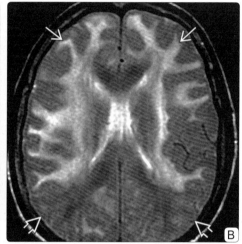

图 32-11C　放射冠层面 FLAIR MR 示额叶皮层下 / 深部白质水肿⇨，枕叶⇨基本不受累

图 32-12　HPTH 患者颅骨平扫 CT 显示特征性的胡椒盐征，代表吸收和硬化

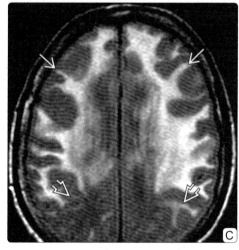
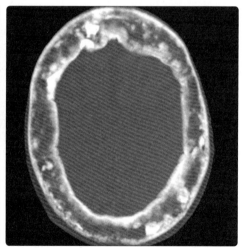

图 32-13A　一位患有甲状旁腺功能亢进的 54 岁男性患者平扫 CT 显示基底节⇨、丘脑⇨、皮层⇨广泛对称钙化

图 32-13B　同一个病例的冠状位平扫 CT 显示对称性基底节钙化。注意灰白质交界钙化⇨

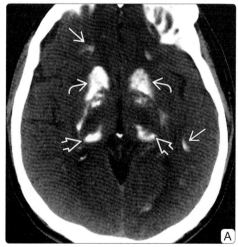
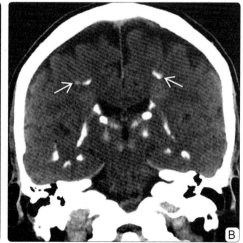

甲状腺功能亢进

头颈部甲状腺功能亢进最常见的表现是甲状腺眼病（Graves 病）。甲状腺功能亢进症时可累及大脑，但非常罕见。有少数病例报道与甲状腺功能亢进相关的急性特发性颅内高压（"假性脑瘤"）。

由于其对凝血因子Ⅷ活性有影响，有报道甲亢是硬脑膜静脉窦血栓形成的独立危险因素。据报道，Graves 病是一种引起短暂性胼胝体高信号和多发性硬化样多相脱髓鞘自身免疫性综合征的罕见病因。

甲状旁腺及其相关疾病

与甲状旁腺激素功能障碍相关的代谢异常包括原发性和继发性甲状旁腺功能亢进症、甲状旁腺功能减退症、假性甲状旁腺功能减退症和假性假甲状旁腺功能减退症。

甲状旁腺功能亢进症

甲状旁腺通过产生甲状旁腺激素（parathyroid hormone, PTH）控制钙代谢。甲状旁腺功能亢进（Hyperparathyroidism, HPTH）是典型的骨吸收性疾病，因此在颅骨和大脑均可见影像学异常。

甲状旁腺功能亢进可以是一种获得性（常见）或遗传性疾病（罕见）。甲状旁腺功能亢进也可以是原发性，继发性，甚至三发性。由于透析患者数量的增加，现在最常见的类型是继发性甲状旁腺功能亢进。

原发性甲状旁腺功能亢进

原发性甲状旁腺功能亢进在中老年人中最常见，儿童中相对罕见，女性更多见。原发性甲状旁腺功能亢进以高钙血症和低磷血症为特征（血清钙升高；血清磷正常或降低）。甲状旁腺功能亢进通常无症状。系统性甲状旁腺功能亢进的一般表现特点为"结石、骨头痛、消化性溃疡、精神改变"。

骨 CT 表现为颅骨弥漫性斑片状椒盐样病变。骨吸收性病灶中散在分布各种斑片状硬化。平扫 CT 上基底节钙化是脑内最常见的表现，典型的双侧对称性分布于苍白球、壳核和尾状核。也可累及丘脑、皮层下白质和齿状核。

MR 表现为基底节对称性的 T_1 高信号和 T_2 低信号。T_2^*（GRE，SWI）序列表现为典型的轻到中度"晕染"灶。常见"棕色瘤"——颅骨单发或多发非肿瘤性病变。

继发性甲状旁腺功能亢进

继发性甲状旁腺功能亢进最常见的原因是慢性肾病（CRD）。大多数透析患者最终发展为继发性甲状旁腺功能亢进。继发性甲状旁腺功能亢进的其他病因包括饮食缺钙、维生素 D 吸收障碍、磷酸盐代谢紊乱和低镁血症。

大多数继发性甲状旁腺功能亢进患者初诊时年龄超过 40 岁。血清钙正常或降低，血清磷升高，磷酸钙产物升高。低维生素 D 几乎全是继发于肾脏疾病，而不是饮食缺乏。

慢性肾病的常见表现为肾性骨营养不良。颅骨和颅底的大量骨质增厚使神经和血管通道变窄。典型表现为进行性累及脑神经（最常见的是视神经压迫病变）和颈动脉狭窄伴缺血性症状。

继发性甲状旁腺功能亢进主要影响颅骨和硬脑膜，脑实质通常正常。平扫 CT 显示颅骨和面部骨骼明显增厚，这种情况有时称为"尿毒症骨性狮面"或"大头病"（图 32-14）。

原发性甲状旁腺功能亢进和继发性甲状旁腺功能亢进均可见"棕色瘤"。纤维化、出血和坏死导致棕色囊肿的形成。单发或多发"棕色瘤"在 CT 上表现为局灶性膨胀性溶骨性骨质病变，边缘骨质无硬化。MR 上的信号强度变化很大，反映了出血的时间和数量，以及纤维组织和囊肿的形成。

继发性甲状旁腺功能亢进的典型颅内表现为异常广泛的斑块样硬脑膜增厚（图 32-15）。长期的慢性肾病也会导致颈内动脉和颈外动脉广泛的"管状"钙化。

甲状旁腺功能减退症

甲状旁腺功能减退症有三种类型：甲状旁腺功能减退症（hypoparathyroidism, HP）、假性甲状旁腺功能减退症（pseudohypoparathyroidism, PHP）和假性假甲状旁腺功能减退症（pseudo-pseudohypoparathyroidism, PPHP）。这三种疾病在脑成像上有共同的特征，尽管它们的临床表现和实验室结果有所不同。

HP 的特征是脑钙化，基底节和丘脑是最常见的部位（图 32-16），其次是大脑和小脑。

PHP 的特点是甲状旁腺激素水平升高和甲状旁腺激素抵抗所致的低钙血症和高磷血症。PHP 和

PPHP 的典型表现为对称性钙化，分布于基底节和丘脑（图 32-17）、小脑半球、皮层下白质、偶见于大脑皮层。

PPHP 通常无实验室检查异常，钙和磷酸盐水平正常。

甲状旁腺功能紊乱

甲状旁腺功能亢进

- 原发性甲状旁腺功能亢进（甲状旁腺腺瘤）
  - 颅骨椒盐征，棕色瘤
  - 基底节钙化

图 32-14A 继发性 HPTH 患者的轴位骨 CT 显示骨性狮面伴明显颅骨增厚，局灶性硬化"棕色瘤"➡️

图 32-14B 同一患者的冠状骨 CT 显示明显的颅骨增厚

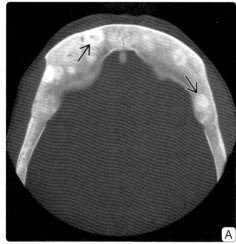

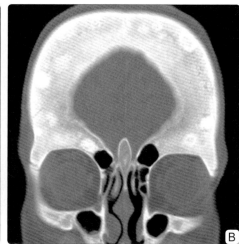

图 32-15 一位 31 岁男性 ESRD 患者平扫 CT 显示沿小脑幕➡️明显增厚的斑块样沉积物

图 32-16 7 岁的甲状旁腺功能减退症患者平扫 CT 显示苍白球➡️钙化，灰白质交界处➡️钙化灶较小

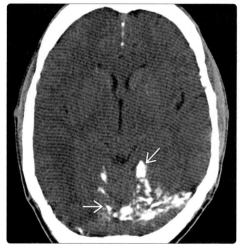

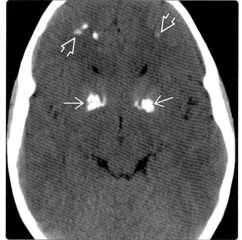

图 32-17A 应用骨化三醇的 34 岁女性 PPHP 患者轴位 T_1W MR 显示尾状核➡️和壳核➡️均呈对称性短 T_1 信号

图 32-17B T_2^* SWI 示尾状核➡️、壳核➡️和苍白球➡️对称性低信号（图片提供者：P. Hildenbrand, MD.）

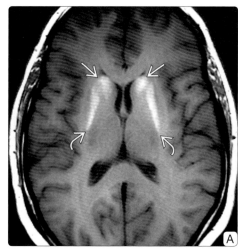

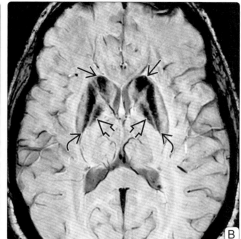

- 继发性甲状旁腺功能亢进（慢性肾功能衰竭）
  - 颅面骨增厚（大头病）伴或不伴棕色瘤
  - 斑块样硬脑膜增厚、钙化

甲状旁腺功能减退症

- 三种类型（根据临床和实验室结果区分）
  - 甲状旁腺功能减退症
  - 假性甲状旁腺功能减退症
  - 假性假甲状旁腺功能减退症
- 钙化：基底节＞大脑，小脑

原发性家族性脑钙化症（Fahr 病）

原发性家族性脑钙化症（primary familial brain calcification, PFBC），又名 Fahr 病，是一种导致严重脑钙化的遗传性疾病。钙沉积开始于三十岁，但症状出现在 10～20 年后，通常在 30～60 岁。典型表现为青壮年患者的精神分裂症样精神病和 50 岁以上患者的锥体外系症状伴皮层下痴呆。

平扫 CT 表现广泛的双侧对称性的基底节钙化。外侧苍白球受累最严重，内侧苍白球相对较轻。壳核、尾状核、丘脑、小脑的齿状核，以及大脑和小脑的白质（包括内囊）常受累（图 32-18）。

MR 信号强度随疾病分期、钙化和重金属沉积量的不同而不同。钙化在 T_1W（图 32-19A）（图 32-19C）上表现为高信号，但在 T_2W 上变化很大。T_2/FLAIR 可表现正常或轻度异常。它们也可表现为脑白质中广泛的 T_2 高信号病灶，与中毒性 / 代谢性脱髓鞘非常相似（图 32-19D）。

T_2^*（GRE，SWI）扫描表现为铁沉积引起的磁敏感信号明显变化，表现为"晕染"样低信号（图 32-19B）。Fahr 病 T_1W 增强不强化。

PFBC 的主要鉴别诊断是基底节正常生理性钙化。基底节与年龄相关的钙化（"衰老"）很常见，通常位于内侧苍白球。PFBC 的钙化更严重、更广泛。

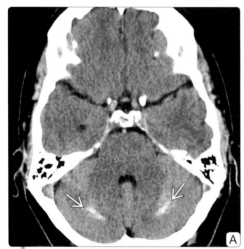

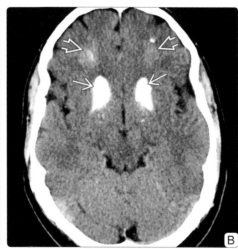

图 32-18A　一位 51 岁男性 Fahr 病患者轴位平扫 CT 扫描显示双侧对称性的小脑白质➡钙化

图 32-18B　平扫 CT 显示尾状核和苍白球➡均有致密钙化，额叶白质➡有更微小的钙化

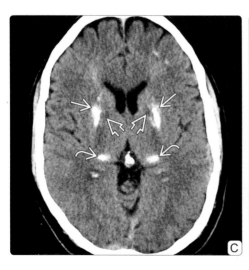

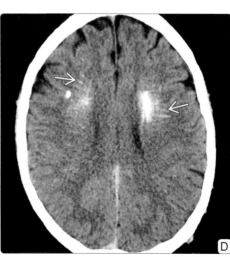

图 32-18C　同一患者更多头颅平扫 CT 显示壳核和外侧苍白球➡钙化，大部分内侧苍白球➡不受累。两侧丘脑的枕部➡存在钙化。脑白质可见斑点状钙化

图 32-18D　平扫 CT 显示线状钙化从尾状核垂直延伸至脑白质➡

原发性家族性脑钙化症

病因、临床特点

- 又名 Fahr 病
- 由 4 种基因突变引起（*SLC20A2* 最常见）
- 通常出现在 30~60 岁
  - 椎体外系症状、痴呆

影像学

- 平扫 CT
  - 广泛的双侧基底节钙化
  - 壳核、尾状核、丘脑、齿状核
  - 大脑和小脑半球的白质
- MR
  - 钙化区 T_1 缩短
  - 伴或者不伴 T_2/FLAIR 白质高信号、囊变
  - T_2^*（GRE,SWI）上广泛的"晕染"
  - 鉴别诊断：生理性钙化，PHP/PPHP

癫痫及相关疾病

癫痫发作可由多种感染性、代谢性、毒性、发育性、肿瘤性或退行性疾病引起，并可影响大脑的许多区域。我们将观察两种经典疾病的影像学表现：① 慢性反复癫痫发作（内侧颞叶硬化）和 ② 长时间急性癫痫发作活动（癫痫持续状态）。

然后，我们讨论了最近被热议的一种在癫痫发作（以及各种其他疾病）时可见的异常，即胼胝体细胞毒性病变。本节最后总结的内容包括短暂性全面遗忘症的影像学表现，该病对海马影响极大。

内侧颞叶（海马）硬化

内侧颞叶硬化（mesial temporal sclerosis, MTS），又名海马硬化（hippocampal sclerosis, HS）（图 32-20），是最常见的局灶性癫痫类型，大多数该型癫痫患者行颞叶切除术。

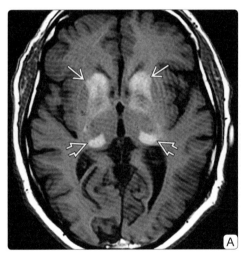
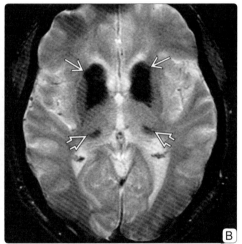

图 32-19A 一位 67 岁男性伴癫痫和 Fahr 病患者的轴位 T_1W MR 显示基底节 ➜和双侧丘脑枕部➜对称性短 T_1

图 32-19B 同一病例的 T_2^* GRE 显示短 T_1 区基底节➜和丘脑➜的密集敏感性"晕染"灶

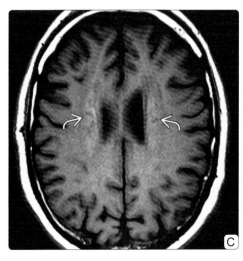
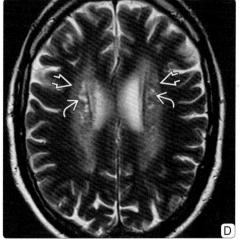

图 32-19C 同一病例更多头颅 T_1W MR 显示尾状核和侧脑室旁深部白质➜T_1 高、低信号混合灶

图 32-19D 同一病例的 T_2W MR 显示深部白质➜广泛的 T_2 高信号融合区，其间夹杂囊变区➜和低信号灶。脑白质营养不良的白质囊肿是 PDGFB 突变的特征

病因和病理

许多事件（如创伤或感染）都可诱发顽固的复杂性部分发作型癫痫（图 32-21）。最终结果是内侧颞叶硬化。内侧颞叶硬化的主要特征是海马和邻近结构的萎缩。虽然海马体的所有区域都可能受到血氧缺血性损伤的影响，但 CA1 和 CA4 区最为敏感。15%~20% 的患者为双侧受累，但通常是不对称的。

临床问题

近 10% 的人在一生中经历过癫痫发作。其中 2/3 为非复发性热性 / 无热性癫痫发作。高峰患病年龄为双峰型（<1 岁和 >55 岁）。1/3 的患者会出现反复癫痫发作（"癫痫"）。

影像

MR 表现　60%~70% 颞叶癫痫患者有内侧颞叶硬化的影像表现。标准冠状位反转恢复序列或 3D-SPGR 序列显示海马萎缩，同侧穹窿萎缩，邻近颞角和（或）脉络膜裂增宽。典型表现为 T_2/FLAIR 异常高信号伴海马内部结构模糊（图 32-21）。增强扫描内侧颞叶硬化通常不会强化。

核医学表现　FDG-PET 是诊断颞叶内侧硬化最敏感的影像学检查之一，最典型的表现为颞叶低代谢。SPECT 通常表现癫痫发作时致痫区高灌注，间歇期致痫区低灌注。

鉴别诊断

内侧颞叶硬化的主要鉴别诊断是癫痫持续状态。癫痫持续状态可能是亚临床的，可引起短暂性脑回水肿，伴有 T_2/FLAIR 高信号和（或）受累皮层和海马体强化。

颞叶低级别胶质瘤（WHO 2 级星形细胞瘤、少突胶质细胞瘤或少突星形细胞瘤）可引起耐药的颞叶癫痫（图 32-22A）。胶质瘤通常表现 T_2/FLAIR 高信号并引起占位效应，而不是体积缩小。与 TLE 相关的皮层肿瘤包括胚胎发育不良性神经上皮肿

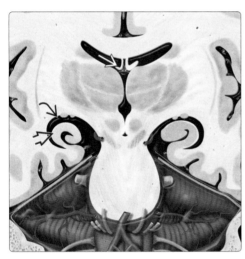
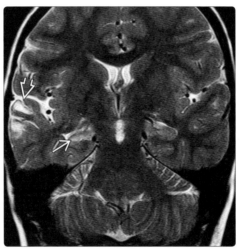

图 32-20　冠状位显示典型的内侧颞叶硬化。右侧海马➡萎缩、硬化，正常内部结构消失。右侧颞角➡扩大，同侧穹窿➡缩小

图 32-21　27 岁男性，有顽固性癫痫、远端闭合性头部外伤病史，冠状位 T_2W MR 显示颞叶脑软化灶➡。右侧海马➡萎缩、高信号与内侧颞叶硬化相一致

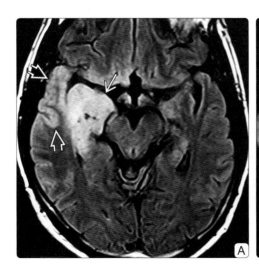
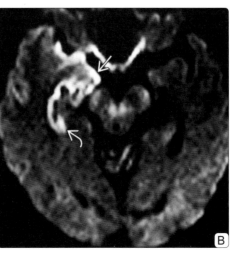

图 32-22A　一位 58 岁男性新发药物难治性癫痫，轴位 FLAIR MR 显示右侧内侧颞叶➡肿块样高信号。颞叶外侧皮层➡见高信号

图 32-22B　DWI MR 显示右侧颞叶钩突➡和海马区➡弥散受限。脑电图证实颞叶癫痫。活检及切除术显示弥漫浸润型星形细胞瘤

瘤（dysembryoplastic neuroepithelial tumor, DNET）。DNET 通常是一种界限清晰的"泡状"肿块，常与邻近皮质发育不良有关。皮质发育不良像灰质一样呈等信号，但常导致颞叶白质的 T$_2$ 高信号。

颞叶囊样病变在 T$_2$W 上呈高信号，包括明显的血管周围间隙、海马沟残余和脉络膜裂囊肿。这些"别管我（leave me alone）"类的病灶都表现得像脑脊液，在 FLAIR 上受抑制。

癫痫持续状态

病因和病理生理

癫痫持续状态（status epilepticus, SE）是一种持续的（>30 分钟），伴有脑电图显示的持续性癫痫发作。癫痫持续状态可以是局灶性或广泛性、临床或亚临床（无症状）。广泛性癫痫持续状态如果不加以控制，有可能危及生命。

持续的发作活动可引起高代谢及高葡萄糖利用。虽然灌注增加，但仍无法满足葡萄糖需求。导致细胞能量的产生受损、细胞毒性水肿和血管源性水肿。随着长期严重癫痫发作，血 - 脑屏障可能变得具有渗透性，允许液体和大分子渗透到细胞外间隙。

影像

CT 表现   最初平扫 CT 可能表现正常或脑回肿胀伴脑沟消失、实质密度减低、灰白质分界不清。

MR 表现   癫痫发作期 MR 表现为 T$_2$/FLAIR 高信号伴脑回肿胀（图 32-23A）。皮层下和深部白质相对较少波及。癫痫持续状态中常见同侧丘脑高信号。

T$_1$W 增强扫描可见从无到显著的脑回样强化（图 32-23B）。DWI 可表现为单侧或双侧海马、丘脑和皮层病变区扩散受限（图 32-23C）。

随诊扫描严重病例可见永久性异常，包括局灶性脑萎缩、皮层层状坏死和内侧颞叶硬化。

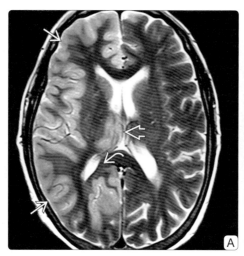
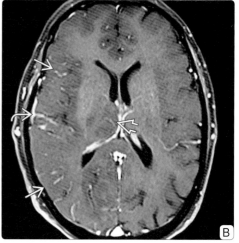

图 32-23A   一位 52 岁女性，癫痫持续状态 24 小时，T$_2$W MR 示弥漫性脑回➡️及右侧丘脑➡️肿胀和高信号。顶叶白质和胼胝体➡️有轻微异常

图 32-23B   T$_1$ 增强压脂 MR 显示相应皮层、丘脑➡️低信号。注意与左侧正常相比，右侧皮层血管➡️和引流静脉➡️充盈

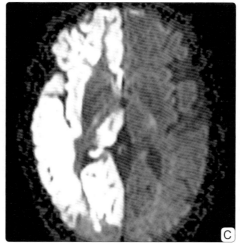
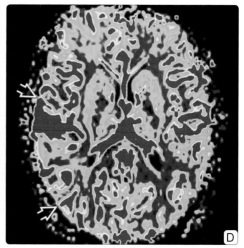

图 32-23C   DWI MR 显示右侧大脑半球皮层、皮层下白质和丘脑弥散明显受限

图 32-23D   rCBV 图显示右侧大脑半球➡️血容量较左侧增加

鉴别诊断

癫痫发作期脑肿胀的主要鉴别诊断是急性脑缺血梗死。急性脑缺血发生在典型的血管区分布域，呈楔形（灰质和白质均累及），DWI 上的异常早于 T₂/FLAIR 高信号出现。而在发作中的癫痫持续状态，DWI 和 T₂ 信号改变通常同时发生。

脑炎可引起 T₂/FLAIR 高信号团伴弥散受限。脑炎通常累及皮层及皮层下白质。急性发作的线粒体脑肌病伴高乳酸血症和卒中样发作（MELAS）可影响非血管分布区域的皮层。

胼胝体细胞毒性病变

术语和病因

胼胝体细胞毒性病变（cytotoxic lesions of the corpus callosum, CLCCs）是与多种不同疾病相关的获得性病变。由于它们通常是可逆的且最常见于胼胝体压部，它们也被称为一过性或可逆性胼胝体压部病变。

大多数研究者认为 CLCCs 是一种伴有继发性兴奋毒性谷氨酸相关细胞内水肿的细胞因子病。胼胝体（尤其是胼胝体压部）有高浓度的兴奋性氨基酸、毒素和药物受体，因此更容易发生细胞毒性水肿。

并发症

CLCCs 最常见的原因是与药物相关。最初报道的 CLCCs 是一种与使用和停用抗癫痫药物（如卡马西平）相关的可逆现象。其他药物（如甲硝唑）与 CLCCs 也有关。

CLCC 的第二常见原因是感染，通常是病毒性脑炎，它可导致轻度发热性脑病。流感病毒、麻疹、人类疱疹病毒 6 型、西尼罗河病毒、EB 病毒、水痘 – 带状疱疹病毒、腮腺炎和腺病毒均已报道与胼胝体细胞毒性病变相关。

代谢紊乱，如低血糖和高钠血症、急性酒精中毒、营养不良和维生素 B₁₂ 缺乏是 CLCC 相关疾病第三常见的原因。

其他报道称该病也与偏头痛、外伤、高原性脑水肿、系统性红斑狼疮、脑内静脉闭塞、腓骨肌萎缩症和肿瘤相关。

影像

典型的 CLCCs 是以胼胝体压部为中心的圆形至卵圆形的均匀、非出血性病变。T₁W 呈轻度低信号、T₂/FLAIR 呈高信号、无强化、可见弥散受限（图 32-24，图 32-25）。另一种类型的 CLCC 累及整个胼胝体压部并延伸至后钳，被称为"回旋镖"征。很少有 CLCCs 从胼胝体压部向前延伸到胼胝体干。

大多数 CLCCs 会自然消退，并在几天或几周内完全消失。后续影像学检查通常正常。

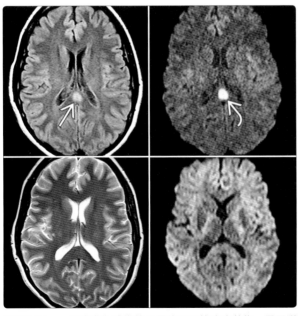

图 32-24　一位患者在成像前 3 周停用了抗癫痫药物，显示胼胝体压部呈圆形 FLAIR 高信号病变➡（左上），DWI 受限➡（右上），2 周后复查病灶消退。此病例为 CLCC

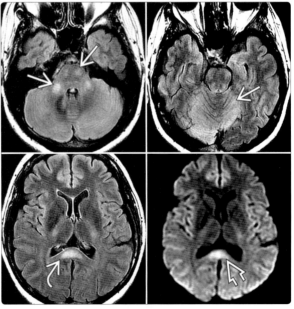

图 32-25　病毒性脑炎 FLAIR MR 扫描显示脑桥、小脑脚和小脑半球有病变➡。胼胝体压部病变➡ DWI 受限➡。此病例为病毒相关性 CLCC

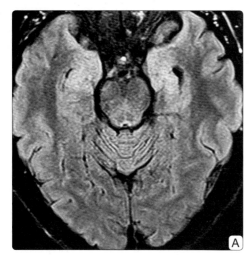

图 32-26A   一位 70 岁女性，突然出现意识错乱和健忘症，轴位 FLAIR MR 正常

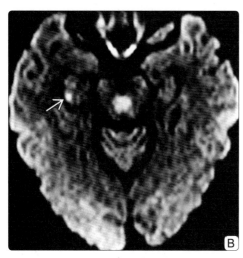

图 32-26B   DWI MR 显示右侧海马小灶性弥散受限➡。症状消失，随访扫描正常。这是 TGA

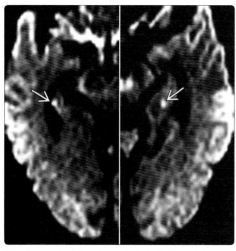

图 32-27   65 岁男性，突发顺行性记忆丧失，DWI MR 显示双侧海马点状弥散受限。这是 TGA

胼胝体细胞毒性病变

病理生理

- 细胞因子病伴谷氨酸导致的细胞内水肿
- 与其相关（因素）
  ○ 癫痫发作
  ○ 药物（抗癫痫药物、甲硝唑等）
  ○ 感染（通常但不仅限病毒）
  ○ 代谢紊乱（酒精、Wernicke、渗透性）
  ○ 肿瘤、化疗
  ○ 创伤

临床表现

- 通常无症状，偶尔有症状
- 通常（但并非总是如此）自然消退

影像学表现

- 圆形、卵圆形，或者"回旋镖形"病变
- 胼胝体压部 >>> 体部，中央 >> 边缘
- T_2/FLAIR 高信号
- DWI 弥散受限
- 无强化

短暂性全面性遗忘症

术语和临床特征

短暂性全面性遗忘症（transient global amnesia, TGA）是一种独特的神经系统疾病，其特征是① 突然的记忆丧失，不伴其他认知或神经损伤的征象，以及② 在 24 小时内完全临床恢复。TGA 的潜在病因不明。

大部分 TGA 患者年龄在 50~70 岁，TGA 在 40 岁以下很少见。保留警觉性、注意力和人格同一性是孤立性顺行性遗忘一贯的特征。80%~90% 的病例脑电图正常，其余表现为轻微的非癫痫样活动。症状在 24 小时或更短时间内消失。复发相对罕见。

影像

CT 扫描总是正常的，标准 MR 序列（T_2/FLAIR）通常没有异常。DWI 显示海马 CA1 区、沿着海马体的外侧在颞角内侧呈针孔状或点状的弥散受限。病变可单发（55%）（图 32-26）或多发（45%），单侧（50%~55%）或双侧（45%~50%）（图 32-27）。海马体最常受累，其次是头部。

TGA 中 DWI 的异常随症状发作时间的增加而显著增加。在 0~6 小时内，34% 的患者病灶显示弥散受限。6~12 小时成像，患者比例增加到 62%；12~24 小时成像，患者比例增加到 67%。第 3 天，75% 的患者表现出异常。后续扫描通常在第 10 天显示完全恢复。

鉴别诊断

TGA 的两个主要鉴别诊断是卒中和癫痫。它们在海马体中的独特位置不支持典型的栓塞性梗死。然而，急性孤立性海马斑点状梗死与短暂性全面性遗忘症仅通过影像学检查无法鉴别。

癫痫发作可引起短暂性弥散受限，但通常累及中等至大面积的皮层。TGA 的点状病变与癫痫持续状态皮层回状带的弥散受限和低血糖性癫痫发作时的后部为主的病变明显不同。

其他疾病

肝性脑病

肝性脑病（hepatic encephalopathy, HE）是重症肝病患者发病和死亡的重要原因。HE 被分为三组：轻度 HE（又称为潜伏或亚临床肝性脑病），慢性 HE 和急性 HE。

尽管 HE 的确切机制仍然难以明确，但血氨和脑氨水平升高与肝 HE 的发病机制密切相关。

氨主要在肝脏中通过尿素循环进行代谢。当肝脏的代谢能力严重下降时，氨的解毒功能就会受损。含氮废物堆积，很容易穿过血–脑屏障。氨及其主要代谢物谷氨酰胺会干扰大脑线粒体代谢和能量产生。星形胶质细胞渗透压的增加会引起肿胀和自我调节的丧失，并导致脑水肿。

我们首先讨论慢性 HE，然后重点讨论肝衰竭的急性表现及其最严重的表现——高血氨性脑病。

慢性肝性脑病

慢性 HE 是一种发生在慢性严重肝功能不全背景下潜在可逆的临床综合征。儿童和成人都可受累。大多数患者有长期肝硬化病史，常伴有门脉高压和门体分流。

平扫 CT 通常正常或显示轻度脑萎缩。在绝大多数病例中，MR 扫描在 T_1W 上显示双侧苍白球和黑质对称高信号，可能是继发于锰沉积（图 32-28A）。垂体和下丘脑也有 T_1 高信号的报道，但不常见。肝移植后纹状体系统的 T_1 高信号可降低甚至完全消失。

慢性肝衰竭急性加重

慢性肝衰竭急性加重（acute-on-chronic liver failure, ACLF）是指既往患有慢性肝病（通常为肝硬化）的个体肝功能急性恶化。肝和肝外器官衰竭（通常是肾功能不全）在 ACLF 中很常见，并与大量的短期死亡相关。诱发因素包括细菌和病毒感染、酒精性肝炎和手术。其中 40% 以上的病例没有发现诱发事件。

急性 HE 引起的意识改变很常见，其程度从轻度意识混乱到昏迷。影像学反映为慢性肝病和急性肝功能不全的联合改变，如高氨血症伴皮层水肿或 Wernicke 脑病（图 32-28）。

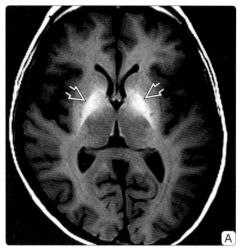

图 32-28A　慢性肝衰竭伴急性脑病发作的 T_1W MR 显示苍白球 ➡ 显著性、对称性短 T_1

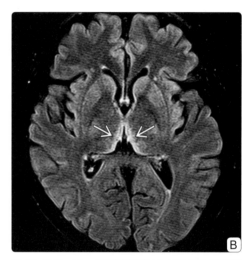

图 32-28B　同一病例的轴位 FLAIR MR 显示第三脑室周围丘脑内侧对称高信号 ➡

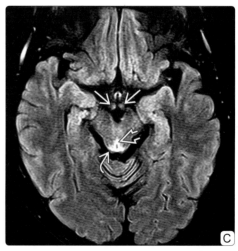

图 32-28C　导水管周围灰质 ➡、顶盖 ➡、两个乳头体 ➡ 高信号。急性 WE 合并慢性肝衰竭

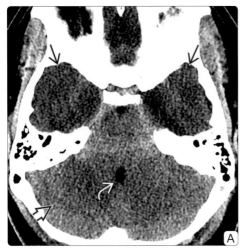

图 32-29A 中暑 6 天后入院平扫 CT 显示颞叶 →、小脑 → 肿胀，第四脑室 → 受压

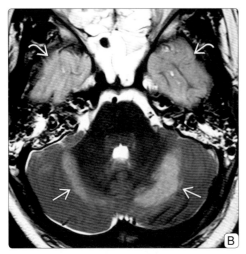

图 32-29B T₂W MR 示双颞叶 → 弥漫性肿胀、高信号，小脑白质也是高信号 →

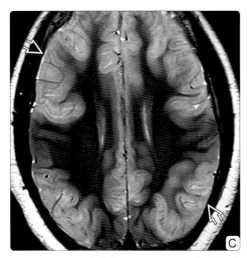

图 32-29C 更多头颅 T₂W MR 显示弥漫性皮层高信号。此病例为热射病（图片提供者：P. Hudgins, MD.）

急性肝性脑病和高氨血症

术语　急性 HE（AHE）是由高氨血症引起的，可以是肝性和非肝性的。高氨血症、全身炎症（包括败血症、细菌易位和胰岛素抵抗）和氧化应激是介导临床恶化的关键因素。

病因　虽然急性肝功能失代偿是成人高氨血症最常见的原因，药物毒性也是一个重要的考虑因素。丙戊酸钠、天冬酰胺酶、对乙酰氨基酚和化疗都与高氨血性脑病的发生有关。引起高氨血症的其他重要非肝性原因包括血液病、肠外营养、骨髓移植、尿路感染和暴发性病毒性肝炎。

遗传性尿素循环障碍或有机酸血症，如瓜氨酸血症和鸟氨酸氨甲酰基转移酶缺乏症，是急性高血氨性脑病的其他潜在原因（见第 31 章）。

影像　典型表现为岛叶皮层、扣带回和基底节双侧对称性 T₂/FLAIR 高信号，而前旁扣带回和枕区相对较少（图 31-34）。大脑半球白质通常不累及。AHE 的 DWI 明显弥散受限。

鉴别诊断　AHE/ 高氨血症的主要鉴别诊断是缺氧缺血性脑病、低血糖、癫痫持续状态和 Wernicke 脑病。仅靠影像学缺氧缺血性脑病与 AHE 很难鉴别。岛叶皮层和扣带回对称受累应提示 AHE。

低血糖是慢性 HE 患者常见的伴随疾病。急性低血糖通常影响顶枕区灰质，而早期 AHE 可能不累及后部皮层。血糖低，血氨正常。癫痫持续状态通常为单侧，虽然常累及丘脑，但一般不累及基底节。Wernicke 脑病累及内侧丘脑、乳头体、顶盖和导水管周围灰质。大脑皮层和基底节较少累及。

高热性脑病

急性热相关疾病是一系列疾病，从轻微的热痉挛和热衰竭到危及生命的热射病。它会导致谵妄、癫痫和昏迷。

临床上热射病定义为核心体温超过 40℃。危险因素包括环境温度和湿度过高、脱水、酗酒和某些药物（降压药或精神类药物）。两极年龄段的人（婴儿和高龄）尤其容易受到影响。热射病患者的发病率和死亡率在 10%～50%。

小脑中的浦肯野细胞特别容易受到热损伤。MR 可显示小脑、基底节 / 丘脑、海马和大脑皮层的 T₂/FLAIR 高信号（图 32-29）。受累区弥散受限较常见。

渗透性脑病

最常见的低渗状态为低钠血症，最常见的渗透性脑病为渗透性脱髓鞘综合征（osmotic demyelination syndrome, ODS）。

术语和病因

ODS 又名脑桥中央髓鞘溶解症（当只影响脑桥时），如果同时涉及脑桥和脑桥外髓鞘溶解，则称为渗透性脱髓鞘。ODS 目前为首选术语。

ODS 发生于渗透应激，通常发生在低钠血症的过快纠正而引起血清钠过多时。ODS 与其他疾病有关，如器官移植（特别是肝脏）、血液透析和纠正低血糖症。

病理

传统认为 ODS 主要是脑桥病变（图 32-30，图 32-31）。然而，多灶性的受累是常见且典型的。仅有 50% 的 ODS 病例仅见脑桥损伤。30% 的病例中脑桥内外均有脱髓鞘灶。基底节和半球白质是常见受累部位。20%～25% 的病例中白质脱髓鞘仅发生在脑桥外。

ODS 也可累及的其他中枢神经系统部分，包括小脑（特别是小脑中脚）、基底节、丘脑、外侧膝状体和半球白质。一些 ODS 病例累及大脑皮层。

大体上，脑桥中央异常柔软，呈菱形或三叉形，呈灰褐色。脑桥外围不累及。ODS 可发生皮层层状坏死，主要与低氧或缺氧有关。在这种情况下，受累的皮层看起来柔软苍白。

临床问题

ODS 很少见。它可以发生在任何年龄，但最常见于中年患者（高峰为 30～60 岁）。患有 ODS 的儿科患者通常患有糖尿病或厌食症。ODS 最常见的症状是精神状态改变和癫痫发作。ODS 的预后差异很大，从痊愈到昏迷、"闭锁"综合征和死亡。

ODS 也可发生在 ① 正常血钠的患者中，且 ② 可能与血清钠的变化无关！

影像

ODS 的影像学表现通常比临床症状晚 1～2 周。

CT 表现　平扫 CT 可正常或显示受累区域低密度，特别是脑桥中央（图 32-33A）。

MR 表现　标准 MR 序列在最初几天可能正常。最终，ODS 在 T_1W 呈低信号（图 32-33B），在 T_2/FLAIR 呈高信号（图 32-33C）。病灶典型表现为境界清楚且对称。脑桥的 ODS 常呈圆形，有时呈"三叉戟"形（图 32-31）。脑桥外围、皮质脊髓束和横向纤维不受累（图 32-32）。至少有 1/2 的病例累及基底节和半球白质或皮层（"脑桥外髓鞘溶解症"）（图 32-35）。

DWI 是 ODS 最敏感的序列，在其他序列正常的情况下，DWI 可显示弥散受限（图 32-34D，图 32-35）。DTI 显示脑桥中央白质中断，外周、横向神经束不受累。

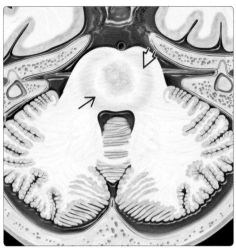

图 32-30　图示急性渗透性脑桥中央脱髓鞘➡️。注意外周白质不受累，该部位有皮质脊髓束➡️穿行

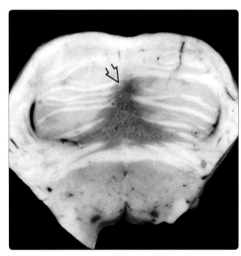

图 32-31　尸检陈旧 CPM 显示脑桥中央呈三角形棕色脱髓鞘➡️（图片提供者：Agamanolis DP 前面所引用的著作中）

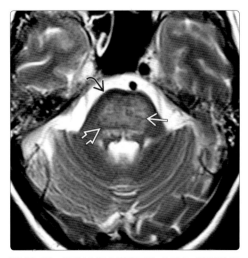

图 32-32　T_2W MR ➡️所示为 CPM。脑桥外围➡️、皮质脊髓束和脑桥横向纤维➡️完好

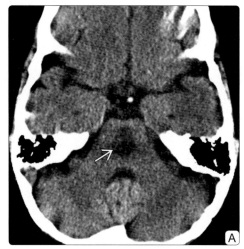

图32-33A　37岁女性，渗透性脱髓鞘综合征患者，平扫CT显示中央脑桥呈三角形低密度→

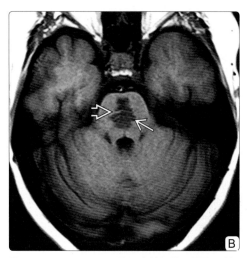

图32-33B　T₁W MR显示病灶低信号→。脑桥横向纤维不受累，如图所示为保留的线样脑组织→

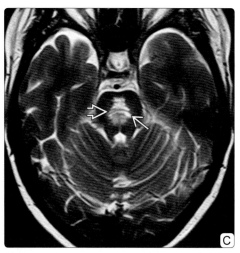

图32-33C　经上部脑桥平面的T₂W MR显示病变→内可见呈"条纹"状的保留髓鞘的脑桥横向纤维→

在约20%的ODS病例中，患区中线和边缘强化可形成明显的"三叉戟"形。晚期急性或亚急性ODS病变T₁增强可显示中度融合性强化（图32-34）。强化通常在发病后几周内消退。

鉴别诊断

"中央型"ODS的主要鉴别诊断是脑桥缺血性梗死。基底穿支动脉梗死累及脑桥表面，通常不对称。脱髓鞘疾病可累及脑桥，但很少对称。

伴有基底节和（或）皮层受累的脑桥外ODS的主要鉴别诊断是代谢性疾病。高血压性脑病（PRES）可累及脑桥，但不累及外周白质神经束。壳核变性和线粒体疾病累及基底节，但脑桥较少累及。

渗透性脱髓鞘综合征

术语、病因
- 渗透性脱髓鞘综合征（原脑桥、脑桥外髓鞘溶解症）
- 血清低渗→细胞失去渗透，收缩
- 少突胶质细胞对渗透应激特别敏感
- 注意：其可在血清钠未见紊乱的情况下发生！

位置
- 50% 脑桥（外周、横向脑桥神经束不受累）
- 30% 脑桥 + 脑桥外（基底节、丘脑、白质）
- 20%～25% 完全为脑桥外
- 伴或不伴皮层层状坏死

影像
- T₁呈低信号，T₂呈高信号
  - 急性ODS在T₂W见"三叉戟"征，T₁增强强化
- DWI上可能弥散受限

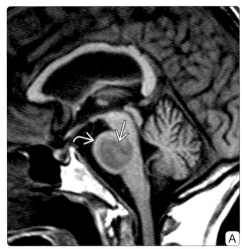

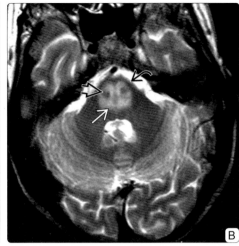

图 32-34A　一位 44 岁酗酒男性，伴有呕吐、癫痫和严重的精神状态改变，矢状位 T₁W MR 显示脑桥中央轻度肿胀和低信号➡️，而脑桥外围➡️完好

图 32-34B　同一患者的 T₂W MR 显示对称的中央高信号➡️，脑桥外围➡️和皮质脊髓束➡️完好

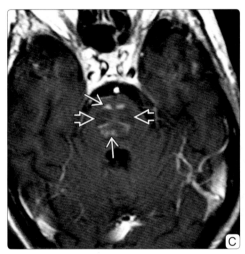

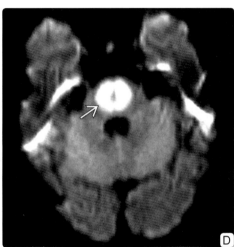

图 32-34C　同一患者轴位 T₁ 增强 MR 显示受累白质➡️呈散在对称性强化，皮质脊髓束➡️不受累

图 32-34D　同一患者的 DWI MR 显示明显弥散受限➡️。ODS 合并急性脱髓鞘可见强化及弥散受限

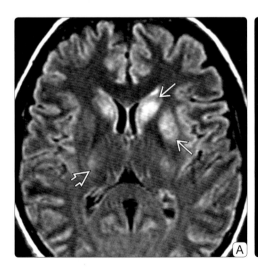

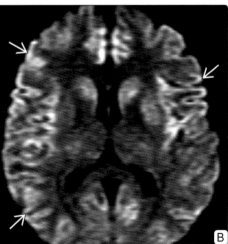

图 32-35A　一位 56 岁的男性，在快速纠正低钠血症后出现意识混乱，轴位 FLAIR MR 显示了一个变异 ODS 病例。可见基底节➡️和两侧丘脑➡️的高信号

图 32-35B　DWI MR 显示皮层弥漫性受累，但不对称➡️。ODS 有时可见皮层层状坏死

第 33 章
痴呆和脑退化

85 岁以上的人群中 1/3 患有阿尔茨海默病（Alzheimer disease, AD）或其他类型的痴呆。目前正在开发新疗法以减缓这种严重疾病进展；大多数依赖于在出现临床症状之前早期识别高危个体。

Tau 成像和 MR 连接分析等创新技术代表了早期识别痴呆症的新的、令人兴奋的前沿领域。本章节虽然包含了一些说明性的案例，但总体目的是通过神经放射学家广泛使用的成像模态，来讨论正常和异常的大脑老化的改变。

在讨论了正常老化的大脑之后，我们将注意力转向痴呆和大脑退行性疾病。痴呆是大脑功能的丧失，继而影响记忆、思维、语言、判断和行为。痴呆有很多原因，但最常继发于大脑的退行性过程。

当大脑、脊髓或周围神经的特定部位的神经元死亡时，就会发生神经变性。尽管痴呆总是涉及脑退化，但并非所有神经退行性疾病都是痴呆。一些神经退行性疾病（如帕金森病）可能伴有痴呆，但大多数没有。

正常老化大脑

正常老化大脑简介

与年龄相关的变化几乎发生在大脑的所有部位，并且发生在所有年龄段。了解正常衰老的生物学和影像学是了解退行性脑病的病理学的先决条件。

术语

本章中使用的术语"正常老化大脑"是指由人群纵向研究描绘的与正常年龄相关的神经影像学表现，例如鹿特丹扫描研究（Rotterdam scan study, RSS）。

遗传学

遗传因素肯定会影响大脑老化并导致与年龄相关的认知能力下降。载脂蛋白 E（apolipoprotein E, APOE），特别是 APOE-ε4，和其他风险相关的单核苷酸多态性是与 MR 上的脑病理学密切相关的遗传变异因素。表观遗传失调也被认为是衰老以及与年龄相关的认知衰退和退行性疾病的关键因素。

病理

大体病理特征　总体脑容量随着年龄的增长而减少，并表现为脑脊液空间的相对增加。脑沟增宽伴脑室成比例扩大较为常见。尽管随着年龄的增长大脑皮层会轻微变薄，但主要的神经解剖学变化发生在皮层下白质（white matter，WM）中。

显微镜下特征　皮层下白质出现髓鞘纤维数量减少、细胞外间隙增加和神经胶质增生。皮层下和基底神经节的血管周围（Virchow-Robin）间隙扩大。

三种组织学标志物与痴呆相关：老年斑（senile plaque，SP）、神经原纤维缠结（neurofibrillary tangle，NFT）和路易体。SP 是大脑灰质中积累的细胞外淀粉样蛋白沉积物。将近 1/2 的认知健全的老年人表现出中度或更多的 SP 沉积。

NFT 是由神经元内的 tau 聚集引起的。路易体是神经元内 α-突触核蛋白和泛素蛋白的团块。它们存在于 5%~10% 的认知健全的个体中。

临床问题

尽管痴呆的发病率随着年龄的增长而急剧增加，但 85 岁以上的患者中有将近 2/3 的神经功能完好且认知能力正常。

正常老化大脑影像

影像在评估老年患者的"精神状态改变"和早期痴呆症状中发挥着越来越重要的作用。

CT 表现

老年患者的平扫 CT 筛查扫描通常可以获得非特异性表现，例如"精神状态改变"。正常老化的大脑在平扫 CT 扫描中表现出轻度脑室扩大和脑沟增宽（图 33-1A）。一些散在的斑片状大脑白质低密度很常见，但融合的皮层下低密度，尤其是在侧脑室腔周围，是小动脉硬化（"微血管疾病"）的标志。

MR 表现

T_1W　T_1W 图像显示轻度但对称的脑室扩大和蛛网膜下腔成比例扩大。

T_2/FLAIR　T_2/FLAIR 扫描显示大脑白质高信号（white matter hyperintensities，WMH）和腔隙性脑梗死在老年人中非常普遍。它们与心血管危险因素有关，例如糖尿病和高脂血症。"成功"老化的大脑可能表现出一些分散的非融合的脑白质高信号（合理的数量是每十年一个脑白质高信号，但在 50 岁之后患病率会急剧上升）。

随着年龄的增长，血管周围间隙的发生率和大小都会增加，在 T_2W 上可见基底神经节、皮层下白质、中脑等处边界清晰的圆形、卵形或线状脑脊液样表现（参见第 28 章）（图 33-1）。在 FLAIR 上，血管周围间隙信号被完全抑制。25%~30% 可能会显示出薄、光滑、高信号的边缘。腔隙性脑梗死通常表现为病灶周围不规则的高信号边缘。

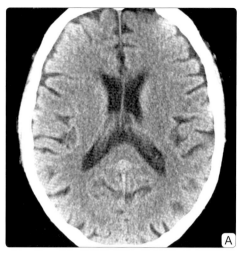

图 33-1A　一名 71 岁认知功能完好的男性平扫 CT 显示轻度扩大的脑室和脑沟，大脑白质外观正常

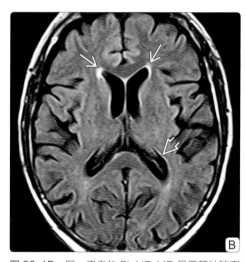

图 33-1B　同一患者的 FLAIR MR 显示额叶脑室周围"帽"➡和侧脑室周围的薄的高信号边缘

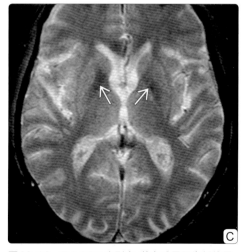

图 33-1C　T_2^* GRE 序列中，苍白球显示为低信号，但壳核或丘脑没有。不存在微出血。这是正常"成功"老化的大脑

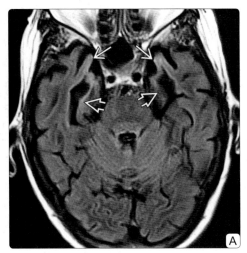

图 33-2A 临床明确诊断 AD 的 67 岁女性，FLAIR 显示海马 ➡ 和内侧颞叶 ➡ 明显严重萎缩伴高信号

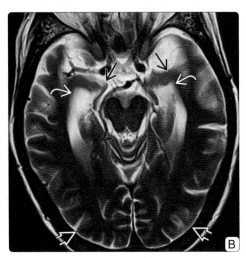

图 33-2B T$_2$W MR 显示颞角增大 ➡、颞叶体积减小 ▭➡ 和外观正常的枕叶 ➡

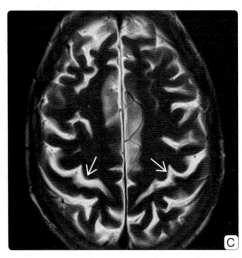

图 33-2C 大脑半球上部扫描显示对称性顶叶萎缩伴中央沟扩大 ▭➡

正常老年患者 FLAIR 扫描显示侧脑室周围光滑、薄的脑室周围的高信号边缘，这可能代表室管膜下大脑白质中细胞外间质液增加（图 33-1B）。额角周围的高信号"帽"是常见且正常的。

T$_2$*（GRE，SWI） 基底神经节中铁离子沉积随着年龄的增长而增加，在 T$_2$* 序列上得到最好的显示。内侧苍白球在 T$_2$* 扫描低信号是正常的（图 33-1C）。直到 80 岁之前，壳核低信号通常不太明显。尾状核在任何年龄都显示出少量的铁负荷。丘脑通常不会在 T$_2$* 序列上表现出任何低信号。

T$_2$* 扫描显示微出血在老化的大脑中很常见。GRE 和 SWI 序列显示 20% 的 60 岁以上患者和 1/3 的 80 岁及以上患者存在脑微出血。虽然微出血很常见，并且在统计上是"正常的"，但它并不是大脑成功老化的特征。基底神经节和小脑微出血通常提示慢性高血压性脑病。脑叶和皮层微出血是典型的淀粉样血管病表现，并且与较差的认知能力有关。

鉴别诊断

认知表现与脑影像之间的相关性很复杂且难以确定。因此，正常老化大脑的主要鉴别诊断是轻度认知障碍和早期"临床前" AD。脑白质高信号是微血管疾病的标志，因此正常大脑和皮层下动脉硬化性脑病的大脑有相当大的重叠。

痴呆

最常见的三种痴呆症是阿尔茨海默病（Alzheimer disease, AD）、路易体痴呆和血管性痴呆（vascular dementia, VaD）。它们占所有痴呆症病例的绝大多数。较为少见的痴呆包括额颞叶变性（以前称为皮克病）和皮层基底节变性。由于临床特征经常重叠，因此各种痴呆很难区分，所谓的混合型痴呆很常见。

阿尔茨海默病

阿尔茨海默病（Alzheimer disease, AD）仍然是目前唯一没有治疗方法的主要死亡原因，而年龄是迄今为止最大的风险因素。在美国，至少有 1/3 的老年人将死于痴呆症，主要是由于 AD。

术语

AD 是一种进行性神经退行性疾病，会导致认知能力下降、日常生活活动能力受损，以及一系列行为和心理状况。

越来越多的证据表明，AD 的严重程度是连续变化的。致病过程漫长，可能延续几十年。在轻度认知障碍（mild cognitive impairment, MCI）证据出现之前，临床前期 / 无症状期（即存在病理，但认知保持完整）可能存在多年。

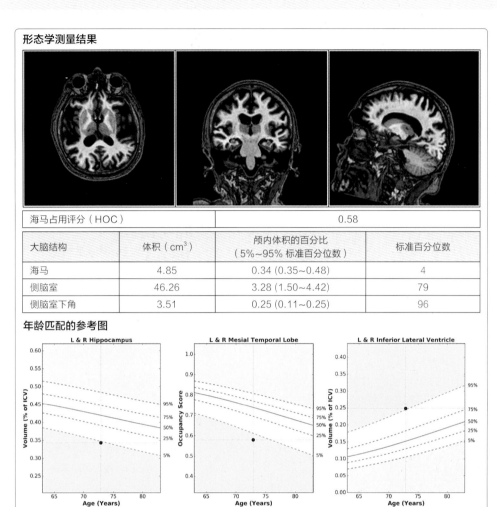

形态学测量结果

海马占用评分（HOC）		0.58	
大脑结构	体积（cm³）	颅内体积的百分比（5%~95% 标准百分位数）	标准百分位数
海马	4.85	0.34（0.35~0.48）	4
侧脑室	46.26	3.28（1.50~4.42）	79
侧脑室下角	3.51	0.25（0.11~0.25）	96

图 33-3 薄层 MP-RAGE 和年龄匹配的对照进行 NeuroQuant 形态学测量，发现海马占比评分（hippocampal occupancy score, HOC）为 0.58。海马体积处于第 4 个百分位，侧脑室下角体积处于年龄的第 96 个百分位。内侧颞叶比正常值低 >2 个标准差

病因

一般概念 AD 的特征在于"淀粉样蛋白级联反应"。减少淀粉样蛋白 β（amyloid-β，Aβ）的清除会导致其在神经元中聚集。Aβ 42 残留物既难以溶解又具有高度神经毒性。Aβ 42 团块在皮层灰质中形成老年斑。Aβ 42 沉积还可使皮层和软脑膜小动脉的管壁增厚，导致淀粉样血管病。

AD 的另一个关键特征是 tau 病理。微管相关蛋白"tau"的异常磷酸化最终导致神经原纤维缠结和神经元死亡。

遗传学 大约 10% 的 AD 病例具有明显的家族病史。ε4 等位基因是载脂蛋白 E（apolipoprotein E, APOE）的原始形式，与肠道水平的胆固醇吸收增加和携带者血浆胆固醇水平升高有关。ε4 和 *MTHFR* 基因多态性都是迟发型 AD（最常见的类型）和脑血管疾病（包括血管性痴呆，见后面的讨论）的已知危险因素。

病理

大体病理特征 受 AD 的影响，大脑表现出广泛性（全脑）的萎缩，伴有脑回萎缩、脑沟增宽和脑室扩张（尤其是颞角）。内侧颞叶和顶叶的变化最为明显（图 33-5）。额叶通常受累，而枕叶和运动皮层相对不受累。

显微镜下特征 AD 的三个组织学特征是老年斑、神经原纤维缠结和过度的神经元丢失。所有这些都是 AD 的特征，但没有一个是 AD 特有的。

AD 还经常与其他疾病共存，如血管性疾病或路易体痴呆。在超过 90% 的 AD 病例中，皮层和软脑膜小动脉中存在不同数量的淀粉样蛋白沉积（淀粉样血管病）。

分期、分级和分类 Braak 和 Braak 系统是应用最广泛的系统之一，它基于神经原纤维缠结和神经纤维丝的皮层分布，分为 1~6 级。

图 33-4　NeuroQuant 形态测量结果与上一页所示的情况相同。全脑灰质、海马和部分皮层区域（额叶、顶叶、颞叶）的详细分析显示严重萎缩，以红色突出显示

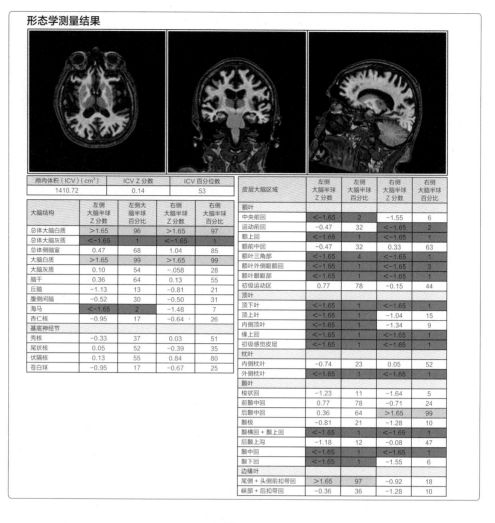

形态学测量结果

颅内体积（ICV）（cm³）	ICV Z 分数	ICV 百分位数
1410.72	0.14	53

大脑结构	左侧大脑半球 Z 分数	左侧大脑半球百分比	右侧大脑半球 Z 分数	右侧大脑半球百分比
总体大脑白质	>1.65	96	>1.65	97
总体大脑灰质	<-1.65	1	<-1.65	1
总体侧脑室	0.47	68	1.04	85
大脑白质	>1.65	99	>1.65	99
大脑灰质	0.10	54	-.058	28
脑干	0.36	64	0.13	55
丘脑	-1.13	13	-0.81	21
腹侧间脑	-0.52	30	-0.50	31
海马	<-1.65	2	-1.48	7
杏仁核	-0.95	17	-0.64	26
基底神经节				
壳核	-0.33	37	0.03	51
尾状核	0.05	52	-0.39	35
伏隔核	0.13	55	0.84	80
苍白球	-0.95	17	-0.67	25

皮层大脑区域	左侧大脑半球 Z 分数	左侧大脑半球百分比	右侧大脑半球 Z 分数	右侧大脑半球百分比
额叶				
中央前回	<-1.65	2	-1.55	6
运动前回	-0.47	32	<-1.65	2
额上回	<-1.65	1	<-1.65	1
额前中回	-0.47	32	0.33	63
额叶三角部	<-1.65	4	<-1.65	1
额叶外侧额回	<-1.65	1	<-1.65	3
额叶眼眶部	<-1.65	1	<-1.65	1
初级运动区	0.77	78	-0.15	44
顶叶				
顶下叶	<-1.65	1	<-1.65	1
顶上叶	<-1.65	1	-1.04	15
内侧顶叶	<-1.65	1	-1.34	9
缘上回	<-1.65	1	<-1.65	1
初级感觉皮层	<-1.65	1	<-1.65	1
枕叶				
内侧枕叶	-0.74	23	0.05	52
外侧枕叶	<-1.65	1	<-1.65	1
颞叶				
梭状回	-1.23	11	-1.64	5
前颞中回	0.77	78	-0.71	24
后颞中回	0.36	64	>1.65	99
颞极	-0.81	21	-1.28	10
颞横回 + 颞上回	<-1.65	1	<-1.65	1
后颞上沟	-1.18	12	-0.08	47
颞中回	<-1.65	1	<-1.65	1
颞下回	<-1.65	1	-1.55	6
边缘叶				
尾侧 + 头侧前扣带回	>1.65	97	-0.92	18
峡部 + 后扣带回	-0.36	36	-1.28	10

临床问题

流行病学和人口统计学特征　AD 占所有痴呆的 50%~60%。年龄是患 AD 的最大危险因素。AD 的患病率在 65 岁时为 1%~2%，每十年增加 15%~25%。在 "最高龄" 患者（>90 岁）中，混合型痴呆（通常是 AD 加 VaD）占主导地位。

诊断　AD 代表了一个疾病谱，范围从 Aβ 升高的认知正常个体，到表现出最初的、轻度的认知障碍（MCI）迹象的个体，再到明显的 AD。

以往 AD 的确诊只能依靠活检或尸检。现在 AD 的临床诊断有三种层次的确定性：可能、极可能和确定诊断。目前确定的 AD 的诊断需要很可能 AD 的临床诊断加神经病理学证实。

阿尔茨海默病神经影像学倡议（Alzheimer Disease Neuroimaging Initiative, ADNI）标准化数据集是目前痴呆计算机辅助诊断最常用的参考资料。

自然病程　AD 是一种慢性疾病。进展是渐进的，患者在确诊后平均生存期 8~10 年。每年有 5%~10% 的 MCI 患者进展为很可能 AD。

影像

一般特征　常规 CT 和 MR 的最重要目标之一是识别可以支持 AD 临床诊断的特定异常征象。另一个主要作用是排除在临床具有 AD 表现的其他疾病，如 "可逆性痴呆的原因"。

放射性示踪剂可以对大脑中的 Aβ 沉积进行无创体内量化，彻底改变了 AD 的影像评估方法。

CT 表现　平扫 CT 用于排除潜在的可逆或可治疗的痴呆因素，例如硬膜下血肿，但在其他方面不能提供信息，尤其是在 AD 的早期阶段。内侧颞叶萎缩通常是 CT 上最早可识别的表现。

MR 表现　目前常规 MR 在痴呆患者评估中的作用是①排除痴呆的其他原因；②识别特定脑区的脑容量损失模式（例如，"脑叶为主" 萎缩）；③识别共病血管疾病的影像学标志物，如淀粉样血管病。

标准 MR 上最常见的形态学变化是脑回变薄、脑沟增宽和侧脑室扩大。

内侧颞叶，尤其是海马和内嗅皮层，经常受到不成比例的影响（图 33-2），后扣带回也是如此。

T_1W MP-RAGE 图像可用于使用开源（如 FreeSurfer）、专有或商业（如 NeuroQuant）自动体积分析来量化局部脑萎缩（图 33-3）。7.0T MR 可以识别海马亚区的异常。最一致的发现是 CA1 体积减小（特别是 CA1-SRLM）（图 33-4）。

T_2^*（GRE、SWI）序列在检测可能提示共病淀粉样血管病的皮层微出血方面比标准 FSE 序列更加敏感。

功能神经影像　fMRI 显示在认知任务中额叶和颞叶区域激活的强度和（或）范围降低。pMR 可以显示 MCI 患者颞叶和顶叶的 rCBV 略微降低。

核医学　^{18}F FDG PET 显示局部脑区代谢降低（图 33-6），有助于将 AD 与其他脑叶为主的痴呆（例如额颞叶变性）区分开来。

PET 使用淀粉样蛋白结合放射性示踪剂，如 $^{11}[C]$ PiB（匹兹堡化合物 B），已成为早期 AD 诊断的最佳技术之一。Aβ 沉积发生在痴呆症状出现很早之前，可能代表无症状个体的临床前 AD 和 MCI 患者的前驱 AD。

鉴别诊断

最困难的是区分正常的与年龄相关的退行性过程和早期的"临床前"AD。

"混合型痴呆"很常见，尤其是 90 岁以上的患者中。VaD 是与 AD 相关的最常见的痴呆。腔隙性和皮层梗死是 VaD 的典型表现。脑淀粉样血管病常与 AD 共存。有时会在 AD 患者中发现路易体（"AD 的路易体变体"）。

额颞叶变性表现为额叶和（或）前颞叶萎缩和低代谢；顶叶一般不受影响。路易体痴呆通常表现为全身性、非局灶性代谢减退。皮层基底节变性患者有明显的锥体外系症状。

可以通过影像学检查确诊的可逆性痴呆的病因包括肿块病变，如慢性硬膜下血肿或肿瘤、维生素缺乏（硫胺素、B_{12}）、内分泌疾病（如甲状腺功能减退症）和正常颅压脑积水。

阿尔茨海默病

病理
- 神经毒性"淀粉样蛋白级联反应"
  ○ Aβ42 沉积→老年斑、淀粉样血管病
- Tau 蛋白病→神经原纤维缠结、神经元死亡

临床问题
- 最常见的痴呆（占所有病例的 50%～60%）
- 65 岁后患病率每十年增加 15%～25%
- 病理改变至少在临床症状出现前 10 年已经开始
  ○ 阿尔茨海默病临床前期阶段的认知综合评估为"临床正常"
  ○ 临床正常患者出现 Aβ 预示着长期的认知下降

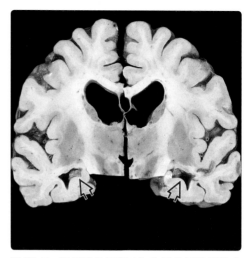

图 33-5　已证实的早期 AD 的尸检显示侧脑室扩大。海马 ⊇ 出现轻度萎缩（图片提供者：R. Hewlett, MD.）

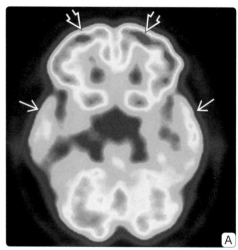

图 33-6A　^{18}F FDG PET 显示与相对正常的额叶 ⇨ 相比，AD 患者双侧颞叶 ⇨ 的代谢明显降低

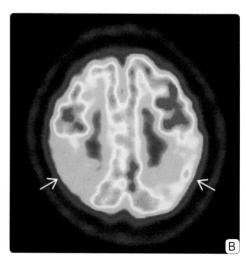

图 33-6B　头颅 PET 的顶叶代谢降低 ⇨ 显示颞 / 顶叶代谢降低；而额叶的代谢活动通常保持正常

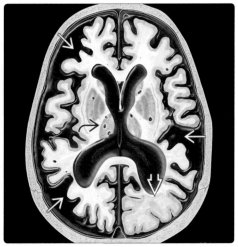

图 33-7 VaD 显示多发性慢性梗死→、左枕叶急性梗死⇒和基底神经节小的腔隙性脑梗死→

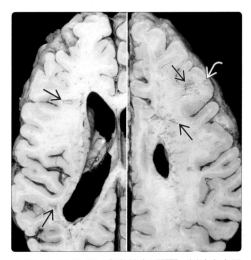

图 33-8 VaD 显示多发性白质→、侧脑室水平的皮层（左）和放射冠（右）腔隙（图片提供者：R. Hewlett, MD.）

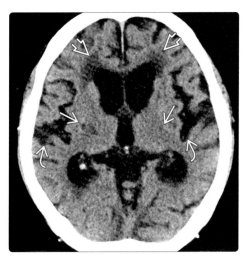

图 33-9 72岁 VaD 男性的平扫CT显示脑室扩大、脑沟→、白质稀疏⇒和陈旧性腔隙性脑梗死→

影像

- 额顶叶皮层显著萎缩
  - 海马和内嗅皮层萎缩
  - FDG PET 显示代谢减退
  - 淀粉样蛋白结合标记物，如 ^{11}[C] PiB
- 淀粉样血管病
  - 存在于 >95% 的病例中
  - T_2^* 皮层"晕染的黑点"
  - 有或没有皮层铁质沉着症

鉴别诊断

- 排除可逆性痴呆！
  - 硬膜下血肿
  - 正常颅压脑积水
- DDx
  - 正常老化
  - 血管性痴呆
  - 额颞叶变性
  - AD 常与其他痴呆（尤其是血管性痴呆）混合

血管性痴呆

脑血管疾病是认知能力下降的常见原因。"无症状"的微血管疾病负荷及其对认知的长期有害影响越来越被人们所认识，它与 AD 作为一种重要的共病的联系也越来越被人们所认识。

术语

血管性痴呆（vascular dementia, VaD）有时也称为多梗死性痴呆、血管性认知障碍、血管性认知受损、皮层下缺血性 VaD 和卒中后痴呆。

病因

遗传性血管性痴呆。据估计，单基因疾病会导致约 5% 的卒中和 10% 的 VaD。可导致 VaD 的最常见遗传性疾病是 CADASIL 和法布里病。

散发性血管性痴呆。大多数 VaD 病例是散发性的，是由脑血管病变的累积负担引起的。VaD 的危险因素包括高血压、血脂异常和吸烟。亚甲基四氢叶酸还原酶基因突变与血浆同型半胱氨酸水平升高相关，并与 AD 和血管源性认知障碍相关。

病理

大体病理特征 VaD 中最常见的可识别的大体表现是多发性梗死伴局灶性萎缩（图 33-7）。多发皮层下腔隙性脑梗死（图 33-8）和（或）广泛的 WM 缺血比皮层分支闭塞或大面积梗死（图 33-32）更常见。

显微镜下特征 小动脉硬化和淀粉样血管病是 VaD 的主要潜在病理。所谓的微梗死——神经元丢失、胶质细胞增生、苍白或明显的囊性变性的微小病灶，可以在近 2/3 的 VaD 患者和超过 1/2 的所有其他痴呆患者（例如 AD、路易体痴呆）

中发现。病变可见于大脑各区域，在皮层、皮层下 WM 和基底神经节中尤为常见。

临床问题

流行病学和人口统计学特征　VaD 是痴呆的第二大常见原因（仅次于 AD），约占发达国家所有痴呆病例的 10%。VaD 是"混合型"痴呆的常见组成部分，在 AD 患者中尤其普遍。

VaD 的发病率随着年龄的增长而增加。危险因素包括高血压、糖尿病、血脂异常和吸烟。男性更好发。

自然病程　VaD 的典型模式是进行性、发作性、逐步的神经功能恶化，中间穿插着临床相对稳定的时间间隔。

影像

一般特征　VaD 的一般影像学特征是多灶性梗死和 WM 缺血。

CT 表现　平扫 CT 通常显示广泛体积减小，伴有多发皮层、皮层下和基底神经节梗死。皮层下和脑室周围深部 WM，特别是侧脑室周围的斑片状或融合性低密度是典型的征象。

MR 表现　T_1W 通常显示比预期更大的广泛体积减小。基底神经节和深部 WM 中的多发性低信号是典型的表现。在许多病例中可以发现伴有脑软化的局灶性和大面积皮层梗死。

T_2/FLAIR 扫描显示基底神经节和大脑白质的多灶性、弥漫性和融合性高信号。　皮层和皮层下 WM 通常受到影响（图 33-10）。T_2^* 序列可以在大脑皮层和大脑半球的软脑膜表面显示多个"晕染"的低信号（图 33-10）。

核医学　FDG PET 表现为多个弥漫分布的低代谢区域，通常没有特定的脑区优势（图 33-10D）。

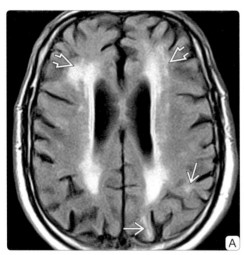

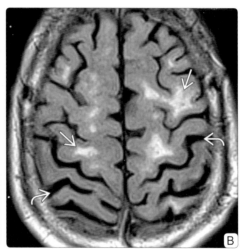

图 33-10A　一名 76 岁正常血压的痴呆男性 FLAIR MR 显示皮层下➡、脑室周围深部白质➡ 的多灶性融合性高信号

图 33-10B　同一患者的更多头颅 FLAIR MR 显示皮层下白质明显的病变负荷➡。可见顶叶脑沟扩大➡

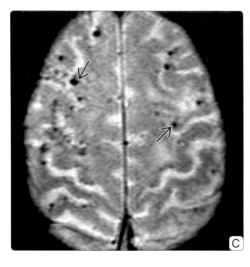

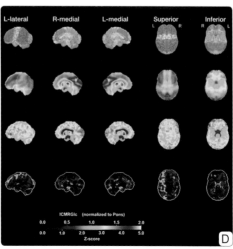

图 33-10C　同一患者的 T_2^* GRE MR 显示脑淀粉样血管病的多灶性皮层"晕染"样低信号➡特征

图 33-10D　同一患者的 PET 扫描显示与年龄匹配的正常对照（第 2 行）相比，出现多灶性糖代谢降低的区域（第 3 行）。Z 分数图（底行）显示了血管性痴呆中所见病变的弥漫性（图片提供者：N. Foster, MD.）

鉴别诊断

VaD 的主要鉴别诊断是阿尔茨海默病。这两种疾病相互重叠并经常共存。AD 通常表现为颞叶，尤其是海马的显著的选择性体积损失。基底神经节在 AD 中通常是完好的，而在 VaD 中通常受到影响。

CADASIL 是 VaD 最常见的遗传病因。发病通常早于散发性 VaD。前颞叶和外囊病变高度提示 CADASIL。

额颞叶变性（frontotemporal lobar degeneration，FTLD）的特点是行为改变早发，而视觉空间能力相对不受影响。额颞叶萎缩伴刀样脑回是典型表现。如果不进行活检，可能难以将路易体痴呆（dementia with Lewy bodies，DLB）与 VaD 区分。脑淀粉样血管病通常与 AD 和 VaD 共存，如果不进行活检可能也无法区分。

血管性痴呆：影像和鉴别诊断

影像
- 一般特征
  - 多灶性梗死（腔隙、皮层 > 大面积）
  - WM 缺血 [斑片状和（或）融合性 T_2/FLAIR 高信号]
  - T_2^* "晕染的黑点"（淀粉样蛋白或 HTN）

鉴别诊断
- 阿尔茨海默病
- CADASIL（最常见的遗传性 VaD）
- FTLD
- 路易体痴呆
- 脑淀粉样血管病

图 33-11A　一名有多次卒中病史且临床诊断为 VaD 的 76 岁女性，轴位 T_2W MR 显示广泛的体积减小和融合的皮层下白质高信号 ➡️。该病例证明了 FSE 扫描对出血不敏感；只能识别微弱的低信号 ➡️

图 33-11B　T_2^* GRE 显示圆形、局灶性 "晕染" 病变 ➡️ 伴数个微弱的线性低信号 ➡️

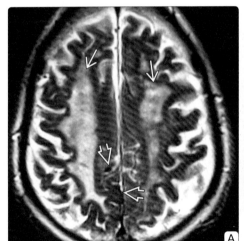
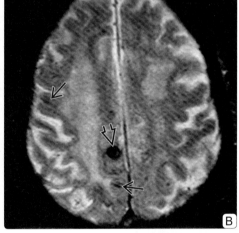

图 33-11C　同一患者的 T_2^* SWI 序列显示更广泛的融合性皮层和软脑膜低信号 ➡️

图 33-11D　低 T_2^* SWI 扫描显示淀粉样血管病的多个微小的皮层 "黑点" ➡️ 特征，这是该患者血管性痴呆的根本原因。T_2^* 序列应该是痴呆症患者所有 MR 方案的不可分割的组成部分

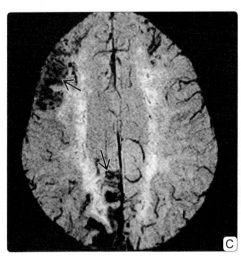
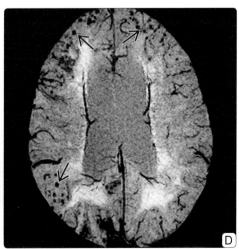

额颞叶变性

术语

额颞叶变性（frontotemporal lobar degeneration, FTLD）是一组临床、病理和遗传异质性的疾病，有时称为额颞叶痴呆（frontotemporal dementia, FTD），主要影响额叶和颞叶。FTLD 谱系还包括帕金森病伴痴呆和 ALS。

病因

遗传学　三个主要基因 MAPT、GRN 和 C9orf72 的突变导致了大多数 FTLD 病例。tau 蛋白是 MAPT 的产物，tau 在神经元和（或）神经胶质细胞中的异常积累被称为皮克小体。

病理

大体病理特征　FTLD 的特征是严重的额颞叶萎缩伴有神经元丢失、神经胶质增生和皮层浅层海绵样病变（图 33-12）。受影响的脑回变薄变窄，导致典型的"刀状"脑回外观（图 33-13）。大脑后部区域，尤其是枕部，在疾病发展到晚期之前都相对完好（图 33-13）。

显微镜下特征　FTLD 组织学以三种主要的聚集蛋白在神经元积累为特征。它们是 ① tau、② TDP-43 和 ③ FUS 蛋白。神经元内 tau 蛋白以皮克小体或神经原纤维缠结样结构的形式出现。

临床问题

流行病学和人口统计学特征　FTLD 是"早老性痴呆"的第二大常见原因，占 65 岁以下患者所有病例的 20%。FTLD 是痴呆的第三大常见原因（仅次于 AD 和 VaD），占所有痴呆症病例的 10%~25%。发病的平均年龄通常在 60 岁左右，比 AD 和其他神经退行性疾病中的年龄要小。

临床表现　FTLD 有三种不同的临床亚型。最常见的是行为变异性额颞叶痴呆（behavioral-variant frontotemporal dementia, bvFTD），占所有病例的 1/2 以上。第二种不太常见的综合征是语义性痴呆（semantic dementia, SD）。第三种临床综合征称为进行性非流利性失语症（progressive nonfluent aphasia, PNFA）。

影像

一般特征　FTDs 的神经影像学特征应根据它们是否产生局灶性颞叶或颞外（例如额叶）萎缩，萎缩模式是相对对称还是显著不对称，以及哪一侧（左侧与右侧）受影响最严重来评估。

CT 表现　CT 出现异常代表晚期 FTLD。最常见的表现是额叶显著对称性萎缩，颞叶体积轻度减少。

MR 表现　虽然标准 T$_1$ 扫描可能显示广泛的额颞叶体积减小，但基于体素的形态学测量分析可以区分各种病理亚型。例如，FTLD-tau 与涉及颞叶和（或）颞外（即额叶）区域的显著不对称萎缩有关。

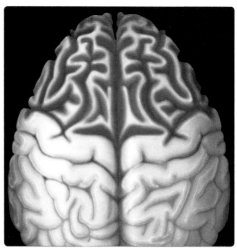

图 33-12　示意图显示晚期 FTLD 的额叶萎缩伴"刀状"脑回。顶枕叶则不受影响

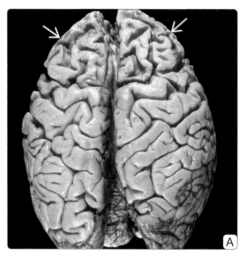

图 33-13A　FTLD 的尸检显示额叶➡明显萎缩，而顶叶和枕叶则外观正常

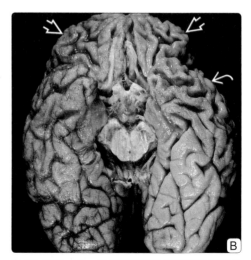

图 33-13B　同一病例的额顶位显示明显的额叶➡和颞叶➡萎缩（图片提供者: R. Hewlett, MD.）

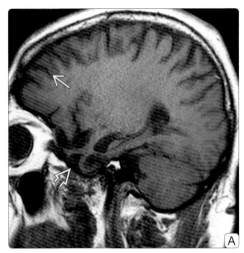

图 33-14A　63 岁痴呆男性的矢状位 T₁W MR 显示出明显的颞叶体积减小➡️，而额叶➡️相对保留完好

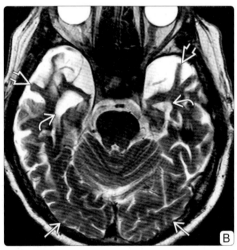

图 33-14B　T₂W MR 显示对称性颞叶萎缩、刀状脑回➡️、颞角增大➡️、枕叶正常➡️。SD FTLD 亚型

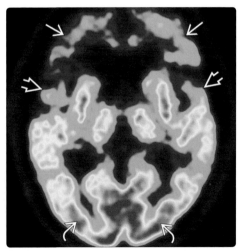

图 33-15　FTLD 的 FDG PET 显示严重的额叶➡️、中度颞叶➡️代谢降低。双侧枕叶➡️表现正常

临床 FTLD 亚型也和额叶与颞叶以及左与右萎缩优势相关。SD 亚型显示双侧颞叶体积减小，但很少或没有额叶萎缩（图 33-14）。bvFTD 和 PNFA 均表现出双侧额叶和颞叶体积减小，但 bvFTD 最受影响的是右半球，而 PNFA 主要是左半球体积减小。

核医学表现　FDG PET 扫描显示额叶和颞叶低灌注和低代谢。

鉴别诊断

FTLD 的主要鉴别诊断是 AD（顶叶、海马多于额叶）和 VaD（WM、基底神经节腔隙）。

额颞叶变性

病理
- 三大类
  - FTD-tau（45%）
  - FTLD-TDP（50%）
  - FTLD-FUS（5%）

临床问题
- "早老"痴呆的第二大常见原因
- 占 65 岁以下所有病例的 20%
- 3 个主要亚型
  - 行为变异（behavioral variant, bvFTD）
  - 语义性痴呆（semantic dementia, SD）
  - 进行性非流利性失语症（progressive nonfluent aphasia, PNFA）

影像
- 分类萎缩（结构 MR 最佳）
  - 颞叶与颞外（额叶）受累最多
  - 对称或不对称
- ¹⁸F FDG PET
  - 额颞叶代谢减退

鉴别诊断
- 阿尔茨海默病（顶叶、颞叶＞额颞叶）
- 血管性痴呆
  - 多灶性梗死
  - 大脑白质缺血性改变

其他类型痴呆

克－雅病

传染性海绵状脑病（transmissible spongiform encephalopathies, TSE），又名朊病毒病，是一组神经退行性疾病，包括克－雅病（Creutzfeldt-Jakob disease, CJD）。动物 TSE 包括牛海绵状脑病（"疯牛病"）。

CJD 是最常见的人类 TSE，在世界范围内都有分布。CJD 是独特的，因为它既是一种传染性又是神经遗传性痴呆疾病。CJD 是典型的人类 TSE。

病因　CJD是一种由异常、错误折叠的朊病毒蛋白PrP（Sc）引起的快速进行性神经退行性疾病。异常形式通过募集其正常亚型并将其构象强加于同源宿主细胞蛋白来进行自我繁殖。从PrP（C）到PrP（Sc）的构象转换是所有朊病毒疾病的基础事件。

CJD有四种公认的类型：散发型（sporadic CJD、sCJD）、家族型或遗传型（familial or genetic CJD, gCJD）、医源型（iatrogenic CJD, iCJD）和变异型（variant CJD, vCJD）。sCJD是最常见的类型。gCJD是由*PRNP*基因的多种突变引起的。iCJD是由受朊病毒污染的材料（例如手术器械、硬脑膜移植物）引起的。vCJD通常是由牛海绵状脑病从牛传播给人类引起的。

病理　大体病理特征显示脑室扩大、尾状核萎缩和可变皮层体积损失（图33-16），而大脑白质相对保留。组织病理学发现的经典三联征是明显的神经元丢失、海绵状改变和明显的星形胶质细胞增生。PrP（Sc）免疫反应性是人类朊病毒疾病神经病理学诊断的金标准。

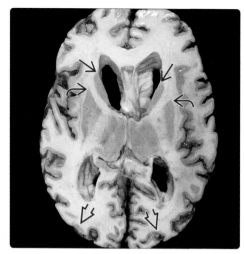

图33-16　sCJD显示尾状核➡️、基底神经节前部萎缩➡️，皮层变薄，尤其是枕叶⤵️（图片提供者：R. Hewlett, MD.）

人类朊蛋白疾病

散发型（特发型）朊病毒病（85%）
- sCJD
- 散发的致命性失眠，多种蛋白酶敏感性朊病毒病

获得型（传染型）朊病毒病（2%~5%）
- iCJD（医源型引起的）
- 库鲁病
- vCJD

家族型（遗传性/基因性）朊病毒病（5%~15%）
- iCJD
- Gerstmann-Sträussler-Scheinker综合征
- 致命的家族性失眠

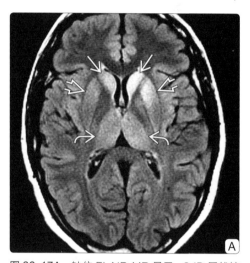

图33-17A　轴位FLAIR MR显示sCJD尾状核➡️、壳核前部➡️和丘脑➡️高信号的典型表现

流行病学和人口统计学特征　现在，克-雅病占所有人类朊病毒疾病的90%以上。大约85%的CJD病例是散发性的（sCJD）。发病高峰年龄为55~75岁。其余病例中gCJD占大多数（5%~15%）。vCJD和iCJD现在很少见。

临床问题　CJD是一种进行性的致命性疾病。超过90%的患者在1年内从功能正常进展到死亡。中位生存期约为4个月，尽管vCJD进展得更慢。

sCJD有几种临床病理亚型。最常见的亚型表现为迅速恶化的痴呆，随后出现肌阵挛性抽搐和运动不能性缄默症。在2/3的sCJD病例中，EEG显示周期性双相或三相复合体的特征模式。Heidenhain变异表现为皮层盲的单纯视觉障碍。

影像　CJD主要累及大脑的灰质结构。DWI是首选的影像方法。T₁扫描通常是正常的，但丘脑后部可显示微弱的高信号（图33-19）。尾状核和壳核或至少两个皮层区域（颞

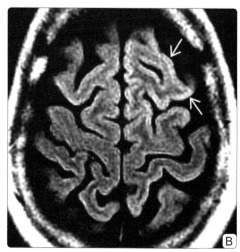

图33-17B　更多头颅FLAIR MR显示左侧额叶皮层➡️有轻微的高信号。这是经尸检证实的sCJD

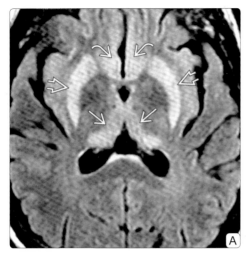

图 33-18A   sCJD 患者的 FLAIR 在丘脑中显示出典型的"曲棍球棒"征➡️。尾状核前部➡️和双侧壳核➡️也受累

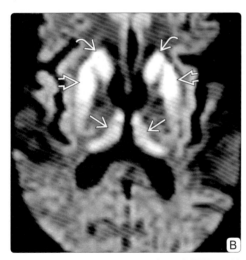

图 33-18B   DWI MR 显示丘脑后内侧➡️、尾状核➡️和壳核➡️明显扩散受限

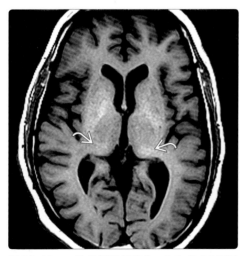

图 33-19   一位经活检证实为 sCJD 的 64 岁男性的轴位 T_1W MR 显示双侧丘脑枕部微弱高信号➡️

顶枕"皮层带状")呈现 FLAIR 高信号或弥散受限被认为对 sCJD 的诊断具有高度的敏感性和特异性(分别为 96% 和 93%)(图 33-17)。Heidenhain 变异以枕叶受累为主。

在 90% 的 vCJD 病例中可以看到后丘脑("丘脑枕"征)或后内侧丘脑("曲棍球棒"征)的 T_2/FLAIR 高信号,但也可以发生在 sCJD 中(图 33-18)。CJD 在 T_1 C+ 上不会强化。

鉴别诊断   CJD 必须与其他导致快速进展性痴呆的病因相鉴别,例如病毒性脑炎、副肿瘤性边缘叶脑炎和自身免疫介导的炎症性疾病(如 LGI1、NMDAR 或 GABA 脑病)。这些 CJD"模仿者"通常可以通过适当的血清学检查排除。

其他痴呆,如阿尔茨海默病和额颞叶变性,则进展更为隐蔽。CJD 中基底神经节受累是一个有用的鉴别特征。与大多数痴呆性疾病不同,CJD 还表现出明显的扩散受限。

克 - 雅病

病理和病因
- 最常见的人类传染性海绵状脑病
- CJD 是朊病毒病
  - 不含 DNA、RNA 的蛋白质颗粒("朊病毒")
  - 正常宿主 PrP(C)的错误折叠亚型 PrP(Sc)
  - 通过 PrP(C)到 PrP(Sc)的构象转化传播
- 识别 4 种 CJD 类型
  - 散发型(sCJD)(85%)
  - 遗传 / 家族型(gCJD)(5%~15%)
  - 医源型(iCJD)(2%~5%)
  - 变异型(vCJD,"疯牛病")(<1%)

临床问题
- 高峰年龄 = 55~75 岁
- 快速进展性痴呆,4 个月内死于 sCJD

影像
- T_2/FLAIR 高信号
  - 基底神经节、丘脑、皮层
  - "丘脑枕"征:后丘脑
  - "曲棍球棒"征:丘脑后内侧
  - Heidenhain 变异枕叶皮层受累
- 扩散受限

退行性疾病

在本节中,我们将讨论一系列大脑退行性疾病。虽然有些[如帕金森病(Parkinson disease,PD)]可能伴痴呆,但大多数没有。由于 PD 更常作为一种运动障碍而不是痴呆性疾病,因此将它与其他退行性疾病一起讨论。

使用深部脑刺激(deep brain stimulator,DBS)治疗致残性运动强直性 PD 患者越来越普遍,因此在我们讨论 PD 之前,简要回顾一下多巴胺能纹状体黑质系统及其相关解剖结构。

帕金森病

术语

帕金森病（Parkinson disease, PD）是一种神经退行性疾病。静止性震颤、运动迟缓和强直的组合通常被称为帕金森症。当 PD 伴有痴呆时，它被称为帕金森病痴呆（Parkinson disease dementia, PDD）。PDD 是一种类似于路易体痴呆的突触核蛋白病。

病因

衰老是 PD 已知的最重要危险因素。黑质致密部中多巴胺能神经元的退化减少了对纹状体的多巴胺能输入。到临床症状出现时，超过 60% 的多巴胺能神经元已经丢失，80% 的纹状体多巴胺已经耗尽。

10%~20% 的 PD 病例是家族性的，但大多数是散发性的。绝大多数病例具有复杂的遗传学特征，但只有 5%~10% 的患者具有单基因形式的 PD。

病理

大体病理特征　中脑可能会出现轻度萎缩，大脑脚呈张开或"蝴蝶"形状（图 33-21）。黑质色素脱失是 PD 的常见病理特征（图 33-21）。

显微镜下特征　PD 的两个组织病理学标志是① 黑质致密部多巴胺能神经元的严重耗竭和② 残存神经元中路易体（Lewy body, LB）的存在。

临床问题

流行病学和人口统计学特征　PD 既是最常见的运动障碍和最常见的路易体疾病。发病高峰年龄为 60 岁。PD 通常遵循缓慢进展的过程，总体平均持续时间为 13 年。

临床表现　PD 诊断取决于一系列症状。PD 的三个主要临床特征是① 静止性震颤，② 强直，和③ 运动迟缓（执行动作缓慢）。其他典型症状是"手指搓药丸"震颤、"齿轮"或"铅管"僵硬。40% 的 PD 患者最终会发展为痴呆。

治疗原则　许多药物可用于控制 PD 症状。左旋多巴于 40 多年前推出，至今仍是最有效的治疗方法。

深部脑刺激（deep brain stimulation, DBS）已成为治疗一系列晚期 PD 相关症状的首选技术。由于丘脑底核在标准 MR 上通常难以识别，因此许多神经外科医师识别红核并将 DBS 置于其稍前外侧。

高频超声（high-frequency ultrasound, HIFU）是一种针对帕金森病和特发性震颤的新型消融疗法。

影像

CT 表现　CT 主要用于 DBS 放置后评估电极位置和检查手术并发症。丘脑底核（subthalamic nucleus, STN）是通常的

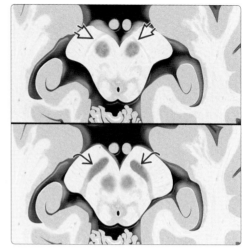

图 33-20　帕金森病中脑萎缩，黑质变窄，色素脱失⇨；红核间致密部，黑质↓（顶部）。底部为正常的丘脑底核➡

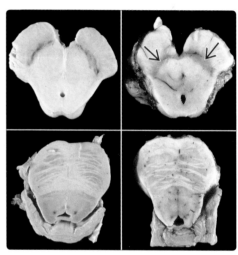

图 33-21　正常中脑（左）帕金森病（右）。帕金森病中脑体积减小，黑质异常苍白➡（图片提供者：R. Hewlett, MD.）

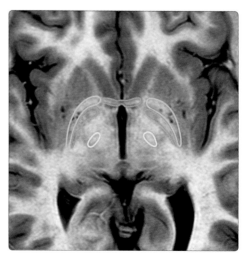

图 33-22　正常 3T T₁W MR 显示苍白球外部（绿色）、内部（红色）和丘脑底核（橙色）的大致位置

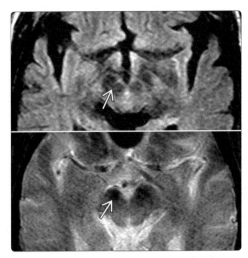

图 33-23 帕金森病患者的 FLAIR（上）、T$_2$* GRE（下）显示轻度中脑萎缩，黑质、红核间黑质致密部➡变窄

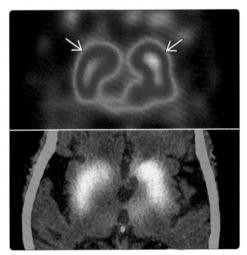

图 33-24 具有双"逗号"形状➡的正常多巴胺转运蛋白扫描（上）。融合 PET/CT 对帕金森病呈阴性（下）

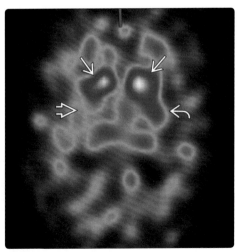

图 33-25 帕金森病中的多巴胺转运蛋白扫描显示尾状核头部正常➡，右侧壳核没有摄取➡，左侧壳核的摄取明显减少➡

目标，电极尖端位于距中线约 9 mm 处，刚好在大脑脚的上缘内（图 33-22）。并发症很少见，包括出血和缺血。可能发生短暂性炎症，在几周内表现为电极周围的低密度。并发症逐渐消退。

MR 表现 在一些晚期 PD 病例中，在 1.5T 可以看到轻度中脑体积减小，呈"蝴蝶"形。可能支持 PD 诊断的表现包括致密部变薄（与红核"接触"和黑质信号"模糊"）（图 33-23）和 T$_1$W 上正常黑质高信号消失。

核医学 早期诊断帕金森综合征最敏感的影像技术是 SPECT 和 PET。DaT-SPECT 用于评估运动障碍患者突触前多巴胺能神经细胞的完整性（图 33-24）。^{123}I-FP-CIT 摄取减少被认为高度提示 PD（图 33-25），但也见于其他帕金森病变性。

帕金森病

病因和病理
- 黑质致密部中多巴胺能神经元的退化
  - 纹状体的多巴胺能输入减少
  - 60% 的黑质致密部神经元丢失
  - 80% 的纹状体多巴胺在临床 PD 进展之前耗尽
- 黑质（substantia nigra, SN）色素脱失
- 致密部变薄
- 路易体突触核蛋白病发展
  - PD 是最常见的路易体病

临床问题
- 高峰年龄 = 60 岁
- 3 个主要特征
  - 静止性震颤
  - 强直
  - 运动迟缓

治疗原则
- 内科
  - 左旋多巴（L-dopa），其他药物
- 外科
  - 深部脑刺激（deep brain stimulation，DBS）
  - 丘脑底核植入电极
  - 应该距离中线 ≈ 9 mm
  - 在大脑脚上缘内侧
  - 并发症 = 局部缺血、出血、电极周围的短暂炎症

影像
- 标准 MR 难以诊断
  - ± 中脑萎缩
  - ± 变薄、不规则黑质
  - ± "接触"黑质，红核
- 多巴胺转运蛋白（dopamine transporter, DaT）影像
  - PET 或 SPECT 可显示摄取减少

鉴别诊断

DaT-SPECT 影像能够区分帕金森症的神经退行性原因与研究通常正常的其他运动或震颤障碍。当出现痴呆时，PDD 的主要鉴别诊断是路易体痴呆。

多系统萎缩

术语

多系统萎缩（multiple system atrophy, MSA）是一种成人发病的散发性神经退行性疾病，是更常见的帕金森综合征之一。MSA 有三种亚型。当锥体外系（即帕金森氏症）症状占优势时，该疾病被称为 MSA-P。如果小脑症状（如共济失调）占主导地位，则将该疾病命名为 MSA-C。伴有自主神经功能衰竭症状的 MSA（MSA-A）是最罕见的亚型。

病理

大体病理显示两种不同的萎缩模式。MSA-P 显示黑质色素脱失和苍白。壳核可能萎缩，并表现出继发于脂褐素色素积累的灰色变。在 MSA-C 中，小脑、脑桥、小脑中脚（middle cerebellar peduncle, MCP）和髓质的体积明显减少，使脑桥呈现"喙状"外观。MSA-A 可以显示为这些模式的组合形式。与 PD 和 DLB 一样，MSA 是一种突触核蛋白病。

临床问题

平均发病年龄为 58 岁；平均病程 5.8 年。

无论何种亚型，85%～90% 的 MSA 患者存在帕金森样特征。近 2/3 的 MSA 病例被归类为帕金森病型（MSA-P），32% 被归类为 MSA-C。只有不到 5% 的 MSA 患者患有 MSA-A。

影像

CT 表现　MSA-C 的平扫 CT 扫描显示小脑萎缩，半球比小脑蚓部受影响更严重。小而扁平的脑桥和扩大的第四脑室是常见的相关表现。可能存在皮层萎缩，尤其是额叶和顶叶。MSA-P 的表现则不太明显；平扫 CT 可能显示壳核萎缩，侧缘扁平。

MR 表现

MSA-P：在 MSA-P 患者中，壳核在 T_2W 上表现为小且低信号，在 1.5T 扫描中，沿着其外侧边缘通常有一个不规则的高信号边缘（"壳核边缘高信号"征）（图 33-26）。这个表现是非特异性的，因为它可以在一些 CBD 病例以及 >1/3 的正常患者中看到。

T_2^*（GRE，SWI）扫描显示，与年龄匹配的对照组和 PD 患者相比，壳核中的铁沉积明显更高（图 33-27）。DTI 显示脑桥和小脑中脚 FA 降低。

MSA-C：MSA-C 的 T_1 扫描显示脑桥和髓质萎缩，对称性小脑萎缩，小的凹形小脑中脚，第四脑室扩大。

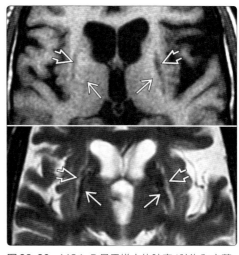

图 33-26　MSA-P 显示增大的脑室 / 脑沟和变薄、萎缩的壳核➡️，伴有低信号和高信号的不规则侧缘➡️

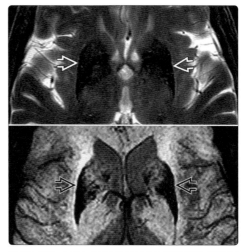

图 33-27　MSA-P 在 T_2W MR 显示壳核低信号➡️，SWI 上显示壳核萎缩、低信号，侧缘不规则➡️

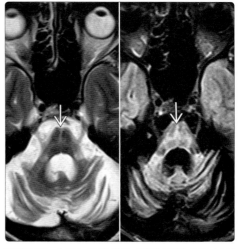

图 33-28　MSA-C 患者 T_2（左）和 FLAIR（右）MR 显示严重的脑桥、小脑萎缩，具有明显的高信号"十字面包"征➡️

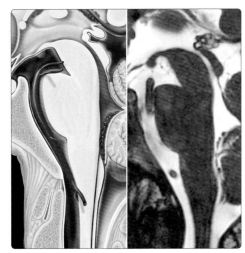

图 33-29　矢状位示意图（左）和高分辨率 T_2W MR（右）显示正常的中脑和脑桥

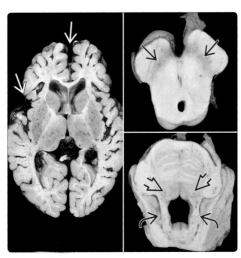

图 33-30　进行性核上性麻痹伴有额颞叶萎缩➡、SN ⬅色素脱失、蓝斑➡、小脑上脚变小（图片提供者：R. Hewlett, MD.）

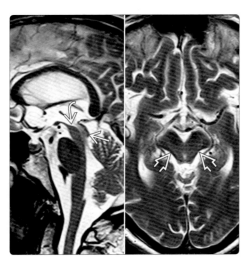

图 33-31　进行性核上性麻痹显示中脑变小，伴有上部凹陷和"企鹅"或"蜂鸟"征➡、顶盖萎缩➡和中脑凹陷➡

T_2/FLAIR 扫描显示脑桥呈十字形高信号，称为"十字面包"征（图 33-28）。"十字面包"征是由于桥中缝中有髓横桥小脑纤维和神经元选择性丢失所致。

核医学　在 DaT 扫描中，MSA 通常正常。

鉴别诊断

MSA 的主要鉴别诊断是帕金森病。两者临床表现经常重叠。影像学显示，MSA-C 组小脑中脚宽度减小，但 PD 组无此表现。与 PD 组相比，MSA-P 组壳核铁沉积出现较早，且更为显著。DTI 也显示 MSA-P 中大脑中脚 FA 降低。

进行性核上性麻痹

术语

进行性核上性麻痹（progressive supranuclear palsy, PSP）是一种神经退行性疾病，其特征是核上性凝视麻痹、姿势步态异常和轻度痴呆。

病因和病理

PSP 是一种 tau 病理疾病。PSP 与其他 tau 相关疾病具有许多相同的临床、病理和遗传特征，例如 tau 阳性额颞叶变性（frontotemporal lobar degeneration, FTLD）。

主要的大体病理表现是黑质色素脱失和中脑萎缩。萎缩还可能存在苍白球、丘脑和丘脑底核以及轻度对称性额叶体积减小（图 33-29，图 33-30）。

临床问题

PSP 是帕金森病第二种最常见的形式（仅次于特发性 PD），并且是所谓的帕金森综合征中最常见的一种。

PSP 症状起病隐匿，通常始于 60 岁或 70 岁。发病高峰为 63 岁，目前尚无 40 岁以下患者的病例报道。

影像

CT 表现　平扫 CT 扫描显示不同程度的中脑体积损失，伴有突出的脚间池和环池。轻度至中度脑室扩大很常见。

MR 表现　矢状位 T_1 和 T_2W 图像显示中脑萎缩和上表面凹陷（"企鹅"或"蜂鸟"征）（图 33-31）。轴位扫描显示脚间角增宽和中脑被盖异常凹陷。

四叠体通常变薄，尤其是上丘。小脑萎缩很常见，小脑上脚也常出现萎缩。

鉴别诊断

主要的鉴别诊断包括其他 tau 疾病，例如一些 FTLD 亚型。所有这些都有共同的分子机制，因此可能属于同一疾病谱。AD、PD 和 MSA-P 通常不会出现 PSP 所见的严重上丘萎缩。

沃勒变性

术语

沃勒变性（Wallerian degeneration, WaD）是远端轴突及其髓鞘的一种固有的顺行性退化，由其近端轴突或胞体离断或损伤引起。

病因

在大脑中，WaD 最常发生在外伤、梗死、脱髓鞘疾病或手术切除之后。受损神经元同侧的下行 WM 纤维束退化，但不会立即发生。轴突可能在最初的 24~72 小时内保持形态稳定。轴突的远端部分然后沿着轴突残端方向发生渐进性碎裂。

病理

几乎大脑、脊髓或周围神经系统中的任何白质纤维束或神经都可以表现出 WaD 的变化。下行皮质脊髓束（corticospinal tract, CST）是可见大脑受累的最常见部位。在慢性 WaD 中，破坏性病变（例如大面积梗死）同侧的中脑和脑桥体积减小是非常明显的（图 33-32）。

影像

CT 表现　WaD 的慢性变化包括明显的脑软化病灶，伴有同侧脚、头侧脑桥和延髓锥体体积减小

（图 33-33）。

MR 表现　由卒中、创伤或手术后引起的 WaD 的发展是不可预测的。在所有急性脑梗死后运动障碍的患者中，只有不到 1/2 的患者在 CST 中表现出 T₂/FLAIR 高信号或弥散受限，这可能提示 WaD。急性缺血性卒中患者在 48~72 小时内可能出现短暂性 CST 扩散受限。

当它确实发展时，最早可能在严重卒中发作后 3 天出现与受损皮层同侧沿 CST 的 T_2/FLAIR 高信号（"前沃勒变性"），但更典型的是在 3~4 周后显现出来（图 33-33）。高信号可能是短暂的，也可能是永久的。

其他 WM 纤维束可以发生 WaD 并对其神经元胞体造成损害。这些包括皮层脑桥小脑束、齿状 – 红核 – 橄榄通路（格林 – 莫拉雷特三角）、脊髓后柱、边缘环路和视觉传导通路。

鉴别诊断

WaD 的主要鉴别诊断是原发性神经退行性疾病。肌萎缩侧索硬化症中有时可见双侧 T_2/FLAIR 高信号，从邻近运动皮层的皮层下 WM 延伸到脑干。高级别浸润性原发性脑肿瘤（通常为间变性星形细胞瘤或多形性胶质母细胞瘤）沿着致密的 WM 纤维束浸润，但会导致扩张，而不是萎缩。

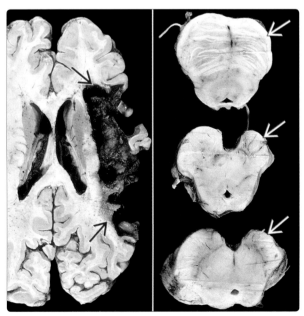

图 33-32　左侧大脑中动脉大面积梗死后慢性沃勒变性患者的尸检标本➡显示左侧大脑脚和脑桥上部体积减小➡（图片提供者：R. Hewlett, MD.）

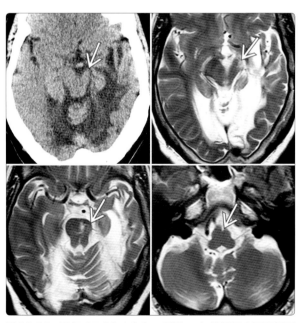

图 33-33　平扫 CT（左上）和一系列 T₂ 扫描显示大面积梗死后慢性沃勒变性的变化。可见左侧大脑脚、脑桥上部和中脑萎缩➡

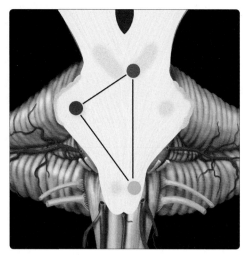

图 33-34　Guillain-Mollaret 三角 = 同侧橄榄核（绿色）、对侧齿状核（蓝色）、同侧红核（红色）

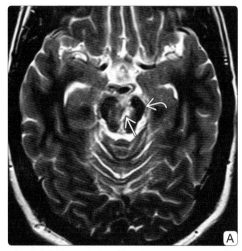

图 33-35A　24 岁男性的 T₂W MR 显示远处中脑梗死➡引起的腭肌阵挛。可见中脑左侧体积减小➡

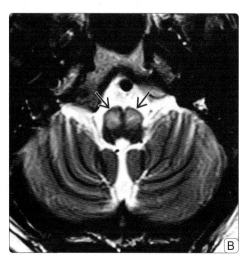

图 33-35B　T₂W MR 显示双侧橄榄的扩张和高信号➡。这是急性肥大性下橄榄变性

肥大性下橄榄核变性

髓质和格林 - 莫拉雷特三角的解剖

格林 - 莫拉雷特三角由同侧下橄榄核（inferior olivary nucleus, ION）、对侧齿状核（dentate nucleus, DN）和同侧红核（red nucleus, RN）以及它们的三个连接神经通路组成，即橄榄小脑束、齿状红核束和被盖中央束。

来自同侧 ION 的橄榄小脑纤维通过小脑下脚穿过中线，将其与对侧 DN 和小脑皮层相连。齿状红核纤维进入小脑上脚（结合臂）并在中脑交叉以连接到对面的 RN。然后同侧被盖中央束从 RN 下降到同侧 ION，完成格林 - 莫拉雷特三角（图 33-34）。

术语

肥大性下橄榄核变性（hypertrophic olivary degeneration, HOD）是一种由齿状 - 红核 - 橄榄通路损伤引起的跨突触变性。齿状 - 红核 - 橄榄通路在任何一点的中断都可能导致 HOD，它可以是单侧（75%）或双侧（25%）。

病因

与其他变性不同，在肥大性下橄榄核变性中，退化结构（橄榄）变得肥大而不是萎缩。小脑症状和橄榄肥大通常在刺激事件发生数月后出现。

发生 HOD 的主要致病因素通常是高血压、手术、血管畸形或外伤引起的出血。脑桥卒中偶尔也会引起 HOD。术后小儿小脑性缄默症（postoperative pediatric cerebellar mutism, POPCMS）是接受颅后窝脑肿瘤切除术的儿童的常见并发症。齿状 - 丘脑 - 皮层（dentato-thalamo-cortical, DTC）通路的中断被认为是其解剖学基础。DTC 通路的近端结构也形成了格林 - 莫拉雷特三角的一部分，因此双侧 HOD 在 POPCMS 患者中很常见。

病理

位置　有三种不同的模式，都与刺激性病变的位置有关。在同侧 HOD 中，原发病灶局限于脑干的被盖中央束。在对侧 HOD 中，原发性病变位于小脑内（DN 或小脑上脚）。在双侧 HOD 中，病变累及被盖中央束和小脑上脚。

大体病理特征　橄榄肥大在大体上可见前髓质的不对称增大。在慢性 HOD 中，同侧 ION 和对侧小脑皮层可能萎缩。

显微镜下特征　格林 - 莫拉雷特三角的中断在功能上阻断了橄榄核。结果是空泡细胞质变性、神经元增大和星形胶质细胞增殖。增大的神经元和增殖的星形胶质细胞引起最初的肥大。随着时间的推移，受影响的橄榄核萎缩。

临床问题

HOD 很少见。从幼儿到老人，在所有年龄段的患者中都有报道。HOD 的典型临床表现是腭肌阵挛，通常在脑损伤后

4~12 个月出现。

影像

HOD 的发展是一个滞后的过程。虽然有时可以在初次损伤后的 3~4 周内检测到变化，但最大程度的肥大发生在 5~15 个月。肥大通常在 1~3 年内消退，ION 最终会萎缩。

T_1 扫描通常正常或显示 ION 轻度增大。没有 ION 增大的 T_2/FLAIR 高信号发生在 4~6 个月内，但最早可在初次损伤后 3 周检测到。

在 6 个月到几年后，ION 出现高信号和肥大（图 33-35B，图 33-36）。HOD 在 T_1 增强上不强化。肥大通常会消退并随之发生萎缩，但高信号可能会无限期地持续存在。

鉴别诊断

前部延髓中具有 T_2/FLAIR 高信号的其他病变包括脱髓鞘疾病、肿瘤和穿支动脉梗死。甲硝唑神经毒性在胼胝体压部、RN、尾状核、豆状核、橄榄核和齿状核中表现出双侧对称性 T_2/FLAIR 高信号损伤。

肥大性下橄榄核变性

病因
- 格林 – 莫拉雷特三角中断

病理
- 下橄榄核肥大
  - 可以是单侧或双侧
  - 原发病灶同侧或对侧

影像
- 5~15 个月肥大最大
  - 通常在 1~3 年内恢复
  - 随后 ION 萎缩
- ION T_2/FLAIR 高信号
- 不强化

鉴别诊断
- 多发性硬化症、肿瘤
- 穿支动脉梗死
- 甲硝唑神经毒性

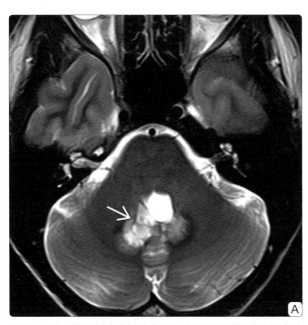

图 33-36A　髓母细胞瘤切除术后 6 个月出现腭肌阵挛患者的轴位 T_2W MR 显示右侧齿状核发生术后改变 ➡

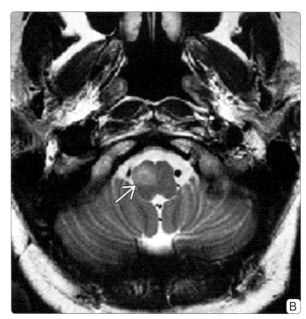

图 33-36B　同一患者的延髓轴位 T_2W MR 显示单侧肥大性下橄榄变性

第 34 章

脑积水和脑脊液疾病

脑脊液间隙包括脑室系统——一系列相互连接、充满脑脊液的腔体——和蛛网膜下腔。本章首先简要讨论正常的脑室和脑脊液间隙。

我们描述了正常变异，不应将其误认为疾病，然后我们将注意力转向脑积水和脑脊液压力升高的表现，包括特发性颅内高压（"假性脑瘤"）。我们以脑脊液漏和低颅压的讨论结束本章。

脑室和脑池的正常解剖

脑室系统

脑室系统由位于大脑深处的四个相互连接的室管膜内衬的腔组成（图 34-3）。成对的侧脑室通过 Y 形的孟氏孔与第三脑室相通。第三脑室通过导水管与第四脑室相通。接下来，第四脑室与蛛网膜下腔（subarachnoid space, SAS）相通。

脉络丛、脑脊液和脑间质液

脑脊液间隙是一个动态压力系统，在脑脊液的产生和吸收之间保持流体静力学的平衡。脉络丛（choroid plexus, CP）有两个主要功能：脑脊液的产生和血液 – 脑脊液屏障的维持。在成人中，CP 上皮细胞以每分钟约 0.4 mL 或每 24 小时约 500~600 mL 的速度形成 CSF。脑脊液每天大约要更新四次，以便清除废物。

细胞外间隙的脑间质液（interstitial fluid, ISF）也是脑脊液的重要脉络膜外来源。

CP 通过上皮细胞之间的紧密连接维持血液 – 脑脊液屏障。大脑 ISF 和脑脊液之间跨越血液 – 脑脊液屏障的物质交换受到高度调控。CP 上皮细胞的特殊亚群负责将血浆蛋白从血液转移到脑脊液。

脑脊液循环与内稳态

传统的脑脊液稳态模型　长期以来，经典的脑脊液稳态模型是基于循环理论的，在该理论中，大部分脑脊液由 CP 产生，然后从脑室循环到 SASs（图 34-1）。在该模型中，脑脊液在脑室内呈单向且沿喙尾轴方向流动。脑脊液通过正中孔（马让迪孔）和两个外侧孔（Luschka 孔）从第四脑室进入 SAS，这是脑室和 SAS 之间唯一的自然通道（图 34-2）。

更新的脑脊液和 ISF 稳态模型 新的证据表明，传统的脑脊液产生、循环和功能模型过于简单，实际上比以前认为的要复杂得多。现在已经认识到脑脊液在维持脑 ISF 稳态中起着至关重要的作用，并且这两者在维持正常的脑功能方面是密切相关的。ISF 的主要来源是血液和脑脊液。

在更新的 CSF-ISF 模型中，脑血管周围间隙（perivascular spaces, PVSs）（Virchow-Robin）和血管旁间隙在脑脊液稳态中发挥着关键作用。PVSs 是大脑"原淋巴"或"类淋巴"系统的关键组成部分。PVSs 与覆盖 PVSs 以及 SAS 中的动脉和静脉的软脑膜（pial）细胞相连，从而将 SAS 中的脑脊液与脑实质和 PVSs 分离。

ISF 通过大脑细胞外间隙扩散，然后沿着脑毛细血管基底膜大量流动排出。ISF 循环可能通过类淋巴系统的水选择性水通道蛋白（aquaporin, AQP）进行，这是调节细胞外隙水稳态的关键因素。AQP4 在星形细胞的终足中高度表达，并且似乎对脑脊液和 ISF 之间的液体交换至关重要。

最后，在脑脊液和 ISF 稳态模型中，中枢神经系统细胞外液的流动和类淋巴系统的完整性不仅对容量调节很重要，而且对脑实质废物的清除也很重要，如淀粉样蛋白 -β（amyloid-β，Aβ）。

蛛网膜下腔 / 脑池

蛛网膜下腔（subarachnoid spaces, SASs）位于软脑膜和蛛网膜之间（图 34-1）。脑沟是夹在脑回褶皱之间的小而薄的 SASs。SASs 的局部扩张形成脑脊液池。大量被软脑膜覆盖的隔膜穿过 SASs 从大脑到蛛网膜，蛛网膜松散地附着在硬脑膜的内层。正常情况下，所有 SASs 之间和脑室系统之间都能自由地沟通。

正常变异

年龄相关的变化

侧脑室容积的增加是一个随年龄变化的恒定线性函数。

不对称的侧脑室

在大约 5%~10% 的正常患者中，影像学检查可发现侧脑室不对称。这种不对称通常为轻度到中度。透明隔在中线处弯曲、偏移或移位是常见的；就其本身而言，它既不是病理改变，也不是非特异性头痛的原因。

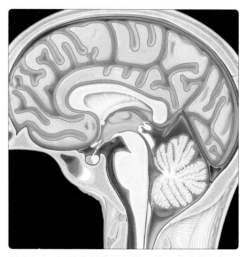

图 34-1 矢状位图像显示位于蛛网膜（紫色）和软脑膜（橙色）之间充满脑脊液（蓝色）的蛛网膜下腔

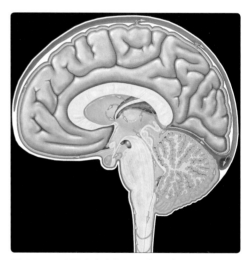

图 34-2 脑脊液由脉络丛产生，单向流动并且被蛛网膜颗粒吸收的经典模型

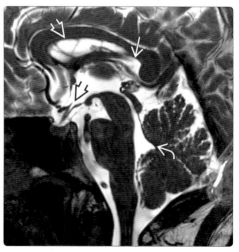

图 34-3 T_2W MR 示侧脑室 ➡、中间帆 ➡、第三脑室前隐窝 ➡ 和第四脑室顶 ➡

透明隔间腔和韦尔加腔

透明隔间腔（cavum septi pellucidi, CSP）是位于侧脑室额角之间充满液体的腔（图 34-4）。韦尔加腔（cavum vergae, CV）是指位于穹窿之间的从 CSP 延伸出来的细长手指状后部延伸（图 34-5）。CSP 可单独发生，但 CV 仅与 CSP 结合发生。当两者同时出现时，正确的拉丁语术语是"cavum septi pellucidi et vergae"。在通常的用法中，这种组合通常被简单地称为 CSP。

CSPs 和 CVs 在 CT 和 MR 上的表现从几乎不可见的裂缝状腔到直径数毫米的显著积聚。CSP 在平扫 CT 上与脑脊液呈等密度，在 MR 上与脑脊液信号强度完全一致。它在 FLAIR 上的信号被完全抑制。

中间帆腔

中间帆（velum interpositum, VI）是由两层叠合的软膜 - 蛛网膜形成的半透明薄膜。VI 向外侧延伸超过丘脑，与侧脑室的脉络丛相连。VI 和穹窿一起构成了第三脑室的顶部。

VI 常为脑脊液充盈后开放，直接与四叠体池连通。在这种情况下，它被称为中间帆腔（cavum velum interpositum, CVI）（图 34-6）。CVI 被认为是正常的解剖变异。

在影像学上，CVI 表现为侧脑室之间在丘脑上方弯曲的三角形脑脊液间隙。它的顶点指向孟氏孔（图 34-7）。CVI 与脑脊液在平扫 CT 上呈等密度，在所有 MR 序列上呈等信号。它的信号在 FLAIR 上被完全抑制，无强化，DWI 无受限。

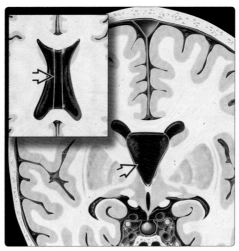

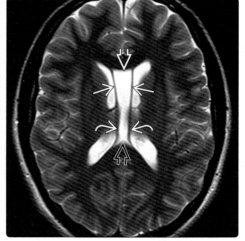

图 34-4　冠状位及轴位示意图显示典型的透明隔间腔（CSP）伴韦尔加腔（CV）▷。CSP 在冠状位图像上呈三角形，在轴位图像上呈指状

图 34-5　轴位 T₂W MR 显示 CSP ➡ 伴 CV ▷。透明隔➡和穹窿体➡之间有一个相邻的含 CSF 的腔。CSP 和 CV 在这一正常变异中是连续的

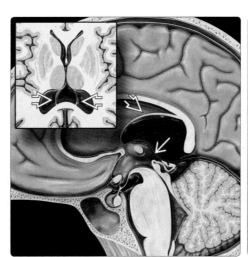

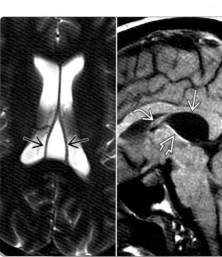

图 34-6　矢状位及轴位示意图显示中间帆腔（CVI）。注意穹窿➡的高度和张开度。另外还可以看到大脑内静脉和第三脑室➡的下移

图 34-7　在轴位 T₂W MR（左）上，CVI 为三角形，分隔穹窿➡。在矢状位图像（右）上，CVI ➡使下方的脑内静脉➡变平，而使穹窿➡向上抬高并移位

蛛网膜下腔扩大

蛛网膜下腔（SASs）扩大有三种情况：脑室外阻塞性（"交通性的"）脑积水、脑萎缩和 SASs 良性扩大（图 34-8）。交通性脑积水（包括脑室内型和脑室外型）将在下面讨论。脑容量损失是正常老化和脑退化的表现。在本节中，我们将讨论良性生理性扩大的 SAS。

术语

特发性 SASs 扩大伴脑室正常或轻微扩大在婴儿中很常见。在发育和神经正常的儿童中，无论是否有巨头畸形，脑脊液间隙扩大称为良性 SASs 扩大（benign enlargement of the SASs，BESS）。

病因学和病理

婴儿良性 SASs 扩大的病因尚不清楚，但可能与不成熟的脑脊液引流途径有关。大约 80% 的良性 SASs 扩大患儿有巨头畸形家族史。

大体上，SASs 表现得深且异常突出，而其他方面正常。没有硬膜出现则提示慢性硬膜下血肿或积液。

临床问题

良性 SASs 扩大通常出现在 3~8 个月。男性与女性的发病率为 4：1。没有发现颅内压升高（intracranial pressure，ICP）或非意外创伤的迹象。

1 岁以下巨头畸形儿童的影像学研究中有 2%~65% 报告了 SASs 的良性扩大。BESS 是一种自限性的现象，通常在没有干预的情况下，12~24 个月就会消失。相关的巨头畸形可能在 2 年后消失，但通常会趋于平稳，保持在第 98 百分位。

影像

双额和前半球间 SASs 直径 >5 mm（图 34-9A）。鞍上/交叉池和大脑外侧裂也很明显。侧脑室和第三脑室可轻度增大。增强 CT 扫描显示桥静脉穿过 SAS（图 34-9B）。没有证据提示硬膜下血肿或水肿的脑膜增厚强化。

额叶扩大的 SASs 内的液体在所有 MR 序列上与脑脊液信号完全一致，因为它是脑脊液。液体信号在 FLAIR 上被完全抑制。在 T_1 增强序列上可见桥静脉穿过扩大的 SASs。

鉴别诊断

良性 SASs 扩大的主要鉴别诊断是萎缩、脑室外阻塞性脑积水和非意外创伤。偶尔，婴儿良性 SASs 扩大伴有轻微的硬膜下出血，类似于蛛网膜囊肿。在这些婴儿中，必须要考虑到虐待性头部创伤，直到仔细筛查没有发现造成伤害的确切证据。

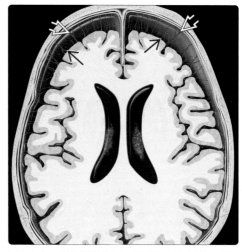

图 34-8　良性额部 SASs ⇨ 扩大示意图。后部 SASs 是正常的。注意穿过扩大的 SASs 的皮层静脉 ➡

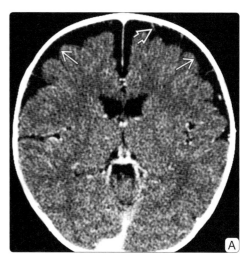

图 34-9A　7 个月婴儿的增强 CT 显示显著扩大的双额、半球间蛛网膜下腔 ⇨ 和桥静脉 ➡

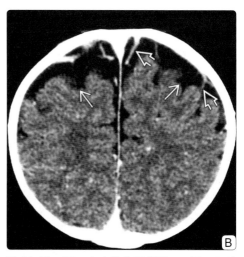

图 34-9B　同一患者的头颅增强 CT 显示积液 ⇨ 和桥静脉 ➡。这些属于婴儿良性 SASs 扩大

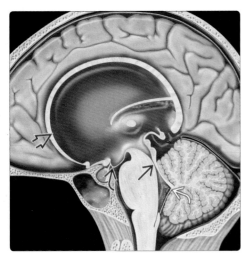

图 34-10   注意导水管狭窄 ⇨，IVOH 伴侧脑室 ⇨、第三脑室 ⤳ 扩大，胼胝体伸展，第四脑室 ⇨ 正常

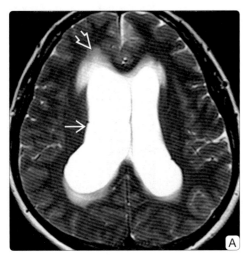

图 34-11A   一位严重头痛患者的轴位 T₂W MR 显示巨大的侧脑室 ⇨ 伴广泛的脑室周围积液 ⇨

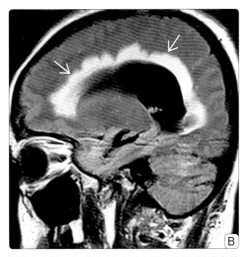

图 34-11B   矢状位 FLAIR MR 显示沿侧脑室整个边缘延伸的高信号"手指" ⇨，急性 IVOH

脑积水

"脑积水"一词的字面意思是"水头"。"脑室扩大"指的是脑室系统的扩张。记住：术语"脑积水"和"脑室扩大"是描述性的发现，而不是诊断！影像学的作用是发现脑室扩大的病因。

脑积水传统上被认为是脑脊液的形成、流动或吸收异常。如果正常的脑脊液流动因脑室系统内的阻塞而受阻，则脑脊液继续产生会引起脑室扩大。在经典模型中，脑积水也可能由脑脊液产生和吸收之间的失衡引起。当脑脊液通过蛛网膜颗粒的吸收受阻时，脑室则会扩大而导致脑积水。吸收过程可在蛛网膜下腔的任何水平被阻断，例如，枕大池内、基底池或沿大脑凸面处。

脑积水发展的最新研究显示，水通道蛋白（AQP）介导的脑水稳态和(或)脑脊液和 ISF 进入 PVSs 和血液的清除受损。在脑积水中，驱动 AQP4 修饰从而不能促进多余水分清除的分子机制仍然相对未知。

术语

我们采用常规的方法，根据脑脊液梗阻的假定部位对脑积水进行分类，即脑室内[脑室内阻塞性脑积水（intraventricular obstructive hydrocephalus，IVOH）]或脑室外 [脑室外阻塞性脑积水（extraventricular obstructive hydrocephalus，EVOH）]。过时的术语"脑外积水"指的是由脑实质容量损失引起的脑室和脑池扩大，已不再使用。

病因学

当影像学检查发现异常扩大的脑室时，诊断的当务之急是找到脑积水的原因。

在儿童组中，大多数病例是由脑脊液通路的先天性缺陷引起的。成人起病的脑积水通常继发于包括一组异质性疾病的不同病理，如颅内出血和肿瘤。

脑室内阻塞性脑积水

术语

IVOH 用于表示第四脑室出口孔或近端有物理性的阻塞。"非交通性脑积水"一词已不再使用。

病因

一般概念   VOH 可以是先天性或后天性，急性（acute IVOH, aIVOH）或慢性（chronic IVOH, cIVOH）。先天性 IVOH 常伴有导水管狭窄等疾病。

当脑室阻塞时，脑脊液流出受阻。随着脑脊液的继续产生，脑室扩张。随着脑室扩张，邻近脑实质受到的压力增加。脑实质内压力升高会降低脑血流，减少脑灌注。压力增加也会压迫室管膜下静脉，减少通过深髓静脉和血管周围间隙的脑间质液的吸收。结果表现为脑室周围间质水肿。水肿是由脑脊液挤压室管膜（"经室管膜脑脊液流"）还是脑细胞外液积聚所致尚不清楚。

在慢性"代偿性"IVOH 中，脑室扩张缓慢，脑脊液稳态得以相对维持。脑室周围间质水肿轻微或无水肿。

病理

大体上，梗阻近端的脑室出现膨胀（图 34-10）。室管膜变薄，可见局灶性破坏，甚至缺失。胼胝体（corpus callosum，CC）变薄并于上方压迫大脑镰。室管膜内膜不连续或不明显，室周细胞外间隙增加，周围白质（white matter，WM）稀薄，颜色苍白。

临床问题

IVOH 的表现因其剧烈和严重程度而异。头痛是最常见的症状，视乳头水肿是最常见的体征。恶心、呕吐和 CNVI 麻痹也是 aIVOH 的常见症状。

大多数病例通常是进行性的，除非接受治疗。未经治疗的严重 aIVOH 可导致脑疝、昏迷甚至死亡。一些缓慢发展的代偿性 IVOH 患者可能直到成年后期才出现症状（例如，最近发现的迟发性导水管狭窄综合征）。

脑脊液分流术（分流术、脑室造口术、内镜下三脑室底造瘘术）很常见，通常作为最终治疗梗阻（例如，切除胶质囊肿或切除脑室内肿瘤）前的第一步进行。

影像

CT 表现　影像学表现因其剧烈和严重程度而异。aIVOH 的平扫 CT 显示侧脑室和第三脑室扩大，而第四脑室大小各异。颞角突出，额角呈"圆形"，脑室边缘不清或"模糊"。脑室周围积液——无论是由于间质液引流障碍还是经室管膜脑脊液迁移——在相邻的 WM 中形成一个低密度的"晕"。脑沟和基底池受压或模糊不清。

MR 表现　轴位 T₁W 显示双侧侧脑室对称扩大。矢状位上，CC 变薄并向上伸展（图 34-18A），而穹窿和大脑内静脉则向下移位。

在 aIVOH 中，T₂ 扫描可显示"指状"CSF 样高信号从侧脑室向外延伸至周围的 WM（图 34-11A）。FLAIR 上，脑室周围的"晕"内液体不被抑制（图 34-11B）。在长期的慢性代偿性脑积水中，脑室扩大，WM 信号减低，但没有较厚的脑室周围"晕"（图 34-12）。

脑积水并发症　在严重的 IVOH 病例中，CC 被压迫在大脑镰的游离下缘（图 34-13，图 34-14）。这可能导致压力性坏死和胼胝体轴突丢失，即所谓的胼胝体撞击综合征（corpus callosum impingement syndrome，CCIS）（图 34-18C）。在急性CCIS 中，CC 最初可能在 T₂W 和 FLAIR 上出现肿胀和高信号。

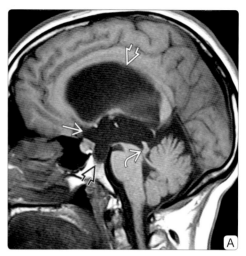

图 34-12A　长期导水管狭窄的22岁女性患者，T₁W 显示侧脑室、第三脑室扩大，以及斜坡重塑

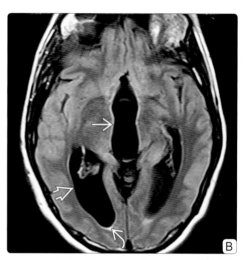

图 34-12B　轴位 FLAIR MR 显示第三脑室和侧脑室扩大伴小的边缘高信号环

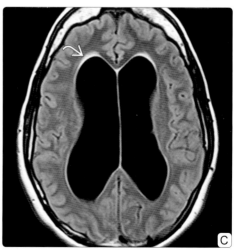

图 34-12C　头颅轴位 FLAIR MR 显示脑室明显、对称扩大，脑室边缘薄的液体环。这是一例慢性代偿性 IVOH

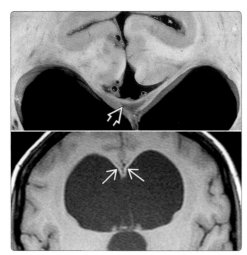

图 34-13 （上）IVOH，大脑镰撞击引起的 CC 软化变薄 ➡ 示意图。（下）T₁W MR 显示 CC 撞击 ➡

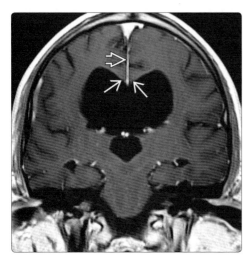

图 34-14 冠状位 T₁ C+ MR 显示长期 IVOH 的侧脑室 ➡、胼胝体向上压迫大脑镰 ➡

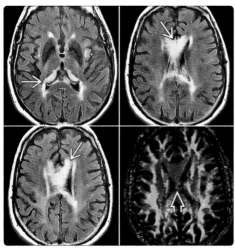

图 34-15 CCIS 减压，分流后 FLAIR 显示 CC、脑室周围 WM ➡ 高信号以及 DTI 上纤维断裂 ➡

亚急性和慢性改变被认为是萎缩和萎缩 CC 的脑软化灶。在 15% 的治疗后 IVOH 病例中，减压后的 CC 表现为 T₂/FLAIR 高信号。在极少数情况下，高信号超出 CC 本身延伸到脑室周围的 WM（图 34-15）。

巨大的脑室扩大可能削弱侧脑室的内侧壁，使脑脊液的脉冲式憩室穿过侧脑室的下内侧壁。这种内侧脑室憩室可能对第三脑室后部、顶盖和导水管造成明显的占位效应。大的脑室憩室可通过小脑幕切迹向下疝入颅后窝，压迫小脑蚓部和第四脑室。

鉴别诊断

IVOH 的主要鉴别诊断是脑室外阻塞性脑积水。脑实质体积减小导致脑室继发性扩张（脑室扩大），脑沟和脑池呈比例扩大。

区分阻塞性脑积水与萎缩的一个有用特征是颞角的外观。阻塞性脑积水中呈圆形，中度至显著扩大。即使是相对严重的体积减小，颞角仍然保持正常的芸豆形状，只是轻微到中度扩大。

正常压力脑积水是一种典型的老年人疾病，临床表现为进展性痴呆、步态障碍和尿失禁。脑室相对于脑沟和脑池常出现不成比例的扩大。

脑室内阻塞性脑积水

术语和病因
- 第四脑室出口孔近端
- 可以是先天的或后天的，急性的或慢性的
  - 炎症后 / 出血后
  - 阻塞性的脑室内肿块

急性阻塞性脑积水
- 梗阻附近的脑室膨胀
- 脑室边缘"模糊"
- 脑室周围积液（CSF，ISF 或两者）
  - 脑室周围液体"晕" ± "手指"征
  - T₂ 高信号；在 FLAIR 上不被抑制

慢性代偿性阻塞性脑积水
- 扩大的脑室，无脑室周围"晕"征
- ± 胼胝体撞击、脑室憩室

脑室外阻塞性脑积水

术语

在脑室外阻塞性脑积水（extraventricular obstructive hydrocephalus，EVOH）中，阻塞点位于脑室系统之外。

病因

引起 EVOH 的阻塞可位于从第四脑室出口孔到蛛网膜颗粒的任何水平。蛛网膜下腔出血——无论是外伤性的还是动

脉瘤性的——是最常见的原因。其他常见的病因包括化脓性脑膜炎、肉芽肿性脑膜炎和播散性脑脊液转移。

影像

EVOH 在平扫 CT 中的典型表现是对称的、成比例扩大的侧脑室、第三脑室和第四脑室。增强 CT 可以显示继发于感染或肿瘤的 EVOH 病例的强化。

IVOH 中使用的成像序列同样适用于 EVOH 的评估（图 34-16）。如果脑积水是由急性蛛网膜下腔出血或脑膜炎引起的，脑脊液在 T_1W 上呈"脏"状，在 FLAIR 上呈高信号。T_1 增强扫描可显示脑沟池的强化。

与 IVOH 相比，超过 1/2 的 EVOH 病例在标准 MR 序列上没有明显的阻塞原因。在这种情况下，识别可能引起脑室外梗阻的细微薄膜尤其重要。

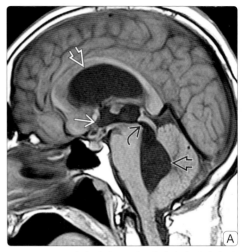

图 34-16A 伴有头痛、远期脑膜炎病史的患者 T_1W 图像显示第四脑室 ⇨、第三脑室 ➡、侧脑室 ⇨ 和导水管 ↱ 的扩张

脑室外阻塞性脑积水

术语
- 原名"交通性"脑积水
- 脑室系统外阻塞
  - 从第四脑室出口孔到蛛网膜颗粒的任何部位

病因
- 最为常见
  - 蛛网膜下腔出血（动脉瘤 > 外伤）
- 较为少见
  - 脑膜炎（细菌性、肉芽肿性）
  - 转移

影像
- 50% 以上没有明显的病因
- 使用 CISS 寻找阻塞膜

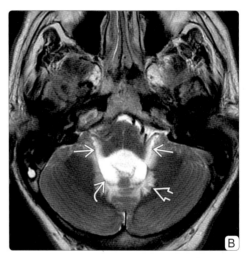

图 34-16B T_2W MR 显示第四脑室 ➡ 和侧孔 ➡ 的明显扩张，CSF 向邻近小脑迁移 ⇨

产生过多性脑积水

产生过多性脑积水不常见，这是由于脑脊液过多形成的结果。脉络丛乳头状瘤（choroid plexus papillomas, CPPs）是产生过多性脑积水的最常见原因（见图 18-17）。弥漫性脉络丛绒毛样增生（diffuse villous hyperplasia of the choroid plexus, DVHCP）是一种罕见的产生过多性脑积水的原因。DVHCP 的影像学检查显示严重的脑积水伴有整个脉络丛的大面积扩张。

正常压力脑积水

对于正常压力脑积水（normal pressure hydrocephalus, NPH）的诊断或治疗，目前还没有公认的循证指南。在本节中，我们简要回顾了该综合征，并结合临床病史和神经学检查，总结了可能提示诊断的影像学表现。

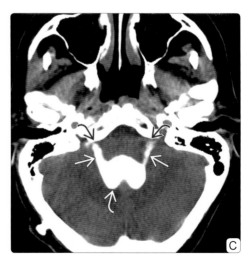

图 34-16C 脑室造瘘术注射对比剂填充第四脑室 ➡、侧孔 ➡，但在侧孔出口处阻塞 ↱。EVOH

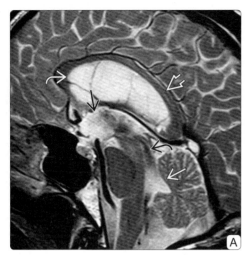

图 34-17A　T₂W MR 显示扩大的侧脑室 ➡、第三脑室 ➡ 和第四脑室 ➡，夸张的导水管"流空" ➡，胼胝体变薄 ➡，呈高信号

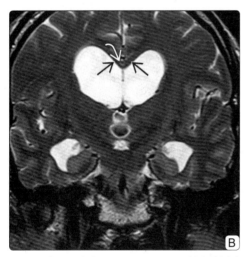

图 34-17B　冠状位 T₂W MR 显示显示扩大的侧脑室 ➡ 推挤胼胝体压迫大脑镰 ➡（见图 34-13）

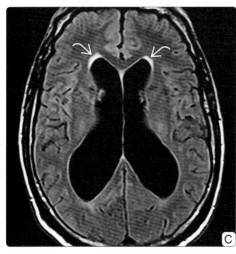

图 34-17C　FLAIR 显示薄环状脑室周围积液 ➡。导水管容积为 72 μL。这是分流反应性 NPH

术语

NPH 的特征是脑室扩大，脑脊液压力正常但流体动力学改变。原发性或特发性 NPH（idiopathic NPH，iNPH）与继发性 NPH（secondary NPH，sNPH）不同，后者有已知的病因，如蛛网膜下腔出血、创伤性脑损伤或脑膜炎。

病因

NPH 的发病机制尚不清楚，至今仍存在争议。最近对 NPH 的研究表明改变的脑脊液动力学（产生，动力学，重吸收）和 ISF 停滞破坏了静水压和渗透压之间的平衡，逆转了 ISF 流动并导致脑室扩大。

病理

脑室明显增大。脑室周围 WM 常表现异常，伴或不伴有明显的腔隙性脑梗死。神经原纤维缠结和其他显微镜下的变化通常出现在 20% 的阿尔茨海默病患者中。

临床问题

NPH 约占所有痴呆症的 5%~6%。症状的性质和严重程度以及病程各不相同。步态和平衡受损是典型的初始症状。痴呆、步态障碍和尿失禁的典型三联征存在于少数患者中，通常代表疾病晚期。

一些患者最初对脑室分流反应剧烈（"分流反应性"NPH）。对分流的良好反应在临床上"可能的"NPH 患者中约为 35%~40%，在诊断为"很可能的"NPH 患者中约为 65%。

影像

一般特征　影像学检查对可疑的 NPH 是必要的，但不足以确定 NPH 的最终诊断。同样，识别脑室 - 腹腔分流术后有可能改善的患者的目标仍然不明确。

NPH 最常见的影像学特征是脑室扩大，与脑沟扩大不成比例（"脑室沟不相称"）。

CT 表现　平扫 CT 显示侧脑室扩大，额角变圆。第三脑室中度扩大，而第四脑室相对正常。与脑室的扩大程度相比，广泛性脑沟扩大程度较轻。脑室周围低密度很常见，常表现为继发于微血管疾病的间质液增加和 WM 稀疏。

MR 表现　T₁ 扫描显示侧脑室扩大。凸面和内侧蛛网膜下腔可能出现缩小或"紧缩"，而基底池和外侧裂通常扩大。胼胝体通常变薄。大多数患者在 T₂/FLAIR 上有轻度到中度的脑室周围"晕"征（图 34-18）。

一个显著的、夸张的"超动力"导水管"流空"可能存在。最近的研究表明，一些 NPH 患者在收缩期和舒张期均有高动力性脑脊液流动，其速度和体积均增加。净血流方向为尾头型，与正常相反。

核医学　24 小时 In-111 DTPA 脑池造影显著的脑室活动被认为是一个相对较好的 NPH 指标。¹⁸F FDG PET 显示局部脑代谢降低。

鉴别诊断

诊断 NPH 的一个主要难点是将其与其他神经退行性疾病区分开来，如阿尔茨海默病、血管性痴呆和年龄相关性萎缩。最近的研究表明，脑脊液生物标志物，如 AQP4、T-tau 和 Aβ40，可能有助于区分 NPH 和认知和运动障碍性疾病。

静止性脑积水

静止性脑积水（arrested hydrocephalus, AH）也被称为代偿性脑积水、成年期脑室扩大和迟发性特发性导水管狭窄。患者很少出现 ICP 升高的症状或体征，脑积水的诊断往往是偶然和意外的。影像学检查显示中度至重度的第三脑室扩大，但无脑室周围液体积聚的证据，可能多年保持稳定。

特发性颅内高压

术语

术语特发性颅内高压（idiopathic intracranial hypertension, IIH）优于假性脑瘤。IIH 的特征是与颅内肿块病变、脑膜病变或脑静脉血栓无关的、不明原因的 ICP 升高。尽管如此，已知原因导致颅内压升高的患者（如硬脑膜静脉窦狭窄）仍被归类为 IIH。

病因和病理

IIH 的确切病因尚不清楚。肥胖表型与身体质量指数升高比较常见。一些研究者认为 CSF-ISF 通过"类淋巴系统"引流受到干扰。

目前还不清楚在绝大多数 IIH 患者中发现的硬脑膜静脉窦狭窄是 ICP 升高的原因（静脉流出道阻塞）还是效应（外部压迫），或两者皆有。

临床问题

一般来说，IIH 发生于 20~45 岁的超重女性中，尽管最近的研究已经证实肥胖儿童，特别是女孩的发病率正在上升。

头痛是最常见的症状（90%~95%），其次是耳鸣和视觉障碍。视乳头水肿是神经系统检查中最常见的体征（图 34-19）。通常局限于 CNVI 的颅神经缺损是比较常见的。

IIH 的明确诊断是通过腰椎穿刺，表现为 ICP 升高（成人 >200 mmH$_2$O，儿童 >280 mmH$_2$O），CSF 成分正常。

视力丧失是 IIH 的主要并发症。在暴发性 IIH 中，视力丧失可迅速发展并变得不可逆转（图 34-19）。连续的脑脊液清除（初始 LP 时 10~20 mL）通常可以暂时改善 IIH 相关的头痛。静脉窦内支架置入术在改善横窦狭窄患者的症状和减少某些病例的乳头水肿方面取得了成功。

影像

神经影像学用于：① 排除可确定的 ICP 增加的原因（如肿瘤或阻塞性脑积水）；② 检测与 IIH 相关的表现。

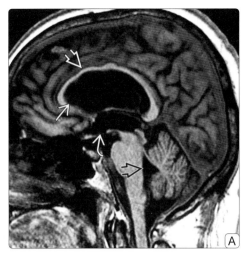

图 34-18A　72 岁男性 NPH 患者 MP-RAGE 显示扩大的侧脑室➡、第三脑室➡和第四脑室➡。胼胝体➡拉伸变薄

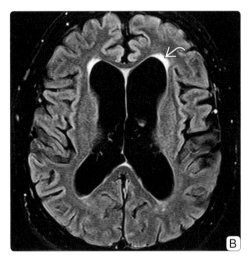

图 34-18B　FLAIR MR 显示侧脑室扩大，脑沟正常。脑室周围有明显的高信号缘➡

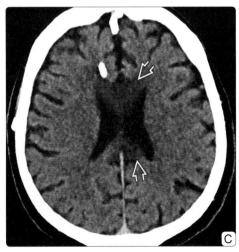

图 34-18C　分流术后随访平扫 CT 显示胼胝体➡低密度。这是伴有胼胝体撞击综合征的 NPH

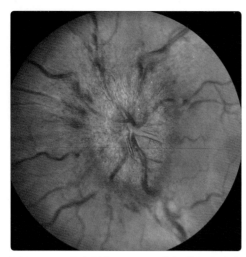

图 34-19 眼底图像显示严重的视神经乳头水肿伴视盘抬高和模糊（图片提供者：K. Digre, MD.）

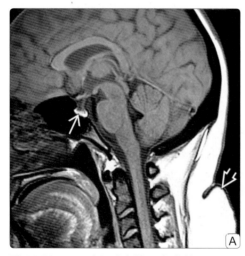

图 34-20A 33 岁肥胖女性 T_1 矢状位 MR 显示皮下脂肪➡过多和部分空蝶鞍➡

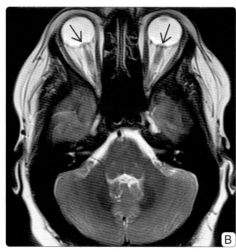

图 34-20B T_2W MR 显示眼球变平，视神经头部➡眼内突出。在 LP，OP 为 440 mm H_2O。这就是 IIH

在 CTV/MRV 或 DSA 上，IIH 最显著的影像学表现包括眼球后部变平，蛛网膜下腔扩张伴或不伴有视神经扭曲，眼内视神经突出，部分空蝶鞍，横窦狭窄（图 34-20，图 34-21）。这些征象中的一种或多种组合（尤其是横窦狭窄）的存在显著增加了 IIH 的发生概率，但是缺乏这些征象并不能排除 IIH 的可能性。

其他报道的常见症状可能存在，如裂隙样或"挤压的"脑室（10%），蛛网膜下腔"紧缩"（小的脑沟和脑池），以及小脑扁桃体向下移位。小脑扁桃体异位可出现，有时甚至呈"钉样"形态，类似 Chiari 1 型畸形或低颅压。

通过颅底骨 - 硬膜缺损处突出的脑膜膨出或脑膨出很常见，尤其在极度肥胖的患者中。脑脊液漏常见，CT 或 MR 脑池造影可以识别哪些骨缺损是漏。

鉴别诊断

可疑 IIH 患者最重要的鉴别诊断是继发性颅内高压（即可确定原因的颅内压升高）。脑室扩大在继发性颅内高压中较为常见，而在 IIH 中脑室通常是正常或缩小的。

硬脑膜窦血栓形成是另一个重要的考虑因素。T_2^*（GRE，SWI）显示受累窦内"晕染样"的血栓。MRV 和 CTV 显示雪茄状长段血栓。

特发性颅内高压

术语和病因
- 也就是良性颅内高压
- 通常没有确定原因（特发性）

临床问题
- 女＞男；肥胖是确定的危险因素
- 高峰期：20～45 岁
- 头痛，耳鸣，视力丧失，LP＞200 mmH_2O

影像
- 视神经管扩张
- 视盘突出
- 眼球后部扁平
- 部分空蝶鞍
- "拥挤的"大脑（脑沟和脑池变窄），± 小脑扁桃体疝
- ± 硬脑膜窦血栓形成，狭窄

脑脊液分流及并发症

影像学是评估脑脊液分流患者的一个关键因素。分流失败可导致脑室扩大或缩小。分流失败最常见的影像表现是脑室增大。CT 通常是评估颅内分流导管患者的首选技术。替代方法包括经囟门超声和新型快速 MR 技术，如快速稳态梯度回波（steady-state gradient-recalled-echo, SSGRE）序列。

一些分流性脑积水患者表现出分流失败的临床体征，但

没有脑室扩大的迹象，这种情况称为裂隙脑室综合征（slit ventricle syndrome, SVS）。与之前的影像学检查进行比较是必要的。平扫 CT 显示一侧或两侧侧脑室缩小或呈裂隙状。

脑脊液漏及后遗症

脑脊液漏

脑脊液漏可发生于所有年龄段的患者。外伤、颅底手术和鼻窦手术是常见的原因。自发性脑脊液漏通常发生于伴有特发性颅内高压的中年肥胖女性，常与蝶窦外侧的蛛网膜颗粒有关。

骨 CT 多平面重建是首选检查方法，可以避免侵入性 CT 脑池造影的需求。骨缺损伴或不伴靠近鼻窦的气 – 液平面是典型的表现。3 或 4 mm 以下的缺损可能难以检测，特别是在骨头通常很薄的区域。

MR 通常仅在 CT 阴性或怀疑脑膨出中存在脑实质时才使用。T₂ 扫描显示邻近窦腔内有液体的骨缺损。

低颅压

术语

低颅压又称脑脊液低容量综合征。

病因和病理

低颅压可以是自发性的（spontaneous intracranial hypotension, SIH），也可以是继发性的。常见的原因包括腰椎穿刺、脊柱手术和外伤。

脊膜憩室可突然破裂，可能是造成许多"自发性"低颅压的原因。与特发性颅内高压相比，颅底脑脊液漏很少引起 SIH。

脑脊液低容量和低血压（腰椎 OP<60 mmH₂O）导致静脉和硬脑膜间质充盈，伴有脑下降（"下陷"）（图 34-22）。马方综合征和 Ehlers-Danlos 综合征患者结缔组织异常，并且由于先天性硬脑膜减弱导致脑脊液漏的风险增加。

临床问题

症状范围很广，从轻微头痛到昏迷。典型的表现是严重的直立性头痛，躺下后缓解。大多数 SIH 病例会自行消退。严重者可出现进行性脑病，在极少数情况下，严重的未缓解的脑下陷可导致昏迷甚至死亡。

治疗的目的是恢复脑脊液容量。在许多情况下，补液和卧床休息就足够了。在其他情况下，可能需要硬膜外血液补片或手术修复。

硬膜外血液补片通常是根据临床和脑影像结果进行。如果低容量和高容量补片都不成功，可能需要进一步的检查来精确定位脑脊液漏的水平。

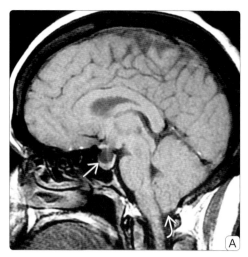

图 34-21A　30 岁女性重度头痛患者 T₁W MR 表现为部分空蝶鞍➡️和轻度扁桃体下降↪️

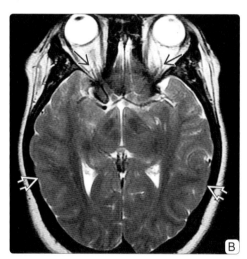

图 34-21B　T₂W MR 显示视神经鞘轻度扩张➡️，脑表面相对缺乏 CSF 充盈的脑沟➡️

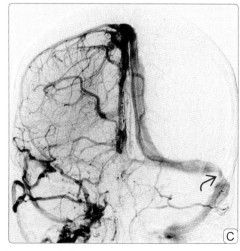

图 34-21C　AP DSA 显示左侧横窦狭窄➡️伴 10 mmHg 的压差。支架植入术解决了患者的头痛问题

影像

影像学检查是诊断的关键，有时可以首次观察到令人困惑的症状的原因。

虽然 CT 通常作为严重或顽固性头痛患者的初步筛查性检查，但脑部和脊柱 MR 是评估疑似 SIH 病例的首选方法。

90%~95% 的 SIH 患者在标准 MR 扫描中有一个或多个关键发现。SIH 有一系列的发现；所有影像学征象出现在同一患者身上的情况非常罕见！

CT 表现 SIH 的 CT 扫描通常是正常的。最显著的发现是硬膜下积液。SIH 的细微 CT 表现包括基底池的消失（特别是鞍上池），颞叶内侧疝入小脑幕切迹，脑室缩小伴侧脑室偏曲，以及"肥胖"脑桥。

MR 表现

T_1W：矢状位 T_1 扫描显示约 1/2 的病例存在脑下陷（图 34-23）。典型表现为中脑"下陷"，中脑移位至鞍背水平以下，小脑脚与脑桥的夹角小于 50°，脑桥乳头体距离小于 5.5 mm，脑桥相对斜坡变平（图 34-24）。扁桃体尾侧移位很常见，但并不总是存在。

视交叉和下丘脑通常覆盖在蝶鞍上，掩盖鞍上池。至少 50% 的病例出现垂体增大（图 34-22）（图 34-23）。

轴位扫描显示基底池消失。脑桥通常显得细长而"肥胖"。中脑解剖结构扭曲，宽度减小，前后径增大。颞叶从小脑幕内侧疝入切迹。侧脑室通常较小而扭曲，因为它们被"下陷"的大脑拉向内侧及下方（图 34-25）。

在严重脑下陷的病例中，冠状位扫描可显示随着脑下陷的增加，侧脑室顶部之间的夹角逐渐减小（<120°）（图 34-25C）。硬脑膜窦常表现为扩张，边缘向外凸出，有明显的"流空"。15%~50% 的病例有硬膜下积液（囊肿 > 血肿）（图 34-25）。

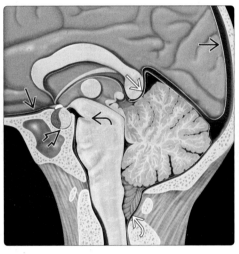
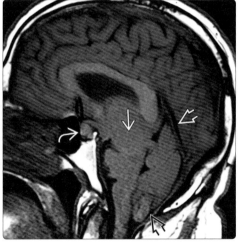

图 34-22 低颅压（intra-cranial hypotension, ICH）表现为硬脑膜窦扩张 →，垂体增大 →，扁桃体疝 →。中脑下陷引起中脑"塌陷"，脑桥下部异位，脑桥-中脑角"闭合"，胼胝体压部压迫 ICV 或大脑大静脉（盖伦静脉）交界处的静脉 →

图 34-23 重度 ICH 患者矢状位 T_1W MR 显示严重的中脑 → 下陷，垂体肥胖 →，小脑扁桃体下疝 →，静脉窦突出 →

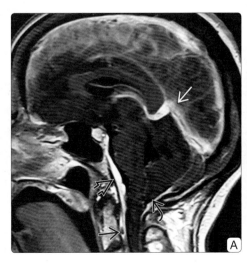
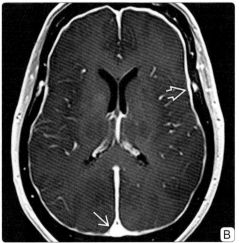

图 34-24A 伴体位性头痛的 58 岁女性矢状位 T_1 增强 MR 显示广泛硬脑膜-蛛网膜增厚，强化 → 延伸至上颈椎 →。中脑下陷和扁桃体下疝 → 是轻微的。静脉窦 → 充盈

图 34-24B 轴位 T_1 增强 MR 显示静脉充盈 →，弥漫性硬脑膜-蛛网膜增厚和增强 →。脑出血继发于脊髓脑脊液漏（未显示）

T$_2$/FLAIR：裂隙状的第三脑室向下移位，轴位扫描上几乎与中脑和下丘脑重叠。

T$_1$ 增强：SIH 中最一致的表现之一是弥漫性硬膜增厚伴强化（见于 80%~85% 的病例）。线状硬膜增厚可延伸至内听道，下至斜坡，并通过枕骨大孔进入上颈椎管（图 34-24）。

T$_2$*（GRE，SWI）：脑下陷引起的桥静脉撕裂可导致蛛网膜下腔出血和表面含铁血黄素沉积。

鉴别诊断

低颅压的主要鉴别诊断是 Chiari 1 型畸形。在 Chiari 1 型畸形中，唯一的颅内异常是扁桃体移位。没有其他 SIH 的发现。影像学检查将 SIH 误认为 Chiari 1 型畸形可能导致减压手术，而加重脑脊液低容量和临床恶化！

低颅压

病因和病理
- 脑脊液低容量导致脑 "下陷"，硬脑膜 / 静脉窦增加
- 可以是自发性的（特发性的）或继发性的

临床问题
- 最常见症状 = 头痛
  - ± 直立性的
- 严重的低颅压可导致昏迷，甚至死亡

MR 表现
- 常见
  - 中脑 "下陷"
  - 中脑、脑桥夹角减小（<50°）
  - 桥乳头距离：<5.5 mm
  - 视交叉 / 下丘脑覆盖在突出的垂体上
  - 弥漫性增厚强化的硬脑膜（随时间下降）
  - "肥胖" 垂体
- 不常见
  - 脑桥、中脑可能会显得 "肥胖"
  - ± 扁桃体向下移位
  - 脑池 / 沟消失
  - 小侧脑室 ± 房部向内下 "牵拉"
  - ± 硬膜下积液（囊肿 > 血肿）
  - 扩大的硬脑膜窦伴向外隆起（凸起）的边缘
- 罕见但重要
  - 冠状位影像脑室角减小
  - 皮层桥静脉撕裂
  - 蛛网膜下腔出血，表面含铁血黄素沉积

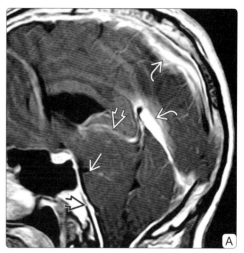

图 34-25A　低颅压，中脑 "下陷"，脑桥受压 ➡，ICVs 扁平 ➡，硬脑膜增厚 ⤴，强化 ⇨

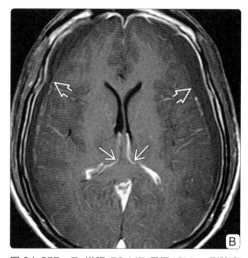

图 34-25B　T$_1$ 增强 FS MR 显示 ICVs、侧脑室 ➡ 和双侧 SDHs ⇨ 向内侧移位

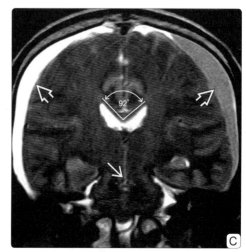

图 34-25C　冠状位 T$_2$W MR 显示第三脑室 ➡ 经小脑幕切迹移位，不同年龄的 SDHs ➡，以及 "闭合" 的脑室角裂 ⇨

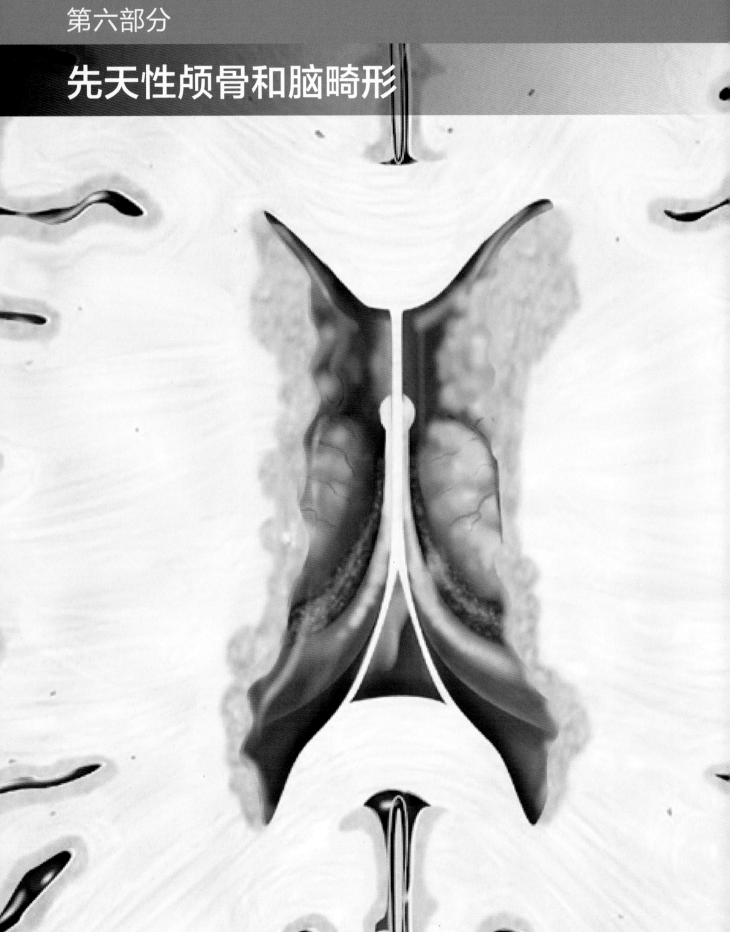

第 35 章
先天性畸形的胚胎学与成像方法

正常大脑发育和成熟的基本知识为理解先天性畸形提供了必要的基础，这是本书最后一部分的主题。

在这里，我们主要考虑大脑半球和小脑的正常发育。我们首先关注神经元发育和神经管闭合的基本情况，然后关注神经管如何弯曲、屈曲，并演变成前脑、中脑和后脑。简要总结了在每个阶段可能发生的发育异常和由此产生的畸形。

我们简洁地描述了大脑半球的生长和脑叶分化，脑沟和脑回的发育，灰质迁移的模式，以及新皮层的分层。

大脑半球形成

大脑发育的主要胚胎学事件始于神经元形成、神经元增殖和神经元迁移。随后在妊娠第 11 周至出生，可见脑回和脑沟的发育，以及最早阶段的髓鞘形成。

神经胚形成

神经管和脑囊泡

神经板在胚胎的头端发育，表现为中线两侧外胚层的增厚。随后，神经板向外侧缩进增厚，形成神经皱襞。神经皱襞向上弯曲，在中线相遇，然后融合形成神经管。原始脊索位于神经管的腹侧。神经嵴细胞被挤压并向外侧迁移。神经管形成大脑和脊髓，而神经嵴产生周围神经、神经根和自主神经系统的神经节（图 35-1）。

神经管关闭从中间开始，沿着胚胎的长度以拉链一样的方式双向进行（图 35-2）。

当神经管关闭时，神经外胚层（将形成中枢神经系统）与皮肤外胚层分离，这一过程称为分离。分离完成后，皮肤外胚层在中线融合而背向封闭的神经管。大脑迅速发育并开始屈曲，形成若干褶皱。胚胎大脑最终形成 5 个明确的囊泡（图 35-3）。

神经胚形成错误

神经发育的错误会导致一系列先天性异常。最严重的是无脑畸形（基本上完全没有大脑半球）。各种类型的头膨出也可由神经发育异常引起。

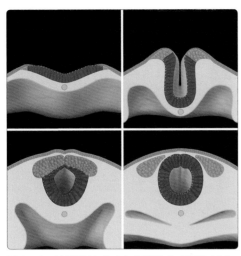

图 35-1　神经板（红色）在中线形成、折叠和融合。神经、皮肤外胚层分离。可见脊索（绿色）、神经嵴（蓝色）

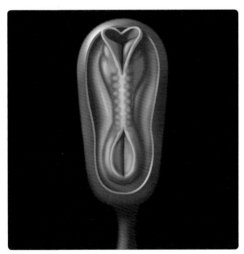

图 35-2　神经管以双向拉链样方式闭合，从中间开始，向两端进行

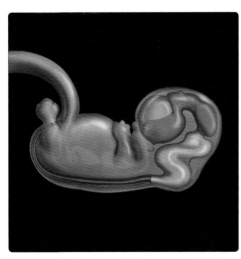

图 35-3　大脑弯曲处有端脑（绿色），间脑（红色），中脑（紫色），后脑（黄色）

后神经孔不完全闭合导致脊柱裂。如果神经外胚层不能完全与皮肤外胚层分离，则导致脊髓脊膜膨出。后脑神经发育异常可导致 Chiari Ⅱ 型畸形。

神经元增殖

胚胎干细胞

多能胚胎干细胞来源于 4~5 天胚泡的内细胞团。这些细胞能够增殖并分化成所有的 3 个胚层（外胚层、中胚层、内胚层）。MicroRNAs 似乎在干细胞发育、分化、生长和神经发生的遗传调控中发挥着重要作用。

神经元和胶质细胞的组织发生

随着脑泡的发育和扩张，干细胞层在原始室管膜周围产生，形成生发基质。这些神经干细胞（neural stem cells, NSCs）是产生主要中枢神经系统表型的多能细胞，即神经元、星形胶质细胞和少突胶质细胞。NSCs 主要存在于生发区。

生发基质中的多能性 NSCs 产生"原始"或"年轻"神经元，向外迁移形成皮层幔区（最终皮层的前体）。来自迁移神经元的轴突在生发基质和皮层幔区之间形成一个中间区域，最终成为大脑白质。

一些 NSCs 变成特化的径向神经胶质细胞（radial glial cells, RGCs），最终将横跨从室管膜到脑膜的整个半球。RGCs 可以产生神经元和胶质细胞。RGCs 的细长细胞体充当"绳梯"，引导神经元从生发基质迁移到皮层。

组织发生的错误

组织发生和分化的错误可诱发许多胚胎肿瘤，包括成神经管细胞瘤和原始神经外胚层肿瘤。NSC 的增殖和分化问题也会导致皮层发育畸形。

神经元迁移

了解神经元是如何形成、迁移、组织和连接的，对于识别和理解皮质发育畸形 (MCDs) 至关重要。

皮层神经元的起源

一旦"年轻的"神经元在生发基质中产生，它们必须离开它们的"家"到达它们的最终目的地（皮层）。最终的大脑皮层是经过高度有序的神经元增殖、迁移和分化过程发育的。

神经元迁移

新增殖的神经元沿着 RGCs 提供的支架进行迁移。神经元通常以"由内而外"的顺序从生发区覆盖到皮层幔区。细胞最初形成皮层的最深层，然后不断向外迁移，逐渐形成更浅层。每一个迁移的细胞群都会穿过先前到达的细胞已经铺设好的层面。

尽管迁移会持续到 35 周，但神经元迁移高峰多发生在胎儿的 11~15 周。

神经元迁移和皮层组织的异常

这些阶段发生异常的主要结果是皮层发育畸形。NSC 增殖或分化、迁移和皮层组织的异常都可能导致新皮层发育异常。如小头畸形、巨脑畸形、异位、皮质发育不良和无脑回畸形。

脑叶和脑沟回形成

分叶和合叶

大脑半球形态上没有任何特征；皮层薄而光滑。当大脑半球拉长和旋转时，它们呈"C"形，尾端向腹侧旋转形成颞叶。

脑沟回形成

在胚胎发育过程中，脑沟回的发育相对较晚。沿大脑半球两侧分布的浅三角形表面凹痕（大脑外侧裂起始处）首先出现在胎儿第 4 和第 5 个月之间（图 35-4）。

外侧裂形成后（图 35-6），多个二级和三级脑沟回开始发育（图 35-5）。感觉运动通路和视觉通路周围的脑回发育最为迅速。

脑沟回发育异常

在脑叶和脑沟回形成过程中发生的发育异常相对少见。小头畸形表现为脑回模式简化，小无脑回畸形具有代表性，表现为脑回过少及脑沟过浅。

髓鞘形成

髓鞘形成以有序、可预测的方式发生，可早在胎儿 20 周时被检测到。一般来说，髓鞘形成是从下到上，从后到前，再从中心到外周。

脑部畸形的成像方法

技术因素

CT

临床医师有时会将 NECT 扫描作为癫痫发作或疑似脑畸形患者的初步筛查方法。虽然实质钙化、脑室大小 / 结构和主要畸形可以被识别，但是细微异常很难被发现，如皮质发育不良也易被忽视。

CT 扫描有助于显示面部骨性中线缺损、关节缝和软骨内骨异常。

MR

MR 是首选的成像方法。最重要的两个因素是灰质 – 白质区分和高的空间分辨率。许多儿科神经放射科医师推荐矢状位 T_1 或 T_1 FLAIR 序列、容积 T_1 序列（如 MP-RAGE）以及 TR/TE 极长的矢状位和冠状位重 T_2W 序列。3D 成像采集允许各向同性正交重构。

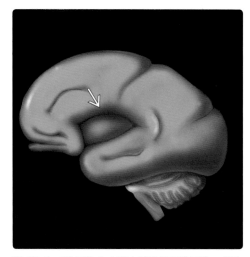

图 35-4　22 周胎儿大脑大部分是无脑回的，伴有浅外侧裂➡

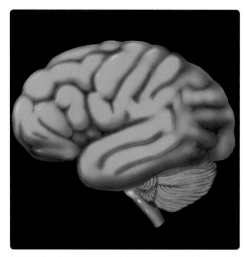

图 35-5　然后发展为多个二级和三级脑回，小脑叶的数量和复杂性增加

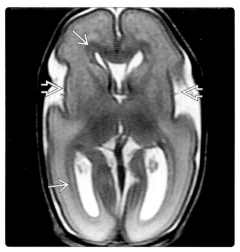

图 35-6　26 周龄早产儿的 T_2W MR：外侧裂➡刚刚开始形成。生发基质➡包绕侧脑室

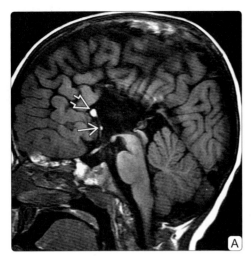

图 35-7A　矢状位中线处 T₁W MR 显示典型的胼胝体发育不全。前连合 ➡ 存在，还残余一小片胼胝体膝部 ➡

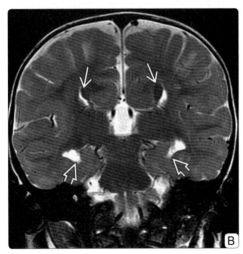

图 35-7B　冠状位 T₂W MR 显示 Probst 束 ➡ 挤压侧脑室。注意垂直方向的海马 ➡

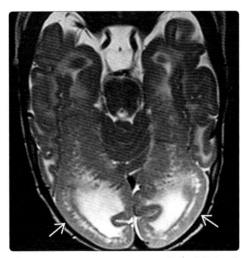

图 35-8　轴位 T₂W MR 显示双枕极"鹅卵石"样无脑回畸形 ➡（图片提供者：M. Warmuth-Metz, MD.）

如果怀疑矿化异常或血管异常，T₂* 序列（GRE，SWI）可作为有用的补充序列。当在初始序列上发现连接异常时，DTI 纤维束追踪成像是有价值的。

对比增强 T₁ 和 FLAIR 序列通常是可选的，因为它们在大多数先天性畸形中提供的有用信息很少。然而，它们在描绘相关的血管异常方面可能非常有帮助。DWI 和 MRS 可用于评估占位性病变和先天性代谢缺陷。

图像分析

以下分析成像研究的方法改编自 A. James Barkovich 的儿科脑部成像评价指南（参见第 36 章中引用）。

矢状位图像

从中线切面开始，检查颅面比例。出生时，颅骨与面部的比例应为 5∶1 或 6∶1。2 岁时，比例应为 2.5∶1。在成人和 10 岁以上的儿童中，应约为 1.5∶1。评估中线结构（如胼胝体和脑干）的髓鞘形成。

所有脑畸形中最常见的是脑连合异常（尤其是胼胝体），在矢状位 T₁ 扫描中很容易识别（图 35-7A）。连合部异常也是最常见的畸形，通常与其他异常及综合征相关，因此，如果看到一个异常，请继续查找！寻找垂体和下丘脑的异常。评估第三脑室的大小和形状，尤其是其前隐窝。

寻找其他病变，如脂肪瘤和囊肿。这些通常位于中线或中线旁，可以很容易地识别。正中矢状位扫描也可以很好地评估颅后窝结构。第四脑室是否表现正常？能找到它的背向顶点吗？评估扁桃体和颅脊交界处的位置是否存在异常。

如果侧脑室和第三脑室较大，第四脑室正常，提示导水管狭窄，需要寻找漏斗状导水管。如果看到导水管狭窄，仔细观察四叠体板，看看原因是否可能存在低度恶性的顶盖胶质瘤。

矢状图像在评估大脑皮层时也很有用。大脑皮层是否太厚或太薄？是否不规则或者是否"凹凸不平"？皮层发育异常，如脑裂相关的巨脑回和皮质发育不良（"裂脑畸形"），通常最容易在矢状位图像上识别。最后，注意大脑大静脉（盖伦静脉）、直窦和窦汇的位置和大小。

冠状位图像

皮质发育不良常为双侧性，且多集中在外侧裂周围。冠状位扫描使得左右比较相对容易。沿着半球间裂（interhemispheric fissure, IHF）从前向后。如果大脑半球在中线上连续，则存在前脑无裂畸形。如果 IHF 表现不规则，脑回越过中线"交错"，患者几乎肯定存在 Chiari Ⅱ 畸形。

评估脑室的大小、形状和位置。如果第三脑室表现为"高骑"，侧脑室的额角看起来像"海盗头盔"，则存在胼胝体发育不良（图 35-7B）。

如果前角呈方形或盒状，请仔细检查是否存在透明隔腔缺如。透明隔腔缺如见于视隔发育不良（septooptic dysplasia, SOD），常发生于胼胝体发育不良或脑裂畸形。如果观察到透明隔缺如，注意检查穹窿前柱是否融合。

仔细评估颞角和海马体，确保它们正常折叠并水平方向（而不是垂直方向，常见于前脑无裂畸形、无脑回畸形、胼胝体异常和皮层发育畸形）。

轴位图像

在评价所有发育延迟病例髓鞘成熟时，准确的的 T_1W 与长 TR/TE T_2W 的结合是必要的。皮层的厚度和结构清晰可见（图 35-8）。在这些序列上很容易评价脑室的大小、形状和构型。

6～8 月龄后，FLAIR 序列在评估结节性硬化综合征的异常尤其有用，如局限性或 Taylor 皮质发育不良，火焰状皮层下白质高信号等（图 35-9）。

不要忘记颅后窝！轴位上第四脑室在其侧面通常呈芸豆状。如果蚓部缺失，小脑半球从一侧到另一侧连续呈现则存在菱形脑融合（图 35-10）。如果第四脑室和小脑上脚类似臼齿，则存在臼齿畸形（图 35-11）。

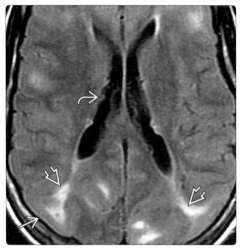

图 35-9　FLAIR MR 显示结节性硬化的室管膜下结节➙和皮层结节➙，并伴有皮层下高信号➙

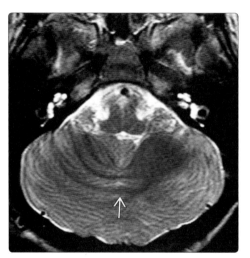

图 35-10　菱形脑融合的 T_2W 显示小脑半球跨中线连续➙（图片提供者：M. Warmuth-Metz, MD.）

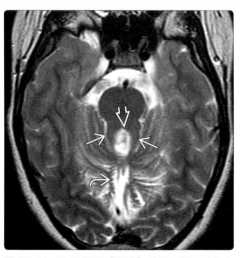

图 35-11　T_2W 显示"臼齿"异常，第四脑室上部拉长➙，小脑上脚粗大➙，蚓部"分裂"➙

第 36 章

颅后窝畸形

中脑和颅后窝的神经结构有以下三种来源：① 胚胎期中脑形成中脑结构；② 胚胎期后脑（菱脑）形成颅后窝结构；③ 中胚层结构形成脑膜和骨，包绕和保护这些神经结构。发育异常可导致一系列中脑和后脑畸形。

Chiari 畸形

Chiari 畸形简介

Chiari Ⅰ 和 Chiari Ⅱ 是发病机制不同的疾病 Chiari Ⅰ 为小脑扁桃体向下脱位（图 36-1）。Chiari Ⅱ 为延髓和小脑蚓部疝出，常合并脊髓发育不良（脊髓畸形）（图 36-6）。Chiari Ⅲ 表现为颅后窝内容物通过低位枕颈部骨质缺损疝出。

Chiari Ⅰ

术语

Chiari Ⅰ 畸形（CMI Ⅰ）定义为小脑扁桃体向尾侧移位。CM Ⅰ 的诊断标准，即小脑扁桃体低于枕骨大孔（FM）的精确距离具有争议。一些学者认为小脑扁桃体下疝 ≥ 5 mm 即可诊断 CM Ⅰ。然而，大多数学者认为还应合并其他异常，如小脑扁桃体畸形、小脑扁桃体后脑脊液间隙消失或脑脊液循环动力学改变。

概述

CM Ⅰ 常见颈髓异常。典型表现为一个复杂的含脑脊液腔，其内有多发海绵样胶质组织分隔。胶质样脊髓空化通常被称为脊髓空洞症。脊髓积水是指脊髓中央管室管膜下扩张。在 CM Ⅰ 中，广泛的室管膜剥脱和星形胶质细胞瘢痕化使得即使在组织学检查上也难以区分积水和脊髓空洞。因此，这些非肿瘤性的、有分隔的、旁中央的含液囊腔常被称为脊髓空洞积水症或简称为脊髓积水症。

病因

颅后窝畸形 大多数但并非所有的 CM Ⅰ 患者表现为骨性颅后窝几何形态异常（"正常大小的后脑位于一个很小的骨性包壳中"）。先天性斜坡缩短、枕骨缩短和颅脊交界处（CVJ）融合异常等各种组合因素都可能导致颅后窝深度减小和（或）颅后窝体积异常减小。

脑脊液动力学改变　40%~80% 的有症状的 CM Ⅰ 患者存在脊髓空洞症。疝入的小脑扁桃体收缩活塞式下降可引起椎管内脑脊液压力波异常，进而可导致上颈髓脊髓空洞积水症的进展。

病理

大体病理上可见，CM Ⅰ 中疝出的小脑扁桃体向下移位，嵌入枕骨形成槽状结构（图 36-3）。它们通常表现为坚固且硬化的组织。CVJ 周围常见蛛网膜增厚及粘连。

临床问题

流行病学和人口统计学特征　CM Ⅰ 是最常见的 Chiari 畸形，可在所有年龄段的患者中发生。在接受常规脑或颈椎 MR 检查的儿童中，CM Ⅰ 的检出率为 3.6%。

表现　在所有影像学表现为 CM Ⅰ 的患者中，有 33%~50% 的患者在诊断时无症状。

CM Ⅰ 的症状表现随年龄不同而不同。2 岁及以下的患儿最常出现口咽功能障碍（80%）。3~5 岁的患儿常见头痛（57%）或脊柱侧弯（38%）。患有完全性脊髓空洞积水症的儿童表现为疼痛、体温和振动觉的改变。

自然病程　很多患者一直保持无症状。有研究者认为 CM Ⅰ 中小脑扁桃体异位的程度随着时间的推移逐渐进展，这增加了出现症状的可能性。

治疗原则　无症状的小脑扁桃体异位在没有相关的脊髓空洞积水或脊柱侧弯的情况下通常不予治疗。有症状的 CM Ⅰ 的手术治疗的目的是尝试恢复枕骨大孔（FM）处正常的脑脊液动力学。

影像

一般特征　斜坡底 - 枕骨连线（BOL）是从斜坡底端到枕骨大孔后缘的一条直线（图 36-1）。矢状位 MR 上测量此线到小脑扁桃体下缘的距离可以确定小脑扁桃体的位置。

小脑扁桃体在中线位置下降超出 BOL 5 mm 或以上通常被认为是 CM Ⅰ 的诊断标准，但这本身不是明确诊断的标准。在 10 岁前小脑扁桃体低于枕骨大孔 6 mm 是常见的。约 15% 的正常患者小脑扁桃体位于枕骨大孔（FM）下 1~4 mm，0.5%~1.0% 的正常患者小脑扁桃体向下移位 5 mm，突入上颈椎管内。

在明确 CM Ⅰ 诊断时应非常谨慎，特别是在孤立性的临界性小脑扁桃体异位时。除非 ① 小脑扁桃体受压呈尖状（钉状），而不是平滑的圆形（图 36-2）；② 小脑扁桃体小叶斜向下或向下移位（并非水平的）；③ FM/C1 水平处小脑后脑脊液间隙消失（图 36-4），不一定能确诊。低位小脑扁桃体形态为圆形并被正常的脑脊液间隙包围，通常是无症状的且没有诊断意义。

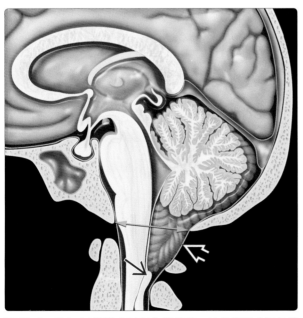

图 36-1　Chiari Ⅰ 畸形（CM Ⅰ）斜坡底 - 枕骨连线（绿色箭头连线）。注意低位的、突出的小脑扁桃体与垂直方向的小叶➡。薄束核➡向下移位

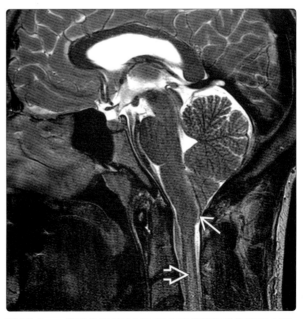

图 36-2　一位患典型 CM Ⅰ 的 23 岁男性的矢状位 T₂W MR，可见低位的、突出的小脑扁桃体➡和正常大小的颅后窝。脊髓内 T₂ 高信号➡代表"前脊髓积水空洞"状态

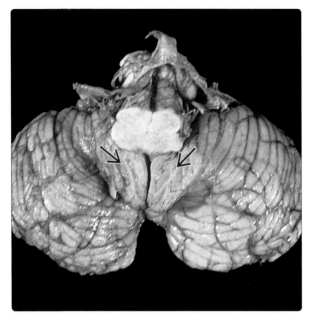

图 36-3   CM Ⅰ 病例的尸检半轴位图。注意向下移位的小脑扁桃体以及垂直方向的小叶 ⇥（图片提供者：E. T. Hedley-Whyte, MD.）

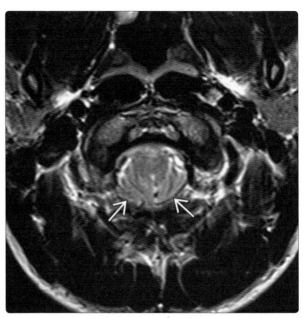

图 36-4   同一患者的轴位 T₂W MR 显示"拥挤"的枕骨大孔，小脑扁桃体后脑脊液间隙消失 ⇥

CT 表现   平扫 CT 显示"拥挤"的枕骨大孔和消失的小脑扁桃体后脑脊液间隙。骨窗 CT 常表现为颅后窝过小、浅、斜坡短以及 CVJ 融合异常等。

MR 表现   矢状位 T_1 和 T_2 扫描显示"尖状"小脑扁桃体、更多垂直方向的小叶、小脑后脑脊液间隙和延髓蛛网膜下腔消失以及"拥挤"的枕骨大孔。第四脑室通常表现正常。在一些患者中，第四脑室下缘轻度变长，以腹侧核的末端和中央管起点为界的薄束核可出现稍低平（图 36-5）。

应仔细检查近端颈髓有无脊髓积水空洞症。T_2/FLAIR 实质高信号且无明显囊肿形成，提示"前脊髓积水空洞"状态。

矢状位相位对比脑脊液流动研究显示颈髓交界处交替的亮（收缩期）和暗（舒张期）信号减弱或消失。电影模式下小脑扁桃体信号强度的任何变化均提示小脑扁桃体搏动（图 36-5D）。

鉴别诊断

先天性小脑扁桃体下降（CM Ⅰ）须与正常变异（轻度、单纯的小脑扁桃体异位）鉴别。最重要的病理鉴别诊断为颅内压增高或降低引起的获得性小脑扁桃体疝。

幕上占位效应引起的颅内高压，压力通过小脑幕切迹传递，可以很容易与 CM Ⅰ 区分开。伴有中脑下移的是小脑幕切迹疝。在这种情况下，小脑扁桃体突出是一种继发效应，不应被称为"获得性

Chiari Ⅰ"。

除小脑扁桃体下移外，低颅压还表现出一系列其他改变。中脑"下垂"、垂体肿大、视交叉和下丘脑悬垂于鞍背、硬膜下血肿、静脉窦充盈、硬脑膜 – 蛛网膜增厚伴强化等为典型异常。将低颅压误认为 CM Ⅰ 可造成灾难性的后果，因为手术减压可能会加重脑干"下垂"。

约 20% 的特发性颅内高压患者表现为小脑扁桃体异位 ≥ 5 mm。50% 的患者小脑扁桃体呈钉状，多数患者小脑扁桃体低平。寻找特发性颅内高压的其他征象（如视神经乳头突入球内）对避免误诊 CM Ⅰ 至关重要。

Chiari Ⅰ 影像表现

一般特征
- 小脑扁桃体下端移位 [枕骨大孔以下 ≥ 5 mm]
- 尖状、钉状的小脑扁桃体，成角的小叶
- "拥挤"的枕骨大孔及消失的脑脊液间隙
- 枕骨大孔后方脑脊液间隙减少 / 消失
- 脊髓积水空洞患病率
  ◦ 10%~20% 无症状
  ◦ 40%~80% 有症状

鉴别诊断
- 正常"低位"小脑扁桃体（圆形，无脑脊液循环紊乱）
- 获得性疝（颅内高压，低颅压）

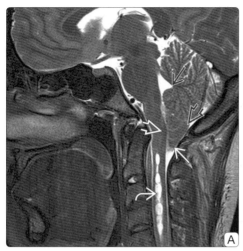
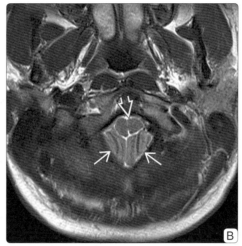

图36-5A　CM I矢状位T₂W MR 显示"尖状"小脑扁桃体➡、倾斜的小脑扁桃体小叶➡。可清楚地看到脊髓积水空洞有多处分隔➡。尖顶➡正常，但第四脑室下缘轻度拉长，薄束核➡略低

图 36-5B　同一患者 T₂W 显示小脑扁桃体➡，延髓压缩并轻微变形➡，形成CM I 典型的"拥挤"枕骨大孔外观

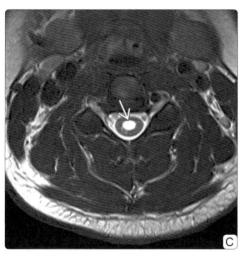
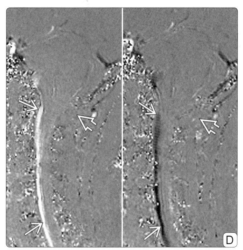

图 36-5C　轴位 T₂W MR 显示边界清晰的脑脊液腔➡，即典型的脊髓积水空洞症

图 36-5D　矢状位相位对比脑脊液流动研究在收缩期（左图）和舒张期（右图）显示颈髓连接处前方脑脊液流动正常➡，枕骨大孔后方无流动➡。小脑扁桃体"拥挤"和粘连妨碍正常脑脊液循环

Chiari Ⅱ

术语和定义

Chiari Ⅱ畸形（CM Ⅱ）是一种复杂的后脑畸形，几乎总是与脊髓发育不良（脊髓脊膜膨出）有关。

病因

一般特征　CM Ⅱ 属于神经管闭合障碍，但也涉及颅骨和脊柱的近轴中胚层异常。神经管的正确闭合和局灶性扩张（随后形成脑泡和脑室）需要多个步骤。颅骨和脊柱的骨骼成分都在神经管周围"建模"。

只有当后神经孔闭合时，发育中的脑室才会充分扩张，在后脑周围形成正常大小的颅后窝。如果后神经孔未闭合，小脑发育在一个小的颅后窝，小脑幕附着会异常低。发育中的小脑通过小脑幕切迹向头侧挤压，并通过枕骨大孔（FM）向下延伸。

遗传学　近 1/2 的神经管闭合障碍患者有亚甲基四氢叶酸还原酶基因（*MTHFR*）突变。孕妇叶酸缺乏症和致畸剂，如抗惊厥药，与患 CM Ⅱ 风险增加有关。

病理

大体病理上，CM Ⅱ 可出现多种异常。脊髓脊膜膨出和颅后窝容积变小，内凹的斜坡和岩锥几乎总是存在（图 36-6）。小脑蚓部（典型为小结）沿颈髓背侧向下移位。第四脑室、脑桥和延髓变长，部分脱入颈椎管。延髓下部可扭曲。

与 CM I 不同的是，幕上异常在 CM Ⅱ 中是常态而不是例外。脑积水在大多数病例中存在，中脑导水管狭窄常见。胼胝体发育不良和灰质异常，如多小脑回畸形和灰质异位常见（图 36-7）。

临床问题

流行病学和人口统计学特征　CM Ⅱ 的总体患病率为 0.44‰，但在产妇预防性叶酸治疗后患病率持续下降。每天服用 4 mg 可使 CM Ⅱ 发病风险降低至少 70%。

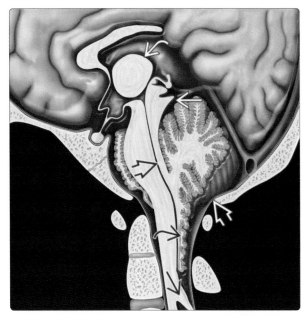

图36-6　图示CMⅡ伴小颅后窝➡️、大中间联合➡️、"喙状"顶盖➡️、胼胝体发育不良、第四脑室延长➡️、"级联式"下移结节➡️、脉络丛和髓突➡️

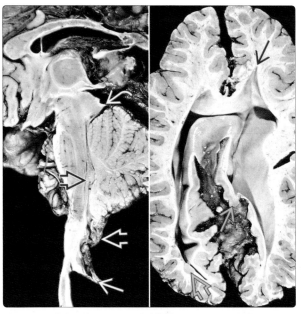

图36-7　（左图）CMⅡ见髓突➡️、延髓后结节➡️、延长的第四脑室➡️、"喙状"顶盖➡️（图片提供者：T. P. Naidich, MD）（右图）CMⅡ伴尖脑回➡️、灰质异位➡️、"尖状"侧脑室➡️（图片提供者：E.T.Hedley-Whyte, MD.）

表现　在子宫内，CMⅡ可通过超声或胎儿筛查甲胎蛋白升高来确定。出生时，脊髓脊膜膨出和脑积水并存是90%以上病例的主要临床特征。可出现下颅神经损害、呼吸暂停和延髓症状。下肢瘫痪、括约肌功能障碍和痉挛常在后期出现。

治疗原则　在胎儿期进行脊髓脊膜膨出修复越来越普遍，可减轻后续症状。分娩后72小时内进行手术修复可降低开放闭合不全的死亡率和发病率。

影像

CMⅡ影响颅骨、大脑和脊柱的许多区域，因此可观察到多种影像学异常。

颅骨和硬脑膜　颅顶由膜内骨化形成。随着神经管闭合失败和胎儿脑膨出的消失，颅骨膜板不能正常诱导。随之而来的是胶原纤维的无序收集和发育中颅骨的径向生长不足，从而导致颅骨陷窝形成（图36-8）。颅骨缺损是由间质异常引起的，而不是颅内压升高导致的。

颅骨陷窝的典型影像学表现为局限性颅骨变薄和"挖空"状外观。颅骨变薄，出现许多圆形或椭圆形的透亮缺损以及浅凹陷。颅骨缺损随着年龄的增长而减少，通常在6个月后消失，但一些扇形内板常持续到成年。

CMⅡ中几乎总是可见小的、浅的、横窦低垂的骨性颅后窝。一个大的、"裂开的"枕骨大孔常见。

凹陷的颞骨岩和短的凹面斜坡常出现（图36-9）。

硬脑膜异常常见。常见增宽、开放、心形的小脑幕切迹和变薄、发育不良或有孔的大脑镰。脑回可通过有孔的大脑镰穿过中线。在影像学研究中，脑回交错和有缺损的大脑镰导致不规则的半球间裂出现（图36-9C，图36-10C）。

中脑、后脑和小脑：后脑和小脑异常在CMⅡ中是恒定的。延髓和小脑蚓（不是小脑扁桃体！）向下移位到上颈椎管的一个可变距离。向下移位的小脑组织通常是由蚓垂和蚓椎体组成的结节。颈髓"扭曲"伴"髓突"常见于上颈椎管，但严重时可低至$T_1 \sim T_4$水平。

在矢状位T_1和T_2扫描上，向下移位的蚓部、延髓和脉络丛形成一个"级联"组织，其通过枕骨大孔的缺口向下延伸，走行于脊髓背面。向上突出的小脑可使四叠体受压变形，形成"喙状"顶盖（图36-10A，图36-10B）。

除了颅后窝内容物的头尾侧移位外，小脑半球常在脑干周围向前内侧弯曲。在严重病例中，轴位成像显示脑桥和延髓几乎被"爬行的"小脑吞噬。

小脑半球和蚓部通过小脑幕切迹向上推移，在冠状位T_1和T_2扫描（图36-10D）上表现为"高耸的"小脑。

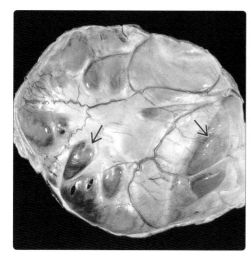
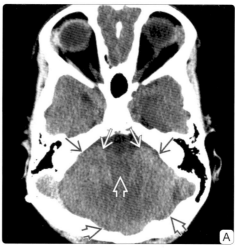

图 36-8 CM Ⅱ 尸检病例中颅骨陷窝(Lückenschädel)显示为薄的、几乎透明的骨骼上多个 "挖空" 的点→（图片提供者：R. Hewlett, MD.）

图 36-9A 平扫 CT 显示小颅后窝伴凹陷的颞骨岩→、扇形内板→、第四脑室未见、"爬行" 的小脑半球→几乎包绕着细长的、向下延伸的延髓→

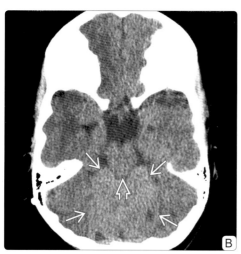
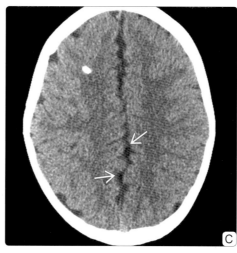

图 36-9B 同一患者的平扫 CT 显示增宽、裂开、心形的小脑幕切迹、小脑 "高耸" 突向上方→以及轻度 "喙状" 的顶盖→

图 36-9C 同一患者多次头颅扫描见典型 "锯齿状" 半球间裂→，这是由常见于 CM Ⅱ 的脑回交错导致的

脑室 90% 以上的 CM Ⅱ 患者存在脑室异常。第四脑室向尾侧移位，典型表现为缺乏尖顶（背侧点），表现为细长的外观（"苏打吸管" 第四脑室）。第三脑室常较大，中间联合常突出（图 36-10A ）。

侧脑室的大小和形态各不相同。脑积水几乎在出生时就存在。侧脑室前后角常不成比例扩大（"空洞脑"），提示胼胝体和钳严重发育不良。

分流术后，侧脑室常呈锯齿状或扇形。枕叶间脑脊液间隙增宽常持续存在。

大脑半球 皮层发育畸形，如多小脑回畸形、收缩性狭窄脑回（"尖脑回"）（图 36-10B）和灰质异位是常见的相关畸形。

近 2/3 的病例出现胼胝体发育不良，穿窿异常也很常见。

脊椎和脊髓 几乎所有 CM Ⅱ 病例都存在开放性脊柱裂伴脊髓脊膜膨出。脊髓积水空洞占 50%。

鉴别诊断

CM Ⅱ 的主要鉴别诊断是其他 Chiari 畸形。

在 Chiari Ⅰ 中，是小脑扁桃体（而不是蚓部）向下突出。脊髓脊膜膨出不可见，颅后窝及其内容物除体积略小外，仍相对正常。

如果 CM Ⅱ 合并低枕部或高颈部脑膨出，则诊断为 Chiari Ⅲ。

图 36-10A　一位 13 岁患者的矢状位 MR 表现出 CM II 的多种特征，包括小颅后窝、延长的"苏打吸管"第四脑室 ➡、延髓后的小脑蚓部/脉络丛"级联"组织 ➡、"喙状"顶盖 ➡、中间联合大 ➡ 和多发脑回畸形（尖脑回）➡

图 36-10B　轴位 T₂W MR 示"喙状"顶盖 ➡ 和扇状的颅盖骨 ➡

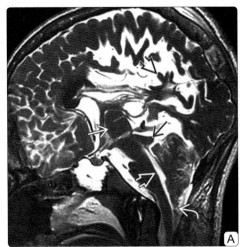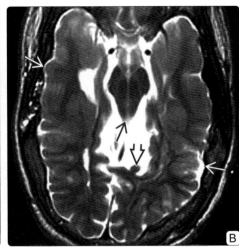

图 36-10C　轴位 T₂W MR 显示有孔的镰伴短的、交错的脑回 ➡、不规则"锯齿状"的半球间裂

图 36-10D　冠状位 T₂W MR 显示低位横窦 ➡ 和一个非常小的颅后窝、"高耸"小脑 ➡ 通过小脑幕切迹骨向上突出以及交错的脑回 ➡ 导致半球间裂呈"锯齿状"外观

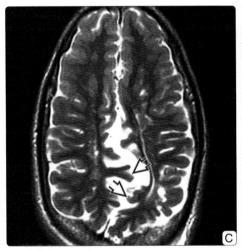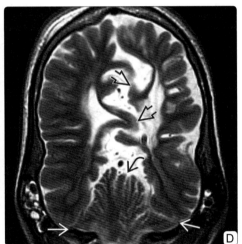

Chiari II 畸形

病理病因

- 复杂的后脑畸形合并脊髓脊膜膨出
  - 后神经孔闭合障碍
  - 发育中的囊泡扩张失败
  - 近轴中胚层异常（颅骨、脊柱）
- 结果 ="太小"骨性颅后窝

临床问题

- 患病率随着母体叶酸的摄入而降低
- 出生时以脊髓脊膜膨出、脑积水为主

影像学表现

- 脊髓脊膜膨出（几乎都是）
- 颅骨陷窝
- 颅后窝变小
- 硬脑膜异常（枕骨大孔裂开，心形小脑幕切迹，有孔镰）
- 向下移位的延髓、蚓部形成组织"级联"
- 颈髓"扭曲"，髓"突"
- "高耸"和"爬行"小脑
- "苏打吸管"第四脑室
- 中间联合突出
- 脑积水，脑室分流呈扇形
- 胼胝体发育不良
- 尖脑回，灰质异位

Chiari Ⅲ

Chiari Ⅲ 畸形（CM Ⅲ）是 Chiari 畸形中最罕见的一种。CM Ⅲ 包括颅后窝变小伴脑干尾侧移位，脑膜 / 颅后窝内容物通过低枕部或高颈部骨缺损处突出。

脑膨出内容物包括脑膜和数量不等的脑组织、血管和脑脊液间隙。大脑通常无明显特征性改变，可出现发育不良并伴有广泛的胶质细胞增生和灰质异位。

平扫 CT 显示与 CM Ⅱ 相似的骨特征，即颅后窝较小、扇形斜坡较短、颅骨缺损、上枕骨腹侧软骨部分缺损、低颅裂可能向下延伸，累及颈椎的大部分（图 36-12）。

MR 显示囊内容物最好，通常可显示发育不良的小脑和（或）脑干以及扭曲的脑脊液间隙和血管。部分脑和脑膜疝出肿块内可发现变形的第四（有时是第三）脑室。静脉、硬脑膜窦、甚至基底动脉有时也被"拉"进缺损（图 36-11）。

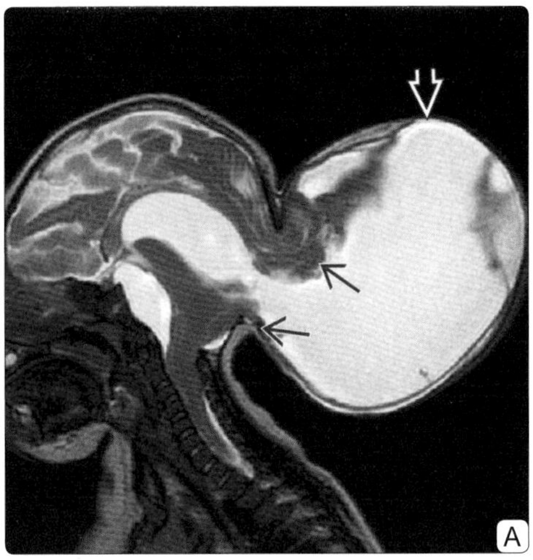

后脑畸形

颅后窝异常和 Dandy-Walker 综合征

术语

Dandy-Walker 综合征（DWC）是一系列异常的总称，其包括 Dandy-Walker 畸形（DWM）、小脑蚓部发育不全和大枕大池（MCM）。

DWM 累及小脑和被覆脑膜。它包括扩大的颅后窝（PF）、高位汇合静脉窦，从第四脑室向背侧延伸的巨大的颅后窝室管膜囊肿以及不同程度的小脑蚓部和小脑半球发育不良（图 36-13）。

小脑蚓部发育不全（旧称 Dandy-Walker 变异型），小脑蚓部向上转位及小脑下蚓部发育不良，通过正中孔"锁孔"样进入枕大池。颅后窝整体大小正常。

MCM 是 DWC 中最轻微的一种，小脑后脑脊液间隙增宽（>10 mm）。小脑半球或小脑蚓部无占位效应。小脑蚓部形态良好、正常。大枕大池内可见小脑静脉和小脑镰穿过，相邻的颅骨可因脑脊液搏动而呈扇形。

病因

病原学与遗传学　已经确定的三个主要的 DWM 致病基因：*FOXC1* 和相关的 *ZIC1* 和 *ZIC4* 基因。

DWM 伴随 18 种以上的染色体异常与共存的 40 种以上的遗传综合征。此外，DWM 可由母体糖尿病或胎儿感染（如巨细胞病毒或寨卡病毒）引起。

已知的与 DWM 相关的临床症状包括 PHACES、神经皮肤黑色素沉着病、中线结构异常和 18- 三体综合征。

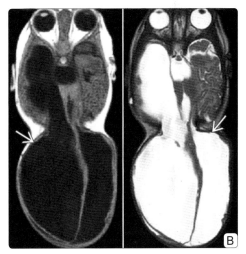

图 36-11A　矢状位 T₂ 显示 CM Ⅲ 伴脑膨出➡，其内包含疝出的发育不良的大脑➡和与侧脑室相通的脑脊液

图 36-11B　同一患者轴位 T₁（左图）、T₂（右图）MR 显示侧脑室延伸➡进入脑膨出内

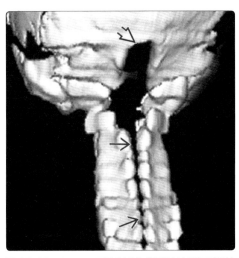

图 36-12　CM Ⅲ 可见广泛的颅裂从枕骨➡延伸至整个颈椎➡

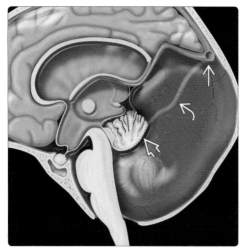

图 36-13 抬高的窦汇 →、倾斜的横窦 →、上旋发育不良的小脑蚓部 → 以及脑积水，提示 DWM

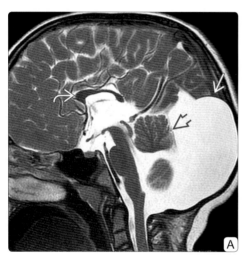

图 36-14A DWM 显示 PF 大囊肿伴高位窦汇 →、余小脑蚓部上旋 →、脑桥小以及胼胝体发育不良 →

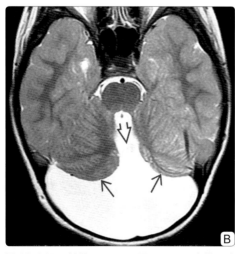

图 36-14B 轴位 T₂W MR 显示 DWM 中第四脑室与背侧的 PF 大囊肿相通 →。小脑半球小、在前方呈"翅膀状" →

病理

大体病理特征：DWM 的主要表现为：① 颅后窝扩大；② 小脑幕及伴行静脉窦上移；③ 第四脑室囊性扩张。小脑蚓部畸形的范围从完全缺失到不同程度的发育不全。DWM 中的颅后窝囊肿典型内衬外层为蛛网膜，内层为室管膜。

DWM 常伴有其他中枢神经系统异常。近 2/3 的患者有脑回异常（如脑回肥大或多小脑回、灰质异位）。胼胝体发育不良常见。

临床问题

DWM 是最常见的先天性小脑畸形。DWM 最常见的表现是继发于脑积水的颅内压增高。

影像

DWM 的影像学异常范围广泛，不同程度地影响颅骨和硬脑膜、脑室和脑脊液间隙以及脑实质。

颅骨和硬脑膜、静脉窦 与 CM Ⅱ 中颅后窝异常变小相反，DWM 中的颅后窝显著增大。直窦、窦汇和小脑幕顶端抬高至人字缝（"人字缝 – 窦汇倒置"）。横窦以一个陡峭的角度从窦汇向乙状窦下降（图 36-13）。

枕骨可呈扇形、局部变薄和重塑（所有类型的 DWM 均可出现）。小脑后脑脊液囊肿（旧称"大枕大池"）（图 36-17）在轴位 T₂ 扫描上常表现为部分硬脑膜 – 蛛网膜（小脑镰）折叠。DWM 中小脑镰通常缺失。

脑室和脑池 DWM 中第四脑室底部存在且形态正常。尖顶和脉络丛缺如。第四脑室背侧与大小不等的含脑脊液的囊肿相通，这些囊肿在小脑半球残端后方和之间膨胀。

出生时患有 DWM 的新生儿中，80% 以上存在广泛的梗阻性脑积水。如果存在胼胝体发育不良，侧脑室广泛分离并可能出现异常突出的后角（空洞脑）。

在 DWC（旧称 Dandy-Walker "变异型"）中，在轴位成像上，第四脑室形成一种"锁孔"结构，这是由广泛开放的小脑谷与突出的大枕大池相连引起的（图 36-15）。

脑干、小脑和蚓部 轻度 DWM 脑干表现正常，但中至重度 DWM 的脑干通常略小。

DWM 中可见不同程度的蚓部发育不全（图 36-16）。轻度 DWC 中下部小叶常发育不良。在典型 DWM 中，残余蚓部旋转并抬高到颅后窝大囊肿上方（图 36-14A）。

DWM 小脑半球发育不良。在严重的 DWM 病例中，残余小脑向外呈"翅膀状"，并向前外侧移位（图 36-14B）。

相关异常 70% 的 DWM 存在其他中枢神经系统异常。最常见为胼胝体发育不全或发育不良。可出现背侧半球间裂囊肿。灰质异常（如异位、脑裂、脑回肥大和多小脑回）是常见的相关异常。

鉴别诊断

　　因为 Dandy-Walker 的确是一个疾病谱，所以有很多"介于两者之间"的病例。从临床角度来看，放射科医师最重要的是明确描述蚓部、小脑和任何共存的幕上异常（见前阴影框）。

　　小脑后蛛网膜囊肿不是 DWC 的一部分。这是一个位于蚓部和第四脑室后面的中线区蛛网膜囊肿，与第四脑室不连通。虽然可能对小脑有占位效应，但无相关脑积水且与第四脑室无联系。除此之外小脑表现正常。静脉和小脑镰不在积聚脑脊液内穿行。

　　在没有其他异常的情况下，小脑后脑脊液明显聚集超过 10 mm，内见交错血管和横贯小脑镰，通常诊断为大枕大池（MCM），这是一种正常变异，没有临床意义（图 36-16）。

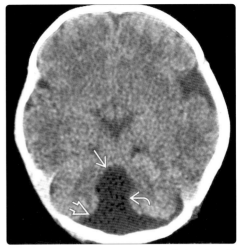

图 36-15　平扫 CT 显示小脑蚓部发育不全 + 第四脑室扩大 ➡ 通过张开的正中孔 ➡ 进入枕大池 ➡ 形成的"锁孔"样结构

Dandy-Walker 综合征（DWC）：鉴别诊断

Dandy-Walker 畸形（DWM）
- 颅后窝扩大（PF）
  ◦ 窦汇 - 人字缝倒置
- 第四脑室向后延伸形成囊肿
- 小脑蚓部发育不良或发育不全
- 小脑半球通常发育不全
  ◦ 可向外侧呈"翅膀状"并向前外侧移位

小脑蚓部发育不全（VH）
- 旧称 = Dandy-Walker 变异型
- 小脑蚓组织减少，位于尖顶 - 斜坡连线下缘
- 小脑蚓部向上转位
  ◦ 顶盖 - 小脑
- 小脑蚓部角度增大（18°～45°）、PF 体积正常

大枕大池（MCM）
- 小脑后脑脊液间隙增宽（>10 mm）
- 对小脑蚓部或小脑无占位效应
- 小脑蚓部正常
- 脑脊液内静脉、小脑镰穿过
- 枕骨可呈扇贝样或重塑 **
  ◦ **DWC 中所有类型均可形成扇贝样枕骨

蛛网膜囊肿
- 不是真正的 DWC 综合征
桥小脑角 > 小脑蚓后角
- 与第四脑室不相通
- 无穿通静脉或小脑镰
- 占位效应

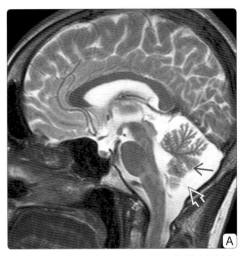

图 36-16A　矢状位 T₂W MR 显示非常明显的大枕大池 ➡，小脑下蚓部轻度发育不良 ➡。这是 DWC-VH

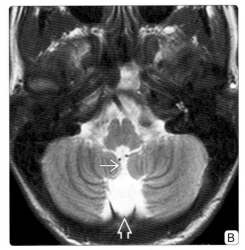

图 36-16B　T₂W MR 显示大枕大池 ➡、小脑蚓部发育不全、正中孔增宽 ➡。轻度 DWC 伴大枕大池（MCM）

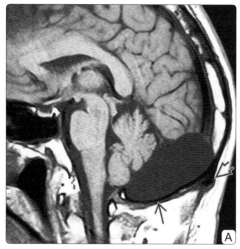

图 36-17A　矢状位 T₁W MR 显示轻度 DWC（MCM）。注意变薄 ⇨、扇形 ⇨ 的枕骨。脑桥、小脑蚓部和第四脑室正常

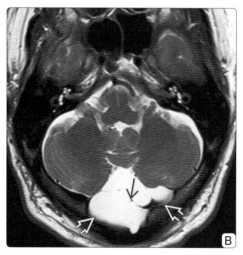

图 36-17B　同一患者轴位 T₂W MR 显示骨呈"扇形" ⇨ 以及小脑镰硬脑膜 – 蛛网膜部分折叠 ⇨

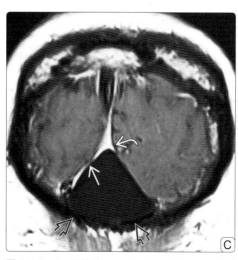

图 36-17C　冠状位 T₁ C+ MR 显示 MCM 可抬高后部的小脑幕 ⇨ 和窦汇 ⇨

其他畸形

一些少见的 PF 畸形在很大程度上是由影像学特征确定的。这些包括菱脑融合、Joubert 综合征和小脑发育不全 / 不良。

菱脑融合

菱脑融合是一种中线脑畸形，其特征为：① 小脑蚓部"缺失"；② 小脑半球明显融合。小脑半球的背侧中线连续是其特征。小脑扁桃体、齿状核和小脑上脚通常融合。

矢状位 MR 扫描显示第四脑室尖顶凹陷向上呈圆形，中线区小脑蚓部缺乏正常叶型。冠状位和轴位图像显示横行小叶和小脑白质贯穿中线（图 36-18）。第四脑室前部成像可呈菱形或尖形。

导水管狭窄和脑积水常见。1/2 的患者无透明隔间腔。丘脑、穹窿和顶盖可部分或完全融合。其他前脑异常包括嗅球缺失和胼胝体发育不良。

Joubert 综合征及其相关疾病

Joubert 综合征（JS）及其相关疾病（JSRD）是一组以"臼齿"征为标志的综合征，这是一种复杂的中脑和后脑畸形，在轴位 MR 扫描上类似于臼齿。多种综合征表现为"臼齿"状颅后窝畸形，因此可能需要遗传学分析来区分不同的 JSRD 亚型。

正中矢状位 MR 扫描显示小的、畸形的小脑蚓部。第四脑室变形，顶部薄而上凸，尖顶拉长呈圆形（36-20A）。

轴位扫描显示典型的"臼齿"样外观，中脑缩短、峡部变窄、脚间窝加深，小脑上脚增厚环绕椭圆形或菱形第四脑室（图 36-20B）。小脑上蚓部裂开，枕大池可扩大。

JSRD 的主要影像学鉴别诊断是小脑蚓部和桥小脑发育不全，这种情况下小脑蚓部小但不裂开。在菱脑融合中，小脑半球和齿状核在中线区融合，而不是分开。

小脑发育不全与未分类发育不良

未分类的小脑发育不良与其他已知的畸形或综合征，如 JS 或 DWC 无关。在严重的小脑发育不全患者中，小脑半球和小脑蚓部几乎完全缺失，且脑桥发育不全。

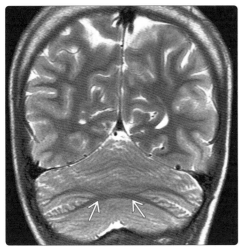

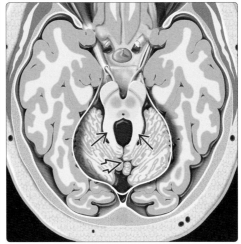

图 36-18 冠状位 T₂W MR 显示典型菱脑融合。注意小脑蚓部缺失、横向走行小叶以及小脑白质贯穿中线➡️

图 36-19 轴位图示 Joubert 畸形。小脑上脚增厚➡️围绕延长的第四脑室形成典型的"臼齿"征。注意小脑蚓部裂➡️

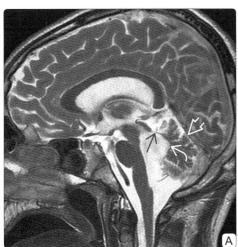

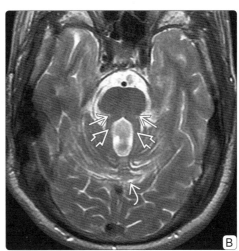

图 36-20A 一位患典型 Joubert 综合征的患者的矢状位 T₂W MR 显示小的、畸形的小脑蚓部➡️，第四脑室上凸➡️，尖顶圆形扩大➡️

图 36-20B 同一患者的轴位 MR 显示"臼齿"征，中脑缩短伴峡部变窄➡️、小脑上脚增厚➡️围绕延长的第四脑室以及不规则的小脑蚓部裂

第 37 章
大脑连合纤维和皮质发育不良

胼胝体发育不良和皮层发育畸形（malformations ofcortical development, MCDs）是两种最重要的先天性大脑发育异常。大脑连合异常是所有先天性大脑畸形中最常见类型，而胼胝体发育不良是伴随其他大脑发育异常最常见的畸形。

当移行的前体细胞未能到达目标位置时，就会出现皮层畸形。MCDs 具有内在致痫性，儿童难治性癫痫中的 25%~40% 可能由 MCDs 引起。

连合异常

胼胝体发育不良谱系

术语

胼胝体可完全缺如（无发育）（图 37-1）或部分缺如（发育不良）。胼胝体完全缺如几乎总是伴随海马连合的缺失。前连合比胼胝体早 3 周形成，通常存在且正常。而胼胝体发育不良常表现为胼胝体压部、膝和嘴的缺失。

病理

在完全性胼胝体发育不全中，5 个节段全部缺失。矢状位上扣带回缺失，而大脑半球呈放射"辐轮"状的脑回垂直延伸至第三脑室顶部（图 37-3）。

在冠状位上，"高位骑跨"的第三脑室看起来就像是直接通向大脑纵裂池。实际上它的顶部有一层薄薄的膜状结构，这层膜状结构凸入大脑纵裂池，取代了侧面的穹窿。侧脑室表现为上翘的尖角（图 37-1）。

一条明显的纵向白质束称为 Probst 束，位于双侧侧脑室的顶端（图 37-1）。这些白质束由异常走行的连合纤维组成，它们本应穿过中线，但却由前向后走行，使侧脑室的内侧壁受压凹陷。

轴位显示双侧侧脑室平行排列且不汇合。枕角通常不成比例地扩张，这种情况被称为"侧脑室枕角扩大畸形"。

胼胝体发育不良的大体病理因缺失的节段不同而各异，胼胝体压部通常很小或缺如。

临床问题

胼胝体发育不良是所有中枢神经系统畸形中最常见的类型，占神经发育异常患者的 3%～5%。

轻微的的胼胝体发育不全 / 发育不良通常是在影像学检查或尸检时偶然发现的。明显的连合畸形与癫痫发作、发育迟缓和继发于下丘脑 – 垂体轴中断的症状有关。

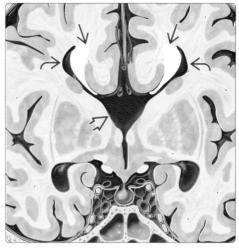

图 37-1　胼胝体发育不良表现为"维京头盔"、第三脑室"高位骑跨" ⇨、侧脑室变尖 ⇨ 及 Probst 束 ⇨

胼胝体发育不良：病理和临床问题

术语
- 完全性胼胝体发育不全 = 缺如
  - 海马连合缺如
  - 前连合通常存在
  - 三者均缺失 = 三连合缺如
- 非遗传性胼胝体发育不全
  - 胼胝体部分缺如常表现为嘴和压部缺失
  - 胼胝体不完全的后部缺如 = 海马连合、压部，± 后体部缺如

临床问题
- 最常见的中枢神经系统畸形
- 占神经发育异常患者的 3%～5%

影像

MR 表现　矢状位 T₁W 和 T₂W 能够最好地显示胼胝体完全缺失或部分发育不良。

完全性胼胝体发育不全：第三脑室与大脑纵裂池相连，矢状位显示第三脑室被指向其周围的放射状脑回所包绕（图 37-4）。合并异常包括可变的中线区大脑纵裂池囊肿和非对称性大脑前动脉。

横轴位扫描能很好地显示平行侧脑室：Probst 束突出的髓鞘可以显示得十分清楚（图 37-2B）。

冠状位扫描可以显示"维京头盔"或"驼鹿头"外观，这是由弯曲向上的侧脑室和"高位骑跨"第三脑室膨入大脑纵裂池引起。Probst 束是位于侧脑室体部内侧的致密的、髓鞘化的神经纤维束。海马表现为异常的圆形和垂直走向。侧脑室颞角中度增大较为常见。大脑畸形，如灰质异位（图 37-2A）可以出现。

DTI 对描述胼胝体发育不全特别有帮助：正常红色（从右向左编码）的胼胝体缺失。相反，由前向后（绿色）的 Probst 束显示。

胼胝体发育不全：在部分发育不全中，常见胼胝体嘴和压部缺如（图 37-5），其余的膝和体常呈"块状"、增厚的外观。海马连合表现为典型缺失，而前连合通常存在，且十分正常，甚至比平时更大。

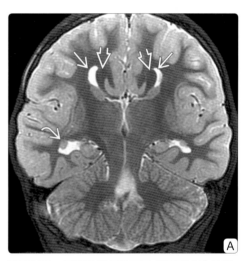

图 37-2A　冠状 T₂W MR 显示"维京头盔"外观，即胼胝体完全缺如时侧脑室 ⇨ 和 Probst 束弯曲向上 ⇨，同时可以发现异位的灰质 ⇨

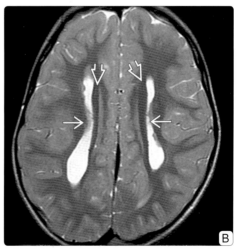

图 37-2B　轴位 MR 显示平行、"不汇合"侧脑室 ⇨ 和 Probst 束 ⇨

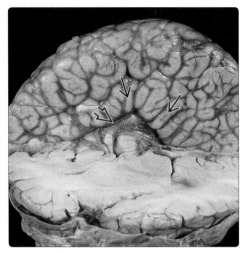

图 37-3　Aicardi 综合征的胼胝体不发育表现为"辐射状"脑回聚集➡在"高位骑跨"的第三脑室之上➡（图片提供者：R. Hewlett, MD.）

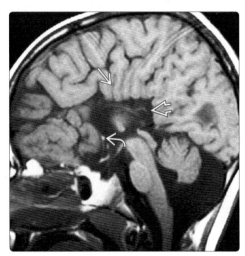

图 37-4　"辐射状"脑回➡汇聚于第三脑室周围➡前连合正常➡。海马连合缺如。这是胼胝体完全缺如

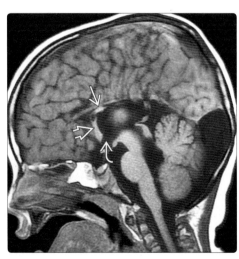

图 37-5　膝➡和体的残余部分➡存在嘴➡和压部缺如，这是胼胝体发育不良

胼胝体发育不良：影像

矢状位
- 部分或完全性胼胝体发育不全
- 第三脑室向大脑纵裂池"开放"
- 扣带回缺失→从第三脑室向外辐射

横轴位
- 双侧侧脑室平行、不合并、广泛分离
- Probst 束 = 沿侧脑室内侧缘的白质束

冠状位
- "维京头盔"或"驼鹿头"外观
- "高位骑跨"第三脑室
- 尖状、向上弯曲的侧脑室
- Probst 束

相关异常及综合征

　　虽然胼胝体发育不良可以作为一种孤立的现象出现，但胼胝体异常是其他中枢神经系统异常和综合征最常见的合并畸形。Chiari 畸形 II 型、Dandy-Walker 谱系、综合征性颅缝早闭、下丘脑 – 垂体异常和皮层发育畸形（图 37-2）在胼胝体发育异常患者中的患病率增加。

　　已在近 200 种不同的综合征中发现了大脑连合异常！典型的例子是 Aicardi 综合征，胼胝体发育不全是其最常见的解剖异常。

皮质发育不良

局灶性皮质发育不良

　　局灶性皮质发育不良是难治性癫痫的常见原因。手术切除是越来越重要的治疗选择，因此在影像学检查中识别和准确描述局灶性皮质发育不良是成功治疗患者的关键。

术语和国际抗癫痫联盟（International League Against Epilepsy, ILAE）分类

　　局灶性皮质发育不良——有时被称为 Taylor 皮质发育不良——是局灶性非肿瘤性灰质畸形。

　　局灶性皮质发育不良 I 型是一种皮层分层异常的孤立性畸形，表现为在一个或多个脑叶出现神经元微柱的垂直（径向）排列（Ia 型）持续存在或水平排列的六层结构消失（Ib 型）。Ic 型的特点是上述两种皮层分层异常模式共同存在。

　　局灶性皮质发育不良 II 型是一种孤立的病变，其特征是皮层分层改变和神经元形态异常，不伴有（IIa 型）或伴有气球细胞（IIb 型）。II 型是局灶性皮质发育不良最常见的类型。

局灶性皮质发育不良Ⅲ型，是一种与缺血、感染、创伤等主要病理相关的移行后结构异常。在这种情况下，细胞结构异常同时发生海马硬化（Ⅲa型）、癫痫相关肿瘤（Ⅲb型）、血管畸形（Ⅲc型）或者在生命早期获得的其他的致癫痫病变（Ⅲd型）。

病因

最具有说服力的数据表明哺乳动物雷帕霉素靶标（mTOR）级联异常是局灶性皮质发育不良的原因。局灶性皮质发育不良Ⅱb型标本通常有TSC1（错构瘤蛋白）基因序列改变，类似结节性硬化症（TSC）的皮层结节。广泛的皮层畸形也可由产前感染引起。

病理

其特征是皮层轻度增厚、稍硬，灰白质交界模糊（图37-6）。局灶性皮质发育不良的组织病理学特征是细胞结构紊乱，以及神经元形态、大小和方向异常。气球细胞是Ⅱb型的典型特征。这些气球细胞在组织学上与结节性硬化症患者结节中的巨细胞相同。

临床问题

局灶性皮质发育不良是儿童和青壮年严重的早发型耐药性癫痫的最常见原因。因慢性耐药性癫痫而接受手术的患者中15%~20%是局灶性皮质发育不良Ⅱ型。

影像

局灶性皮质发育不良Ⅱb型MR表现为局部皮层增厚和脑沟底部灰白质交界模糊形成的漏斗状区域，即"transmantle"征（图37-7）。病灶信号强度随年龄而变化。在老年患者中，局灶性皮质发育不良表现为T_2/FLAIR高信号的楔形灶，从脑沟底部延伸到皮层下和白质深部（图37-8）。

皮层下线性或曲线性的T_2/FLAIR高信号病灶有时向侧脑室外上侧缘延伸（图37-7）。局灶性皮质发育不良Ⅱb型在T_1C+图像上不强化。

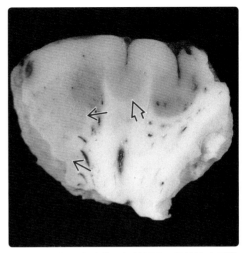

图37-6 与正常脑沟回相比➡，局灶性皮质发育不良典型的"漏斗形"皮层增厚，灰白质交界模糊➡

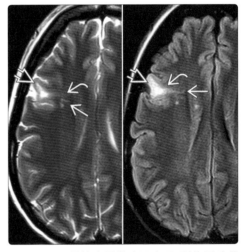

图37-7 局灶性皮质发育不良IIb型的漏斗状➡、界限不清的灰白质交界➡，曲线形高信号病灶➡向侧脑室延伸

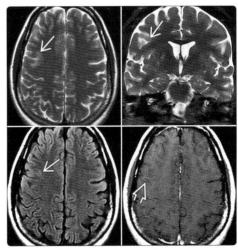

图37-8 局灶性皮质发育不良➡。信号强度与灰质相似。T_1C+显示"原始"皮层静脉强化➡（图片提供者：P. Hildenbrand, MD.）

局灶性皮质发育不良

ILAE 分类

- 最常见的类型是局灶性皮质发育不良Ⅱ型
  - 局灶性皮质发育不良Ⅱa = 无气球细胞
  - 局灶性皮质发育不良Ⅱb = 有气球细胞（最常见）

病理及临床问题

- 皮质增厚呈肿块样，灰白质界面模糊
- 难治性癫痫最常见的病因

成像

- 局灶性/楔形肿块，模糊的灰白质界面
- 皮质下T_2/FLAIR高信号

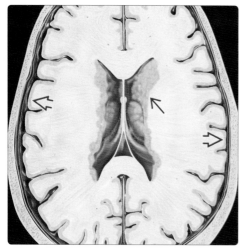

图 37-9　沿侧脑室排列的广泛的室管膜下异位➪。灰质皮层带变薄⇨、脑沟变浅

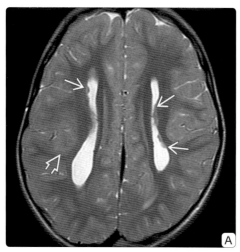

图 37-10A　轴位 T₂W MR 显示室管膜下多发的异位灰质结节➡和皮质发育不良➡。胼胝体缺如

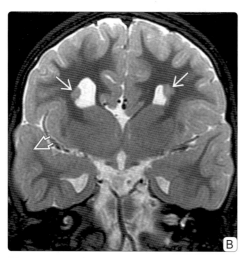

图 37-10B　冠状位 T₂W MR 显示室管膜下异位病灶➡，脑回肥大和多小脑回➡

鉴别诊断

局灶性皮质发育不良（尤其是Ⅱb型）的主要鉴别诊断包括癫痫相关肿瘤（如胚胎发育不良性神经上皮肿瘤、神经节胶质瘤、弥漫性星形细胞瘤）和结节性硬化症。结节性硬化症的皮层病变与局灶性皮质发育不良Ⅱb型非常相似。结节性硬化症常有其他影像学特征，如室管膜下结节。

神经元移行障碍

最常见的神经元移行障碍是灰质异位和无脑回畸形谱系疾病。

灰质异位

正常神经元沿着径向排列的神经胶质细胞移行受阻时可导致肉眼可见的"异位的"灰质团块。这些团块形状和大小各异，几乎可以在脑室和软脑膜之间的任何位置出现。单发或多发；独立存在或合并其他畸形。

脑室周围结节状灰质异位

脑室周围结节状灰质异位（periventricular nodular heterotopia, PVNH）是成人最常见的皮层畸形。图示脑室侧壁有一个或多个室管膜下结节（图 37-9）。PVNH 可为单侧或双侧，局灶性或弥漫性。圆形或卵圆形结节聚集在一起，使脑室侧壁凹陷，呈现出独特的"凹凸不平"的外观。

PVNH 的密度 / 信号强度与灰质相同，并且在对比增强后不强化（图 37-10）。覆盖其上方的皮层常变薄，但脑沟回通常正常。

PVNH 的主要鉴别诊断是结节性硬化形成的室管膜下结节。

皮层下异位

皮层下异位是一种畸形，从室管膜到皮层的任何地方均可发生，表现为深部脑白质中出现大量的、局灶性的、团块状的神经元聚集区（图 37-11）。受累大脑半球的病变区域表现为异常缩小、覆盖皮层薄，有时皮质发育不良（图 37-12）。

在其他形式的异位中，异位灰质的局灶性肿块出现在线性或旋涡状弯曲的神经元柱中，这些神经元柱从室管膜穿过正常白质延伸到软脑膜。表面的皮层很薄，下侧的脑室常出现扭曲（图 37-13）。肿块在所有序列上均与灰质信号一致，无水肿，也无强化。

偶尔，带状灰质异位（皮层下带状异位）位于侧脑室和皮层之间（图 37-14）。虽然这些病变曾被描述为巨脑回畸形和多小脑回畸形，但大多数可能是无脑畸形的"双皮层"形式的一部分。

无脑回畸形谱系疾病

由广泛的神经元移行异常引起的畸形，包括无脑回畸形、巨脑回畸形和带状灰质异位。这些都属于无脑畸形谱系。

术语

无脑回畸形字面意思是"平滑的大脑"。无脑回畸形可以表现为严重的无脑回或者轻微的改变，包括异常宽大褶皱（巨脑回）或皮层下白质内嵌有异位的灰质层（皮层下带状灰质异位）。

在典型的无脑回畸形中，脑表面缺乏正常的脑沟回。典型的无脑回畸形又被称为Ⅰ型无脑回畸形或四层无脑回畸形，以区别于鹅卵石皮层畸形。无脑回畸形被定义为表面脑回缺失的厚皮层（"完全"无脑回畸形）。

真正的脑回完全丧失的无脑回畸形十分少见。大多数典型的无脑回畸形病例表现为顶枕叶部分脑回宽而平（"脑回肥厚"）和沿着额下叶和颞叶的浅沟分布（"不完全"无脑回畸形）。皮层下带状灰质异位也被称为"双皮层"综合征，是典型的无脑回畸形中最轻微的类型。

病因

典型的无脑回畸形是由调控神经母细胞从室管膜下脑室区域向外移行的基因突变引起。在放射状胶质纤维的引导下，有丝分裂后的神经母细胞通常向外迁移以填充皮层板。

病理

在典型的无脑回畸形中，大脑外表面表现为明显的脑回和脑沟缺失。在最严重的情况下，大脑半球表面光滑，并伴随岛盖形成较差和侧裂发育不全。在典型的无脑回畸形中，正常的六层皮层被厚度增加的四层皮层所取代。冠状位显示大脑皮层明显增厚，脑回增宽，以及皮层下白质体积缩小。

临床问题

典型的无脑回畸形患者通常表现为中度至重度发育迟缓、神经运动功能受损、不同程度的智力障碍和癫痫发作。带状灰质异位的患者几乎都是女性。

影像

一般特征　完全性无脑回畸形患者影像表现为平滑的、无特征的脑表面，伴有浅的外侧裂和大的脑室（图 37-15）；皮层增厚，白质体积缩小；皮层灰质和皮层下白质之间没有正常的指状交叉。在一些情况下，小脑也会出现发育不良。

CT 表现　典型的无脑回畸形轴位平扫 CT 显示"沙漏"或"8 字形"外观，这是由平坦的脑表面和浅而宽的脑裂引起。较厚的、相对清晰的致密皮层带包围着较薄的、光滑的白质带。

增强 CT 显示特征性的"原始样"静脉在浅的外侧裂内和增厚的皮层上走行。

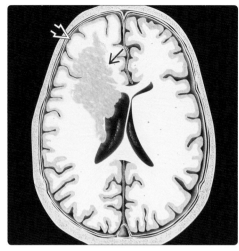

图 37-11　图示皮层下异位。大的、局灶性的、块状的灰质团块➡，覆盖皮层变薄➡是其典型表现

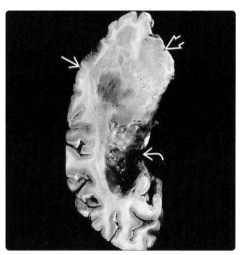

图 37-12　尸检显示侧脑室发育不良➡及薄的多小脑回皮层下➡块状灰质异位➡（图片源自 AFIP 档案）

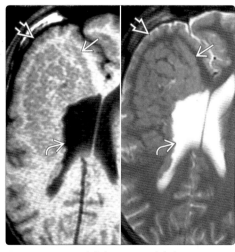

图 37-13　T_1W（左）和 T_2W（右）MR 显示异位灰质团块➡、薄的上覆皮层➡及脑室下变形，类似于肿瘤样病变➡

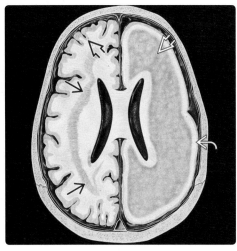

图 37-14　典型的无脑回畸形（左侧）显示皮层下较厚的灰质带 ⇥ 及较薄的皮层 ↗。右侧 = 带状灰质异位（"双皮层"）⇥，外侧皮层较薄 ⇥

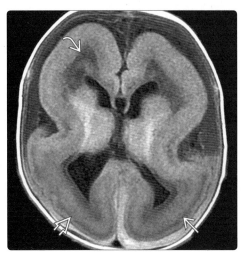

图 37-15　典型的无脑回畸形 T₁W MR 显示脑回平坦，灰质内层变厚 ⇥，由低信号的细胞稀疏层隔开 ⇥，白质体积缩小 ⇥

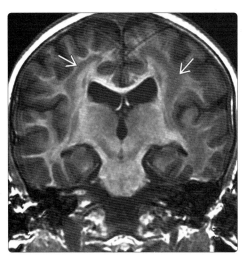

图 37-16　冠状位 SPGR 序列很好地显示了双侧皮层下异位灰质的均匀条带 ⇥

MR 表现

典型的无脑回畸形：在典型的无脑回畸形中，T₁W 显示皮层表面光滑，较厚的深层灰质与下方的白质分界清楚，脑室扩大（图 37-15）。T₂W 是区分皮层不同亚层的最好的序列。薄的外细胞层是等信号的灰质，覆盖着一层高信号的"细胞稀疏"层。白质层光滑，体积减小。较深、较厚的受阻的移行神经元较为常见，类似于带状灰质异位。胼胝体发育不良在典型的无脑回畸形中较为常见。

变异型无脑回畸形：在变异型无脑回畸形中，脑沟减少，皮层变厚（尽管没有典型的无脑回畸形那么厚）。

带状灰质异位或"双皮层"综合征：在带状灰质异位中，光滑的灰质带与相对较厚、较多脑回样的皮层被一层正常的白质隔开。

MR 表现为更正常的脑回结构，皮层相对较厚。带状灰质异位的显著特征是它的"双皮层"，即一层均匀的灰质带位于侧脑室和皮层之间，与皮层之间还隔有一薄层的白质（图 37-16）。

鉴别诊断

极早产儿的大脑在 24~26 孕周时是光滑的，通常是"无脑"的外观。完整的脑沟回直到 40 周左右才完全发育。巨脑回畸形多表现为局限性、多灶性和非对称性；与典型的无脑回畸形相比，巨脑回畸形表现为增厚皮层下灰质 – 白质交界模糊。巨细胞病毒相关的无脑回畸形脑室周围可见钙化。

无脑回畸形谱系疾病

典型无脑回畸形（cLIS）

- 病理：增厚、四层皮层
  - 软脑膜下层较薄
  - 外皮层较薄
  - "细胞稀疏"区域
  - 内部神经元的排列混乱
- 临床问题
  - 典型无脑回畸形 + 严重面部异常 = Miller-Dieker
- 影像
  - 光滑的、"沙漏样"大脑
  - 表面平坦，浅的"开放"的外侧裂

带状灰质异位（"双皮层"）

- 临床问题
  - 几乎都是女性患者
- 影像：看起来像"双皮层"
  - 薄的脑回样皮层
  - 皮层下白质正常
  - 灰质内带光滑
  - 脑室周围白质正常

鉴别诊断

- 极早产的大脑
  - 典型无脑回畸形看起来像 20~24 周胎儿的大脑
- 小头畸形伴简化的脑回
  - 脑容量低于正常值 3 个标准差以上
- 鹅卵石样无脑畸形（无脑回畸形 II 型）
  - 与先天性肌肉萎缩症有关
  - "卵石样"（鹅卵石）表面，不光滑
- 巨脑回畸形
  - 更加局限，通常是多灶性
  - 灰质 – 白质交界模糊
- 先天性巨细胞病毒
  - 经常出现小头畸形
  - 大脑光滑，脑室周围 Ca^{++} 沉积

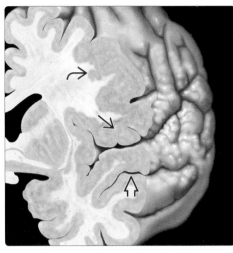

图 37-17 额叶➡️颞叶➡️增厚的"卵石样"多小脑回。可见异常的脑沟，不规则的皮层–白质交界➡️

移行后发育异常引起的畸形

第三大类皮层畸形是继发于移行后发育异常，通常反映感染性或缺血性损伤。这一组以前被称为"皮层组织异常"。目前依据是否存在裂隙（脑裂畸形）及其是否作为公认的多发畸形综合征或遗传性代谢障碍的一部分出现，将多小脑回分为几个亚型。

多小脑回

多小脑回的主要特征是皮层不规则，多发异常细小的脑回，脑沟变浅或消失。其外观是微小的微型脑回堆积在其他杂乱的脑回上（图 37-17）。

病因

微管蛋白基因突变很常见：TUBA1A 突变的表型谱包括双侧外侧裂周围的多小脑回伴基底神经节畸形、小脑蚓部发育不良和脑桥发育不良。

脑损伤，如感染（如 TORCH、Zika 病毒感染）和宫内血管意外（如大脑中动脉闭塞）、创伤和代谢障碍也与多小脑回的发生有关。

病理

多小脑回可累及单个脑回或整个大脑半球的大部分。它可以是单侧或双侧、对称或不对称、局限性或弥漫性。

双侧外侧裂周围是多小脑回最常见的部位（61%）。广泛性（13%）、额叶（5%）和矢状位旁顶枕部（3%）较为少见。11% 的患者可伴有脑室周围灰质异位，其他异常如脑裂畸形也很常见。

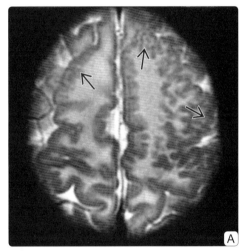

图 37-18A 2 周婴儿的 T_2W MR 显示多灶性的多小脑回➡️。左侧大脑半球比右侧更严重

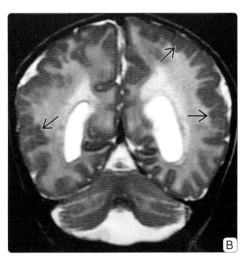

图 37-18B 冠状位 T_2W MR 显示多小脑回➡️。脑回上方多发极小的灰质结节是其特征性表现

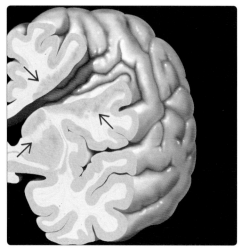

图 37-19   "唇样"脑裂畸形显示排列在裂隙周围皮层的灰质 – 白质交界不规则➡️，提示其发育不良

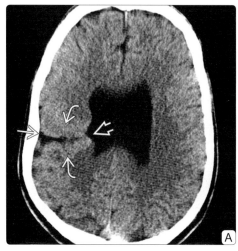

图 37-20A   单侧脑裂畸形表现为脑脊液从侧脑室外翻➡️。脑脊液形成的裂隙➡️沿着发育不良的灰质排列➡️

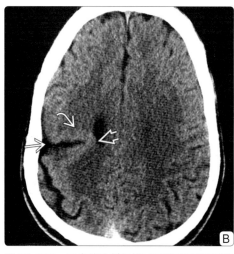

图 37-20B   更多的头部扫描显示裂隙➡️和发育不良的灰质➡️延伸至室管膜➡️

临床问题

多小脑回可发生于任何年龄。多小脑回是婴儿先天性巨细胞病毒感染最常见的影像学异常。症状取决于多小脑回的位置和程度，从全面发育迟缓到局灶性神经功能缺损和癫痫发作。

影像

对于细微病变的完整勾画和检出，需要多平面高分辨薄层 MR 扫描。皮层增厚或过度折叠伴有结节状的表面和不规则的"尖状"灰质 – 白质交界是最具特征性的表现（图 37-18）。基底神经节常出现畸形。

鉴别诊断

多小脑回的主要鉴别诊断是无脑回畸形 Ⅱ 型（鹅卵石畸形）。缺乏先天性肌营养不良和"Z-型"脑干有助于进行临床鉴别。

有时，巨脑回畸形可与多小脑回混淆。多小脑回皮层薄，结节状，过度折叠。而局灶性皮质发育不良表现为灰质增厚及灰质 – 白质交界模糊。

在脑裂畸形中，沿着裂隙发育不良的皮层可能会出现"卵石样"表现，但裂隙的存在可以将其与多小脑回进行区分。

脑裂畸形

脑裂畸形（字面意思是"分裂的大脑"）是一种灰质内衬的裂隙由室管膜延伸至皮层软脑膜表面。裂隙横跨受累半球的整个厚度（图 37-19）。胎儿 28 周前发生的破坏性血管病变（如大脑中动脉闭塞）和感染（如 TORCH）是可能的病因。

脑裂畸形表现为从其表面延伸至脑室的深部裂隙。裂隙周围排列着杂乱无章、畸形的灰质。裂隙的"嘴唇"可以融合或紧密相贴（"闭合型"脑裂畸形），也可以呈明显的广泛分离（"开放型"脑裂畸形）。裂口可能与一系列其他肉眼可见的异常有关，包括透明隔、胼胝体、视交叉和海马。

脑裂畸形的主要影像学特征是：① 由脑室壁延伸至软脑膜表面的脑脊液（CSF）充盈缺损；② 沿裂隙排列的发育不良的灰质。

影像学通常显示从侧脑室向外延伸的局灶性 V 形外翻或"酒窝"脑脊液（图 37-20）。明显（"开放型"）或几乎不可见（"闭合型"）的裂隙可以是单侧（60%），也可以是双侧（40%（图 37-20）。

MR 比 CT 更敏感，特别是在描述相关异常时，如皮质发育不良（多小脑回、巨脑回）和灰质异位。裂隙在所有序列上均显示脑脊液信号（图 37-21）。

脑脊液填充性大脑畸形的鉴别诊断包括发育性和破坏性病变。脑裂畸形的主要鉴别诊断是脑穿通畸形。在脑穿通畸形中，裂口内排列着胶质增生的白质，而非发育不良的灰质。

　　Transmantle 异位或深部褶皱的多小脑回可能与闭合的、几乎融合的"唇样"脑裂畸形难以区分。高分辨率 T$_2$W 或薄层 T$_1$W 结合 3D 重建和表面阴影遮盖显示有助于鉴别这些病变。蛛网膜囊肿使邻近的皮层移位，其他表现正常。

移行后发育异常

多小脑回

- 病因
  - 遗传（微管蛋白基因突变）：脑损伤
  - 获得性（感染、宫内血管意外）
- 病理
  - 不规则的"卵石样"皮层
  - 可以是单侧或双侧
  - 对称或不对称
  - 局灶性或弥漫性
  - "堆积在脑回上的微小脑回"
- 影像
  - 最常位于的双侧外侧裂周围
  - 皮层增厚，表面结节
  - 不规则的灰 - 白质交界
- 鉴别诊断
  - 无脑回畸形 II 型（无先天性肌营养不良，Z- 型脑干）

脑裂畸形

- 病因
  - 脑损伤 (TORCH，血管意外)
- 病理
  - 脑室至脑膜全层含脑脊液裂隙
  - 脑脊液裂隙可以闭合、开放
  - 单侧或双侧
- 影像
  - 脑室的脑脊液呈"乳头"样外翻
  - 裂隙内衬畸形灰质
  - 在所有序列上同皮层信号
- 鉴别诊断
  - Transmantle 异位（无脑脊液裂）

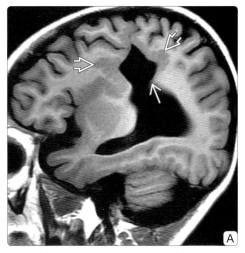

图 37-21A　T$_1$W MR 显示脑脊液填充的裂隙 ➡️ 从侧脑室向上延伸。裂隙内排列着发育不良的灰质 ➡️

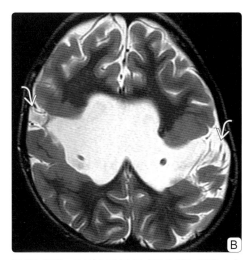

图 37-21B　T$_2$W MR 显示"开放型"裂隙内由原始皮层静脉形成的显著的"流空效应" ➡️，通常合并脑裂畸形出血

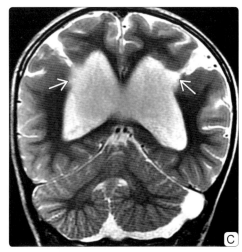

图 37-21C　冠状位 T$_2$W MR 显示脑脊液形成的明显的"乳头" ➡️ 从脑室向外延伸到脑裂畸形的裂隙中

第 38 章

前脑无裂畸形，相关病变和类似病变

前脑无裂畸形和变体（如间脑）被归类为腹侧前脑发育异常。腹侧前脑的其他异常包括视隔发育不良（伴或不伴下丘脑垂体轴异常）和无鼻畸形，这两者均在本章中讨论。

在本章的结尾，我们简要讨论积水性无脑畸形，一种子宫内获得性大脑半球破坏，有时可与无脑叶型前脑无裂畸形或严重的"开唇"脑裂畸形相混淆。

前脑无裂畸形

前脑无裂畸形（holoprosencephaly, HPE）其范围跨越无脑叶型到脑叶型。尽管每个都是单独描述的，但 HPE 实际上是一个谱系，没有明确的边界可以可靠地区分每种类型。

概述及病因

胎儿前脑开始时是一个无特征的、主要充满液体的囊。神经管外翻，早期形成单个中心充满液体的腔（"单脑室"）。胎儿前脑和单脑室随后分为两个大脑半球，也形成最终的脑室。该过程失败则导致 HPE。"前脑无裂畸形"字面意思是累及胚胎前脑的单一（"全部"）脑室。

HPE 根据严重程度分为三种亚型，HPE 是一个连续型病变，范围从最严重的类型（无脑叶型 HPE）到较轻的脑叶型 HPE。在最严重的形式中，出现中央单脑室，基底神经节等结构在中线融合。

半脑叶型 HPE 是一种中间型，分化程度在无脑叶型 HPE 和脑叶型 HPE 之间。这三种形式之间的区别主要为是否存在分隔半球的中线裂缝。

临床问题

HPE 是人类最常见的前脑畸形。约 75%~80% 的病例发生颅面畸形，如独眼畸形或单长鼻畸形、眼距过小、鼻畸形和面部裂。"面部预测大脑"的说法意味着最严重的面部缺陷通常伴随着最严重的颅内异常。

近 75% 的 HPE 患者有内分泌疾病。垂体功能不全和先天性嗅觉障碍伴 CN Ⅰ 缺失（"无嗅脑畸形"）是 HPE 的其他常见临床特征。

一般影像特征

影像学表现从中心单脑室的薄饼状单脑（无脑叶型 HPE）到分化良好、几乎完全分离的半球伴轻微异常（脑叶型 HPE）。所有 HPE 病例均无透明隔。

无脑叶型前脑无裂畸形

术语和病理

无脑叶型 HPE（aHPE）是 HPE 中最严重的一种。无中线裂将大脑分为两个独立的大脑半球，未见可识别的脑叶。基底节是融合的。大脑镰和矢状窦缺如，嗅球和嗅束也缺如。

大脑结构从扁平（"煎饼"）状到杯状或球状不等。外侧裂未形成，脑表面通常表现为完全无沟或微沟，脑沟浅，脑回平坦、紊乱（图 38-1）。

切片显示单个新月形脑室，向背侧开口于充满脑脊液的背侧囊肿中。

临床问题

aHPE 有较高的宫内死亡率和死产率。存活婴儿的预后较差。至少 50% 的 aHPE 患儿在 5 个月内死亡，80% 的患儿在 1 岁前死亡。

影像

aHPE 的主要特征是充满脑脊液的马蹄形空腔（图 38-2）（"中央单脑室"），通常向后连续，背侧囊肿较大。常见严重的面部异常，如独眼畸形和长鼻畸形。

透明隔和第三脑室缺如，大脑镰和半球间裂也缺如。大脑在中线处完全融合，没有前部半球间裂的证据。大脑显得很薄，几乎无脑沟，尽管可能存在一些浅沟。

基底节较小，跨中线融合。

没有明显的连合。常见相关的血管异常，如奇大脑前动脉。

鉴别诊断

aHPE 的主要鉴别诊断是积水性无脑儿。在积水性无脑儿中，面部正常，大脑镰存在，但大部分脑组织已被破坏，通常是由宫内血管意外或感染引起。

半脑叶型前脑无裂畸形

术语和病理

半叶型 HPE（sHPE）的严重程度介于无脑叶型 HPE 和脑叶型 HPE 之间。该疾病严重程度不一。最严重的 sHPE 显示半球间裂未发育和大脑镰不完全（图 38-3）。侧脑室的颞角可部分形成，但透明隔缺如。常出现背侧囊肿。

影像

随着 sHPE 分化程度逐渐提高，半球间裂的形成也越来越多（图 38-4）。深部核团表现出不同程度的分离。如果存在未发育的第三脑室，丘脑可能部分分离。基底节和下丘脑仍在很大程度上融合（图 38-5）。尾状核头在中线上连续。

胼胝体压部存在，但体部和膝部缺失。相关异常包括背侧囊肿（1/3 的病例存在）和血管异常，如奇静脉大脑前动脉和未发育的深静脉。

鉴别诊断

根据 sHPE 的严重程度，sHPE 的主要鉴别诊断为无脑叶型 HPE 和脑叶型 HPE。

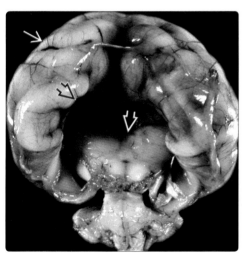

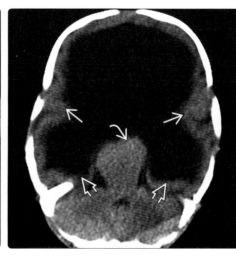

图 38-1　无脑叶型前脑无裂畸形（HPE）尸检显示大的背侧囊肿 ⇨，丘脑融合 ➡，和未发育的大脑半球 ➡，仅有少量脑沟回存在

图 38-2　平扫 CT 显示了无脑叶型的 HPE。皮层小边缘 ➡ 围绕"马蹄形"中央单脑室 ⇨。两侧丘脑融合 ➡

图 38-3 严重的 sHPE 冠状位尸检显示 H 形中央脑室伴原始出现的颞角 ⇨，基底神经节融合 ➡，和半球间裂未发育 ⇨（图片提供者：R. Hewlett, MD.）

图 38-4 轴位 T₂W MR 显示重度 sHPE 伴未发育的后半球间裂 ➡、原始脑室角 ➡ 和前中线融合。还存在弥漫性额叶迁移停滞伴皮层下异位灰质 ⇨

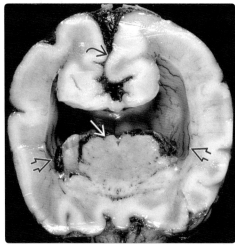
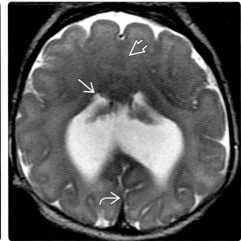

图 38-5A sHPE 的 T₂W MR 显示基底节融合 ➡，后半球间裂未发育 ➡，前半球间裂缺如，脑跨中线融合 ⇨

图 38-5B 冠状位 T₂W MR 显示单脑室伴未发育的颞角 ➡。部分形成的第三脑室 ➡ 分隔双侧丘脑 ➡。半球间裂缺如

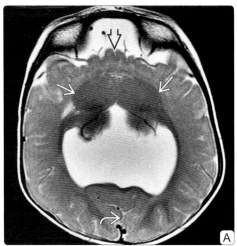
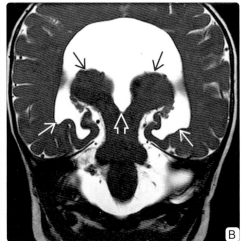

图 38-6A 脑叶型 HPE 的轴位 T₂W MR 显示枕角 ➡、第三脑室发育良好 ⇨，前中线融合较少 ⇨

图 38-6B 冠状位 T₂W MR 显示前下额叶皮层跨中线融合 ➡

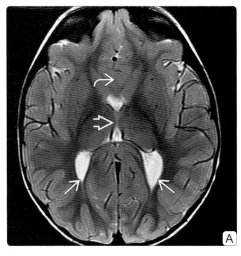
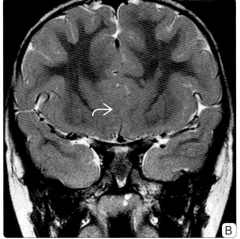

脑叶型前脑无裂畸形

术语和病理

脑叶型 HPE 是 HPE 中分化最好的一种。半球间裂和大脑镰发育清楚。虽然透明隔缺如且额角几乎总是出现异形，但第三脑室和侧脑室角一般形成良好。虽然海马存在，但通常比正常方向更垂直。

临床问题

与 sHPE 患者相比，脑叶型 HPE 患者受影响较轻。轻度发育迟缓、下丘脑 – 垂体功能障碍和视力障碍是最常见的症状。

影像

在脑叶型 HPE 中，包括丘脑和大部分基底神经节在内的大脑半球大部分是分开的。额叶的嘴侧和腹侧至少有一部分是连续穿过中线的。穿窿的前柱是融合的。丘脑和基底神经节分离，尾状核头可保持融合。

侧脑室额角可见，但发育不良。颞角和枕角清晰可见，第三脑室大体正常。没有透明隔。

胼胝体存在，可正常、不完整或发育不良。压部和大部分体部通常可以被识别，尽管膝部和嘴部往往是缺如的。与孤立性或综合征性胼胝体发育不良相比，所有 HPE 均无 Probst 束。

下丘脑壁仍未分离，视交叉通常比正常情况小。嗅球存在于分化良好的脑叶型 HPE 中。垂体可变平、发育不良或异位。相关血管异常包括奇大脑前动脉。

鉴别诊断

脑叶型 HPE 的主要鉴别诊断是视隔发育不良（septo-optic dysplasia, SOD）。一些学者认为 SOD 是 HPE 谱的最佳区分。与脑叶型 HPE 相比，SOD 中额角形成良好。无嗅脑畸形可能类似于脑叶型 HPE，但脑叶型 HPE 中嗅球通常存在。

在罕见的中半球变异 HPE（端脑联合畸形）中，胼胝体膝部和压部形成；但体部缺失，后额叶跨中线连续。

相关中线疾病

视隔发育不良

术语和病理

一些学者认为视隔发育不良（SOD）只是脑叶型前脑无裂畸形（HPE）的一种分化非常好的形式。SOD 有两个主要病理特征：① 透明隔缺失；② 视神经发育不全（图 38-7）。没有腹侧中线融合。

临床问题

SOD 最常见的临床特征是视力损害。近 2/3 的 SOD 患者还会出现下丘脑 – 垂体功能不全（如低血糖发作）导致的内分泌异常。

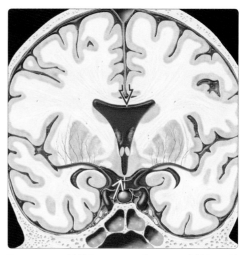

图 38-7 冠状位显示 SOD 伴透明隔腔缺如，前角平顶➡，视交叉小➡

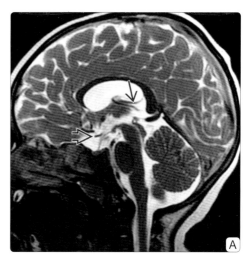

图 38-8A SOD 的矢状位 T₂W MR 显示空侧脑室，穹窿低垂➡。视交叉看起来较小➡

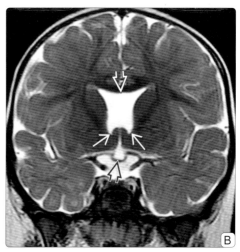

图 38-8B 冠状位 T₂W MR 表现为视交叉发育不良➡，透明隔缺如➡，额角呈盒状或"方形"外观➡

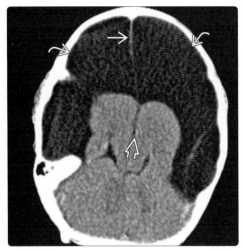

图 38-9　脑积水的平扫 CT 显示基底节 / 丘脑分离 ➡️，大脑镰存在 ➡️。在充满脑脊液的空腔上未见大脑 ➡️

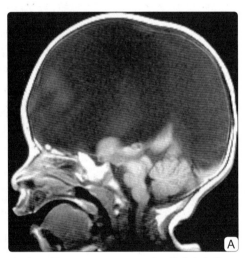

图 38-10A　T₁W MR 显示无脑积水伴大头畸形；脑脊液充满幕上间隙。脑干和小脑正常

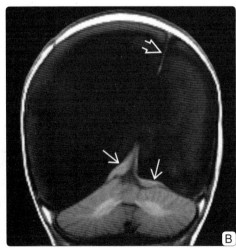

图 38-10B　冠状位 T₁W MR 显示脑脊液填充的颅顶和仅有的微小脑残留 ➡️。大脑镰存在 ➡️（图片提供者：A. Illner, MD.）

影像

薄层冠状位 T_1 和 T_2W 图像显示透明隔缺失或发育不良。额角呈 "方形" 或盒状，明显指向下方（图 38-8B）。在大多数病例中，视交叉和单侧或双侧视神经显得较小（图 38-8）。矢状位显示透明隔缺失，穹窿较低，使侧脑室呈 "空" 状（图 38-8A）。视神经和视交叉发育不良。

孤立性透明隔缺失相对罕见，因此仔细观察其他异常，如皮层发育畸形（如异位、脑裂畸形和多微小脑回畸形）。其他表现为垂体小，柄薄或缺失，神经垂体异位。常见嗅束 / 嗅球发育不全和海马旋转不全。

视隔发育不良

影像学表现
- 透明隔缺如
  - 额角呈方形，在冠状位 T_2W 上指向下方
- 视神经和视神经发育不良
- 寻找
  - 皮层发育畸形
  - 垂体柄薄，垂体小，垂体后叶异位

鉴别诊断

SOD 的主要鉴别诊断是分化良好的脑叶型 HPE。大脑半球和基底神经节在 SOD 中完全分离。

前脑无裂畸形类似疾病

脑积水

虽然一些学者认为无脑积水是一种先天性畸形，但实际上其是子宫内严重脑损伤的后果。重要的是要认识和区分无脑积水和其他疾病，如无脑叶型前脑无裂畸形或最大程度脑积水。

在无脑积水畸形中大脑半球完全或几乎完全缺失。取而代之的是一个充满脑脊液、神经胶质组织和室管膜的膜性囊。

平扫 CT 显示脑脊液几乎完全填满幕上空间。大脑镰通常是完整的，似乎 "漂浮" 在充满水的颅腔中（图 38-9）。基底节存在并分离。内侧额叶和顶枕叶皮层可出现少量残余。

MR 显示脑膜基本缺失（图 38-10A）。大脑镰很容易识别（图 38-10B）。在所有序列中，充满液体的空间都与脑脊液有关，尽管一些信号不均匀常由于 CSF 搏动导致。

无脑积水（图 38-10）最重要的鉴别诊断是严重的，"最大程度" 梗阻性脑积水（obstructive hydrocephalus, OH）。在重度 OH（例如，继发于导水管狭窄）中，可见薄的皮层紧贴在硬脑膜和颅骨内板下（图 38-11）。

在无脑叶型前脑无裂畸形中，大脑镰和半球间裂缺失。基底节融合（图 38-12）。严重的双侧"唇样"脑裂畸形有巨大的脑脊液跨膜裂口，内见发育不良的皮层（图 38-13）。巨大的开放裂隙外部没有皮层。大脑镰和小脑幕正常。

"水袋"脑的鉴别诊断

"最大程度"梗阻性脑积水
- 大头
- 皮层变薄但正常
- 严重扩大的脑室
  - 脑室前后角形态没有明显失常
- 大脑镰存在
- 基底节分离

无脑叶型前脑无裂畸形
- 小头
- 大脑平滑，脑沟较少
- "马蹄形"单脑室
- 大脑镰和半球间裂缺失
- 基底节融合

"唇样"脑裂畸形
- 残余的大脑"小块"
- 巨大的"开放"裂隙外部没有皮层
- 发育不良的皮层位于开裂两侧
- 大脑镰和半球间裂存在
- 基底节分离

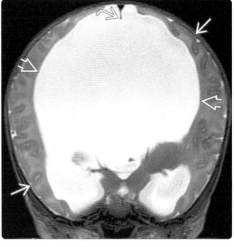

图 38-11　冠状位 T_2W MR 显示最大程度的梗阻性脑积水➡️，受压但正常大脑的边缘➡️。大脑镰存在➡️

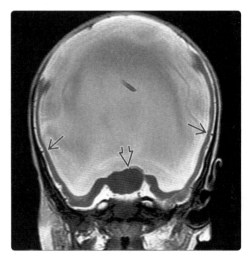

图 38-12　T_2W MR 显示 aHPE，马蹄形单脑室，融合的基底神经节➡️，大脑镰缺如，薄的发育不良外观的大脑➡️

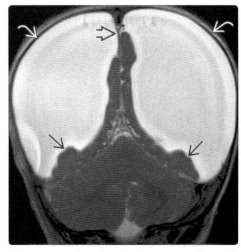

图 38-13　巨大的"唇样"脑裂畸形伴发育不良的脑内衬裂隙➡️，裂隙外无皮层➡️。大脑镰存在➡️

第 39 章
家族性癌症易感性综合征

术语癌症易感性综合征用于描述家族性癌症，其中可以建立一个明确的遗传模式。2016 年，世界卫生组织将其归类为家族性肿瘤综合征。

神经皮肤综合征是指一组以脑畸形或肿瘤和皮肤/眼睛病变为特征的中枢神经系统疾病。

大多数（非全部）神经皮肤综合征是遗传的。大多数（非全部）倾向于发展为中枢神经系统肿瘤；这些也被称为遗传性癌症综合征。大多数（非全部）都有特征性的皮肤病变。许多人（非全部）也有明显的内脏和结缔组织异常。

在本章中，我们介绍神经系统的家族性肿瘤综合征，从神经纤维瘤病开始。主要关注结节性硬化症、von Hippel-Lindau 病和 Li-Fraumeni 综合征。

神经纤维瘤病
神经纤维瘤病 1 型
神经纤维瘤病 2 型
其他常见家族性肿瘤综合征
结节性硬化症
von Hippel-Lindau 病

神经纤维瘤病

尽管神经纤维瘤是最常见的中枢神经系统肿瘤易感性综合征，但它是一种具有肿瘤性和非肿瘤性表现的多系统疾病。有两种类型的神经纤维瘤病被广泛认识：神经纤维瘤病 1 型（neurofibromatosis type 1, NF1）和神经纤维瘤病 2 型（neurofibromatosis type 2, NF2）。

神经纤维瘤病 1 型

病因

遗传学 NF1 是一种常染色体显性疾病，表型多变，新突变率高，到 20 岁外显率几乎为 100%。

NF1 是由染色体 *17q11.2* 上的 *NF1* 基因突变引起的。突变使编码肿瘤抑制蛋白神经纤维蛋白的基因失活。神经纤维蛋白也是神经干细胞增殖和分化的调节因子；它是正常神经胶质和神经元发育所必需的。

大约 1/2 的 NF1 病例是家族性的。近 50% 是散发的（"新生"），代表新的突变。NF1 患者已经存在杂合的种系 *NF1* 突变，在第二个（野生型）*NF1* 等位基因的体细胞突变后发展为神经纤维瘤。

病理

15%~20% 的患者有中枢神经系统病变。多种非肿瘤性病变以及良性和恶性肿瘤均与 NF1 相关。NF1 患者发生非中枢神经系统恶性肿瘤的风险也增加。

非肿瘤性中枢神经系统病变 T₂/FLAIR 上多处增减不一的发育不良的白质（WM）病变通常见于 NF1 患者。组织病理学上，这些病变表现为髓鞘空泡化和发育不良区，而不是错构瘤（图 39-2）。这些病变遵循一个良性的过程，起初会减弱，然后在 20 年后消退。

硬脑膜扩张 可引起视神经鞘、Meckel 腔或内耳道扩张。动脉疾病在至少 6% 的病例中发生。最常见的表现是颈内动脉床突上段进行性内膜纤维化，导致烟雾病。

中枢神经系统肿瘤 约 20% 的 NF1 患者会发生中枢神经系统肿瘤。NF1 相关良性肿瘤包括神经纤维瘤。相关恶性肿瘤包括恶性周围神经鞘瘤和胶质瘤。

神经纤维瘤 有一系列与 NF1 相关的神经纤维瘤。

皮肤神经纤维瘤：发生在周围神经内，表现为柔软的、圆形的有蒂或无蒂病变。随着年龄的增长，大多数患者会出现更多的肿瘤，有些人的皮肤神经纤维瘤甚至达到了数千个。95% 以上的成人 NF1 患者至少有一处病变。

丛状神经纤维瘤（plexiform neurofibromas, PNFs）不同于皮肤神经纤维瘤，是特殊的 NF1。30%~50% 的 NF1 患者会出现 PNFs。

PNFs 通常是较大体积的肿瘤，通常与主要神经干和神经丛有关。PNFs 是线条样，弥漫性浸润，无边界跨空间病变，类似于一袋蠕虫（图 39-5）。头皮和眼眶是 PNFs 的常见部位。约 40% 的 NF1 患者可发生脊髓神经纤维瘤和 PNFs。

恶性周围神经鞘瘤：尽管大多数 PNF 仍为良性，但 10%~15% 会变为恶性。NF1 患者从 PNF 发展为恶性周围神经鞘瘤（malignant peripheral nerve sheath tumor, MPNST）的累积终生风险为 8%~13%。MPNST 是一种侵袭性、致死性肿瘤，转移率高，总体预后差。

神经胶质瘤：NF1 中绝大多数的 CNS 肿瘤是 I 级毛细胞型星形细胞瘤（pilocytic astrocytomas, PAs）。大约 80% 的 NF1 PAs 发生在视神经通路，15% 发生在脑干，5% 发生在其他区域。

视神经胶质瘤（optic pathway gliomas, OPGs）发生在 15%~20% 的 NF1 患者中，可以是单侧或双侧（图 39-4）。视神经通路的任何部分都可能涉及。有些 OPGs 只影响视神经，而其他的则涉及视交叉和视神经束。

NF1 相关的髓质、顶盖和脑桥胶质瘤通常是惰性肿瘤。约 20% 为恶性（WHO 2~4 级）。包括弥漫性浸润（"低度恶性"）纤维性星形细胞瘤、间变性星形细胞瘤和胶质母细胞瘤。

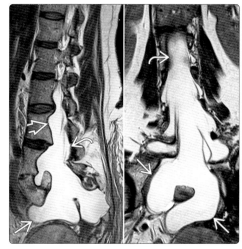

图 39-1 矢状位（左）、冠状位（右）T₂W MRs 显示 NF1 硬脑膜扩张➡，导致后部椎体扇形隆起➡和广泛的脑膜膨出➡

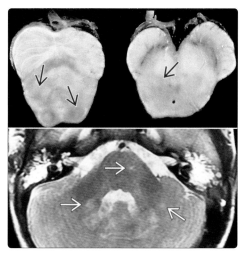

图 39-2 （上）尸检示 NF1 变色的脑白质（AFIP）➡。（下）T₂W MR 示小脑脑桥区高信号灶➡

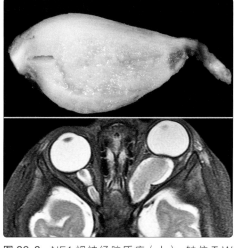

图 39-3 NF1 视神经胶质瘤（上），轴位 T₂W MR（下）示视神经梭形扩大。神经鞘部分扩张

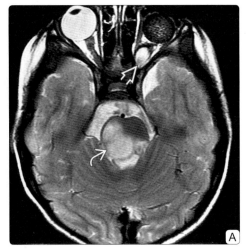

图 39-4A　T$_2$W MR 示 NF1 左侧视神经增大的高信号 ➡️，脑桥内高信号肿块 ➡️

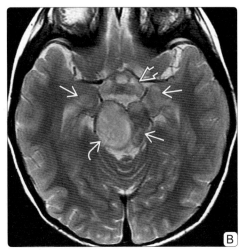

图 39-4B　注意视交叉扩大 ➡️，中脑肿块 ➡️，信号强度异常的病灶位于内侧颞叶和左侧中脑 ➡️

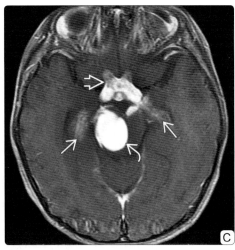

图 39-4C　T$_1$C+ FS MR 显示扩大的视交叉 ➡️、内侧颞叶 ➡️ 和中脑 ➡️ 明显强化灶。视神经胶质瘤

非中枢神经系统肿瘤　NF1 与白血病（尤其是青少年骨髓单核细胞白血病和骨髓增生异常综合征）、胃肠道间质瘤（6%）和肾上腺或肾上腺外嗜铬细胞瘤（0.1%～5.0%）的风险增加相关。

NF1 相关性肿瘤

常见
- 皮肤神经纤维瘤（95% 成人）
- 丛状神经纤维瘤（PNFs）（30%～50%）
- 脊髓纤维瘤

不常见
- 毛细胞型星形细胞瘤（80% 的胶质瘤）
  - 80% 位于视路（15%～20% 的 NF1 患者）
  - 15% 位于脑干
  - 5% 位于其他部位（小脑、大脑半球）
- 其他星形细胞瘤（20%）
  - 弥漫性浸润性纤维状星形细胞瘤（WHO 2 级）
  - 间变性星形细胞瘤（WHO 3 级）
  - 胶质母细胞瘤（WHO 4 级）

罕见但重要
- 恶性周围神经鞘瘤
  - 在 8%～13% 的 PNFs 中发生
- 青少年慢性髓系白血病
- 胃肠间质瘤
- 嗜铬细胞瘤

临床问题

表现　NF1 是最常见的中枢神经系统单基因疾病之一，活产婴儿发生率为 1:3 000。

特征性表现包括皮肤神经纤维瘤（几乎存在于所有 NF1 成人中）、色素沉着皮肤异常伴咖啡牛奶斑（95%）、腹股沟/腋窝雀斑（65%～85%）和虹膜错构瘤或 Lisch 结节。使用近红外反射的眼底镜检查显示 70% 的儿童患者和 80% 的成人患者有明亮的斑片状脉络膜结节。

其他不太常见的 NF1 相关特征包括独特的骨骼异常，如蝶骨发育不良（3%～11%）、长骨畸形（14%）、假关节和进行性脊柱后侧凸。约 25% 的 NF1 患者发生心血管异常。典型异常表现有心脏圆锥动脉干缺陷、肺动脉瓣狭窄和动脉增生。

临床诊断　分子诊断检测将 NF1 与其他具有相似表型特征的疾病区分开来。除 PNF 外，NF1 的大多数临床特征也发生在其他疾病中（如 McCune-Albright 综合征的多发性咖啡牛奶斑）。下一栏总结了 NF1 临床诊断的共识标准。

自然病程　NF1 的预后是可变的，与其特异性表现有关。死亡率增加与 MPNST、胶质瘤和心血管疾病有关。

髓鞘空泡化灶在前十年数量和大小增加，然后消退，最终消失。在成人中很少发现。

影像

非肿瘤性中枢神经系统病变　骨发育不良好发于颅骨、脊柱和长骨（如假关节）。平扫 CT 可显示蝶骨翼发育不全和颅中窝扩大，伴或不伴相关蛛网膜囊肿。前颞叶突出可导致同侧眼球突出。眼球经常增大（"小眼"），通常存在丛状神经纤维瘤（图 39-5）。

硬脑膜发育不良伴硬脊膜膨大以及视神经鞘、内耳道和 Meckel 腔扩大。

白质发育不良病变（通常称为"FASIs"，指异常信号强度的病灶）在 T_2/FLAIR 上表现为多灶性高信号。这些病灶代表髓鞘空泡化区域，见于 70% 的 NF1 儿童。它们的大小和数量通常会增加到 10 岁左右，但随后减弱并消失（图 39-4）。

最常见的部位是苍白球（GP）、半卵圆中心、小脑白质、齿状核、丘脑和脑干（图 39-2）。多数直径小于 2 cm。大多数 FASIs 在 T_1W 上呈等或极低信号，尽管 GP 病灶常为轻度高信号。注射对比剂后 FASIs 未强化。

不间断的内皮细胞增生可导致颅内颈内动脉进行性狭窄，导致烟雾样病变。仔细观察颅内血管可发现大脑中动脉"流空影"减弱。

中枢神经系统肿瘤

神经纤维瘤：皮肤神经纤维瘤患者常表现为单发或多灶性离散圆形或卵圆形头皮病变，与脑组织相比，T_1W 呈低信号，T_2W 呈高信号。常见靶征边缘高信号而中心相对低信号。注射对比剂后典型的表现是信号较强但强化不均。

PNFs 最常见于眼眶，可见边缘不清的蛇形肿块，浸润眼眶、眼外肌和眼睑（图 39-6）。它们通常向下延伸至翼腭窝和颞间隙，也可向上延伸至邻近的头皮和咀嚼肌间隙。PNFs 强化明显，类似于"一袋蠕虫"。

恶性周围神经鞘瘤：PNF 内的 MPNSTs 很难发现，也很难与母体肿瘤区分。

MPNSTs 的信号强度更不均匀，常表现为瘤内囊肿、病灶周围水肿和外周强化。

神经胶质瘤：最常见的 NF1 相关胶质瘤是毛细胞型星形细胞瘤。视神经胶质瘤（OPG）是最常见的类型，表现为一侧或双侧视神经弥漫性、梭形或球状扩大（图 39-3）。肿瘤可向后延伸至视交叉，向上延伸至下丘脑，并累及视束和外侧膝状体。广泛病变可达大脑脚和脑干（图 39-4）。

与脑组织相比，大多数 OPGs 在 T_1W 上呈等信号，T_2W 上呈等至中等高信号。T_1 C+ FS 扫描病变强化程度从无到显著不等。

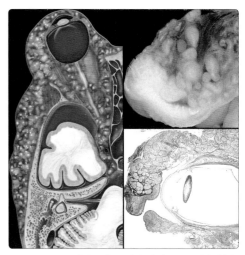

图 39-5　图示（左图），手术标本（AFIP 档案）（右图）显示眼眶、眼睑和头皮的典型丛状神经纤维瘤

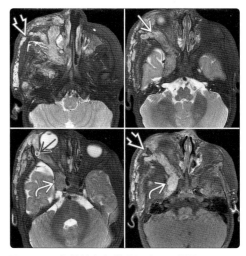

图 39-6　丛状神经纤维瘤浸润眼眶➡、咀嚼肌间隙➡、海绵窦➡。这是典型的靶样外观

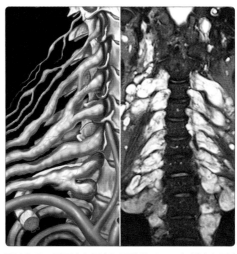

图 39-7　图示（左图）和冠状位 STIR 扫描（右图）显示丛状神经纤维瘤累及颈神经根

NF1 相关的低度恶性纤维性星形细胞瘤可能难以与 FASIs 区分。通常 T_1W 呈中等低信号，T_2W 呈高信号，并在随访影像中显示出进展。

间变性星形细胞瘤和多形性胶质母细胞瘤是侵袭性更强、更不均匀的肿瘤，表现出持续的进展。NF1 患儿注射对比剂后见强化且逐渐增大的肿块，应怀疑为恶性肿瘤。

NF1：影像

头皮/颅骨、脑膜和眼眶

- 皮肤神经纤维瘤
  - 单发/多发头皮结节
  - 随着年龄增长而增加
  - 局部，边界清楚
- 丛状神经纤维瘤
  - NF1 的致病因子（30%~50% 的病例）
  - 明显浸润性跨空间病灶
  - 头皮、面部/颈部、脊柱
  - 眼眶病变可延伸至海绵窦
- 蝶翼发育不良
  - 发育不全→眶裂增大
  - 颅中窝扩大 ± 蛛网膜囊肿
  - 颞叶可能突入眼眶
- 硬脑膜扩张
  - 视神经鞘弯曲
  - Meckel 腔扩张
  - 内耳道扩大

脑

- T_2/FLAIR 脑白质高信号灶
  - 在第一个十年里增长，然后减弱
  - 成人罕见
- 星形细胞瘤
  - 最常见的：毛细胞性
  - 视神经通路，下丘脑＞脑干
  - 恶性星形细胞瘤（间变性星形细胞瘤，多形性胶质母细胞瘤）较少见

动脉

- 进行性颈内动脉狭窄→烟雾病
- 梭状扩张，动静脉瘘
  - 椎动脉＞颈动脉

鉴别诊断

结合适当的临床表现，MR 上存在信号强度异常的病灶伴或不伴视神经胶质瘤可诊断 NF1。较大的病灶信号异常并可见占位效应，类似肿瘤（即毛细胞型星形细胞瘤、弥漫性星形细胞瘤）。虽然信号强度异常的病灶和星形细胞瘤都是 NF1 谱的一部分，但信号强度异常的病灶通常不会强化。

神经纤维瘤病 2 型

2 型神经纤维瘤病（NF2）是一种具有完全不同突变、临床特征和影像学表现的独特综合征。神经纤维瘤以 NF1 为特征，由施万细胞和成纤维细胞组成。神经鞘瘤，尤其是双侧前庭神经鞘瘤是 NF2 的主要特征。神经鞘瘤只包含施万细胞。

相关肿瘤也不同。在 NF1 中可见星形细胞瘤，而 NF2 中的主要肿瘤是室管膜瘤和脑膜瘤。

病因

一般概念 和 NF1 一样，NF2 也是一种常染色体显性遗传疾病。大约 1/2 的病例发生在没有 NF2 家族史的个体中，由新获得的种系突变引起。

遗传学 NF2 是由 22q12.2 染色体上的 NF2 基因突变引起的。NF2 基因编码蛋白 merlin，其功能是肿瘤抑制基因。失活的 NF2 突变主要导致良性肿瘤（神经鞘瘤和脑膜瘤）。NF2 双等位基因失活也在大多数散发性脑膜瘤和几乎所有神经鞘瘤中被检测到。

病理

位置 最常见的 NF2 相关神经鞘瘤是前庭神经鞘瘤（vestibular schwannomas, VSs）（图 39-8）。大约 50% 的患者也有非前庭神经鞘瘤（nonvestibular schwannomas, NVSs）。NVSs 最常见的位置是三叉神经和动眼神经。滑车神经和下颅神经鞘瘤有发生，但很少见。

脑膜瘤发生在约 50% 的 NF2 患者中，可在颅骨和脊柱的任何位置发现。最常见的部位是大脑镰和大脑凸面。

颅内室管膜瘤在 NF2 中很少见。大多数位于脊髓内，特别是颈髓内或颈髓交界处。

大小和数量 NF2 相关神经鞘瘤、脑膜瘤和室管膜瘤常为多发性。双侧前庭神经鞘瘤的存在是 NF2 的病理特征（图 39-9）。

大小从很小到几厘米不等。大多数患者可见遍布马尾的无数微小神经鞘瘤（"小瘤"）。髓内室管膜瘤通常很小；近 60% 的患者存在多发性肿瘤。

大体病理特征 NF2 的特征是多发性神经鞘瘤、脑膜瘤和室管膜瘤。几乎所有患者都有双侧前庭神经鞘瘤，这是 NF2 的标志（图 39-9）。大多数神经鞘瘤是轮廓清晰的圆形或卵圆形包裹性肿块，附着

于其母神经上，但不浸润。

多发性脑膜瘤是 NF2 的第二个病理标志（图 39-11）。在约 50% 的患者中发现，可能是表现特征（特别是儿童）。脑膜瘤表现为无包膜但边界清楚的肿块。

微观特性　神经鞘瘤由肿瘤施万细胞组成。高细胞数和低细胞数交替的区域（Antoni A 型）混杂着表现为微囊肿和黏液样改变的病灶（Antoni B 型）。

分期、分级和分类　NF2 相关神经鞘瘤为 WHO 1 级肿瘤。大多数 NF2 相关脑膜瘤也是 WHO 1 级肿瘤。NF2 相关的室管膜瘤——尤其是脊髓中的室管膜瘤——通常是惰性的，预后良好。

临床问题

表现　NF2 比 NF1 少见得多。然而，患有 NF2 的个体通常直到第二十到第四十年才会出现症状；不到 20% 的 NF2 患者年龄在 15 岁以下。典型表现为进行性感音神经性听力损失、耳鸣和平衡困难。其他常见症状包括面部疼痛和（或）瘫痪、眩晕和癫痫。

许多 NF2 相关脑膜瘤无症状，在影像学上偶然发现。脊髓室管膜瘤在 75% 的患者中无症状。

临床诊断　NF2 的最终诊断是由基因决定的。已经为临床诊断制定了共识标准，并在下文框中进行了总结。

自然病程　NF2 相关的颅内肿瘤通常表现为"跳跃性"生长模式，其特征是生长和静止期交替。由于新的肿瘤进展，影像学和症状方面无法预测，继续监测是必要的。目前推荐的 MR 监测包括术后 1 年、5 年和 10 年的影像。

影像

一般特征　NF2 的主要影像学特征是双侧前庭神经鞘瘤。

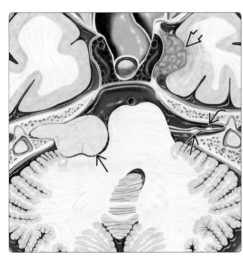

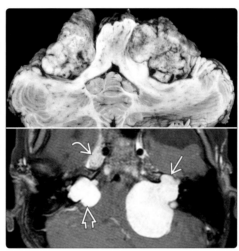

图 39-8　图示典型 NF2 伴双侧前庭神经鞘瘤➡，面部神经鞘瘤➡和海绵窦脑膜瘤➡

图 39-9　（上图）NF2 中的双侧前庭神经鞘瘤（图片提供者：A. Ersen, MD.）。（下图）T₁ C+ 显示双侧前庭神经➡、面部➡和右侧 CNV ➡ 神经鞘瘤

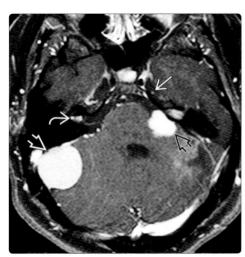

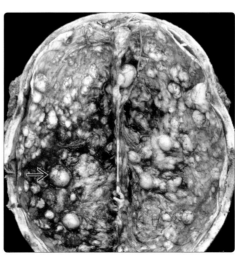

图 39-10　T₁ C+ FS MR 示左侧大前庭神经鞘瘤➡，右侧小前庭神经鞘瘤➡，Meckel 腔 ➡ 微小 CN V 神经鞘瘤，右侧桥小脑角区脑膜瘤➡。NF2

图 39-11　尸检标本显示无数小脑膜瘤➡，一种常见的 NF2（来自 DP: Neuropathology, 2e.）

NF2：诊断性临床特征

明确的 NF2

- 双侧前庭神经鞘瘤（VSs）
- 30 岁前诊断为 NF2 和单侧 VS 的一级亲属
- 或是有 NF2 的一级亲属并且具备下列选项中的两项
  - 脑膜瘤
  - 胶质瘤
  - 神经鞘瘤
  - 青少年后囊下晶状体混浊或白内障

可能的 NF2

- 30 岁前诊断为单侧 VS 并且具备下列选项中的一项
  - 脑膜瘤
  - 胶质瘤
  - 神经鞘瘤
  - 青少年后囊下晶状体混浊或白内障
- ≥2 个脑膜瘤并且具备下列选项中的一项
  - 30 岁前诊断出一个 VS
  - 发现一个脑膜瘤、胶质瘤、神经鞘瘤或晶状体混浊

CT 表现 平扫 CT 通常显示一侧或双侧桥小脑角（cerebellopontine angle, CPA）区肿块。神经鞘瘤和脑膜瘤在平扫 CT（图 39-12A）上通常为等至略高密度，并在注射对比剂后表现出明显强化。

非典型位置（如颞角）的非肿瘤性脉络丛钙化是 NF2 的罕见表现，但可能是显著的。骨 CT 典型表现为一侧或双侧内听道增宽。

MR 表现 NF2 相关神经鞘瘤和脑膜瘤的 MR 表现与其散发者相似。如果根据脑影像学怀疑 NF2，应筛查整个脊柱和脊髓。高分辨率 T₂W 和对比增强序列提示至少有 50% 的 NF2 患者有无症状微小神经鞘瘤（图 39-13，图 39-16）和髓内室管膜瘤（图 39-14，图 39-15）。

鉴别诊断

NF2 的主要鉴别诊断是神经鞘瘤病：神经鞘瘤病以多发非前庭神经鞘瘤为特征，而脑膜瘤在神经鞘瘤病中较少见。多发性脑膜瘤病的特征是无神经鞘瘤的多灶性脑膜瘤。

图 39-12A 平扫 CT 显示紧邻硬脑膜和大脑镰的高密度钙化肿块，为 NF2 相关脑膜瘤病的特征

图 39-12B T₁ C+ FS MR 在同一病例中显示沿凸侧➡️、大脑镰侧➡️生长的多发脑膜瘤

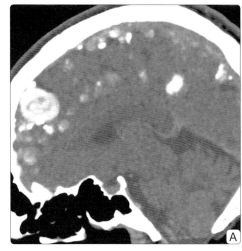
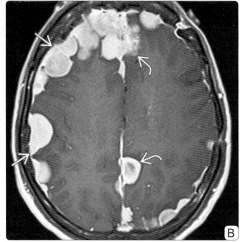

图 39-13A 一 14 岁男性 NF2 患者 T₂W MR 显示右侧海绵窦➡️及双侧内耳道（IACs）➡️有病变

图 39-13B 同一病例中更多的头颅 T₂W 显示右侧海绵窦➡️低信号肿块，左侧桥小脑角区病灶➡️

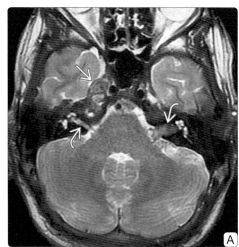
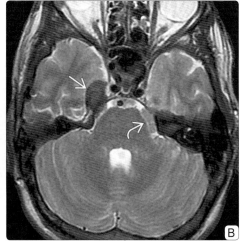

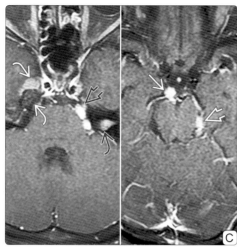

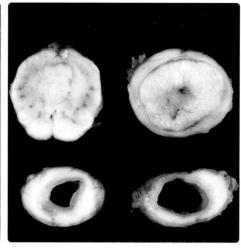

图 39-13C T₁ C+ FS MR 显示右侧海绵窦脑膜瘤 ⇢、CN Ⅲ ➡、左侧 CN Ⅳ ⇨、Ⅴ →、Ⅷ ↗ 神经鞘瘤

图 39-14 NF2 轴位大体病理显示髓内室管膜瘤伴囊肿，使得颈髓扩张（图片提供者：R. Hewlett, MD.）

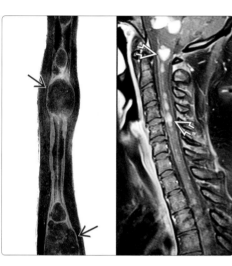

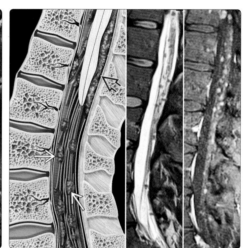

图 39-15 尸检（左图）显示髓内室管膜瘤 ➡（图片提供者：A. Ersen, MD.）。（右图）T₁ C+ 显示 NF2 中多发脊髓室管膜瘤 ⇨

图 39-16 NF2 图示（左图）显示脊髓"肿瘤" ➡，脑膜瘤 ⇨。T₂（中图），T₁ C+（右图）显示马尾神经鞘瘤

NF1 *vs.* NF2 *vs.* 神经鞘瘤病

NF1

- 常见（占所有神经纤维瘤病病例的 90%）
- 17 号染色体突变
- 几乎都是在 10 岁时被诊断出来
- 皮肤 / 眼部常见病变（＞95%）
  - 咖啡牛奶斑
  - Lisch 结节
  - 皮肤神经纤维瘤（通常多发）
  - 丛状神经纤维瘤（特殊的）
- 中枢神经系统病变不常见（15%～20%）
  - T₂/FLAIR 高信号（髓鞘空泡化；病变先增加，然后变弱）
  - 星形细胞瘤（视神经胶质瘤 - 通常为毛细胞胶质瘤 - 其他胶质瘤）
  - 蝶骨翼、硬脑膜发育不良
  - 烟雾病
  - 脊神经根神经纤维瘤

NF2

- 少见（占所有神经纤维瘤病例的 10%）
- 22 号染色体突变
- 通常在 20～40 岁确诊
- 皮肤、眼部病变不太突出
  - 轻度 / 少量咖啡牛奶斑
  - 幼年性包膜下混浊
- 中枢神经系统病变 100%
  - 双侧前庭神经鞘瘤（几乎全部）
  - 非前庭神经瘤（50%）
  - 脑膜瘤（50%）
  - 脊髓室管膜瘤（通常是多发）
  - 脊神经根神经鞘瘤（"肿瘤"）

神经鞘瘤病

- 罕见；通常为新发突变
- 多发性非前庭神经鞘瘤；脑膜瘤不常见
- *SMARCB1*（*INI1*）和 *LZTR1* 突变

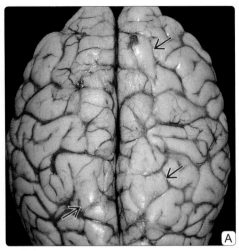

图 39-17A 结节性硬化症解剖显示多个扩大的脑回，具有皮层结节➡️的马铃薯样外观特征

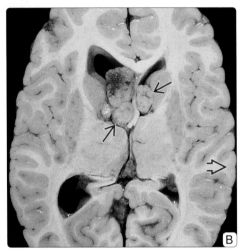

图 39-17B 同一病例的轴位切面显示双侧室管膜下巨细胞型星形细胞瘤➡️和皮层结节➡️

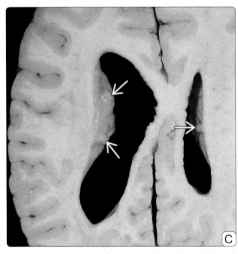

图 39-17C 注意沿纹状体丘脑沟➡️的"堆积"室管膜下结节（3 张图片提供者：R. Hewlett, MD.）

其他常见家族性肿瘤综合征

结节性硬化症

术语

结节性硬化症（tuberous sclerosis complex, TSC）是一种神经皮肤综合征，其特征是在大脑、心脏、皮肤、肾、肺和其他器官中形成非恶性错构瘤和肿瘤性病变。它与自闭症、癫痫、神经认知和行为障碍有关。

病因

遗传学 大约 50% 的 TSC 病例是遗传的，并遵循常染色体显性模式，而其他 50% 代表新发突变。TSC 中有两个单独的基因突变或缺失：*TSC1* 和 *TSC2*。*TSC1* 基因位于染色体 *9q34* 上，编码一种叫做错构瘤蛋白的蛋白质。*TSC2* 基因定位于染色体 *16p13.3* 编码结节蛋白。在 75%~85% 的 TSC 患者中发现了其中一种基因突变。

TSC 蛋白复合物作为肿瘤抑制因子发挥作用。Hamartin/tuberin 抑制 mTORC1 信号通路（哺乳动物雷帕霉素靶蛋白复合物 1）。导致 mTORC1 激活增加的突变促进细胞紊乱、过度生长和异常分化。与 *TSC1* 相比，*TSC2* 突变与更严重的疾病表型相关，具有更多更大的结节，更多的径向迁移线和更多的室管膜下结节（subependymal nodules, SENs）。

病理

脑内结节性硬化症的四个主要病理特征是皮层结节、室管膜下结节、白质病变和室管膜下巨细胞星形细胞瘤（图 39-17）。

皮层结节 皮层结节是胶质神经元错构瘤，在 90% 以上的结节性硬化患者中都有发现。它们是平滑的脑回上坚硬的、苍白的、金字塔形的凸起区域。皮层结节在外观上与马铃薯（"块茎"）相似。

皮层结节由巨细胞和畸形神经元组成。球囊细胞与 Taylor 型局灶性皮质发育不良（FCD Ⅱb 型）相似，在结节中也常见。结节不会发生恶化。

室管膜下结节（subependymal Nodules, SENs） SENs 位于侧脑室室管膜内衬正下方，沿尾状核走行。

SENs 表现为隆起、圆形、错构瘤样病变，与蜡烛沟或滴漏相似。它们往往随着年龄的增长而钙化。沿邻近室间孔的尾侧丘脑沟生长的室管膜下结节可能转化为室管膜下巨细胞星形细胞瘤（subependymal giant cell astrocytoma, SEGA）。

白质病变 白质病变在结节性硬化症患者中几乎是普遍存在的。它们表现为皮层下白质中含不规则形神经元和球囊细胞的病灶和（或）从室管膜脑室表面向皮层向外延伸的细径线。这些径向迁移线通常终止于结节。

室管膜下巨细胞星形细胞瘤 SEGA 几乎只出现在结节性

硬化症，发生在 6%～9% 的患者中。大体上，SEGAs 表现为位于室间孔附近的边界清晰的脑室内实性肿块。室管膜下巨细胞星形细胞瘤是 WHO 1 级肿瘤，常引起梗阻性脑积水，但不侵犯邻近脑。虽然大多数 SEGAs 是单侧的，但双侧肿瘤的发生率为 10%～15%。

临床问题

流行病学和人口统计学特征 结节性硬化症是第二常见的遗传性肿瘤综合征（仅次于 NF1）。几乎 80% 的病例在 10 岁之前被诊断出来。

表现 结节性硬化症的典型临床三联征包括面部病变（"皮脂腺瘤"）、癫痫和智力低下。所有皮肤特征均具有年龄依赖性，可能直到儿童期后期才变得明显。低黑色素斑（"灰叶"）斑点在 90% 以上的病例中可见，可能是 TSC 的第一个可见表现。其他常见的皮肤病变，如面部血管纤维瘤（"皮脂腺瘤"）和甲周纤维瘤通常在青春期后才出现。

自然病程 疾病严重程度和自然病程差异很大。神经系统主要表现是由脑错构瘤引起的顽固性癫痫发作和继发于 SEGA 的梗阻性脑积水，这是发病和死亡的主要原因。

SEGAs 是良性肿瘤，通常生长缓慢。虽然它们可以在任何年龄发生，但在 5～19 岁的患者中最常见。雷帕霉素抑制剂（"rapalogs"），如依维莫司和西罗莫司，已被批准用于治疗 TSC 相关的 SEGA。

TSC：诊断性临床特征

诊断
- 明确的 TSC
  - 2 个主要特征或 1 个主要特征 + 2 个次要特征
- 很可能为 TSC
  - 1 个主要特征 + 1 个次要特征
- 可能为 TSC
  - 1 个主要特征或 ≥ 2 个次要特征

主要特征
- 临床可见
  - ≥ 3 个黑色素过少（"灰叶"）斑疹（97%）
  - 面部血管纤维瘤（75%）或前额斑块（15%～20%）
  - 沙绿斑（45%～50%）
  - 指（趾）/ 甲周纤维瘤（15%）
  - 多发性视网膜错构瘤（15%）
- 影像可见
  - 室管膜下结节（98%）
  - 皮层结节（95%）
  - 心脏横纹肌瘤（50%）
  - 肾血管平滑肌脂肪瘤（50%）
  - 室管膜下巨细胞星形细胞瘤（15%）
  - 淋巴管平滑肌瘤病（1%～3%）

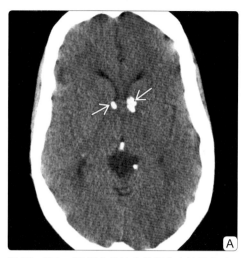

图 39-18A 22 岁女性结节性硬化症的平扫 CT 显示典型的室管膜下结节钙化➡️

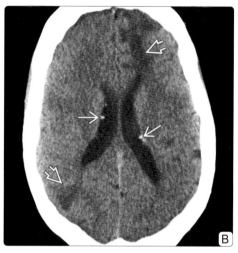

图 39-18B 平扫 CT 扫描显示额外的钙化室管膜下结节➡️，楔形低密度⇨结节性硬化症中脑白质病变的特征

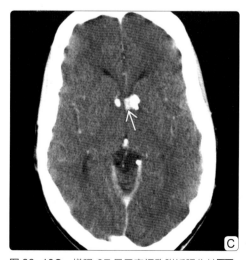

图 39-18C 增强 CT 显示室间孔附近强化灶➡️，怀疑为室管膜下巨细胞星形细胞瘤（SEGA）

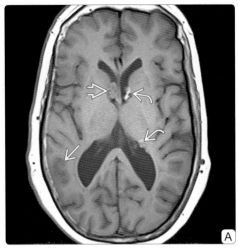

图 39-19A　T₁W MR 显示高度钙化的室管膜下结节 ⇨，右侧的室管膜下巨细胞星形细胞瘤 ⇨。注意典型的皮层结节灰质 – 白质分界不清 ⇨

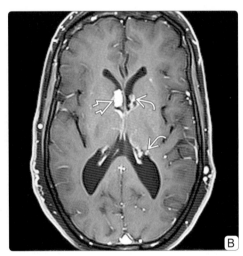

图 39-19B　T₁ C+ FS MR 显示管膜下巨细胞星形细胞瘤 ⇨ 明显强化。室管膜下结节 ⇨ 也中度强化

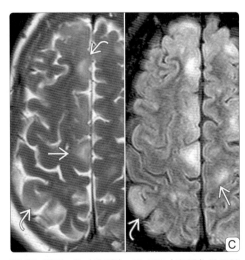

图 39-19C　T₂（左图），FLAIR（右图）显示结节为扩张的高信号脑回 ⇨，并有"火焰状"皮层下高信号 ⇨

次要特征

- 临床可见
  - 牙龈纤维瘤（70%）
  - 一级亲属患病（50%）
  - 牙釉质凹陷（30%）
  - 视网膜色斑（35%）
  - 五彩纸屑样皮肤斑点（2%～3%）
- 影像可见
  - 白质错构瘤，径向迁移线（100%）
  - 错构瘤性直肠息肉（70%～80%）
  - 非肾错构瘤（40%～50%）
  - 骨囊肿（40%）
  - 肾囊肿（10%～20%）

影像

CT 表现

皮层结节：新生儿和婴儿皮层结节最初表现为增宽和扩张脑回内的低密度皮层 / 皮层下结节。透光性随年龄的增长而降低。钙化随着年龄的增长而逐渐增加。到 10 岁时，50% 的受影响儿童表现出一个或多个球状或脑回状皮层钙化。

室管膜下结节：SENs 在 TSC 中普遍存在。大多数沿尾侧丘脑沟生长。脑室壁和侧脑室颞角是较少见的部位。

SENs 在出生后第一年很少钙化。与皮层结节一样，SEN 钙化随年龄增长而增加。最终，50% 显示一定程度的球状钙化（图 39-18B）。在增强 CT 扫描中，SENs 通常不强化。强化或增大的 SEN——尤其是位于室间孔附近时——疑似为 SEGA（图 39-18C）。

室管膜下巨细胞星形细胞瘤：SEGAs 其在平扫 CT 示混合密度，经常显示局灶性钙化。出血是罕见的。典型的是增强 CT 呈中度强化。

MR 表现　一般来说，MR 在描述 TSC 实质异常时比 CT 敏感得多。结果因病变组织病理学、患者年龄和成像顺序而异。

皮层结节：在婴儿中，与基础无髓鞘白质相比，结节在 T₁W 上表现为皮层增厚的高信号，在 T₂W 上变为中等低信号。"条纹"线状或楔形 T₂/FLAIR 高信号带可从结节一直通过脑白质延伸至脑室室管膜（图 39-20A）。

髓鞘成熟后信号强度发生变化。在 T₁W 上结节相对于皮层逐渐变成等信号（除非存在钙化并导致 T₁ 缩短）。偶见结节的外边缘相对于灰质呈轻度高信号，而皮层下部分相对于脑白质出现低信号。

年龄较大的儿童和成人结节在 T₂/FLAIR 上表现为混合信号强度。扩张脑回的外围相对于皮层呈等信号，而深层部分明显高信号（图 39-19C）。35% 的皮层结节在 T₁ C+ 显像上显示轻度强化。

室管膜下结节：SENs 表现为侧脑室壁上突出的小（一般 <1.3 cm）结节性"肿块"或"蜡烛沟"（图 39-19）。在未髓鞘化的脑中，SENs 在 T_1W 上表现为高信号，在 T_2W 上表现为低信号。随着髓鞘形成的进展，SENs 与脑白质相比逐渐呈等信号。

钙化的 SENs 在 T_2W 或 FLAIR 上呈不同程度的低信号，在 T_2^* 序列（GRE，SWI）上很容易识别。它们在 SWI 相位图上易与出血产物区分，因为 Ca^{++} 是抗磁性的，表现为高信号，而顺磁性物质（出血产物）则表现为低信号。

增强后的 SENs 是可变的。大约 1/2 的室管膜下结节表现出中度甚至显著的强化（与增强 CT 相比），并不表明一定是恶性肿瘤。

SENs 是稳定的病变。然而，由于室间孔附近的室管膜下结节可能会恶变，密切间隔随访是必要的。在连续检查中可看到的病灶大小呈显著改变，而增强的程度未见改变。一些研究人员建议，连续两次 MR 扫描显示病灶大小增大 >20% 可诊断为 SEGA。

白质病变：白质病变在 100% 的病例中可见。尽管它们被认为是 TSC 的"次要"标准，但它们的外观是该疾病的高度特征性表现。条纹线状或楔形病变沿径向带从脑室延伸至皮层结节下表面（图 39-20）。在未髓鞘化的大脑中，这些线性病灶（径向迁移线）在 T_1W 上与脑白质相比表现为轻度高信号。在年龄较大的儿童和成人中，T_2/FLAIR 序列为高信号。

近 50% 的结节性硬化病例可见小圆形囊肿样实质病变。它们通常位于室周白质深部（图 39-20A）。它们通常是多发的，且与脑脊液相似，即它们在 FLAIR 上呈低信号且不强化。

室管膜下巨细胞星形细胞瘤：虽然 SEGAs 可发生于沿脑室室管膜的任何部位，但绝大多数见于室间孔附近。SEGAs 在 T_1W 和 T_2W 上均为混合信号（图 39-19）。T_1 C+ 扫描几乎均为中度强化（图 39-19B）。

当 SEGAs 阻塞室间孔并引起脑积水时，就会出现症状。即使是大的 SEGAs 也很少侵入大脑。

其他中枢神经系统病变：10%~40% 的病例可识别小脑结节，并始终与幕上病变相关。其他不常见的异常包括半侧巨脑畸形、小脑畸形和线状、团块状或脑回状实质钙化。1% 的 TSC 可见动脉瘤（多为梭形主动脉和颅内）。

鉴别诊断

局灶性皮质发育不良（focal cortical dysplasia, FCD）在影像学研究中表现与皮层结节相同，但病变通常是单发的，而皮层结节几乎总是多发的。室管膜下异位灰质灶与 SENs 相似，但大多数 SENs 存在钙化且 T_1 C+ 序列常见强化。

SEGAs 可类似于其他额角/透明隔病变，如室管膜下瘤。室管膜下瘤是中老年人的肿瘤，没有其他结节性硬化症的症状，如皮层结节和 SENs。

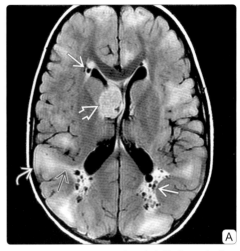

图 39-20A FLAIR：5 岁男童室管膜下巨细胞星形细胞瘤➡️，皮层结节➡️伴脑白质带➡️，脑室周围深部白质➡️大量脑脊液样囊肿

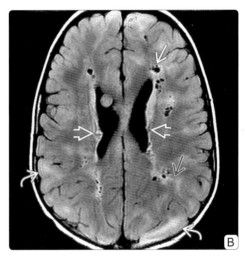

图 39-20B FLAIR MR 显示多发性皮层结节➡️，脑白质带➡️，脑脊液囊肿➡️，室管膜下结节不规则"蜡烛沟"➡️

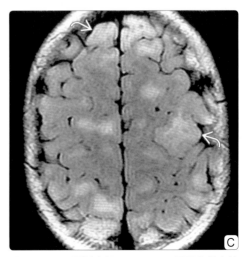

图 39-20C 同例头颅 FLAIR MR 显示多发高信号皮层结节➡️，边界模糊灰白色

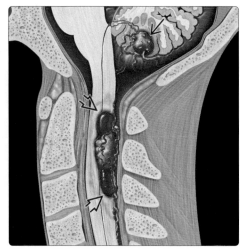

图 39-21　VHL 中的两个血管母细胞瘤显示脊髓肿瘤伴囊肿➡️，导致脊髓病。小脑血管母细胞瘤▭➡️无症状

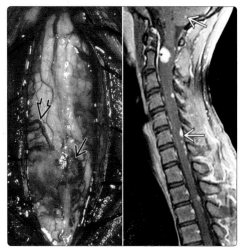

图 39-22　（左图）手术照片显示典型的血管母细胞瘤结节➡️背侧软膜下位置，血管突出➡️。（右图）T₁ C+ MR 显示多个血管母细胞瘤➡️

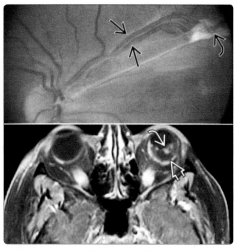

图 39-23　（上图）视网膜血管瘤➡️由突出的动脉➡️供血（Neurology 中的图像）（下图）血管瘤➡️，视网膜脱离➡️

结节性硬化症：影像

皮层结节

* 宽阔、扩张的脑回
* CT：初期为低密度；Ca⁺⁺ 的含量随年龄增长而增加
  ○ 50% 患者最终发展为 ≥ 1 个钙化结节
* MR：外周等信号，皮层下 T₂/FLAIR 高信号影

室管膜下结节

* CT：Ca⁺⁺ 第一年罕见；随着年龄增长而增加
  ○ 50% 最终钙化；不强化
* MR：T₁ 超低信号，T₂ 低信号；50% 强化

白质病变

* T₂-/Flair- 高信号径向线 / 楔形
* 脑室周围深部白质可见脑脊液样囊肿

室管膜下巨细胞星形细胞瘤

* CT：室间孔混合密度肿块，中度强化
* MR：信号不均匀，明显强化

其他病变

* 血管性动脉瘤（通常为梭状动脉瘤），占 1%
* 实质钙化

von Hippel-Lindau 病

术语

von Hippel-Lindau 病（VHL）又称家族性小脑视网膜血管瘤病。VHL 的特征是视网膜和中枢神经血管母细胞瘤（hemangioblastomas, HBs）（图 39-21），内淋巴囊肿瘤（endolymphatic sac tumors, ELSTs）（图 39-27），腹部肿瘤（肾上腺嗜铬细胞瘤，透明细胞肾癌），以及胰腺囊肿和肾囊肿。

病因

遗传学　VHL 是一种常染色体显性家族性肿瘤综合征，具有显著的表型变异性和年龄依赖外显率。染色体 *3p25.3* 上的 *VHL* 肿瘤抑制基因突变导致 VHL 蛋白（pVHL）失活和因子表达增加，如 *PDGF* 和 *VEGF*，这反过来导致血管生成和肿瘤发生。VHL 患者中大约 20% 的肿瘤是由新生种系突变引起的。

两种 VHL 表型被识别，通过相关嗜铬细胞瘤的存在或不存在来区分。1 型嗜铬细胞瘤的风险低，是由 *VHL* 基因的截断突变引起的。2 型由错义突变引起，患嗜铬细胞瘤的风险很高。2 型 VHL 又分为 2A 型 [低风险的肾细胞癌（renal cell carcinoma, RCC），2B 型（高风险的 RCC），和 2C 型（家族性嗜铬细胞瘤，没有血管母细胞瘤或 RCC）]。

VHL: 遗传学

1 型 VHL
- 基因型 = 截断突变
- 表型
  - 嗜铬细胞瘤（PCC）低风险
  - 视网膜血管瘤，中枢神经血管母细胞瘤（HBs）
  - 肾细胞癌（RCC），胰腺囊肿，神经内分泌肿瘤

2 型 VHL
- 基因型 = 错义突变
- 显型
- 均为嗜铬细胞瘤高危人群
- 2A 型（低肾细胞癌风险）；视网膜血管瘤，中枢神经血管母细胞瘤
- 2B 型（肾细胞癌高危）；视网膜血管瘤，中枢神经血管母细胞瘤，胰腺囊肿，神经内分泌肿瘤
- 2C 型（仅嗜铬细胞瘤风险）；无血管母细胞瘤或肾细胞癌

病理

绝大多数 VHL 患者存在显著的中枢神经系统疾病。两种最常见的 VHL 相关中枢神经系统肿瘤是颅脊柱血管母细胞瘤（见于 60%~80% 的 VHL 病例）和内淋巴囊肿瘤（见于 10%~15% 的患者）。

血管母细胞瘤　HBs 是边界清楚的红色或淡黄色肿块，通常紧贴软脑膜表面。绝大多数颅内血管母细胞瘤为幕下；小脑背侧 1/2 是最常见的部位，其次是髓质。

大约 10% 为幕上；最常见的部位是垂体柄（占所有幕上血管母细胞瘤的 30%，占 VHL 患者的 3%）。大多数无症状，不需要治疗。较少见的位置是沿神经通路和大脑半球分布。

所有 VHL 相关 HBs 中近 1/2 发生于脊髓。椎管内血管母细胞瘤常为多发性，常与脊髓空洞有关。

1/4~1/3 的 HBs 为实性；2/3 至少部分为囊性，内含琥珀色液体。典型表现为一个或多个囊肿连同大小不等的壁肿瘤结节。HBs 血管丰富，动脉大，引流静脉明显。

视网膜血管母细胞瘤（"血管瘤"）　视网膜毛细血管瘤是 VHL 的典型眼部病变，占所有病例的 50%。视网膜血管瘤虽小，但呈多灶性，约 50% 为双侧。

内淋巴囊肿瘤　内淋巴囊肿瘤是一种生长缓慢、良性但具有局部侵袭性的内淋巴囊乳头状囊腺瘤性肿瘤。散发性内淋巴囊肿瘤较 VHL 相关性肿瘤多见。约 10%~15% 的 VHL 患者发生内淋巴囊肿瘤；其中 30% 为双侧。

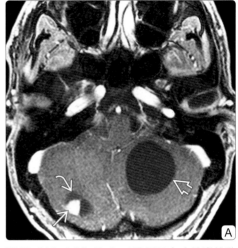

图 39-24A　VHL T₁ C+ FS 显示左小脑囊性肿块 ➡️，右半球小囊肿 ➡️ 伴强化结节 ➡️

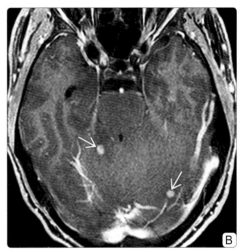

图 39-24B　同一病例头颅扫描显示 2 个微小强化结节 ➡️

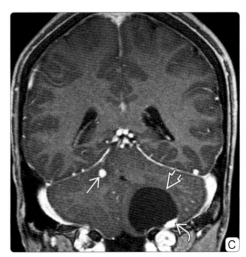

图 39-24C　冠状位显示强化结节 ➡️ 紧贴软脑膜表面。囊肿壁 ➡️ 未强化。注意单独强化的结节 ➡️

VHL：病理

中枢神经系统肿瘤

- HBs（60%～80%）
  - 视网膜血管母细胞瘤（"血管瘤"）（50%）
- 内淋巴囊肿瘤（10%～15%）

内脏病变

- 肾损害（67% 的 VHL 患者）
  - 囊肿（50%～75%）
  - 透明细胞肾癌（25%～45%）
- 肾上腺嗜铬细胞瘤（10%～20%）
  - 2 型 VHL 的标志
- 胰腺囊肿（35%～70%），非分泌性胰岛细胞瘤（5%～10%）
- 附睾囊肿，囊腺瘤（60% 的男性患者，通常为双侧）
- 阔韧带囊腺瘤（女性患者，罕见）

临床问题

表现与临床诊断　因为所有 VHL 相关病变也可以作为散发性（即非家族性）事件发生，在没有阳性家族史的患者中，VHL 疾病的临床诊断需要至少存在两种肿瘤（见下框）。

诊断年龄不同。虽然 VHL 可出现在儿童甚至婴儿中，但大多数患者在年轻成人时出现症状。由视网膜血管瘤引起的出血引起的无痛性视力丧失通常是第一症状（平均：25 岁）。

约 40% 的病例以肿瘤为主要特征。HBs、嗜铬细胞瘤和内淋巴肿瘤通常在 30 岁时出现症状，而RCCs 往往出现较晚。有症状的透明细胞肾癌诊断的平均年龄为 40 岁，但在筛查腹部 CT 时经常发现无症状的肿瘤。

VHL：诊断性临床特征

无 VHL 家族史

- ≥ 2 个中枢神经系统 HBs 或
- 1 个中枢神经系统 HB+ 内脏肿瘤

VHL 阳性家族史

- 1 个中枢神经系统 HBs 或
- 嗜铬细胞瘤 或
- 透明细胞肾癌

自然病程　VHL 相关的血管母细胞瘤表现出一种"跳跃式"生长模式，其特征是静止期（平均略超过 2 年）穿插着生长期。在初步诊断 VHL 后，近 50% 的患者会出现全新病变。

VHL 患者死亡的两个主要原因是 RCC（50%）和 HBs。总体平均寿命为 49 岁。

监测建议　影像学在中枢神经系统外病变的识别和监测中至关重要。RCC 是 VHL 的主要恶性肿瘤，是导致患者死亡的主要原因之一，因此鉴别 RCC 尤为重要。

有 VHL 家族史的患者应从婴儿期或幼儿期开始每年进行筛查（眼科检查、身体 / 神经系统检查）。建议从青春期开始，每 1～3 年进行一次脑 MR 检查，从 16 岁开始每年对透明细胞肾癌和胰腺肿瘤进行腹部 MR 或超声筛查。

嗜铬细胞瘤筛查方法多种多样。应监测血压，每年测定 24 小时尿儿茶酚胺。对于嗜铬细胞瘤（即 2 型 VHL）高危家庭，应考虑从 8 岁开始加强监测。

影像

一般特征　2 个或 2 个以上的中枢神经系统 HBs（图 39-24）或 1 个 HB 加上内脏病变或伴有视网膜出血（高度提示眼内 HB）是诊断的最佳影像学线索。

血管母细胞瘤：大约 2/3 的 HBs 为囊性；1/3 为实性或实性 / 囊混合性病灶。平扫 CT 通常显示低密度囊肿伴等密度壁结节，紧贴小脑的软脑膜表面。肿瘤结节在增强 CT 上明显强化。

与脑脊液相比，囊肿在 T_1W 上显示轻度至中度高信号，T_2/FLAIR 上显示等至高信号。结节信号强度可变；较大的病变可显示明显的"流空影"。常见出血，瘤周水肿不一。

T_1 C+ 示肿瘤结节明显强化（图 39-25）。增强扫描通常显示小脑和（或）脊髓中有几个小结节（图 39-22）。幕上 HBs 并不常见；大多数发生在垂体柄（最常见的幕上部位）（图 39-25B）或沿视神经束。弥散性轻脑膜成血管细胞瘤病，表现为多发性肿瘤结节伴脊髓（图 39-25A）和（或）大脑弥漫性脑膜强化，是 VHL 罕见的晚期表现。

DSA 显示一个或多个密集的血管肿块，肿瘤"红晕"延长，动静脉分流多变（图 39-26）。

视网膜血管母细胞瘤（"血管瘤"）：视网膜血管瘤（实际上是小的毛细血管 HBs）通常在平扫 CT 上显示为出血性视网膜脱离，与正常玻璃体相比，其密度较高。

T_1 C+ MR 有时可发现微小的强化结节（图 39-23）。

内淋巴囊肿瘤：内淋巴囊肿瘤位于内耳道和乙状窦之间的颞骨后岩。其影像学特征是与骨侵蚀相关的迷路后肿物。骨 CT 显示浸润性、边界不清、溶解性病变，伴中央瘤内骨针（图 39-28A）。

MR 显示 80% 的病例有 T₁ 高信号灶。T₂W 呈高、低混杂信号。注射对比剂后可见不均匀强化（图 39-28B）。内淋巴囊肿瘤是血管病变，MR 上可能显示明显的"流空影"，DSA 上可能显示延长的肿瘤"红晕"。

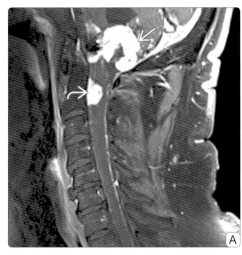

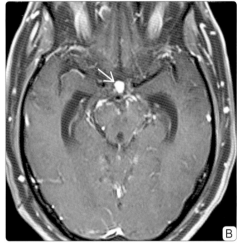

图 39-25A　一例 38 岁男性 VHL 患者矢状位 T₁ C+ MR 显示小脑➡️和颈髓➡️多发血管母细胞瘤

图 39-25B　同一患者轴位 T₁ C+ FS MR 显示增大垂体柄➡️伴强化

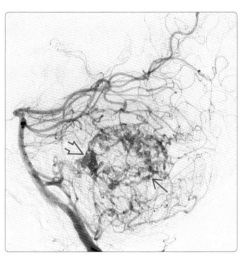

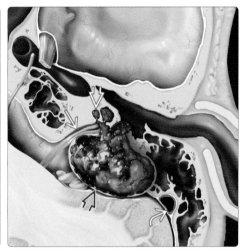

图 39-26　血管母细胞瘤的 DSA 显示血管"染色"➡️和明显的新生血管，血管弯曲不规则➡️

图 39-27　内淋巴囊肿瘤➡️是介于内耳道➡️和乙状窦➡️之间的溶解性血管性出血性肿块。注意内耳瘘➡️的倾向

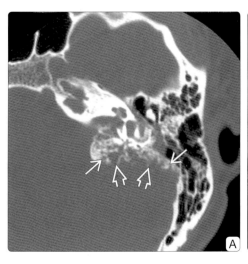

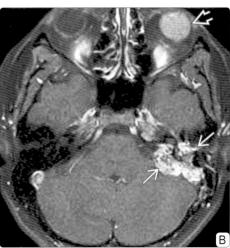

图 39-28A　保留黏合"针状体"➡️的溶解性浸润性病变➡️；位于内耳道、乙状窦之间是内淋巴囊肿瘤的特征

图 39-28B　T₁ C+ FS MR 显示病灶➡️强化明显但不均匀。高强度视网膜出血➡️ + 内淋巴囊肿瘤 ＝ VHL

VHL：影像

多发性血管母细胞瘤（诊断 VHL）

- 2/3 囊性，1/3 实性
- 结节紧贴脊膜
- 脊髓 50%（背侧＞腹侧）
  - 常见沿脊髓分布的多个微小"肿瘤"
  - 播散性柔脑膜血管母细胞瘤病

视网膜"血管瘤"

- 出血性视网膜脱离
  - 眼球后 V 形高密度
- 有或没有增强"点"（小 HBs）

单侧或双侧内淋巴囊肿瘤

- 背侧 T 骨
  - 在内耳道和乙状窦之间
- 浸润性、溶解性、瘤内骨针
- T_1 等 / 高信号；T_2 高信号
- 明显强化

鉴别诊断

- 孤立性 HB
- 血管转移

鉴别诊断

脑 VHL 的主要鉴别诊断是散发的非 VHL 相关的血管母细胞瘤。60%～80% 的 HBs 是散发性肿瘤，与 VHL 无关。多发 HBs 和（或）幕上病变高度提示 VHL。

血管转移可与多发 HBs 相似，但很少局限于小脑和（或）脊髓。

其他通常为囊肿＋结节的肿瘤包括毛细胞型星形细胞瘤和神经节胶质瘤。毛细胞型星形细胞瘤是儿童期的孤立肿瘤，而 HBs 很少见于 15 岁以下的患者。与 HB 相反，毛细胞型星形细胞瘤的肿瘤结节通常不紧贴脑膜表面。

神经节胶质瘤是一种典型的大脑半球肿瘤。虽然半球型 HBs 可能发生，但很罕见。当它们出现时，通常沿着视神经路径被发现。

第40章
血管神经皮肤综合征

许多具有突出皮肤表现的综合征发生时并无相关肿瘤发生。其中许多疾病的主要特征是皮肤和颅内血管病变。

一些血管神经皮肤综合征（如 Sturge-Weber 综合征）在出生时就存在（即先天性的）但并不是遗传的。其他综合征，包括遗传性出血性毛细血管扩张症，具有特定的基因突变和已知的遗传模式。

毛细血管畸形综合征

在国际血管异常研究学会采用的最新分类方案中，葡萄酒色斑和相关综合征 [例如，Sturge-Weber 综合征（SWS）] 被归为毛细血管畸形。

Sturge-Weber 综合征

SWS 是一种罕见的散发性神经皮肤综合征，既不是家族性的，也不是遗传性的。它是毁容最严重的综合征之一，在绝大多数病例中都可见明显的红斑痣 ["葡萄酒胎记" （PWB）]。

术语

SWS 又称脑三叉神经血管瘤病；其特征是：① 三叉神经感觉分布区的真皮毛细血管 – 小静脉畸形（PWB）；② 视网膜脉络膜血管瘤（伴有或不伴有青光眼）；③ 大脑毛细血管 – 静脉软脑膜血管瘤。

病因

GNAQ 突变导致一系列血管性和黑色素细胞性胎记。根据发生时间不同，它们可形成不同的真皮表型：单独血管型（SWS）、单独色素型（广泛的皮肤黑色素细胞增多症）或两者都有。

病理

缠结的薄壁血管团由多个扩大的毛细血管和静脉管道组成，构成了典型的柔（软）脑膜血管瘤。血管瘤覆盖于脑表面，伸入脑萎缩增宽的脑沟（图 40-1）。

最好发的部位是顶枕区，其次是额叶和颞叶。一侧半球的部分或全部可受累。80% 的 SWS 是单侧的，且通常与面部血管瘤同侧。20% 的病例出现双侧受累。11% 的病例可见幕

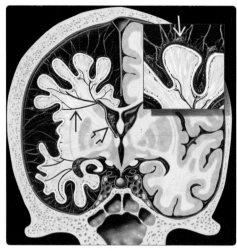

图 40-1　SWS 显示软脑膜血管瘤病⇨、深部髓质侧支➞、脉络丛扩大⇨和右侧大脑半球萎缩

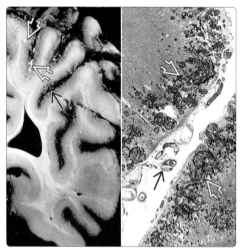

图 40-2　SWS 的大体病理图像（左图）及显微镜下图像（右图）显示皮层萎缩、钙化⇨以及脑沟内软脑膜血管瘤➞（AFIP 档案）

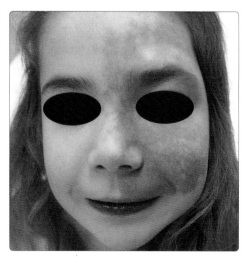

图 40-3　照片显示典型的 CN V1~V2 型红斑痣，其为 SWS 的特征

下病变。

典型表现为营养不良性层状皮层钙化（图 40-2）。自发性出血和大面积梗死少见。

临床问题

表现　绝大多数 SWS 患者在出生时可见明显的红斑痣（旧称面部"血管瘤"或"葡萄酒色斑"）。可呈单侧（63%）或双侧（31%），分布于三叉神经的一个或多个感觉分支支配的皮肤上。CN V1［前额和（或）眼睑］或伴有 CN V1~V2（加上脸颊）为最常见的部位（图 40-3）。13% 的患者累及三叉神经的三个分支。约 1/3 的患者有眼部或眼眶异常，如弥漫性脉络膜血管瘤（"番茄酱眼底"）、先天性青光眼伴眼球肿大（水眼）和视盘缺损。

面部血管畸形偶尔可累及中线，甚至可延伸至胸部、躯干和四肢。5% 的病例无面部红斑痣，所以缺乏可见的葡萄酒色斑并不能排除 SWS！

同样，PWB 的存在本身也不足以明确诊断 SWS。CN V1 分布的 PWB 患者发生 SWS 的风险仅为 10%~20%，尽管风险随着红斑痣的大小、范围增大以及是否为双侧性而增加。

SWS 的其他常见表现为出生后第一年发生癫痫（75%~90%）、青光眼（70%）、偏瘫（30%~65%）和偏头痛。

患 SWS 的儿童偶尔也可出现广泛的皮肤毛细血管畸形、肢体肥大、血管和（或）淋巴畸形。这些儿童被诊断为 Klippel-Trenaunay 综合征（KTS），也被称为静脉畸形骨肥大或血管扩张性肥大。SWS 和 KTS 很可能代表同一疾病谱内的不同表型。

自然病程　SWS 相关的癫痫发作在医学上通常是难治性的，并随着时间的推移而恶化。进行性偏瘫和卒中样发作伴局灶性神经功能缺损常见。

影像

一般特征　神经影像学可以鉴别颅内软脑膜血管瘤和长期静脉缺血后遗症。因此放射科医师能够①建立或明确 SWS 的诊断；②评估颅内受累的范围和严重程度。

SWS 患者的连续检查显示进行性大脑皮层 - 皮层下萎缩，特别是在生命的最初几年。在新生儿中可能病变轻微或无病变，因此在疑似病例中有必要进行连续性影像检查。

CT 表现　营养不良性皮层 / 皮层下钙化是 SWS 的影像学特征之一（图 40-4B）。（注意，钙化发生在邻近的脑组织内，而不是在软脑膜血管瘤内）皮层钙化、萎缩和同侧脉络丛增大是年龄较大儿童和成人 SWS 的典型表现。

骨 CT 显示板障增厚，同侧额窦过度充气扩大。

MR 表现　T_1 和 T_2 扫描显示受累皮层体积减小、相邻蛛网膜下腔扩大（图 40-4C）。突起的小梁和扩大的静脉常穿过蛛网膜下腔，使脑脊液呈灰色或显"污浊"（图 40-4）。

营养不良性皮层 / 皮层下钙化在 T_2W 上表现为线状低信号，

在 T$_2$*（GRE，SWI）上显著（图 40-4D）。SWI 扫描常显示扩张的髓质静脉呈线性磁敏感信号（图 40-5E）。FLAIR 扫描可显示脑回样高信号，即"常春藤"征（图 40-5A）。

T$_1$ 增强显示脑回样强化延伸至脑沟深处，有时几乎完全填满蛛网膜下腔（图 40-5C）。扩大的髓质静脉有时表现为延伸至半球白质深处的线性强化灶（图 40-5D）。同侧脉络丛几乎都表现为扩大伴明显强化（图 40-4E）。

血管造影表现 DSA 典型表现为皮层浅层静脉缺乏，相应的深部髓质静脉和室管膜下静脉扩张（图 40-5F）。动脉期表现正常。

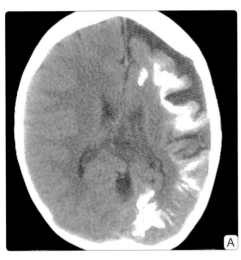 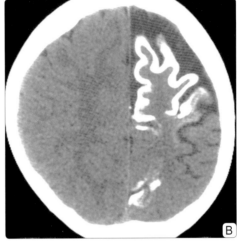

图 40-4A 一例患 SWS 的 8 岁女孩平扫 CT 表现为明显的皮层萎缩和广泛的钙化，累及左侧大脑半球的皮层和皮层下白质

图 40-4B 同一患者平扫 CT 显示典型的蜿蜒的脑回钙化伴明显的脑容量减小

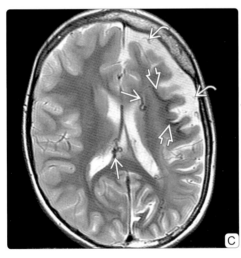 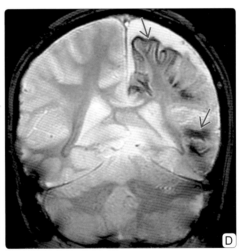

图 40-4C 同一患者 T$_2$W 显示皮层萎缩变薄及灰白质交界界呈广泛的曲线样低信号→。注意室管膜下静脉明显"流空"→。扩大的蛛网膜下腔中的脑脊液内可见扩大的、横行的小梁和静脉，显得有些"脏"→

图 40-4D 冠状位 T$_2$* GRE 扫描出现广泛的皮层 / 皮层下钙化→

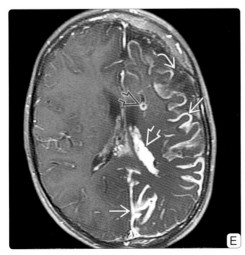 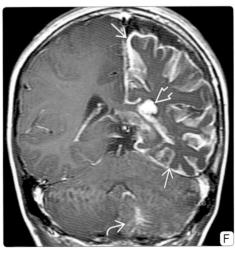

图 40-4E T$_1$ C+ FS MR 显示脑回样强化，脑沟→充满灰色"脏"的脑脊液→。注意同侧脉络丛→和引流室管膜下静脉→扩大、强化

图 40-4F 冠状位 T$_1$ C+ MR 显示软脑膜血管瘤→和扩大的脉络丛→。左侧小脑半球可见发育性静脉异常→

图 40-5A　一位 25 岁女性伴癫痫发作和 SWS，轴位 FLAIR MR 显示左顶枕沟高信号（"常春藤"征）→

图 40-5B　同一患者的 T₁ C+ FS MR 显示强化的软脑膜血管瘤充满受累的脑沟→。注意髓质静脉扩大引起的线状强化灶→，其提供侧支静脉引流到室管膜下静脉和大脑大静脉（盖伦静脉）系统

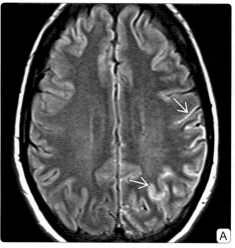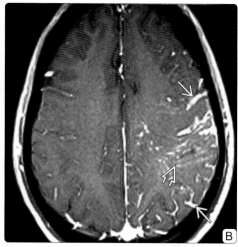

图 40-5C　同一患者头颅 T₁ C+ MR 显示脑沟和蛛网膜下腔扩大，被强化的软脑膜血管瘤完全填充

图 40-5D　冠状位 T₁ C+ MR 很好地显示了显著强化的髓质静脉→，它们通过半球白质向侧脑室旁的室管膜下静脉汇聚。同侧脉络丛→明显扩大

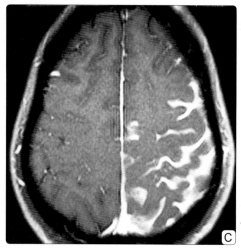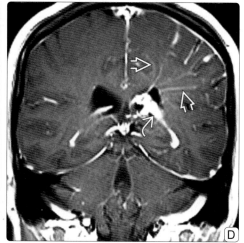

图 40-5E　轴位 T₂* 磁敏感加权成像（SWI）显示扩大弯曲的髓质静脉→内的去氧血红蛋白正在缓慢地流入扩大的室管膜下静脉→

图 40-5F　同一患者静脉期 DSA（作为 Wada 测试语言定位的一部分）显示正常皮层静脉缺乏，以及多发扩大的髓静脉内对比剂淤积而致的血管延迟染色→

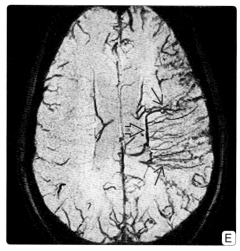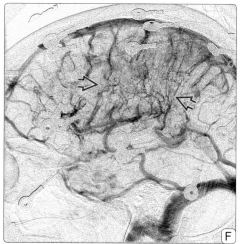

Sturge-Weber 综合征

病因

- 先天性但散发，非遗传性
- GNAQ 合子后（即体细胞）突变
  - 导致 SWS 和非综合征性"葡萄酒色斑"（PWBs）

病理

- 软脑膜血管瘤
- 皮层静脉缺血、萎缩
- 顶枕部多于额部

临床问题

- 单侧面部红斑痣
  - 又称 PWB
- 常见皮肤分布＝CNV1，CNV2>CNV3
  - 可双侧发生或无

影像

- CT
  - 皮层萎缩
  - 同侧颅骨增厚、鼻窦扩大
  - 皮层 Ca^{++}（不在血管瘤中！）随着年龄的增长而增加
- MR
  - T_2 皮层 / 皮层下低信号
  - T_2^* Ca^{++} "晕染"征
  - 血管瘤强化（单侧 80%，双侧 20%）
  - 同侧脉络丛扩大
  - 髓质静脉扩张

Klippel-Trenaunay 综合征

Klippel-Trenaunay 综合征（KTS），也称为 Klippel-Trenaunay-Weber 综合征，其特征是：① 毛细血管畸形，98% 的患者可见为皮肤血管瘤或葡萄酒色斑；② 四肢骨骼和软组织生长过度；③ 静脉曲张。KTS 与 SWS 的表现有相似之处。颅内病变，即软脑膜血管瘤是罕见的。当它们出现时，通常是双侧性的。

其他血管性斑痣性错构瘤病

遗传性出血性毛细血管扩张症

术语

遗传性出血性毛细血管扩张症（HHT）又称 Osler-Weber-Rendu 或 Rendu-Osler-Weber 综合征。HHT 是一种常染色体显性遗传性单基因遗传病，其病理特征为多系统血管增生性病变。

病因

大多数 HHT 患者是由两个基因（*ENG* 和 *ACVRL1/ALK1*）突变导致的。*ENG*（*endoglin*）基因突变导致 1 型 HHT，并与皮肤黏膜毛细血管扩张、早发鼻出血、肺动静脉瘘（AVFs）和脑动静脉畸形（AVMs）相关。*ACVRL1/ALK1* 突变导致 2 型 HHT，病变较轻，主要表现为胃肠道出血和肺动脉高压。

病理

在确诊的 HHT 患者中，约 10%~20% 的患者存在脑血管畸形。主要有两种类型：① 乳头型动静脉畸形；② 毛细血管畸形。动静脉瘘在肺部常见，但在脑部少见。HHT 的非分流性病变包括发育性静脉异常、毛细血管扩张和海绵状畸形。

"尼达尔"脑动静脉畸形占所有 HHT 神经血管表现的比例略低于 1/2，占所有患者的 10%。近 60% 为单发，40% 为多发；80% 为幕上，20% 为幕下。

毛细血管畸形占 HHT 所有神经血管临床表现的 1/2 以上。毛细血管畸形的典型位置是幕上（86%），常位于大脑外周，几乎都小于 1 cm。

遗传性出血性毛细血管扩张症：病因和病理

病因

- 1 型 HHT
  - *ENG*（*Endoglin*）突变
  - 皮肤黏膜毛细血管扩张、鼻出血、肺动静脉瘘 / 脑动静脉畸形
- 2 型 HHT
  - *ACVRL1/ALK1* 突变
  - 更轻；主要是胃肠道出血

病理

- 10%~20% 神经血管畸形
  - >50% 多发
- 两种主要类型（约 1 : 1）
  - "尼达尔"脑动静脉畸形
  - 毛细血管畸形
- 其他颅内血管畸形
  - 发育性静脉异常：12%
  - 海绵状畸形：2%~4%
  - 毛细血管扩张症（皮肤黏膜常见；脑部罕见 1%~3%）
  - 软脑膜动静脉瘘：<1%
  - 软脑膜 AVF：<1%

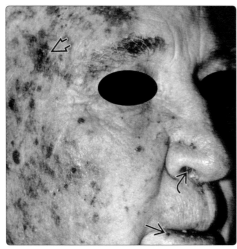

图 40-6　HHT 患者显示头皮▣、鼻子▣和嘴唇▣多处皮肤黏膜毛细血管扩张

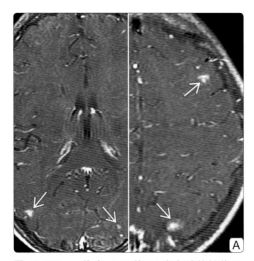

图 40-7A　一位患 HHT 的 11 岁女孩的轴位 T_1 C+ FS MRs 显示多处绒毛样的、"斑点状"强化▣

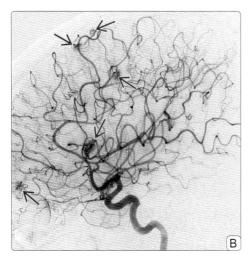

图 40-7B　一位患 HHT 的 54 岁女性侧位 DSA 显示左侧大脑半球 5 个小的毛细血管畸形▣

毛细血管扩张症与毛细血管畸形不同，其由大量薄壁扩张的毛细血管穿插在正常脑实质中组成。供血动脉缺如，但有时可发现引流静脉。脑毛细血管扩张症在 HHT 中相对少见（2%~4%）。通常见于脑桥或延髓，在 DSA 上是隐匿性的。

HHT 的其他表现包括软脑膜 AVFs 和非分流性病变，如发育性静脉异常（12%）和海绵状畸形（3%~4%）。软脑膜 AVFs 罕见，仅占所有 HHT 相关脑血管畸形的 1%。12% 的 HHT 患者伴皮层发育畸形，通常为外侧裂周围多小脑回畸形。

临床问题

表现　HHT 最常见的特征是鼻出血和嘴唇、手部和口腔黏膜内毛细血管扩张（图 40-6）。鼻出血一般在 10 岁开始，80%~90% 的患者在 21 岁时会有鼻出血。可见的毛细血管扩张的发病时间一般比鼻出血晚 5~30 年。几乎 95% 的患者最终发展为皮肤黏膜毛细血管扩张症。

出现以下 3 种或以上表现可"确诊"为 HHT：① 鼻出血；② 皮肤黏膜毛细血管扩张；③ 内脏动静脉畸形；④ 一级亲属被诊断为 HHT。HHT 患者在临床评估时应至少筛查 1 次脑血管畸形。

自然病程　HHT 表现出与年龄相关的外显率，并随着年龄的增长而增加；40 岁时外显率接近 100%。鼻出血的频率和严重程度会增加，在某些情况下，可能需要多次输血，甚至危及生命。

虽然大多数 HHT 相关的脑动静脉畸形体积较小，且 Spetzler-Martin 分级低，但 20% 可发生破裂，近 50% 有症状。

空气、血栓和细菌通过肺动静脉瘘分流可引起短暂性脑缺血发作、卒中和脑脓肿。

影像

对于诊断为 HHT 的患者，建议进行平扫和对比增强的脑 MR 筛查，在可能情况下，应在出生后的前六个月内进行。

分子诊断可以避免进一步的影像学检查。成人如果首次 MR 扫描未发现 AVMs，则无需进一步筛查脑动静脉畸形。

虽然一些 HHT 相关的动静脉畸形很大，但近 90% 分级较低（Spetzler-Martin ≤ 2）（图 40-7B）。T_2W 上大病灶可见明显的"流空效应"；较小的病灶在 T_1 增强检查中表现为"斑点状"强化。

毛细血管畸形在 MR 上不表现为"信号流空"，在 DSA 表现为动脉晚期 / 毛细异常的血管染色（图 40-7B），或在 T_1 增强 MR 上表现为绒毛状"斑点样"强化（图 40-7A）。扩张的供血动脉直接流入引流静脉是 AVF 的典型表现。

毛细血管扩张症最常见于脑桥，T_2/FLAIR 常不可见。T_1 增强可见模糊的"刷状"强化，而 T_2^* 序列显示信号减低。

遗传性出血性毛细血管扩张症：影像

毛细血管畸形

- HHT 血管畸形略 >50%
- MR 无"流空效应"
- T₁ 增强表现为蓬松状充盈及染色样强化

动静脉畸形

- 略少于 50%
- 大多数 Spetzler 等级 ≤ 2
  - 多发性动静脉畸形：40%
- 大病灶罕见
  - T₂W "流空效应"
- 小病灶 T₁ 增强呈"斑点状"强化
- DSA 显示供血动脉、病灶和引流静脉
- 其他血管畸形少见
- 外侧裂旁多小脑回畸形：12%

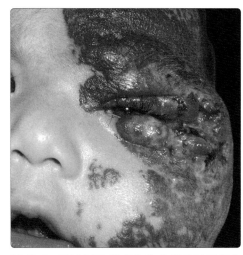

图 40-8　PHACES 患者的临床照片显示婴儿面部典型的血管瘤（图片提供者：S. Yashar, MD.）

PHACE 综合征

　　PHACE 综合征是颅后窝畸形（P）、血管瘤（H）、动脉脑血管异常（A）、主动脉缩窄和先天性心脏病（C）、眼部异常（E）[有时称为 PHACES，加上不太常见的胸骨裂（S）或脐上裂（S）] 的首字母缩写。

　　临床特征是与发育缺陷相关的巨大的婴儿血管瘤（IH）（图 40-8 ）。当颅面血管瘤存在且同时伴有一种或多种特征性皮肤外异常时，PHACE 可明确诊断。

　　根据定义——100% 的 PHACE 患者都有血管瘤。血管瘤是真性血管肿瘤，是婴儿最常见的良性肿瘤，发生于 2%～3% 的新生儿和 10%～12% 的 1 岁以下婴儿。多数为散发性、非综合征性病变；仅 20% 符合 PHACE 的诊断标准。

　　MR 是评估颅面血管瘤的存在和范围以及发现颅内合并畸形的最佳技术（图 40-9 ）。T₁ 扫描显示胼胝体发育不良和小脑异常。灰质异位在 T₂W 上显示最佳。增生性血管瘤在 T₂W 上表现为高信号，可表现为明显的内部"流空"。注射对比剂后明显均匀强化是典型表现。

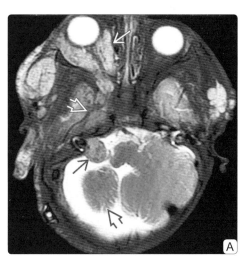

图 40-9A　PHACES 的 T₂W MR 显示眼眶 →、海绵窦 → 和桥小脑角区血管瘤 →。同侧小脑发育不全 →

PHACE（S）综合征

术语

- 颅后窝畸形（P）
- 血管瘤（H）
- 动脉脑血管异常（A）
- 主动脉缩窄和心脏缺陷（C）
- 眼部异常（E）
- ± 胸骨裂（S）或脐上缝（S）

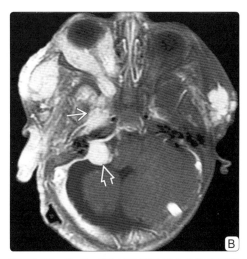

图 40-9B　T₁ C+ FS MR 显示颅内血管瘤延伸至海绵窦 → 和桥小脑角池 →

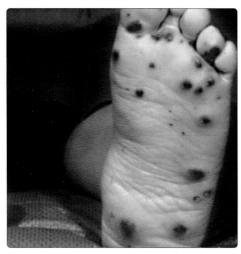

图 40-10   BRBNS 患者的照片显示足部皮肤多个隆起的、蓝色的"水泡"（图片提供者：AFIP 档案馆）

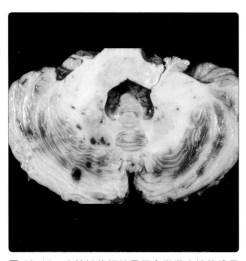

图 40-11   小脑轴位切片显示多发发育性静脉异常，为 BRBNS 的特征性表现（DVAs）（图片提供者：R.Hewlett, MD. ）

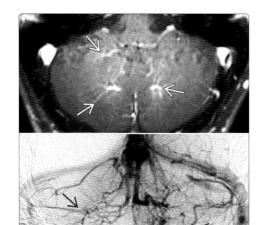

图 40-12   （上图）一位疑似 BRBNS 的患者 T₁ C+ FS MR 显示双侧 DVAs 强化 ➡。（下图）AP DSA 显示双侧 DVAs ➡

病理

- 血管瘤（血管源性肿瘤，不是畸形）
- 同侧小脑发育不全
- 颅后窝囊性病变（如 Dandy-Walker）常见
- 动脉狭窄 / 闭塞、囊性动脉瘤、血管变异

临床问题

- 血管瘤增生，然后逐渐进展

影像

- T_1 C+ FS MR 显示血管瘤
- CTA/MRA 评估血管异常

蓝色橡皮疱痣综合征

蓝色橡胶泡痣综合征（BRBNS）是一种罕见的以多发性静脉畸形为特征的疾病。BRBNS 是由编码 *TIE2* 的受体酪氨酸激酶或 *TEK* 基因的体细胞突变引起的。*TEK* 是内皮细胞组装和重塑的控制器，组织血管网并招募稳定血管壁所需的血管周围细胞。同样的突变也发生在散发性多灶性静脉畸形中。

BRBNS 通常影响皮肤、口腔和胃肠道。其临床特征是小的、隆起的、蓝色的、可压的橡胶样或"水泡样"痣（图 40-10）。最常见的表现是肠道出血引起的缺铁性贫血。

15%~20% 的患者出现中枢神经系统病变。影像学表现包括广泛的发育性静脉异常网，伴或不伴颅骨骨膜窦（图 40-11，图 40-12）。

Wyburn-Mason 综合征

Wyburn-Mason 综合征，又称先天性单侧视网膜头颅血管畸形综合征，是一种罕见的非遗传性神经皮肤综合征，其表现为大脑、眼眶和面部的单侧动静脉畸形。颅面血管畸形可累及眼睑、眼眶以及视网膜和视神经。病变范围从几乎不可见到大片扩张扭曲的血管缠结。大面积视网膜动静脉畸形的患者视力丧失的风险较高，而脑动静脉畸形的患者有脑实质出血的风险。

第 41 章
颅骨和脑膜异常

颅骨和脑膜异常代表胚胎间充质发育不良，如脑膨出、先天性颅骨缺损和其他脑膜畸形，包括脂肪瘤。

脑膨出

"脑膨出"是指颅内容物通过颅骨或颅底缺损突出颅外的通称。脑组织、脑膜和脑脊液均突出于颅外的脑膨出称为脑膜脑膨出。脑膜及脑脊液突出颅外而无脑组织称为脑膜膨出。闭锁性脑膨出指包含硬脑膜、纤维组织和发育不良的脑组织膨出的小缺损。

脑膨出可以是先天性，也可以是后天性。最常见的先天性脑膨出包括枕部脑膨出、额筛部脑膨出、顶部脑膨出和颅底脑膨出。

脑膨出影像学检查的四个目的：① 显示颅骨缺损；② 显示囊的轮廓并确定其内容物；③ 显示邻近动脉的走行并确定硬脑膜静脉窦的完整性；④ 识别任何伴随的异常表现。

枕部脑膨出

枕部脑膨出占欧洲和北美白种人脑膨出的 75%，通常在出生时发现一个大小可变的枕部或枕下软组织肿块。

骨 CT 三维重建能够很好地描绘颅骨缺损，多平面 MR 扫描能够很好地描绘膨出囊及其内容物。疝出的脑组织可能来自幕上和幕下结构，均是异常、畸形、无序的，且发育不良的脑组织。根据脑膨出的大小，脑干和幕上结构可能出现严重的牵拉和扭曲。

硬脑膜和充满脑脊液的结构（第四脑室，有时也包括部分侧脑室）常包含在囊内。除了勾画膨出囊及其内容物外，确定硬脑膜静脉窦的走行和完整性对于术前计划至关重要。

至少 1/2 的枕部脑膨出患者合并其他异常，如胼胝体发育不良、Chiari 畸形 II 型、Dandy-Walker 谱系障碍和灰质异位。

额筛部脑膨出

额筛部脑膨出是东南亚地区最常见的脑膨出类型。脑实质突出到面中部，典型部位是前额或鼻背部。

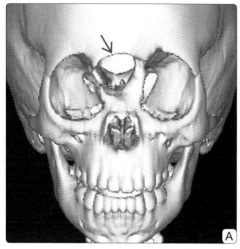

图 41-1A　骨 CT 三维重建显示一个边界清晰的额鼻骨缺损→，就在鼻梁上方

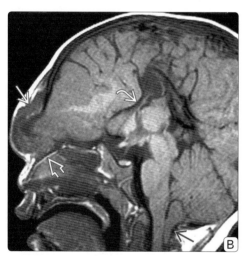

图 41-1B　矢状位 T₁W 显示软组织肿块→从未闭合的前囟门突出→。可见胼胝体缺失→、Chiari 畸形 I 型→

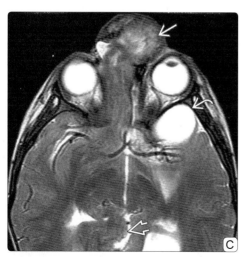

图 41-1C　T₂W 显示脑膨出主要为发育不良的脑组织→。注意蛛网膜囊肿→、多小脑回→（图片提供者：M. Michel, MD）

额鼻脑膨出占额筛缝脑膨出的 40%～60%。脑组织突入前额，位于额骨和鼻骨之间（图 41-1）。对于鼻筛部脑膨出（30%），膨出囊通过中线盲孔缺损处突出到鼻前区，筛板有缺陷或缺失，鸡冠可能缺如或分裂。

平扫 CT 显示通过骨缺损向颅外延伸的一个边界清晰、不均匀、混杂密度的肿块。MR 显示与颅内实质相连的软组织肿块。

顶部脑膨出

顶部脑膨出仅占所有脑膨出的 5%～10%。大多数患者有潜在的大脑和血管异常，如永存镰状窦或颅骨骨膜窦。

MR 扫描显示脑膨出内容物最佳。术前利用 MRV、CTV 或 DSA 确定上矢状窦和邻近皮层引流静脉的位置十分必要。

闭锁性脑膨出是一种小的病变，典型表现为靠近后顶点的中线区头皮肿块（图 41-2）。常伴有永存镰状窦和上矢状窦分裂（图 41-3）。

颅底脑膨出

颅底脑膨出占所有脑膨出的 10%。颅底脑膨出的 MR 扫描对描绘膨出囊内容物至关重要。垂体、视神经和视交叉、下丘脑和第三脑室都可以向下移位形成脑膨出。颅底脑膨出常合并各种发育异常，例如胼胝体发育不良和不成对的大脑前动脉。

脑膨出

枕部脑膨出
- 在欧洲 / 北美白种人中最常见
- 占脑膨出的 75%
- 通常包含大脑发育不良

额筛缝脑膨出
- 东南亚好发
- 占脑膨出的 10%～15%
- 额鼻脑膨出（40%～60%）= 前额
- 鼻筛部脑膨出（30%）= 鼻

顶部脑膨出
- 占脑膨出的 5%～10%
- 大多数为闭锁性脑膨出 ± 永存镰状窦、颅骨骨膜窦

颅底脑膨出
- 占脑膨出的 10%
- 大脑异常常见（如胼胝体发育不良）

颅缝早闭

颅缝早闭概述

颅缝早闭是一组以头颅形状异常为特征的异质性疾病。

颅缝早闭可以是非综合征型（70%~75% 的病例），也可以是综合征型，可累及单个或多个骨缝。

颅骨骨缝形成相对较晚（大约在妊娠 16 周）。只要大脑发育迅速，颅盖骨就会扩张。当大脑生长缓慢时，颅缝就会闭合。

正常的颅缝闭合顺序最先是额缝，接着是冠状缝，然后是人字缝，矢状缝通常最后闭合。当一个或多个颅缝过早闭合时，就会出现狭颅症。

非综合征型颅缝早闭

非综合征型颅缝早闭是在没有相关综合征的情况下发生的遗传性病变。遗传成分是颅缝所特有（如矢状狭颅症和 BMP2）。

在所有单个颅缝早闭病例中，约 60% 涉及矢状缝过早闭合，其次是冠状缝（22%）和额缝（15%）。人字缝早闭非常罕见，仅占所有病例的 2%。

颅缝早闭通常根据头型分为舟状头畸形或长头畸形（长而窄）、短头畸形（宽而扁平）、三角头畸形（正面呈三角形）（图 41-4）或斜头畸形（歪斜）。

大体标本显示纤维性或骨性的颅缝"桥接"，沿着受累颅缝的局灶性骨性连接或弥漫性骨性"喙状凸起"是典型表现。

头颅的形状通常可以预测哪些颅缝出现异常，但需要 CT 来确定是否部分或完全颅缝融合。薄层 CT 多平面重建和三维表面遮盖显示对详细评估和术前计划非常有用。

MR 扫描有助于排除合并存在的其他异常。可能合并脑积水、胼胝体发育不良和灰质异常，但更常见于综合征型颅缝早闭。MRA 或 CTA 有助于术前明确静脉窦引流情况。

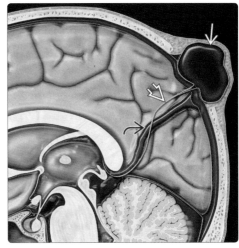

图 41-2　皮肤覆盖的闭锁性顶部脑膨出➡，伴随硬脑膜内衬的窦道➡和永存镰状窦➡

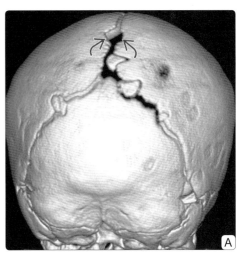

图 41-3A　一例闭锁性顶部脑膨出患儿的骨 CT 三维成像显示颅骨中线小缺损，边界清晰➡

颅缝早闭

正常颅缝发育
- 较晚（妊娠 16 周）
- 额缝先闭合，矢状缝最后闭合

病理
- 部位
  - 矢状缝（60%）：舟状头畸形
  - 冠状缝（22%）：短头畸形
  - 额缝（15%）：三角头畸形
  - 人字缝（2%）
  - 多个颅缝（5%）
- 大体病理
  - 弥漫性或局灶性骨性"喙状突起"导致缝线消失

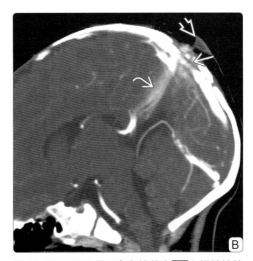

图 41-3B　CTA 显示永存镰状窦➡和闭锁性脑膨出➡穿过裂开的上矢状窦➡

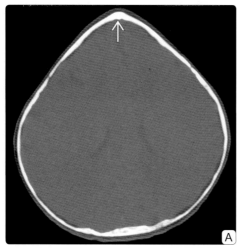

图 41-4A   三角头畸形骨 CT 显示颅骨三角形指向前方➡。轴位显示颅骨变宽

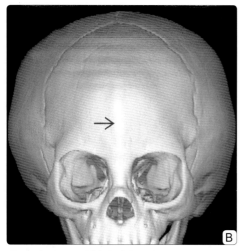

图 41-4B   同一例患者的前后位 3D SSD 显示过早的额缝骨性融合伴明显的垂直骨脊➡

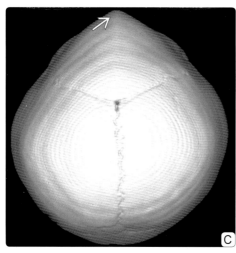

图 41-4C   颅顶视图显示继发于额缝骨性融合的三角头畸形呈明显的三角形➡

综合征型颅缝早闭

综合征型颅缝早闭仅占所有颅骨狭窄的 25%～30%，但更有可能伴有额外的颅面或骨骼畸形。包括肢体异常、面部畸形和颅骨畸形。此外，大脑畸形常见，发育迟缓更为常见。与非综合征型颅缝早闭（矢状缝最常受影响）相比，双侧冠状缝早闭在这类患者中最为常见。

综合征型颅缝早闭包括 Apert 综合征（又名尖头并指综合征 I 型）。双侧冠状缝早闭是最常见的颅骨异常。眼距过大、面中部发育不全和颈椎异常常见。

在所有综合征型颅缝早闭中，Apert 综合征患者在智力缺陷、发育迟缓、中枢神经系统畸形、听力损失和肢体异常方面的影响最为严重。50% 以上的病例会出现颅内异常，包括脑积水、胼胝体发育不良和透明隔发育异常（发生率均为 25%～30%）。

脑膜异常

脑膜异常多数合并其他先天性畸形，如 Chiari 畸形 II 型。脂肪瘤和蛛网膜囊肿是脑膜起源的两种重要的颅内异常。蛛网膜囊肿已在第 28 章详细讨论。我们以脂肪瘤作为先天性异常这一章节的结尾。

脂肪瘤

2016 年，WHO 将颅内脂肪瘤归入间充质、非脑膜上皮性中枢神经系统肿瘤，位于"其他间叶性肿瘤"大类之下。但同时指出"这些不同的病变（即脂肪瘤和复杂脂肪瘤病变）是肿瘤还是畸形性过度生长尚无定论"。

我们将脂肪瘤纳入本章，而不是在颅内肿瘤中进行讨论，是因为它们经常与其他先天性畸形相关。

脂肪（脂质组织）通常不存在于蛛网膜中。因此，颅骨或脊柱内的任何脂肪组织都是异常的。由于脂肪沉积通常伴随其他先天畸形，如胼胝体发育不良或脊髓栓系，因此，应进行仔细的影像学检查以评估是否存在其他异常。

术语

普通脂肪瘤是所有软组织肿瘤中最常见类型，由成熟脂肪组织构成。"复杂的脂肪瘤病变"可包含其他间充质组织，如横纹肌，有时也被称为脉络膜瘤。

病因

脂肪瘤曾被认为是胚胎性原始脑膜（未分化间质）发生的先天性畸形。原始脑膜通常分化为脑膜，沿侧脑室的脉络膜裂隙内陷。一般认为，脑膜分化不良和永存脑膜导致成熟脂肪组织的沉积，即脂肪沿着软脑膜和软脊膜表面以及在侧脑室内沉积。

最近的荧光原位杂交（FISH）和比较基因组杂交（CGH）研究发现，在大约 60% 的普通全身性脂肪瘤中确定了克隆性细胞遗传学异常。

病理

部位　近 80% 的颅内脂肪瘤位于幕上，大多数发生在中线或中线附近。大脑纵裂池是最常见的部位（40%~50%）。脂肪瘤弯曲分布于胼胝体背侧，常经脉络膜裂隙延伸至侧脑室或脉络丛。

15%~25% 位于四叠体区，通常附着于下丘或上蚓部（图 41-5）；约 15% 位于鞍上，附着于下丘脑下表面或漏斗柄；约 5% 的脂肪瘤位于外侧裂。

约 20% 的脂肪瘤位于幕下，桥小脑角池是最常见的颅后窝部位（10%）。

脂肪瘤通常为孤立病变，大小变异较大：从微小不可察觉到巨大肿块均可发生，大多数直径小于 5 cm。

大体病理特征　脂肪瘤呈亮黄色、分叶状软组织肿块。它们通常附着在在软脑膜和其下薄壁组织上。至少 1/3 包绕邻近血管和（或）颅神经。脂肪瘤由成熟的、非肿瘤性的脂肪组织和相对均匀的脂肪细胞组成。

颅内脂肪瘤：病因与病理

病因
- 两种理论
  - 胚胎初期脑膜分化不良
  - 遗传变异

病理
- 通常孤立性病变
- 幕上（80%）
  - 大脑纵裂池（40%~50%）
  - 四叠体区（15%~25%）
  - 鞍上（15%）
- 幕下（20%）
- 外观：分叶状、黄色
- 显微镜下：成熟的非肿瘤性脂肪组织

临床问题

脂肪瘤相对少见，占颅内肿块比例低于 0.5%，可以发生于所有年龄段的患者。

脂肪瘤很少有症状，通常在影像学检查中偶然发现。头痛、癫痫、下丘脑紊乱和颅神经损害已在少数病例中报道。脂肪瘤是良性病变，大小保持稳定。有时肿瘤可能会随着皮层类固醇的使用而增大。

脂肪瘤会包绕血管和神经，所以通常被认为是"别管我（leave me alone）"病变，手术具有较高的相关发病率和死亡率。

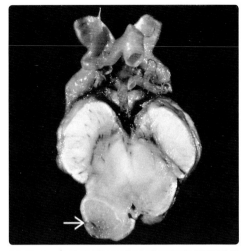

图 41-5　尸检病例显示软脑膜下脂肪瘤➡附着于四叠体（图片提供者：E. T. Hedley-Whyte, MD.）

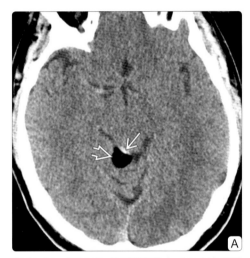

图 41-6A　平扫 CT 显示低密度（-75 HU）脂肪瘤➡附着于四叠体，周围可见部分钙化➡

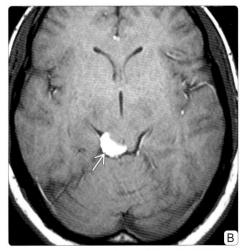

图 41-6B　T₁W 显示高信号脂肪瘤➡附着于四叠体，无明显的内侧边界

图 41-7　胼胝体发育不全伴大脑纵裂池脂肪瘤➡️。肿瘤包绕双侧大脑前动脉➡️，并通过脉络膜裂隙延伸至双侧侧脑室➡️

图 41-8　冠状位 T_1W 显示脂肪瘤通过脉络膜裂延伸至双侧侧脑室➡️和脉络丛

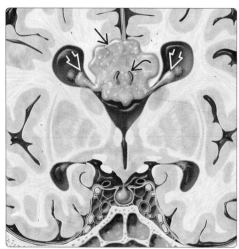
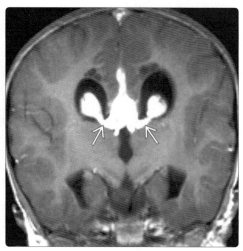

影像

一般特征　脂肪瘤表现为边界清晰、略呈分叶的轴外脂肪密度／信号的肿块。

大脑纵裂池脂肪瘤表现出两种影像学形态特征：曲线型（围绕胼胝体和压部弯曲的细长铅笔状肿块）和管状结节型（大脑纵裂池内巨大脂肪肿块）。两种类型均可发生营养不良性钙化，但管状结节型脂肪瘤更常见。

CT 表现　平扫 CT 显示低密度肿块，CT 值为 $-100\sim-50\,HU$。钙化从广泛钙化——约 2/3 大脑纵裂池内巨大的管状结节型脂肪瘤表现为部分钙化或无钙化，通常见于其他部位的小病灶（图 41-6A）。脂肪瘤在增强 CT 扫描中不强化。

MR 表现　脂肪瘤在所有的影像序列上都表现为脂肪信号。它们在 T_1W 呈均匀的高信号（图 41-6B），脂肪抑制序列表现为低信号。脂肪瘤在频率编码方向上会出现化学位移伪影。

T_2W 信号多变。脂肪在标准 T_2W 上表现为低信号，但由于 J- 耦合，在快速自旋回波序列中表现中等高信号。脂肪在 STIR 序列上呈低信号，FLAIR 序列上呈高信号。对比增强不强化。

在 SWI 序列上，脂肪瘤呈高信号，周围包绕一圈沿脂肪—水界面形成的低信号带，比 T_2^* GRE 序列更明显。

其他中枢神经系统畸形也很常见。最常见的是胼胝体异常，从轻度发育不良（通常为曲线型脂肪瘤）到发育不全（大的管状结节型脂肪瘤）（图 41-7，图 41-8）。

鉴别诊断

虽然正常的中枢神经系统中不存在脂肪，但在硬脑膜和海绵窦内可以发现脂肪。大脑镰骨化是一种正常变异，类似于半球间脂肪瘤。典型表现为骨髓脂肪化，即致密的皮层骨包绕 T_1W 高信号。

颅内脂肪瘤主要鉴别诊断是未破裂的皮样囊肿。皮样囊肿通常 CT 值为 $20\sim40\,HU$，钙化常见；MR 上信号强度不均。

颅内脂肪瘤

临床问题
- 占比低于 0.5% 的颅内肿块
- 通常偶然发现；"别管我（leave me alone）"病变

影像
- 平扫 CT：$-50\,HU\sim-100\,HU$
  - 除管状结节型病变外，Ca^{++} 沉积罕见
- MR："就像脂肪一样"
  - 其他颅内畸形常见
  - 常包绕血管／神经

鉴别诊断
- 皮样囊肿
- 大脑镰骨化